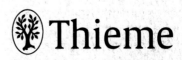

... und noch mehr Tipps für die Prüfungsvorbereitung

Das Repetitorium MEDI-LEARN hat fast alle seit 1981 gestellten Prüfungsfragen analysiert. Im 1. Staatsexamen sind das mehr als 10 000 Fragen.
Dabei wurde festgestellt, dass sich im Fach Allgemeine Pathologie 70,3 % aller bisher gestellten Fragen durch wenige Themen abdecken lassen.
Die „Top-Themen" enthalten diejenigen Stichworte, die in diesem Zeitraum mit mindestens 10 Fragen vertreten waren.

Die Top-Themen der Prüfung

Thema	Anteil
Schädigungsmuster des Nervengewebes	6,0 %
Granulomatöse Entzündungen	4,5 %
Epitheliale Tumore	4,3 %
Physikalische Noxen	3,4 %
Mesenchymale Tumore (Sarkome)	2,5 %
Merkmale und Unterscheidungskriterien gut- und bösartiger Tumoren	2,4 %
Belebte Noxen (Viren, Bakterien und Chlamydien, Pilze, Parasiten)	2,2 %
Kanzerogenese	2,1 %
Nekrose	2,0 %
Metastasierung	2,0 %
Herzinfarkt	1,9 %
Eitrige Entzündungen	1,8 %
Chemische Noxen	1,6 %
Rheumatische Symptomatik	1,6 %
Aneurysmen	1,6 %
Hirninfarkte	1,6 %
Ventilationsstörungen	1,6 %
Atherosklerose	1,4 %
Leberzirrhose	1,4 %
Strategien der Diagnostik in der Pathologie	1,3 %
Reversible Schäden und Degeneration	1,3 %
Zellalterung, Pigmentablagerungen	1,3 %
Überempfindlichkeitsreaktionen des humoralen B-Zell-Immunsystems	1,3 %
Fibrinöse und fibrinös-eitrige Entzündungen	1,2 %
Metaplasie	1,2 %
Tumore des Verdauungstraktes	1,2 %
Pathomorphologie des gesteigerten intrakraniellen Drucks	1,2 %
Amyloidose	1,1 %
Absolute Ischämie	1,1 %
Diabetes mellitus	1,1 %
Verdauungsorgane (Erosio, Ulcus)	1,1 %
Autoimmunkrankheiten (Autoaggressionskrankheiten)	1,0 %
Relative Koronarinsuffizienz	1,0 %
Thrombusbildung	1,0 %
Hypoxie	1,0 %
Überfunktionssyndrome des Endokriniums	1,0 %
Hepatitis	1,0 %
Fettleber	1,0 %
Entzündungen des Gastrointestinaltraktes	1,0 %
Regeneration und Fehlregeneration	0,9 %
Paraneoplast. Syndrome	0,9 %
Gicht	0,9 %
Summe	**70,3 %**

Fragenanteil pro Kapitel Allgemeine Pathologie

Die Darstellung des prozentualen Fragenanteils pro Kapitel empfehlen wir als Grundlage Ihrer Lernplanung.

	Kapitel	Anteil
1	Allgemeines	1,6 %
2	Anpassungsreaktionen	3,2 %
3	Zell- und Gewebsschäden	7,4 %
4	Exogene Noxen	3,4 %
5	Störungen der Individualitätswahrung, Immunpathologie	10,2 %
6	Entzündung	10,9 %
7	Zellersatz	2,6 %
8	Tumoren	14,7 %
9	Grundlagen zur Pathologie des Kreislaufs	12,7 %
10	Blutungen	2,4 %
11	Grundlagen zur Pathologie des Endokriniums	2,1 %
12	Pathologie wichtiger Stoffwechselkrankheiten	3,5 %
13	Grundlagen der Pathologie der Atmung	3,9 %
14	Grundlagen der Pathologie der Leber	3,2 %
15	Grundlagen der Pathologie der Verdauung	3,8 %
16	Grundlagen der Pathologie der Ausscheidung	1,6 %
17	Grundlagen der Pathologie des Nervensystems	6,6 %
18	Fragen mit Abbildungen	6,5 %

Für die Hinweise danken wir:

Bahnhofstr. 26b, 35037 Marburg Tel. 06421/681668
Fax 06421/961910   http://www.medi-learn.de

Original-Prüfungsfragen
mit Kommentar

GK 2
Allgemeine Pathologie

15. Auflage

Bearbeitet von A. Weimann und I. Engel

Georg Thieme Verlag
Stuttgart · New York

PD Dr. med. Arved Weimann
Färberstr. 13

D-04129 Leipzig

Dr. med. Ingo Engel
Weinstr. 92

D-77815 Bühl/Eisental

1. Auflage 1982
2. Auflage 1984
3. Auflage 1985
4. Auflage 1986
5. Auflage 1988
6. Auflage 1989
7. Auflage 1991
8. Auflage 1993
9. Auflage 1994
10. Auflage 1995
11. Auflage 1996
12. Auflage 1998
13. Auflage 1999
14. Auflage 2001
15. Auflage 2002

Die Deutsche Bibliothek – CIP-Einheitsaufnahme
Original-Prüfungsfragen mit Kommentar GK 2.
– Stuttgart ; New York : Thieme
Allgemeine Pathologie : [mit Lerntexten] / bearb. von
A. Weimann und I. Engel. – 15. Aufl. – 2002
ISBN 3-13-112675-2

© 2002 Georg Thieme Verlag, Rüdigerstr. 14,
D-70469 Stuttgart

Unsere Homepage: http://www.thieme.de

Umschlaggestaltung: Thieme Verlagsgruppe

Umschlagfoto: Mauritius Die Bildagentur, Nr. 5B247069736

Satz und Druck: Druckhaus Götz GmbH, Ludwigsburg
Bindung: Großbuchbinderei Heinr. Koch GmbH & Co. KG,
Tübingen
Printed in Germany

ISBN 3-13-112675-2

Autoren und Verlag haben sich bei der Zusammenstellung der Fragen, bei der Zuordnung der Lösungen und bei der Kommentierung von Fragen und Lösungen um größtmögliche sachliche Richtigkeit bemüht. Dennoch wird eine Gewähr für die in diesem Band enthaltenen Angaben nicht übernommen. Für Inhalt und Formulierung der Prüfungsfragen zeichnet das IMPP verantwortlich.

Das Werk, einschließlich aller seiner Teile, ist urheberrechtlich geschützt. Jede Verwertung außerhalb der engen Grenzen des Urhebergesetzes ist ohne Zustimmung des Verlages unzulässig und strafbar. Das gilt insbesondere für Vervielfältigungen, Übersetzungen, Mikroverfilmungen und die Einspeicherung und Verarbeitung in elektronischen Systemen.

Vorwort

F00 !!

0.0 Dieses Buch ist entstanden, weil

(1) die Verfasser Lehrbücher und Vorlesungen für unnütz halten
(2) ihnen das stupide erfolgsträchtige Auswendiglernen von Fragen verhasst ist
(3) sie bereit sind, einen prüfungsbezogenen Kompromiss aus Lehrbuch und Fragensammlung zu schließen
(4) sie IMPP-Fragen für das Medizinstudium für unabdingbar halten.

(A) nur 1 und 2 sind richtig
(B) nur 2 und 3 sind richtig
(C) nur 1, 2 und 4 sind richtig
(D) nur 2, 3 und 4 sind richtig
(E) 1–4 = alle sind richtig

F00 !!

Frage 0.0: Lösung B

Kommentar
Beide Autoren haben es anfangs abgelehnt, sich mit examensspezifischer „Fachliteratur" i.S. von Fragensammlungen auf Prüfungen vorzubereiten. Allerdings erkannten beide rasch, dass zum Erfolg bei der Masse des geprüften Stoffes ein an authentischen Prüfungsfragen orientiertes Lernen absolut notwendig ist (3). Um das geforderte Wissen nicht ausschließlich auswendig lernen zu müssen (2), konzipierte **Arved Weimann** 1983 die Kombination aus Fragen und Kommentaren plus Lerntexten. **Ingo Engel** setzt seit 1987 dieses Werk konsequent fort.
Zu **(1):** Lehrbücher und Vorlesungen sind für ein sinnvolles Studium unabdingbar.
Zu **(4):** IMPP-Fragen sind nach Ansicht der Autoren eine inadäquate Leistungskontrolle.
Item-Analyse: (B: 96%, 0,12)

Die nun vorliegende **15. Auflage** beherzigt intensiv die Wünsche und Bedürfnisse der sich auf das Erste Staatsexamen vorbereitenden Studenten:
- Der Leser kann schnell häufig/sehr häufig abgefragten Stoff mit den Zeichen *!* und *!!* identifizieren. Außerdem sind fast alle Fragen mit dem zugehörigen Examensjahr versehen.
- Die Item-Analysen erlauben die objektive Fragenzuordnung in z.B. „schwierig"/„weniger schwierig" und helfen bei der individuellen Standortbestimmung.
- Es wird jede einzelne Antwortmöglichkeit kommentiert, damit so unnötiges Blättern zum nachgestellten Lerntext entfällt.
- Die Lerntexte bereiten gewohnt straff das entsprechende Teilgebiet der Allgemeinen Pathologie auf. Die Lerntexte können und sollen nicht als Ersatz für ein Lehrbuch stehen. Vielmehr stellen sie eine Zusammenfassung insbesondere der aktuellen IMPP-Schwerpunkte dar. Um diesem Anspruch gerecht zu werden, wurden auch diesmal vielerlei Details geprüft und überarbeitet/ergänzt.
- Das Sachverzeichnis wurde wunschgemäß speziell in Bezug auf die Kommentartexte aktualisiert.
- Die Fragensammlung wurde aktualisiert.
- Das Abbildungsverzeichnis wurde ergänzt.

Wir – die Autoren – möchten noch intensiver als in der Vergangenheit bei der Einzelfrage das Detail im Kommentar aufspüren, ohne jedoch den Blick für den Gesamtzusammenhang zu verwischen. Wir hoffen, dass auch mit unserer Hilfe ein solider Wissensgrundstock geschaffen werden kann, der sich nicht durch die vielen Fragen nach dem „Kleingedruckten" aus dem Gleichgewicht bringen lässt.
Auch für die Zukunft bauen wir auf die Fragen und Anregungen der Leser, um die „Allgemeine Pathologie" so aktuell und lebendig wie möglich gestalten zu können.

Bühl, Leipzig, im Juni 2002   Ingo Engel
                                      Arved Weimann

Inhalt

Lerntextverzeichnis		IX
Bearbeitungshinweise		XII
Fragen- und Kommentarteil		1–324

1	**Allgemeines**	2, **86**
1.1	Pathologie als Fach	2, **86**
1.2	Grundbegriffe	2, **86**
1.3	Strategien der Diagnostik	2, **87**
1.4	Postmortale Diagnostik	2, **89**
1.5	Sterben	2, **89**
2	**Anpassungsreaktionen**	3, **91**
2.1	Atrophie	3, **91**
2.2	Hypertrophie	3, **93**
2.3	Hyperplasie	3, **93**
2.4	Fragen, Kommentare aus Examen Herbst 2000	4, **94**
3	**Zell- und Gewebsschäden**	4, **94**
3.1	Reversible Schäden und Degeneration	4, **94**
3.2	Dystrophie	5, **97**
3.3	Zellalterung, fokale Zytoplasmanekrose, Pigmentablagerungen	5, **99**
3.4	Nekrose	6, **103**
3.5	Extrazelluläre Veränderungen	7, **106**
3.6	Fragen, Kommentare aus Examen Herbst 2000	8, **111**
4	**Exogene Noxen**	8, **111**
4.1	Chemische Noxen	8, **111**
4.2	Physikalische Noxen	10, **118**
4.3	Belebte Noxen	11, **122**
4.4	Fragen, Kommentare aus Examen Herbst 2000	12, **126**
5	**Störungen der Individualitätswahrung, Immunpathologie**	12, **126**
5.1	Grundlagen der Immunpathologie	12, **126**
5.2	Überempfindlichkeitsreaktionen (Hypersensitivitätsreaktionen)	13, **129**
5.3	Immundefekte	14, **134**
5.4	Transplantationsimmunität	14, **136**
5.5	Tumorassoziierte Immunphänomene	15, **138**
5.6	Fragen, Kommentare aus Examen Herbst 2000	15, **139**

6	**Entzündung**	16, **140**
6.1	Definition und Phänomenologie	16, **140**
6.2	Ursachen	16, **140**
6.3	Einteilungsprinzipien	16, **141**
6.4	Entzündung als lokales und systemisches Phänomen	16, **141**
6.5	Mediatoren der Entzündung und ihre Funktion	17, **142**
6.6	Teilaspekte der entzündlichen Reaktion	17, **144**
6.7	Entzündungsformen, benannt nach der vorherrschenden Komponente	18, **145**
6.8	Sonderformen der Entzündung	23, **161**
6.9	Bakterielle Sepsis	23, **162**
6.10	Entzündliche Reaktionen bei nicht oder nicht unmittelbar erregerbedingten entzündlichen Erkrankungen	24, **164**
6.11	Entzündliche und degenerative Erkrankungen mit rheumatischer Symptomatik	25, **165**
6.12	Folgereaktionen und Residuen	26, **168**
6.13	Fragen, Kommentare aus Examen Herbst 2000	26, **169**
7	**Zellersatz**	26, **170**
7.1	Regeneration – Fehlregeneration	26, **170**
7.2	Metaplasie	28, **174**
7.3	Dysplasie	29, **176**
7.4	Präkanzerosen	29, **176**
7.5	Fragen, Kommentare aus Examen Herbst 2000	29, **177**
8	**Tumoren**	30, **178**
8.1	Definition des Tumorbegriffes	30, **178**
8.2	Merkmale und Unterscheidungskriterien gut- und bösartiger Tumoren	30, **178**
8.3	Metastasierung	31, **181**
8.4	Tumorrezidiv und Regression von Tumoren	32, **183**
8.5	Kanzerogenese	32, **183**
8.6	Lokale und allgemeine Wirkungen des Tumors auf den Organismus	34, **187**
8.7	Geschwulstsystematik	35, **189**
8.8	Fragen, Kommentare aus Examen Herbst 2000	40, **208**

Die **halbfett** gedruckten Seitenzahlen verweisen auf den Kommentarteil.

9	**Grundlagen zur Pathologie des Kreislaufs**	**41, 209**
9.1	Arteriosklerose/Atherosklerose	41, 209
9.2	Arteriolosklerose	42, 211
9.3	Aneurysmen	42, 211
9.4	Relative Koronarinsuffizienz	43, 214
9.5	Herzinfarkt	43, 215
9.6	Hypertonie	45, 219
9.7	Herzmuskelhypertrophie	45, 220
9.8	Herzinsuffizienz	46, 221
9.9	Schock und Schockorgane	46, 223
9.10	Thrombose	47, 226
9.11	Embolie	48, 229
9.12	Arterielle Durchblutungsstörungen und Hypoxie	49, 231
9.13	Fragen, Kommentare aus Examen Herbst 2000	50, 237
10	**Blutungen**	**50, 237**
10.1	Blutungstypen	50, 237
10.2	Anämien als Blutungsfolgen	51, 241
11	**Grundlagen zur Pathologie des Endokriniums**	**52, 242**
11.1	Überfunktionssyndrome	52, 242
11.2	Anpassungshyperplasien	53, 245
11.3	Unterfunktionssyndrome	54, 246
11.4	Fragen, Kommentare aus Examen Herbst 2000	54, 248
12	**Pathologie wichtiger Stoffwechselkrankheiten**	**55, 248**
12.1	Diabetes mellitus	55, 248
12.2	Gicht	56, 251
12.3	Hämochromatose	57, 253
12.4	Grundlagen angeborener Stoffwechselkrankheiten	57, 254
12.5	Fragen, Kommentare aus Examen Herbst 2000	58, 256
13	**Grundlagen der Pathologie der Atmung**	**58, 257**
13.1	Äußere und innere Atmung und ihre Störungen	58, 257
13.2	Störungen der Transportkapazität des Blutes	58, 257
13.3	Ventilationsstörungen	58, 257
13.4	Perfusionsstörungen	59, 258
13.5	Diffusionsstörungen	60, 262
13.6	Folgeveränderungen chronischer Lungenerkrankungen	60, 263
13.7	Fragen, Kommentare aus Examen Herbst 2000	60, 265
14	**Grundlagen der Pathologie der Leber**	**61, 265**
14.1	Hepatitis	61, 265
14.2	Leberzirrhose	61, 267
14.3	Fettleber	62, 270
14.4	Fragen, Kommentare aus Examen Herbst 2000	62, 271
15	**Grundlagen der Pathologie der Verdauung**	**63, 271**
15.1	Pathologie der Nahrungsaufnahme	63, 271
15.2	Entzündungen	63, 272
15.3	Substanzdefekte	63, 273
15.4	Malassimilationssyndrom	64, 275
15.5	Tumoren	64, 277
15.6	Fragen, Kommentare aus Examen Herbst 2000	65, 280
16	**Grundlagen der Pathologie der Ausscheidung**	**66, 281**
16.1	Störungen des Mundspeichelflusses	66, 281
16.2	Störungen der Gallesekretion	66, 281
16.3	Harnabflussstörungen	66, 281
16.4	Mukoviszidose	66, 284
17	**Grundlagen der Pathologie des Nervensystems**	**67, 287**
17.1	Besonderheiten des Nervengewebes und seiner Schädigungsmuster	67, 287
17.2	Fragen, Kommentare aus Examen Herbst 2000	72, 300
18	**Fragen mit Abbildungen**	**72, 301**
18.1	Fragen, Kommentare aus Examen Herbst 2000	84, 323
Literatur		**325**
Abbildungsverzeichnis		**327**
Bildanhang		**329**
Sachverzeichnis		**369**
19	**Fragen, Kommentare Examen Frühjahr 2001**	**382, 389**
20	**Fragen, Kommentare Examen Herbst 2001**	**402, 409**
21	**Fragen, Kommentare Examen Frühjahr 2002**	**424, 431**
Abbildungsverzeichnis für die Examina F01, H01 und F02		**445**
Bildanhang für die Examina F01, H01 und F02		**447**

Die **halbfett** gedruckten Seitenzahlen verweisen auf den Kommentarteil.

Lerntextverzeichnis

1	**Allgemeines**			**5**	**Störungen der Individualitätswahrung, Immunpathologie**	
1.2	**Grundbegriffe**			5.1	**Grundlagen der Immunpathologie**	
	Pathologie als Fach I.1	86			Grundlagen der Immunpathologie V.1	127
	Grundbegriffe I.2	86		5.2	**Überempfindlichkeitsreaktionen (Hypersensitivitätsreaktionen)**	
1.3	**Strategien der Diagnostik**					
	Strategien der Diagnostik I.3	88			Überempfindlichkeitsreaktionen V.2	130
1.5	**Sterben**				Asthma bronchiale V.3	132
	Sterben I.4	90			Autoimmunkrankheiten V.4	133
				5.3	**Immundefekte**	
2	**Anpassungsreaktionen**				Immundefekte V.5	135
2.1	**Atrophie**			5.4	**Transplantationsimmunität**	
	Atrophie II.1	91			Transplantationsimmunität V.6	137
	Neurogene Muskelatrophie II.2	93		5.5	**Tumorassoziierte Immunphänomene**	
2.3	**Hyperplasie**					
	Hypertrophie und Hyperplasie II.3	93			Tumorassoziierte Immunphänomene V.7	138
3	**Zell- und Gewebsschäden**					
3.1	**Reversible Schäden und Degeneration**			**6**	**Entzündung**	
	Hydropische Schwellung und Verfettung III.1	95		6.2	**Ursachen**	
					Entzündung – Definition und Phänomenologie VI.1	140
	Hyalin III.2	96		6.3	**Einteilungsprinzipien**	
3.2	**Dystrophie**				Einteilung der Entzündung VI.2	141
	Dystrophie III.3	98		6.4	**Entzündung als lokales und systemisches Phänomen**	
3.3	**Zellalterung, fokale Zytoplasmanekrose, Pigmentablagerungen**					
	Nervenzelldegeneration III.4	100			Ausbreitung der Entzündung VI.3	142
	Pigmente III.5	101		6.5	**Mediatoren der Entzündung und ihre Funktion**	
	Lysosomen lysosomaler Speicherkörper, lysosomale Speicherkrankheiten III.6	102			Mediatoren der Entzündung VI.4	143
3.4	**Nekrose**			6.6	**Teilaspekte der entzündlichen Reaktion**	
	Nekrose III.7	104			Exsudative Reaktion VI.5	144
	Nekroseformen III.8	105		6.7	**Entzündungsformen, benannt nach der vorherrschenden Komponente**	
3.5	**Extrazelluläre Veränderungen**					
	Ödeme III.9	106			Seröse, serös-schleimige Entzündung VI.6	145
	Ergüsse III.10	107			Fibrinöse Entzündung VI.7	146
	Matrixveränderungen und Ablagerungen III.11	108			Lobärpneumonie VI.8	148
	Amyloid III.12	110			Eitrige Entzündung VI.9	149
					Bronchopneumonie VI.10	149
4	**Exogene Noxen**				Eitrig-phlegmonöse Entzündung VI.11	150
4.1	**Chemische Noxen**				Abszess VI.12	151
	Stoffe mit schädlicher Wirkung IV.1	113			Empyem VI.13	151
	Embryo- und Fetopathien durch exogene Noxen IV.2	116			Hämorrhagische Entzündung VI.14	152
					Grippe VI.15	152
	Berufskrankheiten verursachende chemische Noxen IV.3	116			Granulierende Entzündung VI.16	153
	Kanzerogene IV.4	117			Granulomatöse Reaktionen VI.17	155
	Fremdkörper und inertes Fremdmaterial IV.5	117			Tuberkulose VI.18	158
				6.8	**Sonderformen der Entzündung**	
	Hypoxidosen IV.6	117			Nekrotisierende und gangräneszierende Entzündung VI.19	162
4.2	**Physikalische Noxen**					
	Verbrennung IV.7	119		6.9	**Bakterielle Sepsis**	
	Veränderungen durch Kälte IV.8	119			Sepsis VI. 20	163
	Veränderungen durch Einwirkung von Strahlen IV.9	120			Thrombophlebitis VI.21	164
	Stromeinwirkung IV.10	122				

6.10	**Entzündliche Reaktionen bei nicht oder nicht unmittelbar erregerbedingten entzündlichen Erkrankungen**	
	Colitis ulcerosa und M. Crohn VI.22	165
6.11	**Entzündliche und degenerative Erkrankungen mit rheumatischer Symptomatik**	
	Steptokokkenangina VI.23	166
	Rheumatisches Fieber VI.24	166
	Myocarditis rheumatica VI.25	166
	Rheumatoide Arthritis VI.26	167
6.12	**Folgereaktionen und Residuen**	
	Folgereaktionen und Residuen VI.27	168
	Appendizitis VI.28	168
7	**Zellersatz**	
7.1	**Regeneration – Fehlregeneration**	
	Heilung VII.1	172
	Riesenzellen VII.2	174
7.2	**Metaplasie**	
	Metaplasie VII.3	175
7.3	**Dysplasie**	
	Dysplasie VII.4	176
7.4	**Präkanzerosen**	
	Präkanzerose VII.5	177
8	**Tumoren**	
8.2	**Merkmale und Unterscheidungskriterien gut- und bösartiger Tumoren**	
	Tumoren VIII.1	179
8.3	**Metastasierung**	
	Metastasierung VIII.2	182
8.4	**Tumorrezidiv und Regression von Tumoren**	
	Regression und Remission VIII.3	183
8.5	**Kanzerogenese**	
	Kanzerogenese VIII.4	186
8.6	**Lokale und allgemeine Wirkungen des Tumors auf den Organismus**	
	Tumorwirkung, Paraneoplasie VIII.5	188
8.7	**Geschwulstsystematik**	
	Mesenchymale Tumoren VIII.6	190
	Leukosen VIII.7	191
	Lymphogranulomatose (M. Hodgkin) VIII.8	193
	Plasmozytom (Multiples Myelom, M. Kahler) VIII.9	194
	Papillome VIII.10	195
	Adenome VIII.11	195
	Karzinome VIII.12	196
	Basaliom VIII.13	197
	Früherkennung – Tumorstaging VIII.14	198
	Dysontogenetische Tumoren VIII.15	200
	Hamartien, Melanome, Angiome VIII.16	201
	Gliome VIII.17	203
	Glio- und Medulloblastom VIII.18	204
	Neurinom und Neurofibrom VIII.19	204
	Meningeom und Hirnmetastasen VIII.20	205
	Mammakarzinom VIII.21	205
	Prostatakarzinom VIII.22	206
	Portiokarzinom VIII.23	206
	Bronchialkarzinom VIII.24	208
9	**Grundlagen zur Pathologie des Kreislaufs**	
9.1	**Arteriosklerose/Atherosklerose**	
	Atherosklerose IX.1	210
9.2	**Arteriolosklerose**	
	Arteriolosklerose IX.2	211
9.3	**Aneurysmen**	
	Aneurysmen IX.3	213
9.4	**Relative Koronarinsuffizienz**	
	Relative Koronarinsuffizienz IX.4	214
9.5	**Herzinfarkt**	
	Herzinfarkt IX.5	217
9.6	**Hypertonie**	
	Hypertonie IX.6	219
9.7	**Herzmuskelhypertrophie**	
	Herzmuskelhypertrophie IX.7	220
9.8	**Herzinsuffizienz**	
	Herzinsuffizienz IX.8	222
9.9	**Schock und Schockorgane**	
	Schock IX.9	225
9.10	**Thrombose**	
	Thrombose IX.10	227
9.11	**Embolie**	
	Embolie IX.11	230
9.12	**Arterielle Durchblutungsstörungen und Hypoxie**	
	Arterielle Durchblutungsstörungen IX.12	232
	Hirninfarkt IX.13	234
	Fetaler Blutkreislauf und kongenitale Herzvitien IX.14	235
	Erworbene Herzklappenfehler IX.15	236
10	**Blutungen**	
10.1	**Blutungstypen**	
	Blutungstypen X.1	239
10.2	**Anämien als Blutungsfolge**	
	Blutungsanämie X.2	242
11	**Grundlagen der Pathologie des Endokriniums**	
11.1	**Überfunktionssyndrome**	
	Cushing-Syndrom XI.1	242
	Weitere Überfunktionssyndrome XI.2	244
11.2	**Anpassungshyperplasien**	
	Anpassungshyperplasien XI.3	245
11.3	**Unterfunktionssyndrome**	
	Unterfunktionssyndrom XI.4	247

12	**Pathologie wichtiger Stoffwechselkrankheiten**			**15.3**	**Substanzdefekte**	
					Erosion XV.3	273
12.1	**Diabetes mellitus**				Ulcus pepticum ventriculi et duodeni XV.4	274
	Diabetes mellitus XII.1	250		**15.4**	**Malassimilationssyndrom**	
12.2	**Gicht**				Malassimilationssyndrom, einheimische Sprue XV.5	275
	Gicht XII.2	252			Pankreatitis XV.6	276
12.3	**Hämochromatose**			**15.5**	**Tumoren**	
	Hämochromatose XII.3	254			Kolonkarzinom XV.7	278
12.4	**Grundlagen angeborener Stoffwechseldefekte**				Magenkarzinom XV.8	279
	Angeborene, genetisch bedingte Enzymdefekte XII.4	255		**16**	**Grundlagen der Pathologie der Ausscheidung**	
13	**Grundlagen der Pathologie der Atmung**			**16.1**	**Störungen des Mundspeichelflusses**	
13.2	**Störungen der Transportkapazität des Blutes**				Störungen des Mundspeichelflusses XVI.1	281
	Atmung und Störung des Sauerstoffangebotes XIII.1	257		**16.2**	**Störungen der Gallesekretion**	
13.3	**Ventilationsstörungen**				Cholestase XVI.2	281
	Ventilationsstörungen XIII.2	258		**16.3**	**Harnabflussstörungen**	
13.4	**Perfusionsstörungen**				Interstitielle Nephritis und Pyelonephritis XVI.3	282
	Perfusionsstörungen XIII.3	258			Nephrolithiasis XVI.4	283
	Chronische Bronchitis und Lungenemphysem XIII.4	260			Noduläre Hyperplasie der Prostata XVI.5	284
	Atelektasen XIII.5	262		**16.4**	**Mukoviszidose**	
13.5	**Diffusionsstörungen**				Mukoviszidose XVI.6	284
	Diffusionsstörungen XIII.6	262			Glomerulonephritis XVI.7	285
13.6	**Folgeveränderungen chronischer Lungenerkrankungen**				Nephrotisches Syndrom XVI.8	286
	Cor pulmonale XIII.7	263			Schrumpfniere XVI.9	287
	Anämie XIII.8	263		**17**	**Grundlagen zur Pathologie des Nervensystems**	
	Megaloblastäre Anämie XIII.9	263		**17.1**	**Besonderheiten des Nervengewebes und seiner Schädigungsmuster**	
	Hämolytische Anämie XIII.10	264			Hirnödem XVII.1	288
14	**Grundlagen der Pathologie der Leber**				Massenverschiebung XVII.2	288
14.1	**Hepatitis**				Schädel-Hirn-Trauma (SHT) XVII.3	291
	Hepatitis XIV.1	266			Nervenzellschädigung XVII.4	293
14.2	**Leberzirrhose**				Liquorräume XVII.5	294
	Leberzirrhose XIV.2	269			Frühkindliche Hirnschäden XVII.6	296
14.3	**Fettleber**				Alterungsprozesse und degenerative Erkrankungen des Nervensystems XVII.7	299
	Fettleber XIV.3	270			Enzephalitis XVII.8	299
15	**Grundlagen der Pathologie der Verdauung**				Meningitis, Slow-Virus-Erkrankung und Hirnabszess XVII.9	300
15.1	**Pathologie der Nahrungsaufnahme**					
	Nahrungsaufnahme und -passage XV.1	271				
15.2	**Entzündungen**					
	Gastritis XV.2	273				

Bearbeitungshinweise

In den Original-Aufgabenheften, die die Grundlage der Prüfung bilden, sind die Fragen nicht nach Fächern, sondern nach Aufgaben-Typen geordnet.

Zur Prüfungsvorbereitung erscheint eine fachbezogene Fragenordnung, wie sie in diesem Band praktiziert wird, geeigneter. Im Examen Frühjahr 2000 wurden die Fragen vom IMPP erstmals nach inhaltlichen Gesichtspunkten sortiert.

Die Lösung zu jeder Frage ist am Unterrand derselben Seite vermerkt.

Es ist zweckmäßig, beim ersten Durchgang die falsch beantworteten Fragen zu markieren, um sie kurz vor dem Prüfungstermin zu wiederholen.

Aber Vorsicht! Manche Fragen werden im Examen wortgetreu wiederholt, doch kann die Reihenfolge der möglichen Antworten geändert sein.

Aufgabentypen:

Aufgabentyp A: Einfachauswahl

Erläuterung: Bei diesem Aufgabentyp ist von den fünf mit (A) bis (E) gekennzeichneten Antwortmöglichkeiten eine einzige auszuwählen, und zwar entweder die allein bzw. am ehesten zutreffende Aussage oder die einzig falsche bzw. am wenigsten zutreffende Aussage. Wenn die Falschaussage zu markieren ist, enthält der Vorsatz ein fettes (im Originalheft noch unterstrichenes) **nicht** oder einen ähnlichen deutlichen Hinweis.

Lesen Sie immer alle Antwortmöglichkeiten durch, bevor Sie sich für eine Lösung entscheiden!

Aufgabentyp B: Aufgabengruppe mit gemeinsamem Antwortangebot – Zuordnungsaufgaben

Erläuterung: Jede dieser Aufgabengruppen besteht aus:
    a) einer Liste mit nummerierten Begriffen, Fragen oder Aussagen (Liste 1 = Aufgabengruppe)
    b) einer Liste von 5 durch die Buchstaben (A)–(E) gekennzeichneten Antwortmöglichkeiten (Liste 2)

Sie sollen zu jeder nummerierten Aufgabe der Liste 1 aus der Liste 2 *eine* Antwort (A) bis (E) auswählen, die Sie für zutreffend halten oder von der Sie meinen, dass sie im engsten Zusammenhang mit dieser Aufgabe steht. Bitte beachten Sie, dass jede Antwortmöglichkeit (A) bis (E) für mehrere Aufgaben der Liste 1 die Lösung darstellen kann.

Aufgabentyp C: Kausale Verknüpfung
(Dieser Aufgabentyp wird zurzeit vom IMPP nicht gestellt.)

Erläuterung: Bei diesem Typ besteht die Aufgabe aus zwei Aussagen, die mit „weil" verknüpft sind. Jede der beiden Aussagen kann unabhängig von der anderen richtig oder falsch sein. Wenn beide Aussagen richtig sind, so kann die Verknüpfung durch „weil" richtig oder falsch sein. Dabei muss Aussage 2 nicht die alleinige Begründung von Aussage 1 sein! Ein gegebenenfalls vorangestellter Sachverhalt ist bei der Beurteilung zu berücksichtigen. Nach Prüfung entnehmen Sie den richtigen Lösungsbuchstaben dem Lösungsschema:

Antwort	Aussage 1	Aussage 2	Verknüpfung
A	richtig	richtig	richtig
B	richtig	richtig	falsch
C	richtig	falsch	–
D	falsch	richtig	–
E	falsch	falsch	–

Aufgabentyp D: Aussagenkombination

Erläuterung: Bei diesem Aufgabentyp ist die Richtigkeit mehrerer nummerierter Aussagen zu beurteilen. Es können je nach den vorgegebenen Aussagenkombinationen A bis E eine einzige, mehrere, alle oder keine der Aussagen richtig sein. Eine Aufgabe wird als **richtig gelöst** gewertet, wenn der Lösungsbuchstabe markiert wurde, der für die **zutreffende Beurteilung aller Aussagen** als richtig oder falsch steht.

Allen Aufgabentypen gemeinsam ist, dass am Ende eine und nur eine der fünf möglichen Lösungen (A) bis (E) zu markieren ist. Die beste Antwort ist diejenige, die im Vergleich der fünf Antwortmöglichkeiten die Aufgabe **am umfassendsten beantwortet**. Eine Mehrfachmarkierung wird als falsch gewertet. Das Fehlen einer Markierung wird in gleicher Weise falsch gewertet wie eine Markierung an falscher Stelle. Man sollte also, auch wenn man eine Aufgabe nicht lösen kann, in jedem Falle eine Lösung raten, weil man so eine 20%-Chance hat, die richtige Lösung zu treffen.

Fragen

Anmerkung der Redaktion

Zur besseren Übersicht über die Schwerpunkte des umfangreichen Prüfungswissens wurden Fragen und Kommentare mit Ausrufezeichen gekennzeichnet. Diese gehören Stoffgebieten an, zu denen wiederholt in verschiedener Form Fragen gestellt werden.

! = wiederholt geprüfter Stoff

!! = sehr wichtiger, häufig geprüfter Stoff

1 Allgemeines

1.1 Pathologie als Fach

1.2 Grundbegriffe

Zu den Lernzielen 1.1 Pathologie als Fach und 1.2 Grundbegriffe existieren keine Fragen. Erläuterungen siehe Lerntext I.1.

1.3 Strategien der Diagnostik

F98
1.1 Welche der angegebenen Strukturen können mit Hilfe der konventionellen Lichtmikroskopie angesehen werden?

(1) Pilze (Durchmesser von 200 μm)
(2) Bakterien (Durchmesser von 15 μm)
(3) Zellkerne (Durchmesser von 6,5 μm)
(4) Granula mitochondrialia (Durchmesser von 30 nm)

(A) Keine der Aussagen 1–4 ist richtig.
(B) nur 1 ist richtig
(C) nur 1 und 2 sind richtig
(D) nur 1, 2 und 3 sind richtig
(E) 1–4 = alle sind richtig

H98 F94 **!**
1.2 Welche der nachfolgenden Färbetechniken stellt Wandstrukturen von Candica albicans im histologischen Schnittpräparat spezifisch dar?

(A) Ziehl-Neelsen-Färbung
(B) Sudanrot-Färbung
(C) Van-Gieson-Färbung
(D) Periodsäure-Schiff-Reaktion
(E) Kongorot-Färbung

H97 **!!**
1.3 Die Berliner-Blau-Färbung dient zur Darstellung von

(A) Zeroid
(B) Protoporphyrin
(C) Glykogen
(D) dreiwertigem Eisen
(E) Kupfer

H99
1.4 Welche Aussage über die In-situ-Hybridisierung trifft **nicht** zu?

Sie

(A) weist Proteine auf Zelloberflächen nach
(B) ist nützlich z.B. zum Nachweis des Epstein-Barr-Virus in Gewebeschnitten
(C) dient u.a. zum Nachweis von spezifischer mRNA in Zellen
(D) arbeitet mit spezifischen DNA-Sonden
(E) kann mit histochemischen Methoden sichtbar gemacht werden

1.4 Postmortale Diagnostik

H93
1.5 Welche Aussage trifft **nicht** zu?

Die sog. klinische Obduktion dient der

(A) Qualitätssicherung von klinischen Diagnosen und Therapien
(B) Aufklärung von Erbleiden
(C) Aufklärung krimineller Sachverhalte
(D) Klärung versicherungsrechtlicher Zusammenhänge
(E) epidemiologischen Krankheitsforschung

1.5 Sterben

H92
1.6 Der Individualtod wird gleichgesetzt mit dem

(A) Herzstillstand
(B) Atemstillstand
(C) Gehirntod
(D) Auftreten des Rigor mortis
(E) Auftreten der Livores

F99
1.7 Welches der nachfolgend genannten Ereignisse geht in jedem Fall dem intravitalen Hirntod unmittelbar voran?

(A) parietale Thrombose der A. basilaris
(B) massives generalisiertes Hirnödem
(C) Hirnmassenblutung
(D) schweres Schädel-Hirn-Trauma
(E) Herzstillstand

1.1 (D)   1.2 (D)   1.3 (D)   1.4 (A)   1.5 (C)   1.6 (C)   1.7 (B)

2 Anpassungsreaktionen

2.1 Atrophie

F98 H92 !!

2.1 Die Farbe von Organen mit brauner Atrophie wird bedingt durch

(A) Ansammlung von Hämosiderin
(B) Ansammlung von Hämotoidin
(C) Ansammlung von Lipofuszin
(D) Ansammlung von Melanin
(E) stärkeres Hervortreten des interstitiellen Bindegewebes infolge der Atrophie des Parenchyms

F00 !

2.2 In welchem der nachfolgend genannten Organe bzw. Gewebe kommt eine lipomatöse Atrophie (sog. Vakatfettwucherung) **nicht** vor?

(A) Glandula parotis
(B) hämatopoetisches Knochenmark
(C) Lymphknoten
(D) Hirngewebe
(E) Pankreas

F98

2.3 Welche der genannten Atrophiearten sind Zwerchfellfurchen der Leber zuzuordnen?

(A) Involutionsatrophie
(B) Inaktivitätsatrophie
(C) trophoneurotische Atrophie
(D) Altersatrophie
(E) Druckatrophie

F95

2.4 Eine neurogene Atrophie kann definitionsgemäß auftreten im

(A) Gehirn
(B) Rückenmark
(C) Grenzstrang
(D) Skelettmuskel
(E) Herzmuskel

H90

2.5 Für die spinalen Muskelatrophien sind folgende morphologische Veränderungen charakteristisch

(A) Lichtung des Nervenzellbestandes in den Vorderhörnern des Rückenmarks
(B) Verdickung der peripheren Nerven als sog. hypertrophische Neuritis
(C) Entmarkungen in den Hintersträngen des Rückenmarks
(D) lipomatöser Umbau nekrotischer Muskelregionen
(E) entzündliche Infiltrate in der Skelettmuskulatur

2.2 Hypertrophie

2.3 Hyperplasie

H99

2.6 Eine Hypertrophie glatter Muskulatur tritt **nicht** auf:

(A) im Uterus bei Gravidität
(B) in der Harnblase bei Abflußbehinderung
(C) im M. quadrizeps femoris bei einem Bodybuilder
(D) im Kolon vor einer Stenose
(E) in der Bronchialmuskulatur bei chronischem Asthma bronchiale

H95

2.7 Worauf beruht die glandulär-zystische Hyperplasie des Endometriums?

(A) unphysiologische Dauerstimulation durch Östrogen
(B) unphysiologische Dauerstimulation durch Progesteron
(C) Anpassungshyperplasie bei Schwangerschaft
(D) nicht hormonal abhängige, autonome Epithelproliferation
(E) Infektion durch spezielle HP-Viren

2.1 (C)   2.2 (D)   2.3 (E)   2.4 (D)   2.5 (A)   2.6 (C)   2.7 (A)

2.4 Fragen aus Examen Herbst 2000

[H00] !

2.8 Eine vikariierende Vermehrung von Fettgewebe (sog. Vakatwucherung) wird **nicht** beobachtet bei:

(A) physiologischer Thymusinvolution
(B) altersatrophischen Lymphknoten
(C) progressiver Muskeldystrophie
(D) Knochenmarkshypoplasie
(E) alkoholtoxischer Leberzirrhose („Fettzirrhose")

[H00]

2.9 Worauf weist eine Fasertypengruppierung in einer Skelettmuskelbiopsie hin?

(A) Inaktivitätsatrophie der Muskulatur
(B) Rhabdomyom
(C) Rhabdomyosarkom
(D) Folgezustand eines Denervationsprozesses der Muskulatur
(E) chronische Überlastung der Muskulatur

3 Zell- und Gewebsschäden

3.1 Reversible Schäden und Degeneration

[H96]

3.1 Eine Vermehrung des glatten endoplasmatischen Retikulums der Hepatozyten findet sich vor allem bei

(A) Störungen der oxidativen Phosphorylierung
(B) akuter alkoholtoxischer Leberschädigung
(C) chronischer Drogenintoxikation
(D) chronisch gesteigerter Proteinsynthese
(E) Sekretionsstörung synthetisierter Peptide

[H94] !

3.2 Bei welchen der folgenden Organveränderungen oder Krankheiten finden sich parenchymatöse pathologische intrazelluläre Lipid-Ablagerungen?

(1) toxischer Leberschaden
(2) Lipomatosis cordis
(3) degenerative Herzmuskelverfettung
(4) Erwachsenenform des M. Gaucher

(A) nur 1 und 4 sind richtig
(B) nur 2 und 3 sind richtig
(C) nur 1, 3 und 4 sind richtig
(D) nur 2, 3 und 4 sind richtig
(E) 1–4 = alle sind richtig

[F00] [H97] !!

3.3 Woraus geht eine Lipomatosis cordis hervor?

(A) Fettembolie
(B) Hypercholesterinämie
(C) Hypoxidose
(D) Koronararteriensklerose
(E) subepikardiale Fettgewebsvermehrung

[F00]

3.4 Welche der folgenden Begriffszuordnungen trifft **nicht** zu?

(A) Councilman-Körper – Leber
(B) Russell-Körper – Plasmazelle
(C) Corpora amylacea – Prostata
(D) Kalkspritzer – traumatische Fettgewebsnekrosen
(E) Lipofuszin – braune Atrophie

[F97] [F92] [F89] !

3.5 Sog. alkoholisches Hyalin tritt auf:

(A) in Leberzellen
(B) in Kupfferschen Sternzellen
(C) intrasinusoidal (unter dem Bilde hyaliner Thromben)
(D) in der Leberkapsel (Hyalinose)
(E) im Disseschen Raum

2.8 (E)   2.9 (D)   3.1 (C)   3.2 (C)   3.3 (E)   3.4 (D)   3.5 (A)

3.2 Dystrophie

[H98]

3.6 Metastatische Verkalkungen der Lunge (sog. Tuffsteinlunge) treten häufig auf bei:

(1) Vitamin-D-Mangel
(2) Vitamin-D-Überdosierung
(3) ausgedehnter Knochenmetastasierung
(4) primärem Hyperparathyreoidismus
(5) Osteosarkommetastasen in der Lunge

(A) nur 1, 3 und 4 sind richtig
(B) nur 1, 4 und 5 sind richtig
(C) nur 2, 3 und 4 sind richtig
(D) nur 2, 3 und 5 sind richtig
(E) nur 3, 4 und 5 sind richtig

[F93]

3.7 Bei welchen der folgenden Krankheitsprozesse kann es zu einer dystrophischen Verkalkung kommen?

(1) Hyperparathyreoidismus
(2) tuberkulöser Primärherd
(3) Osteochondrom
(4) akute Pankreatitis

(A) nur 1 und 3 sind richtig
(B) nur 2 und 4 sind richtig
(C) nur 1, 2 und 4 sind richtig
(D) nur 2, 3 und 4 sind richtig
(E) 1 – 4 = alle sind richtig

[F97]

3.8 Keine Psammomkörperchen finden sich bei Verkalkungen

(A) des Plexus choroideus
(B) in serös-papillären Ovarialkarzinomen
(C) im Rahmen einer akuten Pankreatitis
(D) in einem Meningeom
(E) in papillären Schilddrüsenkarzinomen

[F00] **!!**

3.9 Welche Aussage zum Dystrophin bzw. zur Duchenne-Muskeldystrophie trifft **nicht** zu?

(A) Dystrophin ist ein beim Gesunden vorhandenes Genprodukt.
(B) Bei der Duchenne-Muskeldystrophie fehlt funktionsfähiges Dystrophin in den Muskelfasern.
(C) Dystrophin zerstört als Toxin Muskelgewebe.
(D) Die Duchenne-Muskeldystrophie wird gonosomal vererbt.
(E) Bei der Duchenne-Muskeldystrophie kommen Muskelfasernekrosen vor.

3.3 Zellalterung, fokale Zytoplasmanekrose, Pigmentablagerungen

[H97] [H94]

3.10 Welches der nachfolgend genannten histologisch nachweisbaren Phänomene ist **nicht** zu erwarten, wenn ein motorischer Nervenast bei einer Schnittverletzung komplett durchtrennt wird?

(A) Waller-Degeneration
(B) primäre segmentale Demyelinisierung
(C) Chromatolyse des Nervenzellkörpers
(D) Gruppenatrophie von Muskelfasern
(E) Narbenneurom

[F97]

3.11 Die weitgehende Zerstörung afferenter Verbindungen zu einer Nervenzelle

(A) hat keine histologisch nachweisbaren Veränderungen in diesem Neuron zur Folge
(B) führt zur sog. zentralen Chromatolyse in dieser Ganglienzelle
(C) geht mit peripherer Chromatolyse der Nervenzelle einher
(D) führt zur Inaktivitätsatrophie mit Verkleinerung der Nervenzelle
(E) führt zum Nervenzellhydrops

3.6 (C)   3.7 (B)   3.8 (C)   3.9 (C)   3.10 (B)   3.11 (D)

3 Zell- und Gewebsschäden

[H98]

3.12 Welche Degenerationsform peripherer Nerven tritt nach Kontinuitätsunterbrechung markhaltiger Nervenfasern in jedem Falle auf?

(A) neuronale Dystrophie
(B) primäre segmentale Entmarkung
(C) Waller-Degeneration
(D) Amputationsneurom
(E) Vorderwurzelatrophie

[H97]

3.13 Wo tritt Malariapigment zuerst auf?

(A) Endothelzellen
(B) Hepatozyten
(C) Kupffer-Sternzellen
(D) Monozyten
(E) Erythrozyten

[F95] [H91] **!!**

3.14 Welche Aussagen über Pigmente treffen zu?

(1) Hämoglobin ist ein endogenes Pigment.
(2) Hämatoidin enthält Eisen.
(3) Hämatoidin und Bilirubin sind chemisch identisch.
(4) Hämosiderin enthält dreiwertiges Eisen.

(A) nur 1 und 2 sind richtig
(B) nur 1, 2 und 3 sind richtig
(C) nur 1, 3 und 4 sind richtig
(D) nur 2, 3 und 4 sind richtig
(E) 1 – 4 = alle sind richtig

3.4 Nekrose

[H98] **!**

3.15 Welche Aussagen zur Apoptose (programmierter Zelltod) treffen zu?

(1) Es kommt zu einer Fragmentierung der DNA durch Endonukleasen.
(2) Sie ist durch fibrinoide Nekrosen gekennzeichnet.
(3) Die entstehenden Zellbruchstücke heißen Apoptosekörper.
(4) Sie ist typischerweise mit einer starken Entzündungsreaktion verbunden.

(A) nur 1 und 2 sind richtig
(B) nur 1 und 3 sind richtig
(C) nur 1 und 4 sind richtig
(D) nur 2 und 3 sind richtig
(E) nur 3 und 4 sind richtig

[F97] **!**

3.16 Bei welchen der genannten Vorgänge spielt die Apoptose eine wesentliche ätiologische Rolle?

(1) Gewebsmauserung
(2) Embryonalentwicklung
(3) Autolyse
(4) Fettgewebsnekrose
(5) käsige Nekrose

(A) nur 1 ist richtig
(B) nur 1 und 2 sind richtig
(C) nur 1, 2 und 3 sind richtig
(D) nur 3, 4 und 5 sind richtig
(E) 1 – 5 = alle sind richtig

[H99] [H96] [F93] **!!**

3.17 Kein typisches morphologisches Zeichen des Zelltodes ist die

(A) Kernwandhyperchromasie
(B) Dyskaryose
(C) Karyopyknose
(D) Karyorrhexis
(E) Karyolyse

3.5 Extrazelluläre Veränderungen

[F98] **!!**
3.18 Welche Nekroseform ist für eine akute autodigestive Pankreatitis charakteristisch?

(A) käsige Nekrose
(B) multiple Einzelzellnekrosen
(C) Koagulationsnekrose
(D) lipolytische Nekrose
(E) fibrinoide Nekrose

[H97] **!!**
3.19 Infiziert sich eine ischämische Koagulationsnekrose, so resultiert eine

(A) käsige Nekrose
(B) enzymatische Fettgewebsnekrose
(C) feuchte Gangrän
(D) fibrinoide Nekrose
(E) dystrophische Verkalkung

[F99] **!!**
3.20 Nekrosen im Gewebe des Zentralnervensystems sind im Regelfall vom Typ der

(A) Koagulationsnekrose
(B) Kolliquationsnekrose
(C) Fettgewebsnekrose
(D) fibrinoiden Nekrose
(E) käsigen Nekrose

[H86]
3.21 Partialnekrosen der Nierentubuli heilen mit Narbenbildung,

weil

Nierentubuli gegenüber Hypoxydosen vulnerabler sind als die (mesenchymalen) Gerüststrukturen der Nieren.

3.5 Extrazelluläre Veränderungen

[F96] [F94]
3.22 Von welcher der folgenden Krankheiten gibt es **keine** durch eine **primäre** Störung der Biosynthese der extrazellulären Matrix bedingte Form?

(A) Ehlers-Danlos-Syndrom
(B) Osteogenesis imperfecta
(C) Marfan-Syndrom
(D) rheumatoide Arthritis
(E) Cutis laxa

[H97] **!**
3.23 Die Fibrose ist

(A) gleichbedeutend mit Zirrhose
(B) das Resultat einer überschießenden Bildung kollagener Fasern
(C) eine proliferative Systemerkrankung von Fibroblasten
(D) mit Kongorot anfärbbar und im polarisierten Licht doppelbrechend
(E) mit Sudan III anfärbbar

[H99]
3.24 Welche Aussage über die Amyloidose trifft **nicht** zu?

(A) Sie ist immer eine systemische Erkrankung.
(B) Sie kann als primäres Amyloid aus Leichtketten entstehen.
(C) Manifestationsorte der sekundären Amyloidose sind: Blutgefäßwände, Milz, Leber, Darm, Nieren, Nebennieren.
(D) Sie kann als senile Amyloidose im Herzen lokalisiert sein.
(E) Sie kann als hereditäre Amyloidose auftreten.

[H96]
3.25 Die Amyloidose

(1) ist nach Kongorot-Färbung polarisationsoptisch durch eine typische grüne Doppelbrechung gekennzeichnet
(2) kann im Rahmen chronisch-entzündlicher Prozesse (z.B. Osteomyelitis) durch Ablagerung von Immunglobulin-Leichtketten entstehen
(3) kann im Rahmen endokriner Tumoren (z.B. C-Zell-Karzinom der Schilddrüse) auftreten
(4) ist durch eine Tripelhelixstruktur aus α-Faltblattmizellen der jeweils zugrundeliegenden Proteine gekennzeichnet

(A) nur 3 ist richtig
(B) nur 1 und 3 sind richtig
(C) nur 1, 2 und 4 sind richtig
(D) nur 2, 3 und 4 sind richtig
(E) 1–4 = alle sind richtig

3.18 (D)   3.19 (C)   3.20 (B)   3.21 (D)   3.22 (D)   3.23 (B)   3.24 (A)   3.25 (B)

[F94]

3.26 Das AA-Amyloid

(A) entsteht im Gefolge chronischer Entzündungskrankheiten
(B) bildet sich bei Patienten mit Langzeithämodialyse
(C) findet sich in Alzheimer-Drüsen
(D) tritt in der Synovialis beim Karpaltunnelsyndrom auf
(E) kommt im medullären Schilddrüsenkarzinom vor

[F00]

3.27 Für die Amyloidose gilt **nicht**:

(A) Sie kann im Rahmen langdauernder chronisch-entzündlicher Erkrankungen vorkommen.
(B) Sie kann bei Patienten mit endokrinen Tumoren auftreten.
(C) Es kann zu einer Verflüssigung der betroffenen parenchymatösen Organe kommen.
(D) Eine histologische Diagnose kann über eine tiefe Rektumbiopsie gestellt werden.
(E) Sie kann zu Durchblutungsstörungen in unterschiedlichen Organen führen.

3.6 Fragen aus Examen Herbst 2000

[H00]

3.28 Kein Hämoglobinabbaupigment ist:

(A) Malariapigment
(B) Hämosiderin
(C) Hämatoidin
(D) Bilirubin
(E) Lipfuszin

[H00]

3.29 In welchen Zellen der Leber wird Lipofuszin vorwiegend abgelagert?

(A) Kupffer-Sternzellen
(B) Ito-Zellen
(C) lobuluszentrale Hepatozyten
(D) Gallengangsepithelien
(E) Sinusendothelien

[H00]

3.30 Wodurch unterscheidet sich ein Transsudat von einem Exsudat?

(A) Anwesenheit von Granulozyten als einzigen Zellen im Transsudat
(B) Anwesenheit von Lymphozyten und Granulozyten im Transsudat
(C) geringerer Eiweißgehalt des Transsudates
(D) höherer Eiweißgehalt des Transsudates
(E) geringerer Natriumgehalt des Transsudates

[H00]

3.31 Erworbene Kollagenosen sind pathologisch-anatomisch einzuordnen als

(A) Störungen der Kollagensynthese
(B) systemische Autoaggressionserkrankungen
(C) Störungen des Kollagenabbaus
(D) metabolische Erkrankungen
(E) chronische Infektionskrankheiten

4 Exogene Noxen

4.1 Chemische Noxen

[H91]

4.1 Typische Symptome einer sog. Alkoholembryopathie sind:

(1) Doppelfehlbildungen
(2) Innenohrschäden
(3) Mikrozephalus
(4) intrauteriner Minderwuchs
(5) Hypoplasie der Mandibula

(A) nur 1 und 2 sind richtig
(B) nur 1 und 3 sind richtig
(C) nur 2, 4 und 5 sind richtig
(D) nur 3, 4 und 5 sind richtig
(E) 1–5 = alle sind richtig

3.26 (A)   3.27 (C)   3.28 (E)   3.29 (C)   3.30 (C)   3.31 (B)   4.1 (D)

[F91] [H88]
4.2 Welche Aussage trifft **nicht** zu?

Typische Veränderungen nach Vergiftung mit α-Amanitin sind:

(A) schwere Enteritis
(B) Leberzellnekrosen
(C) Nervenzellnekrosen im Kleinhirn
(D) hydropische Schwellung der Nierentubuli
(E) Verfettung der Herzmuskelfasern

[F00] [H98] [H94] **!!**
4.3 Charakteristische Folge einer chronischen Bleiintoxikation ist **nicht**:

(A) Anämie
(B) Enzephalopathie
(C) Nephropathie
(D) Osteopetrose
(E) (Poly-)Neuropathie

[H95] **!**
4.4 Asbestfasern

(1) können ganz oder teilweise von Makrophagen inkorporiert werden
(2) werden zu Asbestkörpern, wenn sie eine Hülle aufweisen, die sich mit der Berliner-Blau-Färbung darstellen läßt
(3) sind u. a. mit Mesotheliomen assoziiert

(A) nur 1 ist richtig
(B) nur 1 und 2 sind richtig
(C) nur 1 und 3 sind richtig
(D) nur 2 und 3 sind richtig
(E) 1 – 3 = alle sind richtig

[H97] **!**
4.5 Welche Aussage trifft **nicht** zu?

Eine intensive und lang andauernde Asbestexposition führt gehäuft zu:

(A) Lungenfibrose
(B) Pleuraplaques
(C) Mesotheliomen
(D) Tuffsteinlunge
(E) Bronchialkarzinomen

[H94]
4.6 Welche Lungenveränderungen treten nach wiederholter Exposition gegenüber Beryllium-Staub auf?

(1) Epitheloidzellgranulome
(2) Fibrose
(3) Bronchialkarzinom

(A) nur 1 ist richtig
(B) nur 3 ist richtig
(C) nur 1 und 2 sind richtig
(D) nur 2 und 3 sind richtig
(E) 1 – 3 = alle sind richtig

[F00]
4.7 Bei einer chronischen inhalativen Belastung durch feine Quarzstäube ist **am wenigsten** zu rechnen mit:

(A) chronischer obstruktiver Atemwegserkrankung
(B) Lungenfibrose
(C) pulmonaler Hypertension (Cor pulmonale)
(D) Nebenemphysem
(E) hyalinen Pleuraplaques

[H99]
4.8 Welches zerebrale Schädigungsmuster wird charakteristischerweise nach schwerer akuter CO-Vergiftung – im Gegensatz zur chronischen – beobachtet, wenn der Patient lange genug überlebt?

(A) Nekrosen im Splenium corporis callosi
(B) bilaterale Atrophie des Caput nuclei caudati
(C) bilaterale Nekrosen im Pallidum
(D) spongiöse Degeneration der weißen Substanz
(E) zentrale pontine Myelinolyse

4.2 (C)   4.3 (D)   4.4 (E)   4.5 (D)   4.6 (C)   4.7 (E)   4.8 (C)

4.2 Physikalische Noxen

[H94] [F88]

4.9 Verbrennungen 2. Grades sind gekennzeichnet durch eine

(1) Serumexsudation
(2) subepidermale Blasenbildung
(3) Defektheilung

(A) nur 1 ist richtig
(B) nur 1 und 2 sind richtig
(C) nur 1 und 3 sind richtig
(D) nur 2 und 3 sind richtig
(E) 1 – 3 = alle sind richtig

[H97]

4.10 Ein „reproduktiver Zelltod" nach Strahlenexposition liegt vor, wenn

(A) die Zelle nicht mehr in der Lage ist, die erste Mitose nach der Exposition zu erreichen
(B) die Zelle zwar die erste Mitose nach der Bestrahlung noch erreicht, sie aber nicht erfolgreich abschließen kann
(C) die Zelle noch eine oder mehrere Mitosen durchläuft, dann aber ihre Teilungsaktivität einstellt
(D) die Zelle keine DNA mehr synthetisieren kann und deshalb auch zu keiner Reproduktion mehr fähig ist
(E) eine Vermehrung der Zellzahl deshalb nicht mehr möglich ist, weil die Proteinsynthese eingestellt wird

[F94] *!*

4.11 Bei einer hochgradigen, strahlenbedingten Knochenmarksschädigung tritt eine Agranulozytose wesentlich früher auf als eine Anämie,

weil

die granulopoetischen Vorläuferzellen im Knochenmark wesentlich strahlensensibler sind als die Erythropoesevorstufen.

[H95]

4.12 UV-Strahlung ist ein ätiopathogenetischer Faktor bei der Entstehung des

(1) Basalioms
(2) kleinzelligen Bronchialkarzinoms
(3) Paget-Karzinoms der Mamma
(4) malignen Melanoms
(5) pleomorphen Adenoms der Glandula parotis

(A) nur 1 und 4 sind richtig
(B) nur 1, 2 und 3 sind richtig
(C) nur 1, 3 und 4 sind richtig
(D) nur 1, 4 und 5 sind richtig
(E) nur 2, 4 und 5 sind richtig

[H97] *!*

4.13 Welche der nachfolgend genannten Zellarten zeigt **die geringste** Sensibilität gegenüber ionisierenden Strahlen?

(A) Skelettmuskelzelle
(B) Endothelzelle
(C) Urothelzellen
(D) Darmepithelzelle
(E) Spermatogonie

[H98]

4.14 Zu den durch Exposition gegenüber ionisierenden Strahlen induzierbaren menschlichen Tumoren gehören:

(1) Leukämie
(2) Schilddrüsenkarzinom
(3) Bronchialkarzinom
(4) Osteosarkom

(A) nur 1 und 2 sind richtig
(B) nur 3 und 4 sind richtig
(C) nur 1, 2 und 3 sind richtig
(D) nur 1, 2 und 4 sind richtig
(E) 1 – 4 = alle sind richtig

4.9 (B)   4.10 (C)   4.11 (C)   4.12 (A)   4.13 (A)   4.14 (E)

4.3 Belebte Noxen

4.15 Welche der nachfolgend genannten Erreger kommen ursächlich in Betracht, wenn bei der mikroskopischen Untersuchung einer nekrotisierenden Enzephalitis Kerneinschlußkörperchen in Nervenzellen gefunden werden?

(A) Myxoviren
(B) Borrelien
(C) Clostridia tetani
(D) Herpes-simplex-Viren
(E) Meningokokken

4.16 Welche strukturelle Zellveränderung kann **nicht** durch Viren hervorgerufen werden?

(A) Negri-Körper
(B) Eulenaugenzelle
(C) Milchglaszelle
(D) Councilman-Körper
(E) Mallory-Körper

4.17 Typisches Zielorgan für eine Slow-Virus-Infektion ist

(A) das Gehirn
(B) die Leber
(C) die Milz
(D) die Niere
(E) die Nebenniere

4.18 Welcher der nachfolgend genannten Erreger verursacht eine Ganglioneuritis und eine segmentale vesikulöse Dermatitis?

(A) Zytomegalie-Virus
(B) Molluscum-Virus
(C) Herpes-simplex-Virus
(D) Varicella-Zoster-Virus
(E) Röteln-Virus

4.19 Typische Folgen einer Rötelnembryopathie sind:

(1) Doppelfehlbildungen
(2) Innenohrdefekte
(3) fetale Erythroblastose
(4) Retinopathie
(5) Herz- und Gefäßfehlbildungen

(A) nur 1 und 2 sind richtig
(B) nur 1, 3 und 5 sind richtig
(C) nur 2, 3 und 4 sind richtig
(D) nur 2, 4 und 5 sind richtig
(E) 1 – 5 = alle sind richtig

4.20 Papillomaviren vom Typ 16 und 18 spielen eine wichtige Rolle bei der Entstehung

(A) einer Verruca seborrhoica
(B) eines Bronchialkarzinoms
(C) einer Verruca vulgaris
(D) eines Molluscum contagiosum
(E) eines Zervixkarzinoms

4.21 Welche der nachfolgend genannten Eigenschaften trifft sowohl für Corynebacterium diphtheriae als auch für Clostridium tetani zu?

(A) Sie induzieren jeweils eine eitrige Entzündung.
(B) Beide Bakterien verursachen Schleimhautnekrosen.
(C) Wesentliches Pathogeneseprinzip ist bei beiden die Toxinbildung.
(D) Die Infektion wird jeweils durch anaerobe Gewebsbedingungen gefördert.
(E) Sauerstoff ist für beide Erreger toxisch.

4.22 Welche Parasitenerkrankung löst typischerweise einen Pfortaderhochdruck aus?

(A) Trichinose
(B) Malaria tropica
(C) Amöbenruhr
(D) Darmbilharziose (Schistosomiasis)
(E) Askariasis

4.15 (D)   4.16 (E)   4.17 (A)   4.18 (D)   4.19 (D)   4.20 (E)   4.21 (C)   4.22 (D)

[H99]

4.23 Eine diffuse Demyelinisierung der weißen Substanz im Groß- und Kleinhirn mit reaktiver Gliose sowie mehrkernigen Riesenzellen spricht am ehesten für eine Infektion des ZNS mit

(A) Prionen
(B) Borrelien
(C) Kryptokokken
(D) Toxoplasmen
(E) HIV-1

[F00] **!**

4.24 Welcher Erreger führt typischerweise zu einer nekrotisierenden Enzephalitis mit Bevorzugung der temporalen Rinde?

(A) Mycobacterium tuberculosis
(B) Borrelia burgdorferi
(C) Neisseria meningitidis
(D) Herpes-simplex-Virus
(E) Epstein-Barr-Virus

4.4 Fragen aus Examen Herbst 2000

[H00]

4.25 Eine intensive und lang andauernde Asbestexposition führt **nicht** gehäuft zu:

(A) Lungenfibrose
(B) Pleuraplaques
(C) Mesotheliomen
(D) Tuffsteinlunge
(E) Bronchialkarzinomen

5 Störungen der Individualitätswahrung, Immunpathologie

5.1 Grundlagen der Immunpathologie

[F92]

5.1 Sekundärfollikel des Lymphknotens sind Ausdruck einer Aktivierung des B-Zell-Systems,

weil

Sekundärfollikel nur in der Parakortikalzone auftreten.

[F98] **!**

5.2 Die Plasmazelle

(1) ist reich an rauhem endoplasmatischen Retikulum
(2) stammt von T-Lymphozyten ab
(3) leitet sich von Zellen im Keimzentrum des lymphatischen Sekundärfollikels ab
(4) bildet simultan IgM und IgG

(A) nur 1 und 2 sind richtig
(B) nur 1 und 3 sind richtig
(C) nur 2 und 3 sind richtig
(D) nur 2 und 4 sind richtig
(E) nur 3 und 4 sind richtig

[H88]

5.3 Welche Aussage trifft zu?

Im Thymus findet/finden statt:

(A) Steuerung der Antikörperbildung
(B) Antigenabbau
(C) Proliferation und Differenzierung von T-Lymphozyten
(D) Komplementsynthese
(E) Keine der Aussagen (A)–(D) trifft zu.

4.23 (E)   4.24 (D)   4.25 (D)   5.1 (C)   5.2 (B)   5.3 (C)

[F95] **!**

5.4 Welchem Zelltyp kommt eine zentrale Rolle bei der Auslösung einer anaphylaktischen Sofortreaktion zu?

(A) T-Suppressor-/zytotoxischen Zellen
(B) natürlichen Killerzellen
(C) Mastzellen
(D) Endothelien
(E) Monozyten

5.2 Überempfindlichkeitsreaktionen (Hypersensitivitätsreaktionen)

[F97] **!**

5.5 Welcher Vorgang setzt eine Hypersensitivitätsreaktion Typ I unmittelbar in Gang?

(A) Produktion und Sekretion von IgG in Plasmazellen
(B) Produktion und Sekretion von IgA in Plasmazellen
(C) Produktion und Sekretion von IgE in Plasmazellen
(D) Antigenbindung an IgE auf der Oberfläche von Mastzellen
(E) Antigenbindung an den T-Zellen-Rezeptor

[F98]

5.6 Der systemische Lupus erythematodes ist

(A) eine Immunkomplexerkrankung
(B) eine Tuberkulose mit vorwiegend kutaner Manifestation
(C) eine Infektion durch Streptococcus viridans
(D) eine Hypersensitivitätsreaktion Typ I
(E) ein malignes Lymphom der T-Zell-Reihe

[F94]

5.7 Welche Nierenerkrankung gehört zu den Immunkomplexkrankheiten?

(A) Arteriosklerose
(B) (peri- oder epi-)membranöse Glomerulonephritis
(C) noduläre Glomerulosklerose
(D) Goodpasture-Syndrom
(E) Amyloidose

[H98] **!**

5.8 Welche Aussage trifft **nicht** zu?

Zu den Allergenen, die eine anaphylaktische Reaktion auslösen können, gehören:

(A) Pflanzenpollen
(B) Hühnereiweiß
(C) Penicillin
(D) iodhaltige Röntgenkontrastmittel
(E) Äthanol

[F90]

5.9 Welche Aussage trifft **nicht** zu?

Beim Tod im Status asthmaticus erhebt der Pathologe folgende typische Befunde:

(A) visköser Schleim in den Bronchien
(B) Hypertrophie der Bronchialmuskulatur
(C) eosinophile Infiltrate in der Bronchuswand
(D) Obliteration der Bronchialgefäße
(E) Verdickung der epithelialen Basalmembran

[F00]

5.10 Zu den Autoimmunerkrankungen zählt **nicht:**

(A) Dysphagia lusoria
(B) M. Basedow
(C) Thyreoiditis lymphomatosa (Hashimoto)
(D) Myasthenia gravis
(E) Diabetes mellitus Typ I

[F98]

5.11 Welche Aussage trifft **nicht** zu?

Zu den Autoimmunkrankheiten gehören:

(A) Goodpasture-Syndrom
(B) Dermatomyositis
(C) Sklerodermie
(D) Polymyositis
(E) Marfan-Syndrom

5.4 (C)   5.5 (D)   5.6 (A)   5.7 (B)   5.8 (E)   5.9 (D)   5.10 (A)   5.11 (E)

5.3 Immundefekte

5.12 Welche der nachfolgend aufgeführten Erkrankungen wird typischerweise **nicht** beim AIDS beobachtet?

(A) generalisierte Infektion durch Mycobacterium avium intracellulare
(B) Infektion durch Mycobacterium tuberculosis
(C) Lymphome des zentralen Nervensystems
(D) Boecksche Sarkoidose
(E) Kaposi-Sarkom

Ordnen Sie den in Liste 1 angeführten Immunzelldefekten das jeweils daraus resultierende Immunmangelsyndrom aus Liste 2 zu!

Liste 1

5.13 primärer B-Zell-Defekt

5.14 primärer T-Zell-Defekt

5.15 primärer B- und T-Zell-Defekt

Liste 2

(A) DiGeorge-Syndrom
(B) Agammaglobulinämie (Bruton)
(C) Agammaglobulinämie vom Schweizer Typ
(D) AIDS
(E) Makroglobulinämie Waldenström

5.16 Zu den sog. AIDS-definierenden Erkrankungen gehören:

(1) malignes Melanom
(2) Pneumocystis-carinii-Pneumonie
(3) Zytomegalie-Enzephalitis
(4) schwarze Haarzunge
(5) Kaposi-Sarkom

(A) nur 2 und 3 sind richtig
(B) nur 1, 4 und 5 sind richtig
(C) nur 2, 3 und 5 sind richtig
(D) nur 1, 2, 4 und 5 sind richtig
(E) nur 2, 3, 4 und 5 sind richtig

5.17 Welche der folgenden Erreger spielen eine bedeutende Rolle bei opportunistischen Infektionen HIV-positiver Patienten?

(A) Spirochäten
(B) Gonokokken
(C) Rhinosporidien
(D) Kryptosporidien
(E) Plasmodien

5.4 Transplantationsimmunität

5.18 Die hyperakute Abstoßungsreaktion nach einer Organtransplantation

(A) ist eine Typ-I-Überempfindlichkeitsreaktion (anaphylaktische Sofortreaktion)
(B) ist mit einer massiven Einwanderung von Fremdkörperriesenzellen in das Transplantat verbunden
(C) ist eine gefürchtete Komplikation bei Hornhauttransplantationen
(D) kann sich als Folge einer vorausgegangenen Transfusion nicht streng HLA-identischen Blutes entwickeln
(E) entspricht einer Typ-V-Überempfindlichkeitsreaktion

5.19 Um welche Transplantationsform handelt es sich bei der Gewebs- bzw. Organübertragung zwischen Tier und Mensch?

(A) Autotransplantation
(B) Homotransplantation
(C) Isotransplantation
(D) Allotransplantation
(E) Xenotransplantation

5.20 Die Graft-versus-Host-Reaktion ist am ehesten zu erwarten nach

(A) Transfusion von Erythrozytenkonzentraten
(B) Nierentransplantation
(C) Lebertransplantation
(D) Herztransplantation
(E) Knochenmarkstransplantation

5.12 (D) 5.13 (B) 5.14 (A) 5.15 (C) 5.16 (C) 5.17 (D) 5.18 (D) 5.19 (E) 5.20 (E)

| H92 | !

5.21 Bei schweren kongenitalen Immundefekten kann es nach Bluttransfusionen zur Graft-versus-host-Reaktion kommen,

weil

durch eine Bluttransfusion auch immunkompetente Zellen übertragen werden.

| H99 |

5.22 Welche Aussage über die akute Graft-versus-host-Krankheit trifft **nicht** zu?

Sie

(A) ist die häufigste Komplikation bei Nierentransplantationen
(B) wird durch Spender T-Lymphozyten hervorgerufen
(C) kann eine cholestatische Lebererkrankung zur Folge haben
(D) verursacht eine spezielle Form der Dermatitis
(E) kann zu Malabsorption und Diarrhö führen

5.5 Tumorassoziierte Immunphänomene

| F00 |

5.23 Bei welcher Tumorart tritt als sogenannter Tumormarker eine spezifische Form der sauren Phosphatase im Blutserum auf?

(A) muzinöses Zystadenokarzinom des Ovars
(B) Kolonkarzinom
(C) Melanom
(D) Schilddrüsenkarzinom
(E) Prostatakarzinom

| H92 |

5.24 Welcher Tumortyp exprimiert typischerweise karzinoembryonales Antigen (CEA)?

(A) epidermales Plattenepithelkarzinom
(B) gastrointestinales Adenokarzinom
(C) Mesotheliom
(D) Basaliom
(E) Glioblastom

| H95 |

5.25 Welche Aussage trifft **nicht** zu?

Tumormarker

(A) können teils im Serum, teils immunhistochemisch auch im Gewebe nachgewiesen werden
(B) sind generell spezifisch und bei einer Erhöhung im Serum beweisend für das Vorliegen eines malignen Tumors
(C) sind ein Hilfsmittel bei der Tumordiagnostik
(D) eignen sich zur postoperativen Verlaufskontrolle von Tumoren
(E) können von Metastasen eines Tumors exprimiert werden

| F96 |

5.26 Welche Aussage trifft **nicht** zu?

Das prostataspezifische Antigen (PSA)

(A) ist ein Glykoprotein
(B) kann immunhistochemisch nachgewiesen werden
(C) ist ein physiologisches Produkt des sekretorischen Prostataepithels
(D) ist ein Tumorantigen im engeren Sinne, das nur bei Vorliegen eines Prostatakarzinoms erhöht ist
(E) läßt sich im Blutplasma nachweisen

5.6 Fragen aus Examen Herbst 2000

| H00 |

5.27 Für welche der folgenden Erkrankungen ist eine Hypersensitivitätsreaktion vom Typ II charakteristisch?

(A) Scharlach-Nephritis
(B) Wegener-Granulomatose
(C) Serumkrankheit
(D) Miliartuberkulose
(E) Goodpasture-Syndrom

5.21 (A)   5.22 (A)   5.23 (E)   5.24 (B)   5.25 (B)   5.26 (D)   5.27 (E)

| H00 |

5.28 Für den beginnenden anaphylaktischen Schock charakteristisch ist

(A) eine disseminierte intravasale Gerinnung
(B) eine multiple periphere Mikrothrombosierung
(C) ein Reinke-Ödem
(D) eine Verbrauchskoagulopathie
(E) eine Histamin-bedingte Vasodilatation

| H00 |

5.29 Eine akute Transplantatabstoßung wird im Allgemeinen initiiert durch:

(A) präformierte humorale Antikörper
(B) zytotoxische Antikörper
(C) zytotoxische T-Zellen
(D) Plasmazellen
(E) Immunkomplexe

6 Entzündung

6.1 Definition und Phänomenologie

| H98 | !

6.1 Welche Aussage trifft **nicht** zu?

Zu den klassischen lokalen Symptomen der akuten Entzündung gehören:

(A) Calor
(B) Rubor
(C) Tumor
(D) Rigor
(E) Dolor

6.2 Ursachen

| H87 |

6.2 Jede Entzündung ist durch Nekrosen bedingt,

weil

nekrotisches Gewebe entzündungsauslösend wirkt.

6.3 Einteilungsprinzipien

Zum Lernziel **6.3 Einteilungsprinzipien** siehe Lerntexte VI.1 und VI.2.

6.4 Entzündung als lokales und systemisches Phänomen

| H98 | !

6.3 Aus welchen formalpathogenetischen Elementen besteht die akute exsudative Entzündungsreaktion?

(1) Mikrozirkulationsstörung
(2) Nekrosebildung
(3) Ausschwitzung von Blutplasmabestandteilen
(4) Ausschwitzung von Blutzellen aus den Gefäßen
(5) Immunsuppression

(A) nur 1, 2 und 3 sind richtig
(B) nur 1, 2 und 4 sind richtig
(C) nur 1, 3 und 4 sind richtig
(D) nur 1, 3 und 5 sind richtig
(E) nur 2, 3 und 4 sind richtig

| H96 |

6.4 Die Hyaluronidase hat eine besondere Bedeutung bei der

(A) abszedierenden Enzündung
(B) phlegmonösen Entzündung
(C) pseudomembranösen Entzündung
(D) katarrhalischen Entzündung
(E) granulierenden Entzündung

5.28 (E)   5.29 (C)   6.1 (D)   6.2 (D)   6.3 (C)   6.4 (B)

6.5 Mediatoren der Entzündung und ihre Funktion

H93

6.5 Zu den wichtigen chemotaktischen Faktoren eines Infektionsherdes gehören:

(1) die Komplementkomponente C3a
(2) die Komplementkomponente C5a
(3) α_1-Antitrypsin
(4) Fibrinogen

(A) nur 4 ist richtig
(B) nur 1 und 2 sind richtig
(C) nur 2 und 4 sind richtig
(D) nur 1, 2 und 3 sind richtig
(E) 1 – 4 = alle sind richtig

F93

6.6 Welche (entzündungsassoziierten) Phänomene können durch die Aktivierung der Komplementkaskade bedingt sein?

(1) Leukotaxis
(2) Hämolyse
(3) Ödembildung
(4) Lyse gramnegativer Bakterien
(5) zytotoxische Reaktionen (z. B. Leukozytoklasie)

(A) nur 1 ist richtig
(B) nur 1 und 3 sind richtig
(C) nur 2 und 4 sind richtig
(D) nur 2 und 5 sind richtig
(E) 1 – 5 = alle sind richtig

F98

6.7 Anaphylatoxine sind

(A) biogene Amine
(B) Bestandteil des Komplementsystems
(C) Immunglobuline
(D) Kinine
(E) Aflatoxine

H91

6.8 Zu den zytogenen Entzündungsmediatoren gehört **nicht**:

(A) Histamin
(B) Bradykinin
(C) Serotonin
(D) α-Interferon
(E) Tumornekrosefaktor

6.6 Teilaspekte der entzündlichen Reaktion

F00

6.9 Welche Aussage über neutrophile Granulozyten trifft **nicht** zu?

(A) Sie können phagozytieren.
(B) Sie können sich in sessile Makrophagen umwandeln.
(C) Sie enthalten lysosomale Enzyme.
(D) Ihre mittlere Aufenthaltsdauer im Blut beträgt weniger als 24 Stunden.
(E) Sie sind zu amöboider Bewegung befähigt.

F94

6.10 Leukozyten können aus den Venolen eines Entzündungsgebietes emigrieren,

weil

das Endothel der Gefäße anschwillt und die Grundsubstanz polymerisiert.

F95

6.11 An Entzündungsreaktionen können beteiligt sein:

(1) Endothelien
(2) Thrombozyten
(3) neutrophile Granulozyten
(4) Makrophagen
(5) Lymphozyten

(A) nur 2 und 5 sind richtig
(B) nur 1, 3 und 4 sind richtig
(C) nur 3, 4 und 5 sind richtig
(D) nur 1, 2, 3 und 4 sind richtig
(E) 1 – 5 = alle sind richtig

6.5 (B) 6.6 (E) 6.7 (B) 6.8 (B) 6.9 (B) 6.10 (C) 6.11 (E)

6.12 Welche Aussage trifft **nicht** zu?

Eine granulozytäre Reaktion spielt eine Rolle bei:

(A) Purpura Schoenlein-Henoch
(B) Lepra lepromatosa
(C) alkoholischer Hepatitis
(D) akutem Gichtanfall
(E) frischem Myokardinfarkt

6.7 Entzündungsformen, benannt nach der vorherrschenden Komponente

6.13 Die rein seröse Entzündung ist charakterisiert durch

(A) den Übertritt von Blut in das Gewebe
(B) irreversible Gewebsschäden
(C) eine Hypersekretion seröser Drüsen im Ablauf einer Entzündung
(D) ein blutserumähnliches Exsudat
(E) ein besonders fibrinogenreiches Exsudat

6.14 Die antibiotikainduzierte Kolitis besteht in der Regel in einer

(A) ulzerös-nekrotisierenden Entzündung
(B) pseudomembranösen Entzündung
(C) exsudativ-hämorrhagischen Entzündung
(D) serös-katarrhalischen Entzündung
(E) gangräneszierenden Entzündung

6.15 In welcher Lokalisation wird eine rein fibrinöse Entzündung bevorzugt beobachtet?

(A) Leptomeninx
(B) Hirnventrikel
(C) Perikard
(D) Knochen
(E) Haut

6.16 Ursache(n) für die Entstehung einer serofibrinösen Pleuritis ist/sind

(1) Bronchopneumonie
(2) Urämie
(3) Lungentuberkulose
(4) Lobärpneumonie

(A) nur 1 ist richtig
(B) nur 1 und 2 sind richtig
(C) nur 1, 3 und 4 sind richtig
(D) nur 2, 3 und 4 sind richtig
(E) 1–4 = alle sind richtig

6.17 Für die Lobärpneumonie ist charakteristisch:

(A) von Herd zu Herd variierende Zusammensetzung des Exsudates
(B) Entstehung eines vikariierenden Emphysems
(C) Bildung hyaliner Membranen auf der Innenwand der Alveolen
(D) Entzündung großer Lungenabschnitte, eines ganzen oder mehrerer Lungenlappen
(E) fortschreitende Verkäsung

6.18 Die sog. graue Hepatisation ist das Endstadium einer unbehandelten Lobärpneumonie,

weil

die massive intraalveoläre Fibrinabscheidung in der letzten Phase einer Lobärpneumonie auftritt.

6.19 Welche Aussage trifft für die Lobärpneumonie **nicht** zu?

(A) Sie ist in der Regel durch Mykobakterien bedingt.
(B) Es handelt sich um eine bakteriell ausgelöste Pneumonie.
(C) Sie läuft unbehandelt in charakteristischen Stadien ab.
(D) Es findet sich ein fibrinöses Exsudat.
(E) Komplikation kann eine chronische karnifizierende Pneumonie sein.

[H90]

6.20 Bleibt bei der Lobärpneumonie die Lösung des intraalveolären Exsudates aus, entsteht eine Karnifikation des Lungenparenchyms,

weil

bei der Lobärpneumonie das nicht gelöste intraalveoläre Exsudat durch Granulationsgewebe organisiert wird.

[F88]

6.21 Charakteristische, vorwiegende Bestandteile des Eiters sind:

(A) Fibrinflocken
(B) verfettete und pyknotische Granulozyten
(C) monozytogene Makrophagen
(D) vitale, frisch emigrierte Neutrophile
(E) Schaumzellen

[F00] *!*

6.22 Welche Aussage trifft für die Bronchopneumonie **nicht** zu?

(A) Sie kann durch Aspiration entstehen.
(B) In der Mehrzahl der Fälle ist sie eine Virusinfektion.
(C) Sie breitet sich herdförmig aus.
(D) Es kann zu einer Sepsis kommen.
(E) Sie ist histologisch durch das Nebeneinander verschiedener Entzündungsstadien charakterisiert.

[F98] *!!*

6.23 Welche Aussage trifft **nicht** zu?

Eine phlegmonöse Entzündung

(A) ist eine Form der abszedierenden Entzündung
(B) kann in der Skelettmuskulatur auftreten
(C) kann in der weißen Hirnsubstanz vorkommen
(D) wird in der Subkutis beobachtet
(E) kann in der Wandung eines Hohlorgans entstehen

[F95]

6.24 Zum Erysipel passen:

(1) Lymphangitis
(2) hämolysierende Streptokokken
(3) epitheloidzellige Granulome
(4) phlegmonöse Entzündung

(A) nur 4 ist richtig
(B) nur 1 und 2 sind richtig
(C) nur 2 und 3 sind richtig
(D) nur 1, 2 und 4 sind richtig
(E) nur 1, 3 und 4 sind richtig

[H97]

6.25 Welche der folgenden Erreger führen typischerweise zum Bild einer phlegmonösen Entzündung?

(A) Corynebakterien
(B) Mykobakterien
(C) Adenoviren
(D) Streptokokken
(E) Kryptokokken

[H99] *!!*

6.26 Wo bildet sich definitionsgemäß **kein** Abszeß?

(A) Gehirn
(B) Myokard
(C) Lunge
(D) Pleurahöhle
(E) Niere

[F93]

6.27 Welche Zellen sind für eine Abszeßbildung unabdingbar?

(A) Gewebsmastzellen
(B) Lymphozyten
(C) neutrophile Granulozyten
(D) Gewebsmakrophagen
(E) Monozyten

6.20 (A)   6.21 (B)   6.22 (B)   6.23 (A)   6.24 (D)   6.25 (D)   6.26 (D)   6.27 (C)

6 Entzündung

[H90]
6.28 Eine Abszeßmembran

(1) findet sich vor allem bei alten Abszessen
(2) findet sich vor allem bei frischen Abszessen
(3) zeigt eine epitheliale Innenauskleidung
(4) enthält Fasern, Makrophagen und Fibroblasten
(5) kann stets wegen der Wandverkalkung im Röntgenbild erkannt werden

(A) nur 1 ist richtig
(B) nur 1 und 4 sind richtig
(C) nur 1, 3 und 4 sind richtig
(D) nur 2, 3 und 4 sind richtig
(E) nur 1, 3 und 4 und 5 sind richtig

[F00] **!!**
6.29 Das Empyem kommt **nicht** vor:

(A) im Perikard
(B) im Peritonealraum
(C) in der Gallenblase
(D) im Mittelohr
(E) in der Leber

[H99] **!!**
6.30 Eine hämorrhagische Pneumonie ist typisch bei einer Infektion mit

(A) Tuberkelbakterien
(B) Pneumocystis carinii
(C) Influenzaviren
(D) Legionella pneumoniae
(E) Chlamydien

[F97]
6.31 Eine interstitielle Entzündung der Lunge

(1) ist häufig bakteriell bedingt
(2) kann klinisch unter dem Bild einer sog. atypischen Pneumonie verlaufen
(3) kann zu einer interstitiellen Lungenfibrose führen
(4) ist typischerweise durch granulozytäre Infiltrate im Interstitium der Alveolarsepten gekennzeichnet

(A) nur 1 und 4 sind richtig
(B) nur 2 und 3 sind richtig
(C) nur 1, 2 und 3 sind richtig
(D) nur 1, 3 und 4 sind richtig
(E) nur 2, 3 und 4 sind richtig

[H88]
6.32 Eine zwar seltene, aber typische und meist tödliche zerebrale Komplikation der Virus-Grippe ist die/der:

(A) hämorrhagische Leukoenzephalitis
(B) Meningokokken-Meningitis
(C) Markphlegmone
(D) Hirnabszeß
(E) myatrophische Lateralsklerose

[F00] **!!**
6.33 Granulationsgewebe enthält typischerweise **nicht**:

(A) Makrophagen
(B) Fibroblasten
(C) Kapillaren
(D) kollagenes Bindegewebe
(E) Granulome

[F95]
6.34 Die chronische unspezifische granulierende Entzündung

(1) ist durch das Auftreten von Granulozyten definiert
(2) dient der Demarkation von Gewebedefekten
(3) dient der Organisation von Nekrosen
(4) kann auf eine abszedierende Entzündung folgen
(5) zeigt als wesentliches morphologisches Kennzeichen Epitheloidzellen und Riesenzellen vom Langhans-Typ

(A) nur 1, 2 und 4 sind richtig
(B) nur 1, 4 und 5 sind richtig
(C) nur 2, 3 und 4 sind richtig
(D) nur 2, 3 und 5 sind richtig
(E) nur 1, 2, 3 und 4 sind richtig

[F89] **!**
6.35 Epitheloidzellen entstehen aus:

(A) Lymphozyten
(B) Monozyten
(C) Plasmazellen
(D) neutrophilen gelapptkernigen Granulozyten
(E) Epithelien

6.28 (B)   6.29 (E)   6.30 (C)   6.31 (B)   6.32 (A)   6.33 (E)   6.34 (C)   6.35 (B)

[F99]

6.36 Welche Infektion ist der häufigste Auslöser einer herdförmigen, epitheloidzelligen Lymphadenitis mit Follikelhyperplasie (Typ Piringer-Kuchinka)?

(A) Toxoplasmose
(B) Tuberkulose
(C) atypische Mykobakteriose
(D) Candidiasis
(E) Listeriose

[F00]

6.37 Eine granulomatöse Entzündungsreaktion ist **nicht** charakteristisch bei

(A) Silikose
(B) Tuberkulose
(C) M. Crohn
(D) Lepra
(E) feuchter Gangrän

[F00]

6.38 Welche Aussage trifft für die Sarkoidose **nicht** zu?

(A) Sie kann als Langzeitkomplikation zu einem Cor pulmonale führen.
(B) Sie kann sich in zahlreichen Organen manifestieren.
(C) Außer der Lunge sind häufig die mediastinalen Lymphknoten betroffen.
(D) Sie kann diagnostisch über transbronchiale Biopsien gesichert werden.
(E) Sie gleicht histologisch der exsudativen Form der Lungentuberkulose.

[F93]

6.39 Bei einem 30jährigen Mann fiel anläßlich einer Einstellungsuntersuchung eine Verbreiterung des Mediastinums auf. Bei der anschließenden Mediastinoskopie konnten deutlich vergrößerte Lymphknoten im Bereich des rechten und linken Lungenhilus festgestellt werden. Zwei dieser Lymphknoten wurden exstirpiert und zur histologischen Untersuchung eingeschickt. Histologisches Bild: Die Schnitte zeigen zahlreiche epitheloidzellige Granulome mit leichter Fibrose. Es finden sich mehrere vielkernige Riesenzellen mit randständiger Kernlagerung und vereinzelten zentralen Zytoplasmaeinschlüssen. Zentrale Nekrosen sind in den Granulomen nicht erkennbar. Große Zellen mit blastomatösem Kern und auffällig prominentem Nukleolus werden weder in den Granulomen noch in der umgebenden Pulpa gefunden.

Welche Diagnose trifft zu?

(A) Piringer-Lymphadenitis
(B) verkäsende Lymphknoten-Tuberkulose
(C) Sarkoidose
(D) Morbus Hodgkin
(E) Silikose

[F97]

6.40 Welcher Riesenzelltyp tritt im Sarkoidose-Granulom auf?

(A) Touton-Riesenzelle
(B) Warthin-Finkeldey-Zelle
(C) Langhans-Riesenzelle
(D) zytomegale Riesenzelle
(E) Aschoff-Riesenzelle

[F99]

6.41 Als Ursache eines Granuloms vom Fremdkörpertyp kommt **am wenigsten** in Betracht:

(A) epithelialer Schleim
(B) Fadenmaterial
(C) Cholesterin
(D) Fibrinogen
(E) Urate

6.36 (A)   6.37 (E)   6.38 (E)   6.39 (C)   6.40 (C)   6.41 (D)

6 Entzündung

[H99]

6.42 Wofür ist die Bildung von Aschoff- (Geipel-) Knötchen charakteristisch?

(A) Myocarditis rheumatica
(B) Nodulus rheumaticus (subkutan oder paraartikulär)
(C) primär chronische Polyarthritis
(D) chronische Cholezystitis
(E) chronische Blutstauung der Milz

[H98] *!*

6.43 Welche Aussage trifft **nicht** zu?

Morphologisch charakteristisch für den Ablauf einer Myokarditis im Rahmen eines akuten rheumatischen Fiebers sind:

(A) fibrinoide Nekrose
(B) perivaskuläres Granulom (Aschoff-Knötchen)
(C) Anitschkow-Zellen
(D) Rheumaknoten
(E) spindelförmige Narbe

[H97] *!!*

6.44 Epitheloidzellen sind ein wesentlicher (zellulärer) Bestandteil eines tuberkulösen Granuloms,

weil

nur Epitheloidzellen Tuberkelbakterien phagozytieren und auf diese Weise abtöten können.

[F92]

6.45 Die Primärinfektion bei der Tuberkulose kann lokalisiert sein:

(1) in der Mundhöhle
(2) in der Lunge
(3) im Darm
(4) in der Haut

(A) nur 2 ist richtig
(B) nur 1 und 3 sind richtig
(C) nur 2 und 4 sind richtig
(D) nur 1, 2 und 4 sind richtig
(E) 1 – 4 = alle sind richtig

[F98]

6.46 Welche Aussage trifft **nicht** zu?

Folgende Zellen finden sich typischerweise in einem tuberkulösen Granulom:

(A) Epitheloidzellen
(B) Langhans-Riesenzellen
(C) T4-Lymphozyten
(D) T8-Lymphozyten
(E) Mastzellen

[H93] [H84] *!*

6.47 Welche Feststellung trifft für die azinös-nodöse Lungentuberkulose **nicht** zu?

(A) Ihre Granulome enthalten auch Lymphozyten.
(B) Sie ist als chronische Organtuberkulose der Lunge zu betrachten.
(C) Sie resultiert aus einer postprimären hämatogenen Streuung.
(D) Es handelt sich um eine produktive Lungenphthise.
(E) Sie resultiert aus einer intrakanalikulären Ausbreitung der Tuberkelbakterien.

[F98] *!!*

6.48 Welche Aussagen treffen für die Tuberkulose zu?

(1) Von den Infektionswegen ist heute der aerogene am häufigsten.
(2) Sie wird durch Quarzstaubablagerungen in der Lunge begünstigt.
(3) Bei einem erworbenen Immundefektsyndrom (AIDS) muß mit ihrer Manifestation als Sepsis tuberculosa acutissima gerechnet werden.
(4) Bei einer Miliartuberkulose kann es auch zur tuberkulösen Meningitis kommen.

(A) nur 2 ist richtig
(B) nur 3 ist richtig
(C) nur 1 und 2 sind richtig
(D) nur 1, 2 und 3 sind richtig
(E) 1 – 4 = alle sind richtig

6.42 (A)   6.43 (D)   6.44 (C)   6.45 (E)   6.46 (E)   6.47 (C)   6.48 (E)

[F95] **!**

6.49 Bei welcher der nachfolgenden Tuberkuloseformen kommt eine auf einer hämatogenen Streuung beruhende Entstehung **nicht** vor?

(A) azinös-nodöse Lungentuberkulose
(B) miliare Lungentuberkulose
(C) Nierentuberkulose
(D) Epididymitis tuberculosa
(E) Meningitis tuberculosa

[F00]

6.50 Die Miliartuberkulose ist Folge einer

(A) endobronchialen Streuung von Tuberkelbakterien
(B) aerogenen Reinfektion im Sekundärstadium
(C) hämatogenen Streuung von Tuberkelbakterien
(D) fehlenden Resistenz im Rahmen einer Tuberkulosepsis Landouzy
(E) Sensibilisierung gegenüber Tuberkelbakterien

[F97]

6.51 Welche Aussage trifft **nicht** zu?

Die perakute Tuberkulosepsis (Landouzy-Sepsis)

(A) geht mit einer extremen Leukozytose einher
(B) weist in der Regel keine typischen miliaren Tuberkel auf
(C) kann als Spätkomplikation einer Organtuberkulose auftreten
(D) zeigt areaktive Nekrosen
(E) kann bei AIDS-Patienten auftreten

[F99]

6.52 Der Lupus vulgaris wird ausgelöst durch

(A) starke chronische Sonnenexposition
(B) Mycobacterium tuberculosis
(C) Mycobacterium leprae
(D) Candida albicans
(E) eine Hypersensitivitätsreaktion Typ II

6.8 Sonderformen der Entzündung

[F85]

6.53 Die gangräneszierende Entzündung ist gekennzeichnet durch:

(1) Gewebsnekrosen
(2) grünschwarz verfärbte stinkende Gewebsmassen
(3) Besiedelung des Entzündungsherdes mit Fäulnisbakterien
(4) Demarkierung durch Granulationsgewebe

(A) nur 1 ist richtig
(B) nur 1 und 2 sind richtig
(C) nur 1, 2 und 3 sind richtig
(D) nur 2, 3 und 4 sind richtig
(E) 1–4 = alle sind richtig

[H95]

6.54 Welcher Entzündungstyp wird bei Agranulozytose beobachtet?

(A) (hämorrhagisch-)nekrotisierende Entzündung
(B) phlegmonöse Entzündung
(C) foudroyante Abszeßbildung
(D) Septikopyämie
(E) epitheloidzellige Granulomatose

[F96] **!**

6.55 Typischerweise auf eine Agranulozytose ist zurückzuführen:

(A) die aseptische Knochennekrose
(B) die hämorrhagisch nekrotisierende Tonsillitis
(C) der plötzliche Kindstod
(D) die akute Leberdystrophie
(E) Keine der Aussagen (A)–(D) trifft zu.

6.9 Bakterielle Sepsis

[H93]

6.56 Eine Septikopyämie geht mit hämatogenen Mikroabszessen in vielen Organen einher,

weil

eine Bakteriämie generell zur Ausbildung von Mikrothromben führt.

[H91]

6.57 Unter einer metastatischen Herdenzephalitis versteht man

(A) eine Entzündungsreaktion in der Umgebung einer Gehirnmetastase
(B) die Entzündungsreaktion als Folge einer zentralen Nekrose in einer solitären Hirnmetastase
(C) die Erregerausbreitung von den Meningen ins Gehirnparenchym
(D) das Übergreifen einer eitrigen Entzündung vom Gehirn auf die Meningen
(E) die Absiedlung von Entzündungserregern ins Gehirn im Rahmen einer bakteriellen oder mykotischen Sepsis

[H84]

6.58 Welche Aussage trifft **nicht** zu?

Typische Befunde bei Staphylokokkenseptikopyämie sind:

(A) Milzschwellung
(B) Abszesse in den Lungen
(C) Thrombophlebitis im Abflußgebiet einer eitrigen Entzündung
(D) Löhlein-Herdnephritis
(E) abszedierende Lymphadenitis

[F99]

6.59 Als Komplikation einer akuten Appendizitis ist **am wenigsten** zu erwarten:

(A) Mesenterialarterienverschluß
(B) Perforation
(C) perityphlitischer Abszeß (Empyem)
(D) diffuse eitrige Peritonitis
(E) pylephlebitischer Leberabszeß

[F92]

6.60 Ein solitärer Hirnabszeß wird beobachtet als

(1) Frühabszeß wenige Tage nach einem offenen Schädelhirntrauma
(2) Komplikation fortgeleiteter eitriger Entzündungen des Mittelohrs oder der Kiefer- oder Nasennebenhöhlen
(3) hämatogener Abszeß im Verlauf einer metastatischen Herdenzephalitis
(4) Variante einer Toxoplasmosis cerebrospinalis
(5) Folgeerscheinung einer Virusenzephalitis

(A) nur 1, 2 und 3 sind richtig
(B) nur 1, 3 und 4 sind richtig
(C) nur 2, 3 und 5 sind richtig
(D) nur 1, 2, 4 und 5 sind richtig
(E) 1–5 = alle sind richtig

6.10 Entzündliche Reaktionen bei nicht oder nicht unmittelbar erregerbedingten entzündlichen Erkrankungen

[F99]

6.61 Für die Colitis ulcerosa gilt:

(A) Sie geht im akuten Stadium mit Kryptenabszessen einher.
(B) In der Mukosa des Dickdarms finden sich regelmäßig epitheloidzellige Granulome.
(C) In den meisten Fällen kommt es zu Darmfisteln.
(D) Der Krankheitsprozeß beginnt in der Regel im terminalen Ileum.
(E) Erreger der Krankheit ist das Clostridium difficile.

6.57 (E)   6.58 (D)   6.59 (A)   6.60 (A)   6.61 (A)

6.11 Entzündliche und degenerative Erkrankungen mit rheumatischer Symptomatik

6.62 Für die Colitis ulcerosa treffen folgende Feststellungen zu:

(1) diskontinuierliche Ausbreitung im gesamten Gastrointestinaltrakt
(2) Beginn der Erkrankung im Rekto-Sigmoid und kontinuierliche Ausbreitung nach oral
(3) fissurale Ulzerationen
(4) epitheloidzellige Granulome als diagnostisches Leitmerkmal

(A) nur 2 ist richtig
(B) nur 1 und 3 sind richtig
(C) nur 2 und 3 sind richtig
(D) nur 2, 3 und 4 sind richtig
(E) 1 – 4 = alle sind richtig

6.63 Welche Aussage trifft **nicht** zu?

Der M. Crohn

(A) kann zu einer Stenose im Dickdarm führen
(B) kann den Ösophagus und den Magen miteinbeziehen
(C) kann mit epitheloidzelligen Granulomen einhergehen
(D) ist oft mit einer primär-biliären Leberzirrhose assoziiert
(E) kann im Sinne einer extraintestinalen Krankheitsmanifestation zu einer Arthritis und Uveitis führen

6.11 Entzündliche und degenerative Erkrankungen mit rheumatischer Symptomatik

6.64 Welche Aussage trifft **nicht** zu?

Der akute Gelenkrheumatismus

(A) tritt meist als migratorische Arthritis auf
(B) befällt bevorzugt die großen Gelenke
(C) führt oft zu Endomyokardbeteiligung
(D) bewirkt meist eine schwere Schädigung des hyalinen Gelenkknorpels
(E) kann mit der Entwicklung rheumatischer Knötchen einhergehen

6.65 Welche Aussage trifft **nicht** zu?

Die Endomyokarditis im Rahmen eines rheumatischen Fiebers

(A) neigt zu Rezidiven
(B) tritt insbesondere bei Kindern auf
(C) ist häufig mit einer rheumatoiden Arthritis (PCP) der großen Gelenke vergesellschaftet
(D) ist histologisch durch Aschoff-Granulome mit fibrinoider Nekrose gekennzeichnet
(E) kann zu Mitral- bzw. Aortenklappenvitien führen

6.66 Welche Aussage(n) über die Granulome bei der primär chronischen Polyarthritis trifft (treffen) zu?

(1) Die Granulome enthalten Fremdkörperriesenzellen.
(2) Im Zentrum sind Nekrosen mit Kollagenfaserfragmenten ausgebildet.
(3) Die Nekrosen sind von Histiozyten umgeben.
(4) Die Granulome entwickeln sich im periartikulären Bindegewebe.

(A) nur 1 ist richtig
(B) nur 4 ist richtig
(C) nur 2 und 3 sind richtig
(D) nur 3 und 4 sind richtig
(E) nur 2, 3 und 4 sind richtig

6.67 Bei einem Patienten mit einer länger bestehenden rheumatoiden Arthritis (chronischen Polyarthritis) entwickelt sich eine Niereninsuffizienz. In einer Nierenbiopsie finden sich homogene glomeruläre Ablagerungen. Welche Spezialfärbung würde in diesem Falle die Natur der Ablagerungen am wahrscheinlichsten aufklären.

(A) PAS-Färbung
(B) Feulgen-Färbung
(C) Kongorotfärbung
(D) Alcianblaufärbung
(E) Van-Gieson-Färbung

6.62 (A)   6.63 (D)   6.64 (D)   6.65 (C)   6.66 (E)   6.67 (C)

[H94]

6.68 Welche der folgenden Veränderungen gehört **nicht** zu einer typischen Manifestation der rheumatoiden Arthritis?

(A) zystische Knochendestruktion
(B) Granulome in inneren Organen
(C) sog. Rheumaknoten im subkutanen Bindegewebe
(D) Aschoff-Knötchen in den Herzklappen
(E) vorzugsweise Befall peripherer kleiner Gelenke

6.12 Folgereaktionen und Residuen

[H98]

6.69 Welche Aussage trifft **nicht** zu?

Das Narbenkeloid

(A) gehört in den Formenkreis der Wundheilungsstörungen
(B) kann nach Verbrennungen auftreten
(C) tritt im Bereich der Haut auf
(D) gehört in die Gruppe der aggressiven Fibromatosen
(E) beruht auf einer überschießenden Fibroblastenproliferation

6.13 Fragen aus Examen Herbst 2000

[H00]

6.70 Die zur Abszessbildung führende Einschmelzung des Gewebes wird bewirkt durch

(A) Plasmazellen
(B) Monozyten
(C) Granulozyten
(D) Lymphozyten
(E) das Komplement-System

[H00]

6.71 Welche der folgenden Erkrankungen zählt **nicht** zu den eitrigen Entzündungen?

(A) Pleuraempyem
(B) Weichteilphlegmone
(C) Tuberkulosepsis
(D) Septikopyämie
(E) Pyonephrose

[H00]

6.72 Epitheloidzellgranulome kommen **nicht** vor bei:

(A) M. Crohn
(B) Sarkoidose
(C) Fremdkörperreaktion
(D) Diphtherie
(E) Tuberkulose

[H00]

6.73 Für die Colitis ulcerosa gilt:

(A) Fistelbildung ist ein Leitsymptom.
(B) Sie beginnt meist im Colon ascendens.
(C) Sie kann mit einer primär sklerosierenden Cholangitis (PSC) vergesellschaftet sein.
(D) Auslöser ist eine Clostridium-difficile-Infektion.
(E) Die Entzündung breitet sich primär diskontinuierlich aus.

[H00]

6.74 Welche Aussage trifft für die Bronchopneumonie **nicht** zu?

(A) Sie ist eine Sonderform der Lobärpneumonie.
(B) In der Regel entsteht sie bronchogen.
(C) Häufig existieren mehrere Entzündungsstadien nebeneinander.
(D) Sie ist eine Herdpneumonie.
(E) Als Komplikation kann eine serofibrinöse Pleuritis auftreten.

7 Zellersatz

7.1 Regeneration – Fehlregeneration

[F92] [H85]

7.1 Welche Aussage trifft **nicht** zu?

In folgenden Geweben erfolgt die Zellneubildung in Form einer inäqualen Teilung:

(A) Epidermis
(B) Mundschleimhaut
(C) Leber
(D) Bronchialschleimhaut
(E) Dünndarmschleimhaut

6.68 (D)   6.69 (D)   6.70 (C)   6.71 (C)   6.72 (D)   6.73 (C)   6.74 (A)   7.1 (C)

7.1 Regeneration – Fehlregeneration

[H97] **!**

7.2 Welche der nachfolgend genannten Gewebsstrukturen läßt **keine** vollständige Regeneration nach partiellem Zelluntergang erwarten?

(A) Epidermis nach Abschürfung epidermaler Zellschichten
(B) Leberläppchen nach läppchenzentralen Leberzellnekrosen
(C) Großhirnrinde nach hypoxischen Nervenzellnekrosen
(D) Lungenalveole nach desquamativer Schädigung von Pneumozyten
(E) Nierentubuli nach Nekrosen von Tubulusepithelzellen

[F99]

7.3 Welche Zellen beeinflussen entscheidend die Reißfestigkeit des Granulationsgewebes beim Wundheilungsprozeß?

(A) Makrophagen
(B) Endothelien
(C) Mastzellen
(D) (Myo-)Fibroblasten
(E) Perizyten

[H96]

7.4 Die Angioneogenese spielt eine Rolle bei der Wundheilung,

weil

erst durch die neugebildeten Kapillaren neutrophile Granulozyten an den Ort der Gewebsschädigung gelangen können.

[H99] **!**

7.5 Eine Wundheilungsstörung ist **nicht** zu erwarten durch:

(A) Skorbut
(B) Hyperkortizismus
(C) Wundinfektion
(D) Diabetes mellitus
(E) Ruhigstellung

[H93]

7.6 Welche Form der Kallusbildung tritt definitionsgemäß bei der primären Frakturheilung (Kontaktheilung) auf?

(A) Knorpelkallus
(B) Intermediärkallus
(C) Bindegewebskallus
(D) provisorischer Knochenkallus
(E) Keine der Aussagen (A)–(D) trifft zu.

[F98]

7.7 Welche Aussage trifft **nicht** zu?

Manifestation einer gestörten Wund- bzw. Frakturheilung können sein:

(A) Granuloma pyogenicum
(B) Narbenkeloid
(C) Fadengranulom
(D) M. Dupuytren
(E) Callus luxurians

[H97] [H94] **!**

7.8 Aus Makrophagen gehen hervor:

(1) natürliche Killerzellen
(2) Fremdkörperriesenzellen
(3) Langhans-Riesenzellen

(A) nur 1 ist richtig
(B) nur 2 ist richtig
(C) nur 1 und 3 sind richtig
(D) nur 2 und 3 sind richtig
(E) 1–3 = alle sind richtig

[H99]

7.9 Aus welcher Zellart gehen Riesenzellen vom Fremdkörpertyp hervor?

(A) Makrophagen
(B) Epithelzellen
(C) Fibroblasten
(D) Endothelzellen
(E) Lymphozyten

7.2 (C)   7.3 (D)   7.4 (C)   7.5 (E)   7.6 (E)   7.7 (D)   7.8 (D)   7.9 (A)

7 Zellersatz

[F91]

7.10 Riesenzellen vom Langhans-Typ entstehen aus

(A) Lymphozyten
(B) Monozyten
(C) Plasmazellen
(D) neutrophilen gelapptkernigen Granulozyten
(E) Epithelien

[F95]

7.11 Mehrkernige Riesenzellen kommen bei folgenden Krankheiten vor:

(1) Lymphogranulomatose (M. Hodgkin)
(2) Sarkoidose (M. Boeck)
(3) hepatolentikuläre Degeneration (M. Wilson)
(4) Enteritis regionalis (M. Crohn)

(A) nur 2 ist richtig
(B) nur 1 und 4 sind richtig
(C) nur 2 und 3 sind richtig
(D) nur 1, 2 und 4 sind richtig
(E) 1–4 = alle sind richtig

[H96] [F94]

7.12 Welche der folgenden Riesenzellen sind neoplastisch?

(A) Langhans-Riesenzellen
(B) Sternberg-Reed-Riesenzellen
(C) Warthin-Finkeldey-Riesenzellen
(D) Fremdkörper-Riesenzellen
(E) Touton-Riesenzellen

7.2 Metaplasie

[H91]

7.13 Plattenepithelkarzinome des Magens sind häufig,

weil

eine plattenepitheliale Magenschleimhautmetaplasie häufig ist.

[F98] !

7.14 Bei welchen der folgenden Erkrankungen kann eine Metaplasie beobachtet werden?

(1) chronische Bronchitis
(2) Typ-A-Gastritis
(3) Myositis ossificans
(4) chronische Urozystitis
(5) chronische Zervizitis

(A) nur 1, 2 und 3 sind richtig
(B) nur 1, 3 und 5 sind richtig
(C) nur 2, 4 und 5 sind richtig
(D) nur 1, 2, 4 und 5 sind richtig
(E) 1–5 = alle sind richtig

[F00] [H97] !

7.15 Welche der folgenden Reaktionen ist wesentlich für die Knochenbildung im Rahmen der Myositis ossificans verantwortlich?

(A) Atrophie
(B) Hypertrophie
(C) Hyperplasie
(D) Metaplasie
(E) Dysplasie

[F99]

7.16 Eine Plattenepithelmetaplasie ist **am wenigsten** wahrscheinlich:

(A) in Bronchien von Zigarettenrauchern
(B) in der Prostata in der Umgebung von Infarkten
(C) in der Harnblase bei chronischer Entzündung
(D) im oberen Ösophagus bei chronischer Ösophagitis
(E) in der Zervixschleimhaut

7.10 (B) 7.11 (D) 7.12 (B) 7.13 (E) 7.14 (E) 7.15 (D) 7.16 (D)

7.3 Dysplasie

[F00]
7.17 Unter den Begriff Dysplasie kann **nicht** fallen:

(A) eine potentiell präkanzeröse Läsion
(B) die lokalisierte Fehlbildung oder Fehldifferenzierung eines Organs
(C) die generalisierte Fehlentwicklung eines Organsystems
(D) die Verkleinerung eines Organs in Folge einer Fehl- oder Mangelernährung
(E) die Folge eines genetischen Defektes

7.4 Präkanzerosen

[F91]
7.18 Die intestinale Metaplasie der Magenschleimhaut ist als eine obligate Präkanzerose anzusehen,

weil

eine Metaplasie eine – meist unter einem chronisch-regeneratorischen Reiz zustande kommende – Fehldifferenzierung darstellt.

[H94]
7.19 Jede Leukoplakie ist als eine Präkanzerose aufzufassen,

weil

schwere Epitheldysplasien häufig in ein invasives Karzinom übergehen.

[H96]
7.20 Welche der folgenden pathologischen Veränderungen tritt bei Xeroderma-pigmentosum-Patienten **nicht** gehäuft auf?

(A) Basaliom
(B) Plattenepithelkarzinom
(C) malignes Melanom
(D) solare Keratose
(E) Condyloma accuminatum

[F92]
7.21 Die Wahrscheinlichkeit, ein Dickdarmkarzinom zu entwickeln, ist am größten bei

(A) einer aktiven Colitis ulcerosa
(B) einer familiären Adenomatosis coli
(C) einem Morbus Crohn mit Beteiligung des Dickdarms
(D) „sporadischen" Adenomen
(E) Divertikeln (besonders Sigma und Colon descendens)

7.5 Fragen aus Examen Herbst 2000

[H00]
7.22 Welche der folgenden Zellen gehören **nicht** zum mononukleären phagozytischen System (MPS)?

(A) Langerhans-Zellen
(B) Herzfehler-Zellen
(C) Alveolardeckzellen
(D) Epitheloidzellen
(E) Kupffer-Sternzellen der Leber

[H00] !
7.23 Die Umwandlung eines differenzierten Gewebes in ein anderes differenziertes Gewebe wird bezeichnet als:

(A) Dysplasie
(B) Aplasie
(C) Metaplasie
(D) Hyperplasie
(E) Metachromasie

7.17 (D) 7.18 (D) 7.19 (D) 7.20 (E) 7.21 (B) 7.22 (C) 7.23 (C)

8 Tumoren

8.1 Definition des Tumorbegriffes

8.2 Merkmale und Unterscheidungskriterien gut- und bösartiger Tumoren

H99

8.1 Welche Aussage über Merkmale benigner und maligner Tumoren trifft zu?

(A) Nukleolenvergrößerungen sind das typische Zeichen eines gutartigen Tumors.
(B) Gutartigen Tumoren fehlt zumeist eine Tumorkapsel.
(C) Bösartige Tumoren haben charakteristischerweise eine zugunsten des Kernes verschobene Kern/Plasma-Relation
(D) Gutartige Tumoren besitzen einen aneuploiden Chromosomensatz.
(E) Gutartige Tumoren wachsen destruktiv.

H99

8.2 Bei welchem der folgenden Prozesse spielen Gefäßneubildungen durch Angiogenesefaktoren die **geringste** Rolle?

(A) Granulationsgewebsbildung
(B) Größenzunahme eines malignen Primärtumors
(C) Metastasenbildung
(D) Kaposi-Sarkom
(E) tuberkulöser Primärherd

F99

8.3 Für maligne Tumorzellen ist **am wenigsten** charakteristisch:

(A) atypische Mitosen
(B) Verschiebung der Kern-Plasma-Relation zugunsten des Kerns
(C) Nukleolenvergrößerung
(D) Kernpolymorphie
(E) Kernpyknose

F98 *!*

8.4 Onkozyten

(1) werden synonym auch als Geschwulstzellen bezeichnet
(2) sind mitochondrienreich
(3) können maligne Tumoren bilden
(4) sind gegenüber normalen Zellen durch einen erhöhten onkotischen Druck gekennzeichnet
(5) kommen in drüsigen Organen vor

(A) nur 1, 3 und 4 sind richtig
(B) nur 2, 3 und 5 sind richtig
(C) nur 2, 4 und 5 sind richtig
(D) nur 1, 2, 3 und 5 sind richtig
(E) 1–5 = alle sind richtig

H94

8.5 Wodurch wird die Epulis gigantocellularis ausgelöst?

(A) Zytomegalievirus
(B) Mykobakterien
(C) Masernvirus
(D) Papovaviridae
(E) bisher kein Erreger bekannt

F00 H97 F95 *!!*

8.6 Das mikroinvasive Karzinom (Mikrokarzinom) ist

(A) ein kleinzelliges Karzinom mit besonders zytoplasmaarmen Tumorzellen
(B) ein Karzinom mit hypoploiden Zellkernen
(C) eine spezielle Form der Dysplasie
(D) ein wenige Millimeter unter die Basalmembran vorgewachsenes Karzinom im Portiobereich
(E) ein höchstens die Tunica muscularis infiltrierendes Karzinom des Magens

F00 *!*

8.7 Das Magenfrühkarzinom ist definitionsgemäß

(A) ein Tumor ohne Metastasen
(B) mit dem sog. Carcinoma in situ identisch
(C) ein Tumor, der die Mukosa oder auch die Submukosa infiltriert, nicht aber die Tunica muscularis
(D) ein Tumor, der stets exophytisch-polypös wächst
(E) gleichbedeutend mit „Präkanzerose" der Magenschleimhaut

8.1 (C)   8.2 (E)   8.3 (E)   8.4 (B)   8.5 (E)   8.6 (D)   8.7 (C)

H95
8.8 Das für Borderline-Tumoren typische Manifestationsorgan ist

(A) das Gehirn
(B) die Lunge
(C) das Ovar
(D) der Hoden
(E) der Dickdarm

8.3 Metastasierung

H89
8.9 An welcher Stelle des Lymphknotens findet sich bei einer lymphogenen Tumormetastasierung typischerweise das erste metastatische Tumorwachstum?

(A) im Lymphknotenhilus
(B) im Randsinus
(C) in der Pulpa
(D) im Randsaum der Sekundärfollikel
(E) in den Keimzentren

H98 H96 F94 !
8.10 In welchem der genannten Organe finden sich **am seltensten** Metastasen eines Bronchialkarzinoms?

(A) Nebennieren
(B) Leber
(C) Gehirn
(D) Knochen
(E) Milz

F00
8.11 Welcher der folgenden Tumoren wächst lokal destruierend, neigt aber nicht zur Metastasierung?

(A) Basaliom
(B) Lipom
(C) Hämangiom
(D) Chondrom
(E) kleinzelliges Bronchialkarzinom

H98 !
8.12 Welcher Metastasierungsweg liegt vor, wenn Tumorzellen eines noch nicht operierten bösartigen Hirntumors im Liquor zytologisch nachgewiesen werden?

(A) lymphogene Metastasierung
(B) hämatogene Metastasierung
(C) kavitäre Metastasierung
(D) Impfmetastasierung
(E) Keiner der Metastasierungswege (A)–(D) trifft zu.

H97 H93
8.13 Bei welchen Tumoren erfolgt die hämatogene Metastasierung über die V. cava inf. (sog. Kavatyp)?

(1) Nierentumoren
(2) Hodentumoren
(3) Zäkumtumoren
(4) Dünndarmtumoren

(A) nur 1 und 2 sind richtig
(B) nur 3 und 4 sind richtig
(C) nur 1, 2 und 3 sind richtig
(D) nur 1, 3 und 4 sind richtig
(E) 1–4 = alle sind richtig

F00 !
8.14 Welcher der genannten Metastasierungswege liegt vor, wenn bei einem Prostatakarzinom Metastasen in den Wirbelkörpern auftreten?

(A) vertebral-venöser Typ
(B) kavitäre Metastasierung
(C) Pfortadertyp
(D) intrakanalikuläre Metastasierung
(E) Implantationsmetastasierung

H98 !
8.15 Welcher maligne Tumor zeigt am ehesten eine Tendenz zur diffusen Peritonealkarzinose?

(A) Duodenalkarzinom
(B) Ovarialkarzinom
(C) Nierenzellkarzinom
(D) Thymom
(E) Blasenkarzinom

8.8 (C)   8.9 (B)   8.10 (E)   8.11 (A)   8.12 (C)   8.13 (A)   8.14 (A)   8.15 (B)

[H97] [F94] **!**

8.16 Bei der Obduktion einer 50jährigen Frau ergab sich der folgende makroskopische Befund: 60 ml klare gelbe Flüssigkeit in der freien Bauchhöhle, starke Vergrößerung der Leber (1900 g); zahlreiche, im Durchmesser 1–8 cm große, grau-weiße rundliche Knoten im Parenchym des rechten und linken Leberlappens. Einzelne dieser Knoten befinden sich auch unter der Leberkapsel und zeigen eine zentrale „nabelartige" Einsenkung, einen leicht verdickten Randwall und eine stärkere Rötung in der unmittelbaren Umgebung. Ansonsten ist die Leberkapsel glatt.

Welche Diagnose trifft zu?

(A) großknotige Leberzirrhose
(B) Leberzellkarzinom bei Leberzirrhose
(C) ausgedehnte Metastasierung eines Karzinoms
(D) Zahn-Infarkte der Leber
(E) Lymphominfiltrate der Leber bei lymphatischer Leukämie

8.4 Tumorrezidiv und Regression von Tumoren

[F97]

8.17 Die Fünfjahres-Überlebensrate ist in der statistischen Analyse von Tumorerkrankungen bedeutsam,

weil

mit einer Rezidivbildung operativ behandelter maligner Tumoren jenseits der Fünfjahresgrenze nicht mehr zu rechnen ist.

8.5 Kanzerogenese

[H97]

8.18 Welche Aussage trifft **nicht** zu?

Tumorsuppressorgene

(A) besitzen einen hemmenden Einfluß auf die Zellproliferation
(B) können durch Deletion auf Keimbahnebene zur Entstehung hereditärer Tumoren beitragen
(C) spielen keine Rolle bei der Entstehung spontaner Tumoren
(D) entwickeln ihre tumorigenen Eigenschaften durch Mutation oder Deletion
(E) können mit Hilfe von DNA-Analysen im Normalgewebe nachgewiesen werden

[F97]

8.19 Welche Aussage trifft **nicht** zu?

Protoonkongene (C-onc)

(A) sind physiologische Regulatoren von Wachstum und Differenzierung
(B) kodieren u. a. Proteine zur intrazellulären Signaltransduktion
(C) können durch Punktmutation, Translokation oder Amplifikation tumorigene Eigenschaften erlangen
(D) können in ihren tumorigenen Eigenschaften erst durch Deletion vererbt werden
(E) sind Vorläufer von Onkogenen

[F97]

8.20 Chromosomentranslokationen spielen bei der Tumorentstehung eine Rolle,

weil

durch Translokation Proto-Onkogene aktiviert werden können.

8.16 (C)   8.17 (C)   8.18 (C)   8.19 (D)   8.20 (A)

8.5 Kanzerogenese

H99

8.21 Als Risikofaktor für die Entstehung eines papillären Schilddrüsenkarzinoms ist anerkannt:

(A) Asbest
(B) Zigarettenrauch
(C) ionisierende Strahlen
(D) chronische perithyreoidale Thyreoiditis (Riedel)
(E) M. Basedow

H94

8.22 Welche Läsionen zeigen ein gesteigertes Risiko zur malignen Transformation?

(1) Verruca vulgaris
(2) Verruca seborrhoica
(3) aktinische Keratose
(4) Melanosis coli

(A) nur 3 ist richtig
(B) nur 1 und 4 sind richtig
(C) nur 2 und 3 sind richtig
(D) nur 3 und 4 sind richtig
(E) 1–4 = alle sind richtig

H99

8.23 Welches der folgenden Viren gilt als für den Menschen **nicht** onkogen?

(A) humanes Papillomavirus Typ 16
(B) Hepatitis-B-Virus
(C) Epstein-Barr-Virus
(D) humanes T-Zell-Leukämievirus I
(E) Hepatitis-A-Virus

F96

8.24 Das Epstein-Barr-Virus ist an der Pathogenese folgender maligner Tumoren beteiligt:

(1) Zervixkarzinom
(2) nasopharyngeales Karzinom
(3) Burkitt-Lymphom
(4) malignes Mesotheliom des Peritoneums

(A) nur 2 ist richtig
(B) nur 1 und 3 sind richtig
(C) nur 2 und 3 sind richtig
(D) nur 1, 2 und 3 sind richtig
(E) nur 2, 3 und 4 sind richtig

H98

8.25 Welche Aussage trifft **nicht** zu?

Eine onkogene Wirkung beim Menschen ist erwiesen für folgende Substanzen bzw. deren Metaboliten:

(A) Cyclophosphamid
(B) Asbestfasern
(C) Arsen
(D) Saccharin
(E) Vinylchlorid

F91

8.26 Welche Zuordnung Tumorform – karzinogene Noxe trifft **nicht** zu?

(A) Harnblasenkarzinom – Anilin
(B) Pleuramesotheliom – Asbest
(C) Hämangiosarkom der Leber – Monovinylchlorid
(D) Leberzellkarzinom – Aflatoxine
(E) Hautkrebs – Arsen

H95

8.27 Welche Tumorart wird durch Vinylchlorid ausgelöst?

(A) Leberzellkarzinom
(B) (Häm-)Angiosarkom
(C) Kaposi-Sarkom
(D) Bronchuskarzinome
(E) keine der genannten Tumorarten

F99

8.28 Welche Aussage trifft **nicht** zu?

Inhalative Noxen, die als Kausalfaktor bei der Entstehung von Bronchialkarzinomen anerkannt sind, enthalten als typische Bestandteile:

(A) Arsen
(B) Asbest
(C) Argon
(D) Chrom
(E) Nickel

8.21 (C)   8.22 (A)   8.23 (E)   8.24 (C)   8.25 (D)   8.26 (A)   8.27 (B)   8.28 (C)

[F00]

8.29 Welcher der genannten Stoffe gehört zu den erwiesenen Leber-(syn)karzinogenen?

(A) Eichenholzfeinstaub
(B) Asbest
(C) Aflatoxin
(D) Argon
(E) Silikate

[H97]

8.30 Welche Aussage trifft **nicht** zu?

Zu den Erkrankungen, die in einer Vielzahl der Fälle oder stets erblich sind, werden gezählt:

(A) Plattenepithelkarzinom der Lunge
(B) Retinoblastom
(C) multiple endokrine Neoplasie I
(D) multiple endokrine Neoplasie II
(E) Adenomatosis coli

8.6 Lokale und allgemeine Wirkungen des Tumors auf den Organismus

[F99]

8.31 Ein typisches und häufiges paraneoplastisches Syndrom beim kleinzelligen Bronchialkarzinom ist das

(A) Sweet-Syndrom
(B) Pancoast-Syndrom
(C) Horner-Syndrom
(D) Cushing-Syndrom
(E) Plummer-Vinson-Syndrom

[F92]

8.32 Eine paraneoplastische progressive multifokale Leukoenzephalopathie ist typisch für ein

(A) Glioblastom
(B) malignes Non-Hodgkin-Lymphom oder M. Hodgkin
(C) Nierenzellkarzinom
(D) Thymom
(E) Plasmozytom

[F00]

8.33 Welche der folgenden Erkrankungen ist **nicht** im Rahmen eines paraneoplastischen Syndroms zu erwarten?

(A) Thrombosen
(B) Myasthenia gravis
(C) Cushing-Syndrom
(D) Acanthosis nigricans maligna
(E) Addison-Syndrom

[H93]

8.34 Welcher Tumor neigt zu einer diagnostisch bedeutsamen Mikrokalzifikation?

(A) Leberzellkarzinom
(B) malignes Melanom
(C) Prostatakarzinom
(D) Mammakarzinom
(E) Adenokarzinom des Kolons

[H98] [F96] **!**

8.35 Welche der folgenden Erkrankungen kommt praktisch **nicht** als paraneoplastisches Syndrom vor?

(A) Hyperkalzämie-Syndrom
(B) Cushing-Syndrom
(C) Dermatomyositis
(D) Schwartz-Bartter-Syndrom (Syndrom der inadäquaten ADH-Sekretion)
(E) Goodpasture-Syndrom

8.29 (C)   8.30 (A)   8.31 (D)   8.32 (B)   8.33 (E)   8.34 (D)   8.35 (E)

8.7 Geschwulstsystematik

8.36 Welche Aussage(n) trifft (treffen) für Tumoren der glatten Muskulatur zu?

(1) Leiomyome kommen am häufigsten im Bereich des Gastrointestinaltraktes vor.
(2) Leiomyome sind meist kugelförmige, scharf begrenzte Tumoren.
(3) Hyalinnarbige Veränderungen im Zentrum größerer Leiomyome sind als Merkmal einer malignen Transformation anzusehen.
(4) Als differentialdiagnostisches Unterscheidungsmerkmal zwischen Leiomyomen und Leiomyosarkomen gilt vor allem die Mitosehäufigkeit.

(A) nur 4 ist richtig
(B) nur 1 und 4 sind richtig
(C) nur 2 und 3 sind richtig
(D) nur 2 und 4 sind richtig
(E) 1–4 = alle sind richtig

8.37 Welche Aussage trifft **nicht** zu?

Zu den gutartigen mesenchymalen Tumoren gehören:

(A) Lipome
(B) Hämangiome
(C) Basaliome
(D) Leiomyome
(E) Chondrome

8.38 Welche der nachfolgenden Begriffskombinationen trifft **nicht** zu?

(A) chronische myeloische Leukämie – Splenomegalie
(B) chronische lymphatische Leukämie – Erkrankung des höheren Lebensalters
(C) akute myeloische Leukämie – Auerstäbchen
(D) akute lymphatische Leukämie – Peroxydasepositive Blasten
(E) Lymphogranulomatose – Sternberg-Riesenzellen

8.39 Welche leukämischen Infiltrate können durch eine positive Naphthyl-Chlorazetatesterase-Reaktion enzymhistochemisch identifiziert werden?

Infiltrate der

(1) chronischen lymphatischen Leukämie
(2) chronischen myeloischen Leukämie
(3) Promyelozytenleukämie
(4) akuten lymphatischen Leukämie vom B-Zell-Typ
(5) akuten lymphatischen Leukämie vom T-Zell-Typ

(A) nur 1 ist richtig
(B) nur 1 und 4 sind richtig
(C) nur 2 und 3 sind richtig
(D) nur 1, 4 und 5 sind richtig
(E) 1–5 = alle sind richtig

8.40 Die chronisch lymphatische Leukämie ist

(A) eine Tumorerkrankung mit einem blastenreichen Bild
(B) eine Tumorerkrankung mit einem plasmazellreichen Bild
(C) ein malignes Lymphom von niedrigem Malignitätsgrad
(D) ein malignes Lymphom von hohem Malignitätsgrad
(E) eine Lymphknotenerkrankung, die in der Regel zur sekundären Amyloidose führt

8.41 Charakteristisch für eine chronische lymphatische Leukämie vom B-Zell-Typ sind:

(1) Lymphknotenbeteiligung
(2) Nachweis des Philadelphia-(Ph1-)Chromosoms
(3) Expression von Oberflächen-Immunglobulinen durch die leukämischen Zellen
(4) Altersgipfel zwischen 10 und 20 Jahren

(A) nur 1 ist richtig
(B) nur 1 und 3 sind richtig
(C) nur 1, 2 und 4 sind richtig
(D) nur 2, 3 und 4 sind richtig
(E) 1–4 = alle sind richtig

8.36 (D) 8.37 (C) 8.38 (D) 8.39 (C) 8.40 (C) 8.41 (B)

[F99]

8.42 Die nodulär sklerosierende Lymphogranulomatose Hodgkin ist

(A) eine Kombination von Lymphogranulomatose und Lymphknotentuberkulose
(B) eine hochmaligne Variante einer Lymphogranulomatose mit primär generalisiertem Lymphknotenbefall
(C) eine extralymphonoduläre Manifestation einer Lymphogranulomatose in faserreichen Strukturen (z.B. Kutis)
(D) ein sklerotisches Endstadium einer Lymphogranulomatose nach Röntgenbestrahlung
(E) ein besonderer Subtyp einer Lymphogranulomatose

[F00]

8.43 Sternberg(-Reed)-Riesenzellen kennzeichnen

(A) eine Tuberkulose
(B) einen M. Hodgkin
(C) ein Xanthom
(D) ein Fremdkörpergranulom
(E) eine Sarkoidose

[F95]

8.44 Es handelt sich um Plasmozytom- und nicht um normale Plasmazellen, wenn

(A) sie Russel-Körperchen bilden
(B) ihr Zytoplasma ausgeprägter basophil ist
(C) sie ausschließlich leichte Immunglobulinketten (entweder des Typs kappa oder lambda) synthetisieren
(D) bei ihnen eine Gen-Rekombination der b-Kette des T-Zellen-Rezeptors vorliegt
(E) Keines der unter (A)–(D) genannten Unterscheidungskriterien trifft zu.

[F98] !

8.45 Aussagekräftig für die diagnostische Abgrenzung eines Plasmozytoms von einer reaktiven Plasmozytose ist die immunzytochemische Antigendarstellung

(A) der Immunglobulinleichtketten kappa und lambda
(B) von Vimentin
(C) von IgM und IgG
(D) von Aktin
(E) von Desmin

[H99] [H95] !

8.46 Welche Aussage trifft **nicht** zu?

Das Plasmozytom

(A) geht meist mit einer monoklonalen Gammopathie vom IgG-Typ einher
(B) kann selten primär extramedullär auftreten
(C) kann eine Amyloidose vom AA-Typ zur Folge haben
(D) kann zum Auftreten sog. Bence-Jones-Proteine im Urin führen
(E) kann durch Verdrängung der normalen Hämatopoese zu einer Anämie führen

8.47 Welche Aussage trifft **nicht** zu ?

Welches der nachfolgend genannten Kennzeichen gilt für Harnblasenpapillome

(A) Vorkommen bevorzugt in höherem Lebensalter
(B) dichotomisch verzweigter Bindegewebsstiel
(C) Überzug aus Übergangsepithel
(D) Neigung zu maligner Entartung
(E) keine Rezidivneigung

[H89]

8.48 Welche Aussage über Fibroadenome der Mamma trifft zu?

(A) Sie sind Präkanzerosen.
(B) Sie sind embryonale Geschwülste.
(C) Sie enthalten in der Regel mehrkernige Riesenzellen.
(D) Die Epithelien des Adenoms infiltrieren den fibrösen Anteil der Geschwulst.
(E) Keine der Aussagen (A)–(D) trifft zu.

[F95]

8.49 Welcher Intermediärfilamenttyp ist kennzeichnend für ein Plattenepithelkarzinom?

(A) Vimentin
(B) Desmin
(C) Zytokeratin
(D) Gliafilamente
(E) Neurofilamente

8.42 (E)   8.43 (B)   8.44 (C)   8.45 (A)   8.46 (C)   8.47 (E)   8.48 (E)   8.49 (C)

8.7 Geschwulstsystematik

[F97]

8.50 Für den immunhistochemischen Nachweis von Karzinomen ist die Darstellung von Zytokeratin nützlich,

weil

Karzinomzellen sich von normalen Epithelzellen durch überschießende Zytokeratinbildung unterscheiden lassen.

[H90]

Ordnen Sie den in Liste 1 angegebenen malignen Tumoren das jeweils typische zytologische Merkmal aus Liste 2 zu!

Liste 1

8.51 Ureterkarzinom

8.52 Plattenepithelkarzinom

Liste 2

(A) Hornperlen
(B) Siegelringzellen
(C) Neurosekret-Granula
(D) Transitionalzellen
(E) choriale Riesenzellen

[H88]

8.53 Bei welchem der folgenden Organe manifestieren sich Karzinome in der überwiegenden Zahl der Fälle **nicht** als Adenokarzinome?

(A) Bronchialsystem
(B) Magen
(C) Dickdarm
(D) Mamma
(E) Prostata

[F83]

8.54 Das Adenoakanthom (Adenokankroid) ist ein maligner Tumor,

weil

Adenoakanthome (Adenokankroide) infiltrierend und destruierend wachsen.

[F00]

8.55 Die Bezeichnung Pancoast-Tumor paßt auf

(A) eine im Kindesalter vorkommende embryonale Geschwulst der Niere
(B) eine Sonderform des M. Hodgkin mit einem primär mediastinalen Befall
(C) eine geschwulstartige Hämartie der Blutgefäße
(D) ein in der Lungenspitze gelegenes Bronchialkarzinom mit Infiltration des Halssympathikus und der zervikalen Nervenwurzeln
(E) ein Milchgangskarzinom mit Ausbreitung der Tumorzellen in die Epidermis der Mamille

[F99]

8.56 Welche Aussage trifft für das Mammakarzinom **nicht** zu?

(A) Die häufigsten histologischen Formen sind das invasiv-duktale und das invasiv-lobuläre Mammakarzinom.
(B) Ein lateral gelegener Tumor metastasiert lymphogen bevorzugt in die axillären Lymphknoten.
(C) Eine Disposition kann durch eine Keimbahnmutation des BRCA-1-Gens vererbt werden.
(D) Es entsteht oftmals auf dem Boden eines Fibroadenoms (Adenom-Karzinom-Sequenz).
(E) Es gibt genetisch bedingte Mammakarzinome, die bei nachgewiesenem Erbgang mit einem erhöhten Risiko zur Entstehung eines Ovarialkarzinoms einhergehen.

[F99] *!*

8.57 Welche Aussage trifft für ein Kolonkarzinom zu, das die Kriterien pT1, N1 und M0 erfüllt?

(A) niedriger Malignitätsgrad
(B) mittlerer Malignitätsgrad
(C) hoher Malignitätsgrad
(D) Infiltration der Muscularis propria mit regionären Lymphknotenmetastasen
(E) Infiltration der Submukosa mit Metastasen in 1–3 regionären Lymphknoten

---

8.50 (C) 8.51 (D) 8.52 (A) 8.53 (A) 8.54 (A) 8.55 (D) 8.56 (D) 8.57 (E)

8 Tumoren

8.58 Welche Kriterien gehören laut UICC zur Klassifikation maligner Tumoren nach dem TNM-System?

(1) histologischer Typ
(2) Größe und/oder lokale Ausdehnung des Primärtumors
(3) Differenzierungsgrad
(4) Befall von regionären Lymphknoten
(5) Nachweis von Fernmetastasen

(A) nur 2 ist richtig
(B) nur 2, 4 und 5 sind richtig
(C) nur 3, 4 und 5 sind richtig
(D) nur 1, 2, 4 und 5 sind richtig
(E) 1–5 = alle sind richtig

8.59 Das „Staging" eines malignen Tumors umfaßt folgende Kriterien:

(1) Größe des Primärtumors
(2) lokale Ausbreitung des Primärtumors
(3) histologischer Typ des Primärtumors
(4) Differenzierungsgrad des Primärtumors
(5) Befall regionärer Lymphknoten

(A) nur 1 und 2 sind richtig
(B) nur 2 und 5 sind richtig
(C) nur 1, 2 und 5 sind richtig
(D) nur 1, 2, 3 und 4 sind richtig
(E) nur 1, 3, 4 und 5 sind richtig

8.60 Zu den embryonalen Tumoren gehört **nicht**:

(A) Nephroblastom
(B) Neuroblastom
(C) Choristom
(D) Medulloblastom
(E) Hepatoblastom

8.61 Der Wilms-Tumor ist ein

(A) Hamartom
(B) maligner embryonaler Tumor
(C) maligner Keimzelltumor
(D) infantiles, reines Karzinom
(E) infantiles, reines Sarkom

8.62 Welche Aussage zum Retinoblastom trifft **nicht** zu?

(A) Der Tumor kann als Folge einer somatischen Mutation entstehen.
(B) Der Tumor kann sporadisch, aber auch familiär auftreten.
(C) Bei familiärem Vorkommen tritt der Tumor häufig beidseitig auf.
(D) Bei diesem Krankheitsbild findet man häufig eine angeborene Deletion eines Chromosoms 22.
(E) Bei sporadischem Auftreten des Tumors ist in der Mehrzahl der Fälle nur ein Auge befallen.

8.63 Das Kraniopharyngeom ist ein

(A) Hamartom
(B) Teratom
(C) embryonaler Tumor
(D) dysontogenetischer Tumor
(E) Choristom

8.64 Teratome

(A) sind immer bösartig
(B) sind immer gutartig
(C) kommen ausschließlich in Hoden und Ovarien vor
(D) gehören zu den Gametopathien
(E) bestehen aus verschiedenen Gewebsarten

8.65 Welche der folgenden Tumoren zählt zu den Keimzelltumoren?

(A) embryonales Rhabdomyosarkom
(B) Nephroblastom
(C) embryonales Karzinom
(D) Glioblastom
(E) Kraniopharyngeom

8.58 (B)   8.59 (C)   8.60 (C)   8.61 (B)   8.62 (D)   8.63 (D)   8.64 (E)   8.65 (C)

8.7 Geschwulstsystematik

[H95]

8.66 Von welchem Zelltyp stammt histogenetisch das benigne Teratom des Ovars ab?

(A) versprengtes Plattenepithel
(B) Granulosazelle
(C) Stromazelle der Ovarialrinde
(D) Stromazelle des Hilum ovarii
(E) Keimzelle

[F98] **!!**

8.67 Welche Aussage trifft **nicht** zu?

Hamartome

(A) bestehen aus regulären Gewebsbestandteilen des entsprechenden Organs
(B) sind in der Regel benigne
(C) zeigen definitionsgemäß Gewebsdifferenzierungen aller drei Keimblätter
(D) sind Fehlbildungen
(E) können im Rahmen hereditärer Erkrankungen auftreten

[H87]

8.68 Ein Naevuszellnaevus ist

(A) ein gutartiger Tumor der Melanophoren bzw. Melanophagen
(B) ein melanozytärer Tumor
(C) eine bestimmte Angiomart
(D) ein Tumor fraglicher Dignität
(E) eine Sammelbezeichnung für sog. Muttermale

8.69 Koriale Nävuszellnävi sind maligne Geschwülste,

weil

koriale Nävuszellnävi im Korium Nävuszellnester bilden.

[F90]

8.70 Für den Nävuszellnävus der Haut gilt **nicht**:

(A) Die Zellnester können in der Dermis liegen.
(B) Die Zellnester können in der Epidermis liegen.
(C) Der Tumor ist benigne.
(D) Der Nävuszellnävus ist eine obligate Präkanzerose.
(E) Nävuszellen können maligne entarten.

[H89]

8.71 Das Lentigo-maligna-Melanom hat eine schlechtere Prognose als das noduläre maligne Melanom

weil

sich das Lentigo-maligna-Melanom vorwiegend an lichtexponierten Stellen der Haut entwickelt.

[F99]

8.72 Am geeignetsten für die Charakterisierung astrozytärer Tumorzellen ist der immunhistologische Nachweis von

(A) gliafibrillärem saurem Protein (GFAP)
(B) Keratin
(C) Neurofilament-Protein
(D) Desmin
(E) Synaptophysin

[F00]

8.73 Eine Meningeosis carcinomatosa

(A) ist im äußeren Durablatt lokalisiert
(B) besteht in einer diffusen Ausbreitung von Tumorzellen im Bereich der Leptomeninx
(C) stellt eine Variante der karzinomatösen Infiltration der Pacchioni-Granulationen dar
(D) ist eine Folge karzinomatöser Transformation eines Meningeoms
(E) besteht in einer flächenhaften Ausbreitung von Krebszellen im Subduralraum

[H95]

Ordnen Sie den Tumoren der Liste 1 die jeweils typische Primärlokalisation aus Liste 2 zu!

Liste 1

8.74 Oligodendrogliom

8.75 Medulloblastom

Liste 2

(A) Großhirn
(B) Ventrikelwand
(C) Kleinhirn
(D) N. vestibulocochlearis
(E) Vorderwurzeln

8.66 (E)   8.67 (C)   8.68 (B)   8.69 (D)   8.70 (D)   8.71 (D)   8.72 (A)   8.73 (B)   8.74 (A)   8.75 (C)

F98 !

8.76 Welche Aussage trifft **nicht** zu?

Das Glioblastom

(A) ist hochmaligne
(B) tritt vorwiegend im Kindesalter auf
(C) neigt zu Nekrosen
(D) neigt zu Blutungen
(E) zeigt einen abnormen Gefäßreichtum

H96

8.77 Welche Aussage trifft **nicht** zu?

Das Medulloblastom

(A) kommt fast nur in der hinteren Schädelgrube vor
(B) zeigt umfangreiche verkalkte Nekrosen
(C) neigt zur Liquoraussaat
(D) ist klein- und isomorphzellig
(E) ist strahlensensibel

8.78 Als Neurinom bezeichnet man

(A) die überschießende Wucherung regenerierender Nervenfasern nach traumatischer Schädigung der peripheren Nerven
(B) jedes Tumorwachstum aus nervösem Gewebe
(C) das neoplastische Wachstum von Nervenfasern in peripheren Nerven
(D) das neoplastische Wachstum von Hüllzellen peripherer Nerven und Hirnnerven
(E) einen aus Nervenzellen bestehenden Hirntumor

F90

8.79 Welche der folgenden Läsionen kommen bei der diffusen Neurofibromatose (Morbus von Recklinghausen) vor?

(1) Neurofibrosarkome
(2) Meningeome
(3) Neurofibrome
(4) pigmentierte Naevi

(A) nur 1 und 2 sind richtig
(B) nur 1 und 3 sind richtig
(C) nur 1, 2 und 3 sind richtig
(D) nur 2, 3 und 4 sind richtig
(E) 1–4 = alle sind richtig

F92

8.80 Welche Aussage trifft **nicht** zu?

Meningeome

(A) treten vorrangig im Kindesalter auf
(B) sind gutartig
(C) neigen zu Mikroverkalkungen
(D) können im Spinalkanal auftreten
(E) können den Schädelknochen infiltrieren

H99 !

8.81 Bei welchem der folgenden intrakraniellen Tumoren gibt es eine histologisch durch konzentrische Lagerungen („Zwiebelschalenformationen") der Tumorzellen gekennzeichnete Hauptform?

(A) Neurinom
(B) Meningeom
(C) Glioblastom
(D) Medulloblastom
(E) Astrozytom

8.8 Fragen aus Examen Herbst 2000

H00

8.82 Aussagekräftig für die diagnostische Abgrenzung eines Plasmozytoms von einer reaktiven Plasmozytose ist die immunzytochemische Antigendarstellung

(A) der Immunglobulinleichtketten kappa und lambda
(B) von Vimentin
(C) von IgM und IgG
(D) von Aktin
(E) von Desmin

| H00 |

8.83 Welche Aussage über das Retinoblastom trifft **nicht** zu?

(A) Es entwickelt sich nach unabhängig voneinander auftretenden Mutationen in beiden Allelen des Retinoblastom-Gens.
(B) Es ist häufig assoziiert mit der Philadelphia-Translokation.
(C) Wenn der Tumor sporadisch auftritt, ist es möglich, dass nur ein Auge betroffen ist.
(D) Bei familiärem Auftreten entwickelt sich der Tumor meistens in beiden Augen.
(E) In familiären Fällen ist das Vererbungsmuster autosomal-dominant.

| H00 |

8.84 Welches Karzinom steht beim Menschen in einem erwiesenen Zusammenhang mit bestimmten HPV-Infektionen?

(A) Plattenepithelkarzinom der Lunge
(B) kolorektales Karzinom
(C) Mammakarzinom
(D) Zervixkarzinom
(E) Prostatakarzinom

| H00 |

8.85 Welche Aussage über Fibroadenome der Mamma trifft **nicht** zu?

(A) Sie gehören zu den seltenen Mammatumoren.
(B) Sie kommen meist solitär vor.
(C) Gehäuft treten sie in der 3. Lebensdekade auf.
(D) Sie bestehen aus einer epithelialen und einer mesenchymalen Komponente.
(E) Sie können sich postmenopausal regressiv verändern.

9 Grundlagen zur Pathologie des Kreislaufs

9.1 Arteriosklerose/Atherosklerose

| H98 | H95 | **!**

9.1 In welcher Zone der arteriellen Gefäßwand sind die meisten Cholesterinablagerungen bei Atherosklerose zu beobachten?

(A) Adventitia
(B) Endothel
(C) Intima
(D) Media
(E) Alle Schichten sind gleichmäßig betroffen.

| F98 | **!!**

9.2 Worauf beruht die frühzeitige Koronararteriensklerose bei der familiären Hypercholesterinämie Typ IIa nach Fredrickson?

(A) vermehrte LDL-Endozytose über den LDL-Rezeptor
(B) verlängerte Verweildauer von LDL im Blut und im interstitiellen Kompartiment
(C) primär gesteigerte VLDL-Synthese
(D) beschleunigter Umsatz von LDL
(E) gesteigerte HDL-Synthese

| F95 |

9.3 Welche genetische Disposition ist **nicht** mit einem erhöhten Atheroseriskio verbunden?

(A) LDL-Rezeptormangel
(B) genetisch bedingter Lipoproteinlipasedefekt
(C) Hyperlipoproteinämie Typ II
(D) Gicht
(E) Diabetes mellitus

[F97]

9.4 Welche Aussagen treffen für die familiäre Hypercholesterinämie (mit einer Hyperlipoproteinämie vom Typ IIa nach Fredrickson) zu?

(1) LDL-Rezeptordefekt
(2) intrazellulär gesteigerte Cholesterinsynthese
(3) frühzeitige Entwicklung einer Atherosklerose
(4) Bildung von tuberösen Xanthomen

(A) nur 1 ist richtig
(B) nur 3 ist richtig
(C) nur 1, 2 und 3 sind richtig
(D) nur 1, 2 und 4 sind richtig
(E) 1–4 = alle sind richtig

[F97] [F93]

9.5 Welche Aussage trifft **nicht** zu?

Typische Folgekrankheiten der Atherosklerose sind:

(A) Aneurysma des Aortenbogens
(B) transitorische ischämische Attacken bei Sklerose der basalen Hirnarterien
(C) Claudicatio intermittens bei Stenosen der Beinarterien
(D) renale Hypertonie bei Abgangsstenose der A. renalis
(E) paralytischer Ileus durch hämorrhagischen Dünndarminfarkt nach Obturation der A. mesenterica superior

9.2 Arteriolosklerose

Zum Lernziel 9.2 Arteriolosklerose existieren keine Fragen. Erläuterungen siehe Lerntext IX.2.

9.3 Aneurysmen

[F98]

9.6 Die sackförmigen Aneurysmen der Hirnbasisarterien

(A) sind schon im frühen Kindesalter rupturgefährdet
(B) sind überwiegend im Bereich der A. basilaris lokalisiert
(C) sind in der Regel atherosklerotisch bedingt
(D) haben nach ihrer Ruptur typischerweise eine Subarachnoidalblutung zur Folge
(E) sind sog. mykotische Aneurysmen

[F97]

9.7 Welche der folgenden Ursachen hat das sog. mykotische Aneurysma?

(A) Gefäßalterung
(B) Medionecrosis cystica Erdheim-Gsell
(C) bakteriell ausgelöste Gefäßwanddestruktion
(D) Atherosklerose
(E) Keine der Aussagen (A)–(D) trifft zu.

[H97] [F87] **!**

9.8 Die Aneurysmablutung im Bereich der Bauchaorta hat ihren Häufigkeitsgipfel im 2. und 3. Lebensjahrzehnt,

weil

der dem Bauchaortenaneurysma meist zugrundeliegende Typ des Aneurysma dissecans auf einen konnatalen Defekt zurückzuführen ist.

[H90] **!**

9.9 Welche Aussage trifft **nicht** zu?

Atherosklerotische Aneurysmen

(A) sind überwiegend in der Bauchaorta lokalisiert
(B) sind meist echte Aneurysmen
(C) werden häufig durch geschichtete Thromben ausgefüllt
(D) neigen zur Perforation und tödlichen Blutung
(E) entstehen in der Regel durch zusätzliche traumatische Gefäßwandschädigung

[H99]

9.10 Welche Aussage über das Aneurysma dissecans trifft **nicht** zu?

Es

(A) kann zu einer Herzbeuteltamponade führen
(B) kann im Rahmen eines Marfan-Syndroms auftreten
(C) beginnt häufig im Bereich der Aorta ascendens
(D) kann ischämische Organschäden zur Folge haben
(E) ist ein Synonym für das Aneurysma spurium

9.4 (E) 9.5 (A) 9.6 (D) 9.7 (C) 9.8 (E) 9.9 (E) 9.10 (E)

[H98] [F95] **!**

9.11 Die Panarteriitis nodosa zeigt als typischen pathologischen Befund des 1. Krankheitsstadiums:

(A) Aneurysmen der großen Arterien
(B) fibrinoide Arterienwandnekrosen
(C) noduläre hyaline Sklerosen der Arterienwand
(D) subintimale Lipidplaques
(E) Mikrokalzifikationen

[H96]

9.12 Worauf sind multipel auftretende kleine Aneurysmen, z. B. in der Niere, am ehesten zurückzuführen?

(A) Septikopyämie
(B) besondere Variante einer schweren Arteriosklerose
(C) M. Bourneville-Pringle (Syndrom der tuberösen Sklerose)
(D) genetisch bedingte Störung der Kollagensynthese (Ehlers-Danlos-Syndrom)
(E) Panarteriitis nodosa

9.4 Relative Koronarinsuffizienz

[F97]

9.13 Die stenosierende Koronararteriensklerose entwickelt sich bevorzugt

(A) an den größten intramuralen Koronararterien
(B) am Anfangsteil der drei Hauptstämme der Koronararterien
(C) an den Außenseiten von gekrümmten Abschnitten terminaler subepikardialer Aufzweigungen
(D) an den aortalen Koronararterienostien
(E) keine der Aussagen (A)–(D) trifft zu

[F95]

9.14 Welche Aussage trifft **nicht** zu?

Eine relative Koronarinsuffizienz führt zu folgenden typischen Veränderungen im Myokard:

(A) kleinfleckige Nekrosen
(B) herdförmige interstitielle Fibrosen
(C) subepikardiale Schwielenbildungen
(D) disseminierte kleine Narben
(E) herdförmige Verfettung der Herzmuskelzellen

[F94] [F86]

9.15 Disseminierte kleinherdige Herzmuskelnekrosen entwickeln sich nach einem schweren Angina-pectoris-Anfall bevorzugt

(A) in den äußeren Myokardanteilen
(B) in den inneren Wandschichten des linken Ventrikels
(C) im gesamten Myokard gleichmäßig
(D) subendokardial in der Wand des rechten und linken Ventrikels
(E) im Bereich der Herzspitze

9.5 Herzinfarkt

[F00]

9.16 Als Risikofaktor für die Entstehung eines Myokardinfarkts gilt **nicht**:

(A) Koronararteriensklerose
(B) Diabetes mellitus
(C) Hypertonie
(D) Zigarettenrauchen
(E) Rechtsherzinsuffizienz

9.11 (B)   9.12 (E)   9.13 (B)   9.14 (C)   9.15 (B)   9.16 (E)

[H93]

9.17 Welche ortsständigen Zellen werden im Zentrum eines größeren Herzinfarktes neben den Kardiomyozyten nekrotisch?

(1) Gefäßwandzellen
(2) Fibrozyten
(3) Kapillarendothelien
(4) Histiozyten

(A) nur 1 und 3 sind richtig
(B) nur 2 und 4 sind richtig
(C) nur 1, 2 und 3 sind richtig
(D) nur 2, 3 und 4 sind richtig
(E) 1 – 4 = alle sind richtig

[H99] !!

9.18 Bei einem Verschluß der rechten Koronararterie ist ein Myokardinfarkt hauptsächlich lokalisiert

(A) im ventroapikalen Bereich der Wand des linken Ventrikels
(B) in der Vorderwand des linken Ventrikels
(C) im posterobasalen Bereich der Wand des linken Ventrikels
(D) im oberen Septumbereich
(E) im Truncus pulmonalis

[F87]

9.19 Eine obturierende Atherosklerose des Ramus interventricularis der linken Kranzarterie läßt einen Hinterwandinfarkt der linken Herzkammer entstehen,

weil

die linke Kranzarterie umfangreiche Teile der linken Herzkammer mit Blut versorgt.

[H93]

9.20 Ein anämischer Herzinfarkt ist bei der Sektion makroskopisch ohne spezielle Hilfsmittel frühestens diagnostizierbar bei einer Überlebenszeit des Patienten von

(A) 30 – 40 Minuten
(B) 1 – 2 Stunden
(C) 6 – 24 Stunden
(D) 2 – 3 Tagen
(E) 1 – 2 Wochen

[F92]

9.21 Die Organisation eines Herzinfarktes beginnt frühestens nach

(A) 12 Stunden
(B) 4 Tagen
(C) 10 Tagen
(D) 2 Wochen
(E) 1 Monat

[H97] !

9.22 Die Herzwandruptur beim Myokardinfarkt tritt frühestens zwei Wochen nach dem Infarktereignis auf,

weil

innerhalb der ersten zwei Wochen nach einem Herzinfarkt keine Lyse des infarzierten Myokards durch die Lysosomen der Granulozyten vorliegt.

[H94] !

9.23 Welche der folgenden Krankheitserscheinungen bzw. pathologischen Veränderungen sind Folge bzw. Komplikation eines Myokardinfarkts?

(1) Herzwandaneurysma
(2) Herzbeuteltamponade
(3) Pericarditis epistenocardica
(4) Parietalthrombose
(5) akute Mitralklappeninsuffizienz

(A) nur 1, 2 und 4 sind richtig
(B) nur 1, 2, 3 und 5 sind richtig
(C) nur 1, 3, 4 und 5 sind richtig
(D) nur 2, 3, 4 und 5 sind richtig
(E) 1 – 5 = alle sind richtig

[F98] !

9.24 Die Herzbeuteltamponade beim Myokardinfarkt ist typischerweise bedingt durch eine

(A) Ruptur eines chronischen Herzwandaneurysmas
(B) diffuse Hämorrhagie aus Granulationsgewebe bei Pericarditis epistenocardica
(C) thrombolytische Therapie
(D) hämorrhagische Diathese wegen verbrauchsbedingter Thrombozytopenie
(E) Ruptur der Ventrikelwand

9.17 (E)   9.18 (C)   9.19 (D)   9.20 (C)   9.21 (B)   9.22 (E)   9.23 (E)   9.24 (E)

|H96| **!**

9.25 Die Mehrzahl der chronischen Herzwandaneurysmen ist Folge

(A) eines Traumas
(B) eines Tumors
(C) einer dekompensierten Linksherzinsuffizienz
(D) einer Myokardnekrose
(E) einer alkoholischen Kardiomyopathie

9.6 Hypertonie

|F00|

9.26 Zu einer (sekundären) Hypertonie kann **nicht** führen:

(A) Phäochromozytom
(B) Stenose der A. renalis
(C) Hyperthyreose
(D) M. Addison
(E) Hyperaldosteronismus

|H99|

9.27 Folgende Erkrankung kann **nicht** Ursache einer arteriellen Hypertonie sein:

(A) Cushing-Syndrom
(B) Conn-Syndrom
(C) primärer M. Addison
(D) Phäochromozytom
(E) Glomerulonephritis

9.7 Herzmuskelhypertrophie

9.28 Eine Aortenklappenstenose bewirkt eine konzentrische Hypertrophie der Muskulatur des linken Herzventrikels,

weil

der linke Herzventrikel auf eine Druckbelastung vorwiegend mit Hyperplasie des Myokards reagiert.

|F98|

9.29 Welche Aussage trifft **nicht** zu?

Folgende Organveränderungen werden als Folge einer Mitralstenose beobachtet:

(A) chronische Blutstauung der Lunge
(B) chronische Stauungsleber
(C) Aszites
(D) Splenomegalie
(E) linksventrikuläre Hypertrophie

|F85|

9.30 Ursache(n) einer adaptiven (tonogenen) exzentrischen Hypertrophie des linken Ventrikels ist/sind:

(1) Aortenklappenstenose
(2) Aortenklappeninsuffizienz
(3) Mitralklappenstenose
(4) persistierender Ductus arteriosus Botalli

(A) nur 1 ist richtig
(B) nur 2 ist richtig
(C) nur 1 und 3 sind richtig
(D) nur 2 und 4 sind richtig
(E) nur 2, 3 und 4 sind richtig

|H92|

9.31 Bei der Obduktion der Leiche eines 45jährigen Mannes ergab sich folgender Befund am Herzen: Gesamtgewicht: 550 g, Epikard zart, glatt und spiegelnd, linker Ventrikel spitzenbildend, Kammerwandstärke links: 18 mm, rechts: 5 mm, linke Herzkammer deutlich erweitert, geschwürartige Defekte an zwei Taschen der Aortenklappe.

Welche Diagnosen treffen zu?

(1) Herzmuskelhypertrophie der linken Kammer
(2) akute Linksherzdilatation bei normaler Kammermuskulatur
(3) exsudative Perikarditis
(4) Überschreiten des kritischen Herzgewichts
(5) Aortenklappeninsuffizienz

(A) nur 1 ist richtig
(B) nur 1 und 3 sind richtig
(C) nur 2 und 4 sind richtig
(D) nur 3 und 5 sind richtig
(E) nur 1, 4 und 5 sind richtig

9.25 (D) 9.26 (D) 9.27 (C) 9.28 (C) 9.29 (E) 9.30 (D) 9.31 (E)

9.8 Herzinsuffizienz

9.32 Das Lungenödem ist in aller Regel Folge einer Rechtsherzinsuffizienz,

weil

bei der Rechtsherzinsuffizienz durch eine Erhöhung des hydrostatischen Druckes in den Lungenvenen Flüssigkeit in die Alveolen abgepreßt wird.

9.33 Auf einer chronischen Blutstauung beruhende Veränderungen sind:

(1) Muskatnußleber
(2) braune Induration der Lungen
(3) Gandy-Gamna-Körperchen in der Milz
(4) Hämochromatose

(A) nur 1 und 3 sind richtig
(B) nur 2 und 3 sind richtig
(C) nur 1, 2 und 3 sind richtig
(D) nur 1, 2 und 4 sind richtig
(E) nur 1, 3 und 4 sind richtig

9.34 Durch welche Pigmentablagerung sind sog. Herzfehlerzellen charakterisiert?

(A) Lipofuszin
(B) Zeroid
(C) Hämosiderin
(D) Bilirubin
(E) Myoglobin

9.35 Eine sogenannte braune Induration der Lunge tritt auf bei einer

(A) akuten Linksherzinsuffizienz
(B) chronischen Linksherzinsuffizienz
(C) Phosgenvergiftung
(D) Hämochromatose
(E) Schocklunge

9.36 Welche Aussage trifft **nicht** zu?

Folgen der chronischen Rechtsherzinsuffizienz sind:

(A) Pleuraerguß
(B) Herzfehlerzellen im Sputum
(C) Atrophie der läppchenzentralen Hepatozyten
(D) Ödeme der abhängigen Körperpartien
(E) Bereitschaft zu Phlebothrombose und Lungenembolie

9.9 Schock und Schockorgane

9.37 Welche Aussage trifft **nicht** zu?

Der hypovolämischen Form des Schocks werden Schockzustände folgender Ursachen zugerechnet:

(A) gastrointestinale Blutungen
(B) Myokardinfarkt
(C) Verbrennungen
(D) Cholera
(E) Emesis

9.38 Als morphologischer Befund beim Schock ist **nicht** zu erwarten:

(A) interstitielles Lungenödem
(B) zentrolobuläre Leberzellnekrosen
(C) Nekrosen von Nierentubuluszellen
(D) intravasale Mikrothromben
(E) intrazerebrale Blutung (mit Ventrikeleinbruch)

9.39 Die **am wenigsten** wahrscheinliche Ursache eines Schocks ist/sind:

(A) Meningokokkensepsis
(B) blutendes Ulcus ventriculi pepticum
(C) Myokardinfarkt
(D) multiple Nierenrindeninfarkte
(E) Hypersensitivitätsreaktion vom Reagintyp (Anaphylaxie)

9.32 (E)   9.33 (C)   9.34 (C)   9.35 (B)   9.36 (B)   9.37 (B)   9.38 (E)   9.39 (D)

[H99]

9.40 Schockfolge kann **nicht** sein:

(A) akute Tubulusnekrose in der Niere
(B) akute Pankreatitis
(C) hypoxische Enzephalopathie
(D) Lungensequestration
(E) subendokardiale Myokardnekrosen

[F99]

9.41 Welche Aussage trifft **nicht** zu?

Der Schock

(A) führt bei Mitbeteiligung der Lunge typischerweise zur Ausbildung sog. hyaliner Membranen
(B) kann bei Mitbeteiligung der Niere postmortal histologisch an einer Weitstellung der Tubuli erkannt werden
(C) führt bei Mitbeteiligung der Leber typischerweise zu läppchenperipheren Gruppennekrosen der Hepatozyten und Gallengangsepithelien
(D) kann mit Schleimhautblutungen im Gastrointestinaltrakt einhergehen
(E) kann Ursache einer akuten Pankreasnekrose sein

[F89]

9.42 Unter einer sogenannten Crush-Niere versteht man eine

(A) Schockniere (nach schwerer Hämolyse oder Muskelquetschung)
(B) Amyloidschrumpfniere
(C) Arteriolosklerose der Nieren
(D) Infarktschrumpfniere
(E) weitgehende Zerstörung der Niere durch einen Wilms-Tumor

[H94]

9.43 Die Schockniere ist klinisch in der akuten Phase mit einer Oligo- oder Anurie verbunden,

weil

unter Schockbedingungen die glomeruläre Perfusion gedrosselt ist.

9.10 Thrombose

[H99] **!**

9.44 Welche Aussage zum Abscheidungsthrombus trifft **nicht** zu?

(A) Er entsteht im Bereich von Endothelläsionen.
(B) Er bildet sich über einer Thrombozytenaggregation.
(C) Er zeigt mikroskopisch eine homogene Struktur.
(D) Er besteht aus Thrombozyten, Leukozyten, Erythrozyten und Fibrin.
(E) Die Oberfläche ist durch eine geriffelte Struktur gekennzeichnet.

[F94]

9.45 Das Fibrin in einem Thrombus

(A) entsteht aus einer Kopolymerisation verschiedener Bluteiweiße unter besonderer Beteiligung von Albuminen
(B) bildet sich nach partieller Proteolyse eines in der Leber gebildeten Vorläuferproteins
(C) wird in Gefäßendothelien synthetisiert
(D) wird von Fibroblasten synthetisiert
(E) wird aus aggregierenden Thrombozyten freigesetzt

[H96]

9.46 Fibrinogen wird gebildet

(1) in einem Abscheidungsthrombus
(2) in einem Gerinnungsthrombus
(3) im Entzündungsgebiet der Endocarditis verrucosa
(4) in der Leber
(5) im hämatopoetischen Knochenmark

(A) Keine der Aussagen 1–5 ist richtig
(B) nur 1 ist richtig
(C) nur 4 ist richtig
(D) nur 5 ist richtig
(E) nur 1, 2 und 3 sind richtig

9.40 (D)　9.41 (C)　9.42 (A)　9.43 (A)　9.44 (C)　9.45 (B)　9.46 (C)

| H94 | **!**

9.47 Unter welchen besonderen Bedingungen oder in welchem Abschnitt des kardiovaskulären Systems kann **kein** Abscheidungsthrombus auftreten?

(A) Herzventrikel
(B) Herzvorhof
(C) Vena cava
(D) Aorta abdominalis
(E) chirurgisch unterbundener Gefäßabschnitt

| H95 |

9.48 Die Ligatur einer Vene löst die Entwicklung eines Abscheidungsthrombus unmittelbar peripher vom Verschluß aus,

weil

die Thromboseneigung durch Verlangsamung oder Unterbrechung des Blutstromes begünstigt wird.

| F89 |

9.49 Welche der genannten Erscheinungen ist die häufigste Folge einer Phlebothrombose

(A) Fibrinolyse
(B) puriforme Erweichung
(C) Organisation
(D) bakterielle Infektion
(E) Phlebolithenentstehung

9.11 Embolie

| H97 | **!!**

9.50 Wodurch kann es zu einer Embolie kommen?

(1) Thromben
(2) Fettropfen
(3) Luft
(4) Fruchtwasserbestandteile
(5) Knochenmarksanteile

(A) nur 1 und 2 sind richtig
(B) nur 1, 2 und 3 sind richtig
(C) nur 3, 4 und 5 sind richtig
(D) nur 1, 2, 4 und 5 sind richtig
(E) 1–5 = alle sind richtig

| H90 | **!**

9.51 Welche Aussage trifft **nicht** zu?

Thromben in der linken Herzkammer und im linken Herzvorhof können embolisch verschleppt werden:

(A) in die unteren Extremitäten
(B) in die Nieren
(C) in die Milz
(D) bei offenem Foramen ovale und pulmonaler Hypertension in die Lungenarterien
(E) in die Hirngefäße

| F98 | **!**

9.52 Welcher weitere Krankheitsprozeß ist bei rezidivierenden Lungenembolien **am wenigsten** wahrscheinlich?

(A) pulmonaler Hypertonus
(B) hämorrhagischer Lungeninfarkt
(C) Infarktpneumonie
(D) Verbrauchskoagulopathie
(E) Cor pulmonale

| H96 | **!**

9.53 Eine tödliche Lungenembolie wird am ehesten ausgelöst von einem

(A) hyalinischen Thrombus
(B) gemischten Abscheidungs- und Gerinnungsthrombus
(C) Tumorthrombus
(D) Speckhautgerinnsel
(E) Cruorgerinnsel

| F97 | **!**

9.54 Voraussetzungen für die Entstehung eines hämorrhagischen Lungeninfarktes sind:

(1) thromboembolischer Verschluß der A. bronchialis
(2) Verschluß eines Astes der A. pulmonalis
(3) thrombotischer Verschluß der V. pulmonalis
(4) Druckanstieg im kleinen Kreislauf (z.B. bei Linksherzinsuffizienz)
(5) primärer pulmonaler Hypertonus

(A) nur 2 und 4 sind richtig
(B) nur 4 und 5 sind richtig
(C) nur 1, 2 und 3 sind richtig
(D) nur 2, 3 und 4 sind richtig
(E) nur 2, 4 und 5 sind richtig

9.47 (E)   9.48 (D)   9.49 (C)   9.50 (E)   9.51 (D)   9.52 (D)   9.53 (B)   9.54 (A)

9.12 Arterielle Durchblutungsstörungen und Hypoxie

[H98] [F93] **!**

9.55 Welcher der nachfolgenden Zustände spielt kausal bei einer arteriellen Thrombembolie **keine** Rolle?

(A) Herzwandaneurysma
(B) bestimmte Herzrhythmusstörungen
(C) Herzinfarkt
(D) Bildung von Speckhautgerinnseln
(E) Herzklappenendokarditis

[F95] **!**

9.56 Wo ist ein Infarkt auf dem Boden einer paradoxen Embolie – bei offenem Foramen ovale – **am unwahrscheinlichsten**?

(A) Gehirn
(B) Lunge
(C) Herz
(D) Extremität
(E) Niere

[H93]

9.57 Die Embolisation venöser Thromben kann zu einer paradoxen Embolie führen,

weil

immer Blut vom rechten in den linken Vorhof strömt, wenn das Foramen ovale nicht geschlossen ist.

9.12 Arterielle Durchblutungsstörungen und Hypoxie

[F98] **!!**

9.58 In welchen der genannten Organe sind und bleiben arterielle Infarkte in der Regel anämisch?

(1) Herz
(2) Nieren
(3) Milz
(4) Lungen
(5) Darm

(A) nur 1 und 2 sind richtig
(B) nur 2 und 3 sind richtig
(C) nur 3 und 4 sind richtig
(D) nur 1, 2 und 3 sind richtig
(E) nur 3, 4 und 5 sind richtig

[H97] **!**

9.59 Die höchste Ischämie-Empfindlichkeit haben:

(A) Zellen des Myokards
(B) Tubulusepithelien der Niere
(C) Hepatozyten
(D) Nervenzellen der Großhirnrinde
(E) Makrophagen

[F00]

9.60 Welches der folgenden Ereignisse kommt praktisch **nicht** als Ursache eines hämorrhagischen Dünndarminfarkts bzw. einer hämorrhagischen Dünndarminfarzierung in Frage?

(A) thrombotischer Verschluss der A. mesenterica superior
(B) Zöliakie
(C) Dünndarminvagination
(D) Bridenbildung
(E) Thrombus des linken Herzens

[F00]

9.61 In welchem Organ hat ein doppelter Blutkreislauf Einfluss auf die Infarktentstehung?

(A) Niere
(B) Prostata
(C) Großhirn
(D) Lunge
(E) Milz

[H98]

9.62 Welche Aussage trifft **nicht** zu?

Aufgrund einer temporären akuten relativen Ischämie können entstehen:

(A) Angina pectoris
(B) Angina abdominalis
(C) Endokardfibrose
(D) Claudicatio intermittens
(E) transitorische ischämische Attacken

9.55 (D) 9.56 (B) 9.57 (C) 9.58 (D) 9.59 (D) 9.60 (B) 9.61 (D) 9.62 (C)

[H88]

9.63 Das histologische Hauptmerkmal eines Hirninfarktes im Resorptions- oder Kolliquationsstadium (Erweichung Stadium II) ist das Auftreten von

(A) Nervenzellerbleichungen
(B) Fettkörnchenzellen
(C) Gliafaserbildung
(D) Fremdkörperriesenzellen
(E) Gefäßwandverkalkungen

[H87]

9.64 Kreislaufbedingte Gewebsnekrosen des Gehirns werden je nach Stadium und feingeweblichem Bild bezeichnet als

(1) Erbleichung
(2) Erweichung
(3) elektive Parenchymnekrose
(4) Kolliquationsnekrose
(5) Porenzephalie

(A) nur 1 und 3 sind richtig
(B) nur 2 und 4 sind richtig
(C) nur 3 und 5 sind richtig
(D) nur 1, 2 und 5 sind richtig
(E) 1–5 = alle sind richtig

[H86]

9.65 Welche Aussage trifft **nicht** zu?

Eine voll ausgeprägte kreislaufbedingte Totalnekrose des Hirngewebes wird bezeichnet als

(A) Erweichung
(B) Kolliquationsnekrose
(C) Infarkt
(D) Malazie
(E) Erbleichung

[F96]

9.66 Einer hämorrhagischen Hirninfarzierung (primär hämorrhagischer Hirninfarkt) liegt typischerweise zugrunde:

(A) ein kongenitales Beerenaneurysma
(B) ein massives Hirnödem
(C) eine hypertensive Angiopathie
(D) eine Hirnsinusthrombose
(E) eine arterielle Thrombose

9.13 Fragen aus Examen Herbst 2000

[H00] !

9.67 Voraussetzung für die Entstehung eines hämorrhagischen Lungeninfarktes ist außer einem thrombotischen Verschluss eines Pulmonalarterienastes:

(A) Druckerhöhung in den Aa. bronchiales
(B) hämorrhagische Diathese
(C) thrombotischer Verschluss einer V. pulmonalis
(D) Druckanstieg im kleinen Kreislauf bei Linksherzinsuffizienz
(E) pulmonale Mitbeteiligung bei essenzieller Hypertonie

10 Blutungen

10.1 Blutungstypen

[F94]

10.1 Welche Aussage trifft **nicht** zu?

Ursachen für eine Diapedeseblutung sind:

(A) zerebrale Fettembolien
(B) Grippe-Virus
(C) Vitamin-C-Mangel (Skorbut)
(D) Stichverletzung
(E) Schlangengifte

[H99]

10.2 Als perinatale Komplikation ist bei unreifen Neugeborenen am ehesten zu befürchten:

(A) Leptomeningitis purulenta
(B) Falxblutung
(C) subependymale Hirnblutung
(D) Hydranenzephalie
(E) Spina bifida

9.63 (B)   9.64 (E)   9.65 (E)   9.66 (D)   9.67 (D)   10.1 (D)   10.2 (C)

10.2 Anämien als Blutungsfolgen

F97 F92
10.3 Welche Aussage trifft **nicht** zu?

Zu den vaskulären hämorrhagischen Diathesen gehören:

(A) der Skorbut
(B) die Purpura Schoenlein-Henoch
(C) das hämolytisch-urämische Syndrom
(D) die Hämophilie A
(E) die Teleangiectasia hereditaria (M. Osler-Rendu)

F99 !!
10.4 Was ist als Ursache einer Hirnmassenblutung im Bereich der Stammganglien am wahrscheinlichsten?

(A) Rhexisblutung hypertensiv geschädigter kleiner intrazerebraler Arterienäste
(B) Ruptur eines Hirnbasisarterienaneurysmas
(C) Ruptur eines intrazerebralen mykotischen Aneurysmas
(D) Hirnkontusionen
(E) Angiomblutung

H99
10.5 Welche ist die häufigste Entstehungslokalisation einer hypertonen Hirnmassenblutung?

(A) periventrikuläres Marklager
(B) Putamen-Claustrum-Gebiet
(C) Ependym
(D) Brücke
(E) Kleinhirn

H97 F95 F84
10.6 Welche Aussage trifft **nicht** zu?

Ursachen einer Meläna (Teerstuhl) können sein:

(A) Rektumkarzinom
(B) Ulcus ventriculi
(C) Ösophagusvarizen
(D) Erosionen der Magenschleimhaut
(E) Magenkarzinom

H94 F87
10.7 Welche Aussage trifft **nicht** zu?

An der Organisation eines Hämatoms beteiligen sich:

(A) Kapillaren
(B) eosinophile Granulozyten
(C) Histiozyten
(D) hämosiderinspeichernde Makrophagen
(E) Fibroblasten

F88
10.8 Was ist unter Hämatoidin zu verstehen?

(A) kristallines Bilirubin
(B) pseudokristallin organisierte Ferritinablagerung
(C) hämosiderinartiges Eisenpigment
(D) Hämochromatosepigment
(E) an Haptoglobin gebundenes Hämoglobin

F98
10.9 Als Auslöser von Lungenblutungen ist **am wenigsten** wahrscheinlich:

(A) akute Stauungslunge
(B) Lungenembolie
(C) Narbenemphysem
(D) Goodpasture-Syndrom
(E) Verbrauchskoagulopathie

10.2 Anämien als Blutungsfolgen

F93
10.10 Was ist die häufigste Ursache für eine Anämie?

(A) Folsäure-Mangel
(B) Eisen-Mangel
(C) Vitamin-B_{12}-Mangel
(D) Störung der Eisenverwertung
(E) Verdrängung des blutbildenden Markes durch Tumoren

10.3 (D)   10.4 (A)   10.5 (B)   10.6 (A)   10.7 (B)   10.8 (A)   10.9 (C)   10.10 (B)

F92

10.11 Ursachen einer Eisenmangelanämie sind:

(1) Vitamin-B_{12}-Mangel
(2) Kälteagglutinine
(3) Folsäure-Mangel
(4) Achlorhydrie bei Gastritis
(5) Meno-/Metrorrhagien

(A) nur 1 und 3 sind richtig
(B) nur 4 und 5 sind richtig
(C) nur 1, 2 und 3 sind richtig
(D) nur 2, 4 und 5 sind richtig
(E) 1 – 5 = alle sind richtig

H95

10.12 Die Reaktion des Knochenmarks auf eine chronische, blutungsbedingte Anämie ist:

(A) erythropoetische Hyperplasie mit zytoplasmatischen Reifungsstörungen
(B) erythropoetische Hyperplasie vom megaloblastischen Typ
(C) Erythroblastenausschwemmung mit konsekutiver Erythroblastophthise
(D) Bildung von Ringsideroblasten wegen überstürzter Hämoglobinsynthese
(E) Vermehrung der Fettzellen im hämatopoetischen Gewebe

H96

10.13 Neugeborene mit einer durch Inkompatibilität der Rhesusfaktoren hervorgerufenen Anämie müssen u. a. mit einer Eisensubstitution behandelt werden,

weil

aus der durch eine Rhesusfaktor-Inkompatibilität bedingten hämolytischen Anämie ein Eisendefizit des Neugeborenen resultiert.

11 Grundlagen zur Pathologie des Endokriniums

11.1 Überfunktionssyndrome

H89

11.1 Ein Cushing-Syndrom kann verursacht werden durch:

(1) Bronchialkarzinome
(2) basophile Adenome der Hypophyse
(3) NNR-Adenome
(4) NNR-Karzinome

(A) nur 2 ist richtig
(B) nur 2 und 3 sind richtig
(C) nur 3 und 4 sind richtig
(D) nur 2, 3 und 4 sind richtig
(E) 1 – 4 = alle sind richtig

H90

11.2 Bei der Basedow-Struma (Hyperthyreose) ist der Kolloidgehalt der Schilddrüse

(A) erheblich eingedickt
(B) mit Eosin kräftig anfärbbar
(C) stark vermehrt
(D) normal
(E) stark reduziert

F96

11.3 Welche Aussage trifft **nicht** zu?

Der M. Basedow

(A) ist mit der Bildung von Autoantikörpern gegen den TSH-Rezeptor verbunden
(B) geht typischerweise mit einer Struma diffusa einher
(C) ist mit einem signifikant erhöhten Risiko für ein Schilddrüsenkarzinom verbunden
(D) geht mit einer erhöhten T3- bzw. T4-Konzentration im Serum einher, während die TSH-Konzentration erniedrigt ist
(E) kann durch extrathyroidale Folgen bzw. Symptome lebensbedrohlich sein

10.11 (B)   10.12 (A)   10.13 (E)   11.1 (E)   11.2 (E)   11.3 (C)

11.2 Anpassungshyperplasien

[F99]

11.4 Die Fibroosteoklasie ist eine typische Folgeerscheinung

(A) eines primären Hypoparathyreoidismus
(B) eines sekundären Hyperparathyreoidismus
(C) eines Fibroms
(D) einer Vitamin-D-Überdosierung
(E) einer Rachitis

[F00]

11.5 Welche Aussage trifft für die Hyperkalzämie **nicht** zu?

(A) Sie tritt oft nach operativer Entfernung der Epithelkörperchen auf.
(B) Sie kann eine metastatische Verkalkung von Geweben verursachen.
(C) Sie kann zu einer Nephrolithiasis führen.
(D) Sie kann durch osteolytische Metastasen entstehen.
(E) Es kann zu Gastroduodenalulzera kommen.

[F93]

11.6 Voraussetzungen zur Entstehung eines proportionierten Riesenwuchses sind:

(1) Hypophysenadenom
(2) STH-Erhöhung
(3) Nebennierenadenom
(4) Verknöcherung der Epiphysenfugen

(A) nur 2 ist richtig
(B) nur 1 und 2 sind richtig
(C) nur 3 und 4 sind richtig
(D) nur 1, 2 und 3 sind richtig
(E) 1–4 = alle sind richtig

[F95]

Ordnen Sie den in Liste 1 aufgeführten, durch Hypophysenadenome überschießend gebildeten Hormonen den jeweils entsprechenden Folgezustand aus Liste 2 zu!

Liste 1

11.7 STH

11.8 ACTH

Liste 2

(A) Schwarz-Bartter-Syndrom
(B) M. Cushing
(C) Galaktorrhö-Amenorrhö-Syndrom
(D) Gigantismus/Akromegalie
(E) Waterhouse-Friderichsen-Syndrom

11.2 Anpassungshyperplasien

[H95]

11.9 Wodurch wird eine Nebenschilddrüsenhyperplasie ausgelöst?

(A) persistierender Iodmangel
(B) persistierende Hypokalzämie
(C) persistierende Hyperkalzämie
(D) basophiles Hypophysenadenom
(E) eosinophiles Hypophysenadenom

[H96] !

11.10 Der sekundäre Hyperparathyreoidismus

(1) führt zu einer chronischen Calciummobilisation aus dem Knochen
(2) entsteht meist auf dem Boden einer chronischen Niereninsuffizienz
(3) führt häufig durch Dauerstimulation der Nebenschilddrüse zur Entstehung eines Nebenschilddrüsenkarzinoms

(A) nur 1 ist richtig
(B) nur 2 ist richtig
(C) nur 1 und 2 sind richtig
(D) nur 1 und 3 sind richtig
(E) nur 2 und 3 sind richtig

11.4 (B)   11.5 (A)   11.6 (B)   11.7 (D)   11.8 (B)   11.9 (B)   11.10 (C)

[H93]

11.11 Bei Iodmangel kommt es zu einer Struma,

weil

bei Iodmangel durch eine vermehrte TSH-Sekretion eine kompensatorische Hyperplasie des Schilddrüsengewebes induziert wird.

[F89]

11.12 Welche der folgenden histologischen Merkmale sind für die Struma colloides diffusa charakteristisch?

(1) prall mit Kolloid gefüllte Follikel
(2) flaches Follikelepithel
(3) zellreiches Granulationsgewebe mit zahlreichen Riesenzellen
(4) papillär aufgefaltetes Follikelepithel

(A) nur 1 und 2 sind richtig
(B) nur 2 und 3 sind richtig
(C) nur 1, 2 und 3 sind richtig
(D) nur 1, 2 und 4 sind richtig
(E) nur 1, 3 und 4 sind richtig

11.3 Unterfunktionssyndrome

[F88]

11.13 Welche der aufgeführten Angaben treffen für das adrenogenitale Syndrom (AGS) **nicht** zu?

(A) Es kommt beim Nebennierenrindenkarzinom vor.
(B) Es kommt als angeborener Defekt von Hydroxylasen vor.
(C) Es führt beim weiblichen Geschlecht zur Pubertas praecox.
(D) Es kommt bei gutartigen Nebennierenrindentumoren (reinen Adenomen) vor.
(E) Es kann zur Hodenhypoplasie führen.

[H91]

11.14 Beim Sheehan-Syndrom handelt es sich um eine

(A) STH-Überproduktion in der Postmenopause
(B) verminderte ICSH-Produktion bei Knaben in der Pubertät
(C) primäre Amenorrhoe bei LH-Mangel
(D) Überfunktion der Hypophyse bei chromophobem Adenom
(E) Keine der Aussagen (A)–(D) trifft zu.

[F89]

11.15 Bei der testikulären Feminisierung kommt es trotz des Vorliegens von Testes zur Ausbildung eines Uterus,

weil

bei der testikulären Feminisierung aufgrund eines genetischen Defektes zu wenig Testosteron gebildet wird.

11.4 Fragen aus Examen Herbst 2000

[H00]

11.16 Welche Aussage zur Iodmangelstruma trifft **nicht** zu?

(A) Sie geht grundsätzlich mit einer hyperthyreoten Stoffwechsellage einher.
(B) Sie tritt bevorzugt in Gebirgsregionen auf.
(C) Sie kann zu regressiven Veränderungen führen.
(D) Es kommt zu einer Hyperplasie der Follikelepithelien.
(E) Sie kann eine Kompression der Trachea zur Folge haben.

[H00]

11.17 Welche Veränderung passt **nicht** zum M. Cushing, der primär hypothalamisch-hypophysären Form des Cushing-Syndroms?

(A) Stammfettsucht
(B) Osteoporose
(C) Steroiddiabetes
(D) arterielle Hypotonie
(E) Nebennierenrindenhyperplasie

11.11 (A)   11.12 (A)   11.13 (C)   11.14 (E)   11.15 (E)   11.16 (A)   11.17 (D)

12 Pathologie wichtiger Stoffwechselkrankheiten

12.1 Diabetes mellitus

[F00]
12.1 Die noduläre Glomerulosklerose Kimmelstiel-Wilson ist Folge oder Ausdruck

(A) einer generalisierten Amyloidose
(B) einer allgemeinen Atherosklerose bei LDL-Rezeptormangel
(C) einer Synthese- und Abbaustörung der glomerulären Basalmembran bei Diabetes mellitus
(D) des Endzustandes einer Glomerulonephritis
(E) einer Nierenschädigung bei Spätgestose (Eklampsie)

[H88]
12.2 Welche Aussage trifft **nicht** zu?

Ein Diabetes mellitus disponiert zu:

(A) Herzinfarkt
(B) Pyelonephritis
(C) Spondylarthropathia deformans
(D) Atherosklerose der peripheren Extremitätenarterien
(E) Arteriolosklerose, z.B. in den Nieren

[H90]
12.3 Worauf ist eine diabetische Retinopathie zurückzuführen?

(A) primäre Degeneration der Stäbchen
(B) primäre Degeneration der Zapfen
(C) primäre Degeneration des Pigmentepithels
(D) Kataraktbildung
(E) aneurysmatische Mikroangiopathie der Netzhautgefäße

[H99]
12.4 Welche Aussage über den Typ-I-Diabetes trifft **nicht** zu?

Er

(A) weist nach akutem Krankheitsbeginn eine lymphozytäre Infiltration von Langerhans-Inseln des Pankreas auf
(B) geht charakteristischerweise mit einer Inselamyloidose vom AE-Typ einher
(C) ist histologisch durch den weitgehenden Verlust von B-Zellen der Pankreasinseln gekennzeichnet
(D) kann zur Proteinurie führen
(E) kann durch eine Netzhautablösung kompliziert werden

[F89] **!**
12.5 Welche Aussagen treffen zu?

Beim Diabetes mellitus können Glykogenablagerungen auftreten in

(1) der Skelettmuskulatur
(2) der Basalmembran kleiner Gefäße
(3) den Leberzellkernen
(4) Epithelien proximaler Nierentubuli

(A) Keine der Aussagen 1–4 ist richtig.
(B) nur 1 ist richtig
(C) nur 2 ist richtig
(D) nur 3 und 4 sind richtig
(E) 1–4 = alle sind richtig

[H89]
12.6 Der Diabetes mellitus kann mit folgenden typischen Veränderungen verbunden sein:

(1) Abmagerung mit Muskelschwund
(2) Adipositas
(3) Katarakt
(4) Fettleber

(A) Keine der Aussagen 1–4 ist richtig
(B) nur 1 ist richtig
(C) nur 3 ist richtig
(D) nur 2 und 4 sind richtig
(E) 1–4 = alle sind richtig

12.1 (C)   12.2 (C)   12.3 (E)   12.4 (B)   12.5 (D)   12.6 (E)

[H92]

12.7 Welche morphologischen Nierenveränderungen sprechen für das langjährige Bestehen eines Diabetes mellitus?

(1) noduläre Glomerulosklerose
(2) Arteriolosklerose
(3) Halbmondbildung
(4) diffuse mesangiale Sklerose

(A) nur 1 und 2 sind richtig
(B) nur 1 und 3 sind richtig
(C) nur 2 und 4 sind richtig
(D) nur 1, 2 und 4 sind richtig
(E) nur 2, 3 und 4 sind richtig

12.2 Gicht

[H99]

12.8 Welche Aussage über die Gicht trifft **nicht** zu?

Sie

(A) ist häufiger bei Männern als bei Frauen
(B) beruht in der Mehrzahl der Fälle auf einem Uroporphyrinogen-Decarboxylase-Defekt
(C) kann zur Entwicklung subkutaner Tophi führen
(D) geht mit Hyperurikämie einher
(E) führt oft zu einer Entzündung im 1. Metatarsophalangealgelenk

[H92]

12.9 Beim akuten Gichtanfall entwickelt sich am Orte frischer Uratablagerungen eine granulozytäre Entzündungsreaktion,

weil

der akute Gichtanfall durch eine bakterielle Infektion kompliziert ist.

[F97]

12.10 Welche der folgenden Aussagen über die Gicht treffen zu?

(1) Es handelt sich um eine lokale Störung des Purinstoffwechsels.
(2) Die bei der Gicht auftretenden Nierensteine sind Folge einer Hyperurikämie.
(3) Gichttophi entsprechen dystrophischen Verkalkungen im Bereich des Großzehengrundgelenks.
(4) Gichttophi gehen mit Fremdkörpergranulomen einher.
(5) Der akute Gichtanfall ist meist im Bereich des Großzehengrundgelenks lokalisiert.

(A) nur 2 und 4 sind richtig
(B) nur 4 und 5 sind richtig
(C) nur 1, 2 und 3 sind richtig
(D) nur 2, 4 und 5 sind richtig
(E) 1–5 = alle sind richtig

[H97] **!**

12.11 Was ist der essentielle Bestandteil eines Gichttophus?

(A) Fettsäuren
(B) Calciumphosphat
(C) Cholesterinmonohydrat
(D) Cholesterin
(E) keine der in (A)–(D) genannten Substanzen

12.12 Als Podagra bezeichnet man

(A) heftige, von einem traumatischen Neurom ausgehende Schmerzanfälle am Großzehengrundgelenk
(B) eine anfallsweise schmerzhafte Schwellung des Großzehengrundgelenkes bei Arthritis urica
(C) einen schmerzhaften Infarkt der Großzehe
(D) eine schmerzhafte Schwellung der kleinen Finger- und Zehengelenke bei rheumatoider Arthritis
(E) eine schmerzhafte, häufig vom Nagelbett ausgehende Phlegmone der Großzehe

---

12.7 (D)   12.8 (B)   12.9 (C)   12.10 (D)   12.11 (E)   12.12 (B)

12.3 Hämochromatose

[F00]

12.13 Welche Aussage trifft für die familiäre Hämochromatose **nicht** zu?

(A) Sie führt zur Eisenspeicherung zuerst und vorwiegend in Makrophagen.
(B) Sie kann eine Leberzirrhose hervorrufen.
(C) Sie wird mittels Aderlasstherapie behandelt.
(D) Sie kann in der Korpusschleimhaut des Magens diagnostiziert werden.
(E) Es besteht eine unangemessene enterale Eisenaufnahme.

[H95] *!*

12.14 Welche Aussage trifft für die Hämochromatose **nicht** zu?

(A) Männer erkranken früher als Frauen.
(B) Es handelt sich um ein autosomal rezessiv vererbtes Leiden.
(C) Die Eisenspeicherung beginnt in Zellen des Monozyten-Makrophagen-Systems.
(D) Es besteht für den Patienten ein gesteigertes Risiko, an einem hepatozellulären Karzinom zu erkranken.
(E) Eine typische Komplikation ist der Diabetes mellitus.

[H98] *!*

12.15 Welche Aussage trifft **nicht** zu?

Die genetisch bedingte Hämochromatose

(A) kann zu einer Leberzirrhose führen
(B) kann einen Hypogonadismus zur Folge haben
(C) geht mit einem erhöhten Karzinomrisiko der Leber einher
(D) kann durch Mitbeteiligung der Adenohypophyse zu einem Diabetes insipidus führen
(E) kann bei einer Herzbeteiligung zu Rhythmusstörungen und Herzinsuffizienz führen

12.4 Grundlagen angeborener Stoffwechseldefekte

[F96]

12.16 Beim M. Gaucher sind Leber und Milz stark vergrößert,

weil

beim M. Gaucher durch einen genetisch bedingten Mangel an Glukozerebrosidase in Zellen des Monozyten-Makrophagen-Systems Glukozerebrosid gespeichert wird.

[H96]

12.17 Die Ochronose

(1) ist durch eine Dunkelfärbung von Knorpel und Sehnen charakterisiert
(2) geht mit einer Ablagerung doppelbrechender Kristalle in der Synovialis einher
(3) ist durch eine Ausscheidung von Homogentisinsäure charakterisiert
(4) ist mit einer Homozystinurie verbunden
(5) tritt im Gefolge einer Hyperurikämie auf

(A) nur 1 ist richtig
(B) nur 1 und 3 sind richtig
(C) nur 1 und 4 sind richtig
(D) nur 2 und 4 sind richtig
(E) nur 2 und 5 sind richtig

[F93]

12.18 Bei der Glykogenose vom Typ I

(A) handelt es sich um eine intrauterin erworbene Stoffwechselkrankheit
(B) sind Leber und Nieren stark vergrößert
(C) entwickelt sich spätestens in der 3. Lebensdekade eine schwere Atherosklerose
(D) besteht eine angeborene Atrophie des Inselapparates des Pankreas mit weitgehendem Schwund der B-Zellen
(E) weisen die Langerhansschen Inseln des Pankreas häufig eine perikapilläre Amyloidablagerung auf

---

12.13 (A)   12.14 (C)   12.15 (D)   12.16 (A)   12.17 (B)   12.18 (B)

[F97]

12.19 Welche der folgenden Erkrankungen ist eine lysosomale Glykogenspeicherkrankheit?

(A) M. Wilson
(B) M. v. Gierke
(C) M. McArdle
(D) M. Pompe
(E) M. Pfaundler-Hurler

12.5 Fragen aus Examen Herbst 2000

[H00]

12.20 Folge des Diabetes mellitus Typ I kann **nicht** sein:

(A) Katarakt
(B) Proteinurie
(C) Gangrän der unteren Extremität
(D) Inselamyloidose
(E) (proliferierende) Retinopathie

[H00]

12.21 Welche Aussage über die primäre Hämochromatose trifft **nicht** zu?

(A) Sie ist eine monogenetisch bedingte Stoffwechselerkrankung.
(B) Sie geht primär mit einer Ablagerung toxischen Eisens im Interstitium zahlreicher Organe einher.
(C) Es besteht ein erhöhtes Leberkarzinomrisiko.
(D) Pathogenetisch relevant ist eine deregulierte Eisenresorption im Darm.
(E) Männer erkranken häufiger als Frauen.

13 Grundlagen der Pathologie der Atmung

13.1 Äußere und innere Atmung und ihre Störungen

13.2 Störungen der Transportkapazität des Blutes

Zu den Lernzielen **13.1** und **13.2** existieren keine Fragen. Erläuterungen s. Lerntext XIII.1.

13.3 Ventilationsstörungen

[F98] **!**

13.1 Restriktive Ventilationsstörungen können bedingt sein durch:

(1) Zwerchfellhochstand
(2) Kyphoskoliose
(3) Pleuraerguß
(4) Ventilpneumothorax

(A) Keine der Aussagen 1–4 ist richtig
(B) nur 1 ist richtig
(C) nur 2 und 3 sind richtig
(D) nur 1, 2 und 3 sind richtig
(E) 1–4 = alle sind richtig

[H97] **!**

13.2 Obstruktive Ventilationsstörungen können bedingt sein durch:

(1) retrosternale Struma
(2) Larynxtumor
(3) akutes Larynxödem
(4) Bronchiolitis

(A) nur 1 und 4 sind richtig
(B) nur 2 und 3 sind richtig
(C) nur 1, 2 und 3 sind richtig
(D) nur 1, 2 und 4 sind richtig
(E) 1–4 = alle sind richtig

12.19 (D)   12.20 (D)   12.21 (B)   13.1 (E)   13.2 (E)

13.4 Perfusionsstörungen

[F89]

13.3 Welche Aussage trifft **nicht** zu?

Das senile Lungenemphysem

(A) geht mit einer Atrophie des Lungengewebes einher
(B) führt zu einer Vergrößerung und Erschlaffung der Lunge
(C) ist ein diffuses Emphysem
(D) führt zu einer Reduzierung der Alveolarsepten und Kapillarnetze
(E) hat fast immer ein Cor pulmonale zur Folge

[H93]

13.4 Ein interstitielles Lungenemphysem kann typischerweise bedingt sein durch

(A) künstliche Beatmung Frühgeborener
(B) chronischen Nikotinabusus
(C) genetisch bedingten α_1-Antitrypsinmangel
(D) Infektion der Lunge durch Gasbranderreger
(E) Keine der Aussagen (A)–(D) trifft zu.

[F93]

13.5 Als Folgeerscheinungen des chronischen sekundären Lungenemphysems kommen vor:

(1) Pneumothorax
(2) α_1-Antitrypsin-Mangel
(3) Zwerchfelltiefstand
(4) Mesotheliom

(A) nur 3 ist richtig
(B) nur 1 und 3 sind richtig
(C) nur 1, 2 und 3 sind richtig
(D) nur 1, 2 und 4 sind richtig
(E) 1–4 = alle sind richtig

[F95]

13.6 Zu den Folgen einer chronischen Bronchitis und Bronchiolitis gehören:

(1) Lungenemphysem
(2) Bronchiektasen
(3) Atelektasen
(4) Bronchopneumonie
(5) Broncho- und Bronchiolostenosen

(A) nur 4 ist richtig
(B) nur 1 und 4 sind richtig
(C) nur 1, 2 und 5 sind richtig
(D) nur 1, 2, 3 und 4 sind richtig
(E) 1–5 = alle sind richtig

[H96]

13.7 Welche der angegebenen Erkrankungen kommt **nicht** als Folge der chronischen Bronchitis in Frage?

(A) Bronchiektasie
(B) Lungenemphysem
(C) Bronchopneumonie
(D) Cor pulmonale
(E) Bronchuskarzinoid

[F94] [F92]

13.8 Beim α_1-Antitrypsin-Mangel

(1) handelt es sich um einen genetisch bedingten Defekt des α_1-Proteaseinhibitors
(2) kann ein Lungenemphysem entstehen
(3) kommt es zum verminderten Elastinabbau

(A) nur 1 ist richtig
(B) nur 1 und 2 sind richtig
(C) nur 1 und 3 sind richtig
(D) nur 2 und 3 sind richtig
(E) 1–3 = alle sind richtig

[F91]

13.9 Eine Resorptionsatelektase entsteht durch

(A) einen Bronchusverschluß
(B) einen Pleuraerguß
(C) einen Pneumothorax
(D) ein Pleuraempyem
(E) eine Lymphangiosis carcinomatosa der Lunge

13.3 (E)   13.4 (A)   13.5 (B)   13.6 (E)   13.7 (E)   13.8 (B)   13.9 (A)

[F96]

13.10 Welche Aussage trifft **nicht** zu?

Typische Ursachen von Atelektasen sind:

(A) katarrhalische Bronchitis
(B) Bronchialkarzinom
(C) Pleuraempyem
(D) Pneumothorax
(E) eitrige Bronchiolitis

[F90]

13.11 Das Atemnotsyndrom des Neugeborenen ist morphologisch gekennzeichnet durch

(1) interstitielle plasmazelluläre Infiltrate
(2) intravasale Mikrothromben
(3) hyaline Membranen
(4) Atelektasen

(A) nur 2 ist richtig
(B) nur 3 ist richtig
(C) nur 3 und 4 sind richtig
(D) nur 2, 3 und 4 sind richtig
(E) 1–4 = alle sind richtig

[F93]

13.12 Atelektasen finden sich nur bei Frühgeborenen,

weil

der Antiatelektasefaktor (surfactant) erst gegen Ende der Fetalzeit gebildet wird.

13.5 Diffusionsstörungen

Zum Lernziel **13.5** existieren Fragen im Zusammenhang mit den Kapiteln **9.8** (Herzinsuffizienz, Lerntext IX.8) und **9.9** (Schock, Lerntext IX.9).

13.6 Folgeveränderungen chronischer Lungenerkrankungen

[H98]

13.13 Welche Aussage trifft **nicht** zu?

Als eine Ursache für ein Cor pulmonale werden angesehen:

(A) Pneumokoniosen
(B) diffuse Lungenfibrosen
(C) Lungentuberkulose
(D) Lungenemphysem
(E) Endokarditis

13.7 Fragen aus Examen Herbst 2000

[H00]

13.14 Keine Ursache einer pulmonalen Hypertension ist:

(A) Silikose
(B) multiple Lungenarterienembolien
(C) intrakardialer Rechts-Links-Shunt
(D) längerer Aufenthalt in großer Höhe
(E) Lungenemphysem

[H00]

13.15 Welche Aussage über den α_1-Antitrypsin-Mangel trifft **nicht** zu?

(A) Er ist Folge einer Unfähigkeit der Leber, Kupfer in die Galle zu sezernieren.
(B) Er kann zu einer Leberzirrhose führen.
(C) Histologisches Kennzeichen sind hyaline, PAS-positive intrazytoplasmatische Einschlüsse in Hepatozyten.
(D) Er ist typischerweise mit einem Lungenemphysem verbunden.
(E) Er kann anhand einer Leberbiopsie diagnostiziert werden.

14 Grundlagen der Pathologie der Leber

14.1 Hepatitis

H99 !

14.1 Welcher histologische Befund ist bei einer akuten Virushepatitis **nicht** zu erwarten?

(A) Kupffer-Zellproliferation
(B) disseminierte Einzelzellnekrosen
(C) ballonierte Hepatozyten
(D) plurivakuoläre Leberzellverfettung
(E) (peri-)portale entzündliche Reaktion

F87

14.2 Welches/welche Pigment(e) wird/werden bei Virushepatitis in den Kupfferschen Sternzellen gefunden?

(A) nur Gallenfarbstoff
(B) nur Siderin
(C) Siderin und Zeroidpigment
(D) Bilirubin und Melanin
(E) keines der oben angegebenen Pigmente

H95

14.3 Welche Aussage trifft **nicht** zu?

Zu den typischen histologischen Merkmalen einer akuten Hepatitis epidemica gehören:

(A) diffuse Kupffer-Zellproliferation
(B) disseminierte Einzelzellnekrosen
(C) ballonierte Hepatozyten
(D) plurivakuoläre Leberzellverfettung
(E) (peri-)portale entzündliche Reaktion

F94

14.4 Folgen einer Infektion mit Hepatitis-B-Viren können sein:

(1) primäre biliäre Zirrhose
(2) chronische aggressive Hepatitis
(3) chronische persistierende Hepatitis
(4) Leberzell-Karzinom

(A) nur 1 und 2 sind richtig
(B) nur 3 und 4 sind richtig
(C) nur 1, 2 und 3 sind richtig
(D) nur 2, 3 und 4 sind richtig
(E) 1–4 = alle sind richtig

H96

14.5 Bei einer ausgeprägten chronischen aktiven Hepatitis

(1) sind die lymphoplasmazellulären Infiltrate auf die Periportalfelder beschränkt
(2) ist die Grenzlamelle zwischen periportalen Feldern und Parenchym durchbrochen
(3) treten Mottenfraßnekrosen auf
(4) kommt es zur Fibroblastenproliferation mit Faserneubildung

(A) nur 1 ist richtig
(B) nur 2 ist richtig
(C) nur 1 und 4 sind richtig
(D) nur 2 und 3 sind richtig
(E) nur 2, 3 und 4 sind richtig

14.2 Leberzirrhose

H89

14.6 Welche Aussage trifft **nicht** zu?

Eine Leberzirrhose ist charakterisiert durch:

(A) fortschreitende Läppchenzerstörung
(B) knotige Regeneration und Ausbildung sog. Pseudolobuli
(C) Störung der intrahepatischen Blutzirkulation
(D) gesteigerte Mitoserate der Leberparenchymzellen
(E) Schwund der Kupfferschen Sternzellen

14.1 (D)   14.2 (C)   14.3 (D)   14.4 (D)   14.5 (E)   14.6 (E)

H90

14.7 Bei einer posthepatitischen Leberzirrhose findet man

(1) sogenannte Gallengangsregenerate
(2) einen Umbau des rechten oder des linken Leberlappens
(3) knotige Parenchymregenerate

(A) nur 1 ist richtig
(B) nur 3 ist richtig
(C) nur 1 und 3 sind richtig
(D) nur 2 und 3 sind richtig
(E) 1–3 = alle sind richtig

H98

14.8 Mega-/Riesenmitochondrien in Leberzellen finden sich typischerweise bei

(A) akuter gelber Leberdystrophie
(B) chronischer aktiver Virushepatitis B
(C) primärer biliärer Zirrhose
(D) chronischer alkoholtoxischer Leberschädigung
(E) chronischer Cholangitis

H98

14.9 Welche Aussage trifft **nicht** zu?

Die Alkoholhepatitis

(A) ist durch eine granulozytäre Entzündungsreaktion gekennzeichnet
(B) geht in der Regel mit einer Verfettung der Hepatozyten einher
(C) ist durch pathognomonische, sog. Councilman-Körperchen charakterisiert
(D) kann zu einer läppchenzentralen Maschendrahtfibrose führen
(E) kann eine Leberzirrhose zur Folge haben

H95

14.10 Welche Aussage trifft **nicht** zu?

Die primäre biliäre Leberzirrhose

(A) ist eine autoaggressive Erkrankung
(B) beginnt als chronische, destruierende nichteitrige Cholangitis
(C) tritt typischerweise bei jungen Männern auf
(D) kann mit einem Ikterus einhergehen
(E) kann zu einer portalen Hypertension führen

H97

14.11 Welche der folgenden Erkrankungen kommt ursächlich für die Entstehung eines Aszites **nicht** in Frage?

(A) nephrotisches Syndrom
(B) Peritonealkarzinose
(C) Hypoaldosteronismus
(D) Leberzirrhose
(E) Rechtsherzinsuffizienz

14.3 Fettleber

F87

14.12 Welche Aussage trifft **nicht** zu?

Histologische Merkmale einer alkoholischen Leberschädigung können sein:

(A) Fettleberhepatitis
(B) Siderose der Kupfferschen Sternzellen
(C) Mallory-Körperchen
(D) Lipofuszinose
(E) Bindegewebsvermehrung

H89

14.13 Eine Steatosis hepatis (totale Fettleber) ist makroskopisch durch eine teigige Konsistenz und einen gelblichen Schnittflächenaspekt gekennzeichnet,

weil

bei einer Steatosis hepatis zahlreiche Fettzellen zwischen die Leberparenchymzellen eingelagert sind.

14.4 Fragen aus Examen Herbst 2000

H00

14.14 Verfettung der Leber (Steatose) kommt **nicht** gehäuft vor bei

(A) Alkoholabusus (oder „Alkoholikern")
(B) Adipositas
(C) Diabetes mellitus
(D) Proteinmangelernährung
(E) akuter Virushepatitis A

14.7 (C) 14.8 (D) 14.9 (C) 14.10 (C) 14.11 (C) 14.12 (D) 14.13 (C) 14.14 (E)

15 Grundlagen der Pathologie der Verdauung

15.1 Pathologie der Nahrungsaufnahme

Zum Lernziel **15.1** existieren keine Fragen. Erläuterungen siehe Lerntext XV.1.

15.2 Entzündungen

[H99]

15.1 Welche Aussage über die Typ-A-Gastritis trifft **nicht** zu?

Sie

(A) ist autoimmun bedingt
(B) ist im Corpus ventriculi lokalisiert
(C) kann eine perniziöse Anämie zur Folge haben
(D) geht typischerweise mit einer Belegzellhyperplasie einher
(E) kann die Entstehung oft multizentrischer Karzinoide mit relativ günstiger Prognose zur Folge haben

[H94]

15.2 Bei welcher Form der Gastritis treten in der Magenschleimhaut Epithelien auf, die an der Oberfläche einen sog. Bürstensaum tragen?

(A) chronische atrophische Gastritis mit intestinaler Metaplasie
(B) chronische aktive Gastritis, assoziiert mit Helicobacter pylori
(C) Gastritis hypertrophicans gigantea Ménétrier
(D) granulomatöse Gastritis bei M. Crohn
(E) Gastritis bei Zollinger-Ellison-Syndrom

[H93]

15.3 Wichtigster pathogenetischer Faktor für die Entstehung der prädominanten Korpusgastritis (Gastritis Typ A) ist

(A) ein Galle-Reflux
(B) eine Infektion mit Helicobacter pylori
(C) ein chronischer Alkoholabusus
(D) die Bildung von Antikörpern gegen Belegzellen
(E) ein Vitamin-B_{12}-Mangel

15.3 Substanzdefekte

[H94] [F86]

15.4 Bei multiplen Erosionen der Magenschleimhaut kann es zu einer massiven gastrointestinalen Blutung kommen,

weil

Erosionen der Magenschleimhaut bis in die Submukosa und damit an die dort verlaufenden arteriellen Blutgefäße reichen.

[H99]

15.5 Welche Aussage über das floride Magenulkus trifft **nicht** zu?

Es

(A) kann die Folge einer bakteriellen Infektion sein
(B) wird durch duodenogastralen Reflux begünstigt
(C) kann durch toxisch-chemische Faktoren induziert werden
(D) ist definiert als Schleimhautdefekt ohne Destruktion der Muscularis mucosae
(E) ist häufig im Antrum lokalisiert

[F98] [H95] !

15.6 Welche Aussage trifft **nicht** zu?

Folgende Befunde können bei einem chronischen Ulcus pepticum duodeni erhoben werden:

(A) Penetration in das Pankreasgewebe
(B) narbige Raffung der Bulbusschleimhaut
(C) Hyperplasie der Belegzellen der Magenschleimhaut
(D) atrophische Gastritis
(E) Arrosion der A. pancreaticoduodenalis sup.

15.1 (D)   15.2 (A)   15.3 (D)   15.4 (C)   15.5 (D)   15.6 (D)

15.7 Komplikationen des chronischen Ulcus pepticum duodeni können sein:

(1) Arrosionsblutung
(2) Narbenstenosen
(3) Perforation
(4) maligne Entartung (Ulkuskarzinom)

(A) nur 1 und 2 sind richtig
(B) nur 2 und 3 sind richtig
(C) nur 1, 2 und 3 sind richtig
(D) nur 1, 3 und 4 sind richtig
(E) 1 – 4 = alle sind richtig

15.8 **Nicht** zur morphologischen Definition eines chronischen Ulcus ventriculi gehört:

(A) das Vorkommen von Siegelringzellen im Ulkusrand
(B) Granulationsgewebe
(C) eine fibrinoide Nekrose
(D) ein Epitheldefekt
(E) Narbengewebe

15.4 Malassimilationssyndrom

15.9 Der **am wenigsten** wahrscheinliche Befund bei der Zöliakie ist:

(A) bakterielle Infektion des Zottenstromas durch intrazellulär wachsende Erreger
(B) Verkürzung der Schleimhautzotten
(C) intraepitheliale lymphozytäre Infiltration der Schleimhaut
(D) Verlängerung der Schleimhautkrypten
(E) gesteigerte mitotische Aktivität der Schleimhautepithelien

15.10 Bei der Sprue tritt typischerweise eine Atrophie der Dünndarmzotten auf,

weil

bei der einer Sprue zugrundeliegenden Gluten-Überempfindlichkeit die regeneratorische Proliferation des Dünndarmepithels eingeschränkt ist.

15.11 Bei der akuten Pankreatitis stehen kausal-pathogenetisch im Vordergrund:

(1) Virusinfektionen
(2) biliäre Leberzirrhose
(3) chronischer Alkoholismus
(4) Gallenwegserkrankungen

(A) nur 1 und 2 sind richtig
(B) nur 2 und 4 sind richtig
(C) nur 3 und 4 sind richtig
(D) nur 1, 2 und 3 sind richtig
(E) nur 2, 3 und 4 sind richtig

15.12 Die bei akuter Pankreatitis entstehenden enzymatischen Fettgewebsnekrosen zeigen eine weißliche Farbe,

weil

sich Kalzium mit den Triglyzeriden der Fettzellen zu Kalkseifen verbindet.

15.5 Tumoren

15.13 Bei der Frage nach der Dignität eines 2 cm im Durchmesser großen villösen Adenoms des Dickdarms genügt die Entnahme einer sog. Knipsbiopsie,

weil

die maligne Entartung villöser Dickdarm-Adenome von 2 cm Durchmesser grundsätzlich gleichzeitig in allen Regionen des Adenoms auftritt.

15.14 Bei welcher der nachstehend aufgeführten Veränderungen ist die Inzidenz kolorektaler Karzinome am größten?

(A) solitäres tubuläres Adenom
(B) solitäres villöses Adenom
(C) Colitis ulcerosa
(D) M. Crohn
(E) familiäre Adenomatosis coli

15.7 (C)   15.8 (A)   15.9 (A)   15.10 (C)   15.11 (C)   15.12 (C)   15.13 (E)   15.14 (E)

[H98]

15.15 Die meisten kolorektalen Karzinome entstehen aus

(A) entzündlichen Polypen
(B) Peutz-Jeghers-Polypen
(C) hyperplastischen Polypen
(D) Adenomen
(E) juvenilen Polypen

[F91]

15.16 Welcher histologische Differenzierungs- bzw. Wachstumstyp wird beim Magenkarzinom kaum beobachtet?

(A) Siegelringzellkarzinom
(B) Adenokarzinom vom intestinalen Typ
(C) Gallertkarzinom
(D) Plattenepithelkarzinom
(E) szirrhöses Karzinom

[H96]

15.17 Das Frühkarzinom des Magens kann noch **nicht** zu Metastasen führen,

weil

beim Frühkarzinom des Magens die Tumorzellen die Basalmembran der Magenschleimhaut noch nicht durchbrochen haben.

[F95]

15.18 Folgen des Magenkarzinoms können sein:

(1) Kardiastenose
(2) Pylorusstenose
(3) Anämie
(4) Ulzeration
(5) Kachexie

(A) nur 1 und 3 sind richtig
(B) nur 1 und 4 sind richtig
(C) nur 3, 4 und 5 sind richtig
(D) nur 1, 2, 3 und 5 sind richtig
(E) 1 – 5 = alle sind richtig

15.6 Fragen aus Examen Herbst 2000

[H00]

15.19 Kolonkarzinome

(A) sind am häufigsten im Zökum lokalisiert
(B) sind positiv korreliert mit der familiären Adenomatosis coli
(C) sind überwiegend Plattenepithelkarzinome
(D) kommen bei Vegetariern besonders häufig vor
(E) führen nur selten zu einer Darmobstruktion

[H00]

15.20 Magenkarzinome

(A) setzen eine Hyperchlorhydrie voraus
(B) sind in Japan seltener als in Deutschland
(C) kommen gehäuft bei Patienten mit perniziöser Anämie vor
(D) treten gehäuft in der 4. Lebensdekade auf
(E) nehmen in Deutschland seit 1960 ständig an Häufigkeit zu

[H00]

15.21 Welche Veränderung im Pankreas bzw. Magen lässt die Entwicklung eines Ulcus duodeni eher **unwahrscheinlich** sein?

(A) Belegzellhyperplasie der Fundusschleimhaut
(B) Gastrin bildender Tumor im Pankreas
(C) Helicobacter-Gastritis
(D) G-Zell-Hyperplasie der Antrumschleimhaut
(E) chronische atrophische Gastritis (Typ-A-Gastritis)

15.15 (D) 15.16 (D) 15.17 (E) 15.18 (E) 15.19 (B) 15.20 (C) 15.21 (E)

16 Grundlagen der Pathologie der Ausscheidung

16.1 Störungen des Mundspeichelflusses

Zum Lernziel **16.1** existieren keine Fragen. Erläuterungen dazu s. Lerntext XVI.1.

16.2 Störungen der Gallesekretion

[H86]

16.1 Die Cholelithiasis der Gallenblase ist beim weiblichen Geschlecht häufiger als beim männlichen,

weil

die Cholelithiasis bei Multiparen gehäuft auftritt.

16.3 Harnabflußstörungen

[F97]

16.2 Welche Aussage trifft **nicht** zu?

Infolge einer Pyelonephritis können entstehen:

(A) paranephritische Abszesse
(B) Sepsis
(C) Papillennekrosen
(D) noduläre Glomerulosklerose
(E) Hypertonie

[H93]

16.3 Typische Folgen einer chronischen Niereninsuffizienz sind:

(1) Fibroosteoklasie
(2) fibrinöse Pleuritis
(3) diffuser Alveolarschaden der Lunge
(4) Anämie
(5) Hirnödem

(A) nur 2 ist richtig
(B) nur 2 und 3 sind richtig
(C) nur 1, 2, 3 und 4 sind richtig
(D) nur 1, 3, 4 und 5 sind richtig
(E) 1 – 5 = alle sind richtig

[H93]

16.4 Die akute Harnverhaltung stellt ein typisches Frühsymptom des Prostatakarzinoms dar,

weil

Prostatakarzinome wegen ihrer überwiegend periurethralen Primärlokalisation zur Verengung der Urethra neigen.

[F95]

16.5 Welche Aussage trifft **nicht** zu?

Typische Folgen bzw. Komplikationen der nodulären Prostatahyperplasie sind:

(A) Balkenblase
(B) sog. Pseudodivertikel der Harnblase
(C) aszendierende Pyelonephritis
(D) diffuse Plattenepithelmetaplasie der Harnblasenschleimhaut
(E) Urosepsis

[H96]

16.6 Welche der folgenden Veränderungen steht kausal in **keinem** Zusammenhang mit einer nodulären Prostatahyperplasie?

(A) Balkenharnblase
(B) Pseudodivertikel der Harnblase
(C) Pyelonephritis
(D) Zystitis
(E) Prostatakarzinom

16.4 Mukoviszidose

[H97]

16.7 Welche Aussage trifft **nicht** zu?

Zu den typischen Folgen einer Mukoviszidose gehören:

(A) Schweißdrüsenadenome
(B) Bronchiektasen
(C) Pankreaszysten
(D) Mekoniumileus
(E) Gallengangsektasie

16.1 (B)   16.2 (D)   16.3 (E)   16.4 (E)   16.5 (D)   16.6 (E)   16.7 (A)

17 Grundlagen der Pathologie des Nervensystems

17.1 Besonderheiten des Nervengewebes und seiner Schädigungsmuster

17.1 Typisch für das Hirnödem sind:

(1) Störung der Blut-Hirn-Schranke
(2) Erweiterung perivaskulärer und perizellulärer Räume als histologisches Äquivalent
(3) Astrozytenschwellung
(4) Erweiterung der Hirnventrikel

(A) nur 1 ist richtig
(B) nur 1 und 2 sind richtig
(C) nur 2 und 4 sind richtig
(D) nur 1, 2 und 3 sind richtig
(E) 1 – 4 = alle sind richtig

17.2 Welche Aussage trifft **nicht** zu?

Primäre oder sekundäre mikroskopisch nachweisbare Veränderungen beim generalisierten Hirnödem sind:

(A) Schwellung der Astrozyten(fortsätze)
(B) Markscheidenzerfall
(C) Nekrose der Gliazellen
(D) Amyloidose
(E) Gliafaserbildung

17.3 Welche Aussage trifft **nicht** zu?

Mit klinisch bedeutungsvollen Hirnödemen bzw. Störungen der Blut-Hirn-Schranke muß gerechnet werden bei:

(A) Karzinom-Metastasen im Gehirn
(B) Contusio cerebri
(C) Massenblutung
(D) parainfektiöser Enzephalitis
(E) metachromatischer Leukodystrophie

17.4 Welche Folgen einer Hirnmassenverschiebung werden bei einem Medulloblastom beobachtet?

(1) Einpressung der Kleinhirntonsillen in das Foramen magnum
(2) Einklemmung oberer Anteile des Kleinhirns im Tentoriumschlitz
(3) Kompression des 4. Ventrikels
(4) Einpressung eines Gyrus cinguli unter die Falx cerebelli
(5) Einpressung des Uncus und Gyrus hippocampi unter das Tentorium cerebelli

(A) nur 1, 2 und 3 sind richtig
(B) nur 1, 2 und 5 sind richtig
(C) nur 2, 3 und 5 sind richtig
(D) nur 1, 3, 4 und 5 sind richtig
(E) nur 2, 3, 4 und 5 sind richtig

17.5 Als Folge eines schweren Schädel-Hirn-Traumas kann es zum Hirntod kommen,

weil

ein posttraumatisches Hirnödem durch massive intrakranielle Drucksteigerung einen zerebralen Blutzirkulationsstillstand bewirken kann.

17.6 Ein an seinen Rändern braungelb pigmentierter Defektbereich einer Windungskuppe der Großhirnrinde ist mit hoher Wahrscheinlichkeit

(A) ein bei der Obduktion aufgetretenes Artefakt
(B) ein Restzustand nach kontusioneller Rindenläsion
(C) Folge einer Thrombose einer mittelgroßen Hirnarterie
(D) Folge einer Aneurysmablutung
(E) eine Tabes dorsalis

17.7 Die posttraumatische Syringomyelie kann als Spätfolge einer geschlossenen Rückenmarksverletzung auftreten,

weil

nach Abräumung traumatisch bedingter intramedullärer Blutungen und Nekrosen ein Gewebsdefekt neben dem Zentralkanal zurückbleibt.

17.1 (D)   17.2 (D)   17.3 (E)   17.4 (A)   17.5 (A)   17.6 (B)   17.7 (A)

[H94]

17.8 Gedeckte Schädel-Hirn-Verletzungen können zu einem epiduralen Hämatom führen,

weil

das Verschieben des Großhirns innerhalb der Schädelkalotte zum Einriß von Brückenvenen führen kann.

[H93]

17.9 Die Definition eines Schädelhirntraumas als „offene Gehirnverletzung" setzt voraus:

(1) Es besteht eine Gehirnwunde.
(2) Es besteht eine Kontinuitätsdurchtrennung der Dura mater.
(3) Es blutet aus epiduralen Arterien.
(4) Es besteht eine Liquorrhoe.

(A) nur 1 ist richtig
(B) nur 1 und 2 sind richtig
(C) nur 1 und 3 sind richtig
(D) nur 2 und 3 sind richtig
(E) nur 2, 3 und 4 sind richtig

[H97]

17.10 Unter einem Pyocephalus internus versteht man

(A) eine Sonderform des Hydrozephalus
(B) eine Eiteransammlung in den Hirnkammern
(C) einen zentral im Marklager gelegenen Hirnabszeß
(D) multiple kleine Hirnabszesse
(E) einen Überzug der inneren Hirnhaut, der Leptomeninx, mit Eiter

[H96]

17.11 Aus einer eitrigen (bakteriellen) Leptomeningitis kann eine eitrige Ependymitis entstehen,

weil

über die Foramina Monroi eine Verbindung zwischen inneren und äußeren Liquorräumen besteht.

[F95]

17.12 Epidurale Hämatome führen gewöhnlich innerhalb von Stunden bis wenigen Tagen zu neurologischen Symptomen,

weil

durch den meist als Blutungsquelle epiduraler Hämatome verantwortlichen Riß der A. meningea media wesentliche Rinden- und Markbezirke keine ausreichende Blutversorgung mehr erhalten.

[F94]

17.13 Eine Blutansammlung zwischen Dura mater und Arachnoidea

(A) wird als Subarachnoidalhämatom bezeichnet
(B) kann zu massiver Erhöhung des intrakraniellen Drucks führen
(C) wird auf dem Liquorweg weitergeleitet
(D) ist unresorbierbar
(E) kommt nur parasagittal vor

[F00]

17.14 Welche Aussage über Subarachnoidalblutungen trifft **nicht** zu?

(A) Ursache kann die Ruptur eines Hirnbasisarterienaneurysmas sein.
(B) Sie stellen das morphologische Substrat einer Commotio cerebri dar.
(C) Sie können bei hämorrhagischen Diathesen auftreten.
(D) Sie werden in jedem Lebensalter beobachtet.
(E) Es kann zum Hydrocephalus occlusus kommen.

[H90]

17.15 Welche Aussage trifft **nicht** zu?

Subdurale Hämatome entstehen bei/infolge von

(A) Ruptur der A. meningea media
(B) Ruptur der Brückenvenen
(C) Ruptur corticaler Gefäße, im Rahmen von Prellungsherden
(D) bei gedeckten Hirnverletzungen
(E) bei offenen Hirnverletzungen

17.8 (B) 17.9 (B) 17.10 (B) 17.11 (C) 17.12 (C) 17.13 (B) 17.14 (B) 17.15 (A)

17.1 Besonderheiten des Nervengewebes und seiner Schädigungsmuster

[F97]

Ordnen Sie den Begriffen der Liste 1 die typische Schädel-Hirn-Veränderung der Liste 2 zu.

Liste 1

17.16 Fettembolie

17.17 Schläfenbeinfraktur

Liste 2

(A) Kleinhirnmassenblutung
(B) Purpura cerebri
(C) Status lacunaris cerebri
(D) Epiduralhämatom
(E) Keine der Aussagen (A)–(D) trifft zu.

[H95]

17.18 Ein klinisch etwa 2 Tage vor dem Tod aufgetretener zerebraler Insult mit Hemiparese rechts bei einem 70jährigen Mann soll durch den Obduktionsbefund morphologisch bestätigt werden. Die makroskopische Untersuchung des Gehirns ergibt mehrfache Befunde.

Welcher davon erklärt das geschilderte klinische Bild?

(A) Abflachung aller Großhirnwindungen
(B) Verdickung der weichen Hirnhäute bifrontal
(C) Konsistenzminderung im Bereich der Zentralregion links
(D) ein 6 mm großes Aneurysma der A. communicans anterior
(E) Druckkonus im Bereich beider Kleinhirntonsillen

[H92] *!*

17.19 Schwere Sauerstoffmangelzustände führen im ZNS zu Gewebsnekrosen, wobei die verschiedenen Gewebskomponenten in unterschiedlicher Reihenfolge betroffen werden und zugrunde gehen.

Welche ist die richtige Reihenfolge dieser Sauerstoffmangel-Empfindlichkeit?

(A) Gliazellen-Nervenzellen-Gefäßwandzellen
(B) Nervenzellen-Gefäßwandzellen-Gliazellen
(C) Meningealzellen-Nervenzellen-Gliazellen
(D) Nervenzellen-Gliazellen-Gefäßwandzellen
(E) Ependymzellen-Nervenzellen-Gliazellen

[F94] *!*

17.20 Welche Zellen des ZNS reagieren auf Sauerstoffmangel am empfindlichsten?

(A) Zellen der Arachnoidea
(B) Nervenzellen
(C) Astrozyten
(D) Gefäßwandperizyten
(E) Oligodendrozyten

[F90]

17.21 Als elektive Parenchymnekrose (Partialnekrose) bezeichnet man in der Neuropathologie

(A) die Nekrose der Nervenzellen bei weitgehender Verschonung der Glia- und Gefäßwandzellen
(B) die rasche Abräumung nekrotischer Nervenzellen unter Hinterlassung einer spongiösen Narbe
(C) die besondere Empfindlichkeit bestimmter Rindenareale gegenüber Sauerstoffmangel
(D) die erhöhte Nekroseneigung des Nervengewebes in der Perinatalperiode
(E) eine auf bestimmte Hirnareale beschränkte Nekrose

[H99] [F93] *!*

17.22 An dem Abbau bzw. der Reparation einer Hirngewebsnekrose sind **nicht** aktiv beteiligt:

(A) Mikrogliazellen
(B) Makrophagen
(C) Schwann-Zellen
(D) Astrozyten
(E) Kapillaren

[F98] *!!*

17.23 Aus welcher der nachfolgend genannten Zellarten entstehen durch Lipidaufnahme Fettkörnchenzellen?

(A) Adipozyten
(B) Fibroblasten
(C) Ganglienzellen
(D) Mikrogliazellen
(E) Oligodendrogliazellen

17.16 (B) 17.17 (D) 17.18 (C) 17.19 (D) 17.20 (B) 17.21 (A) 17.22 (C) 17.23 (D)

17 Grundlagen der Pathologie des Nervensystems

[H95]

17.24 Welche Zellart, die bei der mikroskopischen Untersuchung eines ischämischen Infarktes der Kleinhirnrinde im histologischen Präparat zu sehen ist, leistet den wesentlichen Anteil an der Abräumung der Gewebsnekrose?

(A) Körnerzelle
(B) Purkinjezelle
(C) Endothelzelle
(D) Fettkörnchenzelle
(E) Astrozyt

[F91]

17.25 Welche der folgenden Erkrankungen können durch Störung der Liquorzirkulation zum Hydrocephalus internus führen?

(1) konnatale Toxoplasmose
(2) tuberkulöse Meningoenzephalitis
(3) Tuberkulom im Kleinhirnwurm
(4) Ependymom im Bereich der Rautengrube
(5) Medulloblastom

(A) nur 1, 2 und 3 sind richtig
(B) nur 1, 2 und 4 sind richtig
(C) nur 2, 3 und 5 sind richtig
(D) nur 2, 4 und 5 sind richtig
(E) 1–5 = alle sind richtig

[F95]

17.26 Ein Hydrocephalus congenitus ist ein charakteristisches Symptom der

(A) Poliomyelitis
(B) Toxoplasmose
(C) Alzheimer-Krankheit
(D) Paralysis agitans
(E) fetalen Erythroblastose

[F96]

17.27 Bei welcher der nachfolgend genannten Läsionen ist **nicht** mit der Entstehung eines Hydrocephalus internus zu rechnen?

(A) leichtgradiges Hirnödem
(B) postmeningitische leptomeningeale Verwachsungen
(C) Aquäduktstenose
(D) Verschluß der Aperturen des vierten Ventrikels
(E) Raumforderung in der hinteren Schädelgrube

[H94]

17.28 Als Porenzephalie bezeichnet man

(A) den narbigen Endzustand nach abgelaufener Leptomeningitis
(B) eine pathologische Durchlässigkeit des Endothels der Hirngefäße beim Hirnödem
(C) das Vorkommen glattwandiger Höhlen in der grauen und weißen Substanz der Großhirnhemisphären
(D) die zerebralen Folgeerscheinungen einer Porphyrie
(E) die Fasergliose in Windungstälern der Großhirnhemisphäre als Folge perinataler zerebraler Ischämie

[H95] [H90]

17.29 Welche Aussage trifft **nicht** zu?

Zum pathomorphologischen Bild der infantilen Zerebralparese (Little-Syndrom) gehören:

(A) Porenzephalie
(B) Ulegyrie
(C) Status marmoratus
(D) Dysrhaphien
(E) Hemisphärenatrophie

[H92]

Ordnen Sie jedem morphologischen Befund der Liste 1 die jeweils entsprechende charakteristische Erkrankung aus Liste 2 zu!

Liste 1

17.30 Porenzephalie

17.31 Degeneration der Substantia nigra

Liste 2

(A) präsenile Demenz
(B) zerebrale Kinderlähmung
(C) alkoholische Enzephalopathie
(D) Morbus Parkinson
(E) Multiple Sklerose

17.24 (D)   17.25 (E)   17.26 (B)   17.27 (A)   17.28 (C)   17.29 (D)   17.30 (B)   17.31 (D)

17.1 Besonderheiten des Nervengewebes und seiner Schädigungsmuster

[H97] **!**

17.32 Die präsenile und senile Demenz ist histologisch gekennzeichnet durch das Auftreten von

(1) Fettkörnchenzellen
(2) Neuronophagien
(3) senilen Plaques
(4) Alzheimer-Fibrillen-Veränderungen

(A) nur 4 ist richtig
(B) nur 1 und 2 sind richtig
(C) nur 1 und 3 sind richtig
(D) nur 2 und 4 sind richtig
(E) nur 3 und 4 sind richtig

[F00] **!**

17.33 Außer in Nervenzellen von Patienten mit Alzheimer-Krankheit kommen Alzheimer-Fibrillen vor in

(A) Rindenneuronen nicht dementer Personen jenseits des 65. Lebensjahres
(B) Nervenzellen der motorischen Vorderhörner erwachsener Personen aller Altersstufen
(C) reaktiven Astrozyten in der Umgebung von alten Hirninfarkten
(D) Astrozyten bei metabolischer Astrozytose
(E) Tumorastrozyten des pilozytischen Astrozytoms

[H87]

17.34 Welche Aussage trifft **nicht** zu?

Bei der myatrophischen (amyotrophischen) Lateralsklerose

(A) kommt es zu Nervenzellausfällen im Nucleus caudatus
(B) kommt es zu Nervenzellausfällen in der vorderen Zentralwindung
(C) besteht eine Entmarkung der Pyramidenseitenstränge
(D) sind zahlreiche Vorderhorn-Nervenzellen atrophiert
(E) kann der Nervenzellbestand motorischer Hirnnervenkerne vermindert sein

[F93]

Ordnen Sie jedem der in Liste 1 aufgeführten Schädigungsmuster die jeweils entsprechende Krankheitsbezeichnung aus Liste 2 zu!

Liste 1

17.35 neurofibrilläre Ganglienzelldegeneration

17.36 Degeneration melaninpigmentierter Neurone

Liste 2

(A) Morbus Parkinson
(B) ischämischer Hirnrindeninfarkt
(C) Morbus Alzheimer
(D) Kernikterus
(E) lobäre Sklerose

[F97]

17.37 Welche Gehirnregion ist bei der neuropathologischen Obduktionsdiagnostik von entscheidender Bedeutung bei der Überprüfung der klinisch gestellten Diagnose eines M. Parkinson?

(A) Gyrus praecentralis
(B) Nucleus caudatus
(C) Pallidum
(D) Mittelhirn
(E) Kleinhirn

[F96]

17.38 Die Degeneration von Substantia-nigra-Neuronen ist das charakteristische morphologische Substrat der

(A) Alzheimer-Krankheit
(B) elektiven Parenchymnekrose
(C) Paralysis agitans (M. Parkinson)
(D) zerebralen Kinderlähmung (M. Little)
(E) Poliomyelitis

17.32 (E)   17.33 (A)   17.34 (A)   17.35 (C)   17.36 (A)   17.37 (D)   17.38 (C)

[H96]

17.39 Bei der Gehirnsektion eines im Alter von 60 Jahren gestorbenen Mannes wird im Gebiet um die Fissura Sylvii (Sulcus lateralis) links einschließlich der Inselregion makroskopisch eine hochgradige Verschmälerung der Rinde festgestellt.

Welche Ursache ist für diese Läsion am wahrscheinlichsten?

(A) Geburtstrauma
(B) stenosierende Zerebralarteriosklerose
(C) vorangegangenes Schädel-Hirn-Trauma
(D) M. Alzheimer
(E) Atrophie bei M. Pick

[F94]

17.40 Welche Aussage trifft sowohl für die progressive multifokale Leukenzephalopathie als auch für die Multiple Sklerose zu?

(A) Beide Krankheiten gehören zur Gruppe der Leukodystrophien.
(B) Beide Krankheiten sind Paraneoplasien.
(C) Bei beiden Krankheiten findet man typische, durch Papova-Viren verursachte Einschlußkörperchen in Oligodendrozytenkernen.
(D) Bei beiden Krankheiten kommt es zum Markscheidenzerfall.
(E) Bei beiden Krankheiten spielen die Astrozyten in der geweblichen Reaktion keine Rolle.

17.2 Fragen aus Examen Herbst 2000

[H00]

17.41 Unter einem Pyozephalus (internus) versteht man

(A) eine Eiteransammlung zwischen Durainnenseite und Außenseite der Arachnoidea
(B) eine eitrige Entzündung eines Großhirnlappens
(C) eine eitrige Gewebseinschmelzung im Großhirnmarklager
(D) eine Ansammlung von Eiter in den Hirnventrikeln
(E) konfluierende Hirnabszesse

[H00]

17.42 In welchem der folgenden Tumoren des Nervensystems werden typischerweise sog. Psammomkörper beobachtet?

(A) Neurinom
(B) Glioblastom
(C) Medulloblastom
(D) meningotheliales Meningeom
(E) Kraniopharyngeom

[H00]

17.43 Welche Gewebsbestandteile gehen bei einer elektiven Parenchymnekrose des Gehirns zugrunde?

(A) weiße Hirnsubstanz
(B) Nervenzellen mit ihren Fortsätzen
(C) Nervenzellen und Gliazellen
(D) Nervenzellen und Astrozyten
(E) Nervenzellen und Oligodendrozyten

18 Fragen mit Abbildungen

[H92] !

18.1 Abbildung Nr. 1 des Bildanhangs zeigt eine Scheibe eines Formalin-fixierten Gehirns.

Welche Diagnose kann makroskopisch gestellt werden?

(A) tagealte Partialinfarkte im Versorgungsgebiet beider Aa. cerebri posteriores
(B) bilaterale periventrikuläre Marklagerinfarkte
(C) organisierte Rindennekrosen im Bereich beider Temporallappen
(D) abgeräumte Infarktnekrose im Balken
(E) hämorrhagische Rindennekrosen bei Thrombose der Vena cerebri magna

17.39 (B)   17.40 (D)   17.41 (D)   17.42 (D)   17.43 (B)   18.1 (A)

[H92]

18.2 Welche der aufgeführten Befunde stehen in direktem pathogenetischen Zusammenhang mit dem in Abbildung Nr. 2 des Bildanhangs (oben: Aufsicht, unten: Schnittfläche) dargestellten Obduktionsbefund?

(1) 1,3 Liter Aszites
(2) Ösophagusvarizen
(3) Splenomegalie
(4) Phlebosklerose der Vena portae
(5) multiple Hämangiome

(A) nur 1 ist richtig
(B) nur 2 und 3 sind richtig
(C) nur 1, 2 und 3 sind richtig
(D) nur 1, 2, 3 und 4 sind richtig
(E) 1 – 5 = alle sind richtig

[H92]

18.3 Bei einem 25jährigen Mann, der plötzlich verstarb, ergab sich bei der Obduktion der in Abbildung Nr. 3 des Bildanhangs dargestellte Nierenbefund.

Welche der folgenden klinischen Symptome und Befunde können im Zusammenhang mit diesen Veränderungen auftreten?

(1) Blutdruckabfall
(2) Verbrauchskoagulopathie
(3) Kreislaufzentralisation
(4) akutes Nierenversagen

(A) nur 4 ist richtig
(B) nur 2 und 4 sind richtig
(C) nur 1, 2 und 3 sind richtig
(D) nur 1, 3 und 4 sind richtig
(E) 1 – 4 = alle sind richtig

[H92]

18.4 Bei einem 65jährigen Mann wurde eine Bronchoskopie wegen chronischen Hustens durchgeführt. Dabei wurde ein Probeexzisat entnommen. Der wesentliche histologische Befund ist in Abbildung Nr. 4 des Bildanhangs mit HE-Färbung dargestellt.

Welche Diagnose ist zutreffend?

(A) Zytomegalie-Infektion
(B) Karzinom
(C) unspezifische Entzündung
(D) Tuberkulose
(E) Sarkoidose

[H92]

18.5 Abbildung Nr. 5 des Bildanhangs zeigt einen Ausschnitt aus einem histologisch aufgearbeiteten Aspirat aus einem sonographisch „verdächtigen Herd" (HE-Färbung).

Um welchen Riesenzell-Typ handelt es sich?

(A) Sternberg-Riesenzellen
(B) Warthin-Finkeldey-Riesenzellen
(C) Langhans-Riesenzellen
(D) Touton-Riesenzellen
(E) Megakaryozyten

[F93] *!*

18.6 Ein 52jähriger Mann verstarb unter dem Bild des Herzversagens. Bei der Obduktion fand sich eine 1800 g schwere Leber, deren Schnittfläche in Abbildung Nr. 6 des Bildanhangs dargestellt ist.

Welche Diagnose trifft zu?

(A) subakute Blutstauung bei Rechtsherzinsuffizienz
(B) multiple Leberabszesse bei Sepsis
(C) multiple Tumormetastasen bei malignem Tumor
(D) mulitple Granulome bei Tbc
(E) Leberzirrhose

[F93] *!!*

18.7 Die Abbildung Nr. 7 des Bildanhangs zeigt

(A) ein Schmetterlingsglioblastom
(B) ein Meningeom
(C) einen alten Infarkt
(D) einen Hirnabszeß
(E) einen porenzephalen Defekt

18.2 (D)　　18.3 (E)　　18.4 (B)　　18.5 (C)　　18.6 (A)　　18.7 (C)

[F93]

18.8 Bei einem 30jährigen Mann wurde wegen eines nephrotischen Syndroms eine Nierenpunktion durchgeführt und das Punktat histologisch untersucht. In Abbildung Nr. 8 des Bildanhangs ist ein Ausschnitt nach einer Färbung dargestellt, in der die Veränderung im polarisierten Licht einen Rotgrün-Dichroismus zeigt.

Welche Diagnose ist richtig?

(A) Verbrauchskoagulopathie
(B) diabetische Glomerulosklerose
(C) Amyloidose
(D) mesangioproliferative Glomerulonephritis
(E) fokal sklerosierende Glomerulonephritis

[F93]

18.9 Bei einem 40jährigen Patienten wurde ein subkutaner Tumor entfernt und histologisch untersucht. Die Abbildung Nr. 9 des Bildanhangs zeigt den Tumorrand (HE-Färbung).

Welche Diagnose trifft zu?

(A) kapilläres Hämangiom
(B) Lipom
(C) Hämatom
(D) Karzinommetastase
(E) Leiomyom

[F93] **!**

18.10 Die Abbildung Nr. 10 des Bildanhangs illustriert eine Gewebsveränderung aus der Brustdrüse einer 37jährigen Frau.

Wie lautet die Diagnose?

(A) zystische Mastopathie
(B) Fibroadenom der Brustdrüse
(C) invasives lobuläres Mammakarzinom
(D) Lymphangiosis carcinomatosa
(E) Mamma lactans

[F93]

18.11 Bei einem 50jährigen Patienten wurde eine Tracheotomie durchgeführt und eine Trachealkanüle eingelegt. Der Patient verstarb plötzlich nach 10 Tagen. Die Sektion sollte die Todesursache aufklären. Abbildung Nr. 11 des Bildanhangs zeigt die sezierten Hals- und Thoraxorgane von dorsal. Der Pfeil weist auf das Tracheostoma. Untere Trachea und Bronchien sind von einem Blutkoagulum ausgefüllt.

Der dargestellte Befund erklärt eindeutig den Tod,

weil

die abgebildete Blutung zum tödlichen hypovolämischen Schock geführt hat.

[H93]

18.12 Die histologische Abbildung Nr. 12 des Bildanhangs stammt von einem Biopsat aus dem Respirationstrakt.

Welcher Befund ist zutreffend?

(A) regelhaftes Flimmerepithel bei florider Entzündung
(B) Infiltrat eines malignen Lymphoms unter dem Flimmerepithel
(C) spezifische granulomatöse Entzündung unter dem Flimmerepithel
(D) Plattenepithelmetaplasie bei unspezifischer Entzündung
(E) schwere Epitheldysplasie bei unspezifischer Entzündung

[H93]

18.13 Abbildung Nr. 13 des Bildanhangs zeigt ein histologisches Mamma-Präparat.

Die Diagnose lautet:

(A) Mastopathie
(B) normales Brustdrüsengewebe
(C) intraduktales Karzinom
(D) lobuläres Carcinoma in situ
(E) Fibroadenom

18.8 (C)   18.9 (B)   18.10 (D)   18.11 (C)   18.12 (A)   18.13 (E)

18 Fragen mit Abbildungen

[H93] !

18.14 Die Abbildung Nr. 14 des Bildanhangs zeigt neben einer unauffälligen zwei pathologisch veränderte Nervenzellen. Diese Ganglienzellveränderung ist typischer Ausdruck

(A) einer senilen Nervenzelldegeneration
(B) eines akuten Sauerstoffmangels
(C) einer traumatischen Schädigung des Axons
(D) einer akuten Störung der Blut-Hirn-Schranke
(E) einer Einwirkung ionisierender Strahlen

[H93] !

18.15 Bei der Obduktion einer 55jährigen Frau zeigte sich der in Abbildung Nr. 15 des Bildanhangs erkennbare Lungenbefund.

Welche Diagnose trifft zu?

(A) Pleurakarzinose
(B) hyaline Pleuraplaques
(C) eitrige Pleuritis
(D) Parasitenbefall der Lunge
(E) Pleurafibrose nach abgelaufener Pleuritis

[H93]

18.16 Welche Diagnose läßt sich aus den in den Abbildungen Nr. 16 und Nr. 17 des Bildanhangs dargestellten Leberveränderungen in der Biopsie eines 41jährigen Mannes ableiten?

(Abbildung Nr. 17 Berliner-Blau-Färbung)

(A) Dubin-Johnson-Syndrom
(B) Rotor-Syndrom
(C) Ikterus bei mechanisch bedingter Cholestase
(D) Hämochromatose
(E) Keine der Diagnosen (A)–(D) trifft zu.

[F94] !!

18.17 Die Abbildung Nr. 18 des Bildanhangs zeigt in der linken Großhirnhemisphäre (im Bild links)

(A) einen alten Prellungsherd
(B) einen alten Infarkt
(C) einen frischen Infarkt
(D) ein Glioblastom
(E) eine Tumormetastase

[F94]

18.18 Einer 35jährigen Frau fiel eine „knotige Verhärtung" in der Haut auf. Eine daraus entnommene Gewebsprobe wurde histologisch untersucht. In den Abbildungen Nr. 19 und Nr. 20 des Bildanhangs sind die entscheidenden Veränderungen (bei HE-Färbung) dargestellt.

Welche Diagnose trifft zu?

(A) epitheloidzellige Granulombildung
(B) Infiltrate eines malignen Lymphoms
(C) Metastasen eines Plattenepithelkarzinoms
(D) Lymphadenitis mit follikulärer Hyperplasie
(E) malignes Melanom

[F94] !

18.19 Bei einer Obduktion wurde der in Abbildung Nr. 21 des Bildanhangs dargestellte Lungenbefund erhoben.

Welche der aufgeführten Diagnosen trifft zu?

(A) Lymphangiosis carcinomatosa
(B) Pleuraschwarte
(C) Hämatothorax
(D) Lungeninfarkt
(E) bullöses Lungenemphysem

[F94]

18.20 Bei einem 45jährigen Mann wurde ein Probeexzisat aus dem Stimmband entnommen und histologisch untersucht. In Abbildung Nr. 22 des Bildanhangs ist der entscheidende Befund (HE-Färbung) dargestellt.

Welche Diagnose trifft zu?

(A) Plattenepithelkarzinom
(B) Ödem
(C) Fibrosarkom
(D) zellreiches Fibrom
(E) subepitheliales Hämangiom

18.14 (C)   18.15 (A)   18.16 (D)   18.17 (B)   18.18 (A)   18.19 (A)   18.20 (B)

18 Fragen mit Abbildungen

[H94]

18.21 Die Abbildungen Nr. 23 und Nr. 24 des Bildanhangs zeigen einen Befund eines kleineren Bronchus (Abb. Nr. 23 HE-Färbung; Abb. Nr. 24 stärkere Vergrößerung, Van-Gieson-Färbung).

Welche Diagnose ist zutreffend?

(A) Plattenepithelkarzinom
(B) Plattenepithelmetaplasie mit Dysplasie
(C) Karzinoid
(D) kleinzelliges Karzinom
(E) Adenokarzinom

[H94]

18.22 Die Abbildung Nr. 25 des Bildanhangs zeigt die Schnittfläche einer formalinfixierten Lunge (Oberlappen).

Welche Aussage trifft zu?

(A) bullöses Emphysem
(B) Bronchiektasie
(C) sog. Altersemphysem
(D) Bronchuszysten
(E) Echinokokkuszysten

[H94]

18.23 Bei einem 30jährigen Mann wurde ein vergrößerter Halslymphknoten entfernt. Die Abbildung Nr. 26 des Bildanhangs zeigt einen histologischen Ausschnitt (Giemsa-Färbung) dieses Lymphknotens.

Welche Diagnose trifft zu?

(A) Follikelhyperplasie
(B) M. Hodgkin vom nodulär-sklerosierenden Typ
(C) lymphatische Leukämie
(D) granulierende Tuberkulose
(E) Tumormetastasen

[H94]

18.24 Bei einem 60jährigen Patienten wurde eine Knochenstanzbiopsie durchgeführt. In Abbildung Nr. 27 des Bildanhangs ist die Knochenmarksveränderung dargestellt (Semidünnschnitt, Toluidinblau).

Welche Aussage trifft **nicht** zu?

(A) Es ist mit Osteolysen zu rechnen.
(B) Es ist mit einer Vermehrung von Immunoglobulinen im Blut zu rechnen.
(C) Es ist mit einer Niereninsuffizienz zu rechnen.
(D) Es kann zu einer Querschnittslähmung kommen.
(E) Es ist mit einer Hypokalzämie zu rechnen.

[F95]

18.25 Abbildung Nr. 28 des Bildanhangs zeigt den eingeschnittenen hinteren Papillarmuskel der Valvula mitralis.

Um welche Veränderung handelt es sich?

(A) Rhabdomyom
(B) ischämische Herzmuskelnekrose
(C) Harnsäureinfarkt
(D) Infarktnarbe
(E) Lipomatosis cordis

[F95]

18.26 Die Abbildung Nr. 29 des Bildanhangs zeigt in einem HE-Präparat die feingewebliche Struktur einer blutreichen Raumforderung aus der Temporalregion eines Patienten mit Anfallsleiden (Epilepsie).

Es handelt sich um

(A) ein Glioblastom
(B) ein Meningeom
(C) ein Angiom
(D) ein Aneurysma der A. cerebri media
(E) porenzephale Pseudozysten

18.21 (B)   18.22 (A)   18.23 (A)   18.24 (E)   18.25 (B)   18.26 (C)

F95 **!**

18.27 Die Abbildung Nr. 30 des Bildanhangs zeigt eine Leberschnittfläche.

Die dargestellte Veränderung ist eine charakteristische Folgeerscheinung bei einer

(A) Pigmentzirrhose
(B) Rechtsherzinsuffizienz
(C) Linksherzinsuffizienz
(D) Hepatitis
(E) Pfortaderthrombose

F95

18.28 Für welche der genannten Krankheiten sind die in Abbildung Nr. 31 des Bildanhangs dargestellten Zellveränderungen typisch? (HE-Färbung, histologisches Präparat von Milzgewebe)

(A) Glykogenose Typ I
(B) Karzinommetastase
(C) M. Gaucher
(D) Zytomegalievirusinfektion
(E) Phenylketonurie

F95

18.29 Die Abbildung Nr. 32 des Bildanhangs zeigt alveoläres Lungengewebe bei Berliner-Blau-Färbung.

Welche Diagnose trifft zu?

(A) Silikose
(B) Tuberkulose
(C) Asbestose
(D) Lungenstauung mit Herzfehlerzellen
(E) Lungensiderose

H95

18.30 Bei einem 60jährigen Mann wurde auf einer Röntgenübersichtsaufnahme des Thorax eine Verbreiterung und Verschattung des rechten Lungenhilus festgestellt. Zur Abklärung der Diagnose wurde hieraus ein Probeexzisat entnommen. Die Abbildung Nr. 33 des Bildanhangs zeigt den Befund bei einer HE-Färbung.

Welche Diagnose trifft zu?

(A) normales lymphatisches Gewebe
(B) Adenokarzinom
(C) verhornendes Plattenepithelkarzinom
(D) kleinzelliges Karzinom
(E) verkäsende Tuberkulose

H95

18.31 Welche der folgenden Entzündungsformen ist an dem in Abbildung Nr. 34 des Bildanhangs gezeigten Perikard zu sehen?

(A) chronische granulierende Entzündung
(B) granulomatös-nekrotisierende Entzündung
(C) hämorrhagisch-nekrotisierende Entzündung
(D) katarrhalisch-eitrige Entzündung
(E) fibrinöse Entzündung

H95

18.32 Der in Abbildung Nr. 35 des Bildanhangs mit HE-Färbung dargestellte alveoläre Lungenbefund tritt typischerweise auf bei

(1) schwerer Urämie
(2) maschineller Beatmung
(3) akuter Rechtsherzinsuffizienz
(4) Diabetes mellitus

(A) Keine der Aussagen 1–4 ist richtig.
(B) nur 1 ist richtig
(C) nur 1 und 2 sind richtig
(D) nur 2 und 3 sind richtig
(E) 1–4 = alle sind richtig

18.27 (B)   18.28 (C)   18.29 (C)   18.30 (D)   18.31 (E)   18.32 (C)

[H95]

18.33 Bei einer Obduktion wurde der in Abbildung Nr. 36 des Bildanhangs dargestellte Befund erhoben.

Welche Aussagen treffen zu?

(1) Es handelt sich um eine fulminante Lungenembolie.
(2) Der Tod ist infolge akuten Rechtsherzversagens eingetreten.
(3) Die Emboli stammen sehr wahrscheinlich aus thrombosierten zirkumanalen Venen.
(4) Die Emboli stammen sehr wahrscheinlich aus den tiefen Bein- und Beckenvenen.
(5) Zur Erklärung dieses Befundes muß ein offenes Foramen ovale gefordert werden.

(A) nur 1 und 2 sind richtig
(B) nur 1 und 3 sind richtig
(C) nur 2 und 4 sind richtig
(D) nur 1, 2 und 4 sind richtig
(E) nur 1, 2, 4 und 5 sind richtig

[H95]

18.34 In Abbildung Nr. 37 des Bildanhangs ist der bei einer Sektion entnommene Dickdarm dargestellt.

Diese Schleimhautveränderungen

(1) sind typisch für die Colitis ulcerosa
(2) sind typisch für den M. Crohn
(3) werden durch Clostridium difficile verursacht
(4) können während oder nach einer Antibiotikatherapie auftreten

(A) nur 1 ist richtig
(B) nur 2 ist richtig
(C) nur 3 ist richtig
(D) nur 1 und 4 sind richtig
(E) nur 3 und 4 sind richtig

[F96]

18.35 In den Abbildungen Nr. 38 und Nr. 39 des Bildanhangs (schwache bzw. starke Vergrößerung) ist mit immunhistochemischer Braunfärbung von Zytokeratin Mammagewebe dargestellt.

Welcher Typ einer Gewebsläsion wird hier sichtbar?

(A) invasives Karzinom
(B) gutartige Hyperplasie (bei Gravidität)
(C) chronische Entzündungsreaktion
(D) Atrophie (im Senium)
(E) narbige Fibrose

[F96]

18.36 Das histologische Präparat einer bei der Autopsie untersuchten Lunge weist die in Abbildung Nr. 40 des Bildanhangs in HE-Färbung dargestellten Veränderungen auf.

Es handelt sich dabei um

(A) eine frische Bronchopneumonie
(B) die Lungenmanifestation eines Goodpasture-Syndroms
(C) eine interstitielle Pneumonie
(D) eine akute Stauung und ein Ödem der Lunge
(E) ein interstitielles Lungenödem

[F96]

18.37 Welche der folgenden Entzündungsformen trifft für die in Abbildung Nr. 41 des Bildanhangs gezeigten Veränderungen der Bronchien zu?

(A) chronische granulierende Entzündung
(B) granulomatöse-nekrotisierende Entzündung
(C) nekrotisierende Entzündung
(D) katarrhalisch-eitrige Enzündung
(E) serofibrinöse Entzündung

[F96]

18.38 Welcher Typ von Gewebsveränderungen ist in dem in den Abbildungen Nr. 42 und Nr. 43 des Bildanhangs schwach bzw. stark vergrößert dargestellten, HE-gefärbten Lebergewebe zu erkennen?

(A) Koagulationsnekrosen
(B) hyaline Thromben
(C) tuberkulöse Verkäsung
(D) multiple Abszesse
(E) regeneratorische Parenchymknoten

18.33 (D)   18.34 (E)   18.35 (A)   18.36 (D)   18.37 (D)   18.38 (A)

> F96

18.39 Bei einem 50jährigen Mann wurde aus einem Hirntumor Gewebe entfernt und histologisch untersucht (siehe Abbildung Nr. 44 des Bildanhangs; Van-Gieson-Färbung).

Der Tumor

(1) zeigt eine Zellpolymorphie mit zahlreichen Riesenzellen
(2) zeigt eine bunte Schnittfläche
(3) kommt häufig im Kleinhirn vor
(4) hat eine schlechte Prognose

(A) nur 2 ist richtig
(B) nur 1 und 2 sind richtig
(C) nur 1 und 3 sind richtig
(D) nur 1 und 4 sind richtig
(E) nur 1, 2 und 4 sind richtig

> H96

18.40 Die Abbildung Nr. 45 des Bildanhangs zeigt eine Scheibe eines Mittelhirns.

Welche neurologische Erkrankung kann aufgrund des makroskopischen Befundes vermutet werden?

(A) M. Alzheimer
(B) Chorea major (M. Huntington)
(C) Okklusionshydrozephalus
(D) Paralysis agitans
(E) M. Pick

> H96

18.41 Bei einem 55jährigen Mann wurde radiologisch ein Lungenherd festgestellt und operativ entfernt. Die Abbildung Nr. 46 des Bildanhangs zeigt den histologischen Befund (HE-Färbung).

Welche Diagnose trifft zu?

(A) Karzinom
(B) verkäsende Tuberkulose
(C) Gefäßthrombose
(D) unspezifischer Abszeß
(E) Silikoseschwiele

> H96 *!*

18.42 Die Abbildungen Nr. 47 und Nr. 48 des Bildanhangs stammen vom Lebergewebe eines mit 57 Jahren verstorbenen Patienten. Es handelt sich dabei um die enzymhistochemische Darstellung der Naphtol-AS-D-Chlorazetatesterase.

Welcher Kategorie von Krankheitsprozessen sind die sichtbaren Veränderungen zuzuordnen?

(A) postmortale Veränderungen ohne krankhafte Bedeutung
(B) akute Entzündung
(C) chronische Entzündung
(D) Leukämie
(E) parasitäre Erkrankung

> H96

18.43 Die Abbildung Nr. 49 des Bildanhangs vermittelt den Einblick in die bei der Obduktion eröffnete Harnblase eines mit 80 Jahren verstorbenen Patienten.

Welcher Kategorie von Veränderungen ist der dort zu beobachtende Hauptbefund zuzuordnen (siehe Pfeil)?

(A) Normalbefund
(B) granulomatöse Entzündung
(C) Hyperplasie
(D) Karzinom
(E) Sarkom

> H96

18.44 Die bei einer Sektion entnommenen Lungen zeigen den in Abbildung Nr. 50 des Bildanhangs dargestellten Befund.

Welche Aussagen treffen für die A. pulmonalis zu?

(1) Es bestehen eine Ektasie und eine Atherosklerose.
(2) Die Gefäßveränderungen sind Folge einer Hypertension im kleinen Kreislauf.
(3) Die Gefäßveränderungen sind Folge einer portalen Hypertension.
(4) Die Gefäßveränderungen gehören zu den Sekundärveränderungen bei einer Leberzirrhose.

(A) nur 1 und 2 sind richtig
(B) nur 1 und 3 sind richtig
(C) nur 3 und 4 sind richtig
(D) nur 1, 2 und 3 sind richtig
(E) nur 1, 2 und 4 sind richtig

18.39 (E)   18.40 (D)   18.41 (B)   18.42 (D)   18.43 (C)   18.44 (A)

F97

18.45 Die Abbildung Nr. 51 des Bildanhangs zeigt in HE-Färbung:

(A) normale graue Hirnsubstanz
(B) einen Mikoabszeß im Gehirn
(C) eine Neuronophagie
(D) eine Diapedeseblutung im Gehirn
(E) Keine der Aussagen (A)–(D) trifft zu.

F97

18.46 Abbildung Nr. 52 des Bildanhangs stellt mit Hämatoxylin gefärbtes Lebergewebe dar; Abbildung Nr. 53 des Bildanhangs zeigt die korrespondierende Darstellung in Eigenfluoreszenz bei UV-Anregung.

Welche der genannten diagnostischen Schlußfolgerungen trifft für die abgebildeten Leberzellen zu?

(A) frisch regenerierte Leberzellen
(B) gealterte Leberzellen
(C) cholestatische Leberzellen
(D) Leberzellen bei akuter Virushepatitis
(E) Keine der genannten Schlußfolgerungen (A)–(D) trifft zu.

F97 *!*

18.47 Welche Diagnose trifft für das in den Abbildungen Nr. 54 und Nr. 55 des Bildanhangs schwach bzw. stark vergrößert dargestellte, HE-gefärbte Lungengewebe zu?

(A) Miliartuberkulose
(B) azinös-nodöse Tuberkulose
(C) Sarkoidose
(D) multiple periphere Lungenembolien
(E) Lymphangiosis carcinomatosa

F97

18.48 In der Abbildung Nr. 56 des Bildanhangs ist der eröffnete rechte Unterlappenbronchus (s. sternförmige Markierung) einer bei einer Obduktion entnommenen Lunge dargestellt.

Welche Aussagen treffen zu?

(1) Es liegt ein stenosierendes Bronchialkarzinom vor.
(2) Es hat sich eine poststenotische Lungengangrän gebildet.
(3) Es besteht ein Begleitpleuritis.

(A) Keine der Aussagen 1–3 ist richtig
(B) nur 1 ist richtig
(C) nur 1 und 2 sind richtig
(D) nur 2 und 3 sind richtig
(E) 1–3 = alle sind richtig

H97

18.49 Welche Lungenveränderung erkennt man in den Abbildungen Nr. 57 und 58 des Bildanhangs (Übersichts- bzw. Ausschnittsvergrößerung mit HE-Färbung)?

(A) azinös-nodöse Lungentuberkulose
(B) eitrige Bronchopneumonie
(C) Sarkoidose
(D) Riesenzellpneumonie bei Masern
(E) Pneumokoniose mit gigantozellulärer Fremdkörperreaktion

H97

18.50 Welche Aussage trifft **nicht** zu?

Ein 63jähriger Mann verstirbt an einem plötzlichen Herzversagen. Bei der Obduktion findet sich nach Eröffnung des linken Ventrikels und des linken Vorhofes der in Abbildung Nr. 59 des Bildanhangs dargestellte Befund.

(A) Es handelt sich um einen Papillarmuskelabriß.
(B) Komplikation ist eine akute Mitralstenose.
(C) Folge ist eine akute Lungenstauung.
(D) Es kommt zum Rechtsherzversagen.
(E) Die Ursache ist in solchen Fällen häufig eine akute Ischämie.

18.45 (C)   18.46 (B)   18.47 (E)   18.48 (E)   18.49 (A)   18.50 (B)

H97

18.51 Welcher der nachfolgend genannten Befunde erklärt bei der in Abbildung Nr. 60 des Bildanhangs gezeigten Gehirnscheibe die zu Lebzeiten des Patienten bestehenden hyperkinetischen Bewegungsstörungen?

(A) Hydrocephalus internus
(B) diffuse Rindenatrophie
(C) Asymmetrie der Temporallappen
(D) bilaterale Atrophie des Nucleus caudatus
(E) Atrophie des Corpus callosum

H97

18.52 Auf den Abbildungen Nr. 61 und Nr. 62 des Bildanhangs ist HE-gefärbtes Magengewebe als Übersichts- bzw. Ausschnittsvergrößerung dargestellt.

Welche Diagnose trifft zu?

(A) Adenokarzinom
(B) Ulcus ventriculi mit Regeneratepithel
(C) chronische Gastritis der Pylorusregion mit Hyperplasie der Glandulae duodenales im angrenzenden Bulbus duodeni
(D) MALT-Lymphom
(E) schwere Dysplasie

F98 !

18.53 Bei der Obduktion einer 67jährigen Frau ergab sich der in Abbildung Nr. 63 des Bildanhangs dargestellte Lungenbefund.

Daraus kann folgende Diagnose abgeleitet werden:

(A) Lungenegelbefall der Pleura
(B) Lymphangiosis carcinomatosa
(C) normale Lobuluszeichnung
(D) verkäsende Tuberkulose
(E) Sarkoidose

F98 !!

18.54 Die Abbildung Nr. 64 des Bildanhangs zeigt

(A) einen pseudozystisch umgewandelten Hirninfarkt
(B) einen traumatischen Herd
(C) ein Glioblastom
(D) ein Meningeom
(E) eine Metastase

F98

18.55 Bei einem 10jährigen Jungen wurde ein Tumor der Hand operativ entfernt und histologisch untersucht. Die Abbildungen Nr. 65 und Nr. 66 des Bildanhangs zeigen nach HE-Färbung den entscheidenden Befund.

Welche Aussage trifft zu?

(A) eitrige Entzündung
(B) granulomatöse Entzündung
(C) Virusinfektion
(D) maligner Tumor
(E) Zustand nach Zeckenbiß

F98 !

18.56 Bei einem 52jährigen Mann wurde röntgenologisch ein Rundherd im Lungenoberlappen rechts gefunden und eine Stanzbiopsie durchgeführt, die histologisch untersucht und mit HE gefärbt wurde. Abbildung Nr. 67 des Bildanhangs zeigt den entscheidenden Befund. 7 Tage später wurde das Lungenpräparat zur pathologisch-anatomischen Untersuchung eingeschickt (siehe Abbildung Nr. 68 des Bildanhangs).

Welche Diagnose ist richtig?

(A) Karzinom der Lunge
(B) kavernöse Lungentuberkulose
(C) Berylliose der Lunge
(D) Leiomyom der Lunge
(E) Aspergillom

H98

18.57 Abbildung Nr. 69 des Bildanhangs zeigt Querschnitte durch das Herz eines 26jährigen Mannes.

Welche Diagnose trifft zu?

(A) normales Herz
(B) konzentrische Hypertrophie beider Herzventrikel
(C) Cor pulmonale
(D) Dilatation beider Herzventrikel
(E) Dilatation nur eines Herzventrikels

18.51 (D)   18.52 (A)   18.53 (B)   18.54 (A)   18.55 (C)   18.56 (A)   18.57 (B)

18 Fragen mit Abbildungen

[H98] !

18.58 Die Abbildungen Nr. 70 und Nr. 71 des Bildanhangs beziehen sich auf autoptisch gewonnenes Nierengewebe.

Welche Diagnose kann aus diesen histologischen HE-Präparaten abgeleitet werden?

- (A) normales Nierengewebe
- (B) Schockniere
- (C) akute Glomerulonephritis
- (D) chronische sklerosierende Glomerulonephritis
- (E) eitrige Pyelonephritis

[H98] !

18.59 In den Abbildungen Nr. 72 und Nr. 73 des Bildanhangs ist bei einer Obduktion gewonnenes Lebergewebe als HE-gefärbte Übersichts- bzw. Ausschnittsvergrößerung dargestellt.

Welche Diagnose erlaubt dieser Befund?

- (A) chronische lymphatische Leukämie
- (B) chronische myeloische Leukämie
- (C) eitrige Cholangitis
- (D) akute Hepatitis bei Infektion mit dem Hepatitis-A-Virus
- (E) akute Hepatitis bei Infektion mit dem Hepatitis-B-Virus

[H98] !!

18.60 Abbildung Nr. 74 des Bildanhangs zeigt krankhafte Veränderungen verschiedener Regionen eines Gehirns.

Welche der nachfolgenden neuropathologischen Diagnosen trifft zu?

- (A) alte Rindenkontusion rechts temporal
- (B) frische Stammganglienblutung rechts
- (C) multiple frische Hirnabszesse
- (D) M. Parkinson
- (E) alter Mediateilinfarkt rechts mit Traktdegeneration

[F99]

18.61 Die Abbildung Nr. 75 des Bildanhangs zeigt einen Querschnitt durch den größten Durchmesser des Herzens eines 56jährigen Mannes.

Welche der folgenden Krankheitserscheinungen liegt vor?

- (A) Atrophie des linken Herzventrikels
- (B) konzentrische Hypertrophie beider Herzventrikel
- (C) Cor pulmonale (hochgradige Hypertrophie des rechten Herzventrikels)
- (D) exzentrische Hypertrophie beider Herzventrikel
- (E) Herzwandaneurysma des linken Ventrikels

[F99]

18.62 Die Abbildung Nr. 76 des Bildanhangs zeigt einen histologischen Ausschnitt aus einer Lunge in Berliner-Blau-Färbung.

Welche der folgenden Erkrankungen kommt ursächlich am ehesten in Frage?

- (A) Mitralklappenstenose
- (B) Beckenvenenthrombose
- (C) Pfortaderthrombose
- (D) hämolytische Anämie
- (E) Malaria

[F99]

18.63 Welche Diagnose erlauben die Abbildungen Nr. 77 und Nr. 78 des Bildanhangs, die von einem Exzisat der Mamma gewonnen worden sind?

- (A) fibrös-zystische Mastopathie
- (B) Fibroadenom
- (C) in situ wachsendes duktales Mammakarzinom
- (D) invasives duktales Mammakarzinom
- (E) Gynäkomastie

18.58 (B)   18.59 (A)   18.60 (E)   18.61 (D)   18.62 (A)   18.63 (B)

> F99

18.64 Die Abbildung Nr. 79 des Bildanhangs zeigt als Übersichtsaufnahme HE-gefärbtes Myokard eines mit 30 Jahren verstorbenen Mannes.

Welche Diagnose ergibt sich?

(A) fettige Degeneration des Myokards
(B) Myocarditis rheumatica
(C) verkäsende Myocarditis tuberculosa
(D) Metastase eines anaplastischen Karzinoms
(E) septikopyämische Myokarditis

> F99

18.65 Welche Aussage trifft **nicht** zu?

Als Folgeerscheinungen einer rechtsseitigen supratentoriellen Raumforderung sind in der Abbildung Nr. 80 des Bildanhangs zu erkennen:

(A) Kleinhirndruckkonus
(B) rechtsseitige transtentorielle Massenverschiebung
(C) Mittelhirnkompression
(D) Blutungen am kontralateralen Hirnschenkel
(E) hämorrhagischer Rindeninfarkt im Versorgungsgebiet der rechten A. cerebri post.

> H99

18.66 Die Abbildung Nr. 81 des Bildanhangs zeigt

(A) einen frischen Prellungsherd
(B) einen Entmarkungsherd bei Multipler Sklerose
(C) ein Meningeom
(D) einen alten Infarkt (oder Erweichungsherd)
(E) ein Medulloblastom

> H99

18.67 Welcher Pathomechanismus liegt den in den Abbildungen Nr. 82 und Nr. 83 des Bildanhangs dargestellten Nierenveränderungen mit größter Wahrscheinlichkeit zugrunde?

(A) kanalikulär aszendierende bakterielle Infektion
(B) gestörte Infektabwehr bei Agranulozytose
(C) Infiltration bei chronischer myeloischer Leukämie
(D) sogenannte Plasmozytomniere
(E) Poststreptokokkenglomerulonephritis

> H99

18.68 Die Abbildungen Nr. 84 und Nr. 85 des Bildanhangs zeigen eine licht- und eine elektronenmikroskopische Aufnahme einer Leberbiopsie.

Die wahrscheinlichste Ursache der Veränderungen ist:

(A) Amyloidose
(B) feintropfige Leberzellverfettung
(C) chronische medikamentös-toxische Leberschädigung (z. B. Barbiturat-Abusus)
(D) Leber bei α_1-Antitrypsin-Mangel
(E) M. Gaucher

> H99

18.69 Welche Diagnose läßt sich am HE-gefärbten histologischen Präparat der Abbildung Nr. 86 des Bildanhangs am ehesten stellen?

(A) Amyloidose
(B) Myopathie (Muskeldystrophie)
(C) Vaskulitis
(D) Muskeltrichinose
(E) Myositis ossificans

> F00

18.70 In Abbildung Nr. 87 des Bildanhangs ist der Anschnitt einer operativ entfernten Niere nach Formalinfixation dargestellt.

Welche Diagnose trifft zu?

(A) Echinokokkuszysten
(B) Nephrolithiasis
(C) Wilms-Tumor
(D) Papillennekrosen
(E) Phäochromozytom

18.64 (E)   18.65 (A)   18.66 (D)   18.67 (A)   18.68 (C)   18.69 (B)   18.70 (A)

18.1 Fragen aus Examen Herbst 2000

[F00]

18.71 Zur histologischen Abklärung einer Zahnfleischschwellung wurde eine Gewebeprobe entnommen. Die histologischen Veränderungen sind in den Abbildungen Nr. 88 und Nr. 89 des Bildanhangs bei schwacher bzw. stärkerer Vergrößerung dargestellt.

Welche Beurteilung trifft zu?

(A) überwiegend aus gelapptkernigen Granulozyten bestehendes Infiltrat
(B) fast nur aus Histiozyten bestehendes Infiltrat
(C) unspezifische Entzündung mit reichlich Plasmazellen
(D) nicht verkäsende Tuberkulose
(E) subepitheliale eitrige Entzündung

[F00]

18.72 Auf welche Grunderkrankung lässt der Aspekt der in Abbildung Nr. 90 des Bildanhangs dargestellten Leberschnittfläche eines mit 62 Jahren verstorbenen Patienten schließen?

(A) allgemeine Amyloidose und Amyloidose der Leber
(B) fulminante Lungenembolie
(C) chronische Rechtsherzinsuffizienz
(D) chronischer Alkoholabusus
(E) Malaria tropica

[F00]

18.73 Die Abbildungen Nr. 91 und Nr. 92 des Bildanhangs zeigen einen Ausschnitt aus superfiziellen Anteilen der Großhirnrinde in einem mit Kongorot gefärbten Paraffinschnitt im nichtpolarisierten Licht (Abbildung Nr. 91) bzw. bei Verwendung von polarisiertem Licht (Abbildung Nr. 92).

Welche Erkrankung liegt vor?

(A) Zerebralarteriensklerose
(B) arteriovenöses Angiom
(C) mykotisches Arterienaneurysma
(D) zerebrale Amyloidangiopathie
(E) Keine der Aussagen (A)–(D) trifft zu.

[H00]

18.74 Abbildung Nr. 93 des Bildanhangs lässt HE-gefärbtes Lebergewebe bei höherer Vergrößerung erkennen; das gleiche Blickfeld ist in Abbildung Nr. 94 des Bildanhangs zur Darstellung doppelbrechender Strukturen polarisationsoptisch wiedergegeben.

Welches Pigment ist dort sichtbar?

(A) Hämosiderin
(B) Hämatozoidin (Malariamelanin)
(C) Bilirubin
(D) Lipofuszin
(E) kupferhaltige Granula

[H00]

18.75 Um welche Riesenzelle handelt es sich in diesem HE-gefärbten histologischen Milzpräparat (siehe Abbildung Nr. 95 des Bildanhangs)?

(A) Sternberg-Riesenzelle
(B) Aschoff-Zelle
(C) Warthin-Finkeldey-Riesenzelle
(D) ungeordnete Fremdkörper-Riesenzelle
(E) Langhans-Riesenzelle

[H00]

18.76 Mit welcher Veränderung sind der makroskopische und der PAS-gefärbte mikroskopische Aspekt der Niere eines mit 62 Jahren verstorbenen Patienten vereinbar? (siehe Abbildungen Nr. 96 und Nr. 97 des Bildanhangs)

(A) aszendierende Pyelonephritis
(B) hämatogene, deszendierende Pyelonephritis
(C) akute Glomerulonephritis
(D) Glomerulosklerose Kimmelstiel-Wilson
(E) Plasmozytom-Niere

[H00]

18.77 Welche Diagnose kommt für die in den Abbildungen Nr. 98 und Nr. 99 des Bildanhangs makroskopisch bzw. histologisch dargestellte Hirnläsion am ehesten in Frage?

(A) Tuberkulom im Bereich der Brücke
(B) eitrige Hirnstammenzephalitis
(C) Tage alter zentraler Ponsinfarkt
(D) zylindrisches Aneurysma der A. basilaris
(E) Karzinommetastase in der Brücke

18.71 (C)   18.72 (C)   18.73 (D)   18.74 (B)   18.75 (E)   18.76 (D)   18.77 (C)

Kommentare

1 Allgemeines

1.1 Pathologie als Fach

1.2 Grundbegriffe

Pathologie als Fach — 1.1

Pathologie ist als Lehre von krankhaften Prozessen im menschlichen Organismus definiert.
Unter **Allgemeiner Pathologie** ist die Lehre von den allgemeinen Gesetzmäßigkeiten (Ätiologie, Pathogenese, Ablauf) von Krankheiten zu verstehen.
Die **Spezielle Pathologie** beinhaltet die Lehre von den Krankheitsbildern der einzelnen Organe.
Da fast jede Krankheit zu Funktionsveränderungen von Organen oder Zellen führt, die vom Pathologen anhand von Gewebsproben zugeordnet und klassifiziert werden können, ist es die wesentliche Aufgabe der Pathologie, Diagnosen zu sichern oder zu stellen. Der Kliniker ist besonders in der Tumordiagnostik und der Beurteilung von Entzündungen auf den Befund des Pathologen angewiesen. Mit der histologischen Untersuchung von **Biopsien** ist die Pathologie, deren klassische Methodik zunächst die anatomisch-makroskopische Untersuchung der Leiche **(Autopsie)** war, wesentlich erweitert worden. Auch heute noch ist die Autopsie ein für Klinik, Forschung und Lehre bedeutendes Verfahren. Sie dient der Überprüfung von Todesursache, Diagnose und Therapie und damit der klinischen Qualitätssicherung, des weiteren der Beantwortung rechts- und arbeitsmedizinischer sowie epidemiologischer Fragen.
Das medizingeschichtlich wohl älteste Konzept zur Entstehung von Krankheiten ist die *Säftelehre* des *Hippokrates* (460–375 v.Chr.). Sie beruht auf der heute noch in der Naturheilkunde gültigen Vorstellung, daß Krankheit ein Ungleichgewicht der vier Körpersäfte Blut, Schleim, gelbe und schwarze Galle bedeutet. Gesundheit wird als Zustand der Harmonie der Säfte angesehen. Diese sogenannte Humoralpathologie von Hippokrates prägte die pathologische Denkweise von Altertum, Mittelalter und Neuzeit entscheidend.
1761 vertrat *Morgagni* die Theorie, daß eine Krankheit ihre Ursache in den soliden Bestandteilen des Körpers, also in den Organen, hat. Damit begründete er die *Solidarpathologie*. Diese wurde von *Rudolf Virchow* (1821–1902) um die, zu seiner Zeit umstrittene, *Zellularpathologie* („à bas avec les cellules") erweitert. Erst nach der Erfindung guter Mikroskope wurde es 1833 möglich, die Zelle zu entdecken. In der einzelnen Zelle sah Virchow die vitale Einheit und damit auch den Ort der Krankheit. Gleichzeitig maß er der pathologischen Physiologie, der Lehre von den krankhaften Veränderungen, für die theoretische Medizin mehr Bedeutung bei als der pathologischen Anatomie als der Lehre vom krankhaften Zustand. Dieses Konzept Virchows stellt noch heute die Basis der schulmedizinischen Pathologie dar.

Grundbegriffe — 1.2

Definitionen
Krankheit: Störung der Lebensvorgänge, die den Gesamtorganismus oder seine Teile so verändern, daß das betroffene Individuum subjektiv, klinisch oder sozial hilfsbedürftig wird. Diese Definition von Krankheit nach Riede bezieht sich auf die WHO-Definition von Gesundheit.
Gesundheit: Zustand völligen körperlichen, seelischen und sozialen Wohlbefindens.
Ätiologie: Lehre von den Krankheitsursachen. Man unterscheidet *endogene* (genetische; endogen = von innen) und *exogene* (exogen = von außen) Krankheitsursachen (z.B. traumatische Fraktur, bakterielle Infektion). Häufig sind Krankheiten jedoch nicht *monokausal*, sondern *polykausal*.
Kausale Pathogenese: Mechanismen, über die Krankheitsursachen zum Entstehen einer Erkrankung führen.
Formale Pathogenese: Strukturelle und funktionelle Veränderungen im Verlauf einer Krankheit.
Krankheiten können folgenden Ausgang nehmen:
- Heilung mit völliger Wiederherstellung der Funktion (Restitutio ad integrum)
- Heilung mit bleibenden Defekten (Leiden)
- Tod

Exposition: Jedes Individuum ist in seinem Leben schädlichen, potentiell krankheitsauslösenden Faktoren ausgesetzt. Solche sind z.B. Verschmutzung der Umwelt, schädliche Einflüsse am Arbeitsplatz, Virulenz von Viren und Epidemien. Ob diese aber in der Folge zur Entstehung einer Krankheit führen, hängt von der Resistenz und der Disposition des Individuums für die jeweilige Erkrankung ab.
Disposition: Darunter versteht man die Krankheitsbereitschaft, d.h. vom Individuum ausgehende Faktoren, die dieses für eine bestimmte Krankheit empfänglich machen. Solche Faktoren sind Lebensalter, Geschlecht, eine bereits be-

stehende oder mit Defekt ausgeheilte Krankheit und genetische Einflüsse.
Hieraus folgt, daß bei einer schwachen Disposition für eine bestimmte Krankheit eine starke Abwehrbereitschaft (**Resistenz** – s. Mikrobiologie) besteht und umgekehrt.
Konstitution: Sie bezeichnet die Summe der Dispositionen.
Inzidenz: Anzahl der Neuerkrankungen an einer bestimmten Krankheit in einem Jahr.
Mittlere Lebenserwartung: Zeitspanne, nach der 50% aller Menschen einer bestimmten Bevölkerungsgruppe verstorben sind.
Morbidität (Krankheitsstand): Verhältnis der Zahl der Erkrankten zur Zahl der Gesamtbevölkerung in einem bestimmten Zeitraum.

Morbiditätsziffer (M) = $\dfrac{\text{Erkrankungszahl} \times 10000}{\text{Bevölkerungszahl}}$

Mortalität: Verhältnis der Zahl der Todesfälle zur Zahl der Gesamtbevölkerung in einem bestimmten Zeitraum.
Perinatale Mortalität: Sterblichkeit aller Kinder vor, während und bis zu 7 Tagen nach der Geburt, die zum Zeitpunkt der Geburt ein Mindestgeburtsgewicht von 1000 g hatten, jeweils bezogen auf 1000 Lebend- und Totgeborene.
Letalität: Verhältnis der Zahl der Gestorbenen zur Zahl der an einer bestimmten Krankheit Erkrankten.

Letalitätsziffer (L) = $\dfrac{\text{Gestorbene} \times 100}{\text{Zahl der Erkrankten}}$

1.3 Strategien der Diagnostik

F98

Frage 1.1: Lösung D

Zu **(1), (2)** und **(3):** Das Auflösungsvermögen eines **Lichtmikroskopes** beträgt unter optimalen Bedingungen etwa die Hälfte der Wellenlänge des benutzten Lichtes. Mit gelbem Licht der Wellenlänge 0,4 µm ist demnach der kleinste trennbare Durchmesser (= Auflösungsvermögen) 0,2 µm (= 200 nm). Eine weitere Verbesserung des Auflösungsvermögens kann nur durch Verwendung von Licht noch kürzerer Wellenlänge erzielt werden: Ultraviolettmikroskop mit einer Auflösung von 0,1 µm (= 100 nm).
Zu **(4):** Mit einem **Elektronenmikroskop** können Mitochondrien dargestellt werden. Mit diesem Gerät ist ein Auflösungsvermögen von unter 1 nm zu erzielen.

H98 F94 *!*

Frage 1.2: Lösung D

Der Nachweis von Pilzen und Parasiten gelingt über die **Period-Schiff-Reaktion** (PAS). Dabei reagiert das Schiffsche Reagens mit Aminoalkoholen der Wand der Mikroorganismen und führt zur **purpurroten Färbung** (D).
Zu **(A):** Bei der Ziehl-Neelsen-Färbung werden säurefeste Bakterien (Tuberkulose, Lepra) selektiv dargestellt (Rotfärbung).
Zu **(B):** Bei der Sudanrot-Färbung werden *Neutralfette* scharlachrot angefärbt (sog. Fettfärbung).
Zu **(C):** Bei der van-Gieson-Färbung werden durch Pikrinsäure Zytoplasma, Muskulatur, Fibrin, Amyloid und Fibrinoid gelb und durch Fuchsin Bindegewebe und Hyalin rot angefärbt.
Zu **(E):** Die Kongorot-Färbung stellt die selektive Darstellungsmethode für Amyloid dar.

H97 *!!*

Frage 1.3: Lösung D

Mit der **Berliner-Blau-Reaktion** können (Hämo-)Siderinablagerungen nachgewiesen werden. Diese intrazellulären **Eisen-III-**Protein-Komplexe stellen sich im histologischen Schnittpräparat nach der entsprechenden Behandlung **blau** dar (D).
Zu **(A): Zeroid** gehört ebenso wie Lipofuszin zur Gruppe der **lysosomalen Lipopigmente**. Beiden ist eine gelb-braune Eigenfarbe gemeinsam, die durch den jeweiligen hohen Fettsäuregehalt hervorgerufen wird. Zeroid sammelt sich in Makrophagen bei gesteigertem Lipidumsatz an. Die lysosomalen Lipopigmente lassen sich durch die **Fettfärbung** mit dem Farbstoff Sudan III selektiv darstellen. Sie weisen darüber hinaus eine charakteristische Eigenfluoreszenz im UV-Licht auf.
Zu **(B):** Protoporphyrin ist Hauptbestandteil des Formalinpigmentes, einem Kunstprodukt, das im Rahmen der Gewebsfixierung durch die Verbindung zwischen Formaldehyd und freigesetztem Hämoglobin entsteht. Es handelt sich um ein dunkelbraunes Pigment.
Zu **(C):** Glykogen wird im Rahmen der Gewebsfixierung mit einer wäßrigen Formaldehydlösung (Formalin) aus den Zellen herausgelöst. Wenn mit alkoholischen Lösungen fixiert wird, kann Glykogen mit Spezialfärbungen dargestellt werden.
Zu **(E):** Intrazelluläre Kupfereinlagerungen können mit Spezialfärbungen hervorgehoben werden.
(D: 86%, 0,31)

H99

Frage 1.4: Lösung A

Bei der Hybridisierung handelt es sich um eine molekularbiologische Arbeitstechnik, die mit Hilfe von DNA-Einzelstrangbruchstücken, den sog. DNA-Sonden (D), spezifische Nukleotidsequenzen nachweisen kann. Für den spezifischen Nachweis von DNA- oder RNA-Sequenzen in histologischen Gewebsschnitten bedient man sich der Methode der In-situ-Hybridisierung. Mit Hilfe von Markern (z.B. Immunfluoreszenztechnik) (E) können die gesuchten Nukleotidsequenzen intrazellulär dargestellt werden. Auf diese Weise gelingt es beispielsweise, indirekt Viren (B) oder spezifische mRNA-Moleküle (C) nachzuweisen.

Zu **(A)**: Die Hybridisierung kann Nukleotidsequenzen aufschlüsseln. Sie ist eine Methode zur Analyse ultrastruktureller Daten des *Zellinneren*.

Strategien der Diagnostik — I.3

Histologische Untersuchung von Biopsien: Eine Biopsie ist ein dem Patienten bei diagnostischen Eingriffen (z.B. Endoskopie, Laparoskopie, explorative Laparotomie) durch Exzision oder Punktion (z.B. sonographisch gesteuerte Zytopunktion) entnommenes Gewebsstück. Gewebsuntersuchungen erfolgen aus diagnostischen Gründen besonders zur Frage des Vorliegens eines Tumors, der Tumorklassifikation oder des Ausmaßes eines entzündlichen Prozesses. Während Operationen wird entnommenes Gewebe umgehend histologisch untersucht (Schnellschnitt), um einem malignen Befund (z.B. Mammakarzinom) durch eine Erweiterung des Operationsgebietes (z.B. Ablatio) sofort Rechnung tragen zu können. Des weiteren sollte jedes operativ entnommene Material morphologisch untersucht werden, um präoperativ gestellte Diagnosen zu sichern (z.B. Appendizitis) und zuvor nicht erkannte Krankheiten frühzeitig und vor Auftreten klinischer Symptome festzustellen, wie z.B. ein Lymphom in einem im Rahmen einer anderen Operation entnommenen Lymphknoten.

Sofort nach Entnahme muß die Gewebsprobe fixiert werden (in der Regel in Formalin) und wird am gefärbten Schnittpräparat (s. Tabelle 1.1) vom Pathologen untersucht.

Die intraoperative Schnellschnittdiagnostik erfolgt an Gefrierschnitten, die mit Schnellmethoden gefärbt werden. Der ersten Diagnostik, die innerhalb von 5–10 Minuten möglich ist, folgt eine Untersuchung am Paraffinschnitt, bei dem die Zellmorphologie am besten erhalten bleibt, zur Sicherung der Diagnose und aus forensischen Gründen.

Spezielle Untersuchungsmethoden, die nicht routinemäßig durchgeführt werden:

- **histochemisch** (z.B. Nachweis von Enzymaktivitäten bei Myopathien, Differentialdiagnose der Leukämien)
- **immunhistochemisch** (z.B. Darstellung von Tumormarkern): Nachweis von antigenen Gewebsstrukturen durch Antikörper am Gefrierschnitt mittels Immunfluoreszenz, durch enzymatische Farbreaktionen und radioaktive Markierung
- **elektronenmikroskopisch** (z.B. bei Nephropathien): Untersuchung von Veränderungen in den Organellen
- **molekularbiologisch** (Nachweis von Genmutationen, Gentranslokationen und Onkogenen bei malignen Erkrankungen, Bestimmung der Zellabstammung)

Bei der **zytologischen** Untersuchung wird durch wenig oder nicht invasive Verfahren wie beispielsweise Portioabstrich oder Bronchiallavage gewonnenes Gewebe im Hinblick auf Kern- und Zellunregelmäßigkeiten und Veränderungen der Kern-Plasma-Relation beurteilt.

Punktionszytologie: Darunter versteht man durch Feinnadelpunktion aus Organen (z.B. Lymphknoten, Prostata) entnommenes Zellmaterial, das zytologisch untersucht wird. Auch hier betrifft die Fragestellung meistens maligne Tumoren. Zytologisch werden auch Punktate aus serösen Höhlen (Aszites, Pleura) untersucht.

Exfoliativzytologie: Bei diesem Verfahren werden „abgeblätterte" oder genauer abgeschilferte Zellen untersucht, die über einen Abstrich (Portio, Magen) oder Sekrete (Sputum, Urinsediment zur Urothelbeurteilung) gewonnen werden. Diese für den Patienten nicht invasive Diagnostik wurde von Papanicolaou eingeführt und findet ihre praktische Anwendung besonders bei der Vorsorgeuntersuchung zur Früherkennung des Portiokarzinoms.

Klassifikation der Veränderungen im Portioabstrich nach **Papanicolaou**:

Pap I: normale Zellen
Pap II: degenerativ oder regenerativ (reaktiv z.B. nach Entzündung) veränderte Zellen
Pap III: abnorme Zellen (weitere Kontrollen des Abstriches unbedingt erforderlich)
Pap IV: einzelne atypische Zellen (Tumorverdacht)
Pap V: zahlreiche Tumorzellen

Pap IV und V werden als positiv bezeichnet, es besteht eine schwere Dysplasie, ein Carcinoma in situ oder ein infiltrierendes Karzinom.

Tab. 1.1 Zusammenstellung üblicher Färbemethoden

Färbung	Farbe	gefärbte Strukturen
Hämatoxylin-Eosin	blau	Zellkerne, Bakterien, Kalk, basoph. Zytoplasma
	rot	Zytoplasma, Bindegewebsfasern u. a.
Elastica-van-Gieson	gelb	Zytoplasma, Muskulatur, Fibrin, Amyloid
	rot	Bindegewebe, Hyalin (Zellkerne)
	schwarz	elastische Fasern
Versilberung	schwarz	retikuläre Fasern, Nervenfasern
	braun	kollagene Fasern
Fettfärbung am (formalin-fixierten) Gefrierschnitt	rot	Neutralfette
	blau	Zellkerne (Zytoplasma)
Kongorot	rot	Amyloid
	blau	Zellkerne (Zytoplasma)
Berliner-Blau-Reaktion	blau	Hämosiderin, Fe^{3+}
	rot	Zellkerne
Giemsa	blau	Zellkerne, Bakterien, basophile Stoffe
	rot	eosinophiles Zytoplasma und Granula, kollagene Fasern
	violett	Mastzellen
	grün	Melanin
Ziehl-Neelsen	rot	säurefeste Stäbchen (Tuberkulose, Lepra)
	blau	Zellkerne
Periodsäure-Schiff-Reaktion (PAS)	purpurrot	Hydroxylgruppen, Aminoalkohole (Polysaccharide, Schleim, Pilze, Parasiten, Basalmembranen)
	blau	Zellkerne
Levaditi	schwarz	Treponema pallidum, Listeria monocytogenes

modifiziert nach A. D. T. Govan, P. S. Macfarlane, R. Callander, aus: *Allgemeine Pathologie*, Springer, Berlin 1991.

1.4 Postmortale Diagnostik

H93

Frage 1.5: Lösung C

Die sog. **klinische oder wissenschaftliche Obduktion** dient der Feststellung von Krankheitsursachen und -zusammenhängen. Damit hat sie neben der Überprüfung von klinischen Diagnosen und Therapien im Sinne der Qualitätssicherung (A) auch erheblichen Wert für die epidemiologische Krankheitsforschung (E). Daneben kann die klinische Obduktion von Früh-, Tot- oder Fehlgeburten entscheidende Hinweise für die Aufklärung eines genetisch fixierten Mißbildungssyndroms (B) geben und damit neben anderen Untersuchungsmethoden (z. B. Chromosomenanalysen) Grundlage für eine elterliche genetische Beratung sein. Außerdem kann diese Form der Obduktion als sog. Versicherungsobduktion z. B. durch die Träger der Sozialversicherung (Berufsgenossenschaften) zur Klärung versicherungsrechtlicher Zusammenhänge veranlaßt werden.

Zu **(C):** Für die Aufklärung krimineller Sachverhalte ist eine **gerichtliche Obduktion** vorgeschrieben. Sie wird von der Staatsanwaltschaft beantragt und vom zuständigen Gericht angeordnet. Im Gegensatz zur sog. klinischen Obduktion, die keine eigentliche rechtliche Grundlage hat, stellt die gerichtliche Obduktion eine in der Bundesrepublik Deutschland *gesetzlich* vorgeschriebene Form der Obduktion dar.
(C: 19%/+0,12, B: 54%/+0,03)

1.5 Sterben

H92

Frage 1.6: Lösung C

Der Individualtod tritt mit dem Erlöschen der Funktionen des ZNS (syn. Gehirntod, dissoziierter Hirntod) ein (C).
Zu **(A)** und **(B):** Herz- und Atemstillstand sind Zeichen des klinischen Todes.
Zu **(D)** und **(E):** Totenflecken (Livores) und die Totenstarre (Rigor mortis) sind sichere Todeszeichen.

F99

Frage 1.7: Lösung B

Die stark unterschiedliche Ischämieempfindlichkeit des ZNS im Vergleich mit den anderen Organsystemen erklärt, warum nach Eintreten einer generalisierten Hypoxie nach Reanimation zwar z. B. das Herz-Kreislauf-System wieder funktionstüchtig sein kann, die Schädigung für das Gehirn jedoch potentiell so groß gewesen ist, daß es quasi intravital zur Nekrose des Gehirns kommt. Vor diesem Hintergrund muß die sehr leicht mißverständliche Formulierung „intravitaler Hirntod" gesehen werden. Korrekt wäre gewesen, von dissoziiertem Hirntod zu sprechen, da durch diese Bezeichnung klar ausgedrückt wird, daß es zum „Auseinanderdriften" der Funktionen des ZNS und der sonstigen Organsysteme kommt.

Das morphologische Korrelat des dissoziierten Hirntodes ist die Totalnekrose des Gehirns als Folge einer hypoxischen Schädigung, die neben den Ganglienzellnekrosen per se immer ein generalisiertes Hirnödem (B) mit exzessiver Hirndrucksteigerung bewirkt. Die damit resultierende Massenverschiebung führt letztlich zum Sistieren der arteriellen intrakraniellen Durchblutung.

Zu **(A):** Eine wandständige (parietale) Thrombose der A. basilaris kann eine zerebrale Minderperfusion entscheidend mit herbeiführen. Eine regelhafte Verknüpfung dieser Form der arteriellen Thrombose mit dem Hirntod im Sinne der Fragestellung liegt jedoch nicht vor.

Zu **(C)** und **(D):** Hirnmassenblutung und schweres Schädel-Hirn-Trauma können jeweils für sich durch exzessive Hirndruckerhöhung zum Hirntod führen. Eine gesetzmäßige Kombination dieser Hirnläsionen mit dem Hirntod existiert jedoch nicht.

Zu **(E):** Ein Herzstillstand ist unter bestimmten Bedingungen durch Reanimation reversibel. Wenn entsprechende Reanimationsmaßnahmen früh genug – nämlich vor Eintreten einer Hirnschädigung – erfolgreich eingeleitet werden, bleibt ein Herzstillstand für die Gehirnfunktion folgenlos.

Sterben — 1.4

Als **Vita reducta** bezeichnet man nach *Bleyl et al.* eine unterschiedlich lange dauernde, lebensbedrohliche Herabsetzung der lebenswichtigen Funktionen, welche die eigentliche Übergangsphase zwischen Leben und Tod kennzeichnet.

Der **klinische Tod** besteht bei *Kreislauf- und Atemstillstand, Bewußtlosigkeit* und *weiten reaktionslosen Pupillen*. Dieser Zustand ist reversibel. Eine Wiederbelebung durch geeignete Maßnahmen – Reanimation – ist möglich. Aus diesem Grund spricht man auch von *unsicheren Zeichen des Todes*.

Wenn eine *Reanimation* durch Wiederaufnahme der Herzaktion und künstliche Beatmung erst nach über 5 Minuten des klinischen Todes zu einer Wiederherstellung der Kreislaufverhältnisse führt, sind im Gehirn als Folge des Sauerstoffmangels bereits irreversible Schäden aufgetreten.

Man spricht vom *(dissoziierten) Hirntod (= Individualtod, Gehirntod)* sofern
- das EEG über mindestens 30 Minuten eine isoelektrische Nullinie zeigt,
- angiographisch zweimal im Abstand von 30 Minuten ein Fehlen der Hirndurchblutung nachgewiesen wird,
- eine tiefe Bewußtlosigkeit besteht, die Pupillen reaktionslos sind und die Spontanatmung fehlt.

Morphologische Veränderungen des Gehirns sind ein massives Ödem und eine Totalnekrose.

Das Erliegen der Herz- und Kreislauffunktion führt schließlich zum **biologischen Tod.** „Tod bedeutet irreversiblen Stillstand aller Lebensvorgänge".

Sichere Zeichen des Todes sind:
- *Totenflecke* (Livores) – Der Schwerkraft folgende Ansammlung des Blutes in den bodennahen Körperteilen mit der Folge der Ausbildung von bläulichen Flecken. Entsprechend findet man in den höher gelegenen Partien die *Leichenblässe*.
- *Leichenstarre* (Rigor mortis) – Die Totenstarre beruht auf dem postmortalen Absinken des ATPs in der Muskelzelle. Dadurch verliert der Muskel seine Elastizität. Die Leichenstarre tritt in glatter und quergestreifter Muskulatur 3–8 Stunden nach Eintritt des Todes ein. Mit Vergrößerung der plastischen Verformbarkeit löst sich die Leichenstarre nach 36–48 Stunden wieder.
- *Autolyse* – Zellabbau durch körpereigene hydrolytische Enzyme, die unterstützt werden von körperfremden (Darmbakterien).

2 Anpassungsreaktionen

2.1 Atrophie

F98 H92 **!!**

Frage 2.1: Lösung C

Die Altersatrophie von parenchymatösen Organen geht mit der intrazellulären Ablagerung des braunen „Abnutzungspigmentes" Lipofuszin einher (syn. braune Atrophie) (C).

Zu (A): **Hämosiderin** entspricht intrazellulär in Makrophagen abgelagerten, kondensierten bzw. polymerisierten Salzkristallen **dreiwertigen Eisens,** die mikroskopisch als scharfkantige braune Strukturen nachgewiesen werden können. Makroskopisch haben Organe mit Hämosidereineinlagerung dementsprechend eine **braune Farbe.**

Zu (B): Bei der Organisation von Hämatomen entsteht durch Sinterung von **Bilirubinkristallen** im Gewebe das **gelb-braune** Pigment **Hämatoidin.**

Zu (D): Melanin wird von den Melanozyten der Haut gebildet. Eine Stimulation der Melanin-Synthese, z. B. durch UV-Strahlen-Einwirkung, führt zur Hyperpigmentierung mit Hautbräunung.

Zu (E): Das Hervortreten interstitiellen Bindegewebes im Rahmen der Parenchymatrophie führt nicht zu einer charakteristischen Verfärbung des betroffenen Organes, sondern vielmehr ausschließlich zur Gewebsverfestigung (Induration altersatropher Organe).

F00 **!**

Frage 2.2: Lösung D

Unter einer Vakatfettwucherung versteht man den Ersatz atrophischer Parenchymzellen durch Fettgewebe (vikariierende = stellvertretende Hyperplasie, syn. Fettgewebshyperplasie e vacuo). Die Kompensation des Organschwundes durch Fettgewebe tritt überwiegend in *Wechselgeweben* mit hoher Mauserungsrate auf, z. B. bei der Thymusinvolution, bei einer Lymphknotenatrophie (C) oder im Rahmen der Knochenmarksalterung (B). Auch exokrine Drüsen wie Ohr- (A) oder Bauchspeicheldrüse (E) können von dieser Spielart der Atrophie betroffen sein. Daneben sind Vakatfettwucherungen typisch bei den verschiedenen Formen der progressiven Muskeldystrophie: Zerfallene Muskelfasern werden durch Fettgewebe ersetzt. Dabei kann trotz abnehmender Muskelmasse das Bild einer sog. Pseudohypertrophie entstehen.

Zu (E): Die Atrophie des Gehirns hinterläßt gegebenenfalls als histologisches Merkmal das sog. Alterungspigment Lipofuszin als Korrelat der braunen Atrophie. Vakatfettwucherungen treten allerdings im ZNS nicht auf.

F98

Frage 2.3: Lösung E

Vermehrte Atemarbeit bedingt eine ausgeprägte Hypertrophie der Atemmuskulatur, d. h. auch des Zwerchfells. Die entstehenden breiten Muskelzüge der Zwerchfellkuppel üben einen konstanten Druck auf die Facies diaphragmatica der Leber aus. An den Stellen des höchsten mechanischen Einflusses reagiert das Lebergewebe mit einer Atrophie: Druckatrophie (E).

Zu (A): Die Involutionsatrophie stellt eine physiologisch ablaufende Atrophieform im Lebenszyklus eines Organes dar. Klassische Beispiele sind die in den ersten beiden Lebensjahrzehnten bereits abgeschlossene Thymusinvolution sowie die postmenopausal einsetzende Involution der Mammae und des Uterus.

Zu (B): Bei der Inaktivitätsatrophie kommt es zur Massenabnahme eines Organs auf dem Boden einer funktionellen Minderbeanspruchung. Beispiel: Ruhigstellung einer Extremität in einem Gipsverband führt zu Muskelatrophie und Osteoporose als Immobilisationsfolge.

Zu (C): Der trophoneurotischen Atrophie liegt eine gestörte nervale Beeinflussung der für die Gewebsdurchblutung zuständigen Gefäße zugrunde.

Zu (D): Das **Altern** ist durch eine *langsam* fortschreitende Verkleinerung einzelner oder mehrerer Organsysteme gekennzeichnet. Diese *Altersatrophie (senile Atrophie)* betrifft in erster Linie:
- Gehirn (Gewichtsverlust um ca. 100 g)
- Knochen (Osteoporose, Knochenmarksatrophie)
- Haut
- Lunge (seniles Lungenemphysem)
- Leber
- Herz

Atrophie — II.1

Als **Atrophie** bezeichnet man eine Verkleinerung von Organen oder Geweben. Ursache kann hierbei eine Verringerung des Zellvolumens *(einfache Atrophie)* oder eine Verminderung der Zellzahl als Folge einer Umsatzänderung *(hypoplastische Atrophie)* sein. Es muß zwischen physiologischen und pathologischen sowie lokalen und generalisierten Formen der Atrophie unterschieden werden:

1. Physiologische Atrophie

Lokal laufen schon während der intrauterinen Entwicklung Atrophievorgänge ab. Klassische Beispiele für eine physiologische ablaufende Atrophie sind die in den ersten beiden Lebensjahrzehnten bereits abgeschlossene Thymusinvolution sowie die postmenopausal einsetzende Involution der Mamma und des Uterus.

2. Pathologische Atrophie

a) Generalisierte Atrophieformen

- **Altersatrophie (senile Atrophie)**

Das **Altern** ist durch eine *langsam* fortschreitende Verkleinerung einzelner oder mehrerer Organsysteme gekennzeichnet. Diese *Altersatrophie (senile Atrophie)* betrifft in erster Linie:

- Gehirn (Gewichtsverlust um ca. 100 g)
- Knochen (Osteoporose, Knochenmarksatrophie)
- Haut
- Lunge (seniles Lungenemphysem)
- Leber
- Herz

Die Altersatrophie kann mit der intrazellulären Ablagerung des gelb-braunen „Abnutzungspigmentes" **Lipofuszin** einhergehen. V. a. Leber und Herz sind hierbei in Form der **braunen Atrophie** betroffen. Im Rahmen der Altersatrophie wird häufig der atrophische Organschwund durch Fettgewebe als **Platzhalter** aufgefangen (**Vakatfettwucherung** oder **Fettgewebshyperplasie e vacuo**). Überwiegend sind hiervon Wechselgewebe mit hoher Mauserungsrate betroffen, wie z.B. lymphatische Gewebe, Knochenmark oder Gonaden.

- **Hungeratrophie**

Hungerzustände führen zur zunehmenden Auszehrung des Organismus, wobei insbesondere Fettgewebe und Muskulatur betroffen sind **(Inanitionsatrophie)**. Daneben können **maligne Tumorleiden** („konsumierende Erkrankungen") eine ausgeprägte generalisierte Atrophie induzieren: **Kachexie**. Unter **Marasmus** versteht man einen über Monate und Jahre ablaufenden Auszehrungs- und Entkräftungsprozeß durch Mangelernährung.

b) Lokalisierte Atrophieformen

- **Inaktivitätsatrophie**

Beispiel: Ruhigstellung einer Extremität in einem Gipsverband – Muskelatrophie, Osteoporose als Immobilisationsfolge. – Auch mangelnde endogene Stimulation kann zur Inaktivitätsatrophie führen. Beispiele: Nervenzellatrophie bei Unterbrechung der afferenten Bahnen, Nebennierenrindenatrophie bei Dauerkortisolbehandlung.

- **Druckatrophie**

Durch mechanischen Druck auf ein Gewebe wird eine Atrophie hervorgerufen, die ausschließlich den Ort der Irritation betrifft. Beispiel: Hypophysenadenom mit „Auswalzen" der Sella turcica.

F95

Frage 2.4: Lösung D

Die neurogene (Skelettmuskel-)Atrophie entsteht als Folge einer Schädigung des motorischen Neurons. Es kommt zum Untergang der gesamten nachgeschalteten neuro-muskulären Einheit (D), was im mikroskopischen Bild ein **felderförmiges** Muster des Muskelpräparates erzeugt: Atrophe und intakte Muskelfaser**gruppen** liegen **nebeneinander.** Beispiele: Poliomyelitis (direkte Schädigung der motorischen Neuronen), M. Guillain-Barré (Schädigung der spinalen Wurzel) und Polyneuropathie (Neuritis der peripheren Nerven).
(D: 94%/+0,21)

H90

Frage 2.5: Lösung A

Eine neurogene Muskelatrophie ist dadurch gekennzeichnet, daß eine Schädigung einer motorischen Nervenzelle sekundär zum Untergang der abhängigen Muskelfasern führt. Je nach Ort der Läsion unterscheidet man **spinale, radikuläre** oder **axonale** Formen der neurogenen Muskelatrophie, denen sämtlich gemeinsam ist, daß sich eine felderförmige Atrophie von Muskelfasern ergibt. Der **spinalen Muskelatrophie** liegt primär eine Schädigung der Rückenmarksvorderhörner zugrunde, was mikroskopisch als **Lichtung des Nervenzellbestandes** nachgewiesen werden kann (A).

Zu **(B):** Eine Neuritis eines peripheren Nerven (z.B. im Rahmen einer Polyneuropathie) führt über die entzündliche **Axonschädigung** zur neurogenen Muskelatrophie.

Zu **(C):** Entmarkungen in den Hintersträngen (sensible Reizleitung) führen zum **Ausfall der Tiefensensibilität,** beeinträchtigen aber nicht die Muskelfunktion.

Zu **(D):** Einen lipomatösen Umbau nekrotischer Muskelregionen findet man bei der **progressiven Muskeldystrophie** (Vakatfettwucherungen).

Zu **(E):** Entzündliche Infiltrate in der Skelettmuskulatur weisen auf eine **Myositis** hin.

Neurogene Muskelatrophie — II.2

Diese entsteht bei: 1. Ausfall der muskulären Innervation bei Lichtung des Nervenzellbestandes in den Vorderhörnern des Rückenmarks (z.B. spinale Muskelatrophie, Poliomyelitis), 2. einer Schädigung der spinalen Wurzeln (Guillain-Barré-Syndrom) oder Ganglien (Herpes zoster), 3. einer Neuritis der peripheren Nerven (z.B. diabetische Polyneuropathie).

Mikroskopisch findet man *gruppen-* oder *felderförmige* Muskelfaseratrophien, einhergehend mit einer starken Verschmälerung der Faserquerschnitte. Diese sind Folge der durch die Nervenschädigung ausfallenden Innervation der entsprechenden muskulären Segmente. Die den atrophischen Fasern benachbarten Bereiche erscheinen hypertrophiert. Außerdem fällt enzymhistochemisch auf, daß die Unterschiede der durch die Aktivitätsmuster der Enzyme NADH-Dehydrogenase und ATP-ase charakterisierten Muskelfasertypen I und II verwischt werden.

2.2 Hypertrophie

2.3 Hyperplasie

H99

Frage 2.6: Lösung C

Zu **(A)**, **(B)**, **(D)** und **(E)**: Es handelt sich um im Zusammenhang mit der Fragestellung typische Beispiele.

Zu **(C)**: Der M. quadriceps femoris besteht aus quergestreifter Muskulatur.

H95

Frage 2.7: Lösung A

Grundsätzlich wichtig für die Ableitung der korrekten Lösung ist die Kenntnis der physiologischen Östrogen- und Progesteronwirkungen auf das Endometrium. Während Östrogene in der ersten Phase des Menstruationszyklus zur **Proliferation** der endometrialen Schleimhaut mit Ausbildung von Drüsen führen, kommt es unter Progesteroneinfluß zur **sekretorischen Transformation** der Endometriumdrüsen (Sekretionsphase). Aus dem Gesagten ergibt sich, daß unter unphysiologischer Östrogen-Dauerstimulation wie z.B. im Falle einer Follikelpersistenz oder hochdosierter exogener Hormonzufuhr ein hyperplasiogener Reiz auf das Endometrium ausgeübt wird (A). Dabei werden je nach Stärke und Dauer des **Hyperöstronismus** einerseits glanduläre und glandulär-zystische, andererseits die adenomatöse Hyperplasie unterschieden, die für sich genommen als Präkanzerose für das Corpusuteri-Karzinom angesehen werden muß.

Zu **(B)**: Beim **Hyperluteinismus** (unphysiologische Dauerstimulation durch Progesteron) z.B. bei persistierendem Corpus luteum verharrt die sekretorisch transformierte Schleimhaut in einem konstanten Entwicklungsstadium, ohne daß eine menstruelle Abbruchblutung zustande kommt. Eine Proliferationstendenz wird unter einem Progesteronstimulus nicht beobachtet.

Zu **(C)**: Während der Schwangerschaft unterliegt das Endometrium dem Einfluß der Gestagene, also im wesentlichen dem Progesteron und seinen Abkömmlingen. Im Verlauf der gesamten Gravidität kommt es deswegen nicht zu zyklisch-proliferativen Veränderungen des Endometriums.

Zu **(D)**: Hormonell unabhängige autonome Epithelproliferationen des Endometriums sind **extrem selten**. Ein Beispiel stellt das als Mischtumor zu klassifizierende **papilläre Zystadenofibrom** des Endometriums dar.

Zu **(E)**: Das humane Papilloma-Virus (HP-Virus) führt zu tumorartigen Epithelhyperplasien, die im Genitalbereich als Condylomata acuminata bezeichnet werden. Entsprechende Veränderungen können sich zwar am Uterus im Bereich der Zervix, nicht aber im Endometrium ausbilden.

(A: 52%/+0,11; B: 24%/0,00)

Hypertrophie und Hyperplasie — II.3

Unter **Hypertrophie** versteht man die Größen- bzw. Massenzunahme eines Organes als Ausdruck einer anhaltenden Leistungsanforderung. Bei der **einfachen Hypertrophie** kommt es bei *konstanter Zellzahl* zur Organvergrößerung: die Parenchymzellen *nehmen an Volumen zu*. Diese Form der Hypertrophie findet man vor allem in der Skelett- und Herzmuskulatur (s. auch Herzhypertrophie).

Im Gegensatz dazu steht die **Hyperplasie** (auch: *numerische Hypertrophie*), bei der die Vergrößerung des betreffenden Organs durch *Zunahme der Zellzahl* zustande kommt. Man kann eine Hyperplasie in Wechselgeweben wie dem Knochenmark (z.B. bei einer hämolytischen Anämie) beobachten. Ebenso reagieren endokrine Organe auf erhöhte funktionelle Anforderungen in typischer Weise mit einer *Anpassungshyperplasie* (z.B. Nebenschilddrüsenhyperplasie).

2.4 Kommentare aus Examen Herbst 2000

[H00]

Frage 2.8: Lösung E

Unter einer Fettgewebshyperplasie e vacuo versteht man den Ersatz atrophischer Parenchymzellen durch Fettgewebe (vikariierende = stellvertretende Hyperplasie, syn. Vakatfettwucherungen). Die Kompensation des Organschwundes durch Fettgewebe tritt überwiegend in *Wechselgeweben* mit hoher Mauserungsrate auf, z. B. bei der Thymusinvolution (A), bei einer Lymphknotenatrophie (B) oder im Rahmen der Knochenmarkshypoplasie (D). Daneben sind Vakatfettwucherungen typisch bei den verschiedenen Formen der progressiven Muskeldystrophie (C): zerfallene Muskelfasern werden durch Fettgewebe ersetzt. Dabei kann trotz abnehmender Muskelmasse das Bild einer sog. Pseudohypertrophie entstehen.

Zu **(E)**: Bei der Leberzirrhose geht der fortschreitende Untergang des Leberparenchyms mit einem parallel ablaufenden Ersatz nekrotischer Leberzellen durch *Bindegewebe* einher. Vakatfettwucherungen kommen dabei nicht vor.

[H00]

Frage 2.9: Lösung D

Zu **(D)**: Nach enzymhistochemischen Kriterien können Muskelfasern vom Typ I und Typ II unterschieden werden. Physiologischerweise liegen die unterschiedlichen Fasertypen im Muskel nach einem regelhaften Muster verteilt nebeneinander vor. Kommt es zu einer Nervenzellschädigung, so werden die jeweils abhängigen Muskelfasern atroph. Hält dieser Zustand chronisch an, so übernimmt die benachbarte Nervenzelle quasi kompensatorisch die Innervation der denervierten Muskelfasern, was regelhaft zur „Gleichschaltung" ihres Fasertypus führt. Mikroskopisch ist dieses Phänomen daran ablesbar, dass sich nunmehr gleichartige Fasertypen in großen Feldern gruppiert finden. Man spricht im Fachjargon kurz vom Phänomen der Fasertypengruppierung.

Zu **(A)**: Bei Inaktivitätsatrophie der Muskulatur kommt es zur diffusen Abnahme der Faserquerschnitte. Eine Fasertypengruppierung tritt nicht auf.

Zu **(B)** und **(C)**: Rhabdomyom und Rhabdomyosarkom als gut- und bösartige Variante der Tumoren der quergestreiften Muskulatur führen zur Proliferation der Muskelfasern.

Zu **(E)**: Die chronische Belastung der Muskulatur führt zur Hypertrophie.

3 Zell- und Gewebsschäden

3.1 Reversible Schäden und Degeneration

[H96]

Frage 3.1: Lösung C

Mit Hilfe elektronenmikroskopischer Untersuchungstechniken können morphologische Veränderungen des Zytoplasmas und damit der Zellorganellen sehr empfindlich nachgewiesen werden. Besonders vielschichtig können die unterschiedlichen Erscheinungsbilder des endoplasmatischen Retikulums (ER) sein.

Das **glatte ER** besteht aus einem System verzweigter Tubuli, die in hohen Aktivitäten wesentliche Enzymsysteme zur Umsetzung spezifischer Stoffwechselleistungen enthalten. So werden im glatten ER z. B. Steroide aufgespalten sowie Arzneimittel und Gifte inaktiviert und ausscheidbar gemacht. Mit zunehmender funktioneller Belastung läßt sich im Elektronenmikroskop eine *Vermehrung* (Proliferation) des glatten ER nachweisen. Besonders intensiv führen der **chronische** Einfluß von Pharmaka (v. a. Barbiturate, *Drogen*) (C) und chemische Noxen (v. a. Alkohol, aromatische Kohlenwasserstoffe) über den Weg der **Enzyminduktion** zur ausgeprägten Vermehrung des glatten ER.

Das **rauhe ER** spielt die zentrale Rolle in der *Protein- und Lipoproteinbiosynthese*. So führen sowohl Zustände mit chronisch gesteigerter Proteinsynthese (z. B. chronischer Entzündungszustand mit stimulierter Immunglobulinsynthese) (D), als auch Sekretionsstörungen von Peptiden (E) zu erheblichen morphologischen Veränderungen. Das rauhe ER, das in Form sog. Zisternen intrazellulär anzutreffen ist, kann dabei Einschlüsse, Lumenveränderungen oder Formveränderungen aufweisen.

Zu **(A)**: Der Energiestoffwechsel einer Zelle speichert die bei der Verbrennung von Sauerstoff freiwerdende Energie durch Bindung anorganischen Phosphors unter Bildung von Adenosin-Triphosphat (ATP). Dieser Vorgang wird als oxidative Phosphorylierung bezeichnet. Sämtliche hochgradig energieabhängige Systeme reagieren äußerst empfindlich auf eine Störung der Atmungskette als Hauptlieferant des ATP. Eine schwere Störung der oxidativen Phosphorylierung führt zum Versagen der Natrium-Kalium-Pumpen (ATP-Mangel) mit der Folge des Wassereinstroms in die Zellen. Mit Hilfe des Elektronenmikroskopes kann in solchen Fällen nachgewiesen werden, daß insbesondere das *rauhe ER* rasch und empfindlich reagiert. Nach dem Zerfall in kleinere Membraneinheiten kommt es zur Bildung von ER-Bläschen (Vesikulierung). Bei zunehmendem Wassereinstrom in die Zellen schwellen diese Vesikel zu Vakuolen an *(vakuolige Degeneration)*.

Zu **(B)**: Im Gegensatz zur *chronischen* Alkoholintoxikation, die sehr wohl mit einer Vermehrung des glatten ER einhergeht, können bei der *akuten* alkoholischen Leberschädigung keine spezifischen zytoplasmatischen Veränderungen nachgewiesen werden. Der toxische Einfluß kann akut die regelhaft ablaufenden Zeichen des Zellschadens von der hydropischen Schwellung über die degenerative Verfettung bis hin zur Nekrose hervorrufen.
(C: 37%/+0,35; D: 24%/–0,24)

H94 !

Frage 3.2: Lösung C

Intrazelluläre (parenchymatöse) Verfettungen können auf **degenerativer Grundlage** oder im Rahmen von **Stoffwechselstörungen** auftreten. So kann ein chronischer Alkoholabusus als toxischer Einfluß (1) mit einer gesteigerten zellulären Fettsäuresynthese eine Leberzellverfettung herbeiführen. Die relative Koronararterieninsuffizienz führt zur dystrophischen Verfettung der Herzmuskelzellen (3). Makroskopisch erscheint dabei das Myokard feinfleckig verändert („getigert").

Zu **(4)**: Beim **M. Gaucher** kommt es auf dem Boden eines genetisch bedingten β-Glucosidase-Mangels zur **intrazellulären Speicherung von Glukozerebrosiden** vornehmlich in den Zellen des RHS.

Zu **(2)**: Bei der Lipomatosis cordis („Herzverfettung") kommt es zur **interstitiellen** Fetteinlagerung in das Gefüge des Myokards. Als Ursache sind alimentäre Faktoren (Überernährung mit Adipositas) anzuschuldigen.
(C: 73%/+0,22)

F00 H97 !!

Frage 3.3: Lösung E

Zu **(E)**: Die **Lipomatosis cordis** (Herzverfettung) stellt eine **interstitielle** Verfettung dar. Bei Überernährung kommt es zu Fettgewebseinlagerungen zwischen die Herzmuskelzellen durch Metaplasie ortsständiger Bindegewebszellen. Typischerweise tritt die Fettgewebseinlagerung überwiegend subepikardial und mit Betonung des rechten Ventrikels auf.

Zu **(A)**, **(B)**, **(C)** und **(D)**: Resultat aller genannter Faktoren ist die **intrazelluläre (dystrophische)** Verfettung der Herzmuskelzellen.

Hydropische Schwellung und Verfettung – III.1

Die **hydropische Schwellung** als *reversibles* Zeichen einer Zellschädigung (syn.: dystrophische oder trübe Schwellung) hat zwei Ursachen:
1. **Energiemangel** (ATP-Mangel) z.B. bei Hypoxidosen (s. Lerntext IV.6).
2. **Membranschäden** (toxisch) z.B. durch α-Amanitin oder im Rahmen einer bakteriellen Sepsis.

Energiemangel und/oder Membranschäden leiten dabei folgenden Pathomechanismus ein:
- Versagen der Na^+/K^+-Pumpe
- intrazellulär Na^+-Anstieg, extrazellulär K^+-Anstieg
- Störung des osmotischen Gleichgewichtes
- Wassereinstrom in die Zelle (lichtmikroskopisch: aufgeblähter (= hydropischer) Zelleib

Es müssen grundsätzlich zwei Typen der **Verfettung** unterschieden werden:
1. **Parenchymatöse** Verfettung:
   Es kommt zur **intra**zellulären Fetteinlagerung. Mikroskopisch findet man in den betroffenen Zellen unterschiedlich große **Fettvakuolen**, die sich nach dem durch die Gewebsfixation bedingten Herauslösen der Lipide „optisch leer" verhalten.

   Ursachen:
   - **Degenerative (dystrophische) Veränderungen**
     – Hypoxidosen (z.B. Anämien, angeborene Herzfehler mit Rechts-Links-Shunt)
     – chemisch-toxisch (z.B. α-Amanitin)
     – bakteriell-toxisch (z.B. Diphtherie-Toxin)
   - **Ernährungsfaktoren**
     – Überernährung (Hyperlipidämie)
     – Unterernährung (z.B. Eiweißmangel = Kwaschiorkor): Die Synthese von Lipoproteinen ist gestört, wodurch ein verminderter Abtransport von Fetten aus der Leber erfolgt.
   - **Stoffwechselstörungen**
     – Diabetes mellitus (erhöhte intrazelluläre Synthese von Fetten)

   Während die Verfettung der Leber oftmals auf Ernährungsfaktoren oder Stoffwechselstörungen beruht, findet man in anderen parenchymatösen Organen wie Herzmuskel **(Tigerung)** oder Niere überwiegend dystrophische Verfettungen.

2. **Interstitielle** Verfettung:
   Dabei kommt es zur **inter**stitiellen (extrazellulären) Fetteinlagerung. Bei Adipösen findet dabei eine Umdifferenzierung von Bindegewebszellen zu Fettzellen statt. Überernährung stellt die zentrale Ursache für die interstitielle Verfettung dar. Beispiel: **Lipomatosis cordis** mit kardialer Fettbe- und Fettdurchwachsung, die eine verminderte Belastbarkeit des Herzens verursachen kann.

[F00]

Frage 3.4: Lösung D

Zu **(A):** Hyaline Einzelzellnekrosen (sog. Councilman-Körper) stellen eine Sonderform der Koagulationsnekrose dar und treten bei akuten Verläufen von Hepatitiden auf.

Zu **(B):** In physiologischerweise funktionell geforderten *und* in neoplastischen Plasmazellen können intrazelluläre hyaline Ablagerungen nachweisbar sein, die aus (atypischen) Antikörperglobulinen bestehen und Ausdruck einer vermehrten Sekretionsleistung sind. Man nennt diese Ablagerungen Russell-Körperchen.

Zu **(C):** Im Rahmen einer chronischen Prostatitis kann es – vermittelt durch Sekretstau – zur Ausbildung geschichteter Körperchen in den Drüsenlichtungen kommen. Diese werden als Corpora amylacea bezeichnet.

Zu **(D):** Bei der akuten Pankreatitis entstehen im Rahmen tryptischer, enzymatischer Vorgänge sowohl Nekrosen des Drüsenparenchyms als auch des peripankreatischen und weiter vom Organ entfernten retroperitonealen Fettgewebes (z. B. Nierenkapselfett). Es handelt sich hierbei *nicht* um traumatische, sondern um tryptische (= lipolytische) Fettgewebsnekrosen. Durch sekundäre Kalziumsalzausfällung entstehen die weißen Fettgewebsnekrosen, die makroskopisch als „Kalkspritzer" imponieren. Auch radiologisch können solche Fettgewebsnekrosen durch den hohen Kalziumsalzanteil schattengebend und damit optisch faßbar werden.

Zu **(E):** *Lipofuszin* gehört zur Gruppe der lysosomalen Lipopigmente. Es hat eine gelb-braune Eigenfarbe, die durch den jeweiligen hohen Fettsäuregehalt hervorgerufen wird. Diese Pigmenteigenschaft und die Tatsache, daß sich Lipofuszin in hoher Dichte in altersatrophen Organen ansammelt, führte zur Namensgebung der *braunen Atrophie*. Ein Krankheitswert ist damit nicht verbunden. – Lipofuszin läßt sich durch die Fettfärbung mit dem Farbstoff Sudan III selektiv darstellen. Es weist darüberhinaus eine charakteristische Eigenfluoreszenz im UV-Licht auf.

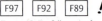

Frage 3.5: Lösung A

Alkoholisches Hyaliln (Mallory-Bodies) findet man als Reaktion auf eine Schädigung der Leberzelle bei der Alkoholhepatitis. Es tritt im Zytoplasma der zentrolobulären Hepatozyten in Nähe der Kerne auf und stellt sich häufig als bandförmige oder verzweigte Struktur dar.

Zu **(B):** In den Kupffer-Sternzellen finden sich z. B. Ablagerungen von Eisenpigment bei Hämosiderosen.

Zu **(C):** Hyaline Thromben finden sich typischerweise als histologisches Zeichen eines Schocks als Vernetzungen von Thrombozyten und Fibrin im kapillären Gefäßbett. Eine im Rahmen eines schweren Schockzustandes geschädigte Leber kann dementsprechend durchaus intrasinusoidal hyaline Thromben enthalten (vaskuläres Hyalin).

Zu **(D):** Eine hyaline knorpelartige Verdickung der serösen Häute (z. B. Leberkapsel, Pleura) tritt nach einer chronischen Entzündung auf. Bei diesem sogenannten bindegewebigen Hyalin besteht eine pathologische Veränderung der Kollagenfasern.

Zu **(E):** Im Disse-Raum (kapillärer, mit Plasma gefüllter Raum zwischen Hepatozyten und Lebersinusoiden) finden sich keine hyalinen Ablagerungen.

Hyalin — III.2

Unter **Hyalin** versteht man *inter*zelluläre Ablagerungen unterschiedlicher Genese, die sich färberisch und lichtmikroskopisch ähnlich verhalten und überwiegend aus Kollagenfasern bestehen. Es handelt sich um glasige, homogene Strukturen mit starkem Lichtbrechungsvermögen, die sich mit Eosin gut färben lassen. Man unterscheidet:

- **Bindegewebiges Hyalin** entsteht durch eine Veränderung der *Kollagenfasern* und Einlagerung von Proteinen im Bereich **seröser Häute** nach abgelaufenen chronischen Entzündungen (z. B. in Pleura, Leberkapsel, Milzkapsel als „Zuckergußmilz" und Gallenblase als „Porzellangallenblase"). Im **bindegewebigen Stroma** von Organen findet man Hyalin z. B. bei Uterusmyomen und fibröser Mastopathie.
- Beim **vaskulären Hyalin** handelt es sich um *atypische Kollagenablagerungen* in Arteriolen bei Hypertonie und Diabetes mellitus (Arteriosklerose).

Aus historischen Gründen wird das *epitheliale oder intrazelluläre Hyalin* nach wie vor in die Systematik aufgenommen, obwohl kein Zusammenhang zu Kollagenfaserveränderungen besteht:

- **Intrazelluläres (epitheliales) Hyalin** entwickelt sich in *normalen Zellen* bei einem zu großen Angebot von Proteinen (Beispiel: Nierentubuli bei pathologischer Permeabilität des glomerulären Filters – die Permeabilitätsstörung führt zu einer erhöhten Konzentration von Proteinen im Primärharn und folglich zu einer vermehrten Eiweißrücksorption durch die Nierentubuli).
- **Pathologische Ablagerungen intrazellulären Hyalins** entstehen bei Zellschädigung durch Denaturierung von Eiweiß und Untergang von Zellorganellen:

- *Fokale Zytoplasmauntergänge* im renalen Tubulusepithel bei Intoxikationen (z. B. Blei, Quecksilber).
- **Mallory-Körperchen** *(sog. Alkoholhyalin)* im Zytoplasma der Hepatozyten von Alkoholikern.
- **Russel-Körperchen** in Plasmazellen bei chronischen Entzündungen oder beim Plasmozytom, die aus Ansammlungen von Immunglobulinen bestehen.
- Bei angeborenem α_1-*Antitrypsinmangel* entstehen mit Glykoprotein angefüllte Erweiterungen des RHS und in Hepatozyten.
- *Zenker-Degenerationen* findet man bei hochfieberhaften Erkrankungen in der quergestreiften Muskulatur. Diese sind durch zerfallene Muskelfasern bedingt.

3.2 Dystrophie

Frage 3.6: Lösung C

Die **Tuffsteinlunge** (Pneumokalzinose) ist das Resultat einer Kalziumsalzeinlagerung in das Lungenparenchym (= metastatische Verkalkung) im Rahmen einer lang anhaltenden **Hyperkalzämie,** die folgende Ursachen haben kann:
- Primärer Hyperparathyreoidismus (4): In der Mehrzahl der Fälle führt ein Nebenschilddrüsenadenom über die ungesteuerte Sekretion von Parathormon zur Kalziummobilisierung aus dem Knochen.
- Vitamin-D-Überdosierung (2) führt zur gesteigerten Kalziumresorption aus dem Darm.
- Eine ausgedehnte (osteolytische) Knochenmetastasierung (3) kann zur Kalziumüberflutung führen. Beispiel: Plasmozytom.

Zu **(1):** Vitamin-D-Mangel geht mit einer Hypokalzämie einher.
Zu **(5):** Der Begriff der metastatischen Verkalkung ist nicht in Verbindung mit einem metastasierenden Tumor zu bringen. Beim Osteosarkom handelt es sich um einen hochmalignen Knochentumor. Charakteristisch für die osteoplastische Variante dieses Tumors ist die Knochen-, Osteoid- und Knorpelbildung. Lungenmetastasen des osteoplastischen Osteosarkoms können durch Kalksalzeinlagerungen auffallen (= „verkalkte Metastasen").

Frage 3.7: Lösung B

Die **dystrophische Verkalkung** beruht auf der Kalksalzbeladung von vorgeschädigtem bzw. nekrotischem Gewebe bei **normalem Kalziumstoffwechsel.** So kann beispielsweise die Kapsel eines Tuberkels bindegewebig umgewandelt werden. Die Verkäsungszone erfährt zunächst eine Eindickung und Verhärtung, bevor schließlich eine Verkalkung als sog. „postspezifisches Residuum" resultiert (2).
Als weiteres Beispiel sind die Verkalkungen peripankreaner und retroperitonealer Fettgewebsnekrosen nach einer akuten Pankreatitis (4), die Verkalkung chronischer Herzwandaneurysmen nach einem Myokardinfarkt oder die Mediaverkalkung bei der Arteriosklerose vom Typ Mönckeberg zu nennen.
Zu **(1):** Der Hyperparathyreoidismus führt durch massive Kalziummobilisation mit **Hyperkalzämie** zur **metastatischen** Verkalkung von primär ungeschädigten Geweben.
Zu **(3):** Das Osteochondrom stellt eine knöcherne Neubildung dar. Innerhalb der knöchernen Strukturen des Tumors finden sich Knorpelgewebsinseln, die im Sinne der sekundären Knochenbildung verkalken können. Ein Zusammenhang mit dystrophischen oder metastatischen Verkalkungen besteht dabei nicht.
(B: 10%/–0,05, E: 37%/+0,14)

Frage 3.8: Lösung C

Psammomkörperchen stellen einen möglichen histo-morphologischen Befund einer **dystrophischen Verkalkung** dar. Darunter versteht man lokalilsierte Kalziumablagerungen in geschädigtem Gewebe. Die im Senium auf degenerativer Grundlage eintretende Verkalkung des Plexus choroideus (A) ist durch Bildung von Psammomkörperchen gekennzeichnet. Darüber hinaus werden Psammomkörperchen in großer Dichte und typischerweise in Meningeomen (D) und in malignen Tumoren des Ovars (B), der Schilddrüse (E) und der Mamma angetroffen.
Zu **(C):** Im Rahmen einer Pankreatitis entstehen retroperitoneale Fettgewebsnekrosen, in denen es zur Bindung von Kalzium an von intrazellulär freiwerdende Fettsäuren kommt („Verseifung"). Diese Veränderung werden als „kalkspritzerartig" umschrieben.

Frage 3.9: Lösung C

Zu **(A)** und **(B)**: Die Muskeldystrophie vom Typ Duchenne ist eine progressiv verlaufende Erkrankung, die mit dem Untergang von Muskelfasern einhergeht (E). Der x-chromosomal vererbten Erkrankung liegt nach neueren Erkenntnissen der Mangel eines beim Gesunden in der neuromuskulären Verbindung vorkommenden Proteins, des Dystrophins, zugrunde.

Zu **(C)**: Das Dystrophin selbst übt keine schädigende Wirkung auf die Muskelfasern aus.

Zu **(D)**: Die an ein geschlechtsbestimmendes Chromosom gebundene Vererbung, die bei der Muskeldystrophie vom Typ Duchenne vorliegt, wird synonym als gonosomal bezeichnet (von Gonosom = die Geschlechtsentwicklung bestimmendes Chromosom).

Dystrophie

Unter **Dystrophie** im allgemeinen versteht man durch Mangel- oder Fehlernährung bedingte Veränderungen und Störungen des gesamten Organismus bzw. einzelner Organe oder Gewebe, die zu einer Schädigung der Zellstruktur führen. Der Begriff Dystrophie ist nicht ganz klar gegen den Begriff **Degeneration** abzugrenzen, der häufig für reversible Funktionsstörungen der Zellstrukturen verwandt wird.

Folgende sehr unterschiedliche Termini enthalten das Wort Dystrophie:

1. In der Pädiatrie versteht man unter **Dystrophie** beim Säugling und Kleinkind eine Ernährungsstörung unterschiedlichster Genese (z.B. Stoffwechselstörung, Mangelernährung mit Hungerdystrophie), die zu Untergewicht und häufig auch Minderwuchs führt.
2. Zu einer **Leberdystrophie** führen massive und das gesamte Parenchym betreffende Lebernekrosen, die bei einer fulminant verlaufenden Hepatitis oder Vergiftungen mit Knollenblätterpilzen oder Tetrachlorkohlenstoff auftreten.
3. Unter einer **Speicherdystrophie des ZNS** versteht man die Speicherung von Gangliosiden in zerebralen Ganglien- und Nervenzellen, z.B. bei der Gangliosidose Typ I (Mangel an β-N-Acetylgalactosaminidase) oder einer hochdosierten Therapie mit dem Antirheumatikum Chloroquin, das den Abbau von Gangliosiden hemmt.
4. Bei der **Muskeldystrophie** liegt im Unterschied zur neurogenen Myopathie eine Störung in den Muskelzellen selbst vor. Zu dieser Gruppe gehört die *Muskeldystrophie Erb-Duchenne*, die häufigste erbliche Muskelerkrankung, der ein X-chromosomaler Erbgang mit einer Stoffwechselstörung (Mangel des Proteins Dystrophin) zugrunde liegt. Die ausschließlich betroffenen Jungen sind wegen des von den unteren Extremitäten aufsteigenden Muskelschwundes etwa ab dem 10. Lebensjahr auf den Rollstuhl angewiesen. Die Lebenserwartung ist niedrig, da es auch zu dystrophischen Veränderungen des Myokards kommt. Das typische Muster der Gewebsschädigung bei den Muskeldystrophien ist gekennzeichnet durch: a) Kaliberschwankungen der Muskelfasern und Abrundung einzelner Fasern, b) Kernzentralisierung, c) Fibrose des interstitiellen Bindegewebes und d) Pseudohypertrophie durch lipomatösen Gewebsumbau. Diese Veränderungen sind im Gegensatz zur neurogenen Muskelatrophie nicht felderförmig begrenzt, da die vom Muskel ausgehende Dystrophie unabhängig von der Innervation der einzelnen Segmente erfolgt.
5. Unter einer **dystrophischen Verkalkung** versteht man die lokalisierte Kalziumsalzablagerung in nekrotischem oder anderweitig geschädigtem Gewebe unter den Bedingungen eines *normalen* Kalziumstoffwechsels. Beispiele sind die Mediaverkalkung bei der Arteriosklerose vom Typ Mönckeberg oder die Verkalkung eines alten Thrombus (Phlebolith). Kommt es auf dem Boden von degenerativen Veränderungen oder einer Nekrose zum Sekretanstau in der geschädigten Zelle, so führt die dann häufig eintretende dystrophische Verkalkung zur Entstehung von **Psammomkörperchen** (Vorkommen in malignen Ovarial-, Schilddrüsen- und Mammatumoren sowie typischerweise in zentralen Anteilen von Meningeomen). Von den dystrophischen sind *metastatische Verkalkungen* abzugrenzen, die als Folge einer *Hyperkalzämie* beim Hyperparathyreoidismus auftreten.

3.3 Zellalterung, fokale Zytoplasmanekrose, Pigmentablagerungen

H97   H94

Frage 3.10: Lösung B

Nach der kompletten Durchtrennung eines motorischen Nerven kommt es neben der Degeneration des peripheren Segmentes (Waller-Degeneration (A)) zur zentralen Chromatolyse (C) der betreffenden Ganglienzellen mit Zytoplasmaschwellung, Auflösen der Nissl-Schollen und peripherer Kernverlagerung.
Der durch die Nervenläsion bedingte Ausfall der motorischen Innervation führt zur gruppenförmigen Atrophie von Muskelfasern (D).
Im Rahmen der Waller-Degeneration kommt es zum Abbau von Markscheiden und Achsenzylindern sowie einer Proliferation von Schwann-Zellen. Die proliferierenden Schwann-Zellen formen eine Leitschiene für das zentrale Achsensegment, welches Kontakt zum peripheren Teil wieder herzustellen versucht. Gelingt dies, so erfolgt eine Restitutio ad integrum. Ein Mißglücken des Regeneratinsvorganges führt zum Entstehen einer Narbe, dem sog. (Amputations-)Neurom (E).
Zu **(B)**: Einer Gruppe von **peripheren Polyneuropathien** ist die primäre Schädigung der Schwannschen Zellen unter Verschonen der Axone gemeinsam (Markscheidenuntergang). Da der Befall überwiegend diskontinuierlich ist, spricht man von **segmentaler Demyelinisierung.** Als Ursachen können z. B. die *Bleivergiftung* oder *Lipidstoffwechselstörungen* (metachromatische Leukodystrophie) genannt werden.
(B: 74 %, 0,34)

F97

Frage 3.11: Lösung D

Nervenzellen, deren Impulszuleitung unterbrochen ist, werden als **deafferenziert** bezeichnet. Die funktionelle Belastung betroffener Neurone ist dabei stark vermindert bzw. aufgehoben. Wie bei anderen Zellsystemen auch kommt es unter der eintretenden „**Reizarmut**" zur **Inaktivitätsatrophie** ((A) und (D)) (mikroskopisch Verkleinerung der Nervenzelle).
Zu **(B)** und **(E)**: Unter **zentraler Chromatolyse** versteht man sich einstellende histologisch nachweisbare Veränderungen der Nervenzelle **nach Axondurchtrennung.** Es kommt zur Auflösung der Nissl-Schollen, Zytoplasmaschwellung (Nervenzellhydrops) (E) und zur peripheren Kernverlagerung.

Synonym mit dem Begriff zentrale Chromatolyse ist die Bezeichnung **primäre Reizung** zu verwenden.
Zu **(C)**: Die **periphere Chromatolyse** tritt als Folge einer hypoxämisch oder ischämisch induzierten elektiven Parenchymnekrose im ZNS ein. Mikroskopisch sind dabei isoliert die **Nissl-Schollen aufgelöst** (Tigrolyse). Das Zytoplasma erscheint deswegen homogen blaß (**Erbleichung** der Nervenzelle).

H98

Frage 3.12: Lösung C

Nach *Durchtrennung* eines peripheren Nervs kommt es zur **Waller-Degeneration** (C). Dabei geht der peripher der traumatischen Läsion gelegene Axonanteil mitsamt der von den Schwann-Zellen gebildeten Markscheide zugrunde. Im Rahmen der Waller-Degeneration kommt es zum Abbau von Markscheiden und Achsenzylindern sowie einer Proliferation von Schwann-Zellen. Die proliferierenden Schwann-Zellen formen eine Leitschiene für das zentrale Achsensegment, welches Kontakt zum peripheren Teil wieder herzustellen versucht. Gelingt dies, so erfolgt eine Restitutio ad integrum. Ein Mißglücken des Regenerationsvorganges führt zum Entstehen einer Narbe, dem sog. (Amputations-) Neurom (D).
Zu **(A)**: Der Untergang des zentral der nervalen Läsionsstelle gelegenen Axonanteils wird als retrograde Degeneration bezeichnet. Synonym wird dieser Vorgang mit dem Begriff neuronale (neuroaxonale) Dystrophie belegt.
Zu **(B)**: Einer Gruppe von **peripheren Polyneuropathien** ist die primäre Schädigung der Schwannschen Zellen unter Verschonen der Axone gemeinsam (Markscheidenuntergang). Da der Befall überwiegend diskontinuierlich ist, spricht man von **segmentaler Demyelinisierung.** Als Ursachen können z. B. die *Bleivergiftung* oder *Lipidstoffwechselstörungen* (metachromatische Leukodystrophie) genannt werden.
Zu **(E)**: Eine Vorderwurzelatrophie kann im Einzelfall als Folge der retrograden Degeneration resultieren.

Nervenzelldegeneration — III.4

Nach *Durchtrennung eines peripheren Nerven* kommt es zu folgenden Veränderungen (s. Abb. 3.1):
- Degeneration des peripheren Segmentes *(Waller-Degeneration).* (C)
- Retrograde Degeneration des zentralen Segmentes. (B)
- *Primäre Reizung* der betreffenden Ganglienzelle, gekennzeichnet durch Zytoplasmaschwellung, Auflösung der Nissl-Schollen, periphere Kernverlagerung (zentrale Chromatolyse). (A)
- Selten: transneurale Degeneration durch Übergreifen auf das nachgeschaltete Neuron. (D)

Die Degeneration besteht in einem Abbau von Markscheiden und Achsenzylindern und einer Proliferation der Schwann-Zellen. Die proliferierenden Schwann-Zellen formen eine Leitschiene für das zentrale Achsensegment, welches mittels dieser sog. *Hanken-Büngner-Leitbänder* den Kontakt zum peripheren Teil wieder herzustellen sucht. Gelingt dies, so erfolgt eine Restitutio ad integrum. Ein Mißglücken des Regenerationsvorgangs, z. B. durch zu großen Abstand der beiden Segmente voneinander, führt zum Entstehen einer Narbe, dem sog. *(Amputations-)Neurom,* bestehend aus Fibroblasten, Kollagen und ungeordneten Schwann-Zellen und Achsenzylindern. Siehe auch Abb. 3.1a.

Neurome sind nicht zu verwechseln mit den von Schwann-Zellen ausgehenden *Neurinomen,* die zu den echten Geschwülsten zählen. Dasselbe gilt für die hereditäre Von-Recklinghausen-*Neurofibromatose* sowie für *Nephro-* und *Neuroblastom.*

Nach Unterbrechung der Axone im ZNS kommt es ebenfalls zur primären Reizung der Nervenzelle. Es erfolgt auch in diesem Fall ein verstärktes Wachstum der Axone aus dem proximal gelegenen Segment. Die zeitlich früher erfolgende Entstehung einer gliösen Narbe am Ort der Läsion verhindert aber ein Zusammenwachsen der Axone.

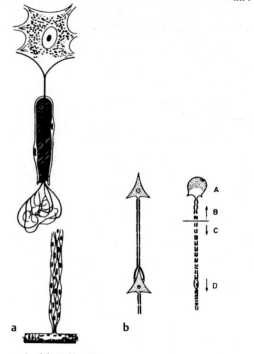

Abb. 3.1 **a** Neurom nach Junqueira LC, Carneiro J, Contopoulos AN (1977). Basic histology, 2nd edn., Lange Medical, Los Altos, California
b Durchtrennung eines peripheren Nerven

H97

Frage 3.13: Lösung E

Malariapigment (Hämatozoidin) entsteht nach Plasmodienbefall zuerst in den Erythrozyten (E) als Abbauprodukt des Hämoglobins. Die braungrauen Ablagerungen finden sich erst *sekundär* nach Abbau der Erythrozyten im RHS der Milz, in den Kupffer-Zellen der Leber (C) und in Blutmonozyten (D). (E: 19 %, –0,03; B: 49 %, –0,03; C: 25 %, 0,06)

F95 H91 **!!**

Frage 3.14: Lösung C

In der Frage sind die **hämatogenen Farbstoffe** als eine Form der endogenen Pigmente angesprochen. Der rote Blutfarbstoff (Hämoglobin) (1) zählt ebenso dazu wie Hämatoidin und Hämosiderin. Andere hämatogene Pigmente sind Hämatin, Malariapigment und Bilirubin.

Hämatoidin ist ein **eisenfreies,** braunrotes Pigment (2), das nach Gewebseinblutungen bei der **Hämatomorganisation** als Abbauprodukt des Häms entsteht. Es ist chemisch mit dem indirekten (nicht konjugierten) Bilirubin identisch (3). Das Hämosiderin entsteht bei Überlastung des eisentransportierenden Systems wie z. B. durch exogene parenterale Eisenzufuhr. Es enthält **dreiwertiges** Eisen (4) und wird intrazellulär in Lysosomen gespeichert. (C: 67 %/+0,29)

3.3 Zellalterung, fokale Zytoplasmanekrose, Pigmentablagerungen

Pigmente — III.5

Pigmente (Farbstoffe) sind Stoffe, die sich aufgrund ihrer Eigenfarbe in lebenden und ungefärbten Geweben darstellen.

Man unterscheidet exogene (von außen in den Körper gebracht) von köpereigenen (endogenen) Pigmenten.

Zu den **endogenen Pigmenten** zählen:

1. **Melanin:** Es wird nach Stimulation durch das Melanozyten-stimulierende-Hormon (MSH) in den Melanozyten produziert und findet sich physiologischerweise in Form feiner Granula in der Haut, in der Gefäßhaut des Auges und selten in den Meningen und im Nebennierenmark. Hautmelaninstörungen sind lokale Häufung des Pigments beim Leberfleck oder Melanom und generalisierte Melaninpigmentierung nach UV-Einwirkung (Sonnenbräune). Beim Morbus Addison (Nebenniereninsuffizienz) kommt es ebenfalls zu einer generalisierten Melanose durch Wegfall der in der Nebennierenrinde gebildeten MSH hemmenden Hormone. Eine durch hohe Östrogenspiegel gesteigerte MSH-Produktion führt zu sogenannten Schwangerschaftsflecken (Chloasma).
2. **Lipofuszin:** Das gelbbraune sogenannte Alterspigment hat einen hohen Lipidgehalt und wird im Alter häufig in Form von Pigmentgranula in Parenchymzellen von atrophem Gewebe wie Myokard, Leberzellen, Nervenzellen und Hoden gefunden. Die **braune Atrophie** des Herzmuskels beruht auf der Einlagerung von Lipofuszin. Gewebe, das sich regelmäßig regeneriert (z.B. Zellen des Knochenmarks), altert nicht und ist deshalb frei von Lipofuszin.
3. Das gelbliche bis gelbbraune **Zeroid** hat eine wachsartige Konsistenz und besteht aus phagozytierten ungesättigten Fettstoffen. Es entsteht bei der Resorption fetthaltiger Gewebsbestandteile und findet sich z.B. in Kupffer-Zellen nach abgelaufener Hepatitis, in Histiozyten bei Endometriosezysten und hämorrhagischen Zysten bei fibröser Mastopathie.
4. Zu den **hämatogenen Pigmenten** zählt der rote Blutfarbstoff, das **Hämoglobin**. Es besteht aus der Eiweiß enthaltenden Globulin-Fraktion und dem Eisen enthaltenden Farbstoff Häm, der aus Porphyrinen synthetisiert wird und in Eisen und Bilirubin abgebaut wird. Bei einer intravaskulären Hämolyse (z.B. hämolytisch-urämisches-Syndrom) kommt es zu einer Hämoglobinausscheidung über den Urin, der dann dunkelrot gefärbt ist.
Histochemisch läßt sich Hämoglobin nicht von **Myoglobin** unterscheiden, das nach schweren Muskeltraumen als Zylinder in den Nierentubuli auftritt.

Hämosiderin entsteht bei einer Überlastung des eisentransportierenden Systems wie z.B. durch exogene parenterale Eisenzufuhr (Transfusion, Medikation) und hämolytische Anämie.
Es besteht aus *dreiwertigen* Eisensalzen und wird intrazellulär in Lysosomen gespeichert. Hämosiderin stellt sich in der Berliner-Blau-Reaktion in Form blauer Granula dar.

Hämatin ist ein braun-schwarzes Pigment, das aus Hämoglobin durch Einwirkung von Salzsäure entsteht. Es findet sich besonders in Teerstühlen.

Malariapigment (Hämatozoidin) entsteht bei Plasmodienbefall in den Erythrozyten und stellt eine hämatinartige braungraue Ablagerung von Hämoglobin im RHS der Milz, in den Kupffer-Zellen der Leber und in Blutmonozyten dar. Da Malariapigment zweiwertiges Eisen enthält, ist es durch die Berliner-Blau-Reaktion nicht anfärbbar.

Hämatoidin ist ein eisenfreies braunrotes Pigment, das mit dem indirekten Bilirubin chemisch identisch ist. Es wird bei einem Austritt von Blut aus den Gefäßen nach einer Gewebszerstörung durch Zerfall des Hämoglobins im Innern der Blutung gebildet. Dabei entstehen Eisen und das eisenfreie, braunrote, den Pyrrolring enthaltende Hämatoidin. Im äußeren Teil der Blutung entsteht kein Hämatoidin, sondern es erfolgt ein Abbau in den Phagozyten, der zur Entstehung des grünen **Biliverdins** und dann durch Reduktion zur Entstehung des gelben **Bilirubins** führt. Durch diesen Prozeß erklärt sich der Farbwechsel von Hämatomen.

Bilirubin entsteht beim Abbau der Häm-Fraktion des Hämoglobins und ist eisenfrei. Übersteigt die Bilirubinkonzentration des Blutes 50 µmol/l, wird diese Hyperbilirubinämie als Ikterus (Gelbsucht) makroskopisch sichtbar. Die häufigsten Ursachen einer Hyperbilirubinämie sind Obstruktion der Gallenwege (z.B. durch Gallensteine oder Pankreaskopftumoren), Hepatitiden und vermehrter Abbau von Erythrozyten z.B. bei hämolytischen Anämien.

Exogene Pigmente werden von außen durch orale Aufnahme, Inhalation oder Injektion zugeführt.

Inhalierte Pigmente gelangen in die Alveolen und werden von dort durch Alveolarmakrophagen in die Lymphgefäße und dann in die hilären Lymphknoten transportiert oder werden im Lungengerüst fokal abgelagert. Die im folgenden aufgeführten Stoffe zählen zu den häufigsten durch Inhalation aufgenommenen Stoffen und stellen gleichzeitig berufstoxische Pigmente dar.

1. **Kohlestaub** als schwarzes Pigment wird über Ruß und Zigarettenrauch aufgenommen und führt zur **Anthrakose** der Lungen, der bis auf

eine subpleurale Schwarzfärbung des Lungengewebes keine pathologische Bedeutung zukommt. Eine Kohlenstaub*pneumokoniose* (Staublungenkrankheit) stellt eine schwere Lungenerkrankung dar, die zu Bronchiolitis und Lungenemphysem führt. Kohlebergwerkarbeiter können diese Erkrankung nach 10–20 Jahren Tätigkeit entwickeln.
2. Auch die Inhalation von **Silikat** (Quarzstaub), der besonders Arbeiter im Bergbau und in der Keramikindustrie ausgesetzt sind, führt zu einer Pneumokoniose, der sogenannten *Silikose*. Darunter versteht man eine chronisch progrediente Lungenfibrose. Silikat ist ein graues Pigment.
3. **Eisen** oder **Eisenoxide** (rotbraun) werden von Stahl- und Keramikarbeitern inhaliert.

Zu den oral aufgenommenen Pigmenten zählen **Blei** und **Silber**, die zu leicht metallischen Hautverfärbungen führen können. Bei der Bleiaufnahme findet sich außerdem ein typischer blauschwarzer Zahnfleischsaum. Das Antibiotikum **Tetrazyklin** verursacht bei Kindern unter 8 Jahren eine irreversible Gelbfärbung der Zähne.

Kupfer ist als Spurenelement ein sowohl mit der Nahrung aufgenommenes als auch physiologischerweise in geringer Menge im Serum vorhandenes Pigment.

Beim **Morbus Wilson**, auch Kupferspeicherkrankheit oder *hepatolentikuläre Degeneration* genannt, kommt es zunächst zu einer Ablagerung des Pigmentes Kupfer in den Lysosomen der Hepatozyten. Es handelt sich um eine autosomal-rezessiv vererbte Erkrankung, die auf einem Mangel an *Coeruloplasmin*, dem Transportprotein von Kupfer im Serum, beruht und zu einer Störung der Kupferausscheidung in die Gallenkapillaren führt. Bei homozygot Erkrankten treten klinische Symptome wie Ikterus, Hepatosplenomegalie als Ausdruck einer chronisch-aggressiven Hepatitis, die bis zur postnekrotischen Leberzirrhose fortschreiten kann, frühestens im 4.–6. Lebensjahr auf. Im weiteren Verlauf kommt es zur Kupferanhäufung auch in den Ganglienzellen verschiedener Hirnkerne und in den Nierentubuli, die zu einer schweren Störung des extrapyramidalen Systems (Akinesie, Rigor, Sprach- und Verhaltensstörungen) und zu einer Tubulopathie mit Glukosurie und verstärkter Ausscheidung einzelner Aminosäuren führt. Ein diagnostisch beweisendes Symptom ist der bei der Spaltlampenuntersuchung auffallende *Kayser-Fleischer-Kornealring*, der durch die Kupferspeicherung in der Kornea entsteht. Die Therapie besteht aus einer kupferarmen Ernährung, der Gabe des Komplexbildners D-Penicillamin oder evtl. sogar aus einer Lebertransplantation.

Die **Tätowierung** (Einbringen von Kohle, Tusche und Zinnober) ist das klassische Beispiel für eine exogene Pigmentierung durch Injektion.

Lysosomen, lysosomaler Speicherkörper, lysosomale Speicherkrankheiten — III.6

Ähnlich wie das Alterspigment Lipofuszin nicht abgebaut, sondern in den Lysosomen als braune Granula gespeichert wird, werden weitere Stoffwechselprodukte in den Lysosomen nicht abgebaut, sondern gespeichert. Dies führt zu den sogenannten intralysosomalen Speicherkrankheiten.

Lysosomen (von Lysis – Auflösung) sind Zellorganellen, die von einer Lipoproteinmembran umgeben sind und saure Hydrolasen (Enzyme, die eine Verbindung unter Einbau von Wasser spalten) wie Lipasen, Proteinasen, Glukosidasen enthalten. Bei den Lysosomen handelt es sich um sehr unterschiedliche Zellstrukturen, die sich morphologisch nur durch Einsatz lichtmikroskopischer und zytochemischer Methoden differenzieren lassen. Ihre Funktion läßt sich zeitgemäß am besten mit der des Umweltschützers beschreiben. Sie besteht in der Beseitigung durch Verdauung oder Speicherung von exogenem oder endogenem Material.

Man unterscheidet *primäre* von *sekundären* Lysosomen. Die primären schließen außer hydrolytischen Enzymen kein Material ein und haben noch nicht an einem Abbauprozeß mitgewirkt. Die sekundären Lysosomen haben an einem intrazellulären Abbauprozeß teilgenommen und enthalten neben den lysosomalen Enzymen exogenes oder endogenes Material. Sie entstehen nach Heterophagie oder Autophagie. Unter *Heterophagie* versteht man die Aufnahme extrazellulären, zellfremden Materials in die Zelle (z.B. Bakterien) sowie Abkapselung und Abbau des Fremdmaterials in einer Vakuole (von Membran umgebenes Bläschen), der sog. Heterophagievakuole. Bei der *Autophagie* wird zelleigene Substanz in Vakuolen abgesondert und abgebaut. Die Abbauprodukte können entweder von der Zelle wieder verwendet werden (recycling) oder in den extrazellulären Raum abgesondert werden. Die Auto- und Heterophagolysosomen bleiben nach Abbau des in den Vakuolen liegenden Materials entweder als Restkörper (Telolysosom) in der Zelle oder werden in den Extrazellularraum ausgeschieden (Exozytose). In alternden Telolysosomen stellt sich Lipofuszin als Restprodukt der früheren Autophagie dar.

Unter **lysosomalen Speicherkrankheiten** versteht man genetische lysosomale Enzymdefekte, die zu einer Vermehrung und Beladung von Lysosomen mit normalerweise verdaulichen Substanzen (z.B.

Glykogen, Lipide, Mukopolysaccharide) führen. Ein typisches Beispiel dafür ist die **Glykogenose Typ II (M. Pompe),** bei der das nur in Lysosomen vorkommende Enzym Glukosidase fehlt, das Glykogen in Glukose spaltet. Bei der Erkrankung wird Glykogen besonders in Lysosomen von Herzmuskel, Muskulatur, ZNS und Leber gespeichert. Weitere lysosomale Speicherkrankheiten sind Mukopolysaccharidosen und Lipidosen.

3.4 Nekrose

H98 *!*
Frage 3.15: Lösung B

Der **programmierte Zelltod** (= genetisch determinierter Zelluntergang) wird als **Apoptose** bezeichnet, während jede Form des *provozierten* Zelltodes mit dem Begriff *Nekrose* (2) belegt ist. Der Vorgang der Apoptose betrifft stets Einzelzellen, die wie vertrocknete Blätter von einem Baum herabfallen, und geht *nicht* mit einer Entzündungsreaktion (4) einher. Die Apoptose wird durch Zellkernveränderungen initiiert. Es kommt zur Verklumpung des Kernchromatins unter dem DNA-spaltenden Einfluß von Endonukleasen (1). Im weiteren Verlauf verlieren sich die Zellkontakte. Es stülpen sich Zytoplasmabläschen aus, die durch Abschnürung als Apoptosekörper (3) isoliert werden.
Zu **(2):** Die Begriffe Apoptose und Nekrose sind grundsätzlich nicht gleichsinnig zu verwenden.

F97 *!*
Frage 3.16: Lösung B

Unter Apoptose versteht man den programmierten Zelltod, der am Ende der Lebensspanne einer Zelle durch ein „Selbstzerstörungsprogramm" eingeleitet wird. Die Apoptose ist typischer Bestandteil der Gewebsmauserung (1), die besonders intensiv in Wechselgeweben mit einer hohen Zellersatzrate abläuft. Dementsprechend ist die Apoptose in schnell proliferierenden Geweben Teil des geordneten Wachstums. Die Organogenese als Phase der Differenzierung der einzelnen Organsysteme in der Embryonalentwicklung (2) ist in diesem Zusammenhang als Beispiel zu nennen.
Zu **(3):** Als Autolyse wird der lysosomale Abbau von nekrotischen Zellen ohne bakterielle Beteiligung bezeichnet. Die sekundäre Keimbesiedlung von Autolysearealen führt zur Fäulnis.
Zu **(4)** und **(5):** Bei der Nekrose handelt es sich um den provozierten Zelltod als Ausdruck einer irreversiblen Schädigung.

H99 H96 F93 *!!*
Frage 3.17: Lösung B

Die lichtmikroskopischen Phänomene für das Auftreten eines irreversiblen Zellschadens sind in der Reihenfolge ihres Auftretens die Kernwandhyperchromasie (A), die Karyopyknose (C), die Karyorrhexis (D) und die Karyolyse (E). Letztlich ist das Zytoplasma homogen umgewandelt.
Zu **(B):** Unter einer **Dyskaryose** versteht man eine ungleichmäßige Zellkernanfärbbarkeit mit feinschollligem Muster. Entsprechende Veränderungen sind typisch für **dysplastische** oder maligne Zellen.

F98 *!!*
Frage 3.18: Lösung D

Die **lipolytische Nekrose** (syn. enzymatische Fettgewebsnekrose) (D) tritt nach Austritt hydrolytischer Enzyme bei der **Pankreatitis** in der Umgebung der Bauchspeicheldrüse auf. Die Einlagerung von Calciumsalzen führt zum kalkspritzerartigen Aussehen der Nekrosebezirke.
Zu **(A):** Die käsige Nekrose tritt bei der Tuberkulose auf.
Zu **(B):** Multiple Einzelzellnekrosen finden sich beispielsweise im akuten Verlauf der Hepatitis.
Zu **(C):** Die Koagulationsnekrose stellt das typische mikroskopische Korrelat, z.B. des Myokardinfarktes, dar.
Zu **(E):** Die fibrinoide Nekrose ist typisch für entzündliche Prozesse im kollagenen Bindegewebe.

H97 *!!*
Frage 3.19: Lösung C

Die **feuchte Gangrän** (C) entsteht durch Besiedlung einer Nekrose mit **Fäulniskeimen.** Dazu zählen z.B. Aerobier wie Proteus- und Pseudomonasarten sowie als Anaerobier eine Reihe von Clostridium-Spezies (z.B. Erreger des Gasbrands: Clostridium perfringens). Kennzeichen der feuchten Gangrän sind die rasch verlaufende Gewebseinschmelzung, die etwaige Gasbildung und die Absonderung übelriechenden Sekretes. Bevorzugt tritt die feuchte Gangrän an **inneren Organen** auf (Darmgangrän, Lungengangrän).
Zu **(A):** Die käsige Nekrose tritt im Zentrum von Granulomen vom Tuberkulosetyp auf.
Zu **(B):** Die **enzymatische Fettgewebsnekrose** wird durch den Austritt hydrolytischer Enzyme aus Drüsen und Ausführungsgängen des Pankreas, die das Pankreasgewebe und das retroperitoneale Fettgewebe zerstören, bei einer **Pankreatitis** verursacht (syn. *lipolytische Nekrose*).
Zu **(D):** Die **fibrinoide Nekrose** ist eine typische Nekroseform von Blutgefäßwänden und **Bindegewebe.** Insbesondere bei immunpathologischen Vor-

gängen kommt es zur Ausbildung dieser Gewebsveränderung. Die Namensgebung rührt vom ähnlichen färberischen Verhalten wie Fibrin her. Fibrinoide Nekrosen finden sich z. B. bei der Panarteriitis nodosa oder am Grund eines Magen- oder Duodenalulkus. Darüber hinaus ist das Vorkommen dieser Nekroseform sowohl in Granulomen vom Typ des rheumatischen Fiebers, als auch in Granulomen vom Typ der rheumatoiden Arthritis charakteristisch.

Zu **(E)**: Unter einer **dystrophischen Verkalkung** versteht man die lokalisierte Kalziumsalzablagerung in nekrotischem oder anderweitig geschädigtem Gewebe unter den Bedingungen eines **normalen Kalziumstoffwechsels**. Beispiele sind die Mediaverkalkung bei der Arteriosklerose vom Typ Mönckeberg oder die Verkalkung eines alten Thrombus (Phlebolith). Kommt es auf dem Boden von degenerativen Veränderungen oder einer Nekrose zum Sekretanstau in der geschädigten Zelle, so führt die dann häufig eintretende dystrophische Verkalkung zur Entstehung von **Psammomkörperchen** (Vorkommen in malignen Ovarial-, Schilddrüsen- und Mammatumoren sowie typischerweise in zentralen Anteilen von Meningeomen).
(C: 85 %, 0,26)

F99 **!!**

Frage 3.20: Lösung B

Kolliquationsnekrosen sind entweder die Folge des ischämisch bedingten Zelltodes im *ZNS* (B) oder der lokalen Einwirkung einer *Lauge*.

Zu **(A)**: Eine Koagulationsnekrose ist typisch für die ischämischen Infarkte (z. B. Myokardinfarkt, Niereninfarkt etc.) bei abruptem Stoppen der Zellfunktionen. Die Umrisse der Zellen und die allgemeine Struktur des Gewebes bleiben erkennbar. Auch Säureverätzung führt zur Koagulationsnekrose.

Zu **(C)**: Fettgewebsnekrosen können je nach Ätiologie in zwei Formen eingeteilt werden:
- *Traumatische Fettgewebsnekrose:* Diese ist zu finden bei einer traumatischen Einwirkung auf das Fettgewebe.
- *Enzymatische Fettgewebsnekrose:* Sie wird durch den Austritt hydrolytischer Enzyme aus Drüsen und Ausführungsgängen des Pankreas, die das Pankreasgewebe und das retroperitoneale Fettgewebe zerstören, bei einer *Pankreatitis* verursacht (syn. lipolytische Nekrose).

Zu **(D)**: Die fibrinoide Nekrose ist typisch für entzündliche Prozesse im kollagenen Bindegewebe und in der Wand der kleinen Arteriolen. Es besteht eine Durchtränkung des Gewebes mit Blutplasma. Beispiele zur Lokalisation: der Grund peptischer Magenulcera, rheumatische Granulome, Panarteriitis nodosa.

Zu **(E)**: Bei der käsigen Nekrose handelt es sich um eine Sonderform der Koagulationsnekrose, bei der das Gewebe in eine amorphe Masse umgewandelt wird, z. B. bei der Tuberkulose im Zentrum von Granulomen.

H86

Frage 3.21: Lösung D

Zu Aussage **(1)**: Unter dem Begriff **Partialnekrose** versteht man, daß ausschließlich Parenchymzellen des Organs unter Erhalt des mesenchymalen Gerüstes von einer Nekrose betroffen sind.
Sofern die Basalmembran erhalten ist, können auch ausgedehnte Partialnekrosen der Nierentubuli durch Teilung benachbarter, überlebender Zellen ersetzt werden. Es kommt dabei zur vollständigen Regeneration *ohne* Narbenbildung.

Zu Aussage **(2)**: Der Stärkegrad hypoxydotischer Gewebsschäden hängt u.a. von der unterschiedlichen **Vulnerabilität** der Zellen ab.
Je höher der Stoffwechsel einer Zelle, desto höher ist auch die Vulnerabilität gegenüber Sauerstoffmangel.
Die spezialisierten Tubulusepithelien der Niere unterliegen wesentlich anfälligeren Stoffwechselprozessen als die Zellen des mesenchymalen Gerüstes.

Nekrose — III.7

Beim lokalen Absterben von Zellen und Geweben innerhalb des lebenden Organismus entstehen in definierter zeitlicher Reihenfolge morphologische Veränderungen, die in ihrer Gesamtheit als Nekrose bezeichnet werden. Zu einem solchen irreversiblen Zelluntergang kommt es bei einer lang andauernden oder kurzfristig sehr massiven Zellschädigung (z.B. Hypoxydose, Toxine, ionisierende Strahlen, Hitze), die zur Erschöpfung der zellulären Adaptations- und Kompensationsprozesse und damit zum „point of no return" führt.

Lichtmikroskopisch ist die Nekrose gekennzeichnet durch:
- *Kernwandhyperchromasie* – normales oder vergrößertes Kernvolumen mit starker Färbbarkeit der Kernwand als Ausdruck einer Anreicherung von Chromatin
- *Pyknose* – Schrumpfung des Zellkerns mit verstärkter Färbbarkeit des Chromatins
- *Karyorrhexis* – Zerfall in Chromatinbröckel
- *Karyolyse* – Auflösung des Zellkerns
- *Eosinophilie* des Zytoplasmas – Färbbarkeit von abgebauten Bestandteilen und eingeströmtem Plasma mit Eosin

Andere faßbare Phänomene sind durch die Mitreaktion des die Nekrose umgebenden Gewebes bedingt, die dazu dienen, die Nekrose zu elimi-

3.4 Nekrose

nieren und damit eine Regeneration oder Reparatur zu ermöglichen. Beispielsweise entwickelt sich ein granulozytäres Exsudat im Randgebiet einer durch einen arteriellen Verschluß entstandenen Nekrose.

Die oben aufgeführten Veränderungen treten nicht unmittelbar nach Eintritt des Zell- oder Gewebstodes auf, sondern werden erst nach Ablauf der sogenannten *Manifestationszeit* beobachtet. Diese Latenzzeit ist abhängig sowohl von der Art der Schädigung als auch von der Art der geschädigten Zelle.

Bei einer Ischämie der Leber beispielsweise läßt sich die Zellnekrose lichtmikroskopisch nach 2 Stunden nachweisen, beim Verschluß der Koronararterie (Herzinfarkt) manifestiert sich die ischämische Nekrose nach 6–8 Stunden, bei einem Hirninfarkt nach 8–12 Stunden.

Die Nekrose als Folge irreversibler Stoffwechselstörungen der Zelle durch eine von außen auf die Zelle einwirkende Schädigung wird auch als *provozierter Zelltod* bezeichnet. Von dieser Form der letalen Zellschädigung wird der *programmierte Zelltod* differenziert, der als Absterben der Zelle nach einem physiologischen Alterungsprozeß definiert ist und nicht mit Zeichen einer Adaption an eine akute Zellschädigung einhergeht. Der **programmierte Zelltod** wird auch als *Schrumpfnekrose* oder **Apoptose** (= Herabfallen) bezeichnet, weil die Bestandteile der Zelle allmählich schrumpfen und wie trockene Blätter vom Baum fallen. Weniger bildhaft beschrieben verläuft der programmierte Zelltod als genau gesteuerter, sukzessiver Abbauprozeß. Erst erfolgt die Reduktion der Zellvorgänge, bis noch ein einziges Protein gebildet und dieses im Zytoplasma oder extrazellulär abgelagert wird, dann der Untergang von Zellkern und Organellen. Einem programmierten Zelltod unterliegen besonders Zellen, die nur über einen kurzen Zeitabschnitt des menschlichen Lebens eine Funktion haben wie Chondrozyten in der Epiphysenfuge, embryonale Zellen, Thymuszellen, Zellen der Brustdrüse während der Stillperiode. Auch Erythrozyten, Keratinozyten und Zellen des sogenannten Mauserungsgewebes (z.B. Darmenterozyten), das sich schnell regeneriert, sterben einen programmierten Tod.

Nekroseformen — III.8

Koagulationsnekrose: Diese Form ist typisch für die ischämischen Infarkte (z.B. Myokardinfarkt) bei abruptem Stoppen der Zellfunktionen. Die Umrisse der Zellen und die allgemeine Struktur des Gewebes bleiben erkennbar. Bei der Denaturierung der Zelleiweiße geht Wasser verloren, dies im Gegensatz zur **Kolliquationsnekrose,** bei der Wasser in das Nekrosegebiet einströmt. Diese Nekroseform findet man z.B. in der Folge eines Hirninfarktes. Durch Abbau der Zellen durch eigene oder fremde proteolytische Enzyme (z.B. Staphylokokken) wird das nekrotische Material verflüssigt.

Bei Verätzungen mit Säuren kommt es zur Koagulationsnekrose, mit Basen hingegen zur Kolliquationsnekrose.

Tab. 3.1 Nekrosen

Typ	Beispiel
Koagulation Sonderform: Verkäsung	Herzinfarkt Tuberkulose
Kolliquation	Hirninfarkt
Gangrän – feucht/trocken	Feucht: Gasbrand Trocken: diabetische Makroangiopathie
Gummatöse Nekrose	Tertiäres Stadium der Lues
Fibrinoide Nekrose	Rheumatisches Fieber, Panarteriitis nodosa, Grund peptischer Magenerkrankungen
Fettnekrose	Trauma der Mamma, akute Pankreatitis

Nekrosesonderformen:

- **Käsige Nekrose:** Hierbei handelt es sich um eine Sonderform der Koagulationsnekrose, bei der das Gewebe in eine amorphe Masse umgewandelt wird, z.B. bei der Tuberkulose im Zentrum von Granulomen.
- **Gangrän:** Als Gangrän (Brand) bezeichnet man Nekrosen, die durch ihre Schwarzfärbung wie verbrannt aussehen. Die **trockene Gangrän** stellt eine durch einen arteriellen Verschluß bedingte Koagulationsnekrose dar, bei der es durch kompletten Wasserentzug zur **Mumifikation** kommen kann. Typischerweise entsteht die trockene Gangrän bei Nekrosen von Extremitätenanteilen. Die **feuchte Gangrän** entsteht durch Besiedlung einer Nekrose mit **Fäulniskeimen.** Dazu zählen z.B. Aerobier wie Proteus- und Pseudomonasarten sowie als Anaerobier eine Reihe von Clostridium-Arten (z.B. der Erreger des Gas-

brands: Clostridium perfringens). Kennzeichen der feuchten Gangrän sind die rasch verlaufende Gewebseinschmelzung, die etwaige Gasbildung und die Absonderung übelriechenden Sekretes. Bevorzugt tritt eine feuchte Gangrän an **inneren Organen** auf (Darmgangrän, Lungengangrän). E. coli zählt nicht zu den Fäulnis erzeugenden Bakterien.

- **Gummatöse Nekrose (Gumma):** Diese Nekroseform zeichnet sich durch eine mehr elastische Konsistenz aus. Man trifft sie im tertiären Stadium der Lues an.
- **Fibrinoide Nekrose:** Diese ist typisch für entzündliche Prozesse im kollagenen Bindegewebe und in der Wand der kleinen Arteriolen. Es besteht eine Durchtränkung des Gewebes mit Blutplasma. Beispiele: Auf dem Grund peptischer Magenulcera, rheumatische Granulome, Panarteriitis nodosa.
- **Traumatische Fettnekrose:** Diese ist zu finden bei einer traumatischen Einwirkung auf das Fettgewebe der Mamma.
- **Enzymatische Fettgewebsnekrose:** Sie wird durch den Austritt hydrolytischer Enzyme aus Drüsen und Ausführungsgängen des Pankreas, die das Pankreasgewebe und das retroperitoneale Fettgewebe zerstören, bei einer **Pankreatitis** verursacht (syn. lipolytische Nekrose).

Eine Reparation von Partialnekrosen durch Regeneration überlebender Parenchymzellen, z. B. in der Leber, ist unter der Voraussetzung möglich, daß das Bindegewebsgerüst erhalten bleibt. Auf diese Weise ist eine Restitutio ad integrum möglich.

Sofern der Defekt zu groß ist bzw. eine Regeneration des Parenchyms unmöglich ist, z. B. bei einem Herzinfarkt, kommt es zu einer Organisation durch Granulationsgewebe mit anschließender Narbenbildung (Heilung mit Defekt).

An Haut und Schleimhaut kann es dazu kommen, daß eine herdförmige Nekrose abgestoßen wird und ein kraterförmiger Defekt *(Ulkus* oder *Geschwür)* zurückbleibt, der von einem Fibrinexsudat (Schorfschicht) bedeckt ist (z. B. Magengeschwür nach Magenschleimhautentzündung oder Ulcus cruris – Unterschenkelgeschwür bei arterieller Durchblutungsstörung).

3.5 Extrazelluläre Veränderungen

Ödeme — III.9

Definitionen: Das **Ödem** ist eine überreichliche Ansammlung von (extravasaler und extrazellulärer) Flüssigkeit in Gewebsspalten und/oder Körperhöhlen.

Unter *Anasarka* versteht man ein ausgeprägtes subkutanes, generalisiertes Ödem, das infolge einer Herz-Kreislauf-Dekompensation auftreten kann. Es führt zu einer glatten, dünnen Haut mit schlechter Durchblutung.

Ein *Hydrops* (Wassersucht) ist eine pathologische Ansammlung wasserähnlicher Flüssigkeit in präformierten Höhlen (z. B. Aszites, Hydrozephalus, Gallenblasenhydrops, Hydrothorax). Eine extreme Form des Hydrops stellt der *Hydrops fetalis* (auch *Hydrops universalis congenitus* genannt) dar. Er ist die schwerste Verlaufsform der Rhesusunverträglichkeit, die nicht mit dem Leben vereinbar ist und infolge einer ischämisch-toxischen Schädigung der Kapillaren zu ausgeprägten, generalisierten Ödemen führt.

Ursachen von Ödemen:

- *Erhöhung des hydrostatischen Druckes in Kapillaren oder Gewebsflüssigkeit:* z. B. Stauungsödem bei venöser Thrombose, Insuffizienz der rechten und linken Herzkammer.
- *Absinken des kolloidosmotischen Druckes im Blutplasma (Hypoproteinämie):* z. B. Hungerödem, verminderte Albuminsynthese bei Leberzirrhose, Proteinurie bei nephrotischem Syndrom.
- *Behinderung des Lymphabflusses (Lymphödem, mechanisches Ödem):* z. B. ödematöse Schwellung am Arm nach Ablatio mammae mit Entfernung der axillären Lymphknoten.
- *Zunahme der Kapillarpermeabilität:* z. B. Hypoxydose, akute Entzündung, allergische Reaktion, Hirnödem bei Hirnhautentzündung durch erhöhte Durchlässigkeit der Blut-Liquor-Schranke.

Ergüsse — III.10

Der Begriff **Erguß** ist als Ansammlung von Flüssigkeit in einer präformierten Höhle (ähnlich der Definition Hydrops) oder als Flüssigkeitsansammlung im Gewebe (ähnlich der Definition Ödem) definiert. Bei Hydrops und Ödem besteht die Flüssigkeitsansammlung per definitionem überwiegend aus Wasser, beim Erguß jedoch ist es wichtig, die Zusammensetzung der Flüssigkeit zu beschreiben (z.B. fibrinös, serös, hämorrhagisch, eitrig, chylös = fettreiche Lymphe aus den Lymphgefäßen des Darmes). Um aus diagnostischen Gründen Leuko- und Erythrozytenzahl, Eiweiß- und Fettgehalt, Wachstum von Bakterien etc. bestimmen zu können, ist es erforderlich, Ergüsse zu punktieren.
Bei den im Rahmen von Entzündungen auftretenden Ergüssen handelt es sich um extravaskuläre Flüssigkeit, die die Gefäßwände infolge der erhöhten Permeabilität passieren, sogenannte *Exsudate*. Diese sind definitionsgemäß eiweiß- und zellreich, sie können eitrig, blutig, fibrinös etc. sein.
Unter einem *Transsudat* versteht man eine zell- und eiweißarme, meist seröse Flüssigkeit, die aus dem Blutplasma bei einem erhöhten hydrostatischen Druck (z.B. Blutstauung durch Tumor oder Hämatom) abgepreßt wird.

Pathogenese von Ergüssen:
- *entzündlich* – z.B. Pleuraerguß bei Pneumonie, Perikarderguß bei Perikarditis
- *traumatisch* – z.B. Kniegelenkserguß bei Meniskusverletzung
- *tumorös* – z.B. Aszites bei Ovarialkarzinom, Pleuraerguß bei Bronchialkarzinom
- *hämodynamisch* – z.B. Aszites bei Pfortaderthrombose
- *kolloidosmotisch* – z.B. Aszites bei Hypalbuminämie

F96   F94
Frage 3.22: Lösung D

Störungen der Synthese der extrazellulären Matrix betreffen das Binde- und Stützgewebe, das im gesamten Organismus vorkommt. In der aus Proteoglykanen aufgebauten Interzellularsubstanz befinden sich kollagene und elastische Fasern. Störungen des Stoffwechsels der angesprochenen elementaren Bestandteile des Binde- und Stützgewebes können primär (angeboren) oder sekundär (erworben) auftreten.
Zu **(A):** Beim Ehlers-Danlos-Syndrom liegt eine angeborene, teils autosomal-dominant, teils rezessiv vererbte Kollagenstoffwechselstörung mit atypischem Aufbau der Kollagenketten vor. Den elf existierenden Subtypen dieser Erkrankung ist die klinische Symptomatik gemeinsam: Überdehnbarkeit der Haut und Gelenke sowie leichte Verletzlichkeit der Haut.
Zu **(B):** Der Osteogenesis imperfecta liegt eine dominant oder rezessiv vererbte Störung der Kollagenkettensynthese zugrunde, die zu einer erhöhten Knochenbrüchigkeit und multiplen Frakturen führt.
Zu **(C):** Beim Marfan-Syndrom liegt eine erblich bedingte Störung der Kollagenvernetzung vor. Dabei geht die Zugfestigkeit betroffener Organe verloren. Typisch für das Marfan-Syndrom ist die Trias Linsenektopie, dissezierendes Aortenaneurysma und Spinnenfingrigkeit.
Zu **(D):** Die rheumatoide Arthritis stellt eine autoimmunogen induzierte Erkrankung der Gelenke und gelenknahen Strukturen mit einer chronischen Synovitis dar. Als deren Folge entsteht eine fortschreitende Destruktion der Gelenke. Man vermutet, daß die Schädigung des Gewebes durch die Überempfindlichkeitsreaktion vom Typ III verursacht wird, nachdem Immunkomplexe aus körpereigenem IgG und dagegen gerichtetem IgM (sog. Rheumafaktor) gebildet worden sind. Die Veränderungen des Binde- und Stützgewebes im Rahmen der rheumatoiden Arthritis sind demnach *sekundär* induziert.
Zu **(E):** Der Cutis laxa liegt eine X-chromosomalgebunden rezessiv vererbte Stoffwechselstörung der Synthese der elastischen Fasern zugrunde.
(D: 90%/+0,28)

H97   !
Frage 3.23: Lösung B

Die nach dem Inhalt identischen Begriffe **Fibrose, Sklerose, Schwiele** und **Induration** bezeichnen eine Vermehrung des Kollagenfasergehaltes pro Gewebseinheit (B), was zu einer Verhärtung des Gewebes führt. Die Kollagenvermehrung kann Folge chronischer Ödeme, ischämischer oder degenerativer Gewebsdefekte sowie chronisch-bakterieller Entzündungen sein.
Zu **(A):** Bei der **Leberzirrhose** ist die Bildung von Bindegewebssepten mit hier vorliegender hoher Kollagenfaserdichte nur ein Teilaspekt. Der knotige Leberumbau wird durch **Gewebsuntergang** und anschließende, z.T. überschießende **Regeneration** des Parenchyms hervorgerufen.
Zu **(C):** Als Folge einer tumorösen Fibroblastenproliferation kann z.B. das **Desmoid** entstehen. Dabei handelt es sich um einen benignen von den Fasern ausgehenden Tumor, der sich durch eine ausgesprochene Rezidivneigung auszeichnet.
Zu **(D):** **Amyloid** ist mit Kongorot anfärbbar und im polarisierten Licht doppelbrechend.
Zu **(E):** Sudan III färbt **Lipide** intensiv rot an (Fettfärbung).
(B: 75%, 0,18)

Matrixveränderungen und Ablagerungen — III.11

Die nach dem Inhalt identischen Begriffe **Fibrose, Sklerose, Schwiele** und **Induration** bezeichnen eine Vermehrung des Kollagenfasergehaltes pro Gewebseinheit, die makroskopisch zu einer Verhärtung des Gewebes führt. Die Kollagenvermehrung ist Folge chronischer Ödeme, ischämischer oder degenerativer Gewebsdefekte und chronisch-bakterieller Entzündungen, bei denen sich Nekrosen entwickelt haben. Beispielsweise entstehen bei Athero- oder Phlebosklerose in der Gefäßwand solche Veränderungen.

(Die als Folge einer Lungenstauung bei chronischer Linksherzinsuffizienz auftretende Alteration der Lunge bezeichnet man vorwiegend als Induration. Entsprechend werden auch die anderen Begriffe in bestimmten Zusammenhängen wie beispielsweise Perikardschwiele bevorzugt gebraucht.)

Zur Fibrose des Gehirns (Fasergliose) s. Lerntext IX.13

Unter **mukoiden degenerativen Veränderungen** versteht man wörtlich schleimige Entartungen, die sich bei Zunahme atypischer Proteoglykane im betroffenen Bindegewebe entwickeln. Proteoglykane sind Komplexe aus einem Proteinkern und Mukopolysacchariden, die für die Interzellularsubstanz des Binde- und Stützgewebes wichtig sind. Die atypischen Proteoglykane binden vermehrt Wasser, so daß das Gewebe anschwillt. Wichtige Beispiele mukoider Degenerationen sind Arthrose, Ganglien der Sehnenscheiden, Arteriosklerose und das Syndrom des Mitralklappenprolapses.

Ausdruck einer regressiven Veränderung des bindegewebigen Stromas von Organen ist das **bindegewebige Hyalin**, das bei einer Störung in der Entstehung der Kollagenfibrillen gebildet wird. Es findet sich z. B. in Uterusmyomen, regressiven Strumen oder bei fibröser Mastopathie. Siehe auch Lerntext III.2.

Lipideinlagerungen in das Elastin der Gefäßwände findet man bei der Atherosklerose. Durch Fragmentierung der elastischen Fasern führt dies zu einem Elastizitätsverlust der Gefäßwand.

Binde- und Stützgewebe kommt im gesamten Organismus vor und besteht aus folgenden Komponenten:
- **Proteoglykane** – für die Interzellularsubstanz des Binde- und Stützgewebes wesentliche Komplexe aus Proteinkern und Mukopolysacchariden.
- **Elastische Fasern** – Makromolekül aus Protein eines Netzwerkes von kautschukähnlicher Konsistenz, Vorkommen z. B. in Gefäßwänden, Ohrknorpel, Haut, Lunge.
- **Kollagene Fasern** – quantitativ häufigste und wichtigste Proteine des Körpers, die ein fast undehnbares Gerüst bilden. Die Kollagenbiosynthese erfolgt überwiegend in Osteo-, Chondro- und Fibrozyten sowie in glatten Muskelzellen. Unterscheidung hinsichtlich Struktur und Funktion von Kollagentypen I–V. Funktionen: Auffangen von mechanischer Belastung, Vernetzung und Verankerung von Zellen, Abgrenzung von Entzündungsherden, Bestandteil der glomerulären Basalmembran und damit Funktion im Stoffaustausch.

In der Kollagenbiosynthese kann es an verschiedenen Stellen zu Störungen kommen, die zu entsprechenden pathologischen Kollagendefekten führen. Diese werden folgendermaßen unterteilt:

1. Kollagenopathien:
Angeborene Erkrankungen (durch Gendefekt verursacht)
Beispiele: Der **Osteogenesis imperfecta** liegt eine dominant oder rezessiv vererbbare Störung der Kollagenkettensynthese zugrunde, die zu einer erhöhten Knochenbrüchigkeit und multiplen Frakturen führt. Es können biochemisch verschiedene Typen (I–IV) unterschieden werden, die auch klinisch verschieden verlaufen. Bei der Letalform treten bereits intrauterin Frakturen auf, eine schwere Atemstörung führt dann kurz nach der Geburt zum Tode. Blaue Skleren, Dentinbildungsstörung, überstreckbare Gelenke, extremer Minderwuchs sind weitere Symptome einzelner Formen der Osteogenesis imperfecta.

Beim **Ehlers-Danlos-Syndrom** liegt ebenfalls eine Störung der Zusammensetzung der Kollagenketten vor. Elf Subtypen werden unterschieden, deren gemeinsame klinische Symptome in einer Überdehnbarkeit und leichten Verletzlichkeit der Haut sowie in einer Überstreckbarkeit der Gelenke bestehen.

2. Kollagenbildungsstörungen:
Erworbene Erkrankungen
Eine klassisch erworbene Kollagenbildungsstörung ist die Vitamin-C-Mangelkrankheit **Skorbut**. Vitamin C ist Cofaktor der Prolinhydroxylase, so daß ein Mangel an Vitamin C zu einem Mangel an Hydroxyprolin führt, das für die Kollagenvernetzung entscheidend ist. Klinisch führt dies zu einer gestörten Wundheilung, erhöhter Gefäßbrüchigkeit und Blutungsneigung, beim Kind auch zu einer Wachstumsstörung.

3. Kollagenosen:
Erkrankungen aus dem rheumatischen Formenkreis (durch einen immunpathologischen Prozeß verursacht)
Beispiele: Lupus erythematodes disseminatus, Sklerodermie, Panarteriitis nodosa.

3.5 Extrazelluläre Veränderungen

[H99]
Frage 3.24: Lösung A

Aus systematischer Sicht werden bei den Amyloidosen u.a. primäre (hereditäre) (E) und sekundäre Formen unterschieden. Letztere treten als typische Manifestation generalisiert bei chronischen entzündlichen Prozessen wie z.B. der primär chronischen Polyarthritis, der chronischen Tuberkulose etc. auf. Dabei wird das amyloidbildende Eiweiß **von der Leber** in großer Menge synthetisiert und in das Serum abgegeben. Die typischen Manifestationsorte sind z.B. Leber, Milz, Darm u.a. (C). Demgegenüber steht als zweite Gruppe der sekundären Amyloidosen die **atypische Form** oder **Paramyloidose**. Hierbei entsteht das **AL-Amyloid**, das aus Leichtketten-**Aggregationen** hervorgeht. Als Grunderkrankung ist z.B. das Plasmozytom anzusehen, bei dem die L-Ketten als amyloidogene Eiweiße anzusehen sind (man spricht kurz von Leichtkettenamyloidose) (B).
Zu **(A):** Eine Amyloidose kann systemisch und lokalisiert auftreten. Beispiel für lokales Amyloid: Inselamyloid beim Altersdiabetes.
Zu **(D):** Im Rahmen von Alterungsprozessen findet sich Amyloid im Herzmuskel und im Gehirn.

[H96]
Frage 3.25: Lösung B

Amyloidablagerungen, die unter anderem in *lokaler* Form beim C-Zell-Karzinom der Schilddrüse (3) oder in den Langerhans'schen Inseln beim Altersdiabetes auftreten können, sind spezifisch durch Kongorot anfärbbar *(Kongophilie)*. Weiterhin zeichnen sie sich durch ein charakteristisches polarisationsoptisches Verhalten aus: Es kommt zu einer grünen Doppelbrechung *nach* Anfärbung mit Kongorot (1).
Zu **(2):** Im Rahmen eines chronischen Entzündungsprozesses kann es zu einer sekundären Amyloidose in generalisierter Form kommen. Es kommt dabei jedoch nicht zu Ablagerungen von Immunglobulinleichtketten. Das daraus entstehende AL-Amyloid wird bei Tumoren mit autonomer Immunglobulin(-fragment-)synthese gebildet (Beispiel: Plasmozytom). Im Rahmen chronischer Entzündungen wird als Vorstufe für das Amyloid von der Leber AA-Amyloid synthetisiert.
Zu **(4):** Alle Arten des Amyloids bestehen aus einem lockeren Netzwerk röhrenartiger Fibrillen. Diese Fibrillen ordnen sich in der gestreckten *β-Faltblattstruktur* an. Diese spezielle räumliche Struktur des Amyloids ist die Voraussetzung der Kongophilie.
(B: 35%/+0,12; E: 43%/+0,04)

[F94]
Frage 3.26: Lösung A

Als Amyloid(-ose) bezeichnet man die interstitielle Ablagerung von verschiedenartigen aggregierten Eiweißkörpern. Dabei werden Proteine, die später zur Zusammensetzung des Amyloids beitragen, als *amyloidogen* bezeichnet.
Zu **(A):** Aus systematischer Sicht werden bei den Amyloidosen primäre, sekundäre, familiäre und lokale Typen voneinander unterschieden. Sekundäre Amyloidoseformen treten als typische Manifestation generalisiert bei chronischen entzündlichen Prozessen wie z.B. der primär chronischen Polyarthritis, der chronischen Tuberkulose etc. auf. Dabei wird das amyloidogene Eiweiß von der Leber in großer Menge synthetisiert und in das Serum abgegeben. Dieser Amyloidvorläufer wird als Serum-Amyloid-A (SAA) bezeichnet. Bruchstücke von SAA aggregieren schließlich zu Amyloid-A, das auch als *AA-Amyloid* bezeichnet wird. Demgegenüber steht als zweite Gruppe der sekundären Amyloidosen die atypische Form oder sog. Paramyloidose. Hierbei entsteht das AL-Amyloid, das aus einer L-Ketten-Aggregation hervorgeht (z.B. Plasmozytom als Grunderkrankung).
Zu **(B):** Bei Langzeit-Hämodialyse kommt es zur Ablagerung eines $β_2$-Mikroglobulins als Amyloid. Typischerweise sind v.a. Synovia (Gelenke, Sehnenscheiden) und das Skelettsystem betroffen. Das Amyloid bei Dauerdialyse-Patienten wird als **AH-Amyloid** bezeichnet (H wie Hämodialyse).
Zu **(C)** und **(E):** Alzheimer-Drusen (Altersamyloid) und die Amyloidablagerungen beim medullären Schilddrüsenkarzinom (endokrines Amyloid) stellen Varianten des *lokalen* Amyloids dar.
Zu **(D):** Die Amyloidose des Sehnengleitgewebes tritt vorwiegend beim Plasmozytom und beim M. Waldenström auf (AL-Amyloid, s.o.). Die tumorförmigen Amyloidablagerungen können zu Krankheitssymptomen wie z.B. dem Karpaltunnelsyndrom (Kompression des N. medianus im Canalis carpi) führen.
(A: 61%/+0,17)

[F00]
Frage 3.27: Lösung C

Zu **(A):** Eine Amyloidose kann primär (idiopathisch) ohne erkennbare Ursache oder auf dem Boden einer Grunderkrankung (sekundär) entstehen. Chronische Entzündungen (A) können ebenso zu einer generalisierten Amyloidoseentstehung beitragen wie Tumoren, bei denen es durch maligne Transformation von Plasmazellen zur „Überschwemmung" des Organismus mit Immunglobulin(-fragmenten) kommt. Man spricht in diesem Zusammenhang von einer *monoklonalen* Gammopathie, weil die entarteten Plasmazellen *einer* Mutterzelle entstammen und damit identisches Erbgut aufweisen.

Zu **(B):** Neben diesen generalisierten unterscheidet man lokale Amyloidformen:
- Altersamyloid (Herz, Gehirn, Haut)
- endokrines Amyloid bei endokrinen Tumoren (z.B. C-Zell-Karzinom, Hypophysenvorderlappenadenom)

Zu **(C):** Amyloideinlagerungen führen zur *Verfestigung* der betroffenen parenchymatösen Organe, die dann eine glasige Schnittfläche haben. Beispiel:

Derbe und vergrößerte Milz mit einer Schnittfläche wie geräucherter Schinken, sog. Schinkenmilz bei der Milzamyloidose.

Zu **(D):** Eine generalisierte Amyloidose kann über eine Rektumwandbiopsie und anschließende Aufarbeitung der Gewebsschnitte mit Kongorot diagnostiziert werden.

Zu **(E):** Amyloidablagerungen in den Endstromgebieten des Blutgefäßsystems können zu Mikrozirkulationsstörungen und damit zu manifesten Durchblutungsstörungen führen.

Amyloid — III.12

Amyloid ist eine hyaline Ablagerung von Glykoproteinen im Extrazellularraum, die *systematisch, organbegrenzt* oder *lokal* auftreten kann.

Die Eiweißkomponente des Amyloids ist abhängig von der zugrundeliegenden Erkrankung, sie besteht aus Immunglobulinen (Leichtketten), Präalbumin, α-Globulin, β-Mikroglobulin oder Hormonpeptiden. Amyloid ist spezifisch mit **Kongorot** anfärbbar (Kongophilie).

Aus systematischer Sicht werden bei den Amyloidosen u.a. primäre und sekundäre Formen unterschieden. Letztere treten als **typische** Manifestation generalisiert bei chronischen entzündlichen Prozessen auf. Dabei wird das amyloidbildende Eiweiß **von der Leber** in großer Menge synthetisiert und in das Serum abgegeben. Dieser Amyloidvorläufer wird als Serum-Amyloid-A (SAA) bezeichnet. Bruchstücke von SAA aggregieren schließlich zu Amyloid-A, das auch als AA-Amyloid bezeichnet wird.

Demgegenüber steht als zweite Gruppe der sekundären Amyloidosen die **atypische Form** oder **Paramyloidose**. Hierbei entsteht das **AL-Amyloid** (Paramyloid), das aus **L**eichtketten-**A**ggregationen hervorgeht. Als Grunderkrankung ist z.B. das Plasmozytom anzusehen, bei dem die L-Ketten als amyloidogene Eiweiße anzusehen sind (man spricht kurz von Leichtkettenamyloidose).

Der Nachweis zur Diagnose einer generalisierten Amyloidose erfolgt am besten durch eine Rektumbiopsie. Eine Nierenbiopsie ist ebenfalls möglich, aber für den Patienten risikoreicher.

Folgende verschiedene Formen der Amyloidose werden unterschieden:

1. **Generalisierte (systemische) Amyloidosen**
- **Primäre idiopathische Amyloidose:** keine manifeste Grunderkrankung, relativ selten, häufig ist mesodermales Gewebe betroffen (Langerhans-Inseln im Pankreas, große Gefäße)
- **Sekundäre Amyloidose:** Begleiterscheinung bei bestimmten chronischen Grundkrankheiten
  - chronisch-entzündlich: Colitis ulcerosa, rheumatoide Arthritis, Kollagenosen
  - chronisch-infektiös: Tuberkulose, Osteomyelitis, Bronchiektasen, Lepra, Lues
  - maligne neoplastische Prozesse: Lymphogranulomatose, Plasmozytom, Nierenkarzinom
  - Langzeithämodialyse: „Dialyseamyloid" in Gefäßwänden, Bindegewebe, Sehnen

2. **Lokalisierte Amyloidosen**
- *Senile Amyloidose:* Unterscheidung von zerebraler, kardialer und dermaler Form
- *Endokrine Amyloidose:* beim C-Zell-Karzinom der Schilddrüse, Hypophysenvorderlappenadenom, Parathyroideaadenom und Altersdiabetes in den Pankreasinseln.

Makroskopisch sind die von einer Amyloidose betroffenen Organe vergrößert und verhärtet.

In der *Milz* wird das Amyloid in den Follikeln oder in der roten Pulpa abgelagert. Eine Follikelamyloidose bezeichnet man auch als „Sagomilz", da auf der Schnittfläche des Organs glasige Knötchen sichtbar sind, eine Pulpaamyloidose als „Schinkenmilz" wegen der grau-rötlichen Verfärbung der Schnittfläche.

Die Amyloidablagerung in der *Leber* erfolgt perisinusoidal. Dies kann zu einer Verengung der Sinusoide führen; Atrophie der Leberzellen und in schweren Fällen Untergang der Hepatozyten sind die Folge.

Amyloidablagerungen im Interstitium des *Herzmuskels* haben eine Einschränkung der Kontraktion und damit eine restriktive Kardiomyopathie zur Folge.

In der *Niere* lagert sich das Amyloid zunächst in den Glomerula, im späteren Verlauf in den Kapillarschlingen ab, so daß sich durch diese Permeabilitätsstörung ein nephrotisches Syndrom, die **Amyloidnephrose** entwickeln kann. Zur Amyloidschrumpfniere kommt es durch Befall der Arteriolen und der dadurch entstehenden Durchblutungs- und Filtrationsstörung.

Der Befall der *Darmschleimhaut* kann zu einem Malabsorptionssyndrom führen. Das Amyloid findet sich in der Schleimhaut und in den Gefäßen der Submukosa.

3.6 Kommentare aus Examen Herbst 2000

H00

Frage 3.28: Lösung E

In der Frage sind die hämatogenen Farbstoffe als eine Form der endogenen Pigmente angesprochen. Der rote Blutfarbstoff (Hämoglobin) zählt ebenso dazu wie Hämatoidin (C) und Hämosiderin (B). Andere hämatogene Pigmente sind Hämatin, Malariapigment und Bilirubin.
Hämatoidin ist ein eisenfreies, braunrotes Pigment, das nach Gewebseinblutungen bei der Hämatomorganisation als Abbauprodukt des Häms entsteht. Es ist chemisch mit dem indirekten (nicht konjugierten) Bilirubin (D) identisch. Das Hämosiderin entsteht bei Überlastung des Eisen transportierenden Systems wie z. B. durch exogene parenterale Eisenzufuhr. Es enthält dreiwertiges Eisen und wird intrazellulär in Lysosomen gespeichert.
Zu **(A)**: Malariapigment (Hämatozoidin) entsteht nach Plasmodienbefall zuerst in den Erythrozyten als Abbauprodukt des Hämoglobins.
Zu **(E)**: Lipofuszin gehört zur Gruppe der lysosomalen Lipopigmente. Es hat eine gelb-braune Eigenfarbe, die durch den jeweiligen hohen Fettsäuregehalt hervorgerufen wird. Diese Pigmenteigenschaft und die Tatsache, dass sich Lipofuszin in hoher Dichte in altersatrophen Organen ansammelt, führte zur Namensgebung der braunen Atrophie. Ein Krankheitswert ist damit nicht verbunden. Lipofuszin lässt sich durch die Fettfärbung mit dem Farbstoff Sudan III selektiv darstellen. Es weist darüber hinaus eine charakteristische Eigenfluoreszenz im UV-Licht auf.

H00

Frage 3.29: Lösung C

Zu **(C)**: Lipofuszin wird in den Hepatozyten abgelagert. Es sind überwiegend läppchenzentrale Leberzellen betroffen.
Zu **(B)**: Ito-Zellen sind spezialisierte Fettspeicherzellen der Leber.

H00

Frage 3.30: Lösung C

Zu **(C)**: Unter einem **Transsudat** versteht man eine zell- und **eiweißarme**, meist seröse Flüssigkeit, die aus dem Blutplasma bei einem erhöhten hydrostatischen Druck (z. B. Blutstauung durch Tumor oder Hämatom) abgepresst wird.
Zu **(A)** und **(B)**: Ein Transsudat muss nicht zellfrei sein.

Zu **(D)**: Exsudate sind definitionsgemäß eiweiß- und zellreich, sie können eitrig, blutig, fibrinös etc. sein.
Zu **(E)**: Der Natriumgehalt von Exsudat und Transsudat entspricht dem jeweiligen Serumwert.

H00

Frage 3.31: Lösung B

Die Kollagenopathien, die durch genetisch determinierte Kollagensynthesestörungen charakterisiert sind, sind streng von den Kollagenosen zu trennen. Darunter versteht man erworbene, durch einen immunpathologischen Prozess induzierte Erkrankungen (B) des rheumatischen Formenkreises, wie z. B. Lupus erythematodes, Sklerodermie etc.

4 Exogene Noxen

4.1 Chemische Noxen

H91

Frage 4.1: Lösung D

Zu den zahlreichen Symptomen der **Alkoholembryopathie** zählen neben Mikrozephalus (3), intrauterinem Minderwuchs (4) und Mandibulahypoplasie (5) auch noch geistige und körperliche Retardierung, muskuläre Hypotonie, Herzfehler, hoher Gaumen, schmales Lippenrot und fehlendes Philtrum. Richtiger wäre es, von einer Alkoholembryo*feto*pathie zu sprechen, da sich die beschriebenen Veränderungen auch noch nach Ablauf des dritten Schwangerschaftsmonats entwickeln. Ethanol ist der bedeutendste fetotoxische Stoff, das embryofetale Alkoholsyndrom wird in Deutschland bei 2 von 1000 lebend geborenen Kindern beobachtet.
Zu **(1)**: Doppelfehlbildungen entstehen bei einer Schädigung der Frucht während des 1.– 18. Schwangerschaftstages. Sie sind somit Ausdruck einer Blasto- und nicht einer Embryopathie.
Zu **(2)**: Ein Innenohrschaden ist neben Augenanomalien und einem persistierenden Ductus arteriosus klassisches Symptom der Rötelnembryofetopathie.

F91 H88

Frage 4.2: Lösung C

Das Gift des Knollenblätterpilzes (α-Amanitin) blockiert die Synthese von Enzym- und Strukturproteinen. Dieser indirekte Wirkmechanismus führt neben direkten Zellmembranschäden durch zu Radikalen umgesetztes Toxin zu schweren Läsionen, wobei insbesondere Organe betroffen sind, in

denen eine hohe Stoffwechsel- und/oder Proliferationsrate zu verzeichnen ist. In diesem Zusammenhang sind die Leber (B), der Gastro-Intestinal-Trakt (A), das Myokard (E) und das Tubulussystem der Nieren (D) hervorzuheben.
Zu **(C):** Vergiftungen mit α-Amanitin können direkt und indirekt zu zentralnervösen Läsionen führen. Spezielle feingewebliche Veränderungen des ZNS werden jedoch nicht beschrieben.

F00 H98 H94 **!!**
Frage 4.3: Lösung D

Symptome einer chronischen Bleibelastung des Organismus entstehen durch Schädigung verschiedener Organsysteme. Schwerpunktmäßig wird Blei im Skelettsystem gebunden und führt hier neben einer Spongiosaverdichtung **(Bleiosteosklerose)** zur Schädigung des blutbildenden Knochenmarks mit Entstehung der sog. Bleianämie (A). Darüber hinaus kommt es zur schwerwiegenden Beeinflussung des zentralen und peripheren Nervensystems in Form einer Bleienzephalopathie (B) und einer Polyneuropathie (primäre segmentale Demyelinisierung) (E). Die chronische Bleibelastung der Nieren führt über das Stadium einer Nephrosklerose zur Bleischrumpfniere (C). Als weitere Folge einer chronischen Bleivergiftung können Krankheitserscheinungen am Verdauungstrakt (Bleikoliken) auftreten.
Zu **(D):** Die Krankheitsbezeichnung **Osteopetrose** ist reserviert für die **Marmorknochenkrankheit**, bei der es sich um eine genetisch fixierte Störung der Knochenbildung im Sinne einer generalisierten Osteosklerose mit Kortikalisauftreibung und Einengung der Markhöhlen handelt. Die Knochen sind durch ihre erhöhte Sprödigkeit vermehrt frakturgefährdet.
Die Bleiosteosklerose ist streng vom eigenständigen Krankheitsbild der Osteopetrose zu trennen.

H95 **!**
Frage 4.4: Lösung E

Die Bezeichnung Asbest wird als Sammelbegriff für faserförmig kristallisierte Silikate benutzt, in denen Silizium-, Magnesium- und Eisenverbindungen vorkommen. Grundsätzlich sind die Begriffe Asbest**faser** und Asbest**körperchen** voneinander zu trennen. Asbest**fasern** (syn. Asbestnadeln) gelangen nach Inhalation in die Lungen und können dort zunächst ganz oder teilweise von Makrophagen als Fremdkörper aufgenommen werden (1). Nach einer gewissen Latenzzeit lassen sich letztlich die einstigen Asbestfasern als dann von einer Hülle überzogene hantelartige Asbest**körperchen** in zellarmem Schwielengewebe nachweisen (2). Die genannte Hülle besteht aus Eiweiß- und **Eisenoxid**auflagerungen und kann durch die Berliner-Blau-Färbung dargestellt werden.

Inhalierte Asbestnadeln können zu chronischen Entzündungen des Bronchial- und Alveolarepithels sowie des Pleuramesothels führen. Der chronisch entzündliche Reiz kann dabei zum einen zu einer diffusen interstitiellen Lungenfibrose und zum anderen zu Vernarbungen der Pleura (Pleuraplaques) führen.
Darüber hinaus sind Asbestnadeln karzinogen. Insbesondere können sowohl maligne Mesotheliome der Pleura und des Peritoneums (3) als auch Adenokarzinome der Lunge entstehen.
(E: 53%/+0,20; C: 28%/–0,04)

H97 **!**
Frage 4.5: Lösung D

Die Bezeichnung **Asbest** wird als Sammelbegriff für **faserförmig kristallisierte Silikate** benutzt, in denen neben Silizium- auch Magnesium- und Eisenverbindungen vorkommen. Inhalierte Asbestnadeln können zu chronischen Entzündungen des Bronchial- und Alveolarepithels, sowie des Pleuramesothels führen. Der chronisch entzündliche Reiz kann dabei zum einen zu einer **diffusen interstitiellen Lungenfibrose** (A) und zum anderen zu Vernarbungen der Pleura (**Pleuraplaques** (B)) führen. Darüber hinaus sind Asbestnadeln **karzinogen.** Insbesondere können sowohl maligne **Mesotheliome** (C) der Pleura und des Peritoneums als auch **Adenokarzinome der Lunge** (E) entstehen.
Zu **(D):** Die **Tuffsteinlunge** (Pneumokalzinose) ist das Resultat einer Kalziumsalzeinlagerung in das Lungenparenchym im Rahmen einer lang anhaltenden **Hyperkalzämie** beim Hyperparathyreoidismus. Die größte klinische Bedeutung kommt hierbei der Nephrokalzinose als Folge von Verkalkungen im Interstitium der Markkegel der Nieren zu. Auch die Entwicklung einer Nephrolithiasis wird begünstigt. Weitere Organe, die betroffen sein können, sind Magen (Gastrokalzinose), Myokard, Blutgefäße und Kornea.
(D: 60%, 0,18; E: 27%, 0,00)

H94
Frage 4.6: Lösung C

Eine chronische **Beryllium**belastung der Lunge führt zu einer **interstitiellen** und **granulomatösen Pneumonie,** bei der histologisch **epitheloidzellhaltige Granulome** (1) nachgewiesen werden können. Bei lang andauernden Entzündungsprozessen ist der Übergang in eine Lungenfibrose möglich (2).
Zu **(3):** Industrielle Karzinogene sind für die Induktion des Bronchialkarzinoms aus epidemiologischer Sicht von untergeordneter Bedeutung. Beryllium und seine Verbindungen sind in diesem Zusammenhang im Gegensatz zu z. B. Arsen, Chrom oder Nickel nicht als karzinogen anzusehen.
(C: 23%/+0,07; E: 50%/–0,04)

[F00]
Frage 4.7: Lösung E

Die Inhalation von quarzhaltigen Stäuben führt zur Silikose, die durch das Auftreten einer progredienten Lungenfibrose (B) gekennzeichnet ist. Als typische Folge entsteht eine chronische Bronchitis (chronisch-obstruktive Atemwegserkrankung) (A), die neben der durch Fibroseentwicklung induzierten Narbenbildung des Parenchyms zur Entstehung eines Lungenemphysems (D) beiträgt. Die beschriebenen Lungenveränderungen führen zur pulmonalen Hypertonie mit Entwicklung eines Cor pulmonale (C). Darüber hinaus haben an Silikose leidende Patienten ein *100mal höheres Risiko* an Tuberkulose zu erkranken als Gesunde (Silikontuberkulose).

Zu **(E):** Hyaline Pleuraplaques entstehen charakteristischerweise und schon sehr früh nach Inhalation von *Asbestnadeln* in geringen Mengen. Dabei handelt es sich um kollagenfaserreiche, knorpelharte Schwielen der Pleura.

[H99]
Frage 4.8: Lösung C

Eine akute Kohlenmonoxydvergiftung führt vornehmlich zu hypoxischen Gewebsschäden im Bereich des Pallidums (C) und der Substantia nigra. Beide Kerngebiete sind mit einem hohen Gehalt an Atmungskettenenzymen ausgestattet und damit in erhöhtem Maße hypoxiegefährdet.

Zu **(A):** Ein gesondertes Schädigungsmuster existiert für das Splenium corporis callosi nicht.

Zu **(B):** Bei der Chorea major tritt eine bilaterale Atrophie der Nuclei caudati auf.

Zu **(D):** Die spongiöse Degeneration der weißen Substanz entwickelt sich im Gefolge einer Prionen-Enzephalopathie.

Zu **(E):** Bei der zentralen pontinen Myelinose kommt es zu Markscheidenuntergängen von Leitungsbahnen der Brücke. Alkoholismus ist eine mögliche Ursache.

Stoffe mit schädlicher Wirkung — IV.1

1. Organische Verbindungen

- **Benzol** wird als Antiklopfmittel in Kraftstoffen, als Lösemittel für Fette und zur Herstellung von Kleb- und Kunststoff sowie Putzmittel benutzt. Es wird inhaliert und über Haut und Schleimhäute resorbiert. Chronische Zufuhr in geringer Konzentration schädigt das Knochenmark (Folge: aplastische Anämie, myeloische Leukämie). Die akute Intoxikation ist durch einen narkoseähnlichen Zustand gekennzeichnet.

- **Alkohole** sind Kohlenwasserstoffe, bei denen Wasserstoffatome durch Hydroxylgruppen ersetzt sind. Ethanol ist der genießbare Alkohol, der zu 20% im Magen und zu 80% im Jejunum resorbiert wird. Der Abbau erfolgt überwiegend in der Leber, dort wird er mittels der Enzyme Alkoholdehydrogenase und Aldehyddehydrogenase zu Azetat oxidiert. Die Höhe des Alkoholblutspiegels ist entscheidend für die Symptomatik der akuten Intoxikation:
  - bis 0,5‰: Euphorie, Verlust von Hemmungen, Steigerung der Reflexe, vermehrte Diurese
  - 0,5–2,0‰: Abnahme der Reaktionsgeschwindigkeit, Abschwächung der Reflexe, Störungen von Muskelkoordination sowie Raum- und Gleichgewichtssinn
  - 2,0‰: schwerer Rausch
  - über 2‰: narkoseähnlicher Zustand mit Gefahr der Atemlähmung

Folgen des chronischen Alkoholabusus sind im wesentlichen Alkoholhepatitis, Leberzirrhose, aus der sich Leberzellkarzinome entwickeln können, Pankreatitis, Unterernährung mit Vitamin- und Eiweißmangel, Kardiomyopathie mit Verfettung und Herzmuskelhypertrophie, Neuro- und Enzephalopathie. Die Wernicke-Enzephalopathie ist eine häufig alkoholbedingte Hirnschädigung, die durch eine ausgeprägte Gefäß- und Gliaproliferation mit zahlreichen Hämorrhagien bei weitgehend erhaltenen Nervenzellen gekennzeichnet ist. Bei Schwangeren kann es zur Ausbildung einer Alkoholembryopathie kommen.

- **Polychlorierte Biphenyle (PCB)** werden im Transformatorenbau und zu anderen technischen Zwecken benutzt. Sie führen zu Immunsuppression, Induktion von Enzymen und haben eine östrogene Wirkung.

2. Metaboliten des Stoffwechsels

- **Phenylalanin**, eine für den Menschen essentielle Aminosäure, findet sich bei der *Phenylketonurie* in stark erhöhter Konzentration im Plasma und wirkt dann als Noxe. Der autosomal-rezessiv vererbten Erkrankung liegt ein Mangel am Enzym Phenylalaninhydroxylase zugrunde, das Phenylalanin zu Tyrosin hydroxyliert. Die Anhäufung von Phenylalanin führt sehr früh zu einer irreversiblen Gehirnschädigung, der Mangel an Tyrosin zu einer Pigmentstörung (blaue Augen, blonde Haare). Entscheidend für den Verlauf sind Diagnose in den ersten Lebenstagen (Neugeborenenscreening) und das Einhalten einer phenylalaninarmen Diät.

3. Intoxikationen durch Gase

- **Kohlenmonoxid** ist ein Gas, das in Abgasen von Verbrennungsmotoren und im Tabakrauch enthalten ist. Seine Affinität zum Eisen des Hämoglobins ist viel höher als die des Sauerstoffes, so daß bei der akuten Vergiftung eine schwere Hypoxie besteht. Symptome der akuten Vergiftung (häufig in suizidaler Absicht) sind Bewußtlosigkeit, unregelmäßige Atmung und rote Flecken auf der Haut. Die Therapie besteht in der Beatmung mit reinem Sauerstoff. Bei einer chronischen Vergiftung treten Störungen des ZNS auf.

- **Ozon** (O_3) ist sicher das Reizgas, dem wir heute, unabhängig vom jeweiligen Beruf, am stärksten ausgesetzt sind, da der Ozon-Gehalt in Bodennähe ständig zunimmt, während die Ozonschicht, die ab 15 km Höhe den größten Teil der Ultraviolettstrahlung herausfiltert, abnimmt. Das bodennahe Ozon entsteht durch Abspaltung eines Sauerstoffatoms von einem Stickstoffdioxydmolekül. Das O-Atom verbindet sich mit dem Sauerstoff der Luft zu Ozon. Kohlenwasserstoffe unterstützen diesen Prozeß. Sowohl Stickstoffdioxyd als auch Kohlenwasserstoffe stammen aus Autoabgasen. Die durchschnittliche Ozonkonzentration liegt heute bei 40–80 µg/cm³ Luft.
Werte oberhalb von 160 µg/cm³ über mehrere Stunden können respiratorische Probleme verursachen. Eine chronische Reizung durch Ozon ist bei langen Aufenthalten im Freien in verkehrsreicher Gegend zu erwarten, jedoch keine Intoxikation, die zum Lungenödem führt.
- **Phosgen** ist ein farbloses, Schleimhaut reizendes Gas, das bei Inhalation zu lokalen Reizerscheinungen und bei Intoxikation nach kurzer Latenz zum Lungenödem führt.
- **Chlorgas** ist wie Phosgen ein schleimhautirritierendes Gas, das zur Desinfektion von Trink- und Abwasser verwendet werden kann.
- **Stickstoffoxide** (Nitrose Gase) und **Schwefeldioxide** sind ebenfalls Reizgase, die zu Entzündungen der Atemwege führen. Schwefeldioxid schlägt sich primär in Bronchien und Bronchiolen nieder. Hustenreiz, Bronchospasmus, Bronchitis und Bronchopneumonie können die Folge sein. Stickstoffoxid gelangt bis in die Alveolen und verursacht dort eine exsudative Entzündung. Ein toxisches Lungenödem kann sich entwickeln.

4. Sauerstoffradikalbildner
Freie Sauerstoffradikale führen zu Intoxikationen mit Makromolekülen und zu schädlichen Peroxidationsreaktionen. Beispiel:
- **Paraquat:** Unkrautvernichtungsmittel (Herbizid), das in der landwirtschaftlichen Anwendung und bei Suizidversuchen zu tödlichen Vergiftungen führen kann. Paraquat wird oral aufgenommen und reichert sich besonders in den Alveolarzellen der Lunge an, deren Membranen es zerstört. Zusätzlich entwickelt sich häufig ein Nierenversagen.
- **Sekalealkaloide** (Mutterkornalkaloide) sind natürlich vorkommende Substanzen (in einem Pilz, der auf Roggenähren wächst) mit einer sympatholytischen Wirkung. Regelmäßige Aufnahme von mit diesem Pilz befallenen Getreide führte im Mittelalter zu Nekrosen der Akren durch den starken vasokonstriktiven Effekt („Ergotismus"). In pharmakologischen Dosen werden Sekalealkaloide in der Behandlung der Migräne eingesetzt (z.B. Ergotamin, Dihydroergotamin), wobei auch in geringer Dosierung Nebenwirkungen i.S. von Durchblutungsstörungen der Koronarien sowie Uteruskontraktionen auftreten.
- **Botulinustoxin** wird von dem anaeroben Bakterium Clostridium botulinum besonders in nicht sachgerecht sterilisierten Konserven gebildet. Das Toxin, nicht die Infektion mit Clostridium botulinum, wirkt als starkes Neurotoxin, da es die Ausschüttung von Azetylcholin an den präsynaptischen Terminalen blockiert. Das Krankheitsbild des Botulismus ist daher gekennzeichnet durch Ausfälle der Hirnnerven (Doppelbilder, Schluck- und Sprachstörungen). Die Letalität der seltenen Erkrankung liegt bei 25–70%, die Therapie besteht in einer frühzeitigen Gabe von Antitoxin (neutralisierende Antikörper enthaltendes Gegengift).
- **α-Amanitin**
Das Gift des Knollenblätterpilzes α-Amanitin blockiert durch Hemmung der RNA-Polymerase die Synthese von Enzym- und Strukturproteinen. Es führt damit nach einer gewissen Latenzzeit zum Zelltod. Dieser indirekte Wirkmechanismus und das Auftreten von direkten Schäden der Zellmembran nach Umsetzung des α-Amanitins in toxische Radikale führen zu ausgeprägten Organläsionen. Besonders häufig finden sich massive Schäden in Organen mit hoher Stoffwechselleistung (Leber) und/oder Proliferationsrate (Epithel des Gastrointestinaltraktes). Auch die quergestreifte Muskulatur (Herz- und Skelettmuskulatur) sowie Tubulusepithelien der Niere sind nach dem Genuß von Knollenblätterpilzen schwer geschädigt. Je nach Ausmaß der schädigenden Toxinwirkung resultieren reversible Zellveränderungen (z.B. hydropische Schwellung) oder irreversible Zeichen der zellulären Läsion (z.B. Verfettung, Nekrose). Klinisch kann eine vorübergehende Einschränkung der Leberfunktion bis hin zum Leberausfallskoma (Notfallindikation zur Lebertransplantation) resultieren.

5. Metalle
- **Blei**
50% der Metallvergiftungen werden durch *Blei* verursacht, wobei sich Blei und seine anorganischen Verbindungen hinsichtlich Aufnahme, Verteilung und Krankheitsbild deutlich von den organischen Bleiverbindungen unterscheiden.
Blei und seinen **anorganischen Verbindungen** sind diejenigen ausgesetzt, die in der Bleigewinnung arbeiten oder mit bleihaltigem Material (z.B. Batterien, Akkumulatoren, Glas) umgehen. Die Aufnahme von Blei erfolgt überwiegend durch Inhalation, selten per os. Die Bindung erfolgt zu 95%

an Erythrozyten, die Ausscheidung überwiegend über die Nieren. Bei Überschreiten der Ausscheidungskapazität wird Blei in den Knochen gebunden und von dort nur langsam wieder abgegeben. Eine akute Intoxikation führt zu gastrointestinaler Symptomatik, bei hohen Mengen kann eine Enzephalopathie auftreten. Die chronische Intoxikation beginnt mit einem unspezifischen Vorstadium (Blässe) und geht dann über in ein Stadium, das gekennzeichnet ist durch Magen-Darm-Störungen, Schwindel, Gliederschmerzen und allgemeine Abgeschlagenheit. Das ausgeprägte Krankheitsbild führt zu spezifischeren Symptomen mit *Bleikoliken*, *Bleikolorit*, *Bleilähmungen*, *Bleisaum* am Zahnfleischrand und *Anämie*. Die Bestimmung von Bleispiegeln im Blut ermöglicht eine frühe Diagnostik und sollte bei kontinuierlicher Bleiexposition regelmäßig durchgeführt werden.

Zur Vergiftung mit **organischen Bleiverbindungen** kommt es beim Umgang mit Vergasertreibstoffen, die Bleialkyle als Antiklopfmittel enthalten. Die Aufnahme erfolgt überwiegend inhalativ, die Umwandlung zu metallischem Blei und Trialkylen in der Leber. Die Trialkyle passieren die Blut-Hirn-Schranke, werden nur langsam in anorganisches Blei umgewandelt und kumulieren deshalb in ZNS und Nebennieren. Deshalb überwiegt bei einer Intoxikation die *ZNS-Symptomatik*. Die akute Vergiftung führt über Kopfschmerz zu Angstgefühlen und deliranten Zuständen, der Tod kann bei Bradykardie und Kreislaufkollaps nach wenigen Stunden eintreten. Die chronische Vergiftung ist durch Schlafstörungen, Ataxie und Symptome der anorganischen Bleivergiftung wie Adynamie und gastrointestinale Störungen gekennzeichnet.

● **Quecksilber**
Kontakt zu **anorganischen Quecksilberverbindungen** entsteht bei deren Gewinnung, beim Umgang mit Amalgam, Quecksilberdampflampen, Thermometern und Thermostaten. Die Aufnahme erfolgt hauptsächlich durch Inhalation, im Körper wird es in Nierenrinde, weniger in Leber und Nervengewebe angereichert. Die Ausscheidung erfolgt über Niere und Darm. Die akute Intoxikation führt zu Magen-Darm-Beschwerden, Niereninsuffizienz und in der letzten Phase zu einer mukomembranösen Kolitis mit blutigen Diarrhöen. Tod infolge Nierenversagens oder Kolitis ist möglich. Bei chronischer Vergiftung kommt es zu unspezifischen Symptomen und einer Quecksilberausscheidung mit dem Speichel, die zu Ulzerationen der Mundhöhle führen kann. Blauvioletter Quecksilbersaum am Zahnfleischrand. Funktionsstörungen von Leber und Niere sowie ZNS mit Tremor und gesteigerter Erregbarkeit treten im späteren Stadium auf. Die Bestimmung der Quecksilberkonzentration im Blut ist möglich.

Organische Quecksilberverbindungen werden als Bakterizide, Sprengstoff und zum Konservieren von Holz verwendet. Wie die organischen Bleiverbindungen passieren die beim Umbau entstehenden Alkylverbindungen die Blut-Hirn-Schranke, gleichzeitig wird anorganisches Quecksilber gebildet. Die akuten und chronischen Intoxikationserscheinungen werden von zerebralen Symptomen beherrscht.

● **Chrom**
Chrom wird z. B. als Rostschutzmittel, in der Foto-, Glas- und Lederindustrie und in Farben verwandt. Die inhalative Aufnahme überwiegt, im Körper wird Chrom an Erythrozyten und Plasmaproteine gebunden und im wesentlichen über die Niere eliminiert. Chrom wird eine kanzerogene Wirkung zugeschrieben, bei langfristiger Exposition kann ein Bronchialkarzinom auftreten.

Die akute Intoxikation durch Inhalation führt zu Reizung der Bronchialschleimhaut, orale Aufnahme zu gastrointestinalen Störungen und zum Nierenversagen. Bei chronischer Intoxikation können ein allergisches Ekzem, sogenannte Chromgeschwüre auf zuvor defekter Haut bei Aufnahme über die Haut entstehen. Die Inhalation führt zu Rhinitis, Laryngitis und Bronchitis.

● **Cadmium**
Cadmium wird z. B. in Legierungen, in Foto- und Gummiindustrie, sowie beim Verhütten von Erzen eingesetzt. Die Aufnahme erfolgt über Inhalation, die Bindung im Organismus an Erythrozyten und Plasmaproteine, die sehr langsame Ausscheidung über Urin und Stuhl. Das akute Intoxikationsbild führt bei Inhalation zu Tracheitis, Bronchitis, in extremen Fällen zu Lungenödem, bei oraler Aufnahme zu Entzündungen der Magen-Darm-Schleimhaut. Für die chronische inhalative Intoxikation ist der *Cadmiumschnupfen* als Zeichen degenerierender Schleimhäute der Atemwege typisch. Es besteht der Verdacht, daß langfristige Cadmiumexposition zu Bronchialkarzinom und malignen Neoplasien von Prostata und Niere führen kann. Störungen der Nierenfunktion sind möglich.

Zur **Therapie von Metallvergiftungen** werden Chelatbildner wie D-Penicillamin und EDTA (Ethylendiamintetraessigsäure) eingesetzt.

Embryo- und Fetopathien durch exogene Noxen — IV.2

Definitionen:
Embryopathie: Schädigung der Frucht in der Zeit zwischen *18. Lebenstag und 12. Schwangerschaftswoche*. Da in dieser Phase die Organogenese und Ausbildung der Gliedmaßen erfolgt, manifestieren sich Störungen in diesem Bereich.

Beispiele:
Thalidomid-Embryopathie:
Ursache: Einnahme des Sedativums Contergan® durch die Mutter; Symptomatik: Fehlen ganzer Extremitäten (Amelie), fehlende Ausbildung der langen Röhrenknochen und damit Ansatz von Hand oder Fuß an Schulter bzw. Hüfte (Phokomelie); intestinale, renale und kardiale Mißbildungen.

Röteln-Embryopathie:
Ursache: Erstinfektion der Mutter mit Rubella-Virus; Symptomatik: kardiale Mißbildungen (bes. persistierender Ductus arteriosus), Augenanomalien (bes. Katarakt und Mikrophthalmie), Innenohrschwerhörigkeit, Hepatosplenomegalie mit Ikterus, Thrombozytopenie, Anämie. Meningoenzephalitis mit intrakraniellen Verkalkungen, Mikroenzephalus und psychomotorischer Retardierung, intrauterine Hypotrophie.

Fetopathie: Schädigung der Frucht zwischen *12. und 40. Schwangerschaftswoche*. Extremitäten und Organe sind nach dem 3. Schwangerschaftsmonat ausgebildet, so daß Beeinträchtigungen und Noxen in dieser Zeit bereits differenzierte Strukturen treffen.

Beispiele:
Zytomegalie-Fetopathie:
Ursache: diaplazentäre Übertragung des CMV-Virus; Symptomatik: nekrotisierende Enzephalitis, bei Überleben des Feten Defektheilung mit Mikroenzephalie, paraventrikulären Verkalkungen, psychomotorischer Retardierung, Hepatosplenomegalie, Ikterus, Thrombozytopenie, hämolytischer Anämie, intrauteriner Hypotrophie.

Toxoplasmose-Fetopathie:
Ursache: Erstinfektion einer Schwangeren mit Toxoplasma gondii; Symptomatik: Enzephalitis mit charakteristischen Koagulationsnekrosen, Verkalkungen und Granulomen, Defektheilung (75%) mit Hydrozephalus, neurologischen Ausfällen und psychomotorischer Retardierung, Chorioretinitis, Mikrophthalmie, Hepatosplenomegalie, Ikterus, Anämie, Thrombozytopenie, intrauteriner Hypotrophie.

Alkoholembryofetopathie
(embryofetales Alkoholsyndrom):
Ursache: Alkoholabusus der Schwangeren führt zu Störungen im Embryonal- und Fetalstadium; Symptomatik: intrauterine Hypotrophie, Mikrozephalus, psychomotorische Retardierung, typische Fazies mit schmalem Lippenrot, fehlendem Philtrum, Epikanthus (Hautfalte am Oberlidinnenrand), hohem Gaumen und Mandibulahypoplasie, Herzfehler, muskuläre Hypotonie.

Berufskrankheiten verursachende chemische Noxen — IV.3

Unter Berufskrankheiten versteht man durch berufsbedingte schädliche Einflüsse verursachte meist chronische Erkrankungen, für die der Gesetzgeber entschädigt. Die anerkannten Berufskrankheiten sind in der sog. Berufskrankheitenverordnung festgelegt.
Im folgenden werden Berufskrankheiten besprochen, die durch *Inhalation organischer und anorganischer Stäube* ausgelöst werden.

Definitionen:
Lungenfibrose: Durch Proliferation von Bindegewebe oder hyaline Ablagerungen verursachte, zur Restriktion führende Fibrosierung des Lungengerüstes, die als Reaktion auf entzündliche oder allergische Exsudate in den Alveolen, als Folge chronisch-entzündlicher Prozesse oder physikalischer Schädigung (Strahlen) erfolgt.

Pneumokoniose: Lungenerkrankung, die durch inhalierte anorganische Stäube verursacht wird.

Silikose: Chronisch fortschreitende Lungenfibrose, die durch Inhalation von quarzhaltigem Staub verursacht wird; gekennzeichnet durch Entstehung silikotischer Granulome und Schwielenbildung.

Silikatose: Chronisch fortschreitende Lungenfibrose, die durch Inhalation von Silikaten (z.B. Asbest, Kaolin, Talkum) verursacht wird; keine Ausbildung silikotischer Granulome.

4.1 Chemische Noxen

Tab. 4.1 Übersicht über durch Inhalation von Stäuben verursachte Berufskrankheiten

Auslösendes Agens	Exposition	Pathogenese und Morphologie	Erkrankung	Klinik
a) anorganische Stäube				
Freie kristalline Kieselsäure, kommt als Quarz (Siliziumdioxid = Kieselsäureanhydrid) und in mineralischen Mischstäuben (Asbest, Kohlenstaub, Talkum) vor	Bergbau, Stahl-, Eisen-, Elektro-, Keramik-, Putzmittelindustrie	Über Lympfgefäße Transport der freien Kieselsäure in das Lungeninterstitium, dort Entstehung hyaliner Knötchen (Silikosegranulome) i. S. einer granulomatösen Entzündung, die zu Knoten und Schwielen konfluieren, gleichzeitig gesteigerte Kollagensynthese und Proliferation von Lungenfibroblasten → Fibrose	Silikose	Obstruktive und restriktive Ventilationsstörung, Cor pulmonale. Komplikation: Tuberkulose
Asbest (Sammelbegriff für faserförmig kristallierte Silikate)	Textil-, Papier-, Chemieindustrie	Chron. Entzündung, v.a. von Bronchial- u. Alveolarepithel sowie Pleuramesothel, Entstehung histol. nachweisbarer Asbestkörperchen → diffuse interstitielle Fibrose; kanzerogene Wirkung: Adenokarzinom der Lunge, Mesotheliom von Pleura und Peritoneum	Asbestose Silikatose	Obstruktive und restriktive Ventilationsstörung, Cor pulmonale
Beryllium und seine Verbindungen	Bergbau, Elektro- (Leuchtkörper), Keramikindustrie	Pulmonale Aufnahme, Speicherung in Lunge, Lymphknoten, Leber, Milz, Knochen; langsame renale Elimination. Akute Intoxikation: Bronchopneumopathie, chron. Intoxikation: interstitielle und granulomatöse Pneumonie	„Berylliumlunge", Pneumokoniose	Akut: Pneumonie, Hepatomegalie, Nierenfunktionsstörung
Metallstaub (z.B. Chrom, Kobalt, Titan)	Werkzeugschleifer	Lungenfibrose bereits wenige Monate nach Exposition	Pneumokoniose	Obstrukt. und restrikt. Ventilationsstörung
b) organische Stäube				
z.B. Pilzsporen enthaltender Staub von Getreide, Proteinbestandteile der Haut und Exkremente von Vögeln	Landwirtschaft, Geflügelzucht	Bildung von Antikörpern gegen im Staub enthaltene Antigene in der Sensibilisierungsphase; bei erneuter massiver Antigenexposition Antigen-Antikörper-Reaktion, die nach 4–24 Std. (verzögerter Reaktionstyp III) zu Entzündung und Obliteration in Alveolen und Bronchioli terminales führt	Exogen-allergische Alveolitis, diffuse interstitielle Fibrose	Dyspnoe, Husten, Zyanose, Fieber, Eosinophilie, Leukozytose

Kanzerogene — IV.4

Als chemische **Karzinogene** oder **Kanzerogene** werden Stoffe bezeichnet, die im Tierexperiment nachweisbar Malignome verursachen. Karzinogene können
1. die Häufigkeit von Malignomen, die auch ohne Einwirkung des Stoffes entstehen, steigern.
2. die Latenzzeit von Malignomen verkürzen.
3. selbst an anderen Geweben zur Bildung von Malignomen führen.
4. eine Erhöhung des Quotienten Malignom/Tier bewirken

(nach WHO-Experten Definition).

Zu den chemischen Kanzerogenen zählen:
Aromatische Kohlenwasserstoffe (z.B. Benzpyren, Methylcholantren), aromatische Amine, Nitrosamine, Alkylanzien, anorganische Verbindungen (z.B. Beryllium, Chrom, Cadmium, Blei), Aflatoxine, Alkaloide und Asbest.

Fremdkörper und inertes Fremdmaterial – IV.5

Exogen durch Inhalation, Injektion oder Trauma in das Bindegewebe gelangende, vom Organismus sehr schwer abbaubare Substanzen können zur Bildung von *Fremdkörpergranulomen* führen. Unter einem Granulom versteht man knötchenförmig angeordnetes Gewebe, das aus Makrophagen, Epitheloidzellen und fakultativ aus anderen Entzündungszellen besteht. Bei Einlagerung eines Fremdkörpers sammeln sich am Ort der Einlagerung Makrophagen, da die Phagozytose der Granulozyten den Fremdkörper nicht entfernen kann, gleichzeitig entsteht eine exsudative Entzündungsreaktion mit Hyperämie und Einwanderung von Leukozyten. Die Makrophagen konfluieren und bilden sogenannte *Fremdkörperriesenzellen*. Kleinere Fremdkörper können von den Riesenzellen aufgenommen und in das Zytoplasma eingeschlossen werden. Im weiteren Verlauf wandern Lymphozyten in die Granulome ein, stimulieren die Fibroblasten, und es entsteht eine zirkuläre Narbe. In diesem Areal bleibt der Fremdkörper eingeschlossen, kann durch Makrophagenenzyme nicht abgebaut werden und unterhält über zwei Jahre die geschilderte Reaktion des Gewebes, die nur durch Abszedierung und Fistelung nach außen oder exogen durch operative Entfernung unterbrochen werden kann. Kristalline Fremdkörper wie Glasfasern, Metalle, Silikatstäube, Cholesterin und Urat als körpereigene Substanzen und nicht kristalline Fremdkörper wie z.B. Holz und Öl bilden Granulome.

Ein *Ölgranulom* entsteht bei Fettgewebsnekrosen oder mechanischem Trauma der Fettzellen durch Austritt von intrazellulärem Fett in den Extrazellularraum. Die Fette werden von Makrophagen aufgenommen, die sich teilweise in histiozytäre Schaumzellen umwandeln und das phagozytierte Fett abbauen. Durch Granulombildung erfolgt eine Demarkation und Organisation der Fettgewebsnekrose.

Silikonprothesen, die bei Plastiken der Mamma eingesetzt werden, können zur Ausbildung von Fremdkörpergranulomen und einer granulomatösen Mastitis führen.

Hypoxidosen — IV.6

Ischämie – Verminderung der Durchblutung eines Organs (z.B. als Folge einer Thrombosierung einer Koronararterie beim Herzinfarkt). Folge: Sauerstoffmangel und verminderte Zufuhr an Substrat.

Hypoxie – Sauerstoffmangel im Gewebe als Folge einer Hypoxämie (verminderter Sauerstoffgehalt des Blutes, z.B. bei Ventilationsstörungen oder Anämien).

Anoxie – Völliger Sauerstoffmangel im Gewebe.

Hypoxydose – Zustand, der mit einer Störung des *Oxydationsstoffwechsels* einhergeht.

Formen der Hypoxidose:
- *hypoxämisch*
- *hypoglykämisch*
- *ischämisch*
- *histotoxisch:* Toxische Schädigung des Gewebes durch Blockierung der Enzyme der Atmungskette oder der ATP-Bildung.

Bei der Hypoxidose handelt es sich um eine Störung der oxydativen Energiegewinnung, die auf Sauerstoffmangel (hypoxämische und ischämische H.), Substratmangel (hypoglykämische und ischämische H.) oder einer Blockierung der Atmungskettenenzyme beruht (histotoxische H.). Da die anaerobe Glykolyse ungehindert weiterläuft (Glykogenabbau mit Glykogenverlust der Zelle!), kommt es zum Ansteigen des Laktats mit der Folge einer *Zell-* und *Gewebsazidose.* Aus dem Energiemangel resultieren zunächst reversible Zellschäden: *Hydropische Schwellung* und *Verfettung.* Die hydropische Schwellung entsteht durch eine auf dem Ausfall der energieabhängigen Na/K-Pumpe beruhenden Störung des osmotischen Gleichgewichtes zwischen Intra- und Extrazellularraum mit der Folge einer Einlagerung von Wasser in die Zelle. Neben dem Zytoplasma sind davon auch die Zellorganellen betroffen. Die Hemmung der oxydativen Phosphorylierung führt zu einem verminderten Abbau von Fetten. Bei länger anhaltender Hypoxidose kommt es dadurch zu einer *Verfettung* der Zellen, die sogar makroskopisch sichtbar sein kann, z.B. als sog. Tigerung des Herzmuskels.

Bei langem Bestehen oder massivem Ausmaß der Hypoxidose führt das Freiwerden von lysosomalen Enzymen durch Autolyse zum irreversiblen Zelluntergang, zur Nekrose (siehe Lerntext III.7).

Die Schwere dieser hypoxidotischen Strukturschäden ist abhängig
- von *Dauer* und *Stärke* der Hypoxidose
- von der *Qualität* der Hypoxidose (eine Ischämie ist gravierender als eine Hypoxie)
- von der unterschiedlichen *Vulnerabilität* der betroffenen Zellen: Parenchymzellen sind empfindlicher als Mesenchymzellen. Das Stadium der irreversiblen Zellschädigung bei absoluter Ischämie wird beim Herzen nach 30 Min., bei Leber und Niere nach 60 Min. erreicht. Die Wiederbelebungszeit, d.h. die Zeit, innerhalb der eine Wiederherstellung der Organfunktion möglich ist, beträgt beim Gehirn 8–10, beim Herz 15 und bei der Niere 120 Minuten. Diese Zeiten sind bei Hypothermie länger. Das Herz ist in „Hypothermie und stillgelegtem Zustand" bei Anschluß an die Herz-Lungen-Maschine weniger vulnerabel als schlagend.

4.2 Physikalische Noxen

H94 F88

Frage 4.9: Lösung B

Verbrennungen 2. Grades sind durch Blasenbildung (2) und Exsudation (1) gekennzeichnet.
Zu **(3):** Eine Verbrennung 2. Grades heilt **ohne** Narbenbildung ab, weil die Defekte durch die von den Wundrändern einsprossende basale Regenerationsschicht gedeckt werden können. Voraussetzung ist allerdings, daß es nicht zur Infektion lädierter Hautareale kommt.
(B: 71%/+0,19)

4.2 Physikalische Noxen

Verbrennung — IV.7

Hautverbrennung:
- **1. Grad:** Erythem
- **2. Grad:** Abschilferung der Epidermis, Blasenbildung
- **3. Grad:** Koagulationsnekrose der Haut
- **4. Grad:** Verkohlung

Bei einer Verbrennung, die beim Erwachsenen mehr als $1/5$ der Körperoberfläche umfaßt, besteht Lebensgefahr.
Komplikationen einer Verbrennung mit möglicher Todesfolge:
Durch *Infektion* (z.B. Pseudomonas) des freiliegenden ungeschützen Gewebes kann es zu einer *Sepsis* (siehe Lerntext VI.20) kommen. Hieraus resultiert die Notwendigkeit einer streng aseptischen Pflege solcher Patienten.
Ein *hypovolämischer Schock* (siehe Lerntext IX.9) kann durch eine durch Histaminfreisetzung bedingte Permeabilitätssteigerung der Gefäße, die einen massiven Flüssigkeits- und Eiweißverlust an den verbrannten Körperpartien bewirkt, hervorgerufen werden. Das hieraus folgende Absinken des kolloidosmotischen Druckes führt zu einer starken Ödemneigung (Gefahr: Hirnödem). Folge des Schocks kann ein *akutes Nierenversagen* (Schockniere) sein.
Streßulzera des Magens oder Duodenums entstehen als Folge der durch Histamin und einer durch Freisetzung von Kortikoiden bedingten starken Stimulation der HCl-Sekretion.
Ferner ist in diesem Zusammenhang auf das Entstehen von *Verbrennungstoxinen* hinzuweisen, welche eine Schädigung von Leber, Niere und Herz bewirken können.

Veränderungen durch Kälte — IV.8

Von einer Hypothermie, die eine Verlangsamung aller biologischen Prozesse bewirkt, spricht man bei einer Körpertemperatur von $< 35\,°C$. Eine Temperatur von $< 25\,°C$ führt zu Bewußtlosigkeit und Herzstillstand. Wie bei der Verbrennung unterscheidet man bei der Erfrierung unterschiedliche **Schweregrade**, die erst nach Wiedererwärmung vollständig zu ermessen sind.
- **1. Grad:** Erythem
- **2. Grad:** Blasenbildung
- **3. Grad:** Frostgangrän von Haut und tiefer gelegenem Gewebe
- **4. Grad:** Vereisung und Zerstörung des Gewebes

Kältefolgekrankheiten sind besonders durch Veränderungen der Blutgefäße der durch Kälte geschädigten Gewebe verursacht. Es kommt zu Verdickungen der Intima von Venen und Arterien (*Endangiitis obliterans*), die Einengungen des Gefäßlumens bewirken, die wiederum das betroffene Gefäß gegenüber erneuter Kälteeinwirkung empfindlicher machen. Besonders peripher gelegene Körperteile mit großer Oberfläche (Ohr, Finger) sind prädisponiert, bei Hypothermie zu erfrieren.

Durch Kälte induzierte Erkrankungen sind:
- *Raynaud-Syndrom* (Gefäßspasmen in den Fingern)
- *Kälteurtikaria* (Überempfindlichkeitsreaktion allergischer Genese)
- *Kälte-Antikörper-Syndrom* (Gefäßverschlüsse)

H97

Frage 4.10: Lösung C

In Abhängigkeit von der Phase des Zellzyklus führen ionisierende Strahlen zu sehr variablen Reaktionen der betroffenen Zellen.
Unterliegen **proliferierende Zellen** einer Bestrahlung, so kommt es zu DNA- und Chromosomenschäden, die je nach Schwere und der Phase des betroffenen Zellzyklus unterschiedliche Folgen nach sich ziehen. Auf diese Weise entstehen z.B. Mutationen oder maligne Transformationen. Darüber hinaus können proliferierende Zellen so tiefgreifend irreversibel geschädigt werden, daß mit unterschiedlicher Latenzzeit der Zelltod eintritt. Ist die betroffene Zelle in der Lage, nach der Strahlenexposition zumindest eine Mitose vor Eintritt der Nekrose zu durchlaufen, so spricht man in diesem Zusammenhang von einem reproduktiven Zelltod (C).
Nicht proliferierende Zellen, die radiogen geschädigt werden, entwickeln schwere Kernschäden mit Chromatindenaturierung (sog. Kerntod). Solche Zellen sind nicht mehr in der Lage, die erste Mitose nach der Exposition zu erreichen (A), weil die Grundlagen der DNA- (D) und Proteinsynthese (E) abrupt zerstört werden.
Zu **(B):** Für den beschriebenen Prozeß existiert keine gesonderte Bezeichnung.

F94 **!**

Frage 4.11: Lösung C

Im Falle einer hochgradigen strahlenbedingten Knochenmarksschädigung kommt es zu einer Depletion **sämtlicher** Anteile des hämatopoetischen Systems, so daß keine Zellneubildung erfolgen kann.
Demzufolge muß bei aufgehobener Proliferationsfunktion der Hämatopoese die **Lebensdauer** noch zirkulierender peripherer Blutzellen für das Eintreten von „Ausfallserscheinungen" bestimmend sein.

Zu Aussage **(1)**: Die Lebensdauer von Granulozyten ist kürzer als die der Erythrozyten. Damit ergibt sich, daß nach einer aktinischen Knochenmarksschädigung die Agranulozytose **vor** der Anämie auftreten muß.

Zu Aussage **(2)**: Die Vorläuferzellen des blutbildenden Systems im Knochenmark weisen in ihren Differenzierungslinien **keine** Unterschiede in ihrer (hohen) Strahlensensibilität auf.
(C: 63%/+0,27, A: 20%/−0,21)

H95

Frage 4.12: Lösung A

Insbesondere chronisch lichtexponierte Stellen der Haut sind gegenüber UV-Strahlung dahingehend empfindlich, als sich hier gehäuft Tumoren ausbilden. Beispiele sind Basaliome, die vornehmlich im Gesichtsbereich entstehen (1), und maligne Melanome (4), deren insgesamt immer häufigeres Vorkommen auf die zunehmende UV-Strahlungsintensität durch die fortschreitende Atmosphärenschädigung zurückzuführen ist.

Zu **(2)**: Als wesentlicher ätiopathogenetischer Faktor für die Entstehung des kleinzelligen wie der anderen Formen des Bronchialkarzinoms ist Tabakrauchen anzusehen.

Zu **(3)** und **(5)**: Weder für das Paget-Karzinom der Mamma noch für das pleomorphe Adenom der Ohrspeicheldrüsen (gutartige Geschwulst der Speicheldrüsenepithelien) sind charakteristische Promotionsfaktoren bekannt.
(A: 91%/+0,13)

H97 *!*

Frage 4.13: Lösung A

Die Strahlenempfindlichkeit des Gewebes ist während der Mitose maximal, so daß besonders Zellen mit hoher Teilungsrate durch ionisierende Strahlen geschädigt werden. Auch der Differenzierungsgrad der Zelle ist von Bedeutung: ausdifferenzierte Zellen sind weniger strahlensensibel.

Nach der Teilungsfähigkeit unterscheidet man drei Gewebetypen:

1. Wechselgewebe: Dies sind entweder Gewebe mit Zellen von guter Differenzierung, die einer ständigen Erneuerung unterliegen (z.B. Schleimhaut des Gastrointestinaltraktes (D), Endo- und Urothelzellen (B) und (C)) oder solche, deren konstant neu produzierte Zellen eine Entwicklung von undifferenzierten Stadien bis zur vollen Ausreifung durchmachen (z.B. Knochenmarkstammzellen, Keimzellvorstufen (E)). Wechselgewebe sind aus diesen Gründen *besonders radiosensibel*.

2. Stabile Gewebe: Diese sind normalerweise ohne mitotische Aktivität, besitzen aber eine latente Teilungsfähigkeit, durch welche bei Organschädigung eine Reparation erfolgen kann. Hierzu gehören Leber- und Nierenzellen. Die Strahlenempfindlichkeit ist erheblich geringer als bei den Wechselgeweben.

3. Dauergewebe: Hierbei handelt es sich um Zellen von hoher Differenzierung, welche die Fähigkeit zur Teilung verloren haben (Nervensystem, (Skelett-)Muskulatur (A)).

Dauergewebe sind folglich am wenigsten strahlenempfindlich.
(A: 93%, 0,15)

H98

Frage 4.14: Lösung E

Zu strahleninduzierten *malignen Tumoren* gehören insbesondere Leber-, Haut-, Knochen- (4) und Schilddrüsentumoren (2) sowie Leukämien (1). Unter dem sogenannten **Schneeberger-Lungenkarzinom** versteht man die Kombination aus einer Silikose (Quarzstaublungenerkrankung) und einem silikoseunabhängigen Bronchialkarzinom (3), das durch die Dauereinwirkung von Radium verursacht ist. Diese Form des Lungenkarzinoms wurde bei Bergleuten des Uranbergbaus in Schneeberg beobachtet. Auch durch *Inkorporation radioaktiver Substanzen* (z.B. Radium 226, Thorotrast) können Tumoren entstehen. Bei dem früher gebrauchten Röntgenkontrastmittel Thorotrast erfolgte eine Ablagerung in Milz, Lymphknoten, Knochenmark und Leber. Als Spätschäden fand man häufig Hämangioendotheliome und Leberkarzinome.

Zu **(4)**: Das Osteosarkom ist ein hochmaligner Tumor der pluripotenten osteoblastenartigen Zellen. Bei älteren Patienten ist eine vorangegangene Strahlenexposition (auch als Therapie) für die Entstehung des Osteosarkoms als wesentliche Ursache anzusehen.

Veränderungen durch Einwirkung von Strahlen — IV.9

Arten der Strahlung:

Nicht ionisierende Strahlen sind elektromagnetische Wellen, sie werden entsprechend ihrer Wellenlänge und Frequenz unterteilt:
- *Mikrowellen:* Sie dringen tief in Gewebe ein und erzeugen im Gewebe Wärme, so daß durch Hyperthermie ein Zellschaden entstehen kann.
- *Infrarotstrahlen:* Sie durchdringen die Haut bis maximal 1 cm Tiefe und können ein Erythem verursachen. Einwirkung auf das Auge kann zum Katarakt führen.
- *Ultraviolett*(UV)*strahlen:* Sie sind der kurzwellige Anteil der Lichtstrahlen und nehmen durch die Zerstörung der Ozonschicht auf der Erdoberfläche zu, des weiteren kommen sie in künstlichen Lichtquellen vor. Wesentliche

Wirkung sind Photosensibilisierung chemischer Substanzen und photoallergische Reaktionen bei Einnahme bestimmter Medikamente.
- *Laserstrahlen:* Sie sind charakterisiert durch hohe Intensität und gute optische Fokussierbarkeit und werden medizinisch besonders zu Koagulation (z.B. bei Netzhautablösung) und Gefäßverödung eingesetzt.

Ionisierende Strahlen können beim Eindringen in die Materie Elektronen aus ihren Verbänden herausschlagen und auf diese Weise Ionen erzeugen.

1. *Elektromagnetische Wellenstrahlungen* breiten sich mit Lichtgeschwindigkeit aus.
   - Röntgenstrahlen
   - Gammastrahlen
2. *Korpuskuläre Strahlen* bestehen aus kleinsten Teilchen und breiten sich mit unterschiedlicher Geschwindigkeit aus.
   - Neutronenstrahlen
   - Protonenstrahlen
   - Elektronenstrahlen

Prinzipien der Strahlenschädigung

Radikalbildung: Durch Einwirkung ionisierender Strahlen zerfällt ein Teil der Zellwasser-Moleküle in freie Radikale (O, HO), die dann in Reaktion mit Wasser Peroxyde bilden. Die freien Radikale können mit Enzym- und Membranlipiden sowie mit DNA und RNA reagieren, was zu Veränderungen der genetischen Informationen führen kann.

Die *Ionisierung* per se, d.h. die freiwerdende Energie, die Elektronen aus ihrer Atomschale herauszuschlagen in der Lage ist, hat eine zellschädigende Wirkung.

Eine Schädigung der Zellen durch *Hyperthermie* erfolgt durch die Umwandlung der Energie in Wärme (z.B. Mikrowelle).

Die *Strahlenempfindlichkeit* des Gewebes ist während der Mitose maximal, so daß besonders Zellen mit hoher Teilungsrate geschädigt werden. Auch der Differenzierungsgrad der Zelle ist von Bedeutung; ausdifferenzierte Zellen sind weniger strahlensensibel.

Nach der Teilungsfähigkeit unterscheidet man drei Gewebetypen:

1. *Wechselgewebe:* Dies ist entweder Gewebe mit Zellen von guter Differenzierung, die einer ständigen Erneuerung unterliegen (z.B. Schleimhaut des Gastrointestinaltraktes) oder solche, deren konstant neu produzierte Zellen eine Entwicklung von undifferenzierten Stadien bis zur vollen Ausreifung durchmachen (z.B. Knochenmark). Wechselgewebe sind aus diesen Gründen besonders radiosensibel.

2. *Stabile Gewebe:* Diese sind normalerweise ohne mitotische Aktivität, besitzen aber eine latente Teilungsfähigkeit, durch welche bei Organschädigung eine Reparation erfolgen kann. Hierzu gehören Leber- und Nierenzellen. Die Strahlenempfindlichkeit ist erheblich geringer als bei den Wechselgeweben.

3. *Dauergewebe:* Hierbei handelt es sich um Zellen von hoher Differenzierung, welche die Fähigkeit zur Teilung verloren haben (Nervensystem, Muskulatur). Dauergewebe sind folglich am wenigsten strahlenempfindlich.

Das Kriterium der Radiosensibilität erfüllen also vor allem Wechselgewebe. Insbesondere die undifferenzierten Stammzellen der Hämatopoese sind bei *Strahlenschäden von 200 bis 600 rad* betroffen. Wegen der geringen Halbwertzeit der Verweildauer der Granulozyten im Blut (6 bis 8 h) ist das erste Zeichen des Aufbrauchens der Knochenmarksreserven die *Agranulozytose*. Bei *Dosen über 500 rad* besteht vor allem eine *gastrointestinale Symptomatik*, während noch höhere Dosen durch Schädigung des ZNS in kurzer Zeit zum Tod führen.

Strahlen führen auch zu einer Schädigung des Gefäßbindegewebsapparates *(Vaskulopathie)*.

Die Folge ist eine *Fibrosierung*. Weitere Spätschäden sind *Atrophien* (z.B. Hodenatrophie mit der Folge der Sterilität) und *Ulzera* (z.B. der Haut).

Zu strahleninduzierten *malignen Tumoren* gehören insbesondere Leber-, Haut-, Knochen- und Schilddrüsentumoren sowie Leukämien. Unter dem sogenannten *Schneeberger-Lungenkarzinom* versteht man die Kombination aus einer Silikose und einem silikoseunabhängigen Bronchialkarzinom, das durch die Dauereinwirkung von Radium verursacht ist. Diese Form des Lungenkarzinoms wurde bei Bergleuten des Uranbergbaus in Schneeberg beobachtet.

Auch durch *Inkorporation radioaktiver Substanzen* (z.B. Radium 226, Thorotrast) können Tumoren entstehen. Bei dem früher gebrauchten Röntgenkontrastmittel Thoroplast erfolgte eine Ablagerung in Milz, Lymphknoten, Knochenmark und Leber. Als Spätschaden fand man häufig Hämangioendotheliome und Leberkarzinome.

Von der Strahlenwirkung auf maligne Tumoren wird in der Strahlentherapie Gebrauch gemacht (siehe Radiologie). Auch hier hängt die Strahlenempfindlichkeit vom Grad der Differenzierung ab. Undifferenzierte Tumorzellen sind besonders strahlenempfindlich.

Stromeinwirkung — IV.10

Um die Folgen eines Unfalles durch elektrischen Strom einschätzen zu können, erfolgt eine Einteilung in 4 Stromstärken:
- Stromstärkebereich I (9–25 mA): Verkrampfung der Skelett-, Atem- und Herzmuskulatur, keine sichtbaren histologischen Schäden.
- Stromstärkebereich II (25–80 mA): direkte Herzbeteiligung mit Störungen von Reizbildung und Reizleitung, selten bleibende Schäden.
- Stromstärkebereich III (> 80 mA): Herzkammerflimmern, das häufig zum Tod führt.
- Stromstärkebereich IV (3–8 A, Hochspannung > 1000 V): Verbrennungen, Muskelkontrakturen, Herzstillstand.

Unter *Strommarken* versteht man grauweiße, metallisch glänzende Hautveränderungen mit zentraler Eindellung an den Ein- und Austrittsstellen des Stromes, histologisch findet sich an diesen Stellen eine Koagulationsnekrose (siehe Lerntext III.8) der Epidermis.

4.3 Belebte Noxen

Zum Lernziel **4.3 Belebte Noxen** wird in dieser Auflage bewußt auf Lerntexte verzichtet, um die Übersicht nicht zu stören. Es wird auf den GK Mikrobiologie verwiesen.

H97
Frage 4.15: Lösung D

Die **Encephalitis herpetica** ist typischerweise fronto-basal lokalisiert und läuft als **nekrotisierende Polioenzephalitis** ab: der Entzündungsprozeß bleibt auf die graue Substanz beschränkt. Erreger ist in erster Linie das Herpes-simplex-Virus Typ 1 (D). Als morphologisches Zeichen der viralen Nervenzellinfektion sind **intranukleäre Einschlußkörper** nachzuweisen **(Cowdry-Körper)**.
Zellkerneinschlüsse treten darüber hinaus auch bei der **Masern- und Zytomegalie**-Enzephalitis auf. Bei der durch das *Tollwut-Virus* hervorgerufenen Enzephalitis können dagegen *intrazytoplasmatische* Einschlüsse (Negri-Körperchen) nachgewiesen werden.
Zu **(A):** Der wichtigste Vertreter der human-pathogenen (Ortho-)Myxoviren ist das *Influenza-Virus*. Die von ihm hervorgerufene Grippe kann im komplizierten Verlauf von einer *hämorrhagischen Leukenzephalitis*, die nicht auf infektiöser, sondern auf *allergischer* Grundlage entsteht, begleitet sein.
Zu **(B):** Die Vielzahl der unterschiedlichen **Borrelien-Spezies** verursacht ein breites Spektrum jeweils für sich definierter Erkrankungsbilder. Besondere Bedeutung hinsichtlich einer entzündlichen Beteiligung des ZNS hat **Borrelia burgdorferi** (erst 1982 entdeckt), das von Zecken übertragen wird. Die Infektion führt zur sogenannten **Lyme-Erkrankung,** die im 1. Stadium durch ein Erythema chronicum migrans an der Stelle des Zeckenbisses gekennzeichnet ist. Nach Wochen kann sich das 2. Stadium anschließen, das zu ZNS-Symptomatik mit **aseptischer Meningitis** und **Polyneuritis** führt. Im 3. Stadium bestehen rezidivierende Arthritiden.
Zu **(C): Clostridium tetani** bildet das Neurotoxin Tetanospasmin, das eine Entblockung der Hemmung von motorischen Endneuronen bewirkt. Trotz der dadurch hervorgerufenen weitreichenden funktionellen Auswirkungen einer Tetanus-Erkrankung können sowohl an Nerven als auch an Muskelzellen keine wesentlichen morphologischen Folgeerscheinungen abgelesen werden.
Zu **(E): Meningokokken** sind häufig apathogene Keime des Nasen-Rachen-Raumes, die sich sekundär in den Meningen ansiedeln und dann eine **Meningitis** mit oft gleichzeitig bestehender Sepsis verursachen. Die Sepsis kann mit einem Endotoxinschock einhergehen und zum sog. *Waterhouse-Friderichsen-Syndrom* führen. Dies beinhaltet eine Verbrauchskoagulopathie und hämorrhagische Nebennierennekrosen.
(D: 67%, 0,27; A: 14%, –0,05; E: 10%, –0,21)

H97
Frage 4.16: Lösung E

Mallory-Körper („alkoholisches Hyalin") findet man weit überwiegend als Reaktion auf eine toxische Schädigung der Leberzelle bei der **Alkoholhepatitis**. Es tritt im Zytoplasma der zentrolobulären Hepatozyten in Nähe der Kerne auf und stellt sich häufig als bandförmige oder verzweigte Struktur dar (E).
Zu **(A):** Bei der durch das **Tollwut-Virus** hervorgerufenen Enzephalitis können *intrazytoplasmatische* Einschlüsse **(Negri-Körperchen)** nachgewiesen werden.
Zu **(B):** Die Infektion mit dem **Zytomegalie-Virus** führt zur Bildung einkerniger Riesenzellen mit intranukleären Einschlüssen, die von einem hellen Hof umgeben sind. Diese Konfiguration hat zur Namensgebung **Eulenaugenzelle** geführt.
Zu **(C):** Von **Herpes-Viren** infizierte Zellen weisen ein aufgehelltes, **milchglasartiges Zytoplasma** auf.
Zu **(D): Councilman-Körper** findet man ausschließlich in der Leber bei einer **akuten Virushepatitis.** Es handelt sich hierbei um das morphologische Korrelat von Leberzellnekrosen, die als hyaline Körperchen nachweisbar sind.
(E: 88%, 0,26)

4.3 Belebte Noxen

[H92]
Frage 4.17: Lösung A

Slow-Virus-Infektionen stellen übertragbare **Erkrankungen des ZNS** dar und zeichnen sich durch eine bis zu Jahre dauernden Inkubationszeit mit anschließend chronisch fortschreitenden Krankheitserscheinungen dar. Beispiele sind die Jakob-Creutzfeldt-Krankheit oder die subakut sklerosierende Panenzephalitis. Die bovine spongiöse Enzephalopathie **(BSE)** wird nach aktuellen Forschungsergebnissen der letzten Jahre den Slow-Virus-Infektionen zugerechnet und in enger Verwandtschaft mit der Jakob-Creutzfeldt-Erkrankung gesehen.

[H98] [F93] !
Frage 4.18: Lösung D

Das Herpes-Zoster-Virus (syn. Varizella-zoster-Virus) verursacht bei primärer Akquirierung durch direkten Kontakt oder Tröpfcheninfektion **Windpocken** (Varizellen). Der Erreger weist als Charakteristikum auf, daß er in den Spinalganglien persistieren und bei Resistenzminderung des Organismus virulent werden kann. Er führt in solchen Fällen zu einer mit neuralgiformen Schmerzen einhergehenden **Ganglioneuritis** (Gürtelrose, „Zoster"). Außerdem bilden sich gruppenförmig angeordnete (herpetiforme) Hautbläschen auf den zugehörigen segmental angeordneten sensorischen Dermatomen aus.
Zu **(A):** Das Zytomegalie-Virus verursacht primär eine oft ausschließlich inapparent oder als uncharakteristisches Krankheitsbild verlaufende Infektionserkrankungen. Das Virus persistiert in lymphoiden Zellen und führt im Falle der Reaktivierung zu einem schweren Krankheitsbild (interstitielle Pneumonie, Hepatitis, Enzephalitis). In erkrankten Organen können histologisch typischerweise einkernige Riesenzellen mit intranukleären Einschlußkörperchen (Eulenaugenzellen) nachgewiesen werden.
Zu **(B):** Das Molluscum-Virus ruft tumorartige Hautknötchen hervor, die zentral eine Eindellung aufweisen. Auf Druck entleeren sich virushaltige Epithelien, die durch Kontaktinfektion für die hohe **Kontagiosität** der Erkrankung verantwortlich sind.
Zu **(C):** Die Infektion mit dem Herpes-simplex-Virus führt zu einer bläschenbildenden Haut- oder Schleimhautentzündung (Beispiele: Herpes labialis, Stomatitis herpetica, Herpes genitalis). Eine Beteiligung des Nervensystems liegt ebenso wie bei der Herpes-zoster-Infektion vor: Das Virus persistiert in peripheren Nervenästen.
Zu **(E):** Die symptomatisch verlaufende Infektion mit dem Röteln-Virus verursacht ein nicht konfluierendes, makulopapulöses Exanthem der Haut.

[F92]
Frage 4.19: Lösung D

Die Rötelnembryopathie (Schädigung der Frucht im 1. Schwangerschaftstrimenon durch Erstinfektion der Mutter mit Rubella-Virus) führt zu folgenden Symptomen: kardiale Mißbildungen (besonders persistierender Ductus arteriosus) (5), Augenanomalien (besonders Katarakt und Mikrophthalmie, Retinopathie (4)), Innenohrschwerhörigkeit (2), Hepatosplenomegalie, Meningoenzephalitis mit intrakraniellen Verkalkungen, Mikrozephalus und intrauteriner Hypotrophie.
Zu **(1):** Doppelfehlbildungen (z.B. unvollständige Trennung monozygoter Zwillinge) entstehen zwischen dem 1. und 18. Schwangerschaftstag und zählen damit zu den Blasto- und nicht zu den Embryopathien.
Zu **(3):** Die fetale Erythroblastose ist eine durch eine Inkompatibilität des Rhesussystems verursachte schwere immunhämolytische Anämie des Feten und des Neugeborenen.

[H96]
Frage 4.20: Lösung E

Das humane Papillomavirus (HPV) ruft je nach Typ und betroffenem Gewebe unterschiedliche Krankheitserscheinungen hervor. Die Akquirierung des Virus in der **Haut** kann eine ganze Reihe von unterschiedlichen Effloreszenzen bewirken. So wird die **Verruca vulgaris** (gemeine Warze) von den HPV-Typen 2 und 4 induziert (C). Wieder andere Typen des Papillomavirus führen im **Anogenitalbereich** zu Condylom-Bildungen (**Condylomata accuminata**). Belegt ist darüber hinaus, daß für die Entwicklung des **Zervixkarzinoms** nicht nur unspezifische Faktoren wie mangelnde Hygiene, früher und häufiger Geschlechtsverkehr sowie rezidivierende Entzündungen verantwortlich zu machen sind. Vielmehr hat sich gezeigt, daß insbesondere die Typen 16, 18 und 31 des HPV eine enge Assoziation zum Zervixkarzinom aufweisen (E).
Zu **(A):** Die Alterswarze (Verruca seborrhoica) zählt zu den seborrhoischen Keratosen, die sich insbesondere in den Körperregionen entwickeln, in denen Talgdrüsen in großer Dichte vorliegen. Sie entwickeln sich nach der vierten Lebensdekade. Eine infektiöse Genese liegt nicht zugrunde.
(E: 77%/+0,15)

[H97] !
Frage 4.21: Lösung C

Corynebakterium diphteriae ist ein fakultativ anaerober **Exotoxinbildner** (C), das primär eine Infektion von Wunden und im Nasen-Rachen-Raum verursacht. Im Verlauf kommt es dann zu einer Exo-

toxinintoxikation mit Ausbildung einer *pseudomembranös-nekrotisierenden Entzündung* (B) der Schleimhaut des oberen Respirationstraktes. Die Beläge können eine schwere Atemwegsobstruktion darstellen, es kommt zum klassischen Krupp-Anfall. Weitere Komplikationen sind Parenchymdegeneration in Leber, Niere und Herzmuskel sowie Lähmungen der motorischen Hirnnerven.
Clostridium tetani bildet ein **Neurotoxin** (C), das eine Entblockung der Hemmung von motorischen Endneuronen bewirkt. Dies führt klinisch zu Steigerung des Muskeltonus mit Spasmen von Gesichts-, Rücken- und Nackenmuskulatur. Die ubiquitär vorkommenden Erreger treten über eine Wunde in das Gewebe ein, vermehren sich unter **obligat anaeroben Bedingungen** ((D) und (E)), führen zu einer lokal begrenzten eitrigen Infektion (A) und produzieren das Endotoxin Tetanospasmin. Das Neurotoxin gelangt retrograd entlang von Nervenaxonen oder durch hämatogene Streuung in das ZNS, wo es im Hirnstamm und in den Vorderhörnern des Rückenmarkes gebunden wird.
(C: 98%, 0,15)

H99

Frage 4.22: Lösung D

Zu **(D)**: Schistosomiasis (Bilharziose) ist die häufigste Wurmerkrankung in den Tropen und Subtropen. *Schistosoma haematobium* befällt die Harnblase (Vorkommen Afrika und Sündwestasien), *Schietosoma mansoni* (Vorkommen Afrika, Südwestasien, Zentral- und Südamerika) und *Schistosoma japonicum* (Vorkommen Ostasien) befallen Rektum und Leber. Über Urin und Stuhl ausgeschiedene Wurmeier gelangen in Süßwasser und infizieren Süßwasserschnecken, in denen asexuell Larven (Zerkarien) entstehen. Nach Eindringen der *Zerkarien* über Haut, Blut- und Lymphgefäße in den Menschen entwickeln sie sich in Lunge und Leber zu eierproduzierenden Würmern (Trematoden). Retrograd erreichen die *Trematoden* die V. portae, in der sie durch Eiablage und entzündliche Folgeerscheinungen eine **portale Hypertension** verursachen können. Über rupturierte Gefäße gelangen Eier in Wand und Lumen von Blase und Rektum, gleichzeitig werden Eier hämatogen gestreut. Um die Eier sammeln sich Epitheloidzellen, neutro- und eosinophile Granulozyten sowie Plasmazellen und Fibroblasten, wobei diese Herde zu granulomatösen Wucherungen konfluieren können. In Darm und Harnblase entstehen nach Auflösung der Granulome Ulzerationen und Karzinome, in der Leber kommt es zu zirrhotischen Veränderungen, die den Pfortaderhochdruck noch unterstützen.
Zu **(A)**: Trichinose (auch Trichinellose) ist eine durch *Trichinella spiralis* und seine Unterarten verursachte Wurmerkrankung. Die Infektion erfolgt über den Verzehr unzureichend gekochten, larvenhaltigen Fleisches (bes. Schweinefleisch). Nach Freisetzung der Larven im Magen reifen diese im Dünndarm zu adulten Formen. Die Weibchen penetrieren in die Darmwand und setzen Larven in die Chylusgefäße ab, womit sie in die Blutbahn gelangen und sich vorzugsweise in der *Skelettmuskulatur,* aber auch in ZNS, Lunge und Herz weiterentwickeln und sich so einkapseln, daß sie jahrelang lebensfähig bleiben. Die Krankheitserscheinungen sind durch direkte Einwirkung der Parasiten und durch allergische Reaktionen (ausgeprägte Eosinophilie!) zu erklären. In der enteralen Phase kommt es zu Hämorrhagien, Ödemen und entzündlichen Infiltrationen. Myalgien, Schädigung der Augenmuskeln, Fieber, Lid- und Gesichtsödeme und als Komplikationen Myokarditis und Meningoenzephalitis treten in der extraintestinalen Phase auf. In dieser Phase lassen sich die Trichinellen durch Muskelbiopsie histologisch nachweisen.
Zu **(B)**: Malaria wird über einen Mückenstich (weibliche Anopheles) übertragen und von Plasmodien hervorgerufen (Plasmodium falciparum → Malaria tropica, P. vivax → M. tertiana, P. malariae → M. quartana, P. ovale → M. tertiana). Malaria ist heute mit bis zu 2,5 Mill. Todesfällen/Jahr die bedeutendste Infektionskrankheit und kommt überwiegend in tropischen Regionen Afrikas, im südlichen Asien, Teilen von Zentral- und Südamerika sowie im Südwestpazifik vor. Die Malariaparasiten vollziehen einen komplexen Entwicklungszyklus im Menschen in und außerhalb der Erythrozyten. Die Klinik ist durch die erythrozytären Entwicklungsstadien bestimmt: Massenzerfall von Erythrozyten durch das zyklische Freiwerden asexueller Plasmodienformen (Merozoiten) führt zu Anämie und zyklischem Fieber in Abhängigkeit von der jeweiligen Plasmodienform. Störungen der Zirkulation durch Konglomerate befallener Erythrozyten mit der Folge obliterierter Gefäße und hypoxischer Schäden auch zerebral. Aktivierung des RHS durch Zerfall von Parasiten und Erythrozyten führt zur Splenomegalie. Die Malaria tropica ist die gefährlichste, die Malaria tertiana mit Fieberschüben in dreitägigen Abständen die gutartigste Form.
Zu **(C)**: Die Amöbiasis ist eine durch *Entamoeba histolytica* ausgelöste Darminfektion, die in den Tropen und Subtropen beobachtet wird. Es werden drei Formen von Entamoeba histolytica unterschieden; die kleinere (*Minuta-*) Form, die häufig im Dickdarm auftritt, ohne Beschwerden zu verursachen. Äußere Umstände bewirken, daß diese Form in die dreifach größere (*Magna-*) Form übergeht, die aktiv in Darmwand und andere Organe eindringt und zur Auflösung von Gewebe führt. Es entwickelt sich Nekrosen mit Ulzerationen im Darm (Amöbenruhr), hämatogene Streuung in die Leber hat Leberabszesse zur Folge, ohne daß hierbei eine portale Hy-

pertension induziert wird. Aus der Minuta-Form entwickeln sich auch die infektiösen Zysten, die über den Stuhl Infizierter ausgeschieden werden.
Zu **(E):** *Ascaris lumbricoides (Spulwurm)* ist ein weitverbreiteter Rundwurm, dessen Eier durch kontaminierte Hühnereier oder Erde auf oralem Weg in den Menschen gelangen. Die im Dünndarm entstehenden Larven dringen in die Venen der Darmwand und gelangen hämatogen in Leber und Lunge, wo sie in Kapillaren steckenbleiben und in die Alveolarlichtung einbrechen können. Fieber und flüchtige, eosinophile Infiltrate (Löffler) sowie eine Eosinophilie im Blut sind die Folge. Auch ein Befall des Magen-Darm-Kanals mit Askariden ist möglich und führt zu entsprechenden Symptomen.

H99

Frage 4.23: Lösung E

Zu **(E):** Das HIV kann eine Enzephalitis auslösen, die mikroskopisch durch zwei wesentliche Details charakterisiert ist:
- Auftreten von mehrkernigen Riesenzellen als *pathognomonischem* Phänomen. Aus diesem Grunde findet sich die gesonderte Bezeichnung der Riesenzell-Enzephalitis.
- Markscheidenabbau (Demyelinisierung) unter dem klinischen Bild der HIV-Enzephalopathie.

Zu **(A):** Prionen sind Substanzen mit Proteincharakter, die eine fortschreitende Enzephalopathie induzieren. Die ausgesprochen lange Inkubationszeit hat zur früheren Bezeichnung slow-virus-Krankheiten geführt. Dazu zählen unter anderem die Jacob-Kreutzfeld-Krankheit und die bovine spongiöse Enzephalopathie (BSE). Histologisch findet sich bei den Prionen-Krankheiten des Gehirns typischerweise eine schwammartige Auflockerung des Gewebes (spongiöse Auflockerung) *ohne* Entzündungszeichen.
Zu **(B):** Borrelia burgdorferi (gramnegatives Bakterium) wurde erst 1982 entdeckt und wird von Zecken übertragen. Die Infektion führt zur sogenannten Lyme-Erkrankung, die im 1. Stadium durch ein Erythema chronicum migrans an der Stelle des Zeckenbisses gekennzeichnet ist. Nach Wochen kann sich das 2. Stadium anschließen, das zu ZNS-Symptomatik mit *aseptischer Meningitis und Polyneuritis* führt. Im 3. Stadium bestehen rezidivierende Arthritiden. Spezifische histologische Merkmale lassen sich dabei mikroskopisch nicht ableiten.
Zu **(C):** Wie bei allen mykotisch induzierten Infektionen des ZNS findet sich auch bei einer Kryptokokken-Meningoenzephalitis eine granulomatöse Entzündung.
Zu **(D):** Bei einer Toxoplasmen-Infektion des ZNS herrschen im mikroskopischen Bild lymphoplasmazelluläre Infiltrate neben granulomatösen Veränderungen vor.

F00 **!**

Frage 4.24: Lösung D

Zu **(D):** Die **Encephalitis herpetica** ist typischerweise fronto-basal lokalisiert und läuft als nekrotisierende Polioenzephalitis ab: Der Entzündungsprozeß bleibt auf die graue Substanz beschränkt. Erreger ist in erster Linie das **Herpes-simplex-Virus** Typ 1.
Zu **(A):** Die Leptomeningitis tuberculosa findet man als Komplikation der tuberkulösen Primärinfektionsperiode. Typisch für diese Form der Meningitis sind die sich nach einiger Zeit im Liquorpunktat durch Fibrinausfällung ausbildenden *Spinngewebsgerinnsel.*
Zu **(B):** Borreelia burgdorferi (gramnegatives Bakterium) wurde erst 1982 entdeckt und wird von Zecken übertragen. Die Infektion führt zur sogenannten *Lyme-Erkrankung,* die im 1. Stadium durch ein Erythema chronicum migrans an der Stelle des Zeckenbisses gekennzeichnet ist. Nach Wochen kann sich das 2. Stadium anschließen, das zu ZNS-Symptomatik mit aseptischer Meningitis und Polyneuritis führt. Im 3. Stadium bestehen rezidivierende Arthritiden.
Zu **(C):** Meningokokken (Neisseria meningitidis) sind häufig apathogene Keime des Nasen-Rachen-Raumes, die sich sekundär in den Meningen ansiedeln und dann eine Meningitis mit oft gleichzeitig bestehender Sepsis verursachen. Die Sepsis kann mit einem Endotoxinschock einhergehen und zum sog. Waterhouse-Friderichsen-Syndrom führen. Dies beinhaltet eine Meningokokkensepsis mit Verbrauchskoagulopathie und hämorrhagischen Nebennierennekrosen.
Zu **(E):** Das Epstein-Barr-Virus (EBV) infiziert B-Lymphozyten und integriert sein Genom in deren genetischen Apparat. Die nachfolgende Stimulation der T-Lymphozyten löst das Krankheitsbild der infektiösen Mononukleose (Pfeiffer-Drüsenfieber) aus: generalisierte Lymphadenitis, Hepatomegalie, Splenomegalie (Komplikation Milzruptur) und monozytenähnliche T-Lymphozyten im peripheren Blut. Die Übertragung erfolgt über Speichel und Rachensekret (sog. „kissing disease"). EBV kann ein malignes B-Zell-Lymphom (Burkitt-Lymphom) und das nasopharyngeale Karzinom induzieren.

4.4 Kommentare aus Examen Herbst 2000

[H00]
Frage 4.25: Lösung D

Inhalierte Asbestnadeln können zu chronischen Entzündungen des Bronchial- und Alveolarepithels sowie des Pleuramesothels führen. Der chronisch entzündliche Reiz kann dabei zum einen zu einer diffusen interstitiellen Lungenfibrose (A) und zum anderen zu Vernarbungen der Pleura (Pleuraplaques) (B) führen. Darüber hinaus sind Asbestnadeln karzinogen. Insbesondere können sowohl maligne Mesotheliome der Pleura und des Peritoneums (C) als auch Adenokarzinome der Lunge (E) entstehen.
Zu **(D)**: Die **Tuffsteinlunge** (Pneumokalzinose) ist das Resultat einer Kalziumsalzeinlagerung in das Lungenparenchym (= metastatische Verkalkung) im Rahmen einer lang anhaltenden Hyperkalzämie.

5 Störungen der Individualitätswahrung, Immunpathologie

5.1 Grundlagen der Immunpathologie

[F92]
Frage 5.1: Lösung C

Zu Aussage **(1)**: Sekundärfollikel entstehen durch Antigenstimulation aus Primärfollikeln und enthalten ein sog. Keimzentrum, in dem sich aus B-Lymphozyten Zentrozyten und Zentroblasten entwickeln. Aus den Zentrozyten wiederum gehen die B-Lymphozyten hervor, die als Gedächtniszellen bei erneutem Antigenkontakt rasch reagieren können. Lymphknoten und damit auch ihre Follikel gehören zum B-Zell-System, das für die humorale Immunität verantwortlich ist.
Zu Aussage **(2)**: Das Lymphknotenparenchym wird in Rinde, Parakortikalzone und Mark unterteilt. Primär- und damit auch Sekundärfollikel liegen in der Rinde, in der Parakortikalzone liegen die T-Knötchen, die T-Lymphozyten enthalten, aus der sich bei Stimulation die sog. T-Immunoblasten entwickeln. Außerdem enthält die Parakortikalzone zahlreiche Venolen, über die die Lymphozyten in das weitere lymphatische Gewebe auswandern. Im Lymphknotenmark finden sich Plasmazellen. Rinde, Parakortikalzone und Mark faßt man unter dem Begriff Lymphknotenpulpa zusammen.

[F98] !
Frage 5.2: Lösung B

Sekundärfollikel (3) entstehen durch Antigenstimulation aus Primärfollikeln und enthalten ein sog. Keimzentrum, in dem sich aus B-Lymphozyten (2) Immunoblasten entwickeln, aus denen wiederum Plasmazellen hervorgehen. Plasmazellen (Durchmesser 10–15 µm) zeichnen sich durch eine hohe Dichte des rauhen endoplasmatischen Retikulums aus, das lichtmikroskopisch durch seine ausgesprochene Basophilie imponiert (1).
Zu **(4)**: Plasmazellen produzieren je nach dem Stadium der immunologischen Reaktion *entweder* IgM *oder* IgG. IgM wird typischerweise in der Früh-, IgG in der Spätphase der humoralen spezifischen Abwehrreaktion gebildet.

[H88]
Frage 5.3: Lösung C

Der **Thymus** stellt das Organ dar, in dem die **T-Lymphozyten** geprägt werden.
Zu **(A)**: Zur Antikörperbildung kommt es sowohl im Rahmen der zellulären Immunität (T-Lymphozyten) als auch der humoralen Immunität (B-Lymphozyten).
Die Steuerung der Antikörperbildung erfolgt durch zum Teil noch unbekannte Mechanismen nach Antigenkontakt durch Zusammenwirken unterschiedlich spezialisierter Zellen des Immunsystems. Ein übergeordnetes Steuerungsorgan existiert nicht.
Zu **(B)**: Der Antigenabbau erfolgt in den Zellen des RHS (Makrophagen) nach Phagozytose.
Zu **(D)**: Das Komplementsystem zählt zum unspezifischen humoralen Abwehrsystem des Organismus. Die ihm angehörenden Serumproteine (11 Komplementfaktoren) gehören der β-Globulinfraktion an und machen 10% der Serumglobuline aus. Ihre Synthese erfolgt in der Leber und in den Zellen des RHS.

[F95] !
Frage 5.4: Lösung C

Mastzellen (C) sind unmittelbar an der Auslösung der anaphylaktischen Sofortreaktion beteiligt, indem aus ihnen die initialen Entzündungsmediatoren Histamin und Serotonin freigesetzt werden.
Zu **(A)** und **(B)**: T-Suppressor-Zellen besitzen eine wesentliche Gegenregulationsfunktion für die Immunantwort. Sie spielen für die Aufrechterhaltung der Immuntoleranz eine zentrale Rolle.

Unter den im Organismus vorkommenden Killerzellen sind zytotoxische T-Lymphozyten (A) und natürliche Killerzellen (B) zwei Vertreter:
- *Zytotoxische T-Lymphozyten* reagieren spezifisch und direkt mit jenen Zellen, die das die Immunisierung auslösende Antigen tragen.
- *Natürliche Killerzellen* dagegen sind nicht Resultat einer Immunantwort. Sie üben als Bestandteil des *unspezifischen Abwehrsystems* des Organismus eine spontane zytolytische Aktivität z. B. gegenüber Tumorzellen aus. Sie leiten sich weder von B- noch von T-Lymphozyten ab.

Zu **(D):** Endothelzellen spielen bei der Vermittlung der anaphylaktischen Sofortreaktion keine Rolle. Sekundär kann es mediatorenvermittelt zur Endothelschädigung im Rahmen einer Anaphylaxie kommen.

Zu **(E):** Monozyten nehmen als Makrophagen eine zentrale Stellung im System der unspezifischen Abwehr ein. Im Rahmen der allergischen Reaktionsformen wird ihnen keine Bedeutung zugeschrieben. (C: 98%/+0,16)

Grundlagen der Immunpathologie — V.1

Die Unversehrtheit des Individuums ist von einer effektiven Abwehr pathogener Noxen abhängig. Neben einer genetisch fixierten Widerstandsfähigkeit, der **Resistenz,** existieren teils angeborene und teils erworbene Abwehrsysteme, die die Aufgabe der Individualitätswahrung erfüllen.

Unspezifische Abwehr:
Das wichtigste Prinzip der unspezifischen Abwehr eines Organismus stellt die **Phagozytose** dar, die durch spezialisierte Zellsysteme übernommen wird. Neben neutrophilen und eosinophilen Granulozyten (Mikrophagen) zählen dazu die histiozytären Zellen als Abkömmlinge der Monozyten (Makrophagen) und die Zellen des RHS. Aufgabe der phagozytierenden Zellen ist es, Krankheitserreger (Bakterien, Viren) und Fremdkörper durch Aufnahme und Verdauung unschädlich zu machen.

Neben der Phagozytose existieren eine Reihe von **lokalen Abwehrmechanismen:** Oberflächenepithel als mechanische Barriere, Bakterizide durch Milch- oder Fettsäuresekretion, gerichteter Sekretstrom durch Zilientätigkeit (sog. mukoziliare Clearance), sowie IgA und Lysozym im Sekret exokriner Drüsen. Störungen dieser humoralen Faktoren des unspezifischen Abwehrsystems können zur erhöhten Infektanfälligkeit eines Individuums beitragen: z. B. mechanische, thermische oder radiogene Schäden des Oberflächenepithels, Störungen des Säuremilieus (Haut, Vagina), Blockade einer regelrechten Zilienfunktion des Flimmerepithels bei der Mukoviszidose oder Altersatrophie exokriner Drüsen.

Eine zentrale Stellung im unspezifischen Abwehrsystem nimmt das **Komplementsystem** in Form der alternativen Komplementaktivierung ein. Das Komplementsystem übernimmt durch die Aktivierung der Makrophagen (Chemotaxis), durch die Förderung der Phagozytose durch Opsonierung (Vorbereitung zum „Verzehr") und durch Bakteriolyse eine Schlüsselrolle bei der Infektabwehr des Organismus (siehe GK Mikrobiologie).
Unregelmäßigkeiten des Ablaufes der Komplementkaskade können in diesem Zusammenhang erhebliche Störungen der Individualitätswahrung zur Folge haben. Das Fehlen einzelner Komplementfaktoren (Komplementdefekt) kann z. B. eine erhöhte Infektanfälligkeit nach sich ziehen.

Spezifische Abwehr/Immunität:
Ein durch frühen Kontakt mit einem zumeist körperfremden Eiweiß (Antigen) bedingter spezifischer Abwehrmechanismus wird als **Immunität** bezeichnet.
(Auch kleinere Moleküle, Polysaccharide und Polypeptide können nach Bindung an ein Eiweiß – Carrier – Vollantigene sein. Man spricht von Haptenen).
Die Duldung körperfremden Antigenmaterials durch das Immunsystem wird als **Immuntoleranz** bezeichnet.
Unterschieden werden die **zellgebundene (T-lymphozytäre)** und die als Folge einer Synthese von zirkulierenden Antikörpern entstehende **humorale (B-lymphozytäre)** Immunität.
Verantwortlich für die Immunreaktion sind also das thymusabhängige T-Lymphozyten- und das thymusunabhängige B-Lymphozytensystem. (Das B steht für *Bursa Fabricii,* einem bei Vögeln, nicht aber beim Menschen anzutreffenden lymphoiden Organ – auf den Menschen übertragen kann es für *Bone marrow* gesetzt werden.) Beide Systeme haben ihren Ursprung im Knochenmark. Durch Antigenkontakte bilden sich aus T-Lymphozyten T-Lymphoblasten mit der Folge einer *verzögerten Immunreaktion,* sowie aus B-Lymphozyten Antikörper synthetisierende Plasmazellen mit der Folge einer *Sofortreaktion.*
Für die Immunabwehr verantwortliche Organe: *Thymus* und *Knochenmark* sind sog. **primäre Immunorgane.** Die **sekundären** oder **peripheren Immunorgane** findet man im lymphatischen System, bestehend aus *Lymphknoten, Milz* und dem *lymphatischen Gewebe* in *Dünndarm* und *Appendix* (Peyer-Plaques) und *Rachen* (Tonsillen des Waldeyer-Rachenringes).
Siehe auch Abbildungen 5.1 und 5.2a, b.

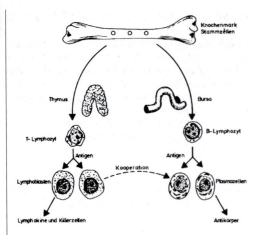

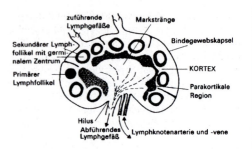

Abb. 5.2 a Lymphknoten

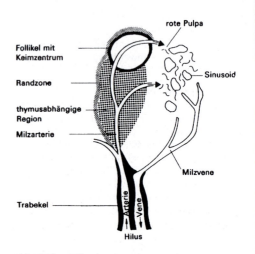

Abb. 5.1 Immunsysteme nach Roitt I (1977) Essential Immunology, 3rd edn. Blackwell Scientific, Oxford

T-Zellen-Immunsystem

Vom Thymus ausgehend wandern spezifische T-Lymphozyten in die Blutbahn ein, in der sie *ständig zirkulieren*. So gelangen sie auch in die sekundären Immunorgane, in denen eine Absiedlung erfolgen kann. In den Lymphknoten ist dabei die *thymusabhängige parakortikale Region* – s. Abb. 5.2a –, in welcher in den sog. Gedächtniszellen (*memory cells*) die Speicherung der Antigeninformation erfolgt, und in der Milz die *periarterioläre Scheide* (*weiße Pulpa*) – s. Abb. 5.2b – betroffen. Von hier aus ist über das efferente Lymphgefäß und den Ductus thoracicus bzw. die Sinusoide der roten Pulpa ein erneuter Anschluß an die Blutbahn möglich. T-Lymphozyten sind verantwortlich für die *zellgebundene Immunität* (verzögerte Reaktion – Beginn erst nach 48 Stunden). Sie besitzen antigenspezifische Oberflächenrezeptoren. Durch Antigenkontakt werden sie zur Ausschüttung von Mediatoren, sog. *Lymphokinen*, stimuliert, welche u.a. Makrophagen am Ort des Kontakts sammeln und aktivieren, Lymphozyten zur Mitose anregen und ggf. eine Hautreaktion verursachen. Auch die Produktion von *Interferon* fällt hierunter. Außerdem kann eine Umwandlung der Lymphozyten in antigenspezifische, zytotoxische *Killerzellen* stattfinden. Verzögerte Reaktionen findet man bei der Infektion mit Bakterien (z.B. Tuberkelbazillus), Viren und Pilzen, außerdem bei Kontaktallergien (z.B. Chemikalien, Chrom), der Abstoßung von Transplantaten und in der Tumorimmunologie.

Das T-Lymphozytensystem ist mit den beschriebenen Mechanismen ebenfalls verantwortlich für die *allergische Überempfindlichkeitsreaktion Typ IV*.

Abb. 5.2 b Milz
Sekundäre Immunorgane. Nach Roitt I (1977) Essential Immunology, 3rd edn. Blackwell Scientific, Oxford

B-Zellen-Immunsystem

Die B-Zellen haben ihren Ursprung im Knochenmark. B-Zell-Regionen in sekundären Immunorganen (Lymphknoten und Milz, s. Abbildungen 5.2a und b) sind die sog. *Lymphfollikel,* welche sich vor einem erstmaligen Antigenkontakt als kreisflächenhafte Lymphozytenaggregation darstellen (*primärer Follikel*), nach erfolgter Stimulation aber reaktiv ein *germinales (Keim-)Zentrum* (Kennzeichen des *sekundären Follikels*) ausbilden, welches man als Folge eines Entstehens von Gedächtniszellen (memory cells) betrachtet. Außerdem findet man in diesen Zentren Makrophagen. Die Follikel liegen im Lymphknoten *subkapsulär,* in der Milz *um die periarteriolären T-Zellen-Scheiden.* Eine Zirkulation in der Blutbahn findet *nicht* statt. Sensibilisierte B-Lymphozyten wandern in die *Markstränge* der Lymphknoten, wo sie sich teilen und über die Zwischenstufe der Plasmoblasten in Antikörper synthetisierende *Plasmazellen* (Lebenszeit 3 bis 5 Tage) umwandeln.

B-Lymphozyten sind verantwortlich für die *Sofort- und Frühreaktion,* bei der man noch einmal eine sofort eintretende anaphylaktische (s. Überempfindlichkeitsreaktion Typ I) und eine verzögert eintretende (s. Überempfindlichkeitsreaktion Typ III) unterscheiden kann. Generell handelt es sich um *Antigen-Antikörper-Reaktionen.*

Zur Struktur der Antikörper (s. Mikrobiologie): Antikörper (Immunglobuline) werden an Hand der „heavy chain" in IgG, IgA, IgM, IgD und IgE mit teilweise unterschiedlichen Wirkungsbereichen unterteilt.

Betroffen ist die humorale Immunität bei der Abwehr von zumeist körperfremden Proteinen und Haptenen, bakteriellen, parasitären, chemischen oder zellulären Ursprungs.

B- und T-Lymphozyten-System interagieren miteinander. So ist für die Induktion der B-Zell-gesteuerten Immunantwort die Mitwirkung von T-Helferzellen notwendig. T-Suppressorzellen modulieren unter Mitwirkung des Monozyten-Makrophagen-Systems des weiteren die spezifischen Immunreaktionen (siehe GK Mikrobiologie). In der Pathogenese zahlreicher Immunopathien werden Störungen im Gleichgewicht zwischen Helfer- und Suppressorzellen diskutiert.

Die modernen Verfahren der Immunologie haben die Aussagemöglichkeit der histologischen Diagnostik bei speziellen Fragestellungen erheblich verfeinert. Der Nachweis von Immunglobulinablagerungen in Geweben gelingt mit Hilfe der *Immunfluoreszenztechnik* (Anwendung z. B. im Rahmen der Diagnostik der Glomerulonephritiden).

5.2 Überempfindlichkeitsreaktionen (Hypersensitivitätsreaktionen)

F97

Frage 5.5: Lösung D

Eine Überempfindlichkeitsreaktion vom Typ I wird durch Bindung eines Antigens an mastzellgebundene IgE-Moleküle ausgelöst. Es kommt zur Freisetzung der Mediatoren Histamin und Serotonin mit der Folge einer allgemeinen Vasodilatation, einer erhöhten Gefäßpermeabilität und ggf. einer Konstriktion der Bronchialmuskulatur (D). Diese Symptome treten als Sofortreaktion wenige Minuten nach Antigen-IgE-Kontakt auf.

Zu **(A):** IgG ist das dominierende Immunglobulin im menschlichen Körper. Es nimmt eine zentrale Stellung im spezifischen humoralen Abwehrsystem ein.

Zu **(B):** IgA kommt vor allem in den Sekreten des Menschen vor.

Zu **(C):** Im Serum nachweisbares IgE wird vorzugsweise in den Schleimhäuten und deren regionären Lymphknoten durch Plasmazellen synthetisiert. IgE-Konzentrationserhöhungen im Serum finden sich zum einen bei den atopischen Erkrankungen, zum anderen bei Wurmerkrankungen und – extrem selten – beim IgE-produzierenden Plasmozytom.

Zu **(E):** Die zellgebundene Immunreaktion (Typ IV der Überempfindlichkeitsreaktionen) wird durch Antigenbindung an spezifische Oberflächenrezeptoren von T-Lymphozyten ausgelöst. Innerhalb von 48 Stunden kommt es dabei zu klinisch ablesbaren Zeichen einer Hypersensitivitätsreaktion.

F98

Frage 5.6: Lösung A

Immunkomplexerkrankungen entstehen durch zirkulierende pathogene Immunkomplexe. Diese Immunkomplexe kommen durch eine Reaktion von sowohl exogenen Antigenen als auch veränderten körpereigenen Strukturen mit entsprechenden Antikörpern zustande. Klassische Beispiele dafür sind:
- **Serumkrankheit** (nach i.v. Gabe von Fremdserum oder einer größeren Menge eines löslichen Antigens)
- **Mesangioproliferative Glomerulonephritis,** die durch Ablagerung von IgG- und IgM-Immunglobulin sowie C3-Komplement im Mesangium entstehen kann
- Sämtliche Formen des **Lupus erythematodes** (A)
- **Rheumatoide Arthritis**
- Entzündliche Gefäßerkrankungen (z.B. **Panarteriitis nodosa,** medikamentös ausgelöste Überempfindlichkeitsreaktionen der Gefäße)
- Blasenbildende Dermatosen (z.B. **Pemphigus vulgaris**)

Zu **(B):** Die Tuberkulose der Haut wird als *Lupus vulgaris* bezeichnet. Dabei kommt es durch lokale Invasion von Tuberkelbakterien zu ausgedehnten exulzerierenden Effloreszenzen, die tiefgreifende Defektbildungen nach sich ziehen können.

Zu **(C):** *Streptococcus viridans,* der zur normalen Mundflora gehört, kann z.B. durch Tonsillektomie ins Blut gelangen und sich auf einer vorgeschädigten Herzklappe ansiedeln. Es entsteht eine *Endocarditis thromboulcerosa polyposa.* Die kontinuierliche Ausschwemmung der nicht sonderlich virulenten Bakterien aus diesem Herd hat die **Sepsis lenta** (man spricht auch nicht ganz treffend von einer *Endocarditis lenta*) zur Folge. Diese geht einher mit einem *Milztumor* und einer *Löhlein*-Herdnephritis. Ferner führen von den infizierten Klappen ausgehende Thromben durch Verschleppung zu *peripheren* Embolien, z.B. in Niere und Gehirn.

Zu **(D):** Der Pathomechanismus der Überempfindlichkeitsreaktion vom Typ I beruht nicht auf zirkulierenden Immunkomplexen, sondern auf der Wirkung sog. Reagine. Darunter versteht man Antikörper der IgE-Klasse, die nach Erstkontakt (Sensibilisierung) mit bestimmten Antigenen (z.B. Pollen, Hausstaub) entstehen und bei erneuter Antigen-Exposition zur Freisetzung von Histamin und anderen Substanzen (sog. Mediatoren) führen. Es kommt dann zur Dilatation und Permeabilitätssteigerung kleinerer Gefäße, zur Kontraktion der glatten Muskulatur, bes. der Bronchien, und zur Sekretionssteigerung exokriner Drüsen. Die so ausgelösten Krankheitsbilder (Rhinitis vasomotorica, Asthma bronchiale und Neurodermitis) werden als **atopische Erkrankungen** bezeichnet.
Zu **(E):** Maligne Lymphome entstehen als Folge der Tumortransformation einer lymphozytären Zellreihe. Überempfindlichkeitsreaktionen spielen in diesem Zusammenhang keine Rolle.

F94

Frage 5.7: Lösung B

Die membranöse Glomerulonephritis (GN) entsteht auf dem Boden der Überempfindlichkeitsreaktion vom Typ III. Dabei kommt es zur Reaktion zwischen freien Antigenen und Antikörpern. Diese Immunkomplexe können sich an Gefäßwänden niederschlagen und führen dort nach Aktivierung des Komplementsystems zur Organschädigung. Bei der membranösen GN befinden sich die Immunkomplexe auf der äußeren, den Podozyten zugewandten Seite der glomerulären Basalmembran. Immunfluoreszenzmikroskopisch finden sich körnige Ablagerungen, die stachelartig imponieren (spikes), auf der Basalmembran.
Zu **(A):** Die Arteriosklerose ist gekennzeichnet durch die Einlagerung von eosinophilem Material (vaskuläres Hyalin) in der Intima der Arteriolen. Sie entsteht als Folge der arteriellen Hypertonie und des Diabetes mellitus (diabetische Mikroangiopathie).
Zu **(C):** Die **noduläre Glomerulosklerose** (Kimmelstiel-Wilson) entwickelt sich beim **Diabetes mellitus.** Sie ist durch eine hyaline Verdickung der kapillären Basalmembran und durch mesangiale hyaline Knötchenbildung charakterisiert.
Zu **(D):** Das gleichzeitige Auftreten einer Anti-Basalmembran-GN mit Lungenblutungen bezeichnet man als **Goodpasture-Syndrom,** das durch eine **Antikörperkreuzreaktion** zustande kommt: Auto-Antikörper sind dabei sowohl gegen die Basalmembran der Glomerula als auch gegen die Basalmembran der Alveolen gerichtet. Der immunologische Schädigungsmechanismus entspricht dabei einer Überempfindlichkeitsreaktion vom Typ II (zytotoxische Immunreaktion).

Zu **(E):** Eine Amyloidose entsteht primär oder sekundär auf dem Boden der Aggregation von Eiweißstoffen im interstitiellen perivaskulären Gewebe. Sekundäre Amyloidoseformen treten im Gefolge chronisch-entzündlicher Erkrankungen oder von Immunopathien (z.B. Plasmozytom, M. Waldenström) auf. Eine immunogen induzierte Gewebsreaktion liegt der Amyloidbildung nicht zugrunde.
(B: 61%/+0,21, D: 33%/–0,07)

Überempfindlichkeitsreaktionen — V.2

Allergie
Entsteht auf Grund einer früheren Begegnung des Organismus mit einem Antigen bei erneutem Kontakt eine Immunreaktion, welche mit ihren Folgen (z.B. der Ausschüttung von Histamin) eine stärkere (unter Umständen tödliche) Schädigung des Körpers hervorruft als dies bei der Primärbegegnung ohne Immunschutz der Fall war, so spricht man von einer *Allergisierung (Überempfindlichkeit).* Eine Allergie ist demnach eine, nach einer früheren Sensibilisierung bei erneutem Kontakt mit dem Antigen anstatt eines normalen Immunschutzes auftretende spezifische Überempfindlichkeitsreaktion (Hyperergie, ‚Hypersensitivity') des Organismus.
Man unterscheidet 4 (vielfach auch 5 oder 6) solcher Überempfindlichkeitsreaktionen.

Typ I – Anaphylaktische und atopische Reaktionen
Als Folge eines Kontaktes mit Antigenen wie z.B. Penicillin kann der Körper mit der Bildung von Immunglobulinen der Klasse E (historische Bezeichnung: **Reagine**) reagieren. Diese durch Plasmazellen gebildeten **IgE** werden sekundär an der Oberfläche von Mastzellen gebunden, was zu ihrer Namensgebung als **homozytotrope Antikörper** geführt hat. Bei einer erneuten Gabe des Antibiotikums kommt es durch Antigen-Antikörper-Bindung zur Degranulation der Mastzellen mit der Folge einer Ausschüttung der Mediatoren *Histamin, Serotonin* und Slow-reacting-substance *(SRS).* Dies führt zu einer *Sofortreaktion* mit einer allgemeinen Vasodilatation, einer erhöhten Gefäßpermeabilität (Folge: Urtikaria, Glottisödem) und einer Konstriktion der Bronchialmuskulatur (Folge: Asthma bronchiale) unter dem Bild eines *anaphylaktischen Schocks* (Anaphylaxie – Schutzlosigkeit).
Symptome sind Rötung der Haut, Urtikaria (Quaddeln), Blutdruckabfall, Tachykardie, Dyspnoe. Angesichts der vitalen Bedrohung sind sofortige Gaben von Adrenalin, Kortikosteroiden und Antihistaminika notwendig.
Atopische Reaktionen: Es handelt sich hierbei um *lokale anaphylaktische Reaktionen* als Folge einer Überempfindlichkeit (genetische Kompo-

nente) gegenüber Antigenen wie Pollen, Hausstaub und Tierhaaren. Hierzu zählen *Heuschnupfen* und *Asthma bronchiale* (s. Lerntext V.3). – Typisch für Reaktionen dieses Typs ist ein seröses Exsudat mit eosinophilen Granulozyten.

Interessant ist, daß die IgE der anaphylaktischen und atopischen Reaktion auch *passiv* (Prausnitz-Küster-Reaktion) übertragen werden können, also nicht aktiv vom Körper aufgebaut zu werden brauchen.

Typ II – Zytotoxische Immunreaktion

Hierbei handelt es sich um eine *Reaktion zwischen Antikörpern und auf einer Zellmembran fixierten Antigenen* (z.B. Erythrozytenantigenen). Durch Aktivierung von *Komplement* (s. Mikrobiologie) kommt es zur Membranschädigung mit der Folge einer Zellyse oder zur Phagozytose.

Klassische Beispiele sind: Blutgruppenkompatibilität (Transfusionszwischenfall), Rh-Inkompatibilität (M. haemolyticus neonatorum), die Agranulozytose nach Einnahme bestimmter Pharmaka, die eine Zerstörung der Granulozyten induzieren, und bestimmte Formen der Transplantatabstoßung.

Auch gegen körpereigene Bestandteile (Autoimmunerkrankungen) wie z.B. die Basalmembranen in Lunge und Niere (Goodpasture-Syndrom) oder das Schilddrüsengewebe (Struma lymphomatosa Hashimoto, s. Lerntext V.4) können die Antikörper gerichtet sein. Außerdem ist zu erwähnen, daß auch Erythrozytenalterationen durch Pharmaka wie Chlorpromazin oder Phenacetin eine Antikörperbildung hervorrufen können.

Typ III – Immunkomplexreaktion (verzögerte Frühreaktion)

Hierbei handelt es sich um *Reaktionen zwischen freien Antigenen und Antikörpern,* einhergehend mit einer Aktivierung von *Komplement.*

Arthus-Phänomen: Bei einem bereits vorhandenen hohen Titer an Antikörpern und einer erneuten subkutanen Injektion des spezifischen Antigens können die Antigene an der Einstichstelle abgefangen werden. Die gebildeten Immunkomplexe präzipitieren, und es kommt zu einer *lokalen* Entzündung, gekennzeichnet durch *Ödem, Thrombozytenaggregation* und *hämorrhagische Nekrose.* Das aktivierte Komplement bewirkt hierbei durch *Anaphylatoxinwirkung* eine Histaminausschüttung (Vasodilatation und erhöhte Gefäßpermeabilität) und durch *Chemotaxis* ein Einwandern von gelapptkernigen Leukozyten in das Entzündungsgebiet.

Serumkrankheit: Bei Gabe von artfremdem Serum, z.B. Pferdeimmunserum, früher gebraucht zur Tetanusprophylaxe, oder anderen Arzneimitteln kann eine Antikörperbildung angeregt werden. Sofern die nach einer Latenzzeit von einigen Tagen entstandenen Antikörper noch auf im Blutstrom zirkulierende Antigene stoßen, kommt es zu einer *Immunkomplexbildung.* In Abhängigkeit von der Größe können Immunkomplexe an den Gefäßwänden vor allem der Nierenglomeruli haften bleiben und präzipitieren. Es kommt zur Ausschüttung von vasogenen Aminen und zu einer Entzündungsreaktion.

Symptome sind *Fieber, Lymphknotenschwellung, Urtikaria* und *Albuminurie.*

Aber auch aus anderen Gründen entstandene Immunkomplexe können an Gefäßwänden niederschlagen und so zur Organschädigung führen. Beispiele hierfür sind die akute, exsudativ proliferierende Glomerulonephritis (Poststreptokokkennephritis, s. Lerntext XVI.7) und die Endocarditis verrucosa (s. Lerntext VI.24) nach Entzündung mit β-hämolysierenden Streptokokken der Gruppe A, z.B. einer Angina tonsillaris (s. Streptokokkenangina, Lerntext VI.23). Ferner ist die Autoimmunkrankheit rheumatoide Arthritis (PCP) zu nennen, bei der eine Antikörperbildung gegen körpereigenes IgG erfolgt.

Typ IV – Zellgebundene Immunreaktion (Spättyp)

(s. Lerntext V.1)

Durch Reaktion von *spezifischen Oberflächenrezeptoren* der T-Lymphozyten mit dem Antigen wird eine Ausschüttung von Mediatoren *(Lymphokinen)* und eine Umwandlung in *zytotoxische Killerzellen* bewirkt.

Beispiele hierfür sind die Mantoux-Reaktion, der Tine-Test zum Nachweis der Tuberkuloseallergie (lokale Rötung der Haut nach 48 Stunden) oder die Kontaktdermatitis (allergisches Ekzem) z.B. bei Friseuren durch nickelhaltige Scheren.

Durch Stimulation der zellgebundenen Immunität erhofft man sich Fortschritte in der Tumorbekämpfung.

Asthma bronchiale

[H98] !

Frage 5.8: Lösung E

Der Pathomechanismus der anaphylaktischen Reaktion (Überempfindlichkeitsreaktion vom Typ I) beruht auf der Wirkung sog. Reagine. Darunter versteht man Antikörper der IgE-Klasse, die nach Erstkontakt (Sensibilisierung) mit bestimmten Antigenen (Allergenen) entstehen und bei erneuter Antigen-Exposition zur Freisetzung von Histamin und anderen Substanzen (sog. Mediatoren) führen. Es kommt dann zur Dilatation und Permeabilitätssteigerung kleinerer Gefäße, zur Kontraktion der glatten Muskulatur, bes. der Bronchien, und zur Sekretionssteigerung exokriner Drüsen. Die so ausgelösten Krankheitsbilder (Rhinitis vasomotorica, Asthma bronchiale und Neurodermitis) werden als **atopische Erkrankungen** bezeichnet. Darüber hinaus kann nach Antigenexposition ein **anaphylaktischer Schock** ausgelöst werden.

Als Allergene können fungieren:
- Tierische und pflanzliche Proteine (Pflanzenpollen (A), Hühnereiweiß (B), Katzenhaare, Pilzsporen, Latexpartikel etc.)
- Pharmaka (z. B. Penicillin (C))
- Sonstige Chemikalien (iodhaltige Röntgenkontrastmittel (D), Konservierungsmittel u. a.).

Zu **(E):** Äthanol löst keine anaphylaktische Reaktion aus.

[F90]

Frage 5.9: Lösung D

Unter einem Status asthmaticus versteht man einen über Stunden oder Tage anhaltenden Asthmaanfall. Als typischer makroskopischer Befund findet sich bei der Obduktion ein zäher, glasiger Schleim in den Bronchien (A). Bei der histologischen Aufarbeitung der Lungen findet sich entsprechend der chronischen funktionellen Belastung eine Hypertrophie der Bronchialmuskulatur (B). Darüber hinaus ist beim Asthmatiker eine Verbreiterung der Basalmembran und Infiltrate eosinophiler Granulozyten in der Bronchuswand (C) zu erwarten.

Zu **(D):** Eine Obliteration der Bronchialgefäße kann beim Status asthmaticus nicht beobachtet werden. Denkbar wäre eine Bronchialgefäßobliteration in einem durch einen Lungeninfarkt nekrotischen Lungengewebsanteil.

Asthma bronchiale — V.3

Das Asthma bronchiale (allergische Bronchitis) ist Folge einer *allergisch atopischen Reaktion vom Soforttyp* (s. Immunreaktion Typ I, Lerntext V.2), einhergehend mit einer *schweren Atemnot* (Folge: arterielle Hypoxämie).

Ursache ist das Einatmen von Allergenen (Pollen, Hausstaub, Tierhaare). Es besteht eine genetische Disposition für das Asthmaleiden, auch eine psychische Komponente ist bekannt. Die Immunreaktion (*IgE!*) führt nach Freisetzung der vasogenen Amine (Histamin, Serotonin und SRS) zur *spastischen Kontraktion der Bronchien* und zu einer *Schwellung der Bronchialschleimhaut* (Folge: obstruktive Ventilationsstörung). Ferner kommt es zur Bildung eines *serösen Exsudates* mit einem hohen Gehalt an *eosinophilen Granulozyten*, zur Verdickung der Basalmembran und zur Produktion eines *zähen, glasigen Schleimes*, in welchem man Curschmann-Spiralen (Schleimfäden), eosinophile Granulozyten und Charcot-Leyden-Kristalle (entstanden aus den Granulozytengranula) nachweisen kann.

Da die Bronchialstenose vor allem die Exspiration behindert (exspiratorischer Stridor, auskultatorisch Giemen, Pfeifen und Brummen), wird ein größeres Volumen inspiriert als abgeatmet werden kann. Die Folge ist eine *akute Lungenblähung* (Emphysem).

Ein akuter Asthmaanfall kann in einen *Status asthmaticus* übergehen. Es besteht die Gefahr der Erstickung. Therapie: Euphyllin®, Kortikosteroide.

Spätfolge eines chronischen Asthmaleidens kann eine chronische Bronchitis sein. Diese stellt für sich kein allergisches Phänomen dar. Nur kann es in solchen Fällen zu den Komplikationen Emphysem, pulmonale Hypertonie, Cor pulmonale und Rechtsherzinsuffizienz kommen.

Autoimmunkrankheiten

[F00]

Frage 5.10: Lösung A

Zu **(A):** Die Dysphagia lusoria geht auf eine thorakale Gefäßvariante zurück und bietet keinen Zusammenhang mit einer Autoimmunerkrankung. Die den Ösophagus im mittleren Drittel kreuzende, atypische Arteria lusoria führt zu einem Kompressionseffekt der Speiseröhre und damit zum namengebenden Symptom der Dysphagie.

Zu **(B):** Beim M. Basedow findet sich als Folge einer Stimulation des Parenchyms durch Autoantikörper gegen TSH-Rezeptoren (TRAK = **T**SH-**R**ezeptor-**A**uto-antik**ö**rper) eine diffuse Vergrößerung der Schilddrüse. Funktionell resultiert eine Hyperthyreose.

Zu **(C):** Die Hashimoto-Thyreoiditis ist eine durch Autoantikörper gegen Mikrosomen und Thyreoglobulin ausgelöste Schilddrüsenentzündung, die histologisch als charakterisches Merkmal eine diffuse lymphozytäre Infiltration aufweist. Der manifeste Entzündungsprozeß führt zur Schilddrüsenvergrößerung (Struma).

Zu **(D):** Die *Myasthenia gravis pseudoparalytica* ist eine Autoimmunerkrankung, bei der es zur Bildung von Antikörpern gegen Azetylcholinrezeptoren der neuromuskulären Endplatte kommt. Im feingeweblichen Bild finden sich als Ausdruck des Entzündungsprozesses lockere lymphozytäre Infiltrate.

Zu **(E):** Der Diabetes mellitus Typ I ist wahrscheinlich eine Autoimmunerkrankung. Es gelingt häufig der serologische Nachweis von Autoantikörpern (z. B. Inselzellantikörper in 70–90% der Fälle).

F98

Frage 5.11: Lösung E

Zu **(E):** Beim **Marfan-Syndrom** liegt eine erblich bedingte Störung der Kollagenvernetzung (Kollagenopathie) vor. Dabei geht die Zugfestigkeit betroffener Organe verloren. Typisch für das Marfan-Syndrom ist die Trias Linsenektopie, dissezierendes Aortenaneurysma und Spinnenfingrigkeit. Die **Kollagenopathien,** die durch genetisch determinierte Kollagensynthesestörungen charakterisiert sind, sind streng von den **Kollagenosen** zu trennen. Darunter versteht man durch einen immunpathologischen Prozeß induzierte Erkrankungen des rheumatischen Formenkreises, wie z. B. Lupus erythematodes, Sklerodermie etc.

Zu **(A):** Beim **Goodpasture-Syndrom** treten parallel durch kreuzreagierende Autoantikörper, die gegen die Basalmembran der Glomerula *und* der Alveolen gerichtet sind, Lungenblutungen *und* eine rasch progressive Glomerulonephritis auf.

Zu **(B):** Bei der **Dermatomyositis** handelt es sich um eine den Kollagenosen zuzurechnende Erkrankung, die unter Beteiligung der Haut mit einer chronischen Entzündung der Skelettmuskulatur mit lymphozytärer Infiltration einhergeht. Der überwiegende Teil der Dermatomyositis-Formen tritt idiopathisch auf (30%). Weiterhin und wesentlich seltener sind autoimmunogene und paraneoplastische Formen beschrieben.

Zu **(C):** Bei der **progressiven systemischen Sklerose** (syn. **Sklerodermie**) handelt es sich um eine entzündliche Systemerkrankung des Bindegewebes (Kollagenose). Im Verlauf ist primär die Haut mit vasomotorischen Störungen betroffen. Später kommt es zum Befall der inneren Organe (Beispiel: Wandstarre der Speiseröhre und Schluckstörungen etc.). Diese Veränderungen resultieren aus der fortschreitenden Destruktion des Organstützgewebes durch antinukleäre Antikörper.

Zu **(D):** Kennzeichnend für eine (Poly-)**Myositis** sind die entzündlichen lymphozytären Infiltrate in der Skelettmuskulatur. Ferner finden sich Sarkoplasmazerfallsvorgänge mit anschließender Phagozytose der untergegangenen Fasern. Myositiden treten häufig als Symptom von Kollagenosen (z. B. Dermatomyositis, Lupus erythematodes) durch Autoantikörper induziert auf.

Autoimmunkrankheiten — V.4

Als Autoimmunkrankheiten bezeichnet man *organspezifische* (Struma, Hashimoto) und *nicht organspezifische, generalisierte* Krankheiten, deren Pathogenese einer *gegen körpereigenes Gewebe gerichteten Antikörperbildung* zuzuschreiben ist. Während der Perinatalperiode erfolgt nach einer Theorie eine Immuntoleranz des Körpers gegenüber seinen eigenen Proteinen, die sonst bei der Reifung des Immunsystems potentielle Antigene darstellen würden. Man stellt sich eine Begegnung zwischen den noch unreifen Lymphozyten und den potentiellen Antigenen vor, wobei hierbei der Immunapparat die körpereigenen Strukturen zu erkennen lernt. Ausgenommen hiervon sind Proteine, die erst nach Abschluß der Reifung des Immunsystems ihre Differenzierung erlangen (Spermatozoen, Linsenproteine) bzw. solche, die von Blut und Lymphe abgetrennt niemals Kontakt mit dem Immunapparat gehabt haben (Linse, Spermatozoen, Thyreoglobulin). Gelangen diese Proteine später einmal z. B. im Rahmen von Traumen in die Blutbahn, so kann es zur Bildung von Autoantikörpern kommen. Ein Durchbrechen der normalen Immuntoleranz kann ferner bewirkt werden:

- durch *Strukturveränderungen von Proteinen und Zellantigenen,* die somit nicht mehr als körpereigen erkannt werden können, z. B. durch Mutation, virale Infektion oder Pharmaka.
- durch *Kreuzreaktionen* von gegen exogene Antigene gebildeten Antikörpern mit körpereigenen Bestandteilen.
- durch entstehende *Schäden im Immunsystem.*

- **Beispiele für Autoimmunkrankheiten**

Lupus erythematodes disseminatus (LED) – Antikörper gegen Nukleoproteine

Rheumatoide Arthritis (PCP) – Antikörper (IgM) gegen körpereigenes IgG

Goodpasture-Syndrom – Antikörper gegen Lungen- und Nierenbasalmembranen (Anti-GBM-Nephritis)

Idiopathische hämolytische Anämie – Antikörper gegen Erythrozyten

Idiopathischer M. Addison – Antikörper gegen das Nebennierenrindenparenchym

Perniziöse Anämie (M. Biermer) – Antikörper gegen Intrinsic factor und Parietalzellen der Magenschleimhaut
Struma lymphomatosa Hashimoto (chronische Thyreoiditis) – Antikörper gegen Thyreoglobulin und Mikrosomen

Struma lymphomatosa Hashimoto
Es erkranken überwiegend Frauen. Die Thyreoiditis geht oftmals in eine Hypothyreose über, nachdem durch fortschreitenden Parenchymuntergang eine weitgehende Fibrosierung des Organs stattgefunden hat. Die Hashimoto-Thyreoiditis wird durch Antikörper gegen Thyreoglobulin und Mikrosomen ausgelöst. Makroskopisch ist die Schilddrüse diffus vergrößert und von fester Konsistenz. Mikroskopisch findet man neben einer Plasmazell- und *Lymphozyteninfiltration* mit Bildung von *Lymphfollikeln* mit *Keimzentren* eine Zerstörung der Schilddrüsenfollikel.

Myositis
Kennzeichnend für eine Myositis sind die entzündlichen lymphozytären Infiltrate in der Skelettmuskulatur. Ferner finden sich Sarkoplasmazerfallsvorgänge mit anschließender Phagozytose der untergegangenen Fasern. Myositiden treten häufig im Rahmen von Erkrankungen des rheumatischen Formenkreises (z. B. Dermatomyositis, LED) auf. Die Diagnose der Muskelerkrankungen erfolgt histologisch nach Biopsie.

5.3 Immundefekte

H91

Frage 5.12: Lösung D

Zu **(D)**: Die Sarkoidose wird bei AIDS nicht beobachtet, da zur Ausbildung dieses Krankheitsbildes ein *funktionstüchtiges* Immunsystem Voraussetzung ist (T-Zell-abhängige Bildung epitheloidzelliger Granulome).
Zu **(A)** und **(B)**: Bei AIDS treten häufig opportunistische Infektionen auf. Eine atypisch verlaufende Tuberkulose durch Mycobacterium avium intracellulare stellt in diesem Zusammenhang ein Beispiel dar. Außerdem sind AIDS-Kranke prädisponiert für Infektionen mit Mycobacterium tuberculosis, wobei gehäuft Organtuberkulosen oder schwere generalisierte Tuberkuloseformen entstehen.
Zu **(C)** und **(E)**: Im Rahmen der Depression des Immunsystems besteht bei AIDS eine Disposition zur Entstehung maligner Tumoren. Beispiele dafür sind das Kaposi-Sarkom (maligner Tumor der Haut und Schleimhäute mit wahrscheinlich vaskulärem Ursprung) und primäre maligne Lymphome des ZNS.
(D: 43%/+0,08, C: 41%/+0,03)

H94

Frage 5.13: Lösung B

Zu **(B)**: Bei der **Agammaglobulinämie Typ Bruton** handelt es sich um eine genetisch bedingte **(primäre)** Atrophie bzw. Hypoplasie der B-Lymphozyten und seiner Abkömmlinge. Die Erkrankung äußert sich in einer **fehlenden Antikörperbildung**.
(B: 78%/+0,24)

H94

Frage 5.14: Lösung A

Zu **(A)**: Das **Di George-Syndrom** stellt einen primären T-Zell-Defekt dar. Es geht mit einer Thymusaplasie und einer Lymphopenie des peripheren Blutes einher. Zusätzlich treten eine Nebenschilddrüsenaplasie, Herzfehler und Gesichtsanomalien auf.
(A: 43%/+0,36)

H94

Frage 5.15: Lösung C

Zu **(C)**: Der **Schweizer Typ** der Agammaglobulinämie stellt einen kombinierten primären T- und B-Zell-Defekt dar. Kennzeichnend ist eine Hypoplasie des gesamten lymphatischen Systems und eine Thymusaplasie.
(C: 51%/+0,34)
Zu **(D)**: **AIDS** stellt einen **sekundären (erworbenen)** T-Zell-Defekt dar.
Zu **(E)**: Beim **Morbus Waldenström** handelt es sich um ein **Non-Hodgkin-Lymphom** (lympho-plasmozytoides Immunozytom). Es kommt zur Bildung von **immunkompetenten** monoklonalen IgM-Globulinen. Dadurch resultiert eine allgemeine Abwehrschwäche.

H95

Frage 5.16: Lösung C

Nach Akquirierung des **human immunodeficiency virus (HIV)** kann eine jahrelange Latenzzeit bis zur AIDS-Manifestation vergehen. Das voll entwickelte Krankheitsbild ist durch eine Reihe von für sich genommen unspezifischen Symptomen und vor allem durch das rezidivierende Auftreten therapeutisch nur schwer beherrschbarer **opportunistischer Infektionen** gekennzeichnet. Von herausragender Bedeutung ist dabei die Pneumocystis-carinii-Infektion (2), die zu beidseitigen interstitiellen Pneumonien führt. Daneben treten aber auch bakterielle (Mycobacterium avium intracellulare), virale (Zytomegalie- (3), Herpes-Virus) und mykotische (Candida albicans) Infektionen auf.
Darüber hinaus ist das Vollbild der AIDS-Erkrankung durch das Auftreten **maligner Neoplasien** gekennzeichnet. Insbesondere das **Kaposi-Sarkom** (5) als maligner Tumor von Haut und Schleimhäuten,

von dem ein vaskulärer Ursprung angenommen wird, ist in diesem Zusammenhang charakteristisch.

Zu (1): Das maligne Melanom stellt grundsätzlich einen durch Immunmodulation beeinflußbaren malignen Tumor dar, was jedoch nicht impliziert, daß sein Auftreten bei Immundefektzuständen gehäuft oder gar typisch ist.

Zu (4): Die **schwarze Haarzunge** stellt eine Veränderung dar, bei der die Zunge mit zottenförmigen, grauschwarzen **Hyperkeratosen** z. B. als Folge einer **Chemikalieneinwirkung** überzogen ist. Sie ist nicht mit lividen oder exulzerierenden Veränderungen der Zunge beim Kaposi-Sarkom zu verwechseln. (C: 88%/+0,11)

[H98] !

Frage 5.17: Lösung D

Das voll entwickelte Krankheitsbild der HIV-Infektion ist durch eine Reihe von für sich genommen unspezifischen Symptomen und vor allem durch das rezidivierende Auftreten therapeutisch nur schwer beherrschbarer **opportunistischer Infektionen** gekennzeichnet. Von herausragender Bedeutung ist dabei die Pneumocystis-carinii-Infektion, die zu beidseitigen interstitiellen Pneumonien führt. Daneben treten aber auch bakterielle (Mycobacterium avium intracellulare), virale (Zytomegalie-, Herpes-Virus), mykotische (Candida albicans) Infektionen auf, die schließlich den Krankheitsverlauf limitieren.

Als **opportunistische Infektion** wurde die **Kryptosporidiose** (D) in Verbindung mit AIDS beobachtet. Dabei handelt es sich um eine mit schweren Diarrhoen einhergehende Erkrankung, die durch den Parasiten Cryptosporidium ausgelöst wird.

Zu **(A)** und **(B)**: Spirochäten sind spiralig gewundene Bakterien, die im Spektrum opportunistischer Infektionen bei der HIV-Infektion ebensowenig wie Gonokokken von übergeordneter Bedeutung sind.

Zu **(C)**: Der Pilz Rhinosporidium seeberi führt zu einer ausgedehnten granulomatösen Entzündung der Hals-Nasen-Rachen-Schleimhaut. Ein Auftreten dieser Tropenerkrankung bei HIV-Infizierten im Sinne der opportunistischen Infektion ist nicht bekannt.

Zu **(E)**: Plasmodien sind die Erreger der Malaria. Ein Auftreten der Malaria als opportunistische Infektion bei AIDS wird nicht beobachtet.

— **Immundefekte** — V.5

Immunmangelkrankheiten lassen sich in *angeborene* und *erworbene* Formen unterteilen.

1. Angeborene Immundefekte

Angeborene (primäre, kongenitale) Immundefekte können isoliert das T-Zell-System, das B-Zell-System oder beide in Kombination betreffen. Im folgenden ist jeweils ein Beispiel für kongenitale Immundefekte angeführt:

• Das **Di George-Syndrom** stellt einen isolierten Defekt des T-Zell-Systems dar. Es geht mit einer Thymusaplasie einher und hat eine erhöhte Infektanfälligkeit der betroffenen Kinder, vor allem gegenüber Virus- und Pilzinfektionen, zur Folge. Im Differentialblutbild findet sich eine ausgeprägte Lymphopenie. Außerdem finden sich: Herzfehler, Nebenschilddrüsenaplasie und Gesichtsanomalien.

• Die **Bruton-Agammaglobulinämie** stellt eine genetisch bedingte Atrophie bzw. Hypoplasie der B-Lymphozyten und ihrer Abkömmlinge dar. Die Erkrankung äußert sich in einer fehlenden Antikörperbildung. Es sind nur in wenigen Lymphknotenbiopsien Lymphfollikel nachzuweisen. Bei normaler Abwehr von Viren und Pilzen werden die Kinder nach dem sechsten Lebensmonat (bis dahin besteht Schutz durch mütterliches IgG) Opfer von rezidivierenden Infektionen mit Bakterien wie Staphylokokken, Streptokokken, Haemophilus influenzae usw.

• Ein Beispiel für eine kombinierte Form eines angeborenen Immundefektes stellt der **Schweizer Typ der Agammaglobulinämie** dar (lymphopenische Form der Agammaglobulinämie). Gekennzeichnet ist dieses Syndrom durch eine Thymushypo- oder -aplasie, A- bzw. Hypoplasie des gesamten lymphatischen Systems und eine Agammaglobulinämie.

Charakteristisch ist die Manifestation unmittelbar nach der Geburt mit frühzeitigem Tod an schwersten Infekten.

2. Erworbene Immundefekte

Erworbene Immundefekte können auf eine Vielzahl von Ursachen zurückgehen. So findet man sekundäre Immunopathien z. B. bei folgenden Erkrankungen als Begleiterscheinung: Plasmozytom, Lymphogranulomatose, Non-Hodgkin-Lymphome, Proteinmangelsyndrom (z. B. beim nephrotischen Syndrom).

Auch die therapeutische Anwendung von die Proliferationsneigung und damit die Reagibilität des lymphatischen Systems hemmenden Pharmaka (**Zytostatika** in der onkologischen Therapie, **Immunsuppressiva** z. B. bei Autoimmunerkrankungen) führen sekundär zu Immundefekten. Weitreichende Folgen für das Immunsystem haben des weiteren **ionisierende Strahlen**, die mit der Schädigung des äußerst strahlensensiblen roten Knochenmarks zu einer Depression des gesamten – unspezifischen und spezifischen – Abwehrsystems führen.

- **AIDS**

Eine Sonderstellung unter den erworbenen (akquirierten) Immundefekten nimmt **AIDS** (**a**cquired **i**mmune **d**eficiency **s**yndrom) ein, weil es von epidemiologisch herausragender Bedeutung ist. Es handelt sich dabei um eine durch **HIV** (**h**uman **i**mmunodeficiency **v**irus) übertragene Erkrankung mit einer primären Schädigung des T-Zell-Systems (T-Helfer-Zellen).
HIV wird hauptsächlich hämatogen und durch Intimverkehr übertragen. Grundsätzlich ist die Übertragung durch infizierte Blutzellen via Speichel oder Ejakulat möglich.
Besonders Homosexualität, Promiskuität und die Abhängigkeit von sog. „harten" Drogen stellen aus epidemiologischer Sicht Risikofaktoren zur HIV-Übertragung dar.
Nach HIV-Acquirierung kann eine jahrelange Latenzzeit bis zur AIDS-Manifestation vergehen, obwohl das HIV-Antigen durch serologische Nachweismethoden schon relativ früh nach HIV-Übertragung nachgewiesen werden kann.
Das voll entwickelte Krankheitsbild ist durch eine Reihe von für sich genommen unspezifischen Symptomen und vor allem durch das rezidivierende Auftreten therapeutisch nur schwer beherrschbarer **opportunistischer Infektionen** gekennzeichnet. Von herausragender Bedeutung ist dabei die Pneumocystis-carinii-Infektion, die zu beidseitigen interstitiellen Pneumonien führt. Daneben treten aber auch bakterielle (Mycobacterium avium intracellulare), virale (Zytomegalie-, Herpes-Virus) und mykotische (Candida albicans) Infektionen auf, die schließlich den Krankheitsverlauf limitieren.
Darüber hinaus ist das Vollbild der AIDS-Erkrankung durch das Auftreten **maligner Neoplasien** gekennzeichnet. Insbesondere das **Kaposi-Sarkom** als maligner Tumor von Haut und Schleimhäuten, von dem ein vaskulärer Ursprung angenommen wird, ist in diesem Zusammenhang charakteristisch.

5.4 Transplantationsimmunität

H99

Frage 5.18: Lösung D

Bei der *hyperakuten* Form der Transplantatabstoßung führen zytotoxische Antikörper als Folge einer früheren Sensibilisierung, z.B. gegenüber analogen HLA-Antigenen von Leukozyten nach einer Bluttransfusion, zur raschen und schweren Parenchymschädigung (D).
Zu **(A)** und **(E):** Die hyperakute Form der Transplantatabstoßung läuft als Überempfindlichkeitsreaktion vom Typ II ab. Eine Typ-V-Überempfindlichkeitsreaktion existiert nicht.
Zu **(B):** Bei der hyperakuten Transplantatabstoßung kommt es letztlich durch Induktion einer Arteriitis zur Gefäßthrombosierung. Das Interstitium des betroffenen Organs ist in der Folge von granulozytären Zellelementen durchsetzt.
Zu **(C):** Die hyperakute Transplantatabstoßung schädigt vaskularisierte Organe, zu denen die Hornhaut nicht gehört.

H96

Frage 5.19: Lösung E

Unter Xenotransplantation versteht man die Übertragung eines Gewebes oder Organes zwischen Individuen verschiedener Art (E).
Zu **(A):** Autotransplantation – an eine andere Stelle desselben Individuums verpflanztes Eigengewebe
Zu **(B):** Homotransplantation – Transplantation von Mensch zu Mensch
Zu **(C):** Isotransplantation – Transplantation zwischen eineiigen Zwillingen
Zu **(D):** Allotransplantation – Transplantation zwischen Individuen derselben Art
(E: 94%/+0,23)

F00 !

Frage 5.20: Lösung E

Als **Graft-versus-Host-Reaktion** bezeichnet man eine vom Transplantat ausgehende gegen den Empfängerorganismus gerichtete Immunreaktion. Dies ist insbesondere der Fall, wenn immunkompetentes Gewebe transplantiert wird, wie dies bei der **Übertragung von Knochenmark** (E) der Fall ist. Voraussetzung ist eine Immunschwäche des Wirtsorganismus. Es kommt zur Schädigung des Empfängerorganismus durch von T-Lymphozyten gebildete zytotoxische Killerzellen.

Frage 5.21: Lösung A

Zu Aussage (1): Als Graft-versus-host-Reaktion bezeichnet man eine, von einem Transplantat ausgehende Immunreaktion, die gegen den Wirtsorganismus gerichtet ist. Voraussetzung dafür ist, daß im Wirtsorganismus eine Immunschwäche vorliegt.

Zu Aussage (2): Für den Fall der Übertragung immunkompetenter Zellen durch Bluttransfusionen bei kongenitalen Immundefekten sind die Voraussetzungen für eine Graft-versus-host-Reaktion entsprechend gegeben.
(A: 55%/+0,09, D: 29%/–0,02)

Frage 5.22: Lösung A

Immer dann, wenn immunkompetentes Gewebe transplantiert wird (dies ist insbesondere bei Knochenmarkstransplantationen der Fall), besteht die Gefahr, daß es zu einer vom Transplantat gegen den Empfängerorganismus gerichteten Immunreaktion mit potentiell schwerer Schädigung des Empfängergewebes kommt (Graft-versus-host-Reaktion). Dabei können mit dem Transplantat zum Empfänger transferierte T-Lymphozyten zu Killerzellen (zytotoxische T-Effektorzellen) aktiviert werden, die dann den schädigenden Einfluß ausüben (B). Voraussetzung ist eine immunologische Abwehrschwäche des Empfängers, da es ansonsten zum klassischen Abstoßungsmechanismus mit Zerstörung der eingeschleppten immunkompetenten Zellen käme. Die klinischen Auswirkungen der Graft-versus-host-Reaktion betreffen vor allem die *Haut* (Dermatitis) (D), den *Intestinaltrakt* (Ulzerationen, Diarrhoe) (E) und die *Leber* (Hepatitis) (C).

Zu (A): Die Graft-versus-host-Krankheit ist eine seltene Komplikation. Die häufigsten Komplikationen nach einer Nierentransplantation sind die akute und die chronische Abstoßungsreaktion.

Transplantationsimmunität — V.6

Unter **Transplantation** versteht man grundsätzlich die Übertragung eines Gewebes oder Organes (engl.: *graft*) von einem Spender zu einem Empfänger (engl.: *host*). Je nach der Identität von Spender und Empfänger unterscheidet man:
- *Autotransplantation* – an eine andere Stelle desselben Individuums verpflanztes Eigengewebe
- *Isotransplantation* – zwischen eineiigen Zwillingen
- *Allotransplantation* – zwischen Individuen derselben Art (Mensch zu Mensch, Maus zu Maus)
- *Xenotransplantation* – zwischen Individuen verschiedener Arten

Die Abstoßungserscheinungen, die man bei Allotransplantationen feststellt, beruhen auf einer Immunreaktion gegenüber beim Spender erblich festgelegten Gewebs- *(Histiokompatibilitäts-)* oder *HLA-* (Human-lymphocyte-antigen-A) Antigenen. Da diese bei eineiigen Zwillingen identisch sind, verläuft eine Isotransplantation problemlos. Nach einer allogenen Nierentransplantation werden durch die Sensibilisierung von T-Lymphozyten zytotoxische Killerzellen gebildet. Ferner kommt es durch eine Stimulation des B-Zellen-Systems zum Entstehen von zytotoxischen Antikörpern (Typ II).

Man unterscheidet drei **Phasen der Transplantatabstoßung:**
- *Akute:* T-Zellen-Reaktion Typ IV
- *Hyperakute:* Reaktion von zytotoxischen Antikörpern (Typ II) als Folge einer früheren Sensibilisierung z.B. gegenüber analogen HLA-Antigenen von Leukozyten nach einer Bluttransfusion
- *Chronische:* Typ IV, wahrscheinlich unter Beteiligung von Typ II

Folgerungen: Für eine Verminderung des Abstoßungsrisikos sind notwendig:
- Eine optimale Abstimmung der HLA-Antigene zwischen Spender und Empfänger (s. Eurotransplant Leiden/NL)
- Die Notwendigkeit einer immunsuppressiven Therapie – Cyclosporin A, Kortikosteroide, Imurek®

Als **Graft-versus-host-Reaktion** bezeichnet man eine vom Transplantat ausgehende Immunreaktion, welche gegen den Wirtsorganismus gerichtet ist. Dies kann der Fall sein bei Transplantation von immunkompetentem Gewebe, z.B. Knochenmark. Voraussetzung ist außerdem eine **Immunabwehrschwäche beim Wirt,** da es sonst zum klassischen Abstoßungsmechanismus käme.

5.5 Tumorassoziierte Immunphänomene

`F00`

Frage 5.23: Lösung E

Zu (E): Die normale Drüsenzelle der Prostata sezerniert die für dieses Organ typische **prostataspezifische saure Phosphatase** (PAP) in die Drüsenausführungsgänge. Im Rahmen der malignen Entartung des Organs kommt es zu einem vermehrten oder überhaupt erstmaligen Auftreten der PAP in der peripheren Blutbahn. Die Bestimmung der PAP dient zur Verlaufskontrolle des einmal diagnostizierten Prostatakarzinoms. Solange keine Metastasen eines Prostatakarzinoms vorliegen, sind die im Serum gemessenen PAP-Konzentrationen denen bei der Prostatahyperplasie sehr ähnlich. Die Bestimmung der PAP zur Verlaufskontrolle ist heutzutage weitgehend abgelöst durch die Ermittlung der Konzentration des **prostata-spezifischen Antigens** (PSA) im Serum. Auch das PSA ist ein physiologisches Sekretionsprodukt der Prostatadrüsenzelle. Daraus ist zu schließen, daß es ebenfalls nicht tumor-, aber **gewebsspezifisch** ist. Als Tumorantigen eignet sich das PSA besonders zur **Verlaufskontrolle** des metastasierenden Prostatakarzinoms.
Zu (A), (B), (C) und (D): Bei den genannten Tumoren wird kein Aktivitätsanstieg der sauren Phosphatase im Serum beobachtet.

`H92`

Frage 5.24: Lösung B

Die Synthese von charakteristischen Substanzen durch eine Geschwulst hat zum Begriff „Tumormarker" geführt. Keineswegs sind spezielle Tumormarker ausschließlich immer einer bestimmten Tumorform zuzuordnen.
Das karzinoembryonale Antigen (CEA) ist ein Beispiel in diesem Zusammenhang und wird typischerweise von **gastrointestinalen Adenokarzinomen** (B) exprimiert. Es kann dann in erhöhten Konzentrationen im Serum nachweisbar sein. Das CEA kann darüber hinaus bei einer Reihe anderer maligner Tumoren pathologisch verändert sein, z. B. bei Mamma- oder Ovarialkarzinomen.
Zu (A), (C), (D) und (E): Bei den genannten Tumoren kommt es nicht zur Ausschüttung von Substanzen, die als Tumormarker fungieren.

`H95`

Frage 5.25: Lösung B

Als Tumormarker (syn. Tumorantigen) werden neoplastische Syntheseprodukte bezeichnet, die in Tumorzellen oder an deren Oberfläche auftreten und/ oder von Tumorzellen sezerniert werden und dann im Serum von Tumorkranken nachgewiesen werden können (A). Zum Nachweis oberflächenständiger Tumormarker eignen sich immunhistochemische Methoden (A). In der klinischen Praxis sind Tumormarker bei der „Tumorsuche" nur sehr eingeschränkt und unter kritischer Wertung als Hilfsmittel in der Diagnostik anzuwenden (C). Es sei betont, daß keineswegs mit dem Nachweis eines pathologisch hohen Tumormarker-Titers im Serum spezifisch ein maligner Tumor bei dem Patienten vorliegen muß (B).
Tumormarker eignen sich allerdings z.B. in der postoperativen **Verlaufskontrolle** von primär bereits tumorantigen-positiven Geschwülsten (D) und gegebenenfalls auftretenden Metastasen (E), da diese die Tumorantigene des Primärtumors dann ebenfalls exprimieren können.
(B: 98%/+0,15)

`F96`

Frage 5.26: Lösung D

Beim prostataspezifischen Antigen (PSA) handelt es sich um ein Glykoprotein (A), das sowohl im Blutplasma (E) als auch immunhistochemisch im Prostatagewebe (B) nachgewiesen werden kann.
Zu (C) und (D): Das **PSA** ist ein **physiologisches Sekretionsprodukt** der Prostatadrüsenzelle (C). Daraus ist zu schließen, daß es nicht tumorspezifisch, aber **gewebsspezifisch** ist. Beispielsweise sind PSA-Spiegel im Serum sowohl bei der nodulären Prostatahyperplasie als auch beim Frühstadium des Prostatakarzinoms erhöht (D). Als Tumorantigen eignet sich das PSA besonders zur **Verlaufskontrolle** des metastasierenden Prostatakarzinoms.
(D: 73%/+0,15; C: 24%/–0,12)

Tumorassoziierte Immunphänomene — V.7

Tumorantigene
Bei den Tumorantigenen handelt es sich um *neoplastische Syntheseprodukte*, die in Tumorzellen oder an deren Oberfläche auftreten und/oder von Tumorzellen sezerniert werden und im Serum von Tumorerkrankten nachweisbar sind. Zellständige Tumorantigene haben Bedeutung für die immunologische **Tumorabwehr**. Im Serum nachweisbare Tumorantigene (sog. **Tumormarker**) haben ihre besondere Bedeutung in der klinisch-onkologischen Primär- und Sekundärdiagnostik.

Immunologische Tumorabwehr
Bestimmte Tumoren besitzen charakteristische Zellantigene. Aktivierte Makrophagen hindern Tumorzellen in Kultur bei der Teilung. Diese und ähnliche Beobachtungen deuten auf eine mögliche immunologische Lösung des Tumor-

problems. Die bedeutendste Rolle kommt hierbei dem T-Zellsystem (s. Lerntext V.1) zu. Durch Stimulation dieses Systems erhofft man sich über denselben Mechanismus, den es bei der Abstoßung von Transplantaten zu unterdrücken gilt, Fortschritte in der Tumorabwehr.
Beispiele für im Serum nachweisbare Tumorantigene **(Tumormarker)** sind: α-Fetoprotein (hepatozelluläres Karzinom, Teratome), carcinoembryonales Antigen (CEA – Kolonkarzinom, Mammakarzinom u.a.), prostataspezifisches Antigen (PSA - Prostatakarzinom). Besondere Bedeutung hat die (radioimmunologische) Bestimmung der Serum-Tumorantigene bei der Verlaufskontrolle (Tumorrezidiv!).

Sarkoidähnliche Lymphknotenreaktionen im regionären Abflußgebiet maligner Tumoren
Maligne Tumoren können mit ganulomatösen Lymphknotenreaktionen einhergehen. Man bezeichnet die Veränderungen als sarkoid(-ose-) ähnlich (sog. **sarcoid like lesions**): granulomatöse Epitheloidzellreaktion. Diese Veränderungen sind Ausdruck einer zellgebundenen Immunreaktion auf Tumorabbauprodukte. Sarcoid like lesions treten gehäuft bei Karzinomen (Mamma, Magen) auf, sind aber als insgesamt eher seltenes immunologisches Phänomen aufzufassen. Die betroffenen Lymphknoten liegen im regionären Abflußgebiet des Tumors, sind jedoch metastasenfrei.

5.6 Kommentare aus Examen Herbst 2000

H00
Frage 5.27: Lösung E

Zu **(E)**: Bei der Hypersensitivitätsreaktion vom Typ II handelt es sich um eine *Reaktion zwischen Antikörpern und auf einer Zellmembran fixierten Antigenen* (z.B. Erythrozytenantigenen). Durch Aktivierung von *Komplement* (s. Mikrobiologie) kommt es zur Membranschädigung mit der Folge einer Zytolyse oder zur Phagozytose.
Klassische Beispiele sind:

- Blutgruppeninkompatibilität (Transfusionszwischenfall).
- Rh-Inkompatibilität (M. haemolyticus neonatorum).
- Agranulozytose nach Einnahme bestimmter Pharmaka, die eine Zerstörung der Granulozyten induzieren.
- bestimmte Formen der Transplantatabstoßung.

Auch gegen körpereigene Bestandteile (Autoimmunerkrankungen), wie z.B. die Basalmembranen in Lunge und Niere (Goodpasture-Syndrom) oder das Schilddrüsengewebe (Struma lymphomatosa Hashimoto), können die Antikörper gerichtet sein. Beim Goodpasture-Syndrom treten parallel durch kreuzreagierende Autoantikörper, die gegen die Basalmembran der Glomerula *und* der Alveolen gerichtet sind, Lungenblutungen *und* eine rasch progressive Glomerulonephritis auf.
Zu **(A)**: Die akute Poststreptokokken-Glomerulonephritis (auch: Scharlach-Nephritis) ist Ausdruck einer Immunkomplexreaktion. Hier kommt es nicht durch die Bindung von Zellantigen und dagegen gerichtetem Antikörper zur direkten Schädigung, sondern die Läsion tritt indirekt und mediatorvermittelt nach Präzipitation der zunächst im Blut zirkulierenden, später sich an die glomeruläre Basalmembran anlagernden Immunkomplexen ein (Typ III der Überempfindlichkeitsreaktionen).
Zu **(B)**: Im Vordergrund der Wegener-Granulomatose steht eine sich zunächst im Nasen-Rachen-Raum manifestierende Vaskulitis, die im stets ungünstigen weiteren Krankheitsverlauf generalisiert mit Beteiligung der Gefäße von Milz, Lunge und Nieren abläuft. Die Ätiologie der Wegener-Granulomatose ist nach wie vor unklar, jedoch ist der Nachweis gelungen, dass das progrediente Entzündungsgeschehen durch **a**nti**z**yto**p**lasmatische **A**ntikörper (ACPA, syn. c-ANCA) initiiert und unterhalten wird.
Zu **(C)**: Serumkrankheit: Bei Gabe von artfremdem Serum, z.B. Pferdeimmunserum (früher gebraucht zur Tetanusprophylaxe) oder anderen Arzneimitteln, kann eine Antikörperbildung angeregt werden. Sofern die nach einer Latenzzeit von einigen Tagen entstandenen Antikörper noch auf im Blutstrom zirkulierende Antigene stoßen, kommt es zu einer *Immunkomplexbildung*. In Abhängigkeit von der Größe können Immunkomplexe an den Gefäßwänden vor allem der Nierenglomeruli haften bleiben und präzipitieren. Es kommt zur Ausschüttung von vasogenen Aminen und zu einer Entzündungsreaktion (Hypersensitivitätsreaktion vom Typ III).
Zu **(D)**: Die Miliartuberkulose ist durch hämatogene Streuung der Tuberkelbakterien gekennzeichnet. Die initialen immunologischen Reaktionsmechanismen laufen T-Zell-vermittelt ab (Hypersensitivitätsreaktion vom Typ IV).

H00
Frage 5.28: Lösung E

Zu **(E)**: Beim Typ I der Überempfindlichkeitsreaktion (anaphylaktischer Typ) kommt es in der Frühphase Histamin vermittelt zu einer ausgeprägten Kapillarektasie (Vasodilatation) und einer gesteigerten Gefäßdurchlässigkeit mit umgebender Ödembildung durch seröse Exsudation.

Zu **(A)**, **(B)** und **(D)**: Die disseminierte intravasale Gerinnung mit Verbrauchskoagulopathie und die Entstehung multipler peripherer Mikrothromben sind die typischen fortgeschrittenen Schockäquivalente der Anaphylaxie.
Zu **(C)**: Die Stimmlippen zeigen eine typische Schichtung. Der Epithelüberzug wird von einem mehrschichtigen unverhornten Plattenepithel gebildet, das gegen das faserreiche Ligamentum vocale durch einen Verschiebespalt, der keine Drüsen oder Lymphkapillaren enthält und als Reinke-Raum bezeichnet wird, abgegrenzt ist. Im klinischen Sprachgebrauch bezeichnet man eine ödematöse Auflockerung dieses Kehlkopfanteiles als sog. Reinke-Ödem, das sich vorwiegend bei Berufsgruppen mit starker Stimmbelastung und/oder Rauchern ausbildet. Man findet bei der Laryngoskopie doppelseitige breitbasige Ödemwülste, die vornehmlich zu Heiserkeit und tiefer Stimmlage führen. Eine allergische Genese liegt nicht vor.

H00
Frage 5.29: Lösung C

Zu **(C)**: In der Frühphase der akuten Transplantat-Abstoßung werden durch die Sensibilisierung von T-Lymphozyten zytotoxische Killerzellen gebildet, die die Schädigung des Parenchyms bewirken.
Zu **(A)** und **(B)**: Bei der hyperakuten Form der Transplantatabstoßung führen zytotoxische Antikörper als Folge einer früheren Sensibilisierung, z. B. gegenüber analogen HLA-Antigenen von Leukozyten nach einer Bluttransfusion, zur raschen und schweren Parenchymschädigung (man spricht auch von präformierten humoralen Antikörpern).
Zu **(D)**: Plasmazellen als Träger der spezifischen Immunität sind allgemein in die Prozesse der Antikörperbildung im Zusammenhang mit der Transplantatabstoßung eingebunden. Spezifische Funktionen für die akute Transplantatabstoßung entwickeln sie jedoch nicht.
Zu **(E)**: Die Hypersensitivitätsreaktion vom Typ III spielt für verschiedene Formen der Transplantatabstoßung keine Rolle.

6 Entzündung

6.1 Definition und Phänomenologie

H98 *!*
Frage 6.1: Lösung D

Als **Kardinalsymptome einer Entzündung** bezeichnet man nach *Celsus* und *Galen*:
- *Rubor* – Rötung der Haut als Folge einer stärkeren Durchblutung (Hyperämie) (B)
- *Calor* – erwärmte Haut als Folge der Hyperämie (A)
- *Dolor* – Schmerz durch Irritation der sensiblen Nervenfasern durch Druck des Exsudates, Freisetzung biogener Amine (Mediatoren) u. a. (E)
- *Tumor* – durch Plasmaexsudation in das Gewebe bedingtes Anschwellen der Haut (C)
- *Functio laesa* – Funktionsminderung in der entzündeten Region als Folge von Schmerz und Schwellung.

Zu **(D)**: Als Rigor bezeichnet man die gesteigerte Grundspannung der Skelettmuskulatur.

6.2 Ursachen

H87
Frage 6.2: Lösung D

Zu Aussage **(1)**: Entzündungen können durch ein *breites Ursachenspektrum* ausgelöst werden, z. B. belebte Erreger, physikalische oder chemische Einflüsse etc.
Zu Aussage **(2)**: Als Reaktion auf die Entstehung einer Nekrose kommt es zur Ausbildung eines Granulationsgewebes (granulierende Entzündung) durch das umliegende nicht geschädigte Gewebe, das für Abgrenzung und Organisation des nekrotischen Areals sorgt.

Entzündung – Definition und Phänomenologie VI.1

Als Entzündung bezeichnet man die Summe der Reaktionen des Gefäß-Bindegewebs-Apparates und des Gesamtorganismus auf einen Entzündungsreiz (*Bleyl* et al.).

Diese Reaktionen bestehen lokal in einer:
- *Veränderung der Durchblutung* (kurze Vasokonstriktion, gefolgt von einer Vasodilatation)
- *Transsudation oder Exsudation* von Blutplasma

- *Immigration von Blutzellen* (Granulozyten, Lymphozyten, Plasmazellen und Monozyten)
- *Proliferation* von Fibroblasten, Histiozyten u.a. Unabhängig von der Art des Entzündungsreizes sind diese Reaktionen immer gleich.

Entzündungsreize können sein:
- mechanisch (Trauma)
- physikalisch (Verbrennung, ionisierende Strahlen)
- chemisch (Säuren, Basen)
- Ischämie, Anoxie, Nekrose
- exogene Fremdkörper (z.B. Hüftgelenksprothese)
- endogene Fremdkörper (z.B. Harnsäurekristalle)
- belebte Erreger
- immunologische Faktoren (Antigen-Antikörper-Komplexe)

Als *entzündliches Infiltrat* bezeichnet man die auf den Entzündungsreiz im Gewebe folgende Ansammlung von Granulozyten, Monozyten, Plasmazellen, Lymphozyten und Fibroblasten. Je nach der Ätiologie der Entzündung kann eine der Komponenten überwiegen.

Als die **Kardinalsymptome einer Entzündung** bezeichnet man nach *Celsus* und *Galen*:
- *Rubor* – Rötung der Haut als Folge einer stärkeren Durchblutung (Hyperämie)
- *Calor* – erwärmte Haut als Folge der Hyperämie
- *Dolor* – Schmerz durch Irritation der sensiblen Nervenfasern durch Druck des Exsudates, Freisetzung biogener Amine (Mediatoren) u.a.
- *Tumor* – durch Plasmaexsudation in das Gewebe bedingtes Anschwellen der Haut
- *Functio laesa* – Funktionsminderung in der entzündeten Region als Folge von Schmerz und Schwellung

6.3 Einteilungsprinzipien

Einteilung der Entzündung — VI.2

Diese erfolgt anhand
1. des *zeitlichen Ablaufes:*
- *perakut* (z.B. Epiglottitis acutissima)
- *akut* (z.B. akute Appendizitis)
- *subakut* (z.B. granulierende Entzündung)
- *chronisch* (z.B. primär chronische Polyarthritis)

2. des sich parallel zum zeitlichen Ablauf entwickelnden morphologischen Bildes:
- akut – vorwiegend Granulozyten
- chronisch – vorwiegend lymphozytäre Entzündungszellen

3. des morphologischen Erscheinungsbildes, d.h. der im Vordergrund stehenden *Gewebsveränderung:*
- *exsudativ* (serös, fibrinös, eitrig, hämorrhagisch)
- *nekrotisierend* (Entzündungsfolge entspricht einer Nekrose)
- *granulierend* (Substitution von Gewebsverlusten mit Bildung einer Narbe)
- *proliferativ* (Proliferation von Fibroblasten, zumeist bei chronischen Prozessen)
- *granulomatös* (Knötchenbildung als Folge einer Proliferation von Makrophagen)

4. der Ätiologie.

6.4 Entzündung als lokales und systemisches Phänomen

[H98] !

Frage 6.3: Lösung C

Die akute Phase der exsudativen Entzündungsreaktion ist als mediatorgesteuerter Ablauf zur Eindämmung einer entzündungswirksamen Noxe anzusehen. In diesem Zusammenhang nehmen insbesondere die Permeabilitätssteigerung der Blutgefäße und der darauffolgende Austritt von Blutplasma mit Ödembildung (3) eine zentrale Starterrolle ein. Die durch Vasodilatation und Blutströmungsverlangsamung (= Mikrozirkulationsstörung) (1) erzeugte Hyperämie ist dabei in der Akutphase der exsudativen Entzündungsreaktion ebenso wesentlicher Bestandteil wie die Emigration von Blutzellen in das Interstitium (4).
Zu **(2)** und **(5):** Unter Immunsuppression können die regelhaften und grundlegenden Mechanismen der exsudativen Entzündungsreaktion so empfindlich gestört sein, daß perakut eine nekrotisierende Enzündung entsteht (areaktive Nekrose).

[H96]

Frage 6.4: Lösung B

Die **eitrig-phlegmonöse** Entzündung wird in der Regel durch **Streptokokken** hervorgerufen, die durch die Enzyme Streptokinase, Kollagenase und Hyaluronidase eine Auflockerung des Gewebes bewirken. Dadurch wird die Voraussetzung für die flächenhafte Ausdehnung des Entzündungsgeschehens geschaffen (B).

Zu **(A):** Ein **Abszeß** ist eine herdförmig begrenzte Ansammlung von durch Gewebseinschmelzung entstandenem Eiter. Typischerweise führen **Staphylokokken** durch Sekretion der Plasmakoagulase zur Mikrothrombose im kapillären Gefäßbett. Die resultierende Gewebsnekrose stellt die Grundlage zur Entwicklung der Abszeßhöhle dar.

Zu **(C):** Ein typisches Beispiel für eine **pseudomembranöse Entzündung** ist die **Diphtherie**, bei der es durch Eindringen der Exotoxine in die Mukosa zur massiven Exsudation von Fibrin kommt. Die anschließende Gerinnung des Fibrins läßt zusammen mit nekrotischem Epithel und neutrophilen Granulozyten eine membranähnliche Haut *(Pseudomembran)* auf der schwer geschädigten Schleimhaut entstehen.

Zu **(D):** Die katarrhalische (seröse) Entzündung kann sich an Haut, Schleimhäuten und in serösen Höhlen manifestieren. Durch virale oder bakterielle Gewebsschädigung kommt es dabei zur wäßrigen Exsudation.
(B: 82%/+ 0,31)

Ausbreitung der Entzündung — VI.3

Die Ausbreitung eines entzündlichen Prozesses wird gefördert durch Faktoren, die eine Auflösung des Gewebes (Hyaluronidase, Kollagenase) oder des den Prozeß begrenzenden Fibrinnetzes (Fibrinolysin, Streptokinase) bewirken. Entsprechend erfolgt eine Hemmung der Entzündungsausbreitung durch Umsetzung von Fibrinogen in Fibrin. Die genannten Faktoren sind Enzyme, die überwiegend von Staphylo- und Streptokokken synthetisiert werden.

6.5 Mediatoren der Entzündung und ihre Funktion

H93

Frage 6.5: Lösung B

Unter Chemotaxis versteht man die aktive Fortbewegung von Zellen und deren Ansammlung am Ort der höchsten Konzentration eines diese Migration auslösenden Stoffes. Als chemotaktische Stoffe fungieren z. B. Zytokine, Chemotaxine (Peptide aus Mikroorganismen), Immunkomplexe und aktivierte Komplementkomponenten (C3a und C5a) (1) (2).

Zu **(3):** α_1-Antitrypsin stellt ein Enyzm dar, das aus zerfallenden Leukozyten im Lungengewebe freiwerdende proteolytische Enzyme inaktiviert und damit vor einer Destruktion des Lungengerüstes schützt.

Zu **(4):** Fibrinogen stellt die Vorstufe des Fibrin dar. Es tritt nicht als chemotaktischer Stoff in Erscheinung.
(B: 58%/+ 0,17)

F93

Frage 6.6: Lösung E

Das Komplementsystem nimmt eine zentrale Stellung im System der unspezifischen Abwehr und damit beim Ablauf entzündungsassoziierter Phänomene ein (alternative Komplementaktivierung). Durch die Chemotaxine (Komplementfaktoren C3a und C5a) werden intensiv amöboide Bewegungen von histiozytären Zellen (Leukotaxis (1)) induziert. Des weiteren ist die Komplementkaskade bei der zytotoxischen Immunreaktion (Typ II) (5) beteiligt und kann so z.B. eine Hämolyse (2) oder die Lyse gramnegativer Bakterien (4) mit herbeiführen. Darüber hinaus führt das Komplementsystem in der Initialphase der entzündlichen Reaktion zur Gefäßdilatation und gesteigerten Gefäßpermeabilität mit Ödembildung (3).
(E: 70%/+ 0,19)

F98

Frage 6.7: Lösung B

Anaphylatoxine kommen in der Kaskade der **Komplementaktivierung** (B) vor. Sie zählen zusammen mit den **Kininen** (D) (z.B. Bradykinin, Kallikrein) zur Gruppe der **vasoaktiven Polypeptide**. Unter diesem Oberbegriff werden Substanzen mit Proteinstruktur zusammengefaßt, die als *Entzündungsmediatoren* Einfluß auf die Gefäßdilatation und die Steigerung der Gefäßwanddurchlässigkeit haben. Chemisch definiert sind die Anaphylatoxine als aktivierte Teilkomplexe von C3 und C5 (funktionell wirksam als C3a und C5a).

Zu **(A):** Amine sind Derivate des Ammoniaks. Amine, die durch Decarboxylierung aus natürlich vorkommenden Aminosäuren entstehen, nennt man **biogene Amine**. Die wichtigsten biogenen Amine sind Histamin und Serotonin:
- **Histamin** wird aus Mastzellen (Interstitium) und basophilen Granulozyten (Blut) freigesetzt. Es bewirkt eine Vasodilatation und eine Steigerung der Gefäßpermeabilität.
- **Serotonin** wird von Mastzellen, Thrombozyten und Serotoninzellen des Darmes gebildet. Serotonin hat ähnliche Wirkungen wie Histamin, wobei beiden Substanzen gemeinsam ist, daß die Dauer der ausgelösten Effekte nur wenige Minuten beträgt.

Zu **(C):** Immunglobuline sind die molekularen Träger der Immunität, während die Anaphylatoxine als Element des Komplementsystems u.a. eine Teil-

funktion im *unspezifischen Abwehrsystem* übernehmen.
Zu **(E): Aflatoxin**, das Gift des Schimmelpilzes (Aspergillus flavus), stellt ein starkes potentielles **Kanzerogen** dar.

H91

Frage 6.8: Lösung B

Zu differenzieren ist bei den angegebenen Lösungsmöglichkeiten zwischen Entzündungsmediatoren, die in ihrer biochemisch aktiven Form von Zellen gebildet werden und nach ihrer Freisetzung unverändert und direkt Funktionen im Entzündungsprozeß übernehmen und solchen, die nach Synthese und Sekretion erst durch biochemische Reaktionen in ihre aktive Form überführt werden. Dazu gehört das Bradykinin (B). Bradykinin wird aus der α-Globulinfraktion durch Einwirken des Enzyms *Kallikrein* aus *Kininogen* freigesetzt und vollführt erst dann seine Aufgaben im Rahmen des Entzündungsgeschehens (Gefäßdilatation, Erhöhung der Gefäßpermeabilität).
Zu **(A):** Histamin wird aus den Gewebsmastzellen direkt freigesetzt.
Zu **(C):** Serotonin wird direkt aus Mastzellen, Thrombozyten und Serotoninzellen freigesetzt.
Zu **(D):** Interferon, dessen Wirkung als Entzündungsmediator nicht exakt definiert ist, wird aus kernhaltigen Zellen direkt als Reaktion auf eine Virusinfektion freigesetzt. – Interferon wird eine zytoprotektive Funktion gegen Viren zugesprochen.
Zu **(E):** Der Tumornekrosefaktor (TNF) wird in Makrophagen und Monozyten gebildet. TNF wirkt auf maligne Zellen zytotoxisch. Seine Funktion als Entzündungsmediator ist nicht genau bekannt.
(B: 9%/+ 0,17, D: 42%/+ 0,08, E: 44%/– 0,15)

Mediatoren der Entzündung — VI.4

1. **Histamin** ist ein biogenes Amin und wird aus Mastzellen (Interstitium) und basophilen Granulozyten (Blut) freigesetzt. Es bewirkt eine Vasodilatation der Gefäße und eine Steigerung ihrer Permeabilität (s. auch anaphylaktische Immunreaktion Typ I, Lerntext V.2).
2. **Serotonin** zählt ebenfalls zur Gruppe der biogenen Amine und wird von Mastzellen, Thrombozyten und Serotoninzellen des Darmes gebildet. Serotonin hat ähnliche Wirkungen wie Histamin, wobei beiden Substanzen gemeinsam ist, daß die Dauer der ausgelösten Effekte nur wenige Minuten beträgt.
3. **Prostaglandine** und **Leukotriene** entstammen dem Arachidonsäurestoffwechsel. Beide Substanzgruppen üben vielerlei Funktionen als Entzündungsmediatoren aus. So sind bestimmte Prostaglandine in der Lage, die *Schmerzfasern* zu stimulieren oder die *Lymphokinproduktion* der T-Lymphozyten zu regulieren. Leukotriene fördern beispielsweise die *Margination* neutrophiler Granulozyten und stellen *Chemotaxine* dar. Prostaglandine und Leukotriene werden ubiquitär im gesamten Körper gebildet.
4. Als **vasoaktive Polypeptide** werden Substanzen mit Proteinstruktur bezeichnet, die insbesondere über die Initialphase des entzündlichen Geschehens hinaus Gefäßdilatation und -permeabilitätsstörungen verursachen. Dazu gehören die **Kinine** (z.B. Bradykinin) und die **Anaphylatoxine** (C3a und C5a des Komplementsystems). Anaphylatoxine sind zudem als chemotaktische Substanzen wichtig.
5. Indirekt sind **lysosomale Proteasen** in den Entzündungsablauf eingebunden, da durch diese Enzyme erst die eigentlich aktiven Metaboliten durch Abspaltung von Molekülteilen entstehen. So ist das **Kallikrein** für die Umsetzung von Kiniogen in Kinine verantwortlich. In die Komplementkaskade sind eine Reihe von **Proteasen** eingegliedert, die zur Aktivierung von einzelnen Komplementfaktoren dienen. Bei Störungen der Proteasenfunktion oder -regulation kann es zu schwerwiegenden Fehlsteuerungen des Systems kommen. Beispiel: **Quincke-Ödem (angioneurotisches Ödem)** als Folge eines angeborenen Defektes des C1-Protease-Inhibitors mit der Folge einer übermäßigen Aktivierung von Cholesterin und Kallikrein.
Weitere Entzündungsmediatoren sind der **Tumornekrosefaktor** (TNF), die **Interferone** und **Interleukine**, die über vielschichtige und noch nicht völlig geklärte Verknüpfungen in das System der Entzündungsreaktion eingebunden sind.

6.6 Teilaspekte der entzündlichen Reaktion

F00

Frage 6.9: Lösung B

Neutrophile Granulozyten phagozytieren (A) und „verdauen" u. a. Bakterien. Sie werden auf Grund ihrer Größe *Mikr*ophagen genannt. Bei Zerfall sorgen die aus den Granulozyten freigesetzten lysosomalen Enzyme (C) für eine Verflüssigung des nekrotischen Gewebes (Folge: Produktion von Eiter, Abszeßentstehung). Neutrophile Granulozyten, deren mittlere Lebensdauer im Blut weniger als 24 Stunden beträgt (D), sind zu amöboiden Bewegungen in der Lage (E).
Zu **(B):** Aus Blutmonozyten sowie aus deren Gewebsabkömmlingen, den Histiozyten, entwickeln sich gewebsständige (sessile) Makrophagen.

F94

Frage 6.10: Lösung C

Zu Aussage **(1):** Die im Vergleich zu den Arteriolen dünnere Venolenwand stellt für den Emigrationsprozeß der Leukozyten den geringsten Widerstand dar.
Zu Aussage **(2): Neutrophile Granulozyten** und **Monozyten** haften zunächst an der Wand der Venolen **(Margination)**, bevor sie mittels Pseudopodien und unter Verformung des Zytoplasmas durch sich öffnende Spalten zwischen den Endothelzellen hindurchwandern. **Lymphozyten** werden von den Endothelzellen aufgenommen, durch diese hindurchgeschleust und an der Gegenseite ans Gewebe abgegeben. Diesen Vorgang nennt man **Emperipolesis**.
(C: 72%/+ 0,10)

F95

Frage 6.11: Lösung E

Im Rahmen einer Entzündungsreaktion eines Gewebes sind vielschichtige, zumeist humoral koordinierte, zelluläre Reaktionen miteinander verknüpft. Endothelzellen (1) sind zur aktiven Kontraktion in der Lage und ermöglichen auf diesem Wege die Emigration von neutrophilen Granulozyten (3) und Monozyten (= Makrophagen) (4) in das Entzündungsgebiet.
Des weiteren sind Lymphozyten (5) als Träger der spezifischen Abwehrfunktion in das Entzündungsgeschehen involviert.
Thrombozyten (2) beteiligen sich zwar nicht an der Emigration aus dem Gefäßsystem in das Interstitium, sind jedoch trotzdem wichtige Mittler in bezug auf die Modulation der Entzündungsreaktion, indem sie nach Aktivierung durch den Thrombozyten-aktivierenden Faktor aus Monozyten, neutrophilen Granulozyten u. a. Prostaglandine und Kinine freisetzen.
(E: 71%/+ 0,18)

F97

Frage 6.12: Lösung B

Im Rahmen der Lepra bildet sich eine **granulomatöse Reaktion** aus (B). Durch T-Lymphozyten vermittelt entwickeln sich Epitheloidzellgranulome mit zentraler Nekrose.
Zu **(A):** Die **Purpura Schoenlein-Henoch** ist ein Beispiel für eine **allergische Vaskulitis**. Allen Formen der Hypersensitivitäts-Vaskulitiden ist gemeinsam, daß **leukozytäre Infiltrate** in der Gefäßwand und deren Umgebung auftreten können. Außerdem können Kerntrümmer und Leukozytenfragmente nachgewiesen werden, was zur Bezeichnung **leukozytoklastische Vaskulitis** für diese Form der entzündlichen Gefäßerkrankungen geführt hat.
Zu **(D):** Die Gicht ist durch das Auftreten von leukozytär durchsetzten Fremdkörpergranulomen gekennzeichnet. Der akute Gichtanfall ist der Ausdruck der Gewebsschädigung mit einer hochakuten entzündlichen Reaktion, auf deren Boden es zum Leukozytenzerfall mit Freisetzen proteolytischer und lysomaler Enzyme kommt.
Zu **(E):** Der frische **Myokardinfarkt** ist im mikroskopischen Bild durch einen **leukozytären Randsaum** gekennzeichnet.
Zu **(C):** Die **Fettleberhepatitis** (syn. alkoholische Hepatitis) ist zunächst durch alkohol-induzierte diffuse Leberzellverfettung gekennzeichnet. Im weiteren Verlauf entwickeln sich Einzelzellnekrosen. Die Periportalfelder sind durch ein Ödem verbreitert. In ihnen finden sich Gallengangswucherungen und **granulozytäre Infiltrate**.

— Exsudative Reaktion — VI.5

Diese verläuft in drei Phasen:
1. Kurze Phase der *Vasokonstriktion* der Arteriolen und Metarteriolen, welche unmittelbar dem Entzündungsreiz durch Katecholaminausschüttung folgt.
2. *Vasodilatation:* Durch die Freisetzung von Histamin und den durch die Vasokonstriktion bedingten Sauerstoffmangel werden auch bisher nicht durchflutete Kapillaren eröffnet, während die glatte Muskulatur der Arteriolen und Metarteriolen erschlafft. Die Vasodilatation führt zu einer Hyperämie (Rubor und Calor).
3. *Passive Hyperämie,* welche als Folge eines verminderten venösen Abflusses, eventuell bedingt durch venöse Vasokonstriktion, wahrscheinlicher aber durch Verlangsamung

der Blutströmung *(Prästase)* auf Grund der extremen Vasodilatation (s. Phase 2) entsteht. Die auf Rückstau beruhende Erhöhung des Filtrationsdruckes und die durch die Freisetzung bestimmter Mediatoren (Kinine, Anaphylatoxine u.a. – s. Mediatoren der Entzündung) bedingte Permeabilitätserhöhung der Gefäße führen zur Exsudation von Blutplasma und -zellen. Durch Verlust an Plasma kann es zur weiteren Erhöhung der Blutviskosität und somit schließlich zum Strömungsstillstand *(Stase)* kommen.

Die Exsudation von Plasma hat verschiedene nützliche Aufgaben:
- Verdünnung der schädigenden Reizsubstanz
- Anfuhr von Stoffen wie Immunglobulinen und Komplement
- Anfuhr von Fibrinogen
- Anfuhr von Pharmaka

Nach der Zusammensetzung des Exsudates unterscheidet man:
- *Seröses* (Plasma ohne Fibrinogen)
- *Fibrinöses* (Vollplasma)
- *Hämorrhagisches* (Vollblut)

Auch Blutzellen wandern aus den Gefäßen *(Emigration)*. Es handelt sich hierbei in der Anfangsphase vor allem um *neutrophile Granulozyten*, später (nach frühestens 5 Stunden) auch um *Monozyten*. Bei der Emigration kleben die neutrophilen Granulozyten zuerst an der Wand der Kapillaren und Venolen *(Margination)*, bevor sie mittels Pseudopodien und unter Verformung des Zytoplasmas durch sich öffnende Spalten zwischen den Endothelzellen hindurchgehen. Der Mechanismus der Durchquerung der Basalmembran ist ungeklärt. Im Extravasalraum angelangt bewegen sich die Granulozyten, durch *chemotaktische* Stoffe (bakterielle Toxine, Komplementbestandteile) angezogen, zum Ort des Entzündungsreizes.

Neutrophile Granulozyten phagozytieren und verdauen u.a. Bakterien und werden auf Grund ihrer Größe *Mikrophagen* genannt. Bei Zerfall sorgen die aus den Granulozyten freigesetzten lysosomalen Enzyme für eine Verflüssigung des nekrotischen Gewebes (Folge: Produktion von Eiter).

Die Wanderung der **Monozyten** erfolgt nach einem analogen Mechanismus, nur später. Aus den Monozyten sowie aus deren Gewebsabkömmlingen, den Histiozyten, entwickeln sich die **Makrophagen.** Diese phagozytieren und verdauen anschließend durch lysosomale Enzyme Bakterien, Zellfragmente u.a.. Ferner vermögen sie Hämosiderin (vgl. Herzfehlerzellen – Siderophagen), Lipide und andere Stoffe zu speichern. Durch Fusion von Makrophagen können Riesenzellen entstehen, z.B. die Langhans-Zellen bei der Tuberkulose.

Auch **eosinophile Granulozyten** (bei allergischen Reaktionen, Wurminfektionen), **Lymphozyten** und **Plasmazellen** sind im entzündeten Gewebe anzutreffen.

Eosinophile Granulozyten emigrieren wie die Neutrophilen.

Die Lymphozyten werden von Endothelzellen aufgenommen, durch diese hindurchgeschleust und an der Gegenseite ans Gewebe abgegeben, ein Vorgang, den man *Emperipolesis* nennt. Bei Plasmazellen ist der Emigrationsmechanismus nicht bekannt.

6.7 Entzündungsformen, benannt nach der vorherrschenden Komponente

Seröse Entzündung

F91

Frage 6.13: Lösung D

Zu **(D):** Die rein seröse Entzündung ist gekennzeichnet durch die Absonderung eines serösen Exsudates, das von seiner Zusammensetzung her dem Blutserum ähnelt.

Zu **(A):** Hämorrhagische Entzündung – s. Lerntext VI.14 und VI.15.

Zu **(B):** Eine seröse Entzündung heilt mit einer Restitutio ad integrum ab.

Zu **(C):** Serös-schleimige Entzündung – s. Lerntext VI.6.

Zu **(E):** Fibrinöse Entzündung – s. Lerntext VI.7.

Seröse, serös-schleimige Entzündung —— VI.6

Seröse Entzündung: Das seröse Exsudat ist *wäßrig* und enthält eine höhere Konzentration an Albuminen und eine niedrigere an Globulinen als das Serum. Eine seröse Entzündung heilt im allgemeinen gut ab. Man kennt seröse Entzündungen:
- der *Haut*: Urtikaria – z.B. nach Insektenstichen oder als allergische Reaktion (s. anaphylaktische Reaktionen, Lerntext V. 2)

Dermatitis vesiculosa – z.B. bei Infektionen mit Variola oder Varizellen
- *Schleimhäute:* Bei allergischen Reaktionen, Infektionen mit Viren (Beginnstadium des Schnupfens) oder Bakterien (Cholera)

Bei einer serösen Entzündung der Schleimhaut spricht man auch von einem *Katarrh* (von der Oberfläche abfließendes Exsudat).

Cholera – Enterotoxine des Choleravibrios bewirken einen Abbau des Schleimbelages des Dünndarmepithels, dringen in die Mukosa ein und führen zu einer massiven Exsudation. Die Patienten versterben an den massiven Flüssigkeitsverlusten.
- *serösen Höhlen*: Bei viralen oder bakteriellen Entzündungen sowie allergischen Reaktionen (rheumatisches Fieber), z. B: Pericarditis serosa.

Serös-schleimige Entzündung: Hier kommt zum serösen Exsudat zusätzlich eine erhöhte Schleimsekretion. Dieser Enzündungstyp ist zu Beginn meistens ausschließlich serös, oftmals Folge von viralen Infektionen (z. B. Picorna- oder Adenoviren). Beispiel ist der serös-schleimige (seromuköse) Katarrh bei den Erkältungskrankheiten (Common cold diseases): *Akute Rhinitis* (Schnupfen), Laryngitis und Tracheobronchitis.

Fibrinöse Entzündung

F99

Frage 6.14: Lösung B

Als Folge der Behandlung mit einem Breitbandantibiotikum kann eine pseudomembranöse Colitis (B) entstehen. Das anaerobe Bakterium Clostridium difficile verursacht die Entzündung, die mit einem schweren Krankheitsbild mit blutig-schleimigen Durchfällen einhergeht. Aus systematischer Sicht handelt es sich bei der pseudomembranösen Colitis um eine fibrinöse Entzündung. Durch die Exsudation mit der anschließenden Gerinnung von Fibrinogen zu Fibrin entsteht ein Belag, der neben Fibrin *nekrotisches Epithel* und *neutrophile Granulozyten* enthält und wegen seiner Ähnlichkeit mit einer Membran als *Pseudomembran* bezeichnet wird.

F99

Frage 6.15: Lösung C

Eine Perikarditis (C) zeichnet sich durch eine ausgesprochen fibrinreiche Exsudation in den Herzbeutel aus. Durch die regelmäßige Herzbewegung entsteht auf der durch die Fibrinablagerung trüben Serosa ein Muster aus Zotten, netzartigen Strukturen und vorspringenden Leisten. Man spricht von einem „Zottenherz" (Cor villosum). Eine fibrinös-eitrige Perikarditis tritt sehr selten auf und wird überwiegend durch pyogene Kokken oder Pilze, die hämatogen bei Sepsis/Septikopyämie oder durch Traumen in das Perikard gelangen, verursacht.

Zu **(A), (B), (D)** und **(E):** Bei den genannten Organmanifestationen einer Entzündung sind – anders als bei der Perikarditis – variable exsudative Entzündungsreaktionen, abhängig von der Ätiologie, zu erwarten.

H85

Frage 6.16: Lösung E

Entzündliche Veränderungen der Lunge wie Bronchopneumonie (1), Tuberkulose (3) und Lobärpneumonie (4) können auch auf die Pleura übergreifen und zur Entstehung einer sero-fibrinösen Pleuritis führen. Zu gleichartigen Veränderungen führt die **Urämie** durch die sie begleitende **Polyserositis** (2).

Fibrinöse Entzündung — VI.7

Die fibrinöse Entzündung ist charakterisiert durch eine *Exsudation von Blutplasma* in das Entzündungsgebiet. Fibrinogen wird hierbei zu Fibrinmonomeren umgesetzt, wodurch nach Polymerisation ein Netz entsteht.

Das im Gewebe gerinnende Fibrin grenzt schnell den entzündlich bedingten Schaden ab *(Demarkationsfunktion)*. Es wirkt damit der Erregerausbreitung entgegen. Außerdem kommt es zur Verklebung der Wundflächen und zur Verfestigung des Exsudates.

Da die Polymerisation der Fibrinfäden im Bindegewebe erschwert ist, trifft man diesen Entzündungstyp vornehmlich bei Exsudation an die Oberfläche von *Schleimhäuten* (Trachea, Bronchien, Gastrointestinaltrakt) oder *serösen Höhlen* (Perikard, Peritoneum, Pleura) an.

Eine fibrinöse Entzündung der Schleimhäute entsteht bei Diphtherie (Pharynx, Trachea), Grippe (Trachea und Bronchen) oder Verätzung (Mund, Rachen, Ösophagus, Magen) durch Schädigung der Epithelien. Durch die Exsudation mit der anschließenden Gerinnung von Fibrinogen zu Fibrin entsteht ein Belag, der neben Fibrin *nekrotisches Epithel* und *neutrophile Granulozyten* enthält und wegen seiner Ähnlichkeit mit einer Membran als *Pseudomembran* bezeichnet wird. Aus diesem Grund spricht man auch von einer **fibrinösen pseudomembranösen Entzündung.**

Ein typisches Beispiel ist die *Diphtherie* (Corynebacterium diphtheriae), bei der es durch Eindringen der Exotoxine in die Mukosa zur massiven Bildung einer Pseudomembran vor allem in Nase, Rachen, Kehlkopf und Trachea mit der Gefahr einer Lumeneinengung (Erstickung) kommt. Die hieraus resultierende Atemnot (Husten, inspiratorischer Stridor) bezeichnet man als *Krupp*. Andere Komplikationen der Diphtherie sind Myokarditis und Polyneuritis.

Die *fibrinösen Entzündungen der serösen Häute* (Perikard, Pleura, Peritoneum) werden überwiegend durch Bakterien oder rheumatische Erkrankungen hervorgerufen. Man unterscheidet *trockene* oder *feuchte* Formen in Abhängigkeit von der Konzentration des Fibrins im Verhältnis zur serösen Flüssigkeit des Exsudates. Die durch ein Überwiegen des Fibrins trockenen Formen führen bei Pericarditis oder Pleuritis sicca zu auskultatorisch typischen Reibegeräuschen. Komplikation ist durch Verwachsen des parietalen mit dem viszeralen Blatt die Bildung von *Schwarten* mit der möglichen Folge einer Kalkeinlagerung.

Lobärpneumonie

H98 **!**

Frage 6.17: Lösung D

Die Lobärpneumonie ist eine überwiegend durch Pneumokokken hervorgerufene, lobär begrenzte, fibrinöse Lungenentzündung, bei der das entzündliche Exsudat – im Gegensatz zur Bronchopneumonie – gleichmäßig über den gesamten Lungenlappen verteilt ist (D). Typisch für den stadienhaften Ablauf ist neben dem klinisch akuten, hochfieberhaften Erkrankungsbeginn auch ein regelhafter histologisch nachweisbarer mehrphasiger Entzündungsablauf: Anschoppung, rote und graue (grau-gelbe) Hepatisation, Lyse. Bleibt das Lysestadium aus, so wird das intraalveoläre Exsudat nicht verflüssigt, sondern bindegewebig organisiert (Karnifikation). Durch Schrumpfung kann sich in der Umgebung der karnifizierten Lungenareale ein Narbenemphysem ausbilden.
Zu **(A)**: Bei einer **Bronchopneumonie** liegt eine diffus **mehrere Lungenlappen** durchsetzende, **herdförmig** angeordnete Entzündung vor. Man spricht in diesem Zusammenhang auch allgemein von einer **Herdpneumonie**. Die Zusammensetzung des entzündlichen Exsudates unterscheidet sich von Herd zu Herd in Abhängigkeit von der jeweiligen zeitlichen Entwicklung.
Zu **(B)**: Das kompensatorische (= vikariierende) Lungenemphysem tritt in der verbleibenden Restlunge nach ausgedehnten Lungenresektionen oder nach einer Pneumonektomie auf. Es kommt dabei zwar zur Überblähung der Alveolen, eine Zerstörung der Alveolarsepten wird jedoch nicht beobachtet.
Zu **(C)**: Die Bildung hyaliner Membranen in den Alveolen ist das typische mikroskopische Korrelat der *Schocklunge*: Es kommt zu einer verminderten Perfusion der Lungenstrombahn, was zur Synthesestörung des Surfactants und zu einer Permeabilitätsstörung der Kapillaren führt. Folgen sind Atelektasen, die Ausbildung eines interstitiellen und intraalveolären Ödems, alveolärer Lungenblutungen und *pulmonaler hyaliner Membranen*. Pulmonale hyaline Membranen bestehen aus Fibrin und sind erst 36 bis 48 Stunden nach dem Schockereignis in den Alveolen nachzuweisen. Klinisch liegt das Bild eines Lungenversagens vor (**ARDS**-acute respiratory distress syndrome).
Zu **(E)**: Käsige Nekrosen entstehen bei der Tuberkulose.

F95

Frage 6.18: Lösung E

Zu Aussage **(1)**: Das Endstadium einer **unbehandelten** Pneumonie ist die **Karnifikation** des Lungengewebes, das als Ausdruck einer bindegewebigen Organisation des intraalveolären Exsudates eine fleischige Beschaffenheit besitzt.
Zu Aussage **(2)**: In einem **frühen** Stadium der Lobärpneumonie (Stadium der roten Hepatisation) kommt es zur intraalveolären Fibrinexsudation.
Übersicht über die Stadien der Lobärpneumonie:
1. **Anschoppungsphase** (seröses intraalveoläres Exsudat mit zellulären Elementen)
2. Stadium der **roten Hepatisation** (Fibrinexsudation intraalveolär)
3. Stadium der **grauen Hepatisation** (überwiegend intraalveoläre Leukozytenimmigration)
4. **Lyse** (Verflüssigung des Fibrins durch lysosomale leukozytäre Enzyme)
(E: 51%/+ 0,33, C: 21%/– 0,11)

H99

Frage 6.19: Lösung A

Die Lobärpneumonie ist als bakterielle (B), überwiegend durch Pneumokokken hervorgerufene, streng lobär begrenzte fibrinöse (D) Lungenentzündung definiert. In der überwiegenden Zahl der Fälle werden die Keime **per inhalationem** akquiriert, wobei auch Verläufe vorkommen, in denen eine Lobärpneumonie nach hämatogener Streuung auf dem Boden einer Sepsis entstehen kann. Charakteristischerweise spielt sich das ablaufende Entzündungsgeschehen stadienhaft ab (C): Anschoppung, rote und gelbe Hepatisation, Lyse.
Zu **(E)**: Man spricht von einer Karnifikation des Lungenparenchyms, wenn das Lysestadium der Lobärpneumonie nicht regelhaft durchlaufen wird und damit die Abräumung des intraalveolären Exsudates ausbleibt. Das verbliebene intraalveoläre Exsudat wird dann unter Hinterlassen einer Narbe organisiert. Die resultierende feste (fleischartige) Konsistenz des betroffenen Lungenanteils hat zur Namensgebung „Karnifikation" geführt.
Zu **(A)**: Mykobakterien können eine Lungentuberkulose verursachen.

H90

Frage 6.20: Lösung A

Zu Aussage (1): Man spricht von einer Karnifikation des Lungenparenchyms, wenn das Lysestadium der Lobärpneumonie nicht regelhaft durchlaufen wird und damit die Abräumung des intraalveolären Exsudates ausbleibt.

Zu Aussage (2): Das verbliebene intraalveoläre Exsudat wird dann unter Hinterlassen einer Narbe organisiert. Die resultierende feste (fleischartige) Konsistenz des betroffenen Lungenanteils hat zur Namensgebung „Karnifikation" geführt.

Lobärpneumonie — VI.8

Die Lobärpneumonie ist eine durch Inhalation von überwiegend *Pneumokokken* hervorgerufene, lobär begrenzte, fibrinöse Lungenentzündung.

Ihr abrupter Beginn mit hohem Fieber und Schüttelfrost wird mit einer hyperergischen Reaktion (lokal begrenzte Allergie) als Folge eines früheren Kontaktes mit Pneumokokken erklärt. Eine nacheinander erfolgende Ausbreitung von einem Lappen auf den anderen bezeichnet man als *Wanderpneumonie*.

Man kann folgende Stadien der Lobärpneumonie unterscheiden:
1. *Anschoppung* (1 bis 2 Tage): Die Lunge ist blutreich, dunkelrot und schwer, die Kapillaren sind sehr stark hyperämisch. In den Alveolen findet man ein seröses Exsudat, vermischt mit Erythrozyten, Leukozyten, desquamierten Alveolardeckzellen und Pneumokokken. Das Sputum hat durch den Zerfall von Erythrozyten eine für die Lobärpneumonie charakteristische *pflaumenartige* Färbung.
2. *Stadium der roten Hepatisation* (3 Tage): Die Lunge ist schwer und luftleer. Das Exsudat in den Alveolen ist reich an Fibrin, was der Lunge eine leberartige Beschaffenheit (Hepatisation) gibt. Auf der Lungenschnittfläche sieht man Fibrinpfröpfe (feine Körnelung). Ferner findet sich regelmäßig eine *fibrinöse Pleuritis*. Perkutorisch stellt man eine Dämpfung über den betroffenen Lungenabschnitten fest.
3. *Stadium der grauen (graugelben) Hepatisation* (4 Tage): (Von manchen Autoren wird dieses Stadium in ein graues und in ein gelbes unterteilt.) Die Lunge ist durch das Fibrin und die im Lauf der Zeit eingewanderten Leukozyten grau, die Kapillaren sind blutarm. Erythrozyten sind durch Auflösung aus dem Exsudat verschwunden. Eine zunehmende Gelbfärbung entsteht durch Zerfall verfetteter Leukozyten.
4. *Lysis:* Die Lunge ist gelb und weich, ihre Schnittfläche schmierig und rahmig. Es erfolgt eine Verflüssigung des Fibrins durch lysosomale leukozytäre Enzyme und ferner ein Zerfall der Leukozyten. Das verflüssigte Exsudat wird entweder über die Lymphbahnen (Folge: Lymphadenitis) resorbiert oder als Sputum abgehustet. Klinisch entspricht dieses Stadium dem Fieberabfall, der sog. *Krisis*.

Nach etwa vier Wochen ist die Resorption des Exsudates und damit die Restituio ad integrum abgeschlossen.

Bei abwehrgeschwächten Patienten kann die Lyse ausbleiben. Es kommt zu einer bindegewebigen Organisation des alveolären Exsudates mit der Folge einer *Karnifikation* (fleischige Beschaffenheit) der Lunge *(chronische Pneumonie)* und einer Insuffizienz der Alveolaren. Weitere Komplikationen bei verminderter Resistenz (z.B. Alkoholismus, Diabetes) sind *Lungenabszeß* (eitrige Einschmelzung des Exsudats), *Pleuraempyem* (bei Durchbruch eines Abszesses – Folge: Pleuraschwarte), *Perikarditis* (lymphogene Fortleitung) und *hämatogene Streuung* (z.B. *Leptomeningitis, ulzeröse Endokarditis*) mit der möglichen Folge einer Sepsis.

Eitrige Entzündung

F88

Frage 6.21: Lösung B

Eiter besteht aus degenerativ verfetteten neutrophilen Granulozyten (B), die zuvor aus dem Gefäßsystem in das Entzündungsgebiet ausgewandert waren (D).

Zu (A): Fibrinflocken in großer Zahl finden sich typischerweise bei serofibrinösen Entzündungen.

Zu (C): Aus Monozyten entstandene Makrophagen finden sich im histologischen Bild bei Granulomen vom Sarkoidose- bzw. Tuberkulosetyp. Es handelt sich dabei um Epitheloidzellen.

Zu (E): Bei **Schaumzellen** handelt es sich um aus fusionierten Makrophagen hervorgegangene mehrkernige Riesenzellen (**Touton-Riesenzelle**), die aus nekrotischem Gewebe freigesetzte Lipide aufnehmen. Im Zytoplasma der Schaumzellen werden diese Fette in Form feiner Tröpfchen eingelagert. Im Zuge der Fixierung zur histologischen Aufarbeitung werden die zytoplasmatischen Fettbestandteile herausgelöst. Im histologischen Bild entsteht der Eindruck, daß das Zytoplasma von feinen Vakuolen durchsetzt ist, die dem Zellbild ein aufgeschäumtes Aussehen verleihen.

6.7 Entzündungsformen, benannt nach der vorherrschenden Komponente

---

Eitrige Entzündung — VI.9

Bei einer eitrigen Entzündung besteht das Exsudat – der *Eiter* (pus) – vor allem aus neutrophilen Granulozyten (= gelapptkernige Leukozyten). Die Ursache sind meist Bakterien, die man als *pyogen* (Eiter erregend) bezeichnet. Solche sind Staphylokokken, Streptokokken, Pneumokokken, Meningokokken, E. coli, Proteus, Pseudomonas u.a.
Man unterscheidet:
- Phlegmone – flächenhafte Ausbreitung des Eiters.
- Abszeß – herdförmig begrenzter Eiter
- Empyem – Eiter in präformierter Höhle (Pleura)
- Eitriger Katarrh – meist durch Superinfektion (z. B. Staphylokokken) eines bereits bestehenden serös oder serös-schleimigen Katarrhs

---

Bronchopneumonie

F00 **!**

Frage 6.22: Lösung B

Bei der Bronchopneumonie handelt es sich um eine kanalikuläre bakterielle Entzündung, die inhalativ oder durch Aspiration (A) entstehen kann. Typischerweise entstehen dicht benachbart mehrere Entzündungsherde (C), die in jeweils unterschiedlichen Entzündungsstadien nebeneinander liegen (E). Durch Übergreifen des Entzündungsprozesses auf die Pleura können eine Pleuritis als lokale und durch Bakteriämie eine Sepsis (D) als systemische Komplikation entstehen.
Zu **(B):** Die Bronchopneumonie wird bakteriell induziert.

Bronchopneumonie — VI.10

Eine **Bronchopneumonie** ist ätiologisch auf bakterielle Infektionen vornehmlich durch *Staphylo-* oder *Streptokokken* zurückzuführen. Man findet diese Form der Pneumonie überwiegend bei Kindern oder resistenzgeschwächten Erwachsenen (z. B. als Komplikation einer bestehenden Grunderkrankung bei alten bettlägerigen Menschen). Die Bronchopneumonie kann auch als sekundäre Superinfektion auf eine interstitielle (Virus-) Pneumonie folgen.
Es handelt sich hierbei um eine *kanalikulär* (Bronchen oder Bronchiolen) *deszendierende* Entzündung, die als Folge einer Bronchitis auf die Alveolen (intraalveoläre Entzündung) übergehen kann. Die Bronchopneumonie ist *multifokal*. Man spricht auch von einer *Herdpneumonie*. Diese Herde liegen vorzugsweise in den Unterlappen, sind unscharf begrenzt und können konfluieren (Pseudolobärpneumonie). Im Gegensatz zur Lobärpneumonie ist eine Stadieneinteilung in zeitlicher Folge nicht möglich. Die Zusammensetzung des Exsudates ist von Herd zu Herd unterschiedlich. Auf ein und demselben Schnittbild findet man deshalb gleichzeitig rote, graue und gelbe Herde *(buntes Bild)*. Das Exsudat besteht vornehmlich aus Granulozyten. Durch Übergreifen auf die Pleura kann eine *fibrinöse* oder *eitrige Pleuritis* entstehen. Eine Resorption mit einer Restitutio ad integrum erfolgt meist erst nach Wochen.
Komplikationen sind: *Abszesse* (grau-gelbliche Herde), *Lungengangrän, Pleuraempyem, Karnifikation* und *hämatogene Streuung* (u. a. eitrige Perikarditis, Hirnabszeß, eitrige Leptomeningitis, eitrige Osteomyelitis, Endocarditis ulcerosa) mit der möglichen Folge einer *Sepsis*.

Phlegmone

F98 **!!**

Frage 6.23: Lösung A

Die **Phlegmone** stellt eine Form der eitrigen Entzündung dar, bei der es charakteristischerweise zur **Ausbreitung in den Gewebsspalten kommt.** Überwiegend sind als Erreger Streptokokken nachzuweisen, die im wesentlichen über die Sekretion von Hyaluronidase und Fibrinolysin die Voraussetzung für das *schrankenlose* Fortschreiten des Entzündungsgeschehens schaffen. Phlegmonöse Entzündungen können sich in unterschiedlichen Körperregionen entwickeln: Mediastinum, Retroperitoneum, Extremitäten mit Muskulatur (B) und Subkutis (D) sowie Hirnsubstanz (Marklagerphlegmone (C)) und die Wand eines Hohlorgans (z. B. phlegmonöse Appendizitis (E)) können betroffen sein.
Zu **(A):** Eine abszedierende Entzündung stellt – im Gegensatz zur Phlegmone – eine **herdförmig begrenzte Eiteransammlung** dar.

F95

Frage 6.24: Lösung D

Das **Erysipel** (Wundrose) ist ein klassisches Beispiel für eine eitrig-phlegmonöse Entzündung (4) des lockeren Bindegewebes mit einer diffusen Infiltration der Bindegewebssepten. Ein Übergreifen auf die Lymphkapillaren mit nachfolgender Lymphangitis (1) ist häufig. In der Regel rufen β-hämolysierende Streptokokken (2), die die **flächenhafte Ausdehnung** der Entzündung durch ihre Enzyme Streptokinase, Kollagenase und Hyaluronidase bewirken, ein Erysipel hervor.
Zu **(3):** Epitheloidzellhaltige Granulome treten z. B. bei der Tuberkulose oder der Sarkoidose auf.
(D: 80%/+ 0,23)

Frage 6.25: Lösung D

Die **phlegmonöse Entzündung** erfolgt in der Regel durch **Streptokokken** (D), welche durch die Enzyme Streptokinase, Kollagenase und Hyaluronidase eine Auflösung des Gewebes mit der Folge einer flächenhaften Ausbreitung bewirken. In der betroffenen Region findet man ein **eitriges Exsudat**.

Zu (A): Corynebakterien sind human- und tierpathogen. Corynebacterium diphtheriae führt zu nekrotisierenden Schleimhautentzündungen des oberen Respirationstraktes.

Zu (B): Mykobakterien führen zu granulomatösen Entzündungen. Beispiel: Mycobacterium tuberculosis.

Zu (C): Adenoviren führen zu katharralischen Atemwegsentzündungen.

Zu (E): Der Hefepilz Cryptococcus neoformans führt zu granulomatösen Entzündungen, die sich vorzugsweise bei geschwächter Abwehrlage in verschiedenen Organen manifestieren können (z.B. metastatische Meningoenzephalitis)
(D: 97%, 0,19)

Eitrig-phlegmonöse Entzündung — VI.11

Die eitrig-phlegmonöse Entzündung erfolgt in der Regel durch *Streptokokken*, welche durch die Enzyme Streptokinase, Kollagenase und Hyaluronidase eine Auflösung des Gewebes mit der Folge einer flächenhaften Ausbreitung bewirken. In der betroffenen Region findet man ein eitriges Exsudat.

Das *Erysipel* (Wundrose) ist eine phlegmonöse Entzündung des lockeren Bindegewebes (z.B. der Subkutis) mit einer diffusen Infiltration der Bindegewebssepten (Gewebsspalten) durch neutrophile Granulozyten. Ein Übergreifen auf die Muskulatur ist möglich.

Ein weiteres Beispiel stellt die *Appendizitis* dar. Sie kommt häufig als eitrig-phlegmonöse Entzündung vor.

Abszedierende Entzündung

Abszeß

Frage 6.26: Lösung D

Zu (D): Eine abszedierende Entzündung in einer **präformierten Körperhöhle** wird als **Empyem** bezeichnet (hier: Pleuraempyem).

Frage 6.27: Lösung C

Eine abszedierende Entzündung stellt eine herdförmig begrenzte Eiteransammlung dar. Für die Eiterentstehung sind die neutrophilen Granulozyten (C) verantwortlich. Sie zerfallen im Rahmen ihrer Phagozytosefunktion als Mikrophagen und setzen dabei lysosomale Enzyme frei, die zur Verflüssigung des durch die ablaufende bakterielle Entzündung nekrotischen Gewebes führen. Als Resultat entsteht Eiter, dessen Gelbbraunfärbung durch die fettig degenerierten neutrophilen Granulozyten erzeugt wird. Monozyten (E) und die aus ihnen hervorgehenden Gewebsmakrophagen (D) sowie Lymphozyten (B) enthalten nicht die zur Gewebseinschmelzung notwendigen lysosomalen Enzyme.

Zu (A): Gewebsmastzellen (basophile Granulozyten) haben eine zentrale Funktion in der Vermittlung der Überempfindlichkeitsreaktion vom Soforttyp.
(C: 92%/+ 0,21)

Frage 6.28: Lösung B

Man unterscheidet verschiedene Stadien der Abszeßentwicklung. In einem späten Stadium (also bei alten Abszessen) bildet sich eine Abszeßmembran in voller Ausprägung aus (1). Die Abszeßmembran entsteht *sekundär* am Rande der eitrigen Einschmelzungszone des betroffenen Gewebes, in die, neben Bindegewebsfasern produzierenden Fibroblasten, auch Granulozyten und Makrophagen einwandern (4). Durch Vernetzung mit Fibrinfasern entsteht eine widerstandsfähige kapselartige „Umhüllung" des eingeschmolzenen Gewebsareals.

Zu (2): In einem frühen Abszeßstadium ist eine Demarkation der abszedierenden Entzündung noch nicht eingetreten.

Zu (3): Die Innenauskleidung der Abszeßhöhle besteht aus *Granulationsgewebe*.

Zu (5): Prinzipiell ist es denkbar, daß ein Abszeß – z.B. ein Lungenabszeß – neben anderen Kriterien im Röntgenbild eine Verkalkung der Abszeßwandung aufweist. Es kann jedoch nicht die Rede davon sein, daß *stets* Wandverkalkungen vorhanden sind. Im Röntgenbild stellt sich ein Abszeß beispielsweise in der Lunge anfänglich als unscharfer zirkulärer Verschattungsbereich dar, dessen Kern – der „Verflüssigung" des nekrotischen Gewebes entsprechend – später transparenter erscheint (Ringschatten).
(B: 59%/+ 0,28, C: 30%/– 0,17)

6.7 Entzündungsformen, benannt nach der vorherrschenden Komponente

Abszeß — VI.12

Ein Abszeß ist eine herdförmig begrenzte Ansammlung von durch eine Gewebseinschmelzung entstandenem Eiter. Ursache ist eine *Staphylokokken*infektion mit der Folge einer lokalen Nekrose. Diese wird gefördert durch die *Plasmakoagulase* der Staphylokokken, welche über eine Thrombose zu einer lokalen Störung der Durchblutung führt. Die Einschmelzung bzw. Verflüssigung des nekrotischen Materials resultiert aus der proteolytischen Aktivität der durch Staphylokokken und durch sekundär eingewanderte neutrophile Granulozyten gelieferten lysosomalen Enzyme. Die gelbe Farbe verdankt der Eiter abgebauten Fetten. Da Staphylokokken nur wenig Hyaluronidase synthetisieren, bleibt der Prozeß im Gegensatz zu Streptokokkeninfektionen begrenzt. Sekundär entwickelt sich aus noch nicht eingeschmolzenem Gewebe, Fibrin, Granulozyten und Makrophagen eine *graugelbe Abszeßmembran*, die von einer roten *hyperämischen Randzone* umschlossen wird. Bei Zunahme des Druckes im Innern eines Abszesses kann dieser aufbrechen, was zum Ausfluß des Eiters führt.
Ein *Furunkel* ist Folge einer durch Staphylokokken hervorgerufenen Entzündung eines Haarfollikels. Ein Zusammenfließen von mehreren hierdurch entstandenen Abszessen bezeichnet man als *Karbunkel*.
Als *Sequester* bezeichnet man eine aus dem lebenden Gewebsverband gelöste Nekrose. Ein Beispiel sind nekrotische Gewebsreste im Eiter eines Abszesses.

Empyem

F00 **!!**

Frage 6.29: Lösung E

Als Empyem bezeichnet man eine Eiteransammlung in einer präformierten Körperhöhle. In diesem Sinne können sich ein Perikardempyem (A), ein Empyem der Peritonealhöhle (B), ein Gallenblasenempyem (C) oder ein Empyem der Paukenhöhle (D) ausbilden.
Zu **(E):** Die Leber stellt keine präformierte Körperhöhle, sondern ein differenziertes parenchymatöses Organ dar.

Empyem — VI.13

Ein Empyem ist eine Eiteransammlung in einem präformierten Hohlraum wie z.B. Pleura, Perikard, Kieferhöhle oder Gallenblase. Aus dieser Höhle vermag der Eiter nicht abzufließen, z.B. durch Verschluß des eventuell bestehenden Ausführungsganges. Ein Empyem wird verursacht durch Durchbrechen eines nahe gelegenen Abszesses oder Ausbreitung einer eitrigen Entzündung, die in der den Hohlraum begrenzenden Wand lokalisiert ist. Im Falle des *Pleuraempyems* kann es sich hierbei um die Folge einer Lobärpneumonie (Pneumokokken), einer bakteriell (z.B. Staphylokokken) superinfizierten Grippepneumonie oder eines Lungenabszesses handeln. Auch eine phlegmonöse Entzündung des Mediastinums oder der Thoraxwand vermag zu einem Pleuraempyem zu führen.
Komplikation kann ein *Pyopneumothorax* nach durchgebrochenem Lungenabszeß sein, Spätfolge ist die Ausbildung einer *Pleuraschwarte* infolge einer bindegewebigen Verwachsung der beiden Pleurablätter.

Hämorrhagische Entzündung

Grippe

H99 **!!**

Frage 6.30: Lösung C

Die Grippepneumonie ist ein typisches Beispiel für eine hämorrhagische Entzündung (C). Sie läuft im Lungeninterstitium ab und geht mit einer ausgesprochenen **Hyperämie** der Kapillaren einher. Außerdem kommt es zur blutig tingierten Exsudation.
Zu **(A):** Die Tuberkulose führt zu einer *granulomatösen* Entzündung.
Zu **(B):** Eine Pneumocystis-carinii-Pneumonie entwickelt sich interstitiell mit typischen *plasmazellulären Infiltraten*. Sie ist mit einem Anteil von 85% die häufigste **opportunistische Infektion** bei **AIDS**-Patienten.
Zu **(D):** *Legionellen* wurden nach einer epidemieartigen Infektion von Teilnehmern eines Kongresses der "American Legion" 1976 als auslösendes gramnegatives Bakterium entdeckt. Die Infektion, die häufig in Epidemien auftritt, führt zu einer unspezifischen entzündlichen Reaktion in Alveolen und Bronchiolen mit Exsudatbildung als konfluierende Herdpneumonie.
Zu **(E):** Chlamydien (z.B. Chlamydia psittaci) führen zu schweren „atypischen" Bronchopneumonien. Es handelt sich um von Vögeln übertragene, sich intrazellulär vermehrende gramnegative Bakterien.

F97

Frage 6.31: Lösung B

Eine **interstitielle Pneumonie** wird vornehmlich durch **Viren** (1) ausgelöst (Beispiel: Grippe-Pneumonie). Es kommt dabei zur Ausbildung lymphozytärer bzw. lympho-plasmazellulärer Infiltrate im alveolären und extraalveolären Interstitium (4). Nicht ungewöhnlich ist, daß interstitielle Pneumonien klinisch einen anderen Verlauf als eine Lobärpneumonie nehmen (sog. atypische Pneumonien (2)). Der primär im Lungeninterstitium angesiedelte Entzündungsprozeß kann als Residuum eine Lungenfibrose nach sich ziehen (3).

| H88 |

Frage 6.32: Lösung A

Ein durch Influenza-Viren hervorgerufene Enzephalitis ist eine gefürchtete Grippe-Komplikation. Die Entzündung spielt sich in der weißen Hirnsubstanz ab (= Leukoenzephalitis). Ausgeprägte Permeabilitätsstörungen der Hirngefäße führen zu Erythrozytenaustritten, so daß bei der Obduktion die weiße Substanz mit flohstichartigen Einblutungen übersät erscheint (= hämorrhagische Komponente) (A).
Zu **(B)** und **(D):** Eitrige Meningitis und Hirnabszeß haben eine **bakterielle Genese.**
Zu **(E):** Bei der Jakob-Creutzfeldt-Erkrankung und der myatrophischen Lateralsklerose wird eine Slow-virus-Infektion (lange klinische Latenz) als Ursache diskutiert. Ein Zusammenhang mit der Virusgrippe besteht nicht.

Hämorrhagische Entzündung — VI.14

Diese ist gekennzeichnet durch ein blutiges Exsudat, anzutreffen z. B. bei der *Virusgrippe* oder den *Pocken*. Ein hämorrhagisches Exsudat in einer serösen Höhle (Pleura, Peritoneum) ist stets tumorverdächtig.

Grippe — VI.15

Die Grippe ist eine durch *Influenzaviren* (Typ A, B oder C) hervorgerufene Infektionskrankheit der oberen Luftwege mit den Symptomen Husten, Heiserkeit, Halsschmerzen, Fieber und Schüttelfrost. Nach der Inhalation der Viren bleiben diese am respiratorischen Zylinderepithel haften, besiedeln die Zellen, vermehren sich dort und gelangen nach irreversibler Schädigung der Epithelien ins Blut. Makroskopisch findet man eine *flammende Röte* der Schleimhaut von Pharynx, Larynx, Trachea und Bronchien. Charakteristisch sind kleine Blutungen in der Schleimhaut *(hämorrhagisch nekrotisierende Entzündung)* und die Ausbildung von fleckförmigen Fibrinbelägen *(fibrinös verschorfende Entzündung)*.
Bei der vom Zylinderepithel der Bronchiolen ausgehenden **Grippepneumonie** handelt es sich um eine *interstitielle Pneumonie* mit dem Bild einer *Hyperämie der Kapillaren* und einer *lymphozytären Infiltration* in Interalveolarsepten und Bronchuswand. Eine Regeneration des Zylinderepithels erfolgt meist schon nach 8 Tagen. Komplikationen sind *sekundäre bakterielle Superinfektionen* (z. B. Pneumokokken, Staphylokokken, Streptokokken, Haemophilus influenzae) mit der Gefahr einer *Bronchopneumonie* (s. Lerntext VI.10), begünstigt durch die virale Schädigung der Epithelien. Wegen des hämorrhagischen Charakters (infarktähnliche Blutungen) spricht man auch von einer *bunten Grippepneumonie*. Kennzeichen der bakteriellen Besiedlung ist die Entwicklung von Eiter. Weitere Komplikationen sind die *Myokarditis*, die meist tödlich verlaufende *hämorrhagische Leukoenzephalitis* und ein durch die Gefäßschädigung bedingter *Schock*.

> **! Merke:** *Virale* Entzündungen sind nicht eitrig! Im Exsudat findet man vor allem *Lymphozyten*.
> Bei eitrigen Entzündungen handelt es sich um bakterielle Infektionen. Im Exsudat sind überwiegend *neutrophile Granulozyten*.

Granulierende Entzündung

| F00 | **!!** |

Frage 6.33: Lösung E

Granulationsgewebe bildet sich überall dort, wo durch Nekrose eine Gewebsschädigung mit der Folge einer Entzündung stattgefunden hat. Im Rahmen dieser sog. **granulierenden Entzündung,** die als reparativer Gewebsprozeß einsetzt, kommt es in der ersten Phase zum Einwandern neutrophiler Granulozyten, Lymphozyten und Monozyten, die sich im interstitiellen Gewebe zu Makrophagen (A) umwandeln. In einer zweiten Phase erfolgt die Einsprossung von Kapillaren (C) und eine von deren Adventitiazellen ausgehende kollagene Bindegewebsvermehrung (D) durch Fibroblasten (B).
Zu **(E):** Die granulierende Entzündung ist nicht mit den granulomatösen Reaktionen zu verwechseln, bei denen es zur Bildung von pseudotumorösen Knötchen (Granulome) kommt.

| F95 |

Frage 6.34: Lösung C

Die chronische unspezifische granulierende Entzündung ist durch das Auftreten von Granulationsgewebe gekennzeichnet. Granulationsgewebe bildet sich überall dort, wo durch Nekrosen eine Gewebsschädigung mit der Folge einer Entzündung stattgefunden hat. Im Rahmen dieses als reparativem Gewebsprozeß aufzufassenden Vorgangs kommt es in der ersten akuten Phase zum Einwandern neutrophiler Granulozyten, Lymphozyten und Monozyten, die sich im interstitiellen Gewebe befinden. In der zweiten chronischen Phase erfolgt die Einsprossung von Kapillaren und eine von Adventitiazellen ausgehende Bindegewebsvermehrung durch Fibroblasten. Auf diese Weise werden Gewebsdefekte demarkiert (2) und schwere Gewebsschäden nach primären Nekrosen (3) bzw. destruierenden Entzündungsprozessen (4) „organisiert".

Zu (1): Namensgebend für die granulierende Entzündung ist das typische Granulationsgewebe (Granulum = Korn – „körnig" erscheinende Oberfläche).

Zu (5): Die **granulierende Entzündung** ist **nicht** mit den **granulomatösen Reaktionen** zu verwechseln, bei denen es zur Bildung von pseudotumorösen Knötchen (Granulome) kommt.
(C: 32%/+ 0,26; E: 31%/– 0,08)

Granulierende Entzündung — VI.16

Granulationsgewebe bildet sich überall dort, wo durch Nekrose eine Gewebsschädigung mit der Folge einer Entzündung stattgefunden hat.
Bei dieser sog. *granulierenden Entzündung*, z.B. Herzinfarkt, kommt es in einer ersten Phase nach 6 bis 8 Stunden zum Einwandern von neutrophilen Granulozyten, Lymphozyten und Monozyten in die nekrotische Zone mit dem Ziel einer Resorption des nekrotischen Materials. Monozyten werden hierbei zu Makrophagen umgewandelt.
In einer zweiten Phase erfolgt eine *Einsprossung von Kapillaren* und eine von deren Adventitiazellen ausgehende *Bindegewebsbildung* durch *Fibroblasten*. Das neu entstehende Gewebe ist weich, leicht verletzbar und von roter Farbe. Noch während der Ausbildung des Granulationsgewebes setzt vom Rand her eine Umwandlung, einhergehend mit einer Atrophie und Obliteration der Kapillaren und einer Neuformung von Kollagen, ein. Es entsteht so ein grau-weißes, hartes, zell- und gefäßarmes *Narbengewebe*.
In vielen Fällen sind nach Narbenbildung Funktionseinschränkungen durch Schrumpfungsprozesse anzutreffen. Zudem ist Narbengewebe im Vergleich zu funktionell vollwertigem Gewebe wesentlich weniger elastisch.

Tab. 6.1   Vergleich zwischen Granulations- und Narbengewebe nach *Rotter*

Granulationsgewebe	Narbengewebe
Zellreichtum	Zellarmut
neutrophile Granulozyten, Lymphozyten, Monozyten, Fibroblasten, Makrophagen	hoher Gehalt an Kollagen
Kapillarreichtum	Kapillararmut
weich, leicht verletzbar, rot	hart, widerstandsfähig,
an Oberflächen vorgewölbt	grau-weiß an Oberflächen eingezogen

---

Granulomatöse Entzündung

F89 **!**

Frage 6.35: Lösung B

Epitheloidzellen leiten sich von Monozyten ab. Sie sind als in Granulomen spezifisch vorkommende Makrophagen aufzufassen. Der Name rührt von der charakteristischen Anordnungsform dieser Zellen her, die als „epithelähnlich" (enge Zellaufreihung) bezeichnet werden kann.

Zu (A) und (C): Lymphozyten und Plasmazellen können zwar in Granulomen vorkommen, sie gehören jedoch nicht – wie die Epitheloidzellen – dem System der Makrophagen an.

Zu (D): Neutrophile (gelapptkernige) Granulozyten sind ebenso wie die Epitheloidzellen zur Phagozytose fähig. Sie sind typischerweise in Massen im histologischen Bild einer eitrigen Entzündung anzutreffen.

Zu (E): Wie bereits oben beschrieben, geht die Namensgebung für Epitheloidzellen nur auf einen *Vergleich* zu Epithelien zurück.

F99

Frage 6.36: Lösung A

Die *Piringer-Lymphadenitis* tritt bei der *Toxoplasmose* (A) auf. Dabei kommt es zu einer kleinherdigen Epitheloidzellreaktion. Riesenzellen finden sich nicht.

Zu (B): Die Lymphadenitis bei Tuberkulose zeichnet sich histologisch durch eine granulomatöse Entzündung mit zentraler Verkäsungszone aus.

Zu (C): Atypische Mykobakteriosen treten ausschließlich unter den Bedingungen der Immunsuppression des Organismus auf. Beispiel: opportunistische Infektion mit Mycobacterium avium intracellulare bei AIDS. Es kommt unter der gegebenen Abwehrschwäche des Organismus nicht zur Ausbildung einer typischen granulomatösen Entzündungsreaktion.

Zu (D): Eine lokale oder systemische Infektion mit Candida-Species führt nicht zu spezifischen histologischen Lymphknotenveränderungen.

Zu (E): Die Listeriose (Listeria monocytogenes) führt zur Ausbildung von Granulomen mit einer zentralen Nekrose.

F00

Frage 6.37: Lösung E

Eine granulomatöse Entzündung ist als Variante einer protrahiert verlaufenden exsudativen Entzündung anzusehen und durch die knötchenförmige Ansammlung von Makrophagen und Epitheloidzellen gekennzeichnet. Es werden verschiedene Granulomformen bei der granulomatösen Entzündung unterschieden:

- Sarkoidosegranulom (Epitheloidzellgranulom) (z. B. Sarkoidose, Morbus Crohn (C), interstitielle Lungenfibrose bei Silikose (A))
- Tuberkulosegranulom (z. B. Mycobacterium tuberculosis (B), Lepra (D))
- Pseudotuberkulosegranulom (z. B. Listeriose, Brucellose, Histoplasmose)
- Rheumatisches Granulom (nur beim rheumatischen Fieber, d. h. nach vorangegangener Infektion mit Streptokokken der Gruppe A)
- Rheumatoides Granulom (sog. Rheumaknoten bei rheumatoider Arthritis)
- Fremdkörpergranulom (z. B. kristalline Fremdkörper wie Silikatstäube und Urate, nichtkristalline Fremdkörper wie Holz, Öl, Silikon)

Zu **(E)**: Die feuchte Gangrän entsteht durch Besiedlung einer Nekrose durch Fäulniskeime. Diese Nekroseform ist durch eine rasant verlaufende Gewebseinschmelzung gekennzeichnet. Außerdem kommt es zur Gasbildung im Gewebe und zur Absonderung von übelriechendem Sekret. Die feuchte Gangrän tritt zwar auch an den Extremitäten auf, ist jedoch bevorzugt an inneren Organen lokalisiert (z. B. Darmgangrän, Lungengangrän). Eine granulomatöse Reaktion kommt nicht zustande.

F00

Frage 6.38: Lösung E

Die Sarkoidose (syn. M. Boeck) stellt eine *granulomatöse Systemerkrankung* dar, die prinzipiell jedes Organ befallen kann (B). Die chronische Form der Sarkoidose fällt häufig als reiner Zufallsbefund bei zunächst subjektiver Beschwerdefreiheit des Betroffenen z. B. im Rahmen einer Röntgen-Thorax-Routineuntersuchung durch Vergrößerung der mediastinalen (hilären) Lymphknoten (C) auf. Die Diagnose kann durch transbronchiale Punktion dieser Lymphknoten gesichert werden (D). Im Spätstadium der chronischen Verlaufsform kommt es zur irreversiblen interstitiellen Lungenfibrose mit Ausbildung eines Cor pulmonale (A).
Zu **(E)**: Die Granulome vom Sarkoidosetyp imponieren wie diejenigen bei der **produktiven Form der Lungentuberkulose**, nämlich **ohne** zentrale Nekrosezone. Je nach Abwehrlage des Organismus kommt es zu Modifizierungen in der Ausprägung der tuberkulösen Granulome. Bei guter Resistenzsituation des Organismus entstehen Tuberkel ohne zentrale Verkäsungszone (Epitheloidzelltuberkel): produktive Lungentuberkulose. Liegt jedoch im Gegensatz dazu eine herabgesetzte Resistenz des Organismus vor, so überwiegt die **exsudative** Komponente der Entzündung mit einer das histologische Bild beherrschenden zentralen **verkäsenden Nekrose** und einer abgeschwächten bis gar nicht vorhandenen Epitheloidzellreaktion.

F93

Frage 6.39: Lösung C

In der im Aufgabentext gegebenen ausführlichen Fallbeschreibung sind typische klinische und histologische Merkmale der Sarkoidose (C) aufgelistet. Neben der mediastinalen Lymphknotenvergrößerung sind die Merkmale von Granulomen des Sarkoidosetypes (epitheloidzellhaltige Granulome mit mehrkernigen Riesenzellen, Schaumann-Körperchen) beschrieben.
Zu **(A)**: Die **Piringer-Lymphadenitis** tritt bei der **Toxoplasmose** auf. Dabei kommt es zu einer kleinherdigen Epitheloidzellreaktion. Riesenzellen finden sich nicht.
Zu **(B)**: Im Text ist ausdrücklich darauf hingewiesen, daß zentrale Nekrosen in den Granulomen nicht erkennbar sind. Damit kann die Diagnose einer verkäsenden Lymphknoten-Tuberkulose sicher ausgeschlossen werden.
Zu **(D)**: Der in der Fallbeschreibung ausdrücklich gegebene Hinweis auf das Fehlen von Hodgkin-Zellen („Zellen mit blastomatösem Kern und auffällig prominentem Nukleolus") schließt die Diagnose Morbus-Hodgkin aus.
Zu **(E)**: Die Steinstaublungenerkrankung (Silikose) entsteht nach Inhalation von Quarzstäuben, aus denen im Lungeninterstitium Kieselsäure freigesetzt wird. Dadurch wird eine ausgeprägte *rein histiozytäre* Proliferation induziert, die letztendlich in eine zunehmende Fibrosierung einmündet. Ähnliche Veränderungen finden sich in den Hiluslymphknoten. Eine granulomatöse Gewebsreaktion kommt bei der Silikose nicht zustande.
(C: 78%/+ 0,30)

F97

Frage 6.40: Lösung C

Langhans-Riesenzellen kommen charakteristischerweise in Granulomen vom Tuberkulose- und Sarkoidosetyp (C) vor.
Zu **(A)**: Touton-Riesenzellen (Schaumzellen) kommen bei zahlreichen stoffwechselbedingten, entzündlichen oder traumatischen Erkrankungen vor. Typisch sind ein infolge Verfettung feinvakuoläres, „schaumig" aussehendes Zytoplasma und zentral kranzförmig angeordnete Kerne, die ein homogenes Zytoplasma einschließen.
Zu **(B)**: Eine **Masern-Infektion** geht mit einer Hyperplasie der lymphatischen Organe einschließlich des lymphatischen Gewebes der Appendix vermiformis einher. Dabei kommt es charakteristischerweise zur Bildung von Riesenzellen, die vorwiegend in den B-Zell-Regionen lokalisiert sind und als **Warthin-Finkeldey-Zellen** bezeichnet werden. Diese enthalten bis zu 30 hyperchromatische Kerne in zentraler Lage.

Zu **(D):** Die Riesenzellen bei **Zytomegalie** sind einkernig. Sie enthalten typischerweise **intranukleäre Einschlußkörperchen,** die von einem hellen Hof umgeben sind (sog. **Eulenaugenzellen).**
Zu **(E):** Aschoff-Zellen treten in Granulomen des rheumatischen Fiebers auf. Es handelt sich dabei um mehrkernige Makrophagen.

F99

Frage 6.41: Lösung D

Sehr schwer oder nicht abbaubare Substanzen, die in den Organismus gelangen oder in ihm primär entstehen, werden als Fremdkörper bezeichnet. Die Auseinandersetzung des Körpers mit diesen Stoffen führt zu einer granulomatösen Entzündungsreaktion am Ort des Eindringens/Einlagerns. Es entsteht histologisch ein Fremdkörpergranulom. Als Komplikationen können sich chronisch-eitrige und fistelnde Entzündungen ausbilden. – Es werden kristalline Fremdkörper wie Glasfasern, Metalle, Silikatstäube, Cholesterin und Urat und nicht kristalline Fremdkörper wie z. B. Holz und Öl grundsätzlich unterschieden.
Zu **(A):** epithelialer Schleim – Schleimgranulom (mukophages Granulom)
Zu **(B):** Fadenmaterial – Fadengranulom, Komplikation: Fadenfistel
Zu **(C):** Cholesterin – Cholesteringranulom z. B. bei Atheromen
Zu **(D):** Fibrinogen kann als Folge einer Entzündungsreaktion in das Interstitium gelangen und wird dort zu Fibrin vernetzt. Dieses Protein ist durch Makrophagen abbaubar und wird deswegen nicht als Fremdkörper identifiziert.
Zu **(E):** Urate (Harnsäuresalze) – Gichttophus (histologisch: Fremdkörpergranulom)

H99

Frage 6.42: Lösung A

Aschoff-(Geipel-)Knötchen sind das typische morphologische Korrelat einer **Myocarditis rheumatica,** die als Folge eines **rheumatischen Fiebers** auftreten kann. Dabei handelt es sich um **riesenzellhaltige Granulome,** die eine fibrinoide Nekrose umgeben (A) (Granulome vom Typ des rheumatischen Fiebers).
Zu **(B)** und **(C):** Bei der rheumatoiden Arthritis (syn. primär chronische Polyarthritis) kann es sowohl periartikulär im subkutanen Fettgewebe (Rheumaknoten) als auch in inneren Organen (B) zu Granulombildungen kommen (Rheumatismus nodosus). Es handelt sich hierbei histologisch um Granulome vom Typ der rheumatoiden Arthritis.
Zu **(D):** Bei einer chronischen Cholezystitis kann es als Folge einer Kollagenfaserdegeneration zu schwartigen Veränderungen des Serosaüberzuges kommen. Abgegrenzte Knotenbildungen werden dabei eher nicht beobachtet.

Zu **(E):** Im Rahmen eines ausgeprägten Blutrückstaus in die Milz kann es zu fokalen Einblutungen in die Pulpa kommen. Nach dem nachfolgenden Erythrozytenabbau verbleiben hier mit Hämosiderin beladene Narbenareale, die als *Gandy-Gamma-Knötchen* schon makroskopisch nachweisbar sind.

H98 **!**

Frage 6.43: Lösung D

Die Myocarditis rheumatica zählt neben der Endocarditis verrucosa, der Pericarditis rheumatica u.a. zu den sog. „Streptokokkennachkrankheiten". Das charakteristische morphologische Substrat der rheumatischen Myokarditis sind die **Aschoff-Knötchen** (B) (Granulome vom Typ des rheumatischen Fiebers). Gelegentlich finden sich in den Granulomen, die eine **fibrinoide Nekrose** (A) umgeben, *Riesenzellen,* die als *Aschoff-Geipel-Riesenzellen* bezeichnet werden. Die *Makrophagen,* die in den Granulomen vom Typ des rheumatischen Fiebers vorkommen, werden nach ihrem Erstbeschreiber als **Anitschkow-Zellen** (C) bezeichnet. Die Aschoff-Knötchen bilden sich in der Adventitia der kleinen und mittleren Zweige intramural gelegener Koronararterienäste (B). Eine schwere akute rheumatisch bedingte Myokarditis kann zur tödlichen Herzmuskelinsuffizienz führen, die mit einer myogenen Dilatation einhergeht. Rezidivierende rheumatische Myokarditiden verursachen durch kleinfleckige spindelförmige Narbenbildung (E) eine Gefügedilatation. Letztendlich resultiert auch hierbei eine Herzmuskelinsuffizienz.
Zu **(D): Granulome vom Typ der rheumatoiden Arthritis = „Rheumaknoten":** Diese Knoten treten bei der **primär chronischen Polyarthritis** meist makroskopisch sichtbar unter der Haut auf. Sie besitzen eine zentrale *fibrinoide Nekrose* mit einem Saum von Makrophagen, der ihrerseits von Bindegewebe umgeben wird.

Granulomatöse Reaktionen —————— VI.17

Diese sind Folgen chronischer Entzündungen, welche mit der Bildung von *pseudotumoralen Knötchen* (Granulomen), bestehend aus Granulationsgewebe einhergehen. Granulome sind arm an Kapillaren. Man findet vor allem Makrophagen, Lymphozyten und Plasmazellen. Vielfach zeigen sich die Makrophagen in ihrer Morphologie verändert. Wegen der Ähnlichkeit mit Epithelzellen spricht man von *Epitheloidzellen.* Außerdem kann es durch Fusion zur Bildung von *Riesenzellen* kommen (diese können aber auch fehlen!). Granulome werden meist von einem *Kranz aus Lymphozyten und Plasmazellen* umgeben.

Man unterscheidet verschiedene Typen des Granuloms:

- **Sarkoidosetyp:** Diese Granulome zeigen den beschriebenen Aufbau, haben zentral meist *keine Nekrose* und besitzen *Langhans*-Riesenzellen, in welchen man mitunter im Zytoplasma *asteroid bodies* oder *Schaumann-Körperchen* findet.
Beispiele sind die Sarkoidose *(M. Boeck)* (zumeist anzutreffen in Lymphknoten, Lunge, Leber oder Haut), der *M. Crohn* und die *Toxoplasmose*.
- **Tuberkulosetyp:** Die Granulome *(Tuberkel)* ähneln denen der Sarkoidose (Langhans-Riesenzellen), zeigen aber zusätzlich eine *zentrale Nekrose*, die man wegen der Umwandlung des Gewebes zu einer amorphen Masse als Verkäsung bezeichnet (siehe Lerntext III.8). Die Ursache sind zumeist Mykobakterien (Tuberkulose, Lepra), welche von den Makrophagen zwar phagozytiert werden, in diesen aber weiter existieren können. Der Lymphozytenkranz ist meist ausgeprägter als bei der Sarkoidose. Man trifft diesen Granulomtyp bei *Tuberkulose, Lepra* und *Syphilis* an.
- **Granulome vom Typ der Pseudotuberkulose** können bei einer Reihe von Infektionserkrankungen in entzündlich reagierenden Lymphknoten auftreten. Dabei kommt es innerhalb einer Granulombildung mit Histiozyten und Epitheloidzellen zentral zum Zerfall von Granulozyten. Diese Nekrosezone gleicht histologisch der käsigen Nekrose bei der Tuberkulose, weswegen die Namensgebung *Pseudo*tuberkulose eingeführt wurde.
- **Typ des rheumatischen Fiebers:** Man findet diese Granulome **(Aschoff-Knötchen)** vor allem im Myokard. Sie liegen dort bevorzugt *perivaskulär* und bestehen aus einer zentralen *fibrinoiden Nekrose*, umgeben von typischen Makrophagen (sog. *Eulenaugenzellen, Anitschkow-Zellen*) und von mehrkernigen Riesenzellen (Riesenzellen vom *Aschoff-Geipel-Typ*). Außerdem findet sich ein spärliches Infiltrat aus Lymphozyten, Plasmazellen und vereinzelten Granulozyten.
- **Typ der rheumatischen Arthritis** Diese Knoten treten meist makroskopisch sichtbar unter der Haut auf. Sie besitzen eine zentrale *fibrinoide Nekrose* mit einem Saum von Makrophagen, der seinerseits von Bindegewebe umgeben wird.
- **Fremdkörpertyp:** Diese Granulome entstehen nicht immer nur als Folge einer Gewebsschädigung durch körperfremde (z.B. Operationsfäden), sondern auch durch körpereigene Substanzen (z.B. Urate bei der Gicht). Ausmaß und Dauer der Entzündung hängen hierbei von der Art des Fremdkörpers ab. Die Granulome bestehen aus Makrophagen, die den Fremdkörper umgeben und phagozytieren. Hierbei kann es zur Bildung von sog. *Fremdkörperriesenzellen* kommen.
Eine spezielle Form sind die *Touton-Riesenzellen*, welche wegen der phagozytierten Lipide ein schaumiges Aussehen haben. Man spricht deswegen auch von *Schaumzellen*.

Tuberkulose

H97 **!!**

Frage 6.44: Lösung C

Zu Aussage **(1):** Epitheloidzellen leiten sich von Monozyten ab. Sie sind als in Granulomen spezifisch vorkommende Makrophagen aufzufassen (z.B. Granulom vom Tuberkulosetyp). Der Name rührt von der charakteristischen Anordnungsform dieser Zellen her, die als „epithelähnlich" (enge Zellaufreihung) bezeichnet werden kann.

Zu Aussage **(2):** Epitheloidzellen sind in der Lage, Tuberkelbakterien zu phagozytieren, können diese jedoch nicht abtöten. Nach der Phagozytose existieren die Tuberkelbakterien intrazellulär weiter, was zum Absterben der betreffenden Epitheloidzellen führt. Es kommt zur Zytolyse und zur Freisetzung der Tuberkelbakterien. Nachdem anschließend T-Lymphozyten *spezifische Antikörper* gegen Tuberkelbakterien bilden, kommt es durch T-Helfer-Zellen zur Bildung eines *Lymphokins*, das Makrophagen *aktiviert*. In aktiviertem Zustand sind die Makrophagen dann in der Lage, die Tuberkelbakterien zu töten.
(C: 93%, 0,13)

F92

Frage 6.45: Lösung E

In der für die Tuberkulose spezifischen Terminologie wird der Begriff Primärinfektion nicht häufig gebraucht und wird wohl vom IMPP verwandt, um eine Verwechslung mit den Begriffen Primärkomplex, Primäraffektion oder Primärstadium zu provozieren. Der Begriff Primärinfektion bedeutet in diesem Fall das erste Eindringen des Tuberkelbakteriums in den Organismus. Folgende Fragestellung wäre deutlich weniger mißverständlich und inhaltlich identisch. Eintrittspforten des Mycobacterium tuberculosis sind: ...

In **95%** aller Fälle wird das Bakterium **aerogen** übertragen, so daß die Lunge Ort der Primärinfektion ist (2). Bei Infektion über kontaminierte Nahrung (z. B. Rohmilch) erfolgt die primäre Infektion in der Mundhöhle (1), besonders an Zahnfleisch und Tonsillen, oder im Darm (3). Nur selten sind Haut (4) oder Genitale Eintrittspforten des Erregers, der auch über Eiter, Stuhl, Urin und Staub übertragen werden kann. Am Ort der Erstinfektion entsteht dann der Primärherd, eine unspezifische exsudative Entzündung, die sich in der Regel auch in den regionären Lymphknoten und Lymphgefäßen abspielt. Der Primärkomplex ist deshalb als Primärherd mit Lymphangitis und regionärer Lymphadenitis definiert.

F98

Frage 6.46: Lösung E

Die Eiweißkomponente der Tuberkelbakterien, das Tuberkulin, wirkt als starkes Antigen, das nach Sensibilisierung des Organismus eine in diesem Falle **T-lymphozytäre Allergie** (Überempfindlichkeitsreaktion vom *verzögerten Typ*) auslöst. Nach einigen Wochen kommt es dementsprechend in Anwesenheit der lokal persistierenden Tuberkelbakterien zur morphologisch faßbaren allergischen Reaktion: an die Stelle der vorher rein exsudativen Entzündung tritt eine sog. *Verkäsungsnekrose*, um die herum es als Folge der stimulierten Abwehr zu einer *proliferativ produktiven Reaktion* mit dem Ziel einer Eindämmung des Herdes kommt. Es werden dabei die für die Tuberkulose typischen *Granulome* (Tuberkel), bestehend aus Epitheloidzellen (A), den die allergische Reaktion steuernden **T-Lymphozyten** mit ihren Abkömmlingen ((C) und (D)) und Langhans-Riesenzellen (B) gebildet. Die T4-Lymphozyten reagieren dabei auf gelöstes Antigen, die T8-Lymphozyten üben eine spezifische Zytotoxizität aus.

Zu **(E): Gewebsmastzellen** sind für die Vermittlung der **allergischen Reaktion vom Soforttyp** verantwortlich.

H93 H84 **!**

Frage 6.47: Lösung C

Die azinös-nodöse Lungentuberkulose tritt im Rahmen der Postprimärperiode der Tuberkulose als Folge einer *intrakanalikulären* Ausbreitung ((C), (E)) auf. Sie stellt die chronische Verlaufsform der Lungentuberkulose dar (B). Bei der histologischen Untersuchung finden sich die in typischer Weise aufgebauten Granulome vom Tuberkulosetyp mit einem mehr oder weniger stark ausgeprägten Wall von Lymphozyten als äußerer Begrenzung (A).

Zu **(C):** Eine hämatogene Spätgeneralisation im Rahmen der Postprimärperiode der Tuberkulose ist sehr selten. Ein Beispiel für eine mögliche Manifestationsform ist dabei die Leptomeningitis tuberculosa.

Zu **(D):** Das Wort **Lungenphthise** ist synonym mit dem Begriff **Lungentuberkulose** zu verwenden. Die azinös-nodöse Form der Lungentuberkulose entsteht bei guter Abwehrlage des Organismus und geht mit der für die Granulombildung charakteristischen *zellulären* Gruppierungsreaktion einher. Man spricht in diesem Zusammenhang von einer produktiven Tuberkulose. Tritt bei herabgesetzter Abwehrlage nur eine spärliche oder gar keine Demarkationsreaktion auf, liegt eine *exsudative* Tuberkulose vor.
(B: 66%/+ 0,19)

F98 **!!**

Frage 6.48: Lösung E

Zu **(1):** Die Tuberkulose ist eine Infektionskrankheit, hervorgerufen durch das säurefeste *Mycobacterium tuberculosis* (Koch-Bazillus), *Mycobacterium bovis* und *M. acium*. Eine Ansteckung erfolgt überwiegend durch Tröpfcheninfektion per inhalationem (Primäraffektion: Lunge) oder, wesentlich seltener, z. B. enteral durch Genuß von infizierter Milch (Primäraffektion: Ileum).

Zu **(2):** Die Steinstaublungenerkrankung (Silikose) entsteht nach Inhalation von Quarzstäuben, aus denen im Lungeninterstitium Kieselsäure freigesetzt wird. Dadurch wird eine ausgeprägte *rein histiozytäre* Proliferation induziert, die letztendlich in eine zunehmende Fibrosierung einmündet. An Silikose leidende Patienten haben ein **100mal höheres Risiko** an Tuberkulose zu erkranken als Gesunde (**Silikotuberkulose**).

Zu **(3):** Bei herabgesetzter Abwehrlage des Organismus (z. B. bei AIDS) kann eine perakute hämatogene Streuung der Tuberkelbakterien erfolgen: Sepsis tuberculosa acutissima (syn.: gravissima).

Zu **(4):** Gelangen Bakterien in massiver Form über die Lungenvene oder lymphogen über den Ductus thoracicus in die Blutbahn, so resultiert hieraus eine sog. *Frühgeneralisation* der Tuberkulose mit der möglichen Komplikation einer *Miliartuberkulose*. Die auf diesem Weg entstehenden Herde in Lunge, Leber, Niere, Milz und anderen Organen sind hirsekorngroß (Milium – Hirsekorn). Auch die *tuberkulöse Leptomeningitis* kann auf diesem Wege hervorgerufen werden.

F95 **!**

Frage 6.49: Lösung A

Die azinös-nodöse Lungentuberkulose (A) entsteht als Folge einer **bronchogenen Streuung** von Tuberkelbakterien im Rahmen der Postprimärperiode der Tbc (syn. chronische Lungentuberkulose).

Zu **(B)** und **(E):** Die Miliartuberkulose entsteht als Folge einer hämatogenen Streuung der Tuberkelbakterien im Verlauf der Primäraffektionsperiode. Man spricht in diesem Zusammenhang von der sog. **Frühgeneralisation,** durch die als weitere typische Organmanifestation auch die Leptomeningitis tuberculosa entstehen kann.

Zu **(C)** und **(D):** Die Urogenitaltuberkulose entsteht auf dem Boden der *seltenen* hämatogenen **Spätgeneralisation** der Tuberkulose mit chronischer Organmanifestation (z.B. Nierentuberkulose, Nebenhodentuberkulose etc.).
(A: 93%/+ 0,25)

Frage 6.50: Lösung C

Eine Miliartuberkulose entwickelt sich bei schlechter Abwehrlage des Organismus durch hämatogene Streuung der Tuberkelbakterien mit Ausbildung multipler Organherde (C).

Zu **(A):** Die *azinös-nodöse Lungentuberkulose* entsteht als Folge einer *bronchogenen Streuung* von Tuberkelbakterien im Rahmen der Postprimärperiode der Tbc (syn. chronische Lungentuberkulose).

Zu **(B):** Die aerogene Erst- oder Reinfektion durch Tuberkelbakterien führt zunächst zur Lungenbeteiligung, bevor – dann indirekt – eine hämatogene Streuung des Erregers als Voraussetzung für eine Miliartuberkulose zustande kommen kann.

Zu **(D):** Beim Versagen der Immunabwehr, wie dies z.B. bei AIDS-Patienten der Fall ist, kann es zum Bild der perakuten Tuberkulosepsis (Sepsis tuberculosa gravissima Landouzy) kommen, bei der eine granulomatöse Abgrenzung der durch Tuberkelbakterien entzündlich veränderten Gewebsareale *im Gegensatz zur Miliartuberkulose* ausbleibt. Die histotoxische Wirkung der Bakterien führt zu Gewebsnekrosen, bei denen *keine* Demarkation erfolgt *(areaktive Nekrosen).* Dementsprechend entstehen nicht die typischen miliaren Tuberkel. Bei herabgesetzter Immunabwehr kann als Spätkomplikation einer Organtuberkulose die Erkrankung akut exazerbieren, indem die dann sich massiv vermehrenden Tuberkelbakterien den Organismus geradezu „überschwemmen".

Zu **(E):** Bei Erstkontakt mit Tuberkelbakterien kommt es am Ort der Primäraffektion zunächst zu einer *unspezifischen* Entzündung. Erst nach einigen Wochen führt die fortdauernde Anwesenheit von Bakterien zu einer T-Lymphozyten-induzierten Hypersensitivitätsreaktion (Typ IV). Die Folge ist eine proliferative produktive Entzündung mit Granulomen vom Tuberkulosetyp. Diese Vorgänge der Sensibilisierung des Immunsystems gegenüber Tuberkelbakterien sind lange abgeschlossen, bevor es zum Bild der Miliartuberkulose kommen kann.

Frage 6.51: Lösung A

Beim **Versagen der Immunabwehr**, wie dies z.B. bei AIDS-Patienten der Fall ist (E), kann es zum Bild der **perakuten Tuberkulosepsis** (Sepsis tuberculosa gravissima) kommen, bei der eine granulomatöse Abgrenzung der durch Tuberkelbakterien entzündlich veränderten Gewebsareale ausbleibt. Die histotoxische Wirkung der Bakterien führt zu Gewebsnekrosen, bei denen *keine* Demarkation erfolgt *(areaktive Nekrosen)* (D). Dementsprechend entstehen nicht die typischen miliaren Tuberkel (B). Bei herabgesetzter Immunabwehr kann als Spätkomplikation einer Organtuberkulose die Erkrankung akut exazerbieren, indem die dann sich massiv vermehrenden Tuberkelbakterien den Organismus geradezu „überschwemmen" (C).

Zu **(A):** Bei abgeschwächter Immunabwehr ist das Vollbild der Sepsis bereits vor einer möglichen Antwort des unspezifischen Abwehrsystems z.B. in Form einer extremen Leukozytose ausgeprägt.

Frage 6.52: Lösung B

Lupus wird im medizinischen Sprachgebrauch übersetzt mit „fressende Flechte". Ursprünglich wurde der Begriff für jeden verstümmelnden Proceß des Mittelgesichts benutzt. Heutzutage kommt der Begriff Lupus nur im Zusammenhang mit der *Hauttuberkulose (Lupus vulgaris,* Erreger: Mycobacterium tuberculosis) (B), der Sarkoidose (syn. M. Boeck, Lupus pernio) und den beiden Formen des Lupus erythematodes vor.

Zu **(A):** Eine starke chronische Sonnenexposition kann zur Induktion maligner Hauttumoren führen.

Zu **(C):** Das Mycobacterium leprae führt zu verstümmelnden Nekrosen.

Zu **(D):** Candida albicans kann schwere kutane und systemische Infektionen hervorrufen.

Zu **(E):** Der Lupus vulgaris tritt *erregerbedingt* und nicht im Rahmen von Überempfindlichkeitsreaktionen auf.

Tuberkulose — VI.18

Die Tuberkulose ist eine Infektionskrankheit, hervorgerufen durch das säurefeste *Mycobacterium tuberculosis* (Koch-Bazillus) und *Mycobacterium bovis.* Eine Ansteckung erfolgt durch Inhalation (Primäraffektion: Lunge) oder enteral durch Genuß von infizierter Milch (Primäraffektion: Ileum).

Sehr selten kommt es zur Erstinfektion in den Gaumentonsillen, am Genitale oder an der Haut. Eine geschwächte Resistenz (z.B. Unterernährung) fördert eine Tuberkuloseinfektion. Die Tuberkulose ist eine *spezifische Entzündung,* da man auf

Grund der Gewebsreaktionen auf die Ätiologie schließen kann.

Primärkomplex:
Durch die Eiweißkomponente, das *Tuberkulin*, wirken Tuberkelbakterien als Antigene, wodurch sie nach einer Sensibilisierung des Organismus eine zellgebundene (T-lymphozytäre) Allergie (s. Typ IV der allergischen Reaktionen, Lerntext V.2) auslösen. Aus diesem Grund kommt es beim ersten Kontakt mit Mykobakterien nur zu einer unspezifischen exsudativen Entzündung am Ort der Primäraffektion. Der Primärherd, in der Lunge *Ghon-Herd* genannt, und der zugehörige ebenfalls erkrankte Lymphknoten formen den *Primärkomplex*. Der Ghon-Herd ist zumeist in den mittleren Abschnitten der rechten und linken Lunge subpleural (Folge: fibrinöse Pleuritis) lokalisiert. Die Anwesenheit der Bakterien (Bakteriämie) führt nach einigen Wochen zu einer hyperergischen, allergischen Reaktionslage. An der Stelle des exsudativen Entzündung entsteht eine sog. *Verkäsungsnekrose* (s. Nekroseformen, Lerntext III.8). Als Folge der stimulierten Abwehr kommt es um die Verkäsungsnekrose zu einer *proliferativ produktiven Reaktion* mit dem Ziel einer Eindämmung des Herdes. Es werden dabei die für die Tuberkulose typischen *Granulome* (Tuberkel), bestehend aus Epitheloidzellen (Histiozyten und Monozyten), Lymphozyten und *Langhans-Riesenzellen* gebildet (s. auch Granulom vom Tuberkulosetyp, Lerntext VI.17). Dieses Granulationsgewebe ist arm an Kapillaren.
Bei sehr virulenten Bakterien oder guter Abwehrlage kann ein Tuberkel auch ohne exsudatives Zwischenstadium entstehen, aber auch eine sekundär entstehende Verkäsung im Zentrum eines primären Tuberkels ist möglich.
Die Kapsel eines Tuberkels kann später bindegewebig umgewandelt werden. Die Verkäsungszone erfährt eine Eindickung und Verhärtung, an die sich eine Verkalkung anschließt. Auch die Kalkherde enthalten noch virulente Tuberkelbakterien, so daß es noch nach Jahren durch eine Resistenzverminderung zu einem erneuten Krankheitsausbruch *(Exazerbation)* kommen kann.

Primäraffektionsperiode:
Vom Primärkomplex ausgehend können die Bakterien *hämatogen* streuen, was zur Bildung kleiner Herde in den Lungenspitzen *(Simon-Spitzenmetastasen)*, den *Nieren* und dem *Skelett* führt. Diese sind zunächst ohne Bedeutung, können aber später einmal im Rahmen einer Resistenzschwächung exazerbieren.
Bei schlechter Abwehrlage kann durch Ausbreitung eines verkäsenden Primärkomplexes, z.B. durch mißglückte granulomatöse Abgrenzung, ein größerer Bronchus miteinbezogen werden, in welchen die verflüssigten Käsemassen entleert werden. Den zurückbleibenden Gewebsdefekt bezeichnet man als *Frühkaverne*. Ferner kann es auch zu einem Einbrechen in die Lymphknoten mit der Folge einer *Lymphknotentuberkulose* kommen. Gelangen Bakterien in massiver Form über die Lungenvene oder lymphogen über den Ductus thoracicus in die Blutbahn, so resultiert hieraus eine sog. *Frühgeneralisation* mit der möglichen Komplikation einer *Miliartuberkulose*. Die auf diesem Weg entstehenden Herde in Lunge, Leber, Niere, Milz und anderen Organen sind nur hirsekorngroß (Milium – Hirsekorn).
Bei völligem Ausbleiben einer granulomatösen Abgrenzung infolge eines Versagens der Immunabwehr kann es zu einer meist tödlich verlaufenden *Sepsis tuberculosa gravissima* kommen. Auch die *tuberkulöse Leptomeningitis* kann eine Komplikation der Primärinfektionsperiode sein.

Postprimärperiode:
Hierbei handelt es sich zumeist um isolierte *chronische Organtuberkulosen* (-phthisen), wenngleich es auch in seltenen Fällen zu einer *hämatogenen Spätgeneralisation* sowie der Ausbildung einer tuberkulösen Leptomeningitis kommen kann. Die Organtuberkulosen in Lunge, Niere, Knochen und Haut sind Folgen einer Exazerbation von alten, durch hämatogene Streuung entstandenen Herden. Komplikation dieser chronischen Prozesse ist die *Amyloidose* (s. Lerntext III.12).
In der Lunge entsteht die *chronische Lungentuberkulose*, ausgehend von den exazerbierten in die Bronchien einbrechenden Spitzenherden, welche so zum röntgenologisch nachweisbaren *infraklavikulären Frühinfiltrat* führen. Durch *bronchogene Streuung* vermag der Prozeß sich weiter auszubreiten. Die Folgen sind eine *käsige Herdpneumonie* und eine weitere *Kavernisierung*. Durch den Anschluß an die Bronchien können die Mykobakterien abgehustet werden. Es kommt zur infektiösen *offenen TBC*. Je nach Resistenzlage und therapeutischen Maßnahmen erfolgt eine fortschreitende Destruktion des Lungengewebes bei exsudativ verkäsenden Herden oder ein Stoppen des Prozesses bei produktiven Herden. Alte, durch produktive Proliferation entstandene Herde mit zentraler Vernarbung haben bei der Sektion ein *azinös-nodöses* (kleeblattartiges) Aussehen. Völlig bakterienfreie Narben bezeichnet man als *zirrhotischen Herd*. Das Narbengewebe kann auch eine schwärzliche Farbe haben *(anthrakotische Induration)*.
Komplikation einer solchen chronischen Lungentuberkulose sind: Hämoptoe, Ateminsuffizienz, pulmonale Hypertonie und Kavernen- bzw. Narbenkarzinom.

Chronische Urogenitaltuberkulose: Die Nierentuberkulose ist ebenfalls Folge einer Exazerbation eines alten Herdes. Es kommt zu einer Zerstörung des Nierenparenchyms mit der Entwicklung einer *Kitt-* oder *Mörtelniere.* Auch Ureter und Harnblase können deszendierend erkranken. Selten ist die aszendierende Infektion von Prostata, Samenblase und Nebenhoden (s. Abbildung 6.1).

Impfung: Zur Resistenzbildung und Allergisierung führt man die *BCG-Impfung* mit dem abgeschwächten Bacille de Calmette et Guerin durch, welche einen künstlichen Primärkontakt hervorruft.

Eine Zusammenfassung findet man in Abbildung 6.1.

Primärkomplex

Primärherd (Ghon-Herd) und zugehöriger Lymphknoten (1)
Fibrinöse Pleuritis (2)

Primäraffektionsperiode

Bei normaler Abwehr
- Simon-Spitzenherde (1)
- Streuherde in Nieren und Skelett (2)

Bei schlechter Abwehr
- Frühkaverne (3)
- Lymphknoten-TBC (4)
- Hämatogene Frühgeneralisation: Miliar-TBC (5)
- Leptomeningitis tuberculosa

Bei sehr schlechter Abwehr
- Sepsis tuberculosa gravissima

Postprimärperiode

Infraklavikuläres Frühinfiltrat (1)
Kavernen (2)
Bronchogene Streuung (3)
Käsige Herdpneumonie (4)
Chronische azinös-nodöse Lungentuberkulose
Indurierend zirrhotische Lungentuberkulose
Urogenital-TBC (5)
- Selten: hämatogene Spätgeneralisation, Leptomeningitis tuberculosa

Häufig: deszendierend: Niere, Ureter, Harnblase.
Selten: aszendierend: Prostata, Samenblase, Nebenhoden

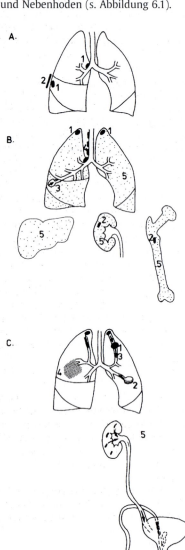

Abb. 6.1 Zusammenfassung der Tuberkulose

6.8 Sonderformen der Entzündung

Nekrotisierende, gangräneszierende Entzündung

F85

Frage 6.53: Lösung C

Von einer gangräneszierenden Entzündung wird per definitionem gesprochen, wenn eine nekrotisierende Entzündung primär durch Fäulniskeime ausgelöst wurde oder wenn es sekundär zur Fäulniskeimbesiedlung in einem Entzündungsgebiet kommt (3). Dementsprechend beherrschen bei der gangräneszierenden Entzündung Gewebsnekrosen den pathomorphologischen Befund (1). Makroskopisch imponieren die betroffenen stinkenden Gewebsareale grün-schwarz verfärbt (2).
Zu **(4):** Nekrotisierende Entzündungen bilden sich bei schlechter Abwehrlage des Organismus aus. Es kommt aus diesem Grunde *nicht* zu einer faßbaren Demarkierung des Entzündungsprozesses.

H95

Frage 6.54: Lösung A

Ein Zustand, der mit einer kompletten Destruktion des unspezifischen zellulären Abwehrsystems einhergeht, wird als **Agranulozytose** bezeichnet. Granulo- und monozytäre Reaktionen können nicht mehr stattfinden, jegliche Demarkationsfunktion des Organismus gegenüber eindringenden Krankheitserregern wie z.B. als eitrige Entzündung ((B) und (C)) erlischt. Die **Widerstandslosigkeit** des Organismus hat als feingewebliches Korrelat **areaktive Nekrosen** zur Folge. Man spricht in diesem Zusammenhang auch von **nekrotisierenden Entzündungen** (A), die wegen des Gefäßwanduntergangs in der Regel hämorrhagisch inhibiert sind.
Zu **(D):** Wenn im Rahmen einer Sepsis durch Ausschwemmung von Eitererregern (z.B. Staphylokokken) metastatisch abszedierende Streuherde in einzelnen Organen auftreten, spricht man von (Septiko)-Pyämie. Als Voraussetzung für diese Reaktionsform des Organismus muß allerdings ein funktionell nicht eingeschränktes zelluläres Abwehrsystem vorliegen.
Zu **(E):** Eine epitheloidzellhaltige Granulombildung ist bei bestehender Agranulozytose nicht möglich, da die zur Epitheloidzelldifferenzierung notwendigen Monozyten (Makrophagen) fehlen.
(A: 46%/+ 0,26; D: 29%/– 0,13; E: 10%/– 0,09)

F96 **!**

Frage 6.55: Lösung B

Unter einer Agranulozytose ist eine plötzlich einsetzende, mit septischen Temperaturen einhergehende hochgradige Verminderung vornehmlich der Granulozyten zu verstehen, die zumeist medikamentös ausgelöst wird. Vor allem Pyrazolonderivate wie das Metamizol, nicht-steroidale Antiphlogistika, Thyreostatika oder Sulfonamide sind in diesem Zusammenhang anzusprechen. Der Mangel an Granulozyten führt zu einer Infektabwehrschwäche, in deren Rahmen sich innerhalb von Stunden oder Tagen ein klinisch schweres Krankheitsbild entwickelt. Vor allem treten hohes Fieber und Schleimhautnekrosen mit geringer oder fehlender Umgebungsreaktion auf (ungenügende Phagozytosefähigkeit). Solche Veränderungen finden sich z.B. in der Mundhöhle einschließlich der Tonsillen (sog. **Tonsillitis agranulozytotica**). Die mediatorinduzierte Hyperämie der vitalen Schleimhaut und Gefäßwanduntergang im Nekroseareal mit Einblutungen haben dabei zur Namensgebung einer **hämorrhagisch-nekrotisierenden Entzündung** geführt (B).
Zu **(A): Aseptische Knochennekrosen** entwickeln sich vornehmlich am wachsenden Skelett. Es kommt zum Untergang der Wachstums- und Verknöcherungszone, ohne daß ein faßbarer ätiologischer Zusammenhang abgeleitet werden kann. Aus diesem Grunde spricht man auch von **idiopathischen** Knochennekrosen. Die Zuordnung zu bestimmten Krankheitsbildern erfolgt nach dem betroffenen Skelettabschnitt. Beispiele: *Morbus Perthes* (Femurkopfnekrose), *Morbus Kienböck* (Nekrose des Os lunatum).
Zu **(C):** Für den unerwarteten, plötzlichen Tod von (anscheinend) völlig gesunden Säuglingen und Kleinkindern (plötzlicher Kindstod, SID – Sudden Infant Death) werden hypothetisch eine Reihe von nicht bewiesenen Faktoren verantwortlich gemacht (z.B. nächtliches Auftreten verlängerter Atemstillstandsphasen bei Unreife des ZNS, Bauchlage während des Schlafes). Ein Zusammenhang zur Agranulozytose besteht nicht.
Zu **(D):** Zu einer akuten Leberdystrophie führen massive, das gesamte Organ betreffende Lebernekrosen (fulminant verlaufende Hepatitis, Vergiftungen).
(B: 63%/+ 0,38; E: 27%/– 0,31)

Nekrotisierende und gangräneszierende Entzündung

VI.19

Im Verlauf einer Entzündung kann eine ausgedehnte Nekrose in der betroffenen Region entstehen. Eine solche **nekrotisierende Entzündung** kann erregerbedingt und/oder auf dem Boden einer ausgeprägten unspezifischen Infektabwehrschwäche des Organismus entstehen. In den Fällen, in denen eine entzündungsbedingte Nekrose durch **Fäulniskeime** besiedelt wird, entsteht definitionsgemäß eine **gangräneszierende Entzündung**. Wie bei der feuchten Gangrän kommt es dabei zur Schwarzfärbung des betroffenen Gewebes mit zundrigem Zerfall und Absonderung eines stinkenden Sekretes.

Nekrotisierende Entzündungen der **Schleimhaut** können zu ausgeprägten Mukosadefekten führen (Ulkusbildung), wobei es durch sekundäre Fibrinausschwitzungen auf den Nekroseearealen zur Bildung von **Pseudomembranen** kommen kann. Ein klinisches Beispiel für eine pseudomembranös-nekrotisierende Entzündung ist die laryngo-tracheale Diphtherie.

Unter einer Agranulozytose ist eine plötzlich einsetzende, mit septischen Temperaturen einhergehende hochgradige Verminderung vornehmlich der Granulozyten zu verstehen, die zumeist medikamentös ausgelöst wird. Vor allem Pyrazolonderivate wie das Metamizol, nicht-steroidale Antiphlogistika, Thyreostatika oder Sulfonamide sind in diesem Zusammenhang anzusprechen. Der Mangel an Granulozyten führt zu einer **Infektabwehrschwäche**, in deren Rahmen sich innerhalb von Stunden oder Tagen ein klinisch schweres Krankheitsbild entwickelt. Vor allem treten hohes Fieber und **Schleimhautnekrosen** mit geringer oder **fehlender Umgebungsreaktion** auf (ungenügende Phagozytosefähigkeit): **areaktive Nekrosen**. Solche Veränderungen finden sich z. B. in der Mundhöhle einschließlich der Tonsillen (sog. **Tonsillitis agranulozytotica**). Die mediatorinduzierte Hyperämie der vitalen Schleimhaut und Gefäßwanduntergang im Nekroseareal mit Einblutungen kann eine **hämorrhagisch-nekrotisierende Entzündung** induzieren.

- **Fäulnisbakterien**

Dazu zählen z. B. *Aerobier* wie Proteus- und Pseudomonasarten sowie als *Anaerobier* eine Reihe von Clostridium-Arten (z. B. der Erreger des Gasbrands: Clostridium perfringens).

6.9 Bakterielle Sepsis

H93

Frage 6.56: Lösung C

Zu Aussage **(1)**: Im Rahmen einer **Pyämie** kommt es ausgehend von einem primären Eiterherd zur hämatogenen Ausschwemmung von Bakterien (z. B. Staphylococcus aureus). Es entstehen **metastatische Streuherde,** die sich in Form von **Mikroabszessen** manifestieren. Kommt es gleichzeitig zu septischen Allgemeinreaktionen des Organismus (z. B. Fieber und Schüttelfrost), liegt definitionsgemäß eine *Septiko*pyämie vor.

Zu Aussage **(2)**: Von einer **Bakeriämie** spricht man, wenn eine hämatogene Generalisation von Bakterien **ohne** Ausbildung von Streuherden und klinischen Symptomen verläuft. Eine Bakteriämie kann der Vorläufer einer Sepsis sein, in deren Verlauf es durch Entstehung einer Schocksituation zur Ausbildung von Mikrothromben im Rahmen einer disseminierten intravasalen Gerinnung kommen kann (septischer Schock).
(C: 89 %/+ 0,17)

H91

Frage 6.57: Lösung E

Zu **(E)**: Eine metastatische Herdenzephalitis wird durch hämatogene Streuung von Krankheitserregern hervorgerufen. Im Rahmen einer Sepsis können Bakterien auf dem Blutweg in das Gehirn gelangen und dort metastatisch einen Entzündungsherd setzen.

Zu **(A)**: Eine (unspezifische) Entzündungsreaktion (z. B. Hyperämie, perifokales Ödem, Leukozyteninfiltration) in der Umgebung einer Hirnmetastase kann Folge der Tumorinfiltration in das umliegende Gewebe sein.

Zu **(B)**: Eine nekrotisch zerfallende Hirnmetastase kann zu *abakteriellen* Entzündungsreaktionen, wie sie unter (A) beschrieben sind, führen.

Zu **(C)** und **(D)**: Die beschriebenen Entzündungausbreitungswege sind *kontinuierlich*. Die metastatische Herdenzephalitis entsteht dagegen hämatogen.

H84

Frage 6.58: Lösung D

Im Rahmen einer Septikopyämie mit Streuung von Staphylokokken kann es zu Abszeßbildungen in jedem Organsystem kommen ((B) und (E)). Des weiteren sind daraus sich ergebende lokale Folgeerscheinungen mit eitrigen Entzündungsfolgen nicht ungewöhnlich: z. B. eitrige Lymphadenitis, eitrige Thrombophlebitis (C).

Zu **(A):** Jede Sepsis – so auch die Staphylokkenseptikopyämie – geht mit einer mehr oder weniger stark ausgeprägten Splenomegalie als Ausdruck der generalisierten Stimulation der Abwehrsysteme einher.
Zu **(D):** Eine Löhlein-Herdnephritis ist Folge einer **Sepsis lenta**, die durch **Streptococcus viridans** verursacht wird.

F99

Frage 6.59: Lösung A

Bei der akuten Appendizitis kann es zu folgenden Komplikationen kommen:
- gedeckte Perforation (B) mit Ausbildung eines perityphlitischen Abszesses (C)
- freie Perforation (B) mit Ausbildung einer diffusen Peritonitis (D)
- Hämatogene Streuung der Erreger via V. portae mit Ausbildung einer Pylephlebitis (entzündlich induzierte Thrombose der Pfortader) und dadurch induzierten Leberabszessen (= pylephlebitische Leberabszesse) (E)

Zu **(A):** Eine akute Appendizitis kann via portalem Gefäßsystem zur septischen Mesenterial*venen*thrombose führen.

F92

Frage 6.60: Lösung A

Folgende Erkrankungen können zur Entstehung eines solitären Hirnabszesses führen:
- Offenes Schädel-Hirn-Trauma (wenige Tage danach kann ein sog. Frühabszeß entstehen) (1)
- Eitrige Entzündungen im Mittelohr-, Gesichts-, Kopfhautbereich und in den Nasennebenhöhlen (sog. fortgeleiteter Abszeß) (2)
- Eitrige metastatische Herdenzephalitis, bei der im Rahmen einer schweren allgemeinen bakteriellen oder mykotischen Infektion (z.B. Endokarditis) die Erreger als Mikroembolie streuen (sog. metastatischer Abszeß) (3)

Zu **(4):** Eine Infektion mit Toxoplasma gondii kann insbesondere in der Prä- und Postpartalperiode und bei immunsupprimierten Erwachsenen zu einer cerebrospinalen Toxoplasmose führen, für die zerebrale Gewebsnekrosen, die im weiteren Verlauf verkalken, typisch sind. Auch Hirnabszesse, die nicht operativ drainiert werden, können verkalken.
Zu **(5):** Eine Virusenzephalitis führt zur Ausbildung lymphozytärer Infiltrate, Gewebsnekrosen und charakteristischer Einschlußkörperchen, nicht jedoch zu Abszessen, die als Komplikation bei bakteriellen Infektionen auftreten.

Sepsis — VI.20

Bakterielle Sepsis: Von bakteriellen Infektionsherden ausgehend können sich Bakterien lymphogen (Folge: Lymphangitis und Lymphadenitis) und über die Blutbahn im Organismus ausbreiten.
Bakteriämie: Von einer Bakteriämie spricht man, sofern eine hämatogene Generalisation der Bakterien ohne Streuherde (Abszesse) und *ohne klinische Symptome* verläuft.
Sepsis: Eine konstant oder periodisch erfolgende Ausschwemmung von Bakterien, z.B. Staphylokokken, einhergehend mit einer *allgemeinen Reaktion* des Organismus (Fieber, Schüttelfrost, beschleunigter Puls), aber ohne sekundäre Streuherde.
Pyämie: Sofern bei der Ausschwemmung auch metastatische Streuherde *(Abszesse)* in einzelnen Organen (vor allem in Lungen, Nieren, Gehirn *(metastatische Herdenzephalitis)*, Perikard, Pleura, Knochenmark und Gelenken) auftreten.
Da manche Bakterien, z.B. Staphylokokken, sowohl septisch als auch pyämisch wirken können, spricht man in solchen Fällen vereinfachend von einer **Septikopyämie.**
Die Symptome sind Fieber, Schüttelfrost und Störungen der Organfunktion als Folge der Abszesse. Die Befunde sind abszedierende Lymphadenitis, Thrombophlebitis, Abszesse und Milztumor (-vergrößerung).
Sepsis lenta: Streptococcus viridans, der zur normalen Mundflora gehört, kann z.B. durch Tonsillektomie ins Blut gelangen und sich auf einer durch rheumatische Endocarditis verrucosa (s. rheumatisches Fieber, Lerntext VI.24) vorgeschädigten Herzklappe ansiedeln. Es entsteht eine *Endocarditis thromboulcerosa polyposa* (s. auch Endokarditis, Lerntext IX.15). Die kontinuierliche Ausschwemmung der nicht sonderlich virulenten Bakterien aus diesem Herd hat eine sog. Sepsis lenta (man spricht auch nicht ganz treffend von einer Endocarditis lenta) zur Folge. Diese geht einher mit einem *Milztumor* und einer *Löhlein-Herdnephritis*. Ferner führen von den infizierten Klappen ausgehende Thromben durch Verschleppung zu *peripheren* Embolien, z.B. in Niere und Gehirn. Die so entstehenden Infarkte sind nicht eitrig.

Thrombophlebitis — VI.21

Eine Thrombophlebitis mit der möglichen Folge einer Sepsis entsteht durch das Einwandern von Bakterien, z.B. Streptokokken, aus einem Primärherd über die Lymphgefäße in die Venenwand. Es kommt zu einer Entzündung der Venenwand mit thrombotischen Auflagerungen. Von hier aus können die Bakterien weiter streuen. Sofern die Ausschwemmung der Bakterien ohne Streuherde erfolgt, spricht man von einer *Sepsis*. In diesem Fall kann man trüb geschwollene Organe finden. Kommen bakterielle Absiedlungen (Abszesse) hinzu, so handelt es sich um Bakterien, die auch pyämisch wirken (Staphylokokken, Streptokokken), und man spricht dann von einer *Septikopyämie* (s. Lerntext VI.20). Bakterielle Primärherde mit den Wegen der Fortleitung sind z.B.:

Angina tonsillaris – V. jugularis
Otitis media – Sinus sigmoideus
Oberlippenfurunkel – Vv. faciei, angularis, ophthalmica und weitere Fortleitung in den Sinus cavernosus
Appendizitis – V. mesenterica superior oder V. porta (Pylephlebitis)

6.10 Entzündliche Reaktionen bei nicht oder nicht unmittelbar erregerbedingten entzündlichen Erkrankungen

Colitis ulcerosa

F99

Frage 6.61: Lösung A

Die Colitis ulcerosa ist eine chronisch entzündliche Erkrankung der Dickdarmschleimhaut. Histologisch findet sich in der hyperämischen und ödematös aufgelockerten Mukosa eine ausgedehnte zelluläre Infiltration (z.B. Plasmazellen, eosinophile Granulozyten, Lymphozyten). Beim akuten Schub kann durch die zelluläre Infiltration die Wand der Schleimhautkrypten zerstört werden, wodurch sich das leukozytär durchsetzte Exsudat in den erweiterten Krypten ansammelt. Daraus resultiert das charakteristische mikroskopische Bild von „Kryptenabszessen" (A). Bei Übergreifen der Entzündung auf die tieferen Schichten der Tunica mucosa entstehen längsgerichtete Ulzerationen, zwischen denen erhaltene Schleimhautreste durch reaktive Ödementwicklung polypös gewuchert erscheinen.

Zu **(B):** Epitheloidzellige Granulome in den regionären Lymphknoten befallener Darmabschnitte treten beim M. Crohn auf.

Zu **(C):** Das Auftreten von Darmfisteln ist typisch für den M. Crohn.

Zu **(D):** Die Colitis ulcerosa ist in ihrer Ausbreitung auf das Kolon beschränkt. Die Erstmanifestation betrifft zumeist das Rektum mit einer kontinuierlichen Ausbreitungstendenz nach oral. Die Erstmanifestation am terminalen Ileum dagegen ist typisch für den M. Crohn.

Zu **(E):** Die Ätiologie der Colitis ulcerosa ist unbekannt. Ein Erreger konnte bisher nicht nachgewiesen werden. – Nach der Behandlung mit einem Breitbandantibiotikum mit Störung des bakteriellen Gleichgewichts des Dickdarms kann durch den Anaerobier *Clostridium difficile* eine *pseudomembranöse Colitis* induziert werden. Klinisch imponiert das Krankheitsbild mit ausgeprägt hämorrhagisch-schleimigen Durchfällen. Bei verspätetem Einsetzen der in der Regel gut wirksamen konservativ geführten Therapie mit einem gezielt eingesetzten anaerobierwirksamen Antibiotikum, kann es zur Durchwanderungsperitonitis mit vitaler Gefährdung des Patienten kommen.

H91

Frage 6.62: Lösung A

Charakteristisch für die Colitis ulcerosa ist der Beginn der Erkrankung im rektosigmoidalen Übergangsbereich mit einer **kontinuierlichen** Ausbreitung nach oral (2). Dabei kommt es zur Hyperämie der Mukosa und zur Ansammlung granulozytärer Zellen in den Krypten (sog. „Kryptenabszesse"). Im weiteren Verlauf entstehen **großflächige Ulzerationen** der Dickdarmschleimhaut, die den Grundstein für Komplikationen (Blutungen, Darmperforation etc.) darstellen.

Zu **(1):** Der **M. Crohn** kann im **gesamten Magen-Darm-Trakt** vorkommen. Die segmentale (diskontinuierliche) Ausbreitung ist dabei typisch.

Zu **(3):** Fissurale Ulzerationen sind charakteristisch für den M. Crohn.

Zu **(4):** Wegweisend für die Differenzierung von M. Crohn und Colitis ulcerosa ist am Darmresektat die Beurteilung der regionären Lymphknoten, in denen sich beim M. Crohn häufig **epitheloidzellhaltige Granulome** finden.

(A: 22%/+ 0,15, C: 42%/+ 0,11, D: 24%/– 0,14)

H98

Frage 6.63: Lösung D

Der **M. Crohn** kann – im Gegensatz zur Colitis ulcerosa, die ausschließlich den Kolonrahmen befällt – im **gesamten** Gastrointestinaltrakt (B) lokalisiert sein. Der häufigste Manifestationsbereich ist der

Ileozökalbereich (Ileitis terminalis). Die Ätiologie des M. Crohn ist nicht bekannt. Diskutiert werden infektiöse oder autoimmunogene Ursachen. Charakteristischerweise entstehen beim M. Crohn in der Schleimhaut des betroffenen Darmabschnittes tiefe, längsgerichtete **(fissurale)** Ulzerationen. Die Entzündung neigt dabei dazu, alle Darmwandschichten zu durchsetzen. Als Komplikationen treten Stenosierungen in den betroffenen Darmabschnitten (A) und Perforation mit Fistel- oder Abszeßbildung auf. Im Einzelfall kann ein M. Crohn des Dickdarms von einer Colitis ulcerosa anhand von Schleimhautbiopsien nicht immer eindeutig differenziert werden. Letztendlich muß dann die histologische Differentialdiagnose offenbleiben. Wegweisend für die Differenzierung von M. Crohn und Colitis ulcerosa ist am Darmresektat die Beurteilung der regionären Lymphknoten, in denen sich beim M. Crohn als charakteristisches Merkmal häufig **epitheloidzellhaltige Granulome** (C) finden. Extraintestinale Symptome wie Arthritis und Uveitis (E) sind zudem mit dem M. Crohn verknüpft.

Zu **(D)**: Eine Assoziation des M. Crohn mit einer autoimmunogenen Schädigung des Gallenwegssystems ist – im Gegensatz zur Colitis ulcerosa (primär-sklerosierende Cholangitis) – nicht beschrieben.

Colitis ulcerosa und M. Crohn ——————— VI.22

Die **Colitis ulcerosa** ist eine chronisch rezidivierende Erkrankung der Kolonschleimhaut. Bei der Frage nach der Ätiologie werden ein Autoimmunmechanismus und eine psychosomatische Genese diskutiert. Der Beginn der Krankheit erfolgt zumeist im *Rektum*, eine Ausbreitung über Sigma und Kolon bis in das distale Ileum („backwash ileitis") ist möglich. Die Colitis ulcerosa ist nicht zu verwechseln mit der Ileitis terminalis, dem *M. Crohn!*

Symptom der Colitis ulcerosa sind blutige, schleimige Diarrhöen. Die Darmschleimhaut ist zumeist hyperämisch geschwollen und in den Krypten mit neutrophilen und eosinophilen Granulozyten infiltriert. Diese Infiltrate können konfluieren und sog. *Kryptenabszesse* bilden, die aufbrechen und zum Erguß von Exsudat ins Darmlumen führen können. Durch das Aufbrechen der Schleimhaut bedingten Exulzerationen können auch auf die tiefen Wandschichten übergreifen. Die zwischen den Ulzera gelegene Schleimhaut bildet hierbei Pseudopolypen.

Komplikationen sind:
- *Massive Blutungen* ins Darmlumen mit der Folge einer Eisenmangelanämie
- *Darmperforation* mit der Folge einer diffusen Peritonitis
- *Rigidität der Darmwand* als Folge einer Vernarbung

Die Colitis ulcerosa ist eine **Präkanzerose** → Epithelatypien nach längerer Krankheitsdauer. Nach einer Verlaufszeit von 10 Jahren und mehr treten häufig Adenokarzinome des Dickdarms auf.

Der **M. Crohn** kann – im Gegensatz zur Colitis ulcerosa, die ausschließlich den Kolonrahmen befällt – im **gesamten** Gastrointestinaltrakt lokalisiert sein. Der häufigste Manifestationsbereich ist der Ileozökalbereich (Ileitis terminalis). Die Ätiologie des M. Crohn ist nicht bekannt. Diskutiert werden infektiöse oder (auto-)immunogene Ursachen.

Charakteristischerweise entstehen beim M. Crohn in der Schleimhaut des betroffenen Darmabschnittes tiefe, längsgerichtete **(fissurale)** Ulzerationen. Die Entzündung neigt dabei dazu, alle Darmwandschichten zu durchsetzen.

Komplikationen:
- Penetration
- Perforation mit **Fistel-** oder Abszeßbildung
- Stenosierung

Im Einzelfall kann ein M. Crohn des Dickdarms von einer Colitis ulcerosa anhand von Schleimhautbiopsien nicht immer eindeutig differenziert werden. Letztendlich muß dann die histologische Differentialdiagnose offenbleiben. Wegweisend für die Differenzierung von M. Crohn und Colitis ulcerosa ist am Darmresektat die Beurteilung der regionären Lymphknoten, in denen sich beim M. Crohn als charakteristisches Merkmal häufig **epitheloidzellhaltige Granulome** finden.

6.11 Entzündliche und degenerative Erkrankungen mit rheumatischer Symptomatik

Rheumatisches Fieber

Streptokokkenangina

F95

Frage 6.64: Lösung D

Der akute Gelenkrheumatismus tritt im Rahmen des **rheumatischen Fiebers** auf und ist nicht mit der primär chronischen Polyarthritis zu verwechseln. Er manifestiert sich typischerweise in den großen Gelenken (Knie-, Sprung-, Hüftgelenk) (B). Charakteristisch ist zudem, daß ein „Wandern" der Entzündungserscheinungen von Gelenk zu Gelenk beobachtet werden kann (**migratorische Arthritis**) (A).

Als klassische **viszerale** Komplikation des rheumatischen Fiebers kommt es unter Beteiligung des Herzens zu einer Endocarditis bzw. Myocarditis rheumatica (C), bei der als charakteristisches histologisches Korrelat **Aschoff-Knoten** (sog. Rheumaknoten = Granulome vom Typ des rheumatischen Fiebers) im Myokard nachgewiesen werden können.
Zu (D): Bei der primär chronischen Polyarthritis (rheumatoide Arthritis) kommt es u. a. zur progredienten Gelenkdestruktion durch Schädigung des hyalinen Knorpels
(D: 6%/+ 0,11; B: 45%/− 0,02; C: 37%/± 0,00)

F99

Frage 6.65: Lösung C

Als klassische viszerale Komplikation des rheumatischen Fiebers kommt es unter Beteiligung des Herzens zu einer Endomyocarditis rheumatica, bei der als charakteristisches histologisches Korrelat *Aschoff-Knoten* (Granulome vom Typ des rheumatischen Fiebers) (D) im Myokard nachgewiesen werden können. Die Endokardbeteiligung ist die Ursache für erworbene Herzvitien (E). Das rheumatische Fieber tritt typischerweise im Kindesalter auf (B) und neigt zu Rezidiven (A).
Zu **(C):** Der *akute Gelenkrheumatismus* tritt im Rahmen des rheumatischen Fiebers auf und ist *nicht* mit der primär chronischen Polyarthritis zu verwechseln. Er manifestiert sich typischerweise in den großen Gelenken (Knie-, Sprung-, Hüftgelenk). Charakteristisch ist zudem, daß ein „Wandern" der Entzündungserscheinungen von Gelenk zu Gelenk beobachtet werden kann (migratorische Arthritis).

---**Streptokokkenangina**-----------VI.23---

Die Streptokokkenangina ist eine bakterielle Entzündung des lymphatischen Rachenrings mit β-hämolysierten *Streptokokken der Gruppe A*. Vorzugsweise sind hierbei die *Tonsillen* betroffen *(Angina tonsillaris)*. Bei einer Beteiligung der Tonsillenkrypten spricht man von einer *Tonsillitis lacunaris*. Die stark geschwollenen Tonsillen weisen gelbliche Beläge auf. Mikroskopisch findet man in den Krypten abgeschilferte Epithelien und ein serös-eitriges Exsudat.
Durch Ausbreitung der Streptokokken kann es zur Entstehung von *Phlegmone, Abszeß* und *Thrombophlebitis* kommen. Folge einer hämatogenen Streuung kann eine *Otitis media* oder sogar eine *Sepsis* sein.
Die einsetzende Antikörperbildung vermag zur Manifestation sog. *allergischer Zweiterkrankungen* (post-streptococcal-disease) zu führen. Solche sind die Poststreptokokkennephritis und das rheumatische Fieber (s. Lerntext VI.24).

---**Rheumatisches Fieber**-----------VI.24---

Das rheumatische Fieber ist eine durch *β-hämolysierende Streptokokken der Gruppe A* im Anschluß an eine Streptokokkenangina ausgelöste *allergische Zweiterkrankung*. Ursache ist die durch die Streptokokken angeregte Antikörperbildung. Ob es sich beim rheumtischen Fieber um eine Reaktion auf das Niederschlagen von gewebsschädigenden Immunkomplexen oder um eine Kreuzreaktion der Antikörper mit den Myokardzellen handelt, ist noch nicht eindeutig geklärt.
Folge des immunologischen Geschehens ist die Manifestation einer
- *Endocarditis verrucosa:* Wärzchenförmige Veränderungen der Herzklappe mit der möglichen Spätfolge einer Mitralstenose. (Von einer hierdurch vorgeschädigten Klappe kann irgendwann einmal durch Streptococcus viridans eine Sepsis lenta ihren Ausgang nehmen.)
- *Myocarditis rheumatica:* Im Myokard findet man fibrinoide Nekrosen und Aschoff-Knötchen (s. auch Granulom vom Typ des rheumatischen Fiebers, Lerntext VI.17).
- *Pericarditis rheumatica*
- *Polyarthritis rheumatica* (nicht zu verwechseln mit der rheumatoiden Arthritis − PCP!)
- An der Haut kann es zur Bildung einer lokalen Reaktion (sog. *Erythema marginatum*) kommen.

---**Myocarditis rheumatica**-----------VI.25---

Die Myocarditis rheumatica zählt neben der Endocarditis verrucosa, der Pericarditis rheumatica u. a. zu den sog. „Streptokokkennachkrankheiten" (zur Pathogenese s. Lerntext VI.24).
Das charakteristische morphologische Substrat der rheumatischen Myokarditis sind die *Aschoff-Knötchen* (Granulome vom Typ des rheumatischen Fiebers s. Lerntext VI.17). Gelegentlich finden sich in den Granulomen, die eine fibrinoide Nekrose umgeben, *Riesenzellen*, die als *Aschoff-Geipel-Riesenzellen* bezeichnet werden. Die *Makrophagen*, die in den Granulomen vom Typ des rheumatischen Fiebers vorkommen, werden deskriptiv als *„Eulenaugenzellen"* oder nach ihrem Erstbeschreiber als *Anitschkow-Zellen* bezeichnet. Die Aschoff-Knötchen bilden sich in der Adventitia der kleinen und mittleren Zweige intramural gelegener Koronararterienäste. Eine schwere akute rheumatisch bedingte Myokarditis kann zur tödlichen Herzmuskelinsuffizienz führen, die mit einer myogenen Dilatation einhergeht. Rezidivierende rheumatische Myokarditiden verursachen eine Gefügedilatation. Letztendlich resultiert auch hierbei eine Herzmuskelinsuffizienz (s. dazu Lerntext IX.8).

6.11 Entzündliche und degenerative Erkrankungen mit rheumatischer Symptomatik

F87

Frage 6.66: Lösung E

Zu **(1)**: Fremdkörperriesenzellen finden sich *nicht* in den rheumatoiden Granulomen der PCP. Vielmehr stellen Fremdkörperriesenzellen einen charakteristischen Bestandteil des Fremdkörpergranuloms z.B. bei der *Gicht* dar.

Zu **(2) und (3)**: Im Zentrum der rheumatoiden Granulome findet sich eine **fibrinoide Nekrose** (Nekrose kollagenen Bindegewebes mit Zerfall der Kollagenfasern). Die Granulomperipherie besteht aus histiozytären Zellen.

Zu **(4)**: Die Granulome vom rheumatoiden Typ entwickeln sich als „**Rheumaknoten**" im periartikulären Gewebe (Rheumatismus nodosus).

Frage 6.67: Lösung C

Die homogenen Ablagerungen in der Niere entsprechen **Amyloid**, welches mit **Kongorot** (C) anfärbbar ist. Bei langjährigen Entzündungsprozessen (wie z.B. der rheumatoiden Arthritis) bildet sich nicht selten eine (sekundäre) Amyloidose aus (C).

Zu **(A)**: PAS – zum Anfärben von Glykoproteinen z.B. bei hyalinen Gefäßwandveränderungen.
Zu **(B)**: Feulgen-Färbung – zum Nachweis von DNA.
Zu **(D)**: Alcianblaufärbung – zur Darstellung von Schleimstoffen (Mukus).
Zu **(E)**: Van-Gieson-Färbung – zum Anfärben des Bindegewebes.

H94

Frage 6.68: Lösung D

Bei der rheumatoiden Arthritis handelt es sich um eine chronisch entzündliche Erkrankung der Gelenke. Ausschlaggebend für den letztlich zur Destruktion der vornehmlich befallenen kleinen, peripheren Gelenke (E) führenden Prozeß ist ein entzündliches, aggressives Granulationsgewebe (Pannus). Es kommt zur fortschreitenden Zerstörung des Gelenkknorpels und der periartikulären knöchernen Strukturen in Form einer zystischen Knochendestruktion (A).
Im Verlauf der Erkrankung kann es sowohl periartikulär im subkutanen Fettgewebe (Rheumaknoten (C)) als auch in inneren Organen (B) zu Granulombildungen kommen (Rheumatismus nodosus).
Zu **(D)**: Aschoff-Knötchen sind das typische morphologische Korrelat einer **Myocarditis rheumatica**, die als Folge eines **rheumatischen Fiebers** auftreten kann. Dabei handelt es sich um **riesenzellhaltige Granulome**, die eine fibrinoide Nekrose umgeben.
(D: 57%/+ 0,31; B: 21%/– 0,21)

Rheumatoide Arthritis — VI.26

Die rheumatoide Arthritis ist eine chronisch entzündliche Erkrankung der Gelenke. Frauen erkranken häufiger als Männer. Außerdem findet man eine familiäre Häufung. Da sich im Serum der Patienten in 70–80% der Fälle ein gegen körpereigenes IgG gerichtetes IgM, der sog. **Rheumafaktor** (Waaler-Rose-Test) nachweisen läßt, vermutet man eine immunologische Genese (Immunkomplexreaktion Typ III) dieser Erkrankung. Ursache der Entzündung, die über eine Knorpelschädigung zur Gelenkversteifung (*Ankylose*) führt, wäre somit eine Einlagerung von Antigen-Antikörperkomplexen unter Bindung von Komplement in der Synovialmembran der Gelenke.

Stadien: Nach einem untypischen mitunter auch fehlenden Prodromalstadium (gestörtes Allgemeinbefinden, vermehrte Schweißneigung, subfebrile Temperaturen) unterscheidet man vier weitere Stadien:

I. Morgensteifigkeit der Gelenke, Hautpigmentierungen, Schwellungen der Grund- und Mittelgelenke der Finger und Zehen sowie der Handwurzelgelenke
II. Progredienz des Gelenkbefalles (Knie- und Sprunggelenke), Rheumaknoten
III. Gelenkdeformierungen (Deviation, Hyperextension) mit Einschränkungen der Funktion, Subluxationen, Muskelatrophien
IV. Knöcherne Ankylose

Morphologie: Ausschlaggebend für die Entwicklung der Ankylose ist die Proliferation eines von der entzündeten Synovialmembran ausgehenden Granulationsgewebes (Pannus). Dieser *Pannus* wuchert in Gelenkspalt und Knorpel ein und führt so zur Zerstörung des Gelenkes. Nachdem das ganze Gelenk mit Bindegewebe durchsetzt ist, kommt es durch Verkalkung und Verknöcherung zur *Ankylose*. Während der proliferativen Phase besteht eine Kälteempfindlichkeit der Gelenke.
Mikroskopisch sieht man eine Hyperplasie und Hypertrophie der proliferierenden Synovialmembran. Ferner kann es zur Ausbildung von *fibrinoiden Nekrosen* in und auf der Membran kommen. Im bindegewebigen Pannus, welcher sich in das Gelenk vorschiebt, zeigen sich *entzündliche Infiltrate*, bestehend aus *Lymphozyten* und *Plasmazellen*.
Als **Rheumatismus nodosus** bezeichnet man die Entwicklung von Knötchen, welche Folge einer Granulombildung in dem die Gelenke umgebenden Bindegewebe sind. Hierbei findet man mikroskopisch eine zentrale fibrinoide Nekrose, umgeben von Histiozyten.

Die rheumatoide Arthritis führt bei progredientem schubweisem Verlauf zu der beschriebenen Deformierung und Ankylosierung der Gelenke. Es kommt zur **sekundären Arthrosis deformans**. Eine Komplikation kann die Ausbildung einer Amyloidose (s. Lerntext III.12) sein.
Die **Therapie** erfolgt physikalisch und medikamentös durch Gabe von Goldpräparaten, D-Penicillamin und Antiphlogistika. Es besteht eine sehr gute Ansprechbarkeit auf Kortikosteroide, welche wegen ihrer Nebenwirkungen (iatrogener M. Cushing) zur Dauertherapie nur in Ausnahmefällen in Frage kommen. Operativ kann eine Synovektomie in den betroffenen Gelenken durchgeführt werden.

6.12 Folgereaktionen und Residuen

H98

Frage 6.69: Lösung D

Im Rahmen der Wundheilung der Haut (C) kann es zu Störungen (A) kommen, die mit einer überschießenden Narbenbildung einhergehen. Dieses als Keloidbildung bezeichnete Phänomen ist ursächlich noch nicht aufgeklärt. Gesichert ist, daß eine überschießende Fibroblastenproliferation (E) für die letztlich über das Hautniveau erhabene und breite Narbenbildung verantwortlich ist. Eine Assoziation zwischen Verletzungsmuster der Haut und Keloidbildungstendenz besteht nicht. So kann die überschießende Narbenbildung nach thermischen (B), aktinischen, mechanischen und anderen Hautschäden auftreten.
Zu (D): Unter einer aggressiven Fibromatose versteht man eine – im Gegensatz zur Narbe – *die Umgebung* infiltrierende Bindegewebswucherung.

--- **Folgereaktionen und Residuen** --- VI.27 ---

Durch *Resorption des Exsudates* über die Lymphgefäße und die Wiederherstellung der anabolen Stoffwechsellage des Gewebes kann eine *Restitutio ad integrum* erfolgen.
Sie ist zu erwarten bei akuten Entzündungen mit geringen epithelialen Defekten (Beispiele: seröse und katarrhalische Entzündung).
Bei heftigen Entzündungen (Kokken) kann die Resorption Anlaß zum Entstehen einer *regionalen Lymphangitis* und *Lymphadenitis* sein.
Bei stärkerer Gewebsschädigung kommt es zum *Ersatz der irreversiblen Strukturschäden* durch *Zellproliferation* (s. Granulationsgewebe, Lerntext VI.16, eitrig-abszedierende Entzündung, Lerntext VI.12) mit abschließender Bildung einer Narbe. Auch der Übergang in eine *chronische Entzündung* (s. granulomatöse Reaktion, Lerntext VI.17) ist möglich.

--- **Appendizitis** --- VI.28 ---

Die Appendizitis ist die häufigste Entzündung des Intestinaltraktes. Ursache ist das Eindringen von Keimen der normalen Darmflora aus dem Darmlumen in die Mukosa. Auch eine hämatogene Infektion ist möglich. Die Einwanderung von Bakterien begünstigende Faktoren sind Kotstauung, Abknickung der Appendix und Störungen der Peristaltik.

Nach *Rotter* werden folgende Typen der Appendizitis unterschieden:
Appendicitis catarrhalis superficialis: Hyperämie, Schwellung der Wand, entzündliche Infiltrate in der Mukosa
Appendicitis phlegmonosa et ulcerosa: Infiltration aller Wandschichten und eventuell des Mesenteriolums durch gelapptkernige Leukozyten, einhergehend mit tiefen Schleimhautulzerationen; eitriges Exsudat im Darmlumen, fibrin- und leukozytenreiches Exsudat über der Serosa
Ferner findet man:
- *Mikroabszesse:* Gefahr der Perforation
- *Hämorrhagische Infarzierung und Gangrän:* Durch Thrombosierung (Thrombophlebitis) von Mesenterialvenen kann eine hämorrhagische Infarzierung entstehen, bei Besiedlung mit Anaerobiern erfolgt die Bildung einer Gangrän (zundriger Zerfall und aashafter Gestank der Wand).

Chronisch rezidivierende Appendizitis: Geringe Entzündungsinfiltrate, Schmerzen als mögliche Folge von Narbenneuromen (s.u.).
Eine Heilung erfolgt durch Resorption des Exsudates. Gewebsschäden werden durch Granulationsgewebe mit anschließender Narbenbildung ersetzt. Komplikationen sind hierbei *Obliteration* des Darmlumens durch Narbenzug oder Ausfüllung mit Granulationsgewebe sowie das Entstehen von Narbenneuromen durch Unterbrechung von Nervenfasern (s. Neurom, Lerntext III.4).

Komplikationen der Appendizitis sind:
Lokale Peritonitis: Abgegrenzt durch Fibrinverklebung zwischen Appendix und Peritoneum mit der Folge eventueller Verwachsungen und Verklebungen mit anderen Darmschlingen oder der Bauchwand (Briden – auch postoperativ), die wiederum als Komplikation zum Bridenileus führen können.
Diffuse Peritonitis: Als Folge einer Perforation der Darmwand mit der Komplikation eines paralytischen Ileus.
Periappendizitischer oder *perityphlitischer* (unter Einbeziehung des Peritoneums) *Abszeß* bei gedeckter, d.h. durch Verklebung abgegrenzter Perforation.
Thrombophlebitis der lokalen Venen, z.B. der V. mesenterica sup. und der V. portae (Pylephlebitis – eitrige Entzündung der Pfortader) mit der

durch weitere Fortleitung mögliche Folge eines Leberabszesses (selten: Sepsis).
Empyem: Im distalen Teil der Appendix bei Obliteration, z.B. Narbenzug.
Mukozele: Ebenfalls bei Obliteration und gesteigerter Sekretion von Schleim ins distale Appendixlumen.
Siehe auch Abb. 6.2.

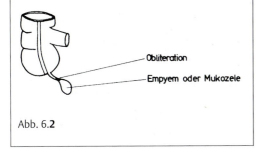

Abb. 6.2

6.13 Kommentare aus Examen Herbst 2000

H00

Frage 6.70: Lösung C

Zu **(C)**: Ein Abszess ist eine herdförmig begrenzte Ansammlung von durch eine Gewebeeinschmelzung entstandenem Eiter. Ursache ist eine *Staphylokokken*infektion mit der Folge einer lokalen Nekrose. Diese wird gefördert durch die *Plasmakoagulase* der Staphylokokken, welche über eine Thrombose zu einer lokalen Störung der Durchblutung führt. Die Einschmelzung bzw. Verflüssigung des nekrotischen Materials resultiert aus der proteolytischen Aktivität der durch Staphylokokken und durch sekundär eingewanderte neutrophile Granulozyten gelieferten lysosomalen Enzyme. Die gelbe Farbe verdankt der Eiter abgebauten Fetten. Da Staphylokokken nur wenig Hyaluronidase synthetisieren, bleibt der Prozess im Gegensatz zu Streptokokkeninfektionen begrenzt. Sekundär entwickelt sich aus noch nicht eingeschmolzenem Gewebe, Fibrin, Granulozyten und Makrophagen eine *graugelbe Abszessmembran*, die von einer roten *hyperämischen Randzone* umschlossen wird. Bei Zunahme des Druckes im Innern eines Abszesses kann dieser aufbrechen, was zum Ausfluss des Eiters führt.
Zu **(A)**, **(B)**, **(D)** und **(E)**: Das Komplementsystem zählt zum unspezifischen humoralen Abwehrsystem des Organismus. Es nimmt ebenso wenig an den einen Abszess initiierenden Prozessen teil wie Lymphozyten, Plasmazellen und Monozyten.

H00

Frage 6.71: Lösung C

Bei einer eitrigen Entzündung besteht das Exsudat – der *Eiter* (Pus) – vor allem aus neutrophilen Granulozyten (= gelapptkernige Leukozyten). Die Ursache sind meist Bakterien, die man als *pyogen* (Eiter erregend) bezeichnet. Solche sind Staphylokokken, Streptokokken, Pneumokokken, Meningokokken, E. coli, Proteus, Pseudomonas u.a.
Man unterscheidet:
- Phlegmone – flächenhafte Ausbreitung des Eiters, z.B. Weichteilphlegmone (B)
- Abszess – herdförmig begrenzter Eiter
- Empyem – Eiter in präformierter Höhle, z.B. Pleuraempyem (A)
- eitriger Katarrh – meist durch Superinfektion (z.B. Staphylokokken) eines bereits bestehenden serös oder serös-schleimigen Katarrhs.

Zu **(C)**: Bei der Tuberkulosepsis kommt es zur massiven hämatogenen Streuung der Tuberkelbakterien. Es wird eine granulomatöse Entzündungsreaktion hervorgerufen, wenn die Abwehrlage des betroffenen Organismus dies zulässt.
Zu **(D)**: Im Rahmen einer Pyämie kommt es ausgehend von einem primären Eiterherd zur hämatogenen Ausschwemmung von Bakterien (z.B. Staphylococcus aureus). Es entstehen metastatische Streuherde, die sich in Form von Mikroabszessen manifestieren. Kommt es gleichzeitig zu septischen Allgemeinreaktionen des Organismus (z.B. Fieber und Schüttelfrost), liegt definitionsgemäß eine *Septikopyämie* vor.
Zu **(E)**: Die eitrige Superinfektion einer Harnstauungsniere (Hydronephrose) wird als Pyonephrose bezeichnet.

H00

Frage 6.72: Lösung D

Epitheloidzellhaltige Granulome (kurz: Epitheloidzellgranulome) treten bei einer Reihe von Erkrankungen auf. Als Beispiele sind die Sarkoidose (B), die Tuberkulose (E) oder der Morbus Crohn (A) zu nennen. Auch im Rahmen einer Fremdkörperreaktion kann es zur Ausbildung epitheloidzellreicher Granulome kommen (C).
Zu **(D)**: Bei der Diphtherie handelt es sich um eine *bakterielle* Infektion, die sich durch eine ausgeprägte fibrinöse Entzündung des oberen Respirationstraktes auszeichnet. Das Ektotoxin von Corynebacterium diphtheriae hat nicht nur einen lokal destruierenden Einfluss auf die betreffenden Schleimhautareale mit Ausbildung einer pseudomembranös-nekrotisierenden Entzündung, sondern führt auch systemisch zu schwerwiegenden Organschäden insbesondere des Herzens. Hier kommt es zu

herdförmigen Myokardnekrosen durch den Toxineinfluss. Granulombildung findet sich bei der Diphtherie nicht.

[H00]

Frage 6.73: Lösung C

Charakteristisch für die Colitis ulcerosa ist der Beginn der Erkrankung im rektosigmoidalen (B) Übergangsbereich mit einer **kontinuierlichen** Ausbreitung nach oral (E). Dabei kommt es zur Hyperämie der Mukosa und zur Ansammlung granulozytärer Zellen in den Krypten (sog. „Kryptenabszesse"). Im weiteren Verlauf entstehen **großflächige Ulzerationen** der Dickdarmschleimhaut, die den Grundstein für Komplikationen (z.B. Blutungen) darstellen.
Zu **(A)**: Fistelbildungen sind typisch für den M. Crohn.
Zu **(C)**: Die primär-sklerosierende Cholangitis tritt gehäuft in Kombination mit einer Colitis ulcerosa auf. Bei dieser extrem seltenen Erkrankung sind Männer doppelt so häufig betroffen als Frauen. Durch Autoantikörper wird das intra- und extrahepatische Gallenwegssystem zerstört.
Zu **(D)**: Eine Clostridium-difficile-Infektion führt zu einer pseudomembranösen Kolitis.

[H00]

Frage 6.74: Lösung A

Bei der Bronchopneumonie handelt es sich um eine kanalikuläre (bronchogene) bakterielle Entzündung (B), die inhalativ oder durch Aspiration entstehen kann. Typischerweise entstehen dicht benachbart mehrere Entzündungsherde (Herdpneumonie (D)), die in jeweils unterschiedlichen Entzündungsstadien nebeneinander liegen (C). Durch Übergreifen des Entzündungsprozesses auf die Pleura können eine Pleuritis (E) als lokale und durch eine Bakteriämie eine Sepsis als systemische Komplikation entstehen.
Zu **(A)**: Die Lobärpneumonie ist eine überwiegend durch Pneumokokken hervorgerufene, lobär begrenzte, fibrinöse Lungenentzündung, bei der das entzündliche Exsudat – im Gegensatz zur Bronchopneumonie – gleichmäßig über den gesamten Lungenlappen verteilt ist. Typisch für den stadienhaften Ablauf ist neben dem klinisch akuten, hochfieberhaften Erkrankungsbeginn auch ein regelhafter histologisch nachweisbarer mehrphasiger Entzündungsablauf: Anschoppung, rote und graue (graugelbe) Hepatisation, Lyse. Bleibt das Lysestadium aus, so wird das intralveoläre Exsudat nicht verflüssigt, sondern bindegewebig organisiert (Karnifikation). Durch Schrumpfung kann sich in der Umgebung der karnifizierten Lungenareale ein Narbenemphysem ausbilden.

7 Zellersatz

7.1 Regeneration – Fehlregeneration

[F92] [H85]

Frage 7.1: Lösung C

Zu **(C)**: Bei den Hepatozyten handelt es sich um reversibel postmitotische Zellen, die eine lange Lebensdauer haben. Bei der physiologischerweise einsetzenden Regeneration erlangen sie ihre ursprüngliche äquale Teilungsfähigkeit zurück.
Zu **(A), (B), (D)** und **(E)**: Bei den aufgeführten Geweben handelt es sich um sog. Mausergewebe, die aus intermitotischen Zellen bestehen. Diese behalten während des gesamten Lebens des Individuums ihre Teilungsfähigkeit. Die Regeneration erfolgt durch inäquale Teilung aus dem Stamm- über den Proliferations- und Differenzierungs- bis zum Funktionszellpool.

[H97] **!**

Frage 7.2: Lösung C

Unter dem Begriff **Partialnekrose** (= partieller Gewebsuntergang) versteht man, daß ausschließlich die *Parenchymzellen* eines Organs von einer Nekrose betroffen sind. Mit *Ausnahme des ZNS* sind nach Auftreten einer Partialnekrose unterschiedlichste Gewebe zur Regeneration und somit zur Restitutio ad integrum fähig. Eine Nekrose der Nervenzellen bei weitgehender Verschonung der Glia- und Gefäßwandzellen bezeichnet man als **elektive Parenchymnekrose**. Diese tritt bei einem Sauerstoffmangel auf, der nicht gravierend genug ist, um auch eine Schädigung der Neuroglia herbeizuführen. Die untergegangenen Nervenzellen werden abgebaut, so daß ein *bleibender Substanzverlust* resultiert (C).
Zu **(A)**: Die reine Abschürfung epidermaler Zellschichten wird als **Hauterosion** bezeichnet. Dabei ist der Papillarkörper nicht eröffnet, die Basalmembran ist intakt. Die Abheilung erfolgt ohne Narbe (Restitutio ad integrum).
Zu **(B)**: Die Leberepithelien sind regenerationsfähig. Unter der Voraussetzung, daß es nicht zur gleichzeitigen Zerstörung des bindegewebigen Stützgerüstes der Leber kommt, erfolgt eine Restitutio ad integrum. Auf diese Weise können neben Einzelzellnekrosen auch Zelluntergänge im Verband repariert werden, insbesondere bei einer akut eingetretenen Schädigung. Liegt jedoch neben der Läsion der Leberepithelien auch eine Beteiligung des Stützgerüstes vor, kommt es zur Defektheilung mit Ersatz des Leberparenchyms durch Narbengewebe. Bei fortdauernder Schädigung tritt eine starke Bin-

degewebsvermehrung mit Schrumpfung des Organes und Aufheben der originären Organstruktur ein (Zirrhose).
Zu **(D):** Kommt es im Rahmen einer entzündlichen Erkrankung zur isolierten Schädigung der Pneumozyten (= Alveolardeckzellen), so bleibt die Basalmembran erhalten. Nach Abstoßen der nekrotischen Zellen (Desquamation) kann eine vollständige Regeneration der betroffenen Alveolen eintreten.
Zu **(E):** Schädigungen des Nierenparenchyms führen bei isolierten *Tubuluszellnekrosen* nicht zur Narbenbildung, da diese – im Gegensatz zu den Glomerula – *regenerationsfähig* sind. Eine stärkere Schädigung der Niere unter Einbeziehung der Tubulusbasalmembran und des umgebenden Gefäßbindegewebes muß daher zur Defektheilung mit Narbenbildung führen.
(C: 98%, 0,11)

F99

Frage 7.3: Lösung D

Im Rahmen der Wundheilung wird zunächst die Wundhöhle mit Blut ausgefüllt. Anschließend entwickelt sich eine lokale, abakterielle Entzündungsreaktion, in deren Rahmen Makrophagen (Monozyten) (A) und Granulozyten nekrotische Gewebsanteile und Blutbestandteile abräumen. Im weiteren kommt es vom Wundrand her zum Einsprossen von Kapillaren. Dieser Vorgang geht mit Gefäßneubildungen mit Ausdifferenzierung von Endothelien (B) und Perizyten (E) einher (Angioneogenese). Durch die Gefäßwand wandern u.a. Fibroblasten (D) in das Wundgebiet aus. Sie sind entscheidend für die Gewebsstabilisierung durch Kollagenfasersynthese als Grundlage für die Bildung einer interstitiellen Grundsubstanz verantwortlich.
Zu **(C):** Mastzellen (basophile Granulozyten) kommt bei der Wundheilung keine Bedeutung zu. – Sie sind vielmehr die Vermittler der Überempfindlichkeitsreaktion vom Typ I.

H96

Frage 7.4: Lösung C

Zu Aussage **(1):** Die Wundheilung wird durch Granulationsgewebe vermittelt, das die Gefäßeinsprossung in den Wundbereich als Voraussetzung für optimale Durchblutungsverhältnisse gewährleistet. Der Vorgang der Blutgefäßneubildung wird als Angioneogenese bezeichnet.
Zu Aussage **(2):** Neutrophile Granulozyten gelangen grundsätzlich per Diapedese aus dem Blutgefäß in das umliegende Gewebe. Anschließend können sie außerhalb des Gefäßsystems im Interstitium chemotaktisch gelenkt durch amöboide Bewegungen aktiv und eigenständig in ihr „Zielgebiet" gelangen.
(C: 94%/+0,15)

H99 **!**

Frage 7.5: Lösung E

Jede Form des Eiweißmangels, z.B. als Folge eines Hungerzustandes, beeinflußt die Wundheilung negativ. Die sekundäre Kollagensynthesestörung durch einen Vitamin-C-Mangel (Skorbut) (A) stellt in diesem Zusammenhang einen pathogenetisch ebenso wichtigen Faktor dar wie der Hyperkortizismus (Cushing-Syndrom) (B), bei dem die Eiweißkatabolie im Rahmen der Aminosäurenmobilisation für die Gluconeogenese eine entscheidende pathophysiologische Bedeutung hat. Beim Diabetes mellitus (D) überlappen sich zwei Elemente, die die reguläre Wundheilung entscheidend beeinflussen können: die diabetische Mikroangiopathie und eine erhöhte Infektanfälligkeit mit Ausbildung einer möglichen Wundinfektion (C).
Zu **(E):** Ruhigstellung ist ein für die Wundheilung förderlicher Faktor.

H93

Frage 7.6: Lösung E

Bei der primären Frakturheilung kommt es definitionsgemäß *nicht* zur Kallusentwicklung. Ziel einer osteosynthetischen (operativen) Frakturbehandlung ist die exakte und stabile Frakturendenadaptation unter Kompression. Unter idealen Bedingungen ist dabei der Frakturspalt so klein, daß die Spaltüberbrückung *direkt* durch Osteonen erfolgen kann: primäre Knochenbruchheilung.
Zu **(A)–(D):** Kallusbildung ist Bestandteil der *sekundären* (indirekten) Knochenbruchheilung. Dabei entsteht zunächst im Frakturspalt ein Hämatom, das bindegewebig organisiert wird (C). Anschließend kommt es zur Bildung einer knorpeligen Frakturüberbrückung (A). Schließlich entwickelt sich mit zunehmender Mineralisation über das Zwischenstadium des Intermediärkallus (B) der stabile provisorische Knochenkallus (D), der bis zur endgültigen Frakturkonsolidierung durch Knochenüberbrückung des Bruchspaltes das Endstadium der Kallusentwicklung darstellt.
(E: 13%/+0,06, C: 39%/+0,01, D: 30%/+0,06)

F98

Frage 7.7: Lösung D

Zu **(A):** Unter einem **Granuloma pyogenicum** versteht man eine im Gefolge einer Haut- oder Mundschleimhautverletzung entstehende, überschießende Granulationsgewebsbildung, die kapillarreich und kontaktvulnerabel ist.
Zu **(B)** und **(C):** Die **Wundheilung** kann behindert werden durch mechanische Belastung, überschießende Bildung von Granulationsgewebe (Caro luxurians), Infektionen und Fremdkörper:

- Eine bakterielle Superinfektion einer Wunde kann u. a. zur überschießenden Narbenbildung beitragen (**Narbenkeloid** (B)).
- Die Abstoßungsreaktion eines in der Wunde befindlichen Fremdmaterials führt zur Fremdkörperabstoßungsreaktion mit Granulombildung (**Fadengranulom** (C)).

Zu **(E)**: Die **Frakturheilung** kann behindert werden durch Interposition von Muskulatur, Dislokation der Frakturenden, eitrige Entzündung (mögliche Folge: Osteomyelitis), mangelnde Bewegung (Immobilisation). Eine Sonderform der gestörten Frakturheilung stellt der **Callus luxurians** dar. Darunter versteht man die überschießende Kallusbildung, die zu Nachbarschaftsphänomenen wie Gelenksperre, Gefäß- oder Nervenkompression oder Fusion mit benachbarten Knochen führen kann (sog. Brückenkallus).

Zu **(D)**: Beim **M. Dupuytren** handelt es sich um eine Erkrankung des straffen Bindegewebes der Hohlhand mit einer fibrösen Hypertrophie der Palmarfaszie. Die Ursache für diese mit einer progredienten Beugekontraktur der Finger einhergehenden Erkrankung ist nicht bekannt (syn.: **Dupuytrensche Kontraktur**). Ein Zusammenhang mit Weichteilwunden an der Hand bzw. Frakturen des Handskeletts besteht nicht.

Heilung — VII.1

Die Heilung nach einem Gewebsverlust hängt von dem *Ausmaß des Schadens* und der *Regenerationsfähigkeit* der betroffenen Zellen ab. Während z. B. die Epithelien der Haut (Wechselgewebe) ohne Probleme zu einer Regeneration im Stande sind, trifft dies z. B. für Leberepithelien (stabile Gewebe) nur solange zu, wie das *Stützgerüst* nicht durch den Schaden betroffen ist. Für Nerven- und Muskelgewebe (Dauergewebe) ist eine Regeneration nicht möglich. Solche und andere größere Gewebsdefekte werden durch *Granulationsgewebe* mit der Folge einer *Vernarbung* und eines *Verlustes an Funktion* geschlossen.

In Abhängigkeit von dem Resultat der Heilung unterscheidet man die *Restitutio ad integrum* und die *Heilung mit Defekt*.

Die **Heilung einer Wunde,** z. B. ein Schnitt der Haut, verläuft über folgende Phasen:
- Die Wundhöhle wird mit Blut ausgefüllt. Fibrinogen wird zu Fibrin umgesetzt. Die verletzten Gefäße thrombosieren.
- Es kommt zu einer leichten lokalen Entzündungsreaktion. Granulozyten und Monozyten wandern ein und beginnen die nekrotischen Gewebeanteile und Blutgerinnsel abzuräumen.
- Ausgehend vom Wundrand erfolgt eine Einsprossung von Kapillaren. Bindegewebebildende Fibroblasten und phagozytierende Histiozyten wandern ein.
- Es entsteht ein gut durchblutetes „*Granulationsgewebe*".
- Durch Umformung des Granulationsgewebes mit zunehmender Bildung von Kollagen bildet sich ein gefäßarmes faserreiches „*Narbengewebe*", welches schließlich vom Oberflächenepithel überdeckt wird. – Jedes Narbengewebe unterliegt im Lauf der Zeit einer Schrumpfung (Retraktion), was in Hohlorganen, z. B. im Magen, zu Narbenstenosen führen kann.
- Ein Überschießen der proliferativen Reaktion mit einer überstarken Bildung von Granulationsgewebe nennt man *Caro luxurians* („wildes Fleisch"). Wenn sich das Narbengewebe über die Wundränder hinaus ausbreitet, spricht man von einem *Keloid*.

Die Wundheilung kann behindert werden durch mechanische Belastung, überschießende Bildung von Granulationsgewebe, Infektion und Fremdkörper. Einen Einfluß haben auch Faktoren, die die Abwehrkraft und Regenerationsfähigkeit des Organismus herabsetzen, wie Proteinmangel, Vitaminmangel, Agranulozytose und Kortikosteroidtherapie.

Die **Heilung einer Fraktur** kann grundsätzlich auf zwei unterschiedlichen Wegen erfolgen:

1. **Primäre Frakturheilung**
   Bei gutem *Kontakt* der Fragmente wird der Frakturspalt direkt und ohne intermediäres Bindegewebe durch Osteone überbrückt (= Kontaktheilung). Die primäre Frakturheilung ist das Ergebnis einer osteosynthetischen (= operativen) Knochenbruchbehandlung mit exakter und stabiler Adaptation der Frakturenden bei gleichzeitiger Kompression des Bruchspaltes.

2. **Sekundäre Frakturheilung**
   - Bildung eines Hämatoms im Frakturbereich durch Blutung aus eröffneten Kapillaren.
   - Einwandern von Granulozyten und Monozyten. Von den Periosträndern ausgehende Verbindung zwischen den beiden Frakturenden durch Granulationsgewebe.
   - Durch Umformung der Fibroblasten zu Osteoblasten entsteht der vorläufige Knochen-**Kallus**.
   - Der Kallus wird durch mechanische Belastung und Zug zum endgültigen lamellären Knochen umgebaut, wobei die überschüssig produzierten Knochenanteile wieder resorbiert werden.

Die Frakturheilung kann behindert werden durch Interposition von Muskulatur, Dislokation der

Frakturenden, eitrige Entzündung (mögliche Folge: Osteomyelitis), mangelnde Ruhigstellung. Hinzu kommen die oben erwähnten Faktoren, die generell die Wundheilung behindern. Folge einer unzureichenden Heilung der Fraktur ist eine *Pseudarthrose*, d. h. eine mangelnde Fixierung der beiden Knochenenden.

Die **Wundheilung in parenchymatösen Organen** verläuft – dargestellt an den Beispielen *Leber* und *Niere* – folgendermaßen:
Die Leberepithelien sind regenerationsfähig. Unter der Voraussetzung, daß es nicht zur gleichzeitigen Zerstörung des bindegewebigen Stützgerüstes der Leber kommt, erfolgt eine Restitutio ad integrum. Auf diese Weise können neben Einzelzellnekrosen auch Zelluntergänge im Verband repariert werden, insbesondere bei einer akut eingetretenen Schädigung. Liegt jedoch neben der Läsion der Leberepithelien auch eine Beteiligung des Stützgerüstes vor, kommt es zur Defektheilung mit Ersatz des Leberparenchyms durch Narbengewebe. Bei fortdauernder Schädigung tritt eine starke Bindegewebsvermehrung mit Schrumpfung des Organes und Aufheben der originären Organstruktur ein (Zirrhose).
Schädigungen des Nierenparenchyms führen bei isolierten *Tubuluszellnekrosen* nicht zur Narbenbildung, da diese – im Gegensatz zu den Glomerula – *regenerationsfähig* sind. Eine stärkere Schädigung der Niere unter Einbeziehung der Tubulusbasalmembran und des umgebenden Gefäßbindegewebes muß daher zur Defektheilung mit Narbenbildung führen.

Riesenzellen

H97 H94 !

Frage 7.8: Lösung D

Zu **(2)** und **(3)**: Riesenzellen entstehen vielfach durch Fusion mehrerer Makrophagen. Dabei können grundsätzlich ungeordnete und geordnete Riesenzellen unterschieden werden.
Bei der Fremdkörperriesenzelle (ungeordnete Riesenzelle) liegen die Zellkerne im Zytoplasma verstreut. Bei der Langhansschen Riesenzelle (geordnete Risenzelle) liegen die Kerne hufeisenförmig in der Zellperipherie.
Zu **(1)**: *Natürliche Killerzellen* üben als Bestandteil des *unspezifischen Abwehrsystems* des Organismus eine spontane zytolytische Aktivität z. B. gegenüber Tumorzellen aus. Sie leiten sich von Lymphozyten ab, die weder der B- noch der T-Zellreihe angehören.
(D: 76%/+0,22) (D: 86%, 0,26).

H99

Frage 7.9: Lösung A

Zu **(A)**: In Fremdkörpergranulomen können Makrophagen zu Fremdkörperriesenzellen fusionieren.
Zu **(B)** – **(E)**: Die Zuordnung ist in diesem Falle eindeutig.

F91

Frage 7.10: Lösung B

Zu **(B)**: Langhans-Riesenzellen entstehen durch *Fusion von Makrophagen,* die aus dem Gefäßsystem emigrierte Monozyten darstellen.
Zu **(E)**: Neben Langhans-Riesenzellen findet man in Granulomen vom Tuberkulose- oder Sarkoidosetyp (epithelähnliche) Epitheloidzellen, die auch von Monozyten abstammen.

F95

Frage 7.11: Lösung D

Zu **(1)**: Die typischerweise beim M. Hodgkin auftretende Riesenzellform wird als Sternberg-Reed-Zelle bezeichnet.
Zu **(2)**: Bei der Sarkoidose kommen Langhanssche Riesenzellen vor.
Zu **(4)**: Beim M. Crohn treten epitheloidzellhaltige Granulome im regionären Lymphabflußgebiet des betroffenen Darmabschnittes auf. Ein Zusatzkennzeichen dieser Granulome sind mehrkernige Riesenzellen, die in diesem Falle nicht gesondert bezeichnet sind.
Zu **(3)**: Beim M. Wilson (Kupferspeicherkrankheit) liegt ein genetisch bedinger Mangel des Kupfertransportproteins Coeruloplasmin vor. Neben einer primären Leberschädigung mit Entstehung einer chronisch-aggressiven Hepatitis kommt es im Verlauf zur Kupferanhäufung in den Ganglienzellen verschiedener Hirnkerne mit schweren extra-pyramidal-motorischen Störungen. Histologisch werden beim M. Wilson keine mehrkernigen Riesenzellen beobachtet.
(D: 74%/+0,26)

H96 F94

Frage 7.12: Lösung B

Zu **(B)**: Sternberg-Reed-Zellen treten als neoplastische Riesenzellen beim M. Hodgkin auf. Typisch sind die blasigen Kerne, die teilweise im mikroskopischen Bild überlappt gruppiert sind.
Zu **(A)**: Langhans-Riesenzellen enthalten multiple Zellkerne in hufeisenförmiger, streng peripherer Anordnung. Sie finden sich z. B. in Granulomen vom Tuberkulosetyp.
Zu **(C)**: Eine Masern-Infektion geht mit einer Hyperplasie der lymphatischen Organe einschließlich des lymphatischen Gewebes der Appendix vermiformis

einher. Dabei kommt es charakteristischerweise zur Bildung von Riesenzellen, die vorwiegend in den B-Zell-Regionen lokalisiert sind und als **Warthin-Finkeldey-Zellen** bezeichnet werden. Diese enthalten bis zu 30 hyperchromatische Kerne in zentraler Lage.
Zu **(D)**: In Fremdkörpergranulomen können Makrophagen zu Fremdkörperriesenzellen fusionieren, in denen multiple Kerne ohne regelhafte Ordnung im Zytoplasma verteilt vorliegen.
Zu **(E)**: Touton-Riesenzellen (Schaumzellen) kommen bei zahlreichen stoffwechselbedingten, entzündlichen oder traumatischen Erkrankungen vor. Typisch sind ein infolge Verfettung feinvakuoläres, „schaumig" aussehendes Zytoplasma und zentral kranzförmig angeordnete Kerne, die ein homogenes Zytoplasma einschließen.
(B: 87%/+0,34)

Riesenzellen ——————————— VII.2

Riesenzellen kommen sowohl mehrkernig (dann als Fusion von Makrophagen), als auch einkernig vor. In vielen Fällen sind sie Ausdruck dafür, daß über eine hohe Phagozytosekapazität eine intensive Resorptionsleistung erfolgen muß. Riesenzellen entstehen sowohl auf *entzündlicher* als auch auf *tumoröser* Grundlage. Bei den mehrkernigen Riesenzellen lassen sich ungeordnete und geordnete Formen unterscheiden. Bei den ungeordneten Riesenzellen liegen die Zellkerne im Zytoplasma verstreut, während geordnete Riesenzellen in der Regel eine Zellkernanordnung in der Zytoplasmaperipherie aufweisen. Man unterscheidet:

1. **Physiologische Riesenzellen**
   z.B. Osteoklasten, Megakaryozyten
2. **Entzündungsriesenzellen**
   - **Langhans-Riesenzelle** (geordnete Riesenzelle) in **epitheloidzelligen Granulomen** vom:
     • **Sarkoidose-Typ** (M. Boeck, M. Crohn, Toxoplasmose, Berylliose) und
     • **Tuberkulose-Typ** (Tuberkulose, Lepra, Syphilis)
   - **Fremdkörperriesenzelle** (ungeordnete Riesenzelle) in **Fremdkörpergranulomen**
   - **Touton-Riesenzelle**
     Funktion: Phagozytose extrazellulärer Fette (z.B. nach traumatischer oder lipolytischer Fettgewebsnekrose). Das Zytoplasma der mehrkernigen Zellen imponiert mikroskopisch durch die feintropfig verteilten Lipide schaumig aufgelockert: **Schaumzellen.**
   - **Aschoff-Geipel-Riesenzelle**
     • zahlreiche Kerne in zentral orientierter Anordnung
     • in **Granulomen vom Typ des rheumatischen Fiebers**

- **Zytomegale Riesenzelle**
  Beispiel für eine einkernige Riesenzelle, die bei der Zytomegalie auftritt. Typisch sind intranukleäre Einschlußkörperchen, die eulenaugenartig aussehen: **Eulenaugenzelle.**
3. **Tumorriesenzellen**
   z.B. Hodgkinzelle, Sternberg-Reed-Zelle bei der Lymphogranulomatose

7.2 Metaplasie

[H91]
Frage 7.13: Lösung E

Zu Aussage **(1)**: Plattenepithelkarzinome des Magens sind extrem *selten.*
Zu Aussage **(2)**: Die *intestinale* Metaplasie der Magenschleimhaut im Rahmen der chronisch-atrophischen Gastritis ist häufig.

[F98] **!**
Frage 7.14: Lösung E

Zu **(1)**: Eine **Plattenepithelmetaplasie der Bronchialschleimhaut** kann durch einen chronisch entzündlichen Reiz, z.B. in Form einer **chronischen Bronchitis** durch Tabakrauch, entstehen.
Zu **(2)**: Die **intestinale Metaplasie** der Magenschleimhaut entsteht im Rahmen einer *chronischen atrophischen Gastritis* (hier v.a. Gastritis Typ A) mit Umwandlung der sekretorischen Magenschleimhaut in ein absorptives Dünndarmepithel. Es treten Becherzellen, Paneth-Körnerzellen und Enterozyten im Verbund der Magenschleimhaut auf. Bei der Typ-A-Gastritis handelt es sich um eine autoimmunogen induzierte chronische Entzündung der Magenschleimhaut (Antikörper gegen Belegzellen).
Zu **(3)**: Die **Knochenmetaplasie des Bindegewebes** entsteht in der Skelettmuskulatur, z.B. durch wiederholte *Mikrotraumatisierung.* Man spricht von einer **Myositis ossificans.**
Zu **(4)**: Die **Plattenepithelmetaplasie des Urothels** entsteht bevorzugt in einer mit einem chronischen Harnwegsinfekt assoziierten Urolithiasis.
Zu **(5)**: Die **Plattenepithelmetaplasie der Zervixschleimhaut** entsteht in der Übergangszone von Plattenepithel der Portio und Zylinderepithel der Cervix uteri durch exogene Reize mit einer chronischen Zervizitis. Der Geschlechtsverkehr scheint dabei als bedeutsamer Faktor eine Rolle zu spielen (z.B. Bedeutung unhygienischer Verhältnisse, Smegmaabbauprodukte).

7.2 Metaplasie

F00 H97 !

Frage 7.15: Lösung D

Zu **(D):** Bei einer **Myositis ossificans** handelt es sich um eine **Knochenmetaplasie** des Bindegewebes in der Skelettmuskulatur als Folge von Mikrotraumatisierungen.
Zu **(A):** Atrophie = Abnahme der Organmasse
Zu **(B):** Hypertrophie = Zunahme der Organmasse durch Vergrößerung der Parenchymzellen (einfache Hypertrophie)
Zu **(C):** Hyperplasie = Zunahme der Organmasse durch Zunahme der Zahl der Parenchymzellen (numerische Hypertrophie)
Zu **(E):** Dysplasie = reversibler Differenzierungsverlust eines Gewebes

F99

Frage 7.16: Lösung D

Zu **(D):** Der obere (zervikale) Ösophagus ist von einem nicht verhornenden Plattenepithel ausgekleidet. Dementsprechend kann es hier nicht zur metaplastischen Umwandlung in Richtung Plattenepithel kommen.
Zu **(A):** Plattenepithelmetaplasien des Respirationstraktes sind als typische Folge eines chronischen Entzündungsreizes häufig. Sie sind nicht als uneingeschränkte Präkanzerosen zu werten, wiewohl die häufigste histologische Variante des Bronchialkarzinoms (Plattenepithelkarzinom) aus Plattenepithelmetaplasien hervorgeht.
Zu **(B):** Es kann, bedingt durch erhöhte Östrogenspiegel des Blutes, zu Plattenepithelmetaplasien innerhalb der Prostata kommen. Beim männlichen Neugeborenen führt die Wirkung der aus dem mütterlichen Blut übergetretenen Östrogene zu bestimmten Auswirkungen auf den Organismus. So kann die Hypertrophie der Brustdrüsen ebenso als Folgeerscheinung der Einwirkung hoher Östrogenspiegel angesehen werden, wie das Auftreten von Plattenepithelmetaplasien in der Prostata. – Bei älteren Männern kommt es im Rahmen der eintretenden Prostatahyperplasie zum Phänomen der Gefäßkompression innerhalb des Organs mit dem Auftreten von Nekrosen. Histologisch finden sich in solchen Fällen Plattenepithelmetaplasien in der Umgebung der Nekrosebezirke.
Zu **(C):** Bei einer chronischen Zystitis insbesondere in Verknüpfung mit einer Urolithiasis kann es zur Plattenepithelmetaplasie des Urothels der Harnblase kommen.
Zu **(E):** Die Plattenepithelmetaplasie der Zervixschleimhaut entsteht in der Übergangszone von Plattenepithel der Portio und Zylinderepithel der Cervix uteri durch exogene Reize.

Metaplasie — VII.3

Eine Metaplasie ist die Umwandlung der Differenzierung eines Gewebes, z.B. eines respiratorischen Zylinderepithels in ein Plattenepithel. Diese Veränderung kann niemals direkt erfolgen, sondern verläuft im Rahmen einer Regeneration des Epithels über die undifferenzierten Reservezellen. Hervorgerufen wird eine Metaplasie durch chronische Reizung zur Regeneration.

1. Plattenepithelmetaplasie der Bronchialschleimhaut: Entstehung durch chronisch entzündlichen Reiz, z.B. in Form einer chronischen Bronchitis durch Tabakrauch. Die entstandene Plattenepithelmetaplasie kann sich durch Einwirkung von Karzinogenen (z.B. Asbestfasern, Zigarettenrauchkondensat) zunehmend entdifferenzieren und auf diese Weise über ein dysplastisches Stadium zur Entwicklung eines Plattenepithelkarzinoms führen.

2. Plattenepithelmetaplasie der Zervixschleimhaut: Entstehung in der Übergangszone von Plattenepithel der Portio und Zylinderepithel der Cervix uteri durch exogene Reize. Der Geschlechtsverkehr scheint dabei als bedeutsamer Faktor eine Rolle zu spielen (z.B. Bedeutung unhygienischer Verhältnisse, Smegmaabbauprodukte).

3. Intestinale Metaplasie der Magenschleimhaut: Entstehung im Rahmen der *chronischen atrophischen Gastritis* mit Umwandlung der sekretorischen Magenschleimhaut in ein absorptives Dünndarmepithel. Es treten Becherzellen, Paneth-Körnerzellen und Enterozyten im Verbund der Magenschleimhaut auf. Man diskutiert die intestinale Metaplasie der Magenschleimhaut als einen möglichen Risikofaktor bei der Entstehung des Magenkarzinoms.

4. Knochenmetaplasie des Bindegewebes: Entstehung von Knochengewebe in der Skelettmuskulatur, z.B. durch wiederholte *Mikrotraumatisierung*. Man spricht von *Myositis ossificans*.

! **Merke:** Metaplasien sind keine Präkanzerosen. Sie können aber Vorstufe einer Präkanzerose sein.

7.3 Dysplasie

F00

Frage 7.17: Lösung D

Unter Dysplasie ist die lokalisierte (B) oder generalisierte (C) Veränderung eines Gewebes im Sinne eines reversiblen Differenzierungsverlustes zu verstehen. Als Zeichen einer dysplastischen Veränderung werden atypische Zellen mit hyperchromatischen Zellkernen *(Dyskariose)*, Mitosen und Irregularitäten im Epithelaufbau verstanden. Die Diagnostik ist mit Hilfe zytologischer Methoden (z.B. Zervixabstrich und Papanicolaou-Färbung) oder histologisch möglich. Im Gegensatz zur Metaplasie kann eine Dysplasie eine Präkanzerose darstellen (A). Entsprechend den unterschiedlichen Ausprägungen einer Dysplasie werden verschiedene Schweregrade eingeteilt. Der Übergang zum Carcinoma in situ und damit zur malignen Entartung ist fließend.
Zu **(D):** Die Verkleinerung eines Organes in Folge einer Fehl- oder Mangelernährung wird als **Hungeratrophie** bezeichnet.
Zu **(E):** Dysplasien können genetisch vorprogrammiert sein. Beispiel: familiäre Kolonpolyposis mit genetisch vorbestimmter Adenom-Karzinom-Sequenz mit dem Zwischenschritt der Epitheldysplasie.

Dysplasie — VII.4

Unter Dysplasie ist die Veränderung eines Oberflächenepithels im Sinne eines reversiblen Differenzierungsverlustes zu verstehen.
Als Zeichen einer dysplastischen Epithelveränderung werden atypische Zellen mit hyperchromatischen Zellkernen *(Dyskariose)*, Mitosen und Irregularitäten im Epithelaufbau verstanden. Die Diagnostik ist mit Hilfe zytologischer Methoden (z.B. Zervixabstrich und Papanicolaou-Färbung) oder histologisch möglich. Im Gegensatz zur Metaplasie kann eine Dysplasie eine Präkanzerose darstellen.
Entsprechend den unterschiedlichen Ausprägungen einer Dysplasie werden verschiedene Schweregrade eingeteilt. Der Übergang zum Carcinoma in situ und damit zur malignen Entartung ist fließend.
Beispiel Zervixkarzinom: leichte, mittlere und schwere Dysplasie, Carcinoma in situ (Präkanzerose), invasives Plattenepithelkarzinom.

7.4 Präkanzerosen

F91

Frage 7.18: Lösung D

Zu Aussage **(1):** Die intestinale Metaplasie der Magenschleimhaut ist die Folge der chronischen atrophischen Gastritis. Zellen, die normalerweise nur in der Dünndarmschleimhaut vorkommen (Becherzellen, Panneth-Körperzellen), ersetzen teilweise die Pylorus- und Korpusdrüsenepithelien. Die schwere intestinale Metaplasie muß als *Risikofaktor* für die Entstehung eines Magenkarzinoms aufgefaßt werden. Angaben über die Höhe der Entartungsgefahr schwanken erheblich (0–14%).
Zu Aussage **(2):** Die Bezeichnung „Fehldifferenzierung" im Zusammenhang mit Metaplasie kann ggf. zu Mißverständnissen führen, da dieser Begriff eher an maligne Entartung als an Umwandlung eines differenzierten Gewebes in ein anderes (= Metaplasiedefinition) denken läßt.

H94

Frage 7.19: Lösung D

Zu Aussage **(1):** Unter einer **Leukoplakie** versteht man eine weißliche Verfärbung der Schleimhäute insbesondere im Bereich des Mundes. Es handelt sich um eine **Symptom**bezeichnung mit unterschiedlichen Differentialdiagnosen. Es existieren leukoplakische Schleimhautveränderungen, die histologisch mit erheblichen Dysplasien des Zellbildes einhergehen können. Nur in solchen Fällen werden Leukoplakien als Präkanzerosen eingestuft.
Zu Aussage **(2):** Werden in leukoplakischen Schleimhautveränderungen schwere Epitheldysplasien nachgewiesen, dann ist eine maligne Transformation wahrscheinlich.
(D: 60%/+0,03)

H96

Frage 7.20: Lösung E

Beim Xeroderma pigmentosum handelt es sich um eine autosomal rezessiv vererbte Lichtüberempfindlichkeit der Haut (Defekt des DNA-Reparatursystems). Es besteht eine anlagebedingte Disposition der Haut zur malignen Entartung unter dem Einfluß von UV-Strahlen. Die aktinisch gesetzten (= durch Strahlen ausgelösten) DNA-Schäden können nicht beseitigt werden. Auf diesem Wege können Basaliome (A), Plattenepithelkarzinome (B) und maligne Melanome (C) ebenso entstehen wie die solare Keratose (D), die als Präkanzerose der Haut aufzufassen ist.
Zu **(E):** Condylomata accuminata werden durch humane Papillomaviren hervorgerufen. Ein Zusam-

menhang zum Xeroderma pigmentosum besteht nicht.
(E: 68%/+0,20)

F92

Frage 7.21: Lösung B

Die **familiäre Adenomatosis coli** (B) ist eine **obligate Präkanzerose** und wird autosomal dominant vererbt. Es liegen zahlreiche, meist tubuläre Adenome im Kolon vor.
Weitere Präkanzerosen des Kolonkarzinoms mit im Vergleich zur familiären Adenomatosis coli niedrigerem Risiko der Entartung sind:
- Colitis ulcerosa nach 10jährigem Krankheitsverlauf (A) – Morbus Crohn nach 15jährigem Krankheitsverlauf (C)
- „Sporadische" Adenome im Kolon (D); sie werden als fakultative Präkanzerose bezeichnet, da sie sich spontan wieder zurückbilden können.

Zu **(E):** Eine Divertikulose des Kolons stellt keinen prädisponierenden Faktor für die Entstehung eines Dickdarmkarzinoms dar.

Präkanzerose — VII.5

Eine Gewebsveränderung wird als Präkanzerose bezeichnet, wenn statistisch gesichert ist, daß auf ihrem Boden häufiger neoplastische Veränderungen als in normalem Gewebe entstehen. Man unterscheidet präkanzeröse Krankheiten (z.B. Colitis ulcerosa, familiäre Kolonpolyposis) und präkanzeröse Zell- und Gewebsveränderungen (z.B. schwere Dysplasie, Carcinoma in situ). Außerdem unterscheidet man obligate von fakultativen Präkanzerosen.

Leukoplakie
Die Leukoplakie (Hyper- und Parakeratose, Hyperplasie der Basalzellschicht) kommt in der Mundhöhlen-, Kehlkopf- und Harnblasenschleimhaut vor. Die Leukoplakie *mit dysplastischen Veränderungen* ist als *Präkanzerose* einzuordnen. Abzugrenzen sind leukoplastische Schleimhautveränderungen, die harmlos sind.

7.5 Kommentare aus Examen Herbst 2000

H00

Frage 7.22: Lösung C

Zu **(A):** Langerhans-Zellen sind spezialisierte Makrophagen der Haut. Sie sind durch einen eingekerbten (dudelsackartigen) Kern und spezielle Granula (Birbeck-Granula, syn. X-Körperchen) morphologisch charakterisiert.

Zu **(B):** Unter Herzfehlerzellen versteht man aus den Lungenalveolen stammende Makrophagen, die im Sputum von Patienten mit Lungenstauung bei chronischer Linksherzinsuffizienz nachweisbar sind. Im Rahmen der chronischen Linksherzinsuffizienz kommt es nicht nur zum Übertritt von Transsudat, sondern auch von Erythrozyten in die Alveolen. Die Erythrozyten werden phagozytiert. Das durch Abbau der Erythrozyten frei werdende Eisen wird als Hämosiderin in den Makrophagen gespeichert. Werden diese Zellen abgehustet, färben sie das Sputum rostbraun.

Zu **(C):** Das Epithel der Alveolen wird von den Pneumozyten gebildet (Alveolardeckzellen). Sie sind – im Gegensatz zu den Alveolarmakrophagen – nicht zur Phagozytose fähig.

Zu **(D):** Epitheloidzellen leiten sich von Monozyten ab. Sie sind als in Granulomen spezifisch vorkommende Makrophagen aufzufassen (z.B. Granulom vom Tuberkulosetyp). Der Name rührt von der charakteristischen Anordnungsform dieser Zellen her, die als „epithelähnlich" (enge Zellaufreihung) bezeichnet werden kann.

Zu **(E):** Kupffer-Sternzellen sind die spezialisierten Makrophagen der Leber.

H00 !

Frage 7.23: Lösung C

Zu **(C):** Eine Metaplasie ist die Umwandlung der Differenzierung eines Gewebes, z.B. eines respiratorischen Zylinderepithels in ein Plattenepithel. Hervorgerufen wird eine Metaplasie durch chronische Reizung zur Regeneration.

Zu **(A):** Unter Dysplasie ist die Veränderung eines Oberflächenepithels im Sinne eines reversiblen Differenzierungsverlustes zu verstehen. Eine Dysplasie kann – je nach Schweregrad – mit fließendem Übergang in eine präkanzeröse Gewebsveränderung übergehen.

Zu **(B):** Unter Aplasie versteht man das Ausbleiben der embryonalen Anlage eines Organs.

Zu **(D):** Unter Hyperplasie versteht man die Massenzunahme eines Organs durch Zunahme der Zellzahl.

Zu **(E):** Metachromasie bezeichnet ein besonderes Färbeverhalten von Zellen und Geweben bei der lichtmikroskopischen Untersuchung. Dabei nehmen die Zellen einen anderen Farbton an als die eigentlich verwendete Färbelösung.

8 Tumoren

8.1 Definition des Tumorbegriffes

8.2 Merkmale und Unterscheidungskriterien gut- und bösartiger Tumoren

H99

Frage 8.1: Lösung C

Folgende Malignitätskriterien werden allgemein unterschieden:
- **Unsichere Zeichen:**
1. Schnelles Wachstum
2. Zellatypie und -polymorphie:
   - Atypische Mitosen
   - Verschiebung der Kern-Plasma-Relation zugunsten des Kernes (C)
   - Nukleolenvergrößerung
   - Hyperchromasie der Zellkerne
   - Verdickte Zentriolen (Kernkörperchen)
3. Anaplasie – Verlust oder Fehlen einer Differenzierung
- **Sichere Zeichen:**
4. Infiltratives Wachstum
5. Metastasen (Tochtergeschwülste)
6. Rezidivneigung nach operativer Entfernung

Zu **(A):** Nukleolenvergrößerungen sind ein Zeichen einer malignen Transformation.
Zu **(B):** Gutartige Tumoren zeichnen sich durch das Vorhandensein einer Kapsel aus.
Zu **(D):** Tumoren besitzen unabhängig von ihrer Dignität in der Regel einen euploiden Chromosomensatz. Unter Aneuploidie versteht man die Abweichung von der normalen Anzahl der Chromosomen.
Zu **(E):** Gutartige Tumoren zeichnen sich durch expansives Wachstum aus. Maligne Tumoren wachsen destruktiv.

H99

Frage 8.2: Lösung E

In rascher Proliferation befindliche Gewebe sind auf permanente Gefäßneubildung angewiesen. So ist das Größenwachstum eines malignen Primärtumors (B) ebenso als Beispiel in diesem Zusammenhang zu nennen wie die Metastasenbildung (C).

Zu **(A):** Die Wundheilung wird durch Granulationsgewebe vermittelt, das die Gefäßeinsprossung in den Wundbereich als Voraussetzung für optimale Durchblutungsverhältnisse gewährleistet. Blutgefäßneubildung (Angioneogenese) ist in diesem Zusammenhang essentiell.

Zu **(D):** Beim Kaposi-Sarkom handelt es sich um einen malignen Tumor von Haut und Schleimhäuten, von dem ein *vaskulärer* Ursprung angenommen wird. Typisch für das Kaposi-Sarkom ist ein spindelzelliges Stroma, das interstitiell mit Erythrozyten angefüllte Spalträume aufweist. Auch für das Kaposi-Sarkom spielt die Tumorgefäßneubildung eine zentrale Rolle.

Zu **(E):** Der tuberkulöse Primärherd stellt eine unspezifische exsudative Entzündungsreaktion am Ort der Erstinfektion dar. Seine Entwicklung hängt nicht von einer zuvor oder parallel erfolgten Gefäßneubildung ab.

F99

Frage 8.3: Lösung E

Die Malignität von Tumorzellen äußert sich insbesondere in Form von Zellkernveränderungen. Hierzu zählen:
- atypische Mitosen (A)
- Verschiebung der Kern-Plasma-Relation zugunsten des Kernes (B)
- Kernpolymorphie (unterschiedliches Erscheinungsbild des Zellkernes von Zelle zu Zelle) (D)
- Nukleolenvergrößerung (C)
- Hyperchromasie der Zellkerne
- verdickte Zentriolen

Zu **(E):** Die Kernpyknose (Schrumpfung des Kernes) stellt ein frühes lichtmikroskopisches Zeichen der Zell*nekrose* dar.

F98 **!**

Frage 8.4: Lösung B

Onkozyten (wörtlich übersetzt: „geschwollene Zellen") sind durch besondere morphologische Kennzeichen charakterisierte Zellen, die in unterschiedlichen **Drüsenepithelien** (z.B. Schilddrüse, Speicheldrüse, Leber) (5) auftreten können. Lichtmikroskopisch zeichnen sich Onkozyten durch ein balloniertes eosinophiles Zytoplasma aus, das durch eine hohe Mitochondriendichte (2) eine körnige (granuläre) Struktur enthält. Tumoren, die überwiegend aus Onkozyten aufgebaut sind, werden als Onkozytome bezeichnet. Diese können sowohl benignes als auch malignes Verhalten zeigen (3). Ein Beispiel stellt das Onkozytom der Schilddrüse dar, das sowohl als Adenom als auch als Karzinom vorkommen kann.

Zu **(1)**: Der Begriff Onkozyt stellt eine durch lichtmikroskopische Beobachtung geprägte Bezeichnung einer besonderen morphologischen Erscheinungsform von Drüsenepithelzellen dar. Nur vermeintlich wird durch die Nomenklatur ein zwingender Zusammenhang mit tumorösem Wachstum oder einer Präkanzerose hergestellt.
Zu **(4)**: Onkozyten imponieren aufgetrieben, was jedoch ihrer normalen Erscheinungsform entspricht. Ein Zellhydrops mit erhöhten intrazellulärem Druck liegt nicht vor.

H94

Frage 8.5: Lösung E

Zu **(E)**: Die **Epulis gigantocellularis** wird zu den **tumorartigen Läsionen** gezählt. Es handelt sich dabei um ein überschießend wachsendes Granulom, das vom Periost des Parodontiums ausgeht. Es werden verschiedene Ursachen diskutiert (z. B. Zahnextraktion als traumatisierendes Ereignis). Eine infektiöse Genese ist bisher nicht nachgewiesen worden ((A)–(D)).
(E: 25 %/–0,07; A: 40 %/+0,05; D: 19 %/±0,00)

F00 H97 F95 **!!**

Frage 8.6: Lösung D

Zu **(D)**: Der Begriff Mikrokarzinom ist für ein frühes Stadium des Portiokarzinoms reserviert. Es handelt sich um ein die Basalmembran *überschreitendes* Karzinom mit einer maximalen Tiefenausdehnung von 0,5 cm.
Zu **(A)**: Beschrieben sind Kennzeichen eines kleinzelligen Bronchialkarzinoms.
Zu **(B)**: Im Falle eines unvollständigen Chromosomensatzes einer Zelle spricht man von Hypoploidie.
Zu **(C)**: Die Dysplasie hat bereits zur malignen Entartung geführt, wenn ein Mikrokarzinom vorliegt.
Zu **(E)**: Beschrieben ist das Magenfrühkarzinom. Definitionsgemäß liegt dabei maximal eine Tumorinfiltration bis in die Tunica submucosa vor (T1-Stadium).

F00 **!**

Frage 8.7: Lösung C

Zu **(C)**: Allgemein handelt es sich bei einem **Frühkarzinom** um eine maligne Neoplasie mit dem histologischen Nachweis eines **umschriebenen infiltrativen Wachstums**. Pathologisch exakt definiert ist nur das Frühkarzinom des Magens, bei dem die Infiltration auf die Tunica mucosa und submucosa beschränkt bleibt (T1-Stadium). Die Namensgebung ist nicht unumstritten und folgt klinischen Erfahrungen, die besagen, daß das Magenfrühkarzinom ein Tumorstadium darstellt, in dem eine Heilung mit großer Wahrscheinlichkeit durch radikale operative Therapie erfolgen kann.
Zu **(A)**: Das Magenfrühkarzinom metastasiert bevorzugt lymphogen, wobei durchaus zum Zeitpunkt der Diagnosestellung auch schon eine hämatogene Metastasierung vorliegen kann.
Zu **(B)**: Das Carcinoma in situ stellt eine Präkanzerose dar und ist dadurch gekennzeichnet, daß sämtliche zytologischen Malignitätskriterien erfüllt sind. Histologisch können jedoch keine Zeichen des infiltrativen und damit malignen Wachstums nachgewiesen werden: Die Basalmembran ist intakt.
Zu **(D)**: Das Magenfrühkarzinom ist ausschließlich über die Infiltrationstiefe in der Magenwand definiert. Die Wuchsform fließt nicht in die Abgrenzung gegenüber anderen Stadien des Magenkarzinoms ein.
Zu **(E)**: Präkanzerosen der Magenschleimhaut sind nicht beschrieben.

H95

Frage 8.8: Lösung C

Unter einem Borderline-Tumor versteht man eine Geschwulst, für die eine fragliche maligne Gewebsveränderung vorliegt oder für die Zukunft als wahrscheinlich zu prognostizieren ist, ohne daß histologisch destruktives oder infiltratives Wachstum nachzuweisen ist. Als typisches Manifestationsorgan ist in diesem Zusammenhang das Ovar (C) zu nennen. Beispielsweise neigt das primär benigne seröse Zystadenom in 20–25 % der Fälle zur malignen Entartung zum serösen Zystadenokarzinom. Als fließende Zwischenstufe in dieser Entwicklung tritt dabei das seröse **Zystadenokarzinom von niedrigem Malignitätsgrad** auf, für das die Definition als Borderline-Tumor zutrifft.
Zu **(A), (B), (D)** und **(E)**: In den genannten Organsystemen kommen Differenzierungszwischenstufen maligner Tumoren vor, jedoch sind klassische Borderline-Tumoren hier nicht typisch.
(E: 35 %/+0,05; C: 29 %/+0,02; A: 17 %/–0,05; B: 12 %/–0,02)

Tumoren — VIII.1

Tumoren (Neoplasien) wachsen *autonom*. In Abhängigkeit vom Verlauf unterscheidet man gutartige (benigne) und bösartige (maligne) Tumoren. Streng abzugrenzen sind „tumoröse Veränderungen" von Organen i. S. einer Hypertrophie oder Hyperplasie (Beispiel: Schilddrüsenvergrößerung bei endemischem Jodmangel).

Benignität
Expansives und *langsames* Wachstum. Die Geschwulst ist meist *umkapselt*. Ein Verlust der Zelldifferenzierung liegt nicht vor.

Malignität
Unsichere Zeichen:
1. Schnelles Wachstum
2. Zellatypie und -polymorphie
3. Anaplasie – Verlust oder Fehlen einer Differenzierung

Die Atypie und Polymorphie der Zellen (insbesondere der Kerne) äußern sich in:
1. Atypischen Mitosen
2. Verschiebung der Kern-Plasma-Relation zugunsten des Kernes
3. Nukleolenvergrößerung
4. Hyperchromasie der Zellkerne
5. Verdickten Zentriolen (Kernkörperchen)

Sichere Zeichen:
1. Infiltratives Wachstum
2. Metastasen (Tochtergeschwülste)
3. Rezidivneigung nach operativer Entfernung

Die **Abgrenzung zwischen benigner und maligner Neoplasie** kann im Einzelfall schwierig sein. Es ist durchaus möglich, daß primär gutartige Tumoren eine maligne Transformation durchmachen. Eine Zwischenstufe nehmen dabei sog. **Borderline-Tumoren** ein, für die definitionsgemäß eine fragliche oder wahrscheinliche maligne Gewebsveränderung vorliegt, ohne daß histologisch destruktives oder infiltratives Wachstum nachzuweisen ist. Als Beispiel kann das primär benigne seröse Zystadenom des Ovars genannt werden, das in 20–25% zur Entartung zum serösen Zystadenokarzinom neigt. Als Zwischenstufe dieser Entwicklung tritt dabei das seröse Zystadenokarzinom von niederem Malignitätsgrad auf, für das die Definition als Borderline-Tumor zutrifft.

Von einem **semimalignen Tumor** spricht man, wenn zwar destruktives und infiltratives Wachstum vorliegt, jedoch eine Metastasierung nicht vorkommt. Beispiel: Basaliom – s. Lerntext VIII.13.

Nicht nur die Abgrenzung zwischen benignem und malignem Tumorverhalten, sondern auch die Ableitung des Ausgangsgewebes einer Geschwulst kann in der Diagnostik große Schwierigkeiten aufwerfen. Für die **histogenetische Zuordnung** von Tumoren hat sich der histochemische Nachweis der unterschiedlichen **Intermediärfilamente** bewährt.

Entsprechend dem Grad des infiltrativen Wachstums einer (epithelialen) Neoplasie unterscheidet man folgende fest definierte Begriffe:
1. Das **Carcinoma in situ** stellt eine Präkanzerose dar (s. Lerntext VII.5) und ist dadurch gekennzeichnet, daß sämtliche zytologischen Malignitätskriterien erfüllt sind, histologisch jedoch keine Zeichen des malignen Wachstums nachgewiesen werden können **(intakte Basalmembran)**. – Beispiel: Carcinoma in situ der Portio.
2. Der Begriff **Frühkarzinom** ist streng vom Carcinoma in situ abzugrenzen. Es handelt sich dabei um eine maligne Neoplasie mit dem histologischen Nachweis eines umschriebenen infiltrativen Wachstums. – Pathologisch exakt definiert ist als stehender Begriff in diesem Zusammenhang nur das **Frühkarzinom des Magens**, bei dem die Infiltration auf die Tunica mucosa und submucosa beschränkt bleibt. Die nicht unumstrittene Namensgebung folgt klinischen Erfahrungen, die besagen, daß das Frühkarzinom ein Tumorstadium darstellt, in dem eine Heilung mit großer Wahrscheinlichkeit durch operative Therapie erfolgen kann. Metastasen können beim Frühkarzinom des Magens vorliegen (Einbruch in die Blut- und Lymphgefäße der Submukosa).
3. Der Begriff **Mikrokarzinom** wird ausschließlich im Zusammenhang mit dem *Zervixkarzinom* gebraucht und meint einen Tumor mit einer exakt definierten Tiefen- und Flächeninfiltration (0,5 cm Tiefenausdehnung, 1 cm Flächenausdehnung).

Auf dem Boden einer rezidivierenden Gewebstraumatisierung können Veränderungen entstehen, die makroskopisch wie ein Tumor imponieren, ohne daß dies histologisch belegt werden kann. Man spricht in diesem Zusammenhang von sog. **tumorartigen Läsionen**. Beispiel: *Epulis gigantocellularis* – überschießend gesteuert wachsendes Granulom, ausgehend vom Periost des Paradontiums, entstanden z.B. durch Zahnextraktion als traumatisierendem Ereignis.

8.3 Metastasierung

[H89]
Frage 8.9: Lösung B

Der Grund für die Tatsache, daß das erste metastatische Tumorwachstum innerhalb eines Lymphknotens zunächst im **Randsinusbereich** stattfindet, liegt in der physiologischen Richtung des Lymphflusses durch einen Lymphknoten.
Die Lymphe – und mit ihr verschleppte Tumorzellen – gelangen über Lymphgefäße, die die Lymphknotenkapsel durchsetzen, zunächst in den Randsinusbereich. Von dort aus fließt die Lymphe durch *radiär* verlaufende *Intermediärsinus* in Richtung Lymphknotenhilus, wo sie den Lymphknoten über ein efferentes Lymphgefäß verläßt. Tumorzellen, die auf diesem Weg in den Lymphknoten gelangen, bleiben im Maschenwerk des retikulären Gewebes des Randsinusgebietes hängen. Dort kommt es dann zur Proliferation der Geschwulstzellen im Sinne metastatischen Tumorwachstums. Von hier aus werden in der Folge die übrigen Anteile des Lymphknotens durch das infiltrierende Metastasenwachstum durchsetzt und destruiert.

[H98] [H96] [F94] **!**
Frage 8.10: Lösung E

Das Bronchialkarzinom metastasiert hämatogen bevorzugt in die Leber (B) (30–50%), das Skelettsystem (D) (30–50%) und die Nebennieren (A) (30–40%). Daneben sind Gehirn (C) (10–30%) und Nieren (ca. 20%) noch relativ häufig betroffen.
Zu **(E):** Hämatogene Metastasen des Bronchialkarzinoms in der Milz sind grundsätzlich möglich, aber selten.

[F00]
Frage 8.11: Lösung A

Zu **(A):** Das Basaliom wächst lokal destruierend zeigt aber keine Metastasierungstendenz. Das Basaliom zeigt schon bei der Inspektion ein typisches Aussehen: Man findet eine Erhabenheit der Haut mit wallartig erhöhten Rändern. Die entstehende zentrale Vertiefung neigt im fortgeschrittenen Stadium zur Ulzeration *(Ulcus rodens)*. Histologisch ist das Basaliom durch Anhäufung *uniformer* Zellen gekennzeichnet. Solche Zellhaufen werden typischerweise gegen das umgebende Bindegewebe von Zellen mit länglichen Kernen, die *palisadenartig* formiert sind, abgegrenzt. Eine ausgesprochene Zellkernpolymorphie findet sich nicht.
Zu **(B):** Ein Lipom ist eine benigne Geschwulst des Fettgewebes. Das Wachstum ist verdrängend.

Zu **(C):** Hämangiome sind gutartige Neubildungen der Gefäße.
Zu **(D):** Das Chondrom entsteht aus reifen Knorpelzellen und wächst als benigner Tumor verdrängend von der Knochenoberfläche aus.
Zu **(E):** Das kleinzellige Bronchialkarzinom neigt schon bei kleinen Tumordurchmessern zur aggressiven Metastasierung.

[H98] **!**
Frage 8.12: Lösung C

Wenn Tumorzellen direkt in eine der großen Körperhöhlen (Pleuraraum, Peritoneum) oder sonstig vorgebildete Hohlräume (z.B. Liquorraum) einbrechen, liegt eine **kavitäre Metastasierung** (C) vor.
Zu **(A):** Die Tumorzellverschleppung auf dem Lymphweg wird als lymphogene Metastasierung bezeichnet.
Zu **(B):** Die Tumorzellverschleppung auf dem Blutweg wird als hämatogene Metastasierung bezeichnet.
Zu **(D):** Die Tumorzellverschleppung als Folge ärztlicher Maßnahmen (Stich-, Drainagekanal etc.) wird als Impfmetastasierung bezeichnet.

[H97] [H93]
Frage 8.13: Lösung A

Zu **(1):** Bei Nierentumoren erfolgt die hämatogene Metastasierung über die V. renalis in die V. cava inferior.
Zu **(2):** Bei Hodentumoren erfolgt die hämatogene Metastasierung über den Plexus pampiniformis des Samenstranges und über die V. testicularis, die rechts direkt in die V. cava inferior einmündet. Linksseitig mündet die V. testicularis in die V. renalis sinistra ein.
Zu **(3)** und **(4):** Zäkum- und Dünndarmtumoren metastasieren hämatogen über die Pfortader.
(A: 81%, 0,32)

[F00] **!**
Frage 8.14: Lösung A

Zu **(A):** Das Prostatakarzinom metastasiert vornehmlich über die prävertebralen Venenplexus (sog. „Vertebralvenentyp" der Metastasierung). Es entwickeln sich primäre Skelettabsiedlungen in Becken und Wirbelsäule.
Zu **(B)** und **(E):** Die kavitäre Metastasierung („Abtropfmetastasen") entsteht dadurch, daß Tumorzellen in eine Körperhöhle einbrechen (syn. Implantationsmetastasierung). Als typisches Beispiel ist das Ovarialkarzinom anzusprechen, bei dem schon in frühen Tumorstadien eine Peritonealmetastasierung auf dem beschriebenen Weg auftreten kann. Die karzinomatöse Entartung des Gewebes geht

bei den Ovarien vom an der *Organoberfläche* angesiedelten Keimepithel aus. Damit ist schon in den Frühstadien der Tumorentwicklung eine sehr enge Nachbarschaft zwischen Geschwulst und freier Bauchhöhle gegeben.

Zu **(C):** Beim Pfortadertyp der Metastasierung werden die Tumorzellen aus dem Einzugsgebiet der V. portae in die Leber transportiert. Beispiel: Kolonkarzinom.

Zu **(D):** Unter *kanalikulärer* Metastasierung versteht man die Tumorzellverbreitung innerhalb eines epithelial ausgekleideten Hohlorgans. Beispiel: Verschleppung abgeschilferter Zellen eines Urothelkarzinoms aus dem Nierenbecken in die Harnblase.

H98 !

Frage 8.15: Lösung B

Implantationsmetastasen („Abtropfmetastasen") entstehen dadurch, daß Tumorzellen in eine Körperhöhle einbrechen (*kavitäre* Metastasierung). Als typisches Beispiel ist das Ovarialkarzinom (B) anzusprechen, bei dem schon in frühen Tumorstadien eine Peritonealmetastasierung auf dem beschriebenen Weg auftreten kann. Die karzinomatöse Entartung des Gewebes geht bei den Ovarien vom an der *Organoberfläche* angesiedelten Keimepithel aus. Damit ist schon in den Frühstadien der Tumorentwicklung eine sehr enge Nachbarschaft zwischen Geschwulst und freier Bauchhöhle gegeben.

Zu **(A), (C)** und **(E):** Sämtliche angegebenen Organe liegen retro- bzw. extraperitoneal. Damit ist eine frühzeitige Tendenz zur Ausbildung einer intraperitonealen Metastasierung (= Peritonealkarzinose) sowohl beim – sehr seltenen – Duodenalkarzinom als auch beim Nieren- und Harnblasenkarzinom als unwahrscheinlich anzusehen.

Zu **(D):** Thymome sind benigne oder maligne Geschwülste, die sich von den epithelialen Thymuszellen ableiten. Je nach Untergruppierung der malignen Thymome besteht eine teilweise ausgeprägte Tendenz zur hämatogenen und lymphogenen Metastasierung. Eine primäre peritoneale Absiedlung eines malignen Thymoms wäre ungewöhnlich.

H97 F94 !

Frage 8.16: Lösung C

Zu **(C):** Die Befundmitteilung im einleitenden Aufgabentext gibt als wegweisende Informationen an, daß grau-weiße Knotenbildungen die Leber diffus durchsetzen. Für die richtige Diagnose ist insbesondere die Angabe der *zentralen,* nabelartigen Einsenkung der subkapsulär gelegenen Herde wichtig. Dieser Befund ist typisch für Karzinommetastasen der Leber, bei denen es durch zentrale Gewebsnekrotisierung aufgrund des raschen Tumorwachstums zu Einziehungen kommt, die auch als „Krebsnabel" bezeichnet werden. Typisch für Lebermetastasen ist weiterhin, daß die Tumorknoten unterschiedlich groß sind. Die im einleitenden Befundbericht angegebene Vermehrung des Lebergewichtes (normal: 1500 g) resultiert aus dem progredienten Metastasenwachstum. Die (geringe) Aszitesmenge von 60 ml, die sich in der freien Bauchhöhle fand, ist Ausdruck der mit der Lebermetastasierung einhergehenden portalen Hypertension.

Zu **(A):** Grundsätzlich erscheint bei der Leberzirrhose die Leber insgesamt verkleinert, wobei an der Oberfläche Knotenbildungen verschiedener Größe mit brauner, gelber oder grüner Farbe zu erkennen sind. Durch tiefgreifende Narbenfelder können diese *Regeneratknoten* (kein Tumorwachstum) Durchmesser von mehreren Zentimetern aufweisen. Man spricht dann von einer großknotigen Leberzirrhose.

Zu **(B):** Das Leberkarzinom (hepatozelluläres Karzinom) entsteht zu 95% auf dem Boden einer Leberzirrhose. Es kann größere Knoten bilden oder aus zahlreichen kleinen Anteilen bestehen, die entweder aus einer multizentrischen Entstehung oder aus einer intrahepatischen Metastasierung resultieren. Typischerweise erscheint das Leberkarzinom durch Blutungen, Nekrosen, Verfettung und lokale Gallefarbstoffeinlagerung im Schnittbild inhomogen und unterschiedlich gefärbt.

Zu **(D):** Bei einer Lebermetastasierung kann das geschwulstfreie Lebergewebe herdförmig dunkel erscheinen. Solche Bezirke werden als Zahnsche Infarkte bezeichnet.

Zu **(E):** Leukämische Infiltrate führen zu einer diffusen Lebervergrößerung, die wesentlich ausgeprägter sein kann als im Aufgabentext angegeben (bis zu 8 kg). Die Leber stellt sich hellbraun dar. Bei der lymphatischen Leukämie finden sich makroskopisch erkennbar disseminierte grauweiße Knötchenbildungen als Ausdruck einer leukämischen Infiltration der Periportalfelder.

(C: 76%, 0,28; B: 10%, –0,17)

Metastasierung — VIII.2

Das destruierende Wachstum eines Tumors bezieht auch Lymph- und Blutgefäße mit ein. So können Geschwulstzellen in den *Lymph-* oder *Blut*strom gelangen und in anderen Organen zu Tochterabsiedlungen (*Metastasen*) führen (lymphogene und hämatogene Metastasierung).

Das Phänomen, daß Karzinome Lymphgefäße gleichsam als „Leittunnel" benutzen, bezeichnet man als *Lymphangiosis carcinomatosa.* Beispiel: Lymphgefäßbeteiligung entlang der Bronchien oder unterhalb der serösen Häute (Pleura, Peritoneum).

Auch durch Eindringen in seröse Höhlen (hämorrhagischer Pleuraerguß oder Aszites sind immer karzinomverdächtig) und ins Liquorsys-

tem kann eine Weiterleitung (*kanalikuläre* Metastasierung) erfolgen.
Bei der **hämatogenen Metastasierung** werden nach einer Systematik nach Walther grundsätzlich zwei Typen unterschieden.

1. **Typ I, arterieller Typ:**
   Es erfolgt die Verschleppung der Tumorzellen primär im großen Kreislauf. Beispiel: Bronchialkarzinom mit Streuung über die Pulmonalvenen.
2. **Typ II, venöser Typ:**
   - **Typ IIa, Hohlvenentyp (Lungentyp).** Beispiel: Nierenkarzinom. Sonderfall: Prostatakarzinom mit dem sog. „Vertebralvenentyp" wegen der Häufigkeit der Metastasierung in das knöcherne Becken und die Wirbelsäule.
   - **Typ IIb, Pfortadertyp (Lebertyp).** Beispiel: Sigmakarzinom.

Bestimmte Tumoren neigen zu Metastasen in ganz bestimmten Organen (s.o. – Prostatakarzinom/Skelettmetastasierung). Andere Tumoren metastasieren kaum, z.B. Hirntumoren. Grundsätzlich gilt, daß Karzinome meistens zuerst lymphogen und Sarkome meistens hämatogen metastasieren. Metastasen in Milz und Herz sind äußerst selten.

8.4 Tumorrezidiv und Regression von Tumoren

F97

Frage 8.17: Lösung C

Zu Aussage **(1):** Die Fünfjahres-Überlebensrate (5-JÜR) von malignen Tumoren ist als statistischer Markierungspunkt anzusehen, der besagt, daß mit Rezidivfreiheit während dieses Zeitraumes nach erfolgter kurativer Therapie die Wahrscheinlichkeit der Dauerheilung für das betreffende Tumorleiden sehr hoch ist. Sie ist ein wichtiges prozentuales Maß für die Prognose einer Tumorerkrankung. Die Höhe der 5-JÜR hängt u. a. vom Alter des Patienten, vom Stadium und der Differenzierung des Tumors sowie von der Radikalität der Therapie ab.
Zu Aussage **(2):** Es liegt keineswegs eine 100%ige Sicherheit für einen operativ behandelten Tumor vor, daß jenseits der Fünfjahresgrenze eine Rezidivbildung nicht zustande kommen kann. In seltenen Fällen ist eine Progredienz des Tumorleidens auch nach dem genannten Zeitraum möglich. In diesem Zusammenhang ist das Mammakarzinom hervorzuheben, bei dem als statistisches Prognosemaß nicht die Fünf- sondern die Zehnjahresüberlebensrate herangezogen wird.

Regression und Remission — VIII.3

Das meist nur vorübergehende „Zurückgehen" von Tumoren bezeichnet man als *Regression* oder *Remission*. Diese kann *spontan* (sehr selten) oder *therapeutisch* (OP, Zytostatika, Bestrahlung) erfolgen. Wegen der im allgemeinen schlechten Prognose der malignen Tumoren spricht man von 1-, 5- oder 10-Jahres-*Überlebensraten*. Ein nach einer Therapie erneut einsetzendes Tumorwachstum bezeichnet man als *Rezidiv*, wobei man zwischen Früh- und Spätrezidiven unterscheidet. *Frührezidive* findet man nach einer unvollständigen operativen Entfernung des Tumors, während *Spätrezidive* Folge einer durch bestimmte Reize ausgelösten Vermehrung von sog. „dormant cells" sind, welche das maligne Potential über Jahre erhalten haben, ohne daß dieses zum Tragen kam.

8.5 Kanzerogenese

H97

Frage 8.18: Lösung C

Bei **Tumorsuppressorgenen** handelt es sich um obligate Bestandteile des Genoms. Sie können dementsprechend mit Hilfe von DNA-Analysen in normalem Gewebe nachgewiesen werden (E). Unter physiologischen Bedingungen hemmen sie die Zellvermehrung (A). Der Verlust eines Tumorsuppressorgens kann sowohl bereits in der Keimzelle, als auch in der Körperzelle durch Mutation oder Deletion eintreten (D). Wenn das Auslöschen eines Tumorsuppressorgens in der Keimzelle stattgefunden hat, weisen alle Körperzellen die entsprechende Genom-Veränderung auf. Damit ist der Grundstein für die Entstehung genetisch induzierter (= hereditärer) Tumoren gelegt (B).
Zu **(C):** Werden Tumorsuppressorgene in Körperzellen verändert oder zerstört, so kann dadurch die spontane Tumorentstehung durch ungebremste Proliferation der betreffenden Zelle induziert werden.
(C: 88%, 0,23)

F97

Frage 8.19: Lösung D

Protoonkogene steuern physiologischerweise Wachstum und Differenzierung von Zellen (A), indem sie als Bestandteile des Genoms Signale übermittelnde Proteine kodieren (B). Protoonkoge-

ne können durch eine Reihe von Veränderungen der genetischen Information wie Punktmutation, Translokation, Amplifikation (C) oder Deletion zu Krebsgenen, den Onkogenen (E), umgewandelt werden.
Zu **(D)**: Protoonkogene werden mit dem sie beherbergenden Genom vererbt, ohne daß hierfür spezifische Voraussetzungen geschaffen werden müssen.

F97
Frage 8.20: Lösung A

Zu Aussage **(1)**: Die genetische Information von Protoonkogenen kann durch eine Reihe von Veränderungen wie Punktmutation, *Translokation,* Amplifikation oder Deletion beeinflußt werden. Die Folge kann die Umwandlung („Aktivierung") des Protoonkogens zum Onkogen als Grundlage für die Tumorentstehung sein.
Zu Aussage **(2)**: Die Konvertierung eines Protoonkogens zum „Krebsgen" wird auch als Aktivierung bezeichnet.

H99
Frage 8.21: Lösung C

Zu **(C), (D)** und **(E)**: Strahlenexposition ist die *einzige gesicherte* Ursache für die Entstehung von Schilddrüsenkarzinomen.
Zu **(A)**: Asbest kann die Entwicklung maligner **Mesotheliome** von Pleura *und* Peritoneum bewirken. Typische sonstige Veränderungen sind **Pleuraplaques** und eine ausgeprägte Lungenfibrose, ebenso wie **Adenokarzinome** der Lunge.
Zu **(B)**: Zigarettenrauchen begünstigt vor allem die Entstehung des Bronchialkarzinoms.

H94
Frage 8.22: Lösung A

Unter einer aktinischen Keratose (3) ist eine UV-strahlenbedingte Hautveränderung, die klinisch sehr variabel imponieren kann, zu verstehen. Die aktinische Keratose zeigt ein gesteigertes Risiko zur malignen Entartung und wird deshalb als Präkanzerose eingestuft.
Zu **(1)**: Bei einer Verruca vulgaris (gemeine Warze) handelt es sich um eine mit einer überschießenden Hornbildung einhergehenden Papelbildung der Haut. Eine Entartungstendenz besteht nicht.
Zu **(2)**: Bei einer Verruca seborrhoica handelt es sich um eine breitbasig der Haut aufsitzende papillomatöse Veränderung, die keine Entartungstendenz aufweist.
Zu **(4)**: Der Begriff Melanosis coli ist deskriptiv zu verstehen. Es kommt dabei zur Ablagerung von Pigmenten in der Dickdarmschleimhaut. Chronische Obstipationszustände und die damit verbundene Einnahme von pflanzlichen Abführmitteln werden für die Entstehung der Melanosis coli, bei der keine Entartungstendenz besteht, verantwortlich gemacht.
(A: 29%/+0,20; D: 44%/–0,05)

H99
Frage 8.23: Lösung E

Zu **(A)**: Das humane Papillomavirus Typ 16 spielt eine wesentliche Rolle in der Induktion des Portiokarzinoms.
Zu **(B)**: Das Hepatitis-B-Virus kann eine Leberzirrhose hervorrufen, die wiederum eine Präkanzerose für das hepatozelluläre Karzinom darstellt.
Zu **(C)**: Das Epstein-Barr-Virus ist mit dem Burkitt-Lymphom assoziiert.
Zu **(D)**: Das humane T-Zell-Leukämie-Virus (HTLV) stellt ein onkogenes RNS-Virus dar, das ätiologisch mit bestimmten Formen lymphoblastischer T-Zell-Lymphome in Verbindung zu bringen ist.
Zu **(E)**: Das Hepatitis-A-Virus ist nicht mit einer onkogenen Wirkung verknüpft. Es führt an der Leber nicht zu einer chronisch-aktiven Entzündung als Voraussetzung für die Entstehung einer Zirrhose.

F96
Frage 8.24: Lösung C

Beim Burkitt-Lymphom (hochmalignes Non-Hodgkin-Lymphom) (3) sowie einer Form des Nasopharynxkarzinoms (2) kommt dem Epstein-Barr-Virus (Erreger der infektiösen Mononukleose) eine pathogenetische Bedeutung zu.
Zu **(1)**: Bestimmte Typen des humanen Papilloma-Virus wird nachgewiesenermaßen eine Rolle in der Kanzerogenese des Zervixkarzinoms zugesprochen.
Zu **(4)**: Maligne Mesotheliome der Pleura können durch Asbestinkorporation induziert werden.
(C: 77%/+0,28; D: 12%/–0,14)

H98
Frage 8.25: Lösung D

Zu **(D)**: Dem synthetischen Süßstoff Saccharin (o-Benzoesäuresulfimid) wird zwar eine karzinogene Potenz zugeschrieben, allerdings liegen für diesen Zusammenhang für den Menschen keine beweisenden Untersuchungen vor.
Zu **(A)**: Cyclophosphamid ist ein **Zytostatikum** aus der Gruppe der Alkylantien. Die wichtigste Nebenwirkung dieser Substanzgruppe besteht *akut* unter laufender Therapie in der hämorrhagischen Zystitis. Die toxischen Abbauprodukte des Cyclophosphamides (Acrolein und 4-Hydroxy-cyclophosphamid) werden renal ausgeschieden und bewirken in Form von *Spätschäden* die Induktion von Harnblasenkarzinomen.

Zu **(B):** Inhalierte Asbestnadeln können zu chronischen Entzündungen des Bronchial- und Alveolarepithels sowie des Pleuramesothels führen. Der chronisch entzündliche Reiz kann dabei zum einen zu einer diffusen interstitiellen Lungenfibrose und zum anderen zu Vernarbungen der Pleura (Pleuraplaques) führen. Darüber hinaus sind Asbestnadeln karzinogen. Insbesondere können sowohl maligne Mesotheliome der Pleura und des Peritoneums als auch Adenokarzinome der Lunge entstehen.

Zu **(C):** Arsen ist ein Halbmetall, das als Gift (auch in allen seinen Verbindungen) karzinogen wirkt. An der Haut kommt es durch chronischen Arsenkontakt zur sog. „Arsenhyperkeratose". Dabei ist die Haut rauh, rissig, trocken und gelb verfärbt. Aus der Arsenhyperkeratose können zum einen Präkanzerosen der Haut und zum anderen Karzinome entstehen („Arsenkrebs").

Zu **(E): Vinylchlorid** (Einzelbaustein des PVC) verursacht **Hämangiosarkome der Leber.** Dabei handelt es sich um hochmaligne, rasch zum Tode führende Tumoren.

F91

Frage 8.26: Lösung A

In der Frage wird nach der **unmittelbar karzinogen** wirkenden Substanz gefragt. Diese Tatsache macht die Aufgabenstellung schwierig.

Zu **(A): Harnblasenkarzinome** treten nachgewiesenermaßen gehäuft bei Menschen auf, die über eine Zeit von 10 bis 20 Jahren Kontakt mit Anilinprodukten hatten (sog. „Anilinarbeiter" in der chemischen Industrie). Anilin ist das einfachste aromatische Amin (Amino-Benzol) und wird als Ausgangssubstanz bei der Farbstoff- oder Arzneimittelherstellung verwendet. Nach der Aufnahme in den Organismus wird Anilin selbst zum Teil chemisch umgewandelt. Ein Metabolit ist das **β-Naphthylamin,** das neben anderen aromatischen Aminen, die aus dem Anilin hervorgehen können oder direkt vom Körper aufgenommen werden, karzinogene Wirkung hat. Anilin selbst hat keine krebserregende Wirkung.

Zu **(B):** Das Pleuramesotheliom wird erwiesenermaßen durch Asbestfasern verursacht.

Zu **(C):** Hämangiosarkome der Leber gehen auf die karzinogene Wirkung des *Vinylchlorid* (Einzelbaustein des PVC) zurück.

Zu **(D):** Leberzellkarzinome treten gehäuft im Zusammenhang mit einer Leberzirrhose auf. Auch Pilzgifte (z. B. Aflatoxine) sind karzinogen und können zu einem hepatozellulären Karzinom führen.

Zu **(E):** Arsen ist ein Halbmetall, das als Gift (auch in allen seinen Verbindungen) karzinogen wirkt. An der Haut kommt es durch chronischen Arsenkontakt zur sog. „Arsenhyperkeratose". Dabei ist die Haut rauh, rissig, trocken und gelb verfärbt. Aus der Arsenhyperkeratose können zum einen Präkanzerosen der Haut und zum anderen Karzinome entstehen („Arsenkrebs"). Genauere Angaben zur Häufigkeit und zur exakten Begriffsbestimmung „Hautkrebs" waren in der durchgesehenen Literatur nicht zu finden.

(A: 5%/−0,05, E: 60%/+0,04, C: 21%/+0,06)

H95

Frage 8.27: Lösung B

Vinylchlorid (Einzelbaustein des PVC) verursacht **Hämangiosarkome der Leber** (B). Dabei handelt es sich um hochmaligne, rasch zum Tode führende Tumoren.

Zu **(A):** Das hepatozelluläre Karzinom tritt gehäuft im Zusammenhang mit einer Leberzirrhose auf. Als ätiologische Faktoren dafür sind chronisch infektiöse, toxische und metabolische Einflüsse anzuführen.

Zu **(C):** Das Kaposi-Sarkom ist ein maligner Tumor von Haut und Schleimhäuten mit vaskulärem Ursprung (systemische Angiosarkomatose). Gehäuft tritt das Kaposi-Sarkom bei AIDS auf.

Zu **(D):** Bronchialkarzinome werden zumeist durch die im Tabakrauch enthaltenen Teerstoffe induziert.

(B: 12%/+0,19; A: 55%/+0,010; E: 18%/−0,14; D: 14%/−0,15)

F99

Frage 8.28: Lösung C

Zu **(C):** Argon ist ein Edelgas ohne karzinogene Eigenschaften. – Es sollte keine Verwechslung mit dem durch Radium-Einwirkung entstehenden Bronchialkarzinom vorkommen. Unter dem sogenannten *Schneeberger-Lungenkarzinom* versteht man die Kombination aus einer Silikose und einem silikoseunabhängigen Bronchialkarzinom, das durch die Dauereinwirkung von Radium verursacht ist. Diese Form des Lungenkarzinoms wurde bei Bergleuten des Uranbergbaus in Schneeberg beobachtet.

Zu **(B):** Inhalierte Asbestnadeln können zu chronischen Entzündungen des Bronchial- und Alveolarepithels, sowie des Pleuramesothels führen. Der chronisch entzündliche Reiz kann dabei zum einen zu einer diffusen interstitiellen Lungenfibrose und zum anderen zu Vernarbungen der Pleura (Pleuraplaques) führen. Darüber hinaus sind Asbestnadeln karzinogen. Insbesondere können sowohl maligne Mesotheliome der Pleura und des Peritoneums, als auch Adenokarzinome der Lunge entstehen.

Zu **(A), (D)** und **(E):** Bestimmte industrielle Karzinogene wie z. B. Arsen, Chrom oder Nickel können bei langfristiger Inhalation belasteter Stäube ein Bronchialkarzinom induzieren.

Frage 8.29: Lösung C

Zu **(A)**: Eichenholzfeinstaub zählt zu den organischen Stäuben. Hierin können Pilzsporen oder Proteinbestandteile enthalten sein, die zu einer exogen allergisch induzierten Alveolitis führen können. Inwieweit Eichenholzfeinstaub ein Synkarzinogen in Bezug auf die Leber ist, kann auch nach intensiver Literaturrecherche nicht beantwortet werden.

Zu **(B)**: Inhalierte Asbestnadeln können zu chronischen Entzündungen des Bronchial- und Alveolarepithels, sowie des Pleuramesothels führen. Der chronisch entzündliche Reiz kann dabei zum einen zu einer diffusen interstitiellen Lungenfibrose und zum anderen zu Vernarbungen der Pleura (Pleuraplaques) führen. Darüberhinaus sind Asbestnadeln karzinogen. Insbesondere können sowohl maligne Mesotheliome der Pleura und des Peritoneums, als auch Adenokarzinome der Lunge entstehen. Eine (syn-)karzinogene Wirkung des Asbests für die Entstehung maligner Lebertumoren ist nicht beschrieben.

Zu **(C)**: Leberzellkarzinome können u.a. durch die Toxine von Aspergillus flavus (Aflatoxin B und G) hervorgerufen werden. Die Toxine sind im Schimmel in Nahrungsmitteln enthalten.

Zu **(D)**: Argon ist ein Edelgas. Es besitzt keine karzinogenen Eigenschaften.

Zu **(E)**: Silikate sind die Salze der Kieselsäure. Silikate sind in vielen Gesteinen enthalten (z.B. Feldspat, Glimmer oder Granit). Ein Vertreter faserförmiger Silikate ist das Asbest. Siehe dazu dem Kommentar zu (B).

Frage 8.30: Lösung A

Die häufigste histologische Variante maligner Tumoren des Bronchialsystems macht mit einem Anteil von 40% das Plattenepithelkarzinom aus, das erwiesenermaßen durch den Einfluß des Zigarettenrauchkondensat induziert wird (A).

Zu **(B)**: Das **Retinoblastom** ist ein neurogener Tumor, der von der unreifen Retina ausgeht (2% aller Malignome im Kindesalter). Die Erkrankung tritt in 40% der Fälle angeboren mit autosomal dominantem Erbgang und dann bilateral auf.

Zu **(C)** und **(D)**: Unter dem Begriff multiple endokrine Neoplasie (**MEN**) werden **autosomal dominant** vererbte Erkrankungen zusammengefaßt, denen gemeinsam ist, daß in verschiedenen Organen endokrin aktive Tumoren entstehen. Beim MEN-Syndrom **Typ I** handelt es sich um die Kombination eines primären Hyperparathyreoidismus mit einem Pankreastumor (z.B. Gastrinom) und einem Hypophysentumor. Beim MEN-Syndrom **Typ II** findet sich die Kombination medulläres Schilddrüsenkarzinom, Phäochromozytom und primärer Hyperparathyreoidismus.

Zu **(E)**: Die **familiäre Adenomatosis coli** ist eine obligate Präkanzerose und wird **autosomal dominant** vererbt. Es liegen zahlreiche, meist tubuläre Adenome im Kolon vor.
(A: 94%, 0,20)

Kanzerogenese — VIII.4

Bestimmte *familiäre Vorerkrankungen* haben ein hohes Tumorentartungsrisiko. Zu diesen zählen die familiäre Polyposis intestini (multiple Darmpolypen) und das Xeroderma pigmentosum (Überempfindlichkeit der Haut gegenüber Sonnenbestrahlung).

Stoffe, welche zur Tumorentstehung führen, bezeichnet man als *Karzinogene*. Solche *chemischen Substanzen* sind u.a. polyzyklische aromatische Kohlenwasserstoffe (Benzpyren, Methylcholantren), aromatische Amine, Nitrosamine und Asbest.

Weitere Einflüsse auf die Kanzerzogenese sind:
Physikalische Faktoren: ionisierende Strahlen, UV-Strahlen. Als Beispiel entwickelten Patienten, bei denen das früher als Kontrastmittel eingesetzte *Thorotrast* gebraucht worden war, später häufig Lebertumoren.

Viren: Vor allem tierexperimentell konnte eine *onkogene* (tumorerzeugende) Wirkung nachgewiesen werden. Ein Beispiel für einen beim Menschen anzutreffenden Tumor viraler Genese ist das *Burkitt-Lymphom*, welches man bei Kindern und Jugendlichen in Afrika nach Infektionen mit dem Epstein-Barr-Virus antreffen kann. Dasselbe Virus scheint auch bei der Entstehung einer in Asien auftretenden Form des Nasopharynxkarzinomes pathogenetisch eine Bedeutung zu haben.

Hormone: Eine Hormonabhängigkeit besteht bei Mamma-, Gebärmutter- und Prostatakarzinomen.

Durch Störungen in den endokrinen Steuerungs- und Rückkopplungsmechanismen kann es zur Dauerstimulation einer Drüse mit der möglichen Folge eines *hyperplasiogenen Tumors* kommen.

Immunologische Defektzustände: Da es im Organismus ständig zur Bildung von vereinzelten „Krebszellen" als Folge von Spontanmutationen kommt, welche durch ein intaktes Immunsystem vernichtet werden, führt ein defekter Immunapparat, z.B. bei AIDS oder immunsuppressiver Therapie (s. Lerntext V.5), zu einem erhöhten Tumorentstehungsrisiko.

Nach einer Theorie der Karzinogenese, welche nicht für alle Tumoren Gültigkeit besitzt, unterscheidet man zwei Stufen der Tumorentstehung:

1. *Initiierung*, d. h. irreversible Erzeugung von latenten Tumorzellen
2. *Promotion*, d. h. Erzeugung des Tumors durch Realisationsfaktoren (Kokarzinogene)

Initiierende Faktoren produzieren eine potentielle Geschwulst, wobei die *Latenzzeit* bis zum Ausbruch des Tumors durch „promoting factors" verkürzt werden kann. Diese Kokarzinogene sind oftmals allein nicht in der Lage, einen Tumor zu verursachen. Sie bedürfen zur Wirkung einer vorausgegangenen Initiierung.

8.6 Lokale und allgemeine Wirkungen des Tumors auf den Organismus

F99

Frage 8.31: Lösung D

Als paraneoplastisches Syndrom bezeichnet man allgemein durch einen Tumor bedingte systemische Begleiterscheinungen. Neben hämatologischen und neurologischen Auswirkungen können in diesem Zusammenhang v. a. *endokrine Dysregulationen* vorkommen, die durch Hormonproduktion der Neoplasie induziert werden.
Insbesondere im Falle des **kleinzelligen Bronchialkarzinoms** können sich unterschiedliche endokrine Überfunktionssyndrome z. B. in folgenden Formen manifestieren:
- Cushing-Syndrom (D) (Ausschüttung einer ACTH-ähnlichen Substanz)
- Hyperkalzämie-Syndrom (Produktion einer parathormonähnlichen Substanz)
- Schwartz-Bartter-Syndrom (ungesteuerte ADH-Synthese)

Zu **(A):** Das Sweet-Syndrom ist eine hochfieberhafte Allgemeinerkrankung, die eigenständig oder im Gefolge einer Vielzahl von unterschiedlichen, u. a. auch tumorösen Prozessen (*dann* paraneoplastisch) auftreten kann. In Verbindung mit einem kleinzelligen Bronchialkarzinom kann das Sweet-Syndrom zwar auftreten, jedoch ist diese Manifestation im Sinne der Aufgabenstellung weder typisch noch häufig.
Zu **(B):** Der Begriff Pancoast-Syndrom existiert nicht. – Unter einem Pancoast-*Tumor* versteht man ein sich peripher entwickelndes Karzinom der Lungenspitze, das aufgrund seiner topografisch engen Beziehung zur Pleura und zur Thoraxwand frühzeitig diese und benachbarte Strukturen infiltrieren kann.
Zu **(C):** Ein *Horner-Syndrom* ist durch die Trias *Miosis, Ptosis, Enophthalmus* charakterisiert und kommt durch den Ausfall der zervikalen sympathischen Innervation zustande. Die Ursache für den beschriebenen Symptomenkomplex ist eine Zerstörung des Ganglion stellatum, das die letzte Schaltstelle der nach kranial ziehenden sympathischen Nervenfasern darstellt. Die häufigste Ursache für die Destruktion des Ganglion stellatum ist eine Tumorinfiltration (z. B. durch ein peripher lokalisiertes Bronchialkarzinom im Bereich der Pleurakuppe (Pancoast-Tumor)). Dementsprechend handelt es sich beim Horner-Syndrom ggf. um das *lokale* Folgeerscheinung eines Bronchialkarzinoms. Es darf deswegen jedoch nicht als Teil eines paraneoplastischen Syndroms angesprochen werden.
Zu **(E):** Bei der *Eisenmangelanämie* tritt eine Schleimhautatrophie der Zunge, des Pharynx und des Ösophagus auf, die sich mit dem typischen Symptomkomplex Zungenbrennen, schmerzhaften Schluckbeschwerden und Dysphagie als *Plummer-Vinson-Syndrom* manifestiert.

F92

Frage 8.32: Lösung B

Die **progressive multifokale Leukoenzephalopathie** (PML) tritt als Zweitkrankheit („para") im Verlauf von malignen lymphoproliferativen Erkrankungen (M. Hodgkin, malignes Non-Hodgkin-Lymphom), Karzinomen, Sarkomen („neoplastisch"), aber auch bei AIDS auf. Die PML wird durch eine Subspecies der Papova-Viren ausgelöst und ist als Reaktivierung einer zurückliegenden, klinisch inapparent verlaufenden Infektion anzusehen. Als opportunistische Infektion ist die PML in der Regel Ausdruck einer Immunsuppression oder -insuffizienz. Die Viren vermehren sich besonders in den Oligodendrozyten, seltener in den Astrozyten. Dadurch zugrundegehende Oligodendroglia führen zur **Entmarkung der weißen Substanz.** Infizierte erhaltene Oligodendrozyten weisen intranukleäre Einschlußkörperchen auf. Klinisch bestehen Aphasie, Demenz, Lähmungen und Sensibilitätsstörungen.
Zu **(A):** Das Glioblastom ist der bösartigste Tumor unter den Gliomen und kann multifokal auftreten. Es ist ein sehr rasch wachsender, zelldichter und gefäßreicher Tumor aus entdifferenzierten Zellen, deren Typus (meist Astrozyten) häufig nicht mehr erkannt werden kann. Die Tumoren finden sich vor allem im Frontal- und Temporallappen und sind häufig gut gegen ihre Umgebung abgegrenzt. Die multifokale Leukoenzephalopathie wird beim Glioblastom nicht beobachtet.
Zu **(C):** Das Nierenzellkarzinom metastasiert hämatogen in das Gehirn, für dieses Karzinom ist eine multifokale Leukoenzephalopathie nicht typisch.
Zu **(D):** Ein Thymom führt nicht zur multifokalen Leukoenzephalopathie, kann jedoch andere Begleit-

erkrankungen (z. B. Autoimmunerkrankungen, endokrine paraneoplastische Symptome, hämatologische Symptome) verursachen.
Zu **(E):** Das Plasmozytom (multiples Myelom) geht nicht selten mit einer Amyloidose und einer Hyperkalzämie einher.

F00

Frage 8.33: Lösung E

Zu **(A):** Beim Pankreaskarzinom treten als paraneoplastische Erscheinungen besonders häufig Thrombophlebitiden und Phlebothrombosen auf. Der ursächliche Zusammenhang zwischen Pankreasneoplasma und dem Auftreten der genannten Gefäßkomplikationen konnte noch nicht aufgedeckt werden.
Zu **(B):** Die Myasthenia gravis pseudoparalytica kann paraneoplastisch bei Thymomen auftreten. Beim kleinzelligen Bronchialkarzinom kann sich zudem paraneoplastisch ein myasthenisches Syndrom (Lambert-Eaton-Syndrom) entwickeln. Eine gestörte präsynaptische Freisetzung von Azetylcholin ist die Ursache für diese symptomatische Myasthenieform.
Zu **(C):** Kleinzellige Bronchialkarzinome haben eine Neigung zur ektopen Hormonbildung. Am häufigsten kommt es dabei auf dem Boden einer ACTH-Produktion zur Entwicklung eines Cushing-Syndroms. Daneben kann es zur Ausschüttung von Parathormon, Serotonin, MSH, Kalzitonin oder ADH kommen.
Zu **(D):** Die Acanthosis nigricans maligna kann als paraneoplastische Erscheinung bei Adenokarzinomen auftreten. Es kommt zur starken Pigmentierung des Körperstammes, der Gliedmaßen und Schleimhäute.
Zu **(E):** Beim Addison-Syndrom liegt eine Nebennierenrindeninsuffzienz vor. Als paraneoplastische Syndrome kommen allerdings ausschließlich Überfunktionserscheinungen der Nebennierenrinde vor.

H93

Frage 8.34: Lösung D

Die Mammographie nimmt eine zentrale Stellung in der diagnostischen Abklärung klinisch suspekter Befunde der Mamma ein. Mammographische Malignitätskriterien sind die unscharfe Begrenzung eines suspekten Herdes und vor allem sog. **Mikrokalzifikationen,** die radiologisch kleinen eingesprengten kalkdichten Verschattungen entsprechen. Mikrokalzifikationen kommen zu **30–40%** bei **Mammakarzinomen** vor. Sie entsprechen zumeist Ablagerungen von Hydroxylapatit, die z. B. in retinierten Sekrettropfen oder in nekrotischen Tumorzellen lokalisiert sind (D).
Zu **(A), (B), (C)** und **(E):** Bei den aufgelisteten malignen Tumoren ist zwar grundsätzlich das Auftreten von Verkalkungen z. B. als Folge von Tumoreinblutungen oder -nekrosen nicht auszuschließen, eine diagnostisch richtungweisende Wertigkeit wie beim Mammakarzinom ist daraus jedoch nicht abzuleiten.
(D: 89%/+0,25)

H98   F96   **!**

Frage 8.35: Lösung E

Als paraneoplastisches Syndrom bezeichnet man durch einen Tumor bedingte systemische Begleiterscheinungen. Neben hämatologischen und neurologischen Auswirkungen können in diesem Zusammenhang v. a. *endokrine Dysregulationen* vorkommen, die durch Hormonproduktion der Neoplasie induziert werden. Insbesondere im Falle des kleinzelligen Bronchialkarzinoms können sich unterschiedliche endokrine Überfunktionssyndrome z. B. in folgenden Formen manifestieren: Hyperkalzämie-Syndrom (A) (Produktion einer parathormonähnlichen Substanz), Cushing-Syndrom (B) (Ausschüttung einer ACTH-ähnlichen Substanz), Schwartz-Bartter-Syndrom (D) (ungesteuerte ADH-Synthese).
Zu **(C):** Bei der Dermatomyositis handelt es sich um eine den Kollagenosen zuzurechnende Erkrankung, die unter Beteiligung der Haut mit einer chronischen Entzündung der Skelettmuskulatur mit lymphozytärer Infiltration einhergeht. Der überwiegende Teil der Dermatomyositis-Formen tritt idiopathisch auf (30%). Nur in einem relativ geringen Prozentsatz (ca. 10%) kommt die Erkrankung paraneoplastisch in Verknüpfung mit einem malignen Tumorleiden vor.
Zu **(E):** Das Goodpasture-Syndrom ist definiert durch das gleichzeitige Auftreten einer Anti-Basalmembran-Glomerulonephritis und Lungenblutungen. Dieser Symptomkomplex kommt durch eine Antikörperkreuzreaktion zustande. Die entsprechend sowohl gegen die glomeruläre als auch gegen die alveoläre Basalmembran gerichteten Antikörper entfalten ihre Wirkung durch Induktion einer zytotoxischen Immunreaktion (Typ II der Überempfindlichkeitsreaktionen). Ein Zusammenhang zwischen dem Auftreten eines Goodpasture-Syndrom und einem Tumorleiden existiert nicht.

Tumorwirkung, Paraneoplasie ———— VIII.5

Lokale Wirkungen des Tumors können auf Grund des *infiltrativen destruierenden Wachstums* auftreten. Solche sind:
- Stenose von Hohlorganen
- Perforation von Hohlorganen
- Funktionsausfälle durch Druck auf benachbarte Gewebe oder Organe, z. B. neurologische Ausfälle
- Spontanfrakturen als Folge von osteolytischen Knochenmetastasen

- Knochenneubildung bei osteoplastischen Metastasen
- Aplastische Anämie bei Verdrängung des Knochenmarks
- Blutung aus arrodierten Gefäßen
- Lokale Thromboseneigung durch Freisetzung von prokoagulativem Material aus nekrotisch zerfallendem Tumorgewebe
- Einflußstauung der großen Venen

Allgemeine Wirkungen des Tumors auf den Organismus sind:
- Abgeschlagenheit
- Appetitlosigkeit
- Gewichtsverlust mit möglicher Kachexie (Auszehrung) als Folge des konsumierenden Prozesses
- Anämie
- BSG-Erhöhung
- Leukozytose
- Fieber
- Geschwächte Immunabwehr
- Störungen der Blutzirkulation (Freisetzung von prokoagulativen Substanzen)
- Eiweißverlust, z.B. durch Exsudation in die Pleurahöhle

Paraneoplastische Syndrome
Als paraneoplastisches Syndrom bezeichnet man durch den Tumor bedingte Begleiterscheinungen, deren Entstehungsmechanismus nicht immer deutlich ist. Diese können sich auf mehreren Ebenen manifestieren:
- *Endokrin* durch Produktion von Hormonen durch den Tumor:
  - Hyperkalzämiesyndrom (Produktion einer parathormonähnlichen Substanz)
  - Hypoglykämiesyndrom (Produktion einer insulinähnlichen Substanz)
  - ADH-Syndrom

Besonders zur Hormonproduktion neigen die Zellen von Bronchialkarzinomen.
- *Hämatologisch*
  - Anämie (aplastisch, hämolytisch)
  - Polyglobulie, z.B. bei Nierenkarzinomen durch Produktion von Erythropoetin
  - Thrombosen
- *Neurologisch*
  - Neuropathie
  - Leukoenzephalopathie
  - Entmarkung des Rückenmarks
  - Myopathie

8.7 Geschwulstsystematik

Mesenchymale Tumoren

F88

Frage 8.36: Lösung D

Leiomyome sind gutartige Tumoren der glatten Muskulatur. Sie treten besonders häufig im Uterus auf (1) und imponieren als scharf abgegrenzte, kugelige Tumoren (2), die eine erhebliche Größe erreichen können. Nicht selten werden degenerative Veränderungen von Leiomyomen beobachtet, wobei in diesem Zusammenhang insbesondere Verkalkungen und hyaline Narben (bindegewebiges Hyalin) (3) zu nennen sind. In der histologischen Abgrenzung zwischen Leiomyomen und Leiomyosarkomen (die Übergänge sind fließend) dient als differentialdiagnostisches Unterscheidungskriterium die Anzahl der Mitosen im mikroskopischen Gesichtsfeld (4).

F92

Frage 8.37: Lösung C

Unter mesenchymalen Tumoren versteht man gut- oder bösartige Geschwülste, die aus Gewebe mesenchymaler Herkunft bestehen und sich von Bindegewebe, Fettgewebe, Knochen- und Knorpelgewebe, Muskulatur, Blut- und Lymphgefäßen ableiten.
Der häufigste Tumor mesenchymalen Gewebes ist das Lipom, das aus Fettgewebszellen besteht und benige ist (A). Bösartig ist das Liposarkom.
Gutartige Neubildungen der Gefäße sind Hämangiome (unterschieden werden kapilläre und kavernöse) und Angiome (B), maligne sind Angiosarkom und Kaposi-Sarkom.
Leiomyome (D) sind gutartige Tumoren der Muskelzellen, die bes. häufig im Endometrium des Uterus auftreten, ihre maligne Variante sind ebenfalls überwiegend im Uterus vorkommende Leiomyosarkome.
Das gutartige Chondrom (E), ein häufig zystischer Tumor, entwickelt sich aus versprengten Knorpelzellen und kann maligne entarten. Es sitzt peripher oder zentral in langen und kurzen Röhrenknochen, tritt solitär oder multipel auf.
Zu **(C):** Das Basaliom ist weder ein gutartiger, noch ein mesenchymaler Tumor. Es geht vom Stratum basale der Epidermis aus und ist als semimaligner Tumor anzusehen, d.h. es wächst lokal infiltrierend und destruierend, metastasiert jedoch nicht.

Mesenchymale Tumoren — VIII.6

Man unterscheidet **myogene** (ausgehend von der Muskulatur) und **mesenchymale** (ausgehend vom Binde-, Fett- oder Knorpelgewebe) **Tumoren** und spricht von Myomen, Fibromen, Lipomen und Chondromen. Um diese benignen Geschwülste von den aus denselben Geweben stammenden malignen Prozessen terminologisch abzugrenzen, haben die bösartigen Formen die Endung -sarkom erhalten (z. B. Fibrosarkom). Die Sarkome sind ihrem Charakter entsprechend stark entdifferenziert, so daß der Gewebeursprung, z. B. Muskulatur, mitunter nicht mehr zu erkennen ist.

Bei den *Myomen* unterscheidet man die Tumoren der glatten *(Leio-)* und der quergestreiften Muskulatur *(Rhabdomyome)*. *Leiomyome* findet man besonders häufig im Uterus (Uterus myomatosus), aber auch in der Muskulatur des Verdauungstraktes. Kennzeichen der Leiomyome sind Knoten aus Muskelfaserbündeln, derbe Konsistenz, Hyalinisierung des Bindegewebes, Nekrose oder Verkalkung, Leiomyome neigen zu Blutungen und können von Hohlorganen ausgehend deren Lichtung stenosieren. Sie können ferner eine beträchtliche Größe erreichen, ohne maligne zu entarten. *Rhabdomyome* sind sehr selten.

Leiomyosarkom: Unscharfe Abgrenzung, Kernpolymorphie, Mitosevermehrung, weiche Konsistenz, spindelförmige Kerne.

Embryonale Rhabdomyosarkome: Sehr selten, entstehen auch in Organen, wo normalerweise keine Skelettmuskulatur anzutreffen ist, z. B. Vagina.

Fibrom: Hart und faserreich oder weich und reich an Grundsubstanz.

Fibrosarkom: Spindelzellsarkom, Zellreichtum, Kernpolymorphie, Mitosevermehrung, geringe Faserbildung, weiße fischfleischartige Schnittfläche.

Lipom: Ausgereifte Fettgewebszellen, weiche Konsistenz, häufig in der Subkutis lokalisiert, gelbe Schnittfläche.

Liposarkom: Lokalisation: Vor allem Extremitäten, retroperitoneales Fettgewebe, Zellreichtum, nur noch geringer Fettzellcharakter, weiche Konsistenz.

Chondrom: Ausgehend vom hyalinen Knorpel, harte Konsistenz, wenig Gefäße, Neigung zu Nekrosen und maligner Entartung.

Chondrosarkom: Oftmals Folge der Entartung eines Chondroms, häufig langsames Wachstum, Kernpolymorphie, atypische Mitosen.

Leukosen

H92

Frage 8.38: Lösung D

Zu **(D)**: Die zytochemische Diagnostik bei der akuten lymphatischen Leukämie liefert ausschließlich für die PAS-Reaktion positive Ergebnisse. Sowohl die Peroxidase-, als auch die Esterase-Reaktion sind – im Gegensatz zur akuten myeloischen Leukämie – negativ.

Zu **(A)**: Die chronisch-myeloische Leukämie geht mit ausgeprägten Milztumoren mit häufig mehr als 2 kg Gewicht einher.

Zu **(B)**: Die chronisch-lymphatische Leukämie hat ihren Altersgipfel im höheren Lebensalter. Männer erkranken 3–5mal häufiger als Frauen.

Zu **(C)**: Bei der **akuten myeloischen Leukämie** finden sich im Blut und in leukämischen Infiltraten wenig differenzierte oder undifferenzierte Blasten, in deren Zytoplasma in 25% der Fälle Kristalle nachweisbar sind, deren Auftreten spezifisch für die akute myeloische Leukämie ist. Sie werden nach dem Pharmakologen John A. Auer als **Auerstäbchen** bezeichnet.

Zu **(E)**: Sternberg-Riesenzellen sind *pathognomonisch* für den M. Hodgkin (Lymphogranulomatose). (D: 49%/+0,27, C: 33%/–0,11)

F95 H90

Frage 8.39: Lösung C

Bei histologischen Untersuchungen von Knochenmarksbiopsien ist am Nativpräparat nicht immer eine Entscheidung über die Herkunft des leukämischen Infiltrates und damit der Differentialdiagnose zu treffen. Unter einer definierten Spezialbehandlung der angefertigten Schnitte kann durch enzymatisch eingeleitete Reaktionsschritte eine Unterscheidung möglich sein, wobei dabei die unterschiedliche biochemische Kompetenz der einzelnen Zellstämme für die diagnostische Aussage ausgenutzt wird. Es handelt sich um eine **enzymhistochemische Methode**. Im wesentlichen werden Peroxidase- und Esterase-Reaktion als geeignete Verfahren in diesem Zusammenhang angewendet. Unter den angegebenen Lösungsmöglichkeiten sind aufgrund ihres spezifischen Enzymmusters nur die **CML** (2) und die **Promyelozytenleukämie** (3) über die **(Naphthyl-Chlorazetat-)Esterase-Reaktion** histochemisch zu identifizieren.

Zu **(1)**: Bei der CLL liegt eine hohe Aktivität der alkalischen Leukozytenphosphatase vor.

Zu **(4)** und **(5)**: Akute lymphatische Leukämien sind peroxidase- und esterasenegativ. Differentialdiagnostisch ist hier die PAS-Färbung (Perjod-Schiff-Reaktion) wegweisend.

(C: 47%/+0,29; D: 24%/–0,11)

| F98 | F96 | F93 | **!!**

Frage 8.40: Lösung C

Die chronische lymphatische Leukämie (CLL) zählt zu den Non-Hodgkin-Lymphomen von niedrigem Malignitätsgrad ((C) und (D)). Die CLL geht mit einer Leukozytose von 20 000 bis 100 000/mm³ einher, wobei das Differentialblutbild zu 70 bis 95 % von ausdifferenzierten Lymphozyten ((A) und (B)) bestimmt wird. Charakteristisch für die CLL ist ein Antikörpermangelsyndrom, da die B-Lymphozyten defekte Immunglobuline synthetisieren. In *seltenen* Fällen (E) kann es in diesem Zusammenhang durch übermäßige Immunglobulinsynthese (z. B. IgM) zu einer Paraproteinämie mit sekundärer Amyloidose kommen.

| F94 |

Frage 8.41: Lösung B

Die chronische lymphatische Leukämie (CLL) betrifft das höhere Lebensalter (4). Es handelt sich um ein Non-Hodgkin-Lymphom mit niedrigem Malignitätsgrad. Die Blutlymphozyten von CLL-Patienten tragen die Membrancharakteristik von B-Lymphozyten. So exprimieren die leukämischen Zellen Oberflächenimmunglobuline, F_c- und Komplement-Rezeptoren (3). Als charakteristisches klinisches Symptom der CLL finden sich in 90 % der Fälle Lymphknotenschwellungen (1).
Zu (2): Bei der chronischen *myeloischen* Leukämie (CML) kann das Philadelphia-Chromosom nachgewiesen werden.
(B: 34 %/+0,04, A: 58 %/+0,08)

Leukosen — VIII.7

Leukosen (**Leukämien**) sind Folge einer neoplastischen Vermehrung der weißen Blutzellen („Blutkrebs").

Ursachen
Als Ursachen werden ionisierende Strahlen (z. B. höhere Leukämierate bei Röntgenologen und den Überlebenden von Nagasaki und Hiroshima) und bestimmte chemische Substanzen angenommen. Auch eine virale Genese wird diskutiert. Zudem liegen Hinweise für eine genetische Disposition vor: bei der chronischen myeloischen Leukämie kann ein abnormales Chromosom 21, das sog. *Philadelphiachromosom,* gefunden werden.

Grundbegriffe
Leukämien, die von granulozytären Zellen ausgehen, werden als **myeloisch** bezeichnet. Bildet die lymphatische Zellreihe den Ausgangspunkt für die maligne Transformation, so spricht man von einer **lymphozytären** Leukämie.
Nach dem klinischen Verlauf unterscheidet man **akute** und **chronische** Formen. Generell ist den akuten Leukämieformen gemeinsam, daß es zum Ausschwemmen von unreifzelligen Vorstufen (Blasten) in das periphere Blut kommen kann. Ausgeprägte Blastenschübe gehen mit einer diffusen Infiltration parenchymatöser Organe (Leber und Milz) einher. Allgemein sind zu unterscheiden:
- **akute** myeloische Leukämie (AML), **akute** lymphatische Leukämie (ALL)
- **chronische** myeloische Leukämie (CML), **chronische** lymphatische Leukämie (CLL)

Bleibt bei einer Leukämie die Ausschwemmung von Blasten in das periphere Blut aus, spricht man von einer **aleukämischen Leukämie,** die durch eine ausgesprochene Infiltration des Knochenmarks gekennzeichnet ist.

Geschlechts- und Altersverteilung
Leukämien treten häufiger beim männlichen Geschlecht auf. – Je nach Leukämieform sind unterschiedliche Altersgipfel typisch:
- akute Leukämieformen – 1. Lebensjahrzehnt
- chronische myeloische Leukämie – 4.–5. Lebensjahrzehnt
- chronische lymphatische Leukämie – 7. Lebensjahrzehnt

Diagnostik, (enzym-)histochemische Untersuchungen
Gewinnung von Zellmaterial z. B. durch Knochenmarkspunktion. Enzymhistochemische Untersuchungen werden zur Differentialdiagnostik der einzelnen Leukämieformen angewendet. Auf diese Weise kann die unterschiedliche biochemische Kompetenz einzelner Zellreihen herausgearbeitet werden.

- **Chlorazetat-Esterase-Reaktion** – Darstellung reifer und unreifer **granulozytärer (myeloischer) Zellen**.
- **alkalische Leukozyten-Phosphatase** – *erniedrigt* bei der CML; ansonsten normal oder erhöht.
- **Peroxidase-Reaktion**
- sonstige Färbemethoden (z. B. PAS-Reaktion)

Unterscheidungsmerkmale einzelner Leukämieformen

Akute Leukosen
Man findet eine diffuse Infiltration des Knochenmarks (graurote Farbe). Bei Ausschwemmung der *Blasten* in die Blutbahn erfolgt eine Beteiligung von Leber und Milz. (Folge: *Hepato- und Splenomegalie*). Auch in anderen Geweben, z. B. Lymphknoten und Niere, können leukämische Infiltrate auftreten. Besonderheit der akuten myeloischen Leukämie: Auerstäbchen.

Chronische myeloische Leukämie
- Infiltration des Knochenmarks (graurote Farbe)
- Hepatosplenomegalie, wobei **Milztumoren** mit Gewichten von 2 kg auftreten können
- Infiltration der Lebersinusoide (weniger der Periportalfelder – dies im Gegensatz zu der akuten Leukose)
- die Infiltrate enthalten *alle* Entwicklungsstufen der Granulopoese (AML: überwiegend Myeloblasten)
- **Philadelphiachromosom**
- Enzymhistochemische (Naphthyl-Chlorazetat-) **Esterase**-Reaktion positiv.
- alkalische Leukozyten-Phosphatase *erniedrigt*.

Chronische lymphatische Leukämie
- 90% der Zellen sind Lymphozyten
- **Lymphknotenschwellung**
- Hepatosplenomegalie (Milzschwellung nicht so extrem wie bei der CML)
- Infiltration des Knochenmarks und der Periportalfelder, später auch anderer Organe, z.B. Niere, Haut
- Aktivität der **alkalischen Leukozyten-Phosphatase erhöht**.

Komplikationen
Da die in großer Menge auftretenden Granulozyten und Lymphozyten funktionsuntüchtig sind, besteht dieselbe Situation wie bei der Agranulozytose mit erhöhter Anfälligkeit insbesondere für gramnegative Erreger und Pilzinfektionen. Hierbei sind die durch Candida albicans hervorgerufenen **areaktiven Schleimhautnekrosen** der Mundhöhle und der Atemwege besonders hervorzuheben.
Leukämien gehen außerdem einher mit **Anämien** und **Thrombozytopenien**. Aus letzterer resultiert eine erhöhte Blutungsneigung **(hämorrhagische Diathese)**, welche z.B. in Hirnblutungen ihren Niederschlag finden kann.

Lymphogranulomatose

F99

Frage 8.42: Lösung E

Der M. Hodgkin ist eine maligne lymphatische Systemerkrankung. Männer sind etwas häufiger als Frauen betroffen. Vielfach tritt die Erkrankung bereits vor dem 20. Lebensjahr auf. Ein Ursprung des Tumors im T-Lymphozytensystem wird diskutiert. Mikroskopisch unterscheidet man folgende Subtypen:

- *lymphozytenreich* – Häufigkeitsgipfel im 4. Lebensjahrzehnt
- *nodulär-sklerosierend* – 3. Lebensjahrzehnt (E)
- *Mischtyp* – 6. bis 8. Lebensjahrzehnt
- *lymphozytenarm* – 7. bis 8. Lebensjahrzehnt

Beim M. Hodgkin beobachtet man primär eine Vergrößerung der *Lymphknoten der zervikalen und mediastinalen Region*. Später sind auch die paraaortalen oder abdominalen Lymphknoten befallen. Ferner können in der Folge auch andere Organe wie Milz, Leber und Knochenmark betroffen sein. Typisch sind die *Hodgkin-Zellen* (großer, ovaler Kern, basophiles Zytoplasma, großer Nukleolus) und die *Sternberg-Riesenzellen* (3- bis 5kernig als Folge eines Zusammenschlusses von Hodgkin-Zellen).
Der Nachweis dieser Zellen ist zur Sicherung der Diagnose unerläßlich. Zu diesem Zweck wird eine Lymphknotenbiopsie mit anschließender histologischer Beurteilung des Gewebes durchgeführt.
Zu **(A):** Die Kombination von Lymphogranulomatose und Lymphknotentuberkulose existiert nicht als gesondert beschriebenes Krankheitsbild.
Zu **(B):** Die Lymphogranulomatose zeichnet sich im Frühstadium (primär) durch umschriebenen Lymphknotenbefall aus. Erst in Spätstadien der Erkrankung kann es zum multilokulären Lymphknoten- und disseminiertem Organbefall kommen.
Zu **(C):** Die typischen Organmanifestationen des M. Hodgkin sind Milz, Leber, Knochenmark und Lunge. Eine Beteiligung der Haut ist zwar grundsätzlich nicht auszuschließen, muß jedoch als seltene Variante des Verlaufes eingestuft werden.
Zu **(D):** Eine Röntgenbestrahlung ist beim M. Hodgkin nicht effizient und damit zur Behandlung ungeeignet.

F00

Frage 8.43: Lösung B

Pathognomonisch für den Morbus Hodgkin sind die *Hodgkin-Zellen* (großer, ovaler Kern, basophiles Zytoplasma, großer Nukleolus) und die *Sternberg-Riesenzellen* (B) (3 bis 5-kernig als Folge eines Zusammenschlusses von Hodgkin-Zellen).
Zu **(A):** Tuberkulose – Langerhans-Riesenzellen
Zu **(C):** Xanthome sind gutartige knotige Veränderungen der Haut oder des Sehnengleitgewebes mit gelber Schnittfläche, die fettspeichernde Riesenzellen (Schaumzellen oder Touton-Riesenzellen) in hoher Dichte enthalten.
Zu **(D):** Fremdkörpergranulom – Fremdkörperriesenzellen
Zu **(E):** Sarkoidose – Langerhans-Riesenzellen.

Lymphogranulomatose (M. Hodgkin) — VIII.8

Der M. Hodgkin ist eine maligne lymphatische Systemerkrankung. Männer sind etwas häufiger als Frauen betroffen. Vielfach tritt die Erkrankung bereits vor dem 20. Lebensjahr auf. Ein Ursprung des Tumors im T-Lymphozytensystem wird diskutiert.
Mikroskopisch unterscheidet man folgende Formen:
- *Lymphozytenreich* – Häufigkeitsgipfel im 4. Lebensjahrzehnt
- *Nodulär-sklerosierend* – 3. Lebensjahrzehnt
- *Mischtyp* – 6. bis 8. Lebensjahrzehnt
- *Lymphozytenarm* – 7. bis 8. Lebensjahrzehnt

Beim M. Hodgkin beobachtet man primär eine Vergrößerung der *Lymphknoten der zervikalen und mediastinalen Region*. Später sind auch die paraaortalen und abdominalen Lymphknoten befallen. Ferner können in der Folge auch andere Organe wie Milz, Leber und Knochenmark betroffen sein.
Typisch sind die *Hodgkin-Zellen* (großer, ovaler Kern, basophiles Zytoplasma, großer Nukleolus) und die *Sternberg-Riesenzellen* (3 bis 5 kernig als Folge eines Zusammenschlusses von Hodgkin-Zellen).
Der Nachweis dieser Zellen ist zur Sicherung der Diagnose unerläßlich. Zu diesem Zweck wird eine Lymphknotenbiopsie mit anschließender histologischer Beurteilung des Gewebes durchgeführt.
Die Prognose ist bei den verschiedenen Formen unterschiedlich. Am besten ist sie bei der lymphozytenreichen (durchschnittliche Lebenserwartung über 10 Jahre) und bei der nodulär-sklerosierenden Form, am schlechtesten bei der lymphozytenarmen Form (Lebenserwartung etwa 1,5 Jahre).

Plasmozytom

F95

Frage 8.44: Lösung C

Zu **(C):** Plasmozytomzellen können Immunglobuline in kompletter Form und/oder Immunglobulinfragmente synthetisieren. Dabei überwiegt häufig eine L-Ketten-Produktion (Bence-Jones-Proteine), wobei beide L-Ketten-Typen, die Lambda- und die Kappa-Form, gleichermaßen vorkommen. Normale Plasmazellen synthetisieren ausschließlich komplette Immunglobuline.
Zu **(A):** *Sowohl* bei normalen, als *auch* bei tumorös entarteten Plasmazellen kann es zu intrazellulären Hyalinablagerungen, den sog. Russel-Körperchen, kommen. Sie entstehen durch Aggregation von Immunglobulinen (chronische Entzündungen) oder Immunglobulinfragmenten (Plasmozytom).
Zu **(B):** Die Plasmozytomzelle läßt sich von der physiologischen Plasmazelle morphologisch nicht unterscheiden.
Zu **(D):** Plasmazellen leiten sich vom **B-Zell-System** ab. T-Zell-Oberflächenmerkmale finden sich nicht.
(C: 44%/ + 0,07; A: 31%/ + 0,05)

F98 !

Frage 8.45: Lösung A

Plasmozytomzellen können Immunglobuline (C) in kompletter Form und/oder **Immunglobulinfragmente** synthetisieren. Dabei überwiegt häufig eine **L-Ketten-Produktion** (Bence-Jones-Proteine), wobei beide L-Ketten-Typen, die **Lambda-** und die **Kappa-Form**, gleichermaßen vorkommen (A). Normale Plasmazellen synthetisieren *ausschließlich komplette Immunglobuline* (C). Unter einer reaktiven Plasmozytose versteht man die Vermehrung normaler Plasmazellen bei chronisch-entzündlichen Erkrankungen, wie z.B. der rheumatoiden Arthritis.
Zu **(B), (D)** und **(E):** Das Stabilisierungsgerüst von Zellen **(Zytoskelett)** wird von Proteinfaserstrukturen unterschiedlichen Durchmessers gebildet. Insgesamt wird dadurch die Grundlage für Form und Festigkeit der Zelle sowie für die Verankerung von Oberflächenstrukturen gelegt. Man unterscheidet die ubiquitär vorkommenden Aktinfilamente (5 nm) (D) und Mikrotubuli (25 nm) sowie mit einer Zwischenstellung hinsichtlich ihres Durchmessers die **intermediären Filamente** (10 nm).
Durch spezielle Untersuchungsmethoden können durch spezifische Marker (Nachweis zugehöriger intermediärer Filamente) Rückschlüsse auf das Ausgangsgewebe eines Tumors gezogen werden (strukturhisto- und zytochemische Untersuchungen):
- **Vimentin:** Nachweis bei Weichteil- und Knochensarkomen sowie Melanomen (normales Vorkommen: Bindegewebe und mesenchymale Zellen) (B).
- **Desmin:** Nachweis bei myogenen Tumoren (normales Vorkommen: glatte und quergestreifte Muskulatur) (E).
- **Zytokeratin:** Nachweis bei epithelialen Tumoren (damit auch beim Plattenepithelkarzinom; normales Vorkommen: Epithelien).
- **Gliafilamente:** Nachweis bei Gliatumoren des ZNS (normales Vorkommen in Gliazellen).
- **Neurofilamente:** Nachweis beim Neuroblastom (normales Vorkommen in Neuronen).

| H95 | | H99 | **!**

Frage 8.46: Lösung C

Beim Plasmozytom findet man eine neoplastische Vermehrung eines Plasmazelltyps (Plasmazellklon) mit übermäßiger Synthese eines einzigen Immunglobulins (monoklonale Gammopathie (A)). In der Mehrzahl der Fälle (ca. 60%) werden Immunglobuline vom IgG-Typ (A) von den entarteten Plasmazellen synthetisiert (zum Vergleich: IgA – 20%, IgD – 1%, IgE – extrem selten). Relativ häufig kommt es zur überwiegenden Vermehrung von Leichtketten (**L-Ketten**), die qualitativ als **Bence-Jones-Proteine** im Urin nachgewiesen werden können (D). Die weitaus am häufigsten vorkommende Lokalisation des Plasmozytoms im Knochenmark führt hier durch fortschreitende Proliferation der malignen Plasmazellen zur Verdrängung der normalen Hämatopoese mit Entwicklung einer Anämie (E). In seltenen Fällen entsteht das Plasmozytom primär extramedullär (B), wobei bevorzugt eine Manifestation in Lymphknoten oder in den Schleimhäuten der Nase, des Pharynx und der Bronchien anzutreffen ist.

Zu **(C):** Aus systematischer Sicht werden bei den Amyloidosen u.a. primäre und sekundäre Formen unterschieden. Letztere treten als typische Manifestation generalisiert bei chronischen entzündlichen Prozessen wie z.B. der primär chronischen Polyarthritis, der chronischen Tuberkulose etc. auf. Dabei wird das amyloidbildende Eiweiß **von der Leber** in großer Menge synthetisiert und in das Serum abgegeben. Dieser Amyloidvorläufer wird als Serum-Amyloid-A (SAA) bezeichnet. Bruchstücke von SAA aggregieren schließlich zu Amyloid-A, das auch als AA-Amyloid bezeichnet wird.

Demgegenüber steht als zweite Gruppe der sekundären Amyloidosen die **atypische Form** oder **Paramyloidose**. Hierbei entsteht das **AL-Amyloid**, das aus **Leichtketten-Aggregationen** hervorgeht. Als Grunderkrankung ist z.B. das Plasmozytom anzusehen, bei dem die L-Ketten als amyloidogene Eiweiße anzusehen sind (man spricht kurz von Leichtkettenamyloidose).

(C: 60%/ + 0,29; B: 17%/ – 0,17; A: 15%/ – 0,09)

Plasmozytom — VIII.9
(Multiples Myelom, M. Kahler)

Beim **Plasmozytom** findet man eine vom Knochenmark ausgehende, **maligne** neoplastische Vermehrung eines Plasmazelltyps (Plasmazellklon) mit übermäßiger Synthese eines einzigen Immunglobulins (man spricht auch von einer **monoklonalen Gammopathie**).

Die Folge ist eine *Hyperparaproteinämie* (Elektrophorese) und in 50% der Fälle die Ausscheidung von Immunglobulin-L-Ketten (*Bence-Jones-Protein*) mit dem Urin.

Die pathologischen Antikörper gewährleisten keinen Immunschutz! – Die Immunabwehr der Patienten ist im Gegenteil zumeist unzureichend. Die Vermehrung der Plasmazellen findet vor allem in den Wirbelkörpern, der Schädelkalotte, den Rippen und im Becken statt. Folgen sind die Zerstörung der Knochen (*Osteolyse*) und eine hieraus resultierende Neigung zu Spontanfrakturen. Folge der Knochendestruktion kann wiederum eine Hyperkalzämie mit Kalkablagerungen (*metastatische Verkalkungen*) sein. Durch die massive Proteinurie kann ein **nephrotisches Syndrom** entstehen. Man spricht von einer *paraproteinämischen Nephrose*.

Plasmazytome, die in ausgeprägter Form mit einer Paraproteinämie einhergehen, können zu Nierenveränderungen führen, die unter dem Begriff der **Plasmozytomniere** zusammengefaßt werden. Die Paraproteine (Leichtketten(-fragmente)) fallen in den distalen Tubulusabschnitten aus. Der Abräumversuch des Organismus wird durch Riesenzellen vorgenommen. Histologisch ergibt sich dabei das Bild einer Fremdkörperreaktion.

Darüber hinaus können die Immunglobulinfragmente im Interstitium präzipitieren. Die Folge ist eine generalisierte Amyloidose (Leichtketten-Amyloid = AL-Amyloid).

Die beim Plasmozytom anzutreffenden, mehr oder weniger differenzierten Plasmazellen (Radspeichenkern) haben oftmals im Zytoplasma Hyalinablagerungen, die man als **Russel-Körperchen** bezeichnet.

Als **primäre Makroglobulinämie** oder **M. Waldenström** bezeichnet man die neoplastische Vermehrung von *IgM* produzierenden B-Lymphozyten.

Epitheliale Tumoren

Papillome

Frage 8.47: Lösung E

Harnblasenpapillome haben eine Neigung zu immer maligner werdenden Rezidiven (E).
Zu **(A), (B), (C)** und **(D):** S. Lerntext VIII.10.

--- **Papillome** --- VIII.10 ---

Papillome (s. Abbildung 8.1) sind *gutartige Epithelgeschwülste*, bei denen das Bindegewebe gleichzeitig mitwächst. Hierdurch entstehen fingerartige papilläre Vorwölbungen. Vornehmlich betroffen sind Haut, Nasen-Rachen-Raum und Harnblase.
Papilloma basocellulare (Verruca seborrhoica): Es handelt sich hierbei um warzenartige Erhebungen der *Haut*. Die Zellen gleichen denen des *Stratum basale* der Epidermis. Ferner besteht oftmals eine ausgeprägte Verhornung (*Hyperkeratose*). Eine maligne Entartung ist ungewöhnlich.
Gaumenpapillom: Häufig besteht eine Verhornung dieser auch multipel auftretenden Papillome. Eine maligne Entartung ist selten.
Harnblasenpapillom: Diese treten vor allem bei Männern bevorzugt in höherem Lebensalter auf. Sie haben einen dichotomisch verzweigten Bindegewebsstiel und sind von dem für die Harnwege typischen Übergangsepithel (Urothel) überzogen. Solange diese Papillome bei einer Anaplasie ohne infiltratives Wachstum als Carcinoma in situ die Basalmembran respektieren, stellen sie eine *Präkanzerose* dar. Es besteht eine Neigung zu immer maligner werdenden Rezidiven.

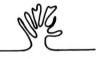

Abb. 8.**1** Papillom

Adenome

[H89]

Frage 8.48: Lösung E

Fibroadenome der Mamma sind **benigne Mischgeschwülste** (B) mit einem ausdifferenzierten bindegewebigen und epithelialen Anteil. Sie zeigen kein infiltratives Wachstum und sind gegen die Umgebung durch eine Bindegewebskapsel abgegrenzt (D). Eine Tendenz zur malignen Entartung besteht nicht (A). Mehrkernige Riesenzellen können im histologischen Bild nicht nachgewiesen werden (C).
Zu **(B):** Unter einer embryonalen Geschwulst ist ein Tumor zu verstehen, der ausschließlich oder überwiegend aus embryonalen (blastomatösen) Strukturelementen besteht. Eine Ausdifferenzierung des Tumorgewebes, wie im Falle des Fibroadenoms der Mamma, hat dabei nicht stattgefunden.

--- **Adenome** --- VIII.11 ---

Gutartige Geschwülste des Drüsengewebes bezeichnet man als Adenome.
Das *Fibroadenom der Mamma* ist ein langsam wachsender, benigner, scharf begrenzter Tumor mit grauweißer Schnittfläche, welcher meistens im 3. Lebensjahrzehnt auftritt. Neben der Wucherung des Drüsenepithels besteht ein starkes Wachstum des Bindegewebes, welches die Drüsen umgibt und komprimiert. Man unterscheidet mikroskopisch peri- und intrakanalikuläre Formen. Kernatypien werden nicht angetroffen, eine maligne Entartung ist ungewöhnlich.
Polypen sind über die Oberfläche der Magen- und Darmschleimhaut hinausragende Wucherungen des Zylinderepithels oder Bindegewebes. Man unterscheidet nach dem mikroskopischen Bild die glatten adenomatösen und die zottigen papillären villösen Polypen. Der Begriff Polyp besagt nichts über die Dignität.
Polypen des Dickdarms sind Präkanzerosen des Kolonkarzinoms. Hierbei ist besonders auf die erbliche Polyposis intestini hinzuweisen. Solche Polypen sind oft gestielt, aber auch breitbasig polypös und können die Ursache eines blutigen Stuhls sein.

Karzinome

[F95]

Frage 8.49: Lösung C

Das Stabilisierungsgerüst von Zellen **(Zytoskelett)** wird von Proteinfaserstrukturen unterschiedlichen Durchmessers gebildet. Insgesamt wird dadurch die Grundlage für Form und Festigkeit der Zelle sowie für die Verankerung von Oberflächenstrukturen gelegt. Man unterscheidet Aktinfilamente (5 nm), Mikrotubuli (25 nm) und mit einer Zwischenstellung hinsichtlich ihres Durchmessers die **intermediären Filamente** (10 nm).
Durch spezielle Untersuchungsmethoden können durch spezifische Marker über den Nachweis zugehöriger intermediärer Filamente Rückschlüsse zum Ausgangsgewebe eines Tumors gezogen werden (strukturhisto- und zytochemische Untersuchungen).

Zu **(A): Vimentin:** Nachweis bei Weichteil- und Knochensarkomen, sowie Melanomen (normales Vorkommen: Bindegewebe und mesenchymale Zellen).
Zu **(B): Desmin:** Nachweis bei myogenen Tumoren (normales Vorkommen: glatte und quergestreifte Muskulatur).
Zu **(C): Zytokeratin:** Nachweis bei epithelialen Tumoren (damit auch beim **Plattenepithelkarzinom**; normales Vorkommen: Epithelien).
Zu **(D): Gliafilamente:** Nachweis bei Gliatumoren des ZNS (normales Vorkommen in Gliazellen).
Zu **(E): Neurofilamente:** Nachweis beim Neuroblastom (normales Vorkommen in Neuronen).
(C: 65%/+ 0,07; B: 24%/– 0,05)

F97

Frage 8.50: Lösung C

Zu Aussage (1): Das Zytoskelett wird von drei Arten Proteinfasern gebildet, die sich durch ihren Durchmesser unterscheiden: Aktinfilamente (5 nm), Intermediärfilamente (10 nm) und Mikrotubuli (25 nm). Durch histochemische Untersuchungsmethoden kann durch den Nachweis exprimierter intermediärer Filamente das **Ausgangsgewebe** eines mikroskopisch ansonsten nicht einzuordnenden Tumors abgeleitet werden. Man führt damit eine **histogenetische Untersuchung** durch. Der immunhistochemische Nachweis von Zytokeratin gelingt bei epithelialen Tumoren (Karzinomen).
Zu Aussage (2): Karzinomzellen zeichnen sich nicht durch *überschießende* Zytokeratinbildung gegenüber normalen Epithelien aus. Die Entdifferenzierung der karzinomatös entarteten Zelle bedingt vielmehr ein in der Struktur gelockertes Zytoskelett als Hinweis für eine *eher verminderte* Filamentbildung.

H90

Frage 8.51: Lösung D

Zu **(D):** Das Ureterkarzinom zählt zur Gruppe der Karzinome, die vom *Übergangsepithel* ausgehen. Allgemein spricht man auch vom Übergangszellkarzinom oder – synonym – *Transitionalzellkarzinom*. Transitionalzellen entsprechen den Deckzellen des Übergangsepithels. Aus dem Übergangsepithel können primär gutartige Papillome hervorgehen mit der Neigung zur karzinomatösen Entartung.

H90

Frage 8.52: Lösung A

Zu **(A):** Insbesondere beim hochdifferenzierten Plattenepithelkarzinom sind lichtmikroskopisch Hornperleneinschlüsse typisch.

Zu **(B):** Siegelringzellen finden sich in verschleimenden Karzinomen (Beispiel: Gallertkarzinom des Magens).
Zu **(C):** Beim Phäochromozytom, das in der überwiegenden Mehrzahl der Fälle benigne ist, können Neurosekretgranula in den katecholaminbildenden Zellen mittels Anfärbung mit Dichromatsalzen dargestellt werden.
Zu **(E):** Choriale Riesenzellen finden sich im histologischen Bild beim Chorionepitheliom.

H88

Frage 8.53: Lösung A

Für die unter (B) bis (E) genannten Karzinomlokalisationen gilt, daß das vorwiegende histologische Bild dem des Drüsenkrebses entspricht.
Zu **(A): Karzinome des Bronchialsystems** sind zu **40% Plattenepithelkarzinome**. Die restlichen feingeweblichen Subtypen des Bronchialkarzinoms machen jeweils einen Häufigkeitsanteil von nur jeweils 20% aus (kleinzelliges Bronchialkarzinom, Adenokarzinom, großzelliges Bronchialkarzinom).

F83

Frage 8.54: Lösung A

Adenoakanthome sind Adeno**karzinome**, die mit einer Plattenepithelmetaplasie einhergehen.
Zu Aussage (1): Adenoakanthome stellen eine Karzinomvariante dar. Damit ist Malignität gegeben.
Zu Aussage (2): Malignes Tumorwachstum ist u.a. durch infiltrierendes und destruierendes Wachstum gekennzeichnet.

Karzinome — VIII.12

Karzinome sind *maligne, von den Epithelien ausgehende Tumoren*. Man unterscheidet *Plattenepithelkarzinome* (verhornend oder nicht verhornend) von den *Adenokarzinomen* der zylindrischen Drüsenepithelien.
Adenokanthome (*Adenokankroide*) sind Adenokarzinome, welche mit einer Plattenepithelmetaplasie einhergehen. Wie alle Adenokarzinome sind sie maligne Tumoren mit den Kennzeichen des infiltrierenden Wachstums und der Metastasenbildung.
Eine dritte Gruppe von Drüsenkrebsen, die *Schleimkrebse*, gehen – wie der Name sagt – mit einer mehr oder weniger starken Schleimproduktion einher.
Je nach Lage des Schleims unterscheidet man das *Gallertkarzinom* (*Mukoidkarzinom*), bei dem der Schleim sezerniert und *extrazellulär* „deponiert" wird, sowie das *Siegelringzellkarzinom*, bei dem Schleimmassen sowohl und zum größten Teil *intrazellulär* als auch extrazellulär nachweisbar sind.

Man unterscheidet weiter nach dem Verhältnis von Epithel- und Stroma-(Bindegewebs-)anteilen:
Carcinoma medullare – Parenchym : Stroma = 2 : 1
Carcinoma scirrhosum – Parenchym : Stroma = 1 : 2
Carcinoma simplex – Parenchym : Stroma = 1 : 1

Basaliome

F00

Frage 8.55: Lösung D

Zu **(D):** Unter einem Pancoast-*Tumor* versteht man ein peripher sich entwickelndes Karzinom der Lungenspitze, das aufgrund seiner topographisch engen Beziehung zur Pleura und zur Thoraxwand frühzeitig diese und benachbarte Strukturen infiltrieren kann.
Zu **(A):** Gemeint ist der Wilms-Tumor.
Zu **(B):** Beim M. Hodgkin beobachtet man häufig und damit nicht als Sonderform in der überwiegenden Zahl der Fälle eine Vergrößerung der zervikalen und mediastinalen Lymphknoten.
Zu **(C):** Als Hamartien bezeichnet man embryonale Fehlbildungen, welche aus einer fehlerhaften Mischung der Gewebsbestandteile entstehen. Eine geschwulstartige Hamartie wird als Hamartom bezeichnet. Beispiel: kavernöses Hamartom der Leber.
Zu **(E):** Beschrieben ist der Morbus Paget der Mamille.

F99

Frage 8.56: Lösung D

Das Mammakarzinom ist das häufigste Karzinom der Frau. Der Altersgipfel liegt im 5. bis 6. Lebensjahrzehnt. Eine Reihe von pathogenetischen Faktoren wird für die Entstehung des Mammakarzinoms verantwortlich gemacht. Insbesondere neuere molekularbiologische Erkenntnisse zeigen, daß die Disposition zur karzinomatösen Entartung genetisch fixiert sein kann. In diesem Zusammenhang kommt dem breast-cancer-gen (BRCA-1-Gen) (C) besondere Bedeutung zu. Trägerinnen des BRCA-1-Gens neigen neben der Frühmanifestation des Mamma- auch zur Entwicklung eines Ovarialkarzinoms (E). Die weitaus häufigsten histologischen Varianten des Mammakarzinoms gehen entweder von den Milchgängen (duktaler Typ) oder von den Drüsenendstücken (lobulärer Typ) aus (A). Die lymphogene Metastasierung des Mammakarzinoms hängt wesentlich von der Lokalisation innerhalb der Brustdrüse ab. Karzinome in den äußeren Quadranten metastasieren bevorzugt in die axillären Lymphknoten (B), während Tumoren der inneren Quadranten auch parasternale Lymphknotenmetastasen hervorrufen können.
Zu **(D):** Fibroadenome der Mamma sind benigne Mischgeschwülste mit einem ausdifferenzierten bindegewebigen und epithelialen Anteil. Sie zeigen kein infiltratives Wachstum und sind gegen die Umgebung durch eine Bindegewebskapsel abgegrenzt. Eine Tendenz zur malignen Entartung besteht nicht. Der Begriff Adenom-Karzinom-Sequenz wird typischerweise im Zusammenhang mit der Karzinogenese des kolo-rektalen Karzinoms verwendet.

Basaliom — VIII.13

Basaliome sind *semimaligne* Tumoren, welche vor allem an lichtexponierten Stellen der Haut (Gesichtsbereich) mit zunehmendem Alter auftreten. Sie gehen von den Basalzellen der Epidermis aus und äußern sich in kleinen Knötchen auf der Haut, welche zentral exulzerieren können. Mikroskopisch finden sich im Korium solide Zellhaufen, die charakteristischerweise nach außen durch Zellen mit länglichen Kernen begrenzt sind, die eine *palisadenförmige Anordnung* haben. – Obwohl das Wachstum infiltrierend und destruierend sein kann, kommt es *nicht* zur Metastasenbildung! – dies im Gegensatz zum malignen Plattenepithelkarzinom (Carcinoma spinocellulare – Stachelzellkarzinom).

Grading, Staging

F99 **!**

Frage 8.57: Lösung E

Die TNM-Klassifikation eines Tumorleidens gibt in verschlüsselter Kurzform wesentliche Informationen sowohl über den lokalen Ausdehnungsgrad (T – **T**umorausbreitung), den regionären Lymphknotenbefall (N – **n**odale Beteiligung) eines Tumors als auch über die Fernmetastasierung, die in der Regel hämatogen zustande kommt (M – **M**etastasierung). Entsprechend stellt die TNM-Eingruppierung die zentrale Information für die Prognose des Tumorleidens dar. – Im vorliegenden Fall (Kolonkarzinom im Stadium pT1, N1, M0) ergibt sich die Orientierung gemäß folgender Tabelle:

Tab. 8.1   TNM-Einteilung beim Kolonkarzinom

T-Stadieneinteilung

pT 1	Tumorinfiltration der Submukosa (E)
pT 2	Tumorinfiltration der Muscularis propria (D)
pT 3	Tumorinfiltration in die Subserosa oder in perikolisches Gewebe
pT 4	Tumorinfiltration per continuitatem in umliegende Organe oder Durchsetzung des viszeralen Peritoneums

N-Stadieneinteilung

pN 1	Metastasen in 1–3 perikolischen Lymphknoten (E)
pN 2	Metastasen in 4 oder mehr perikolischen Lymphknoten
pN 3	Metastasen entlang eines benannten Gefäßstammes

M-Stadieneinteilung

M 0	Keine Fernmetastasen
M 1	Fernmetastasen vorhanden

Das vorangesetzte p besagt, daß die Diagnose histologisch durch den Pathologen gesichert ist.

Zu **(A), (B)** und **(C)**: Mit Hilfe des *Grading* (G1, G2, G3) kann der Pathologe in Kurzform verschlüsseln, welcher Grad der *Differenzierung* (und damit der Malignität) vorliegt. G1 bedeutet dabei einen niedrigen Malignitätsgrad (A), G3 bedeutet hoher Malignitätsgrad. Eine Mittelstellung nimmt G2 ein. – In der angegebenen Codierung (pT1, N1, M0) findet das Grading keine Berücksichtigung.

Zu **(D)**: Ein die Muscularis propria infiltrierendes Kolonkarzinom wird als T2-Stadium eingruppiert.

F96

Frage 8.58: Lösung B

Das TNM-System informiert laut UICC (Unio internationalis contra cancrum – Internationale Gesellschaft gegen Krebs) grundsätzlich über den Grad der Ausbreitung eines malignen Tumors. Dabei steht T für das lokale Tumorwachstum (2), N für den Befall regionärer Lymphknoten (4) und M für das Auftreten von Fernmetastasen (5).

Zu **(1)**: Der histologische Typ geht nicht kodiert in die Diagnosestellung ein (z.B. Leiomyosarkom des Uterus oder Karzinoid der Appendix).

Zu **(3)**: Mit Hilfe des Grading (G1–G3) kann verschlüsselt werden, welcher Grad der Differenzierung eines bösartigen Tumors vorliegt. Dabei bedeutet G1 leichter und G3 schwerer Differenzierungsverlust. G2 („mittelhoch differenziert") nimmt eine Zwischenstellung ein.
(B: 86%/+ 0,26)

F98 **!**

Frage 8.59: Lösung C

Tumorstaging bedeutet Einordnen des Tumorstadiums mit Erfassen der Größe des Primärtumors (1) und seiner lokalen Ausbreitung (2) sowie die Erfassung einer Metastasierung (regionäre Lymphknoten- (5) und Fernmetastasen). Um eine standardisierte Verständigung und Datenübermittlung möglich zu machen, wurde das TNM-System eingeführt. Dabei steht T für das lokale Tumorwachstum, N für den Befall regionärer Lymphknoten und M für das Auftreten von Fernmetastasen. Das Tumorstaging wird diagnostisch mit klinischen und apparativen Hilfsmitteln (z.B. Computertomographie etc.) durchgeführt.

Zu **(3)**: Der histologische Typ des Primärtumors wird durch mikroskopische Begutachtung festgelegt.

Zu **(4)**: Mit Hilfe des **Grading (G1–G3)** kann verschlüsselt werden, welcher Grad der Differenzierung eines bösartigen Tumors vorliegt. Dabei bedeutet G1 leichter und G3 schwerer Differenzierungsverlust. G2 („mittelhoch differenziert") nimmt eine Zwischenstellung ein. Das Grading setzt eine mikroskopische Beurteilung des Tumors voraus.

Früherkennung – Tumorstaging — VIII.14

Grundsätzlich gilt, daß die Prognose eines malignen Tumors um so besser ist, je früher er erkannt wird. Die *Früherkennung* bzw. „Krebsvorsorge" konzentriert sich bei der Frau auf das Portio- und Mammakarzinom und beim Mann auf das Prostatakarzinom.

Zur Erkennung der Vor- und Frühphasen des Portiokarzinoms macht man Gebrauch von der zytologischen Untersuchung von Abstrichen (s. Exfoliativzytologie). Eine Bewertung des Befundes erfolgt nach *Papanicolaou*:

- **Gruppe I und II:** Unverdächtige Zellen
- **Gruppe III:** Zweifelhaft verdächtige Zellen
- **Gruppe IV:** a. Schwere Dysplasie oder Ca in situ, b. Invasives Wachstum möglich
- **Gruppe V:** Sehr wahrscheinlich Karzinom

Bei Verdacht wird eine operative Gewebsentnahme, die *Konisation*, durchgeführt, da nur durch histologische Beurteilung eine Sicherung der Diagnose möglich ist.

Die Früherkennung des Prostatakarzinoms erfolgt durch digitale Untersuchung. Auch hier wird bei Verdacht (vergrößerte, höckrige, derbe Prostata) zur Sicherung der Diagnose eine Feinnadelbiopsie mit anschließender histologischer Untersuchung durchgeführt.

Das TNM-System informiert grundsätzlich über den *Grad der Ausbreitung* eines malignen Tumors.

Dabei steht T für das lokale Tumorwachstum, N für den Befall regionärer Lymphknoten und M für das Auftreten von Fernmetastasen. In der klinischen Praxis hat das festgestellte Tumorstadium häufig Einfluß auf das therapeutische Vorgehen. Außerdem kommt der TNM-Klassifikation prognostische Bedeutung zu.

Tumorsonderformen

Embryonale Tumoren

H99

Frage 8.60: Lösung C

Zu den embryonalen Tumoren, welche auch bereits bei der Geburt vorhanden sein können und stets maligne sind, zählen:
- Das **Nephroblastom** (A), auch embryonales Adenosarkom oder **Wilms-Tumor** genannt, hat seinen Ursprung in einer Fehlbildung des Nierenblastems. Es können verschiedene Gewebekomponenten wie epitheliale, mesenchymale (aus spindeligen Zellen bestehend), Muskel-, Knorpel- und Fettanteile angetroffen werden. Dieser Tumor zeigt keine Geschlechtsprädisposition. Die Prognose ist schlecht. Metastasen in Leber oder Lunge entstehen allerdings erst *spät*.
- Das **Neuroblastom** (B) hat seinen Ursprung im sympathischen Nervengewebe von Nebennierenmark und Grenzstrang. Eine Metastasierung erfolgt in Leber oder Knochen. Mitunter kommt es zu einer Ausdifferenzierung der Zellen zu Ganglionzellen. Man spricht dann von Ganglioneuromen.
- Das **Medulloblastom** (D) ist die *häufigste* Geschwulst des Kindes- und Jugendalters. Es ist im *Kleinhirn* lokalisiert. Histologisch findet man *Pseudorosetten*, die Metastasierung erfolgt früh liquogen.
- Das **Hepatoblastom** (E) ist ein Tumor des frühen Kindesalters. Der Tumor besteht aus einer epithelialen und einer mesenchymalen Komponente.

Zu **(C)**: Unter einer Choristie ist eine Fehlbildung eines Gewebes infolge embryonaler Versprengung von Gewebskeimen zu verstehen. Kommt es zur selbstständigen Weiterentwicklung der versprengten Gewebsareale, so resultiert eine tumorartige Choristie, die als *Choristom* bezeichnet wird.

H96

Frage 8.61: Lösung B

Das Nephroblastom (Wilms-Tumor) zählt zur Gruppe der **embryonalen Tumoren** (B), die sich aus primitiven ortsständigen Geweben entwickeln und grundsätzlich **maligne** sind. Der Wilms-Tumor hat seinen Ursprung in einer Fehlbildung des Nierenblastems.

Zu **(A)**: Unter einer **Hamartie** versteht man eine **embryonale Fehlbildung**, die aus einer fehlerhaften Mischung der Gewebsbestandteile entsteht. Kommt es ausgehend von einer Hamartie zur Geschwulstentwicklung, so bezeichnet man diese als **Hamartom**.

Zu **(C)**: **Teratome** leiten sich von primitiven, omnipotenten Keimzellen ab **(Keimzelltumoren)**. Es werden reife und unreife (entdifferenzierte) Teratome unterschieden, wobei letztere stets ein malignes Verhalten zeigen (embryonales Karzinom oder undifferenziertes malignes Teratom).

Zu **(D)** und **(E)**: Im Kindesalter können reine Organkarzinome bzw. -sarkome entstehen, die in der Regel eine wesentlich raschere Progredienz als vergleichbare Tumoren des Erwachsenenalters aufweisen.

(B: 72%/+ 0,28)

F90

Frage 8.62: Lösung D

Das *Retinoblastom* ist ein neurogener Tumor, der von der unreifen Retina ausgeht (2% aller Malignome im Kindesalter). Die Erkrankung kann angeboren (40%) oder das Ergebnis einer Neumutation sein ((A) und (B)). Im Falle des *hereditär* bedingten Auftretens (autosomal-dominante Vererbung) tritt der Tumor häufig *bilateral* auf (C).

Im Falle eines durch *somatische Mutation* eines Chromosoms (13 q 14) entstehenden Retinoblastoms ist das *unilaterale* Auftreten in der Mehrzahl der Fälle anzutreffen (E).

Zu **(D)**: Bei einem kleinen Prozentsatz der Fälle findet sich eine das Chromosom 13 q 14 (Retinoblastomgen) betreffende Deletion.

F95

Frage 8.63: Lösung D

Das Kraniopharyngeom entwickelt sich aus Resten der Rathke-Tasche, aus der die Adenohypophyse hervorgeht. Die systematische Eingruppierung dieses Tumors fällt schwer. Unter den angegebenen Lösungsmöglichkeiten bleibt nur die Zuordnung als „dysontogenetischer Tumor" (D) (besser: Mißbildungstumor). – Diese Begriffszuordnung ist deswegen mißverständlich, weil im engeren Sinne unter dem Oberbegriff der **dysontogenetischen Tumoren** (D) Geschwülste zusammengefaßt werden, die aufgrund einer gestörten Embryogenese entstehen. Dazu zählen **Hamartome** (A) (gutartige geschwulstartige Neubildungen), **Teratome** (B) (gut- und bösartig) und **embryonale Tumoren** (C) (immer maligne).

Zu **(E):** Unter einer Choristie ist eine Fehlbildung eines Gewebes infolge embryonaler Versprengung von Gewebskeimen zu verstehen. Kommt es zur selbständigen Weiterentwicklung der versprengten Gewebsareale, so resultiert eine tumorartige Choristie, die als **Choristom** bezeichnet wird.
(D: 41%/+ 0,18; C: 33%/– 0,07)

F90

Frage 8.64: Lösung E

Definitionsgemäß handelt es sich bei *Teratomen* um *Mischgeschwülste*, die Gewebe aus allen drei Keimblättern enthalten (E).
Zu **(A)** und **(B):** Keineswegs ist mit dem Begriff Teratom das biologische Verhalten und damit die Dignität festgelegt. Man unterscheidet reife, unreife und anaplastische Teratome sowie Chorionkarzinome, welche in dieser Reihe die maligneste Form darstellen.
Zu **(C):** Teratome kommen nicht ausschließlich in den Hoden und Ovarien vor. 35–50% aller Hodentumoren und 5–25% aller Ovarialtumoren sind Teratome. Ansonsten können Lokalisationsvarianten z.B. das Mediastinum (10–20% aller Mediastinaltumoren) oder die Mesenterialwurzel sein.
Zu **(D):** Unter einer Gametopathie versteht man die Folge einer numerischen Chromosomenaberration während der Keimzellmeiose (Meiose der Gameten – Beispiel: Trisomie 18, 21 etc.). Hierbei entstehen den gesamten Organismus betreffende Fehlentwicklungen ohne tumoröse Gewebsveränderungen.

F93

Frage 8.65: Lösung C

Keimzelltumoren zählen zur Gruppe der **dysontogenetischen Tumoren**. Unter diesem Oberbegriff werden Geschwülste zusammengefaßt, die aufgrund einer gestörten Embryogenese entstehen. Man unterscheidet **Hamartome** (gutartige geschwulstartige Neubildungen), **Teratome** (gut- und bösartig) und **embryonale Tumoren** (immer maligne).
Teratome werden als Keimzelltumoren bezeichnet, da sie sich von primitiven, omnipotenten Keimzellen ableiten. Es werden reife und unreife (entdifferenzierte) Teratome unterschieden. Für die unreifen Teratomformen existieren unterschiedliche Nomenklaturen: **Embryonales Karzinom** (WHO-Klassifikation) (C) oder **undifferenziertes malignes Teratom** (Klassifizierung nach Pugh und Cameron).
Zu **(A)** und **(B):** Nephroblastom (Wilms-Tumor) (B), embryonales Rhabdomyosarkom (A), Neuroblastom und Hepatoblastom zählen zu den **embryonalen Tumoren**, die sich aus primitiven ortsständigen Geweben entwickeln. So geht beispielsweise das embryonale Rhabdomyosarkom aus primitiven mesenchymalen Gewebselementen hervor.
Zu **(D):** Beim Glioblastom handelt es sich um einen hochmalignen Tumor des ZNS. Ein Zusammenhang zu den dysontogenetischen Tumoren besteht nicht.
Zu **(E):** Beim Kraniopharyngeom handelt es sich um einen sog. Mißbildungstumor, der der Gruppe der dysontogenetischen Tumoren im engeren Sinne nicht zugeordnet werden kann. Die Geschwulst entwickelt sich aus Epithelresten der Rathke-Tasche, aus der die Adenohypophyse hervorgeht. Feingeweblich findet man beim Kraniopharyngeom epithelartige, häufig regressiv veränderte Tumorabschnitte, die zystisch durchsetzt sein können.
(C: 18%/+ 0,09; B: 65%/+ 0,08)

H95

Frage 8.66: Lösung E

Teratome sind seltene Geschwülste, die sich von **primitiven, omnipotenten Keimzellen** (E) ableiten und die sich in Richtung aller drei Keimblätter entwickeln können. Man unterscheidet reife (benigne) und unreife (entdifferenzierte) Teratomformen. Am häufigsten kommen Teratome im Hoden und im Ovar vor.
Zu **(A):** Grundsätzlich möglich, aber wohl extrem ungewöhnlich wäre eine Versprengung primitiver ektodermaler sich später zu Plattenepithel differenzierender Zellen in die Ovarien während der Embryogenese.
Zu **(B):** Nur 1–2% aller Ovarialtumoren leiten sich aus Granulosazellen ab (Granulosazelltumoren). In 30% der Fälle kommt es unter diesen Geschwülsten zur malignen Entartung.
Zu **(C)** und **(D):** Aus Stromazellen des Ovars können mesenchymale Tumoren (z.B. Ovarialfibrome oder -leiomyome) hervorgehen.
(E: 78%/+ 0,16)

Dysontogenetische Tumoren — VIII.15

Unter dem Oberbegriff der **dysontogenetischen Tumoren** werden Geschwülste zusammengefaßt, die aufgrund einer gestörten Embryogenese entstehen. Man unterscheidet **Hamartome** (gutartige geschwulstartige Neubildungen), **Teratome** (gut- und bösartig) und **embryonale Tumoren** (immer maligne).

Embryonale Tumoren
Zu diesen Tumoren, welche auch bereits bei der Geburt vorhanden sein können, zählen:
- Nephroblastom
- Neuroblastom
- Medulloblastom

Das **Nephroblastom**, auch embryonales Adenosarkom oder **Wilms-Tumor** genannt, hat seinen Ursprung in einer Fehlbildung des Nierenblastems. Es können verschiedene Gewebekomponenten wie epitheliale, mesenchymale (aus spindeligen Zellen bestehend), Muskel-, Knorpel- und Fettanteile angetroffen werden. Dieser Tumor zeigt keine Geschlechtsprädisposition. Die Prognose ist schlecht. Metastasen in Leber oder Lunge entstehen allerdings erst *spät*.

Das **Neuroblastom** hat seinen Ursprung im sympathischen Nervengewebe von Nebennierenmark und Grenzstrang. Eine Metastasierung erfolgt in Leber oder Knochen. Mitunter kommt es zu einer Ausdifferenzierung der Zellen zu Ganglionzellen. Man spricht dann von Ganglionneuromen.

Das **Medulloblastom** ist die *häufigste* Geschwulst des Kindes- und Jugendalters. Es ist im *Kleinhirn* lokalisiert. Histologisch findet man *Pseudorosetten*, die Metastasierung erfolgt früh liquogen.

Teratome

Teratome sind seltene Geschwülste, die sich von **primitiven, omnipotenten Keimzellen** ableiten und die sich in Richtung aller drei Keimblätter entwickeln können. Man unterscheidet reife (benigne) und unreife (entdifferenzierte) Teratomformen. Am häufigsten kommen Teratome im Hoden und im Ovar vor. *Reife* (koätane) Teratome wie die *Dermoidzyste* enthalten differenzierte Strukturen aller Art wie z.B. Haare, Zähne, Drüsengewebe (endokrine Aktivität möglich).

Hamartien, Melanome, Angiome

F98 ‼

Frage 8.67: Lösung C

Unter einer **Hamartie** versteht man eine während der Embryogenese (D) entstandene fehlerhafte Gewebszusammensetzung mit regulärer Ausdifferenzierung (A). Kommt es zu einer geschwulstartigen Entwicklung einer Hamartie, so spricht man definitionsgemäß von einem **Hamartom**, das ein gutartiges biologisches Verhalten zeigt (B). Im Falle der malignen Entartung handelt es sich um ein **Hamartoblastom**. Hamartome können multipel als Folge einer anlagebedingten Störung (E) auftreten. Beispiele für Hamartome sind Naevi oder Angiome.
Zu **(C): Teratome** sind Mischgeschwülste, die Gewebsanteile aller drei Keimblätter enthalten.

H87

Frage 8.68: Lösung B

Als Naevuszellnaevus bezeichnet man eine von den Melanozyten ausgehende *tumorartige* Fehlbildung der Haut (B), die benigne ist (D).

Zu **(A):** *Melanophoren* und *Melanophagen* gehören dem RHS an. Sie zählen zur großen Gruppe der *Makrophagen*. Ihr Name leitet sich von ihrer Fähigkeit her, das von den Melanozyten gebildete Pigment Melanin zu phagozytieren und zu speichern.
Gutartige Tumoren, die sich von diesen Zellen ableiten, werden zu den fibrohistiozytären Geschwülsten gerechnet und als *kutane fibröse Histiozytome* bezeichnet (Lage: Subcutis).
Zu **(C):** Angiome sind wie Naevi die Folge einer embryonalen Fehlbildung. Es handelt sich um Tumoren des Lymph- bzw. Blutgefäßsystems.
Zu **(E):** Naevus heißt übersetzt *Muttermal*. Der Begriff wird zur Kennzeichnung lokal begrenzter, anlagebedingter Fehlbildungen der Haut verwendet.

Frage 8.69: Lösung D

Zu Aussage **(1):** Beim inaktiven korialen Naevuszellnaevus handelt es sich um eine tumorartige Fehlbildung. Eine maligne Entartung ist in diesem Stadium sehr unwahrscheinlich.
Zu Aussage **(2):** *Koriale* Naevuszellnaevi treten im *Korium* auf.

F90

Frage 8.70: Lösung D

Ein Naevuszellnaevus ist eine auf dem Boden einer Hamartie entstandene, primär benigne, tumorähnliche Neubildung (C) der Haut, die – bezogen auf ihre Lokalisation – epidermal (B), epidermal und korial oder ausschließlich korial (syn. intradermal, dermal) (A) liegen kann.
Zu **(D)** und **(E):** In erster Linie bedürfen junktionale Naevi (epidermale Lage, sog. „aktive Naevi") der regelmäßigen Kontrolle, denn bei ihnen besteht *latent* die Gefahr der malignen Entartung.

H89

Frage 8.71: Lösung D

Zu Aussage **(1):** Das noduläre Melanom hat die schlechteste Prognose unter allen Melanomformen, da es die schnellste Infiltrations- und damit auch Metastasierungstendenz hat.
Zu Aussage **(2):** Von allen Melanomformen tritt das Lentigo-maligna-Melanom vornehmlich an lichtexponierten Stellen der Haut auf.

—— **Hamartien, Melanome, Angiome** —— VIII.16

Als **Hamartien** bezeichnet man embryonale Fehlbildungen, welche aus einer fehlerhaften Mischung der Gewebsbestandteile entstehen. Sofern es ausgehend von einer Hamartie zur Bildung einer Geschwulst kommt, nennt man diese *Hamartom*, im Falle einer malignen Entartung *Hamartoblastom*.

Naevi sind Fehlbildungen der Haut. Als Naevuszellnaevus bezeichnet man einen von den pigmentbildenden Zellen (Melanozyten) ausgehenden zelligen Naevus. Es handelt sich hierbei um kleine Tumoren. Die Zellen sind rund, oval oder spindelig bei ebenfalls runden oder ovalen Kernen. Diese Naevuszellen haben die Eigenschaft, sich im Lauf der Zeit in tiefere Schichten der Haut zu verlagern und auch dort Zellhaufen zu bilden. Je nach der Lokalisation des Naevus unterscheidet man:
1. **Grenzflächen- oder Junktionsnaevus:** Zellen mit rein epidermaler Lage an der Grenze zwischen Epidermis und Korium (anzutreffen vor allem im 1. Lebensjahrzehnt), sog. „aktiver Naevus".
2. **Kombinierter (compound) Naevus:** Zellen im Stratum basale und Korium (anzutreffen vor allem im 2. Lebensjahrzehnt).
3. **Intradermaler (korialer) Naevus:** Zellen im Korium, Endstadium – man spricht auch vom „inaktiven Naevus" (anzutreffen vor allem im 3. Lebensjahrzehnt).

Melanome nehmen wie Junktionsnaevi ihren Ursprung an der Grenzfläche zwischen Stratum basale und Korium. Es handelt sich um hochmaligne Tumoren mit früher Metastasierung (Altersgipfel zwischen 40. und 60. Lebensjahr).
Man unterscheidet drei Melanomtypen:
1. Das **superfiziell-spreitende Melanom** kommt am häufigsten vor und ähnelt, solange es sich in der epidermo-korialen Grenzschicht befindet, dem Junktionsnaevus.
2. Das **Lentigo-maligna-Melanom** ist relativ selten. Es tritt vornehmlich an lichtexponierten Stellen der Haut auf und entsteht auf dem Boden der primär nicht als maligne aufzufassenden Lentigo maligna (*Melanosis circumscripta praeblastomatosa*), welche durch eine diffuse Geschwulstzellausbreitung in der Haut im Bereich der epidermo-korialen Grenzschicht gekennzeichnet ist. Erst wenn eine Koriuminfiltration auftritt, spricht man von einem Lentigo-maligna-Melanom.
3. Das **noduläre Melanom** hat die weitaus schlechteste Prognose aller Melanomtypen. Es weist die schnellste Wachstumstendenz und damit auch die rascheste Metastasierungsneigung auf (frühe Koriuminfiltration und damit Lymphgefäßeinbruch!).

Angiome sind ebenfalls Folge embryonaler Fehlbildungen. Man unterscheidet *Lymphangiome* (subkutanes Fettgewebe, Zunge, Kopf) und *Hämangiome*. Bei den Hämangiomen kennt man *kapilläre* (Gehirn – Komplikation Massenblutung), *kavernöse* (Hamartome der Leber) und *razemöse* (Gesicht – Naevus flammeus) Formen.

Tumoren des Nervensystems

Gliome

F99

Frage 8.72: Lösung A

Das Stabilisierungsgerüst von Zellen (*Zytoskelett*) wird von Proteinfaserstrukturen unterschiedlichen Durchmessers gebildet. Insgesamt wird dadurch die Grundlage für Form und Festigkeit der Zelle, sowie für die Verankerung von Oberflächenstrukturen gelegt. Man unterscheidet Aktinfilamente (5 nm), Mikrotubuli (25 nm) und mit einer Zwischenstellung hinsichtlich ihres Durchmessers die *intermediären Filamente* (10 nm).
Durch spezielle Untersuchungsmethoden können mit Hilfe spezifischer Marker über den Nachweis zugehöriger intermediärer Filamente Rückschlüsse zum Ausgangsgewebe eines Tumors gezogen werden (strukturhisto- und zytochemische Untersuchungen). Neuroepitheliale Tumoren, zu denen auch die Astrozytome zählen, sind durch den Nachweis von Gliafilamenten (syn. Gliafibrillen) zu identifizieren. Eine Subklasse der Gliafilamente, das saure Gliafibrillenprotein (A), wird dabei vom fibrillären Astrozytom exprimiert.
Zu **(B):** (Zyto-)Keratin: Nachweis bei epithelialen Tumoren (normales Vorkommen in Epithelien).
Zu **(C):** Neurofilamente: Nachweis beim Neuroblastom (normales Vorkommen in Neuronen).
Zu **(D):** Desmin: Nachweis bei myogenen Tumoren (normales Vorkommen: glatte und quergestreifte Muskulatur).
Zu **(E):** *Synaptophysin*, ein in synaptischen Vesikeln vorkommendes Protein, ist beim *zentralen Neurozytom* nachweisbar.

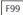

Frage 8.73: Lösung B

Zu **(B):** Als Meningeosis carcinomatosa bezeichnet man die Aussaat von Karzinomzellen im Bereich der Hirnhaut. Typischerweise kommt es zur Metastasenausbreitung innerhalb des Subarachnoidalraumes und der unmittelbar angrenzenden Blätter der Leptomeninx (Pia mater und Arachnoidea), die beide reich vaskularisiert sind. Typischerweise können bei einer ausgeprägten Meningeosis carcinomatosa Tumorzellen im Liquorpunktat nachgewiesen werden.
Zu **(A):** Die Ausbreitung der Tumorzellen erfolgt über die intrakraniellen Gefäße. Dabei ist die Metastasen-Implantation direkt in die Leptomeninx oder indirekt nach Entstehung einer Hirnmetastase möglich. Eine Tumorzellstreuung ist zwar auch über die Äste der A. meningea media im Bereich der Dura mater möglich, jedoch stellt diese im Vergleich zur Leptomeninx eine ungleich geringer perfundierte

Schicht der Hirnhäute dar, so daß die Einnistmöglichkeiten für Tumorzellen hier ungünstig sind.
Zu **(C)**: Die Pacchioni-Granulationen als Spezialisierungen der Arachnoidea können sekundär in den Metastasierungsprozeß eingebunden sein. Eine mögliche Folge ist eine Störung des Liquorabtransportes mit Entstehung eines Hydrocephalus occlusus externus.
Zu **(D)**: Das Meningeom ist ein zumeist benigner Tumor, der von arachnoidalen Deckzellen ausgeht. Selten kann ein Meningeom malignes Verhalten zeigen. In diesen Fällen liegt dann entweder ein atypisches oder ein anaplastisches Meningeom vor. Eine karzinomatöse Entartung gibt es bei intrakraniellen Tumoren nicht.
Zu **(E)**: Der subdurale Raum entspricht einem schmalen Spatium, das relativ gefäßarm ist. Aus diesem Grund breiten sich hier Tumorzellen nicht so aggressiv aus wie dies vergleichsweise im Liquorraum möglich ist.

Gliome ──────────────── VIII.17

Primäre Hirntumoren oder Hirnmetastasen anderer maligner Geschwülste führen sehr schnell zu Massenverschiebungen, da die Ausdehnungskapazität in der engen Schädelkapsel sehr begrenzt ist. Dies unterscheidet Hirntumoren in starkem Maße von anderen Organgeschwülsten, da auch „benigne" Raumforderungen durch die lebensbedrohlichen Folgen einer Massenverschiebung maligne sein können.
Bezeichnend für die primäre Malignität eines Hirntumors (man unterscheidet Grad 1 bis 4) ist insbesondere der durch eine Angiographie nachzuweisende pathologische Gefäßreichtum.
Als weitere Malignitätskriterien gelten u.a.:
1. Nekrosen
2. Infiltration von Gefäßwänden
3. Verbreitung im Subarachnoidalraum (Liquor)
4. Zellpolymorphie
Alle primären Hirntumoren haben ein mehr oder weniger ausgeprägtes infiltratives Wachstum.

Gliome
Hierunter versteht man von der *Neuroglia*, d.h. von den Astrozyten oder Oligodendrozyten ausgehende, relativ benigne Tumoren (*Malignitätsgrad 1*), die vorwiegend erst im Erwachsenenalter auftreten. Frühsymptome können epileptische Anfälle sein.
1. **Astrozytome** entstehen vor allem im *Stammhirn*. Astrozytome des Kleinhirns, die bevorzugt im Jugendalter auftreten, sind wesentlich besser abgegrenzt als Großhirnastrozytome.
Mikroskopisch findet man wenig Chromatin in den rundlichen oder spindelförmigen Kernen. Es besteht eine Neigung zu kleinzystischer Degeneration mit möglichem Übergang in größere Gallertzysten.
2. **Oligodendrogliome** entstehen bevorzugt in der Rinde des *Schläfenlappens*. Im histologischen Präparat findet sich ggf. ein polymorphes Zellbild mit runden, chromatinreichen Kernen. Entlang der tiefer gelegenen Axone liegt eine erhöhte Anreicherung der Oligodendrogliazellen vor. Häufig ist auch das Vorkommen von *Kalkkonkrementen* in den Randzonen des Tumors.

Glioblastom, Medulloblastom

H95

Frage 8.74: Lösung A

Oligodendrogliome entstehen bevorzugt in der Rinde des **Schläfenlappens** (A).
(A: 82%/+ 0,18)

H95

Frage 8.75: Lösung C

Das **Medulloblastom** ist der häufigste solide Hirntumor des Kindes- und Jugendalters. Der Tumor ist fast ausschließlich im **Kleinhirn** lokalisiert (C).
(C: 75%/+ 0,32)
Zu **(B)**: Vom Ependym ausgehende Tumoren (Ependymome) sind umstandsentsprechend primär an der Ventrikelwand lokalisiert.
Zu **(D)**: Das Akustikusneurinom geht mit typischer Lokalisation im Kleinhirn-Brücken-Winkel vom N. vestibulo-cochlearis aus.
Zu **(E)**: Die Vorderwurzeln der peripheren Nerven können Ausgangspunkt für die Entstehung von Neurinomen sein, die durch die enge Nachbarschaft zum Foramen intervertebrale sanduhrartig eingeengt sein können (sog. Sanduhrneurinome).

F98 *!*
Frage 8.76: Lösung B

Das **Glioblastom** ist ein hochmaligner Tumor (Grad 4) (A) mit einem Prädilektionsalter zwischen 45 und 65 Jahren. Die Prognose ist schlecht. Meistens erfolgt eine schmetterlingsförmige Ausbreitung über beide Hemisphären. Typisch ist das *bunte Bild* auf der frischen Schnittfläche, welches durch die graurosa Farbe, die gelbgrünen Nekrosen (C), die grünen Gallertzysten und die Blutungen (D) aus den zahlreichen pathologischen Gefäßen hervorgerufen wird. Die Tumorzellen sind bei mikroskopischer Betrachtung oval und spindelig (fusiformes Glioblastom) oder polymorph. Eine sog. *Leopardenfellstruktur* entsteht durch ausgedehnte *Nekrosebereiche*, welche *girlandenartig* von Tumorgewebe umgeben werden. Die pathologischen Gefäßknäuel (E) sehen *glomerulusartig* aus.

Zu **(B):** Das Glioblastom tritt in der weit überwiegenden Mehrzahl der Fälle im Erwachsenenalter auf. Der häufigste Tumor des ZNS im Kindesalter ist das Medulloblastom.

Frage 8.77: Lösung B

Das Medulloblastom ist der häufigste solide Tumor des Kindes- und Jugendalters. Der Tumor ist fast ausschließlich im Kleinhirn (hintere Schädelgrube (A)) lokalisiert. Er zeichnet sich durch hochmalignes Wachstum aus und neigt dazu, frühzeitig in die liquorhaltigen Räume des Gehirns einzubrechen (C). Die ausgesprochen hohe Proliferationsrate des Tumors ist der Grund für seine Strahlensensibilität, die man therapeutisch ausnutzt (E). Histologisch besteht der Tumor aus gleichförmigen, kleinen Zellen, die sich in der Form von Pseudorosetten anordnen (D).

Glio- und Medulloblastom — VIII.18

Das multiforme **Glioblastom** ist ein hochmaligner Tumor (Grad 4) mit einem Prädilektionsalter zwischen 45 und 65 Jahren. Die Prognose ist schlecht. Meistens erfolgt eine schmetterlingsförmige Ausbreitung über beide Hemisphären. Typisch ist das *bunte Bild* auf der frischen Schnittfläche, welches durch die graurosa Farbe, die gelbgrünen Nekrosen, die grünen Gallertzysten und die Blutungen aus den zahlreichen pathologischen Gefäßen hervorgerufen wird. Die Tumorzellen sind bei mikroskopischer Betrachtung oval und spindelig (fusiformes Glioblastom) oder polymorph. Eine sog. *Leopardenfellstruktur* entsteht durch ausgedehnte Nekrosebereiche, welche girlandenartig von Tumorgewebe umgeben werden. Die pathologischen Gefäßknäuel sehen glomerulusartig aus.

Das **Medulloblastom** ist der häufigste solide Hirntumor des Kindes- und Jugendalters. Der Tumor ist fast ausschließlich im Kleinhirn lokalisiert. Das Medulloblastom neigt dazu, besonders aggressiv und frühzeitig in die liquorhaltigen Räume des Gehirns einzubrechen (Nachweis von Tumorzellen im Liquorpunktat!). Man findet damit einhergehend regelmäßig einen Befall der weichen Hirnhäute.

Histologisch stellt sich das Medulloblastom kleinzellig mit einheitlichem Zellbild (isomorphzellig) dar. Die Tumorzellen bilden typischerweise *Pseudorosetten*. Das Medulloblastom ist aufgrund seiner raschen Proliferationsneigung strahlensensibel.

Neurinom, Neurofibrom

Frage 8.78: Lösung D

Neurinome gehen von den Schwann'schen Hüllzellen aus (D).
Zu **(A):** Gemeint ist hier das **Neurom**.
Zu **(B)** und **(E):** Man spricht von Tumoren des Nervensystems. Ein anderer Überbegriff existiert nicht.
Zu **(C):** Das neoplastische Wachstum geht von den Schwann-Hüllzellen, *nicht* von den Axonen aus.

Frage 8.79: Lösung E

Die Neurofibromatose v. Recklinghausen weist einen autosomal-dominanten Erbgang auf. Gekennzeichnet ist die zu den *Phakomatosen* zählende Erkrankung durch Pigmentflecken der Haut (4) und das Auftreten multipler Neurofibrome (3), die teilweise Entartungstendenz zeigen können (1). Außerdem können intrakranielle Geschwülste, wie z.B. Meningeome, auftreten.

Phakomatosen (von griechisch phako – die Linse) sind *kombinierte angeborene Mißbildungen* im Bereich des ZNS, der Augen, der Haut und der Schleimhäute.

Neurinom und Neurofibrom — VIII.19

Diese Tumoren gehen von den *Schwann-Zellen* der *peripheren* Nerven und den peripheren Anteilen der Hirnnerven aus. Ein Beispiel ist das *Akustikusneurinom:* Die Zellkerne sind länglich und schmal und liegen parallel oder geflochten. Kernarme Passagen können sich mit kernreichen abwechseln *(Palisadenstellung).* Das Neurofibrom enthält entsprechend seinem Namen auch bindegewebige Strukturen, hierunter vor allem Kollagen. Eine maligne Entartung ist möglich.

Die *Neurofibromatose von Recklinghausen* ist eine mit einer Vielzahl solcher Tumoren einhergehende erbliche Krankheit.

Meningeom, Hirnmetastasen

Frage 8.80: Lösung A

Meningeome sind Geschwülste der weichen Hirnhäute und leiten sich von den Arachnoidalzellen ab. Innerhalb seiner Kapsel, die das innere Blatt der Dura bildet, kann der Tumor expansiv wachsen, d.h.: Infiltration der Markräume der Schädelknochen und Ausbildung von Hyperexostosen, kontinuierliches Wachstum entlang präformierter Räume und Sinus, Vorwölbung gegen das Gehirn und damit Kompression der Hirnsubstanz sind möglich.

Dennoch ist die Geschwulst in der Regel gutartig (B).
Histologisch fallen konzentrische Muster der Tumorzellen (Zwiebelschalenmuster) auf, von deren Zentren Mikroverkalkungen ausgehen können (C). Ein Meningeom mit vielen verkalkten Schichten bezeichnet man auch als *Psammom*. Da auch der Spinalkanal von den Meningen ausgekleidet ist, kann der Tumor auch dort auftreten (D).

H99 !

Frage 8.81: Lösung B

Meningeome sind benigne Tumoren, die sich von der Arachnoidea ableiten und eine relativ gute Prognose haben. Histologisch zeichnen sie sich durch zwiebelschalenähnlich konzentrisch geschichtete Tumorzellformationen aus (B).
Zu **(A):** Neurinome gehen von den Schwann-Zellen des peripheren Nervensystems aus. Typischerweise treten die Zellkerngruppierungen hier palisadenförmig auf.
Zu **(C):** Das (multiforme) Glioblastom ist ein hochmaligner Tumor des ZNS, der sich durch sein „buntes" histologisches Bild auszeichnet. Mikroskopisch imponieren vor allem pathologische Gefäßknäuel.
Zu **(D):** Das Medulloblastom ist der häufigste Hirntumor des Kinder- und Jugendalters. Histologisch ist dieser Tumor durch ein einheitliches (isomorphzelliges) Zellbild gekennzeichnet. Die Tumorzellen bilden charakteristischerweise Pseudorosetten.
Zu **(E):** Bei Astrozytomen finden sich mikroskopisch rundliche oder spindelförmige Kerne. Eine typische Zellkernanordnung existiert nicht.

Meningeom und Hirnmetastasen ─────── **VIII.20**

Meningeome sind gut abgrenzbare Tumoren mit relativ guter Prognose. Sie gehen nicht von der Hirnsubstanz, sondern von den Hirnhäuten aus und sind auch im Spinalkanal anzutreffen. Entsprechend ihrer Lage können sie in den Schädelknochen infiltrieren (besser: einwachsen, da sie ihr Wachstum dann nicht mehr fortsetzen). Außerdem kommt es zu einer Verzahnung mit dem Hirngewebe. Typisch ist die Neigung der Tumorzellen zur Bildung von *Zwiebelschalenformationen*. Im Innern der Tumoren findet man sogenannte „Psammomkörper" (Sandgeschwülste) mit Kalkablagerungen. Man unterscheidet *endotheliomatöse*, *fibromatöse*, *angioblastische* und *psammomatöse* Meningeome.

Hirnmetastasen kommen häufig beim Bronchialkarzinom und als leukämische Infiltrate vor. Wie bereits beschrieben, führen Hirntumoren zu einer Störung der Funktion der Blut-Hirn-Schranke mit der möglichen Folge einer Ödembildung.

Da Hirntumoren sich einer unkomplizierten Probeexzision, wie sie z. B. zur Diagnose des Magen- oder Prostatakarzinoms möglich ist, entziehen, erfolgt die Diagnostik vor dem eventuellen neurochirurgischen Eingriff ausschließlich röntgenologisch: Schädelaufnahme, CT, Angiographie.

Mammakarzinom ─────── **VIII.21**

Das Mammakarzinom ist das häufigste Karzinom der Frau. Der Altersgipfel liegt im 5. bis 6. Lebensjahrzehnt, es kann jedoch bereits im 3. bis 4. auftreten.
Die Ursachen sind nicht geklärt. Eine virale Genese (Bittner-Faktor) wird diskutiert. Der jeweilige weibliche Hormonhaushalt (hoher Spiegel an Östrogenen) scheint eine Rolle zu spielen. Von Bedeutung ist die Beobachtung, daß das Risiko, am Mammakarzinom zu erkranken, mit der Zunahme der Zahl vorausgegangener Geburten und gestillter Kinder sinkt. Nonnen erkranken häufiger.

Einteilung nach Rotter:
1. *Primär infiltrierend wachsende Karzinome der Milchgänge oder ihrer Läppchen*
   (syn.: invasive duktale Karzinome)
   – Szirrhöses Mammakarzinom
   – Medulläres Mammakarzinom
2. *Intraduktale, primär nicht infiltrierende Milchgangskarzinome*
   – Papilläres und kribriformes Karzinom
   – Solides Milchgangskarzinom (intraduktales-, Komedokarzinom)
   – Paget-Karzinom
   – Mukoides Karzinom (schleimbildendes Karzinom), synonym: Gallertkarzinom, muzinöses Karzinom
3. *In der Lichtung der lobulären Ductuli wachsendes Carcinoma lobulare in situ* (Clis), welches eine Präkanzerose darstellt

Nicht alle Typen des Mammakarzinoms sollen hier besprochen werden.

Zu Gruppe 1:
Das *szirrhöse Mammakarzinom* kommt am häufigsten vor und hat die schlechteste Prognose. Makroskopisch handelt es sich um einen bei starker Hyalinisierung des Bindegewebes derben, ausstrahlenden Tumor von unscharfer Begrenzung mit grauweißer Schnittfläche und kleinen Verkalkungen. Die Haut über dem Tumor und die Mamille sind oftmals eingezogen.
Das *medulläre Karzinom* ist ein weicher, relativ umschriebener Tumor mit Neigung zu Nekrose und Blutung. Häufig findet man eine auffällige lymphoidzellige Stromareaktion.

Zu Gruppe 2:
Beim *soliden Milchgangskarzinom (Komedokarzinom)* handelt es sich makroskopisch um über die Brustoberfläche vorwachsende Knoten. Die Ausbreitung erfolgt primär im Milchgang, wobei die Tumormasse im Zentrum der Ducti regelmäßig nekrotisch zerfällt und auf der Schnittfläche wie Mitesser (Komedonen) herausgedrückt werden kann.
Beim *Paget-Karzinom* breitet sich der Tumor vom Milchgang ausgehend in die Epidermis der Mamille aus. Es kommt zu einer Rötung und ekzemartigen Veränderungen (Paget's disease of the nipple).
Mukoide Karzinome der Mamma sind relativ scharf begrenzte, weiche Tumoren, die ihrem Namen entsprechend Schleim produzieren.
Mammakarzinome entstehen am häufigsten im *oberen äußeren Quadranten der Brust*, wobei die linke Brust häufiger betroffen ist.
Die Metastasierung kann bereits bei einer Karzinomgröße von unter 2 cm (T1) eintreten und erfolgt primär lymphogen: Über die *axillären LN* in die V. jugularis
- LN entlang der V. subclavia
- unter dem Musculus pectoralis major
- über das Sternum zur kontralateralen Brust
- durch das Zwerchfell zur Leber

Hämatogen: Vor allem *Skelett, Lunge, Leber*, aber auch Ovarien
Durch das Einwachsen des Tumors in Lymphgefäße entsteht als Folge einer Abflußbehinderung an der Brust ein lokales Ödem mit Vertiefungen an den Haarfollikeln, wodurch ein *Orangenschalenphänomen* (peau d'orange) hervorgerufen wird. Eine schwere Komplikation stellt das Fortschreiten des Tumors unter der Haut über die Grenze der Mamma hinaus auf die Thoraxwand dar, wobei diese panzerartig (Panzerkrebs – cancer en cuirasse) umschlossen wird.
Jeder von einer Frau selbst entdeckte Knoten in der Brust bedarf der Diagnostik. Alarmzeichen sind Einziehungen der Haut und/oder der Mamille, Orangenhaut, Ausfluß aus der Mamille und palpable axilläre Lymphknoten. Die Diagnostik erfolgt vor allem durch Mammographie, Thermographie und Probeexzision. Mammographisch wird der Verdacht der Malignität durch unscharfe Begrenzung und Kalkspritzer verstärkt.
Die Fünfjahresüberlebensrate ist bei den verschiedenen Formen des Mammakarzinoms sehr unterschiedlich. Die schlechteste Prognose hat das szirrhöse Karzinom.

Prostatakarzinom — VIII.22

Das Prostatakarzinom trifft vor allem alte Männer im 7. Lebensjahrzehnt.
Wie bei der Prostatahyperplasie spielt wahrscheinlich ein Überangebot an Androgenen als Folge eines gestörten Hormongleichgewichts bei der Entstehung eine fördernde Rolle. Die hemmende Wirkung von Östrogenen findet bei der Therapie ihre Anwendung.
Man unterscheidet nach *Rotter* folgende Formen:
- *Adenokarzinome* (am häufigsten), außerdem *kribriforme* und *solide anaplastische* (undifferenzierte) Karzinome.
- *Plattenepithelkarzinome (Bleyl)* sind seltener.

Im Gegensatz zur Prostatahyperplasie, welche ihren Ursprung in den paraurethralen inneren Drüsenabschnitten nimmt, gehen Prostatakarzinome von den dorsalen Anteilen der Außendrüse aus, wodurch sie bei einer rektalen Untersuchung unter Umständen palpiert werden können.
Die Ausbreitung des Tumors erfolgt über die Samenblase und das umgebende Beckenbindegewebe in die Wand von Rektum und Blase. *Metastasen* findet man in den regionalen Lymphknoten und als Folge einer hämatogenen Streuung im Skelett, vor allem in *Wirbelsäule* und *Becken*. Die Absiedlungen im Knochen sind oftmals *osteoplastisch*, d.h. sie regen eine Knochenneubildung an.
Erstes Symptom können uncharakteristische Kreuzschmerzen sein (Folge der Knochenmetastasen). Beschwerden bei der Miktion oder blutiger Urin treten vielfach erst später auf.
Bei jüngeren Patienten unter 60 Jahren im Frühstadium liegt die Zehnjahresüberlebensrate nach radikaler Prostatektomie bei 50%.

Portiokarzinom — VIII.23

Das Portiokarzinom ist das zweithäufigste Karzinom der Frau. Es kann bereits im 3. Lebensjahrzehnt auftreten.

Risikofaktoren sind:
- Geschlechtsverkehr – Nonnen erkranken sehr selten; frühe Aufnahme des Geschlechtsverkehrs und loser Partnerwechsel (Prostituierte erkranken häufiger) scheinen einen Einfluß zu haben
- hohe Zahl an vorausgegangenen Geburten
- Virale Infektionen: *humane Papillomaviren* (HPV 16, 18 und 31) und *Herpes-simplex-Virus* Typ 2.

Auch der Sexualhygiene des Partners scheint eine Bedeutung zuzukommen, da man festge-

stellt hat, daß Frauen, bei deren Partner eine Zirkumzision durchgeführt wurde, weniger erkranken.
Das Portiokarzinom ist stets ein *Plattenepithelkarzinom*, das an jeder Stelle der Portio entstehen kann. Am häufigsten geschieht dies in der *Übergangszone* (transitional zone) zwischen dem Plattenepithel der Portio und dem Zylinderepithel des Zervixkanals.

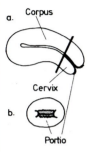

Abb. 8.2 Ektropierte Schleimhaut der Portio

Postpubertär stülpt sich die Zervixschleimhaut physiologisch nach außen *(Ektropion)*. S. Abb. 8.2. Bei Betrachtung mit dem Kolposkop erscheint die Portio an der Stelle des Ektropions rot im Verhältnis zur blassen Portiomukosa. Da man eine Erosion vermuten könnte, spricht man auch von einer *Pseudoerosion*. Diese ektropische Zone mit dem Zylinderepithel ist empfindlicher gegenüber exogenen Reizen, was zu einer echten Erosion führen kann, die, sei es vom benachbarten Plattenepithel der Portio aus oder durch Metaplasie der Basalzellen des Zylinderepithels, einen Plattenepithelüberzug erhält. So entsteht die Übergangszone, die am anfälligsten für Karzinogene und Kokarzinogene ist, so daß Karzinome meistens hier ihren Ursprung nehmen.

Ein Karzinom entwickelt sich zumeist in mehreren Stufen:
1. *Dysplasie:* Dies sind Veränderungen mit Basalzellproliferation und Zellatypien, die noch nicht alle Schichten des Plattenepithels betreffen. Je nach Schweregrad unterscheidet man *leichte, mittlere* und *schwere* Dysplasien. Während leichte und mittlere Dysplasien keine Präkanzerosen darstellen und vielfach reversibel sind, gilt dies nicht für die schwere Form, die in ihrer Entartungsgefahr dem gleichfalls präinvasiven Carcinoma in situ entspricht.
2. *Carcinoma in situ:* Dieses präinvasive Stadium (*Präkanzerose*) kann oft Jahre andauern, ohne daß es zu einer Entartung kommt. Bei intakter Basalmembran liegen Zellatypien in allen Schichten des Plattenepithels vor. Man nimmt an, daß die dritte Stufe des invasiven Karzinoms auch ohne Durchlaufen dieses Stadiums erreicht werden kann.
3. *Invasives Plattenepithelkarzinom:* Am häufigsten ist die nicht verhornende Form. Das Wachstum kann exophytisch mit Neigung zur Nekrose und Ulzeration, aber auch endophytisch sein.

Man unterscheidet folgende Stadien des Portiokarzinoms (FIGO-Einteilung):
Stadium 0: Carcinoma in situ
Stadium I: Karzinom beschränkt sich auf Portio und Zervix.
    Ia: Mikrokarzinom (histologische Diagnose), Tiefenausdehnung max. 0,5 cm, horizontale Ausdehnung max. 1 cm.
    Ib: klinisch invasiv wachsendes Karzinom
Stadium II: Infiltration der oberen $2/3$ der Vagina und/oder der Parametrien ohne Erreichen der Beckenwand
Stadium III: Erreichen der Beckenwand und/oder des unteren Drittels der Vagina
Stadium IV: Infiltration von Harnblase und Rektum
Im TNM-System spricht man entsprechend von T1 bis 4. Während Stadium II bei freien Parametrien resektabel ist, trifft dies für die Stadien III und IV nicht mehr zu.

Metastasen:
Primär lymphogen: Parametriane LN; Iliakale LN; Hypogastrische LN
Hämatogen: Leber, Lunge, Skelett

Komplikationen:
- Durch Nekrose und Ulzeration können Blutungen (Frühsymptom), Infektionen und Gangräne entstehen
- Fistelbildung zur Harnblase und zum Rektum
- Obstruktion der Ureteren mit der Folge einer Harnstauung, Hydronephrose, Pyelonephritis und Urämie

Diagnostik:
Zur Erkennung der Frühstadien wird die Vorsorge mit Abstrich und zytologischer Untersuchung durchgeführt. Bei Verdacht kann die Diagnose nur durch Gewebsentnahme (Konisation) und anschließende histologische Beurteilung gesichert werden.
Prognose:
Diese ist abhängig vom Stadium, in dem eine Behandlung durchgeführt wird. Die Fünfjahresüberlebensrate beträgt für Stadium I zwischen 70 und 90%, für Stadium III zwischen 20 und 50%.

Bronchialkarzinom — VIII.24

Das Bronchialkarzinom ist das häufigste Karzinom des erwachsenen Mannes. Es tritt überwiegend erst nach dem 40. Lebensjahr auf. Jedes blutige Sputum sollte in dieser Altersgruppe Anlaß zur Verdachtsdiagnose sein.

Verschiedenen Karzinogenen, z.B. Zigarettenrauchkondensat, Asbest und Kokarzinogenen, z.B. chronische Bronchitis kommt eine große Bedeutung bei der Tumorentstehung, insbesondere des Plattenepithelkarzinoms zu. Wie bereits erwähnt, bewirken diese Faktoren auf dem Umweg über die Basalzellen eine Differenzierungsänderung des zylindrischen Epithels in ein Plattenepithel (s. Metaplasie, Lerntext VII.3). Diese Metaplasien können sich zu einem Carcinoma in situ und somit zu einer Präkanzerose entwickeln. Ein Bronchialkarzinom kann auch im Zusammenhang mit einer Lungennarbe, z.B. nach einer Tuberkulose entstehen (Narbenkarzinom).

Man unterscheidet folgende Formen:
- *Kleinzelliges Karzinom* (oat cell)
- *Plattenepithelkarzinom* (verhornt oder unverhornt)
- *Adenokarzinom*
  In jüngster Zeit wird noch ein 4. Typ vom kleinzelligen bzw. Plattenepithelkarzinom abgegrenzt:
- *Großzellig polymorphes Karzinom*

Die ersten beiden Formen sind am häufigsten. In Abhängigkeit von der Lokalisation unterscheidet man zentrale (hilusnahe) und seltener periphere Bronchialkarzinome (Verhältnis 70:30).
Eine Sonderform stellt der Pancoast-Tumor dar, ein Karzinom der Lungenspitze, bei welchem die zervikalen Sympathikusstränge mit der Folge eines Horner-Syndroms (Ptosis, Myosis, Enophthalmus) in Mitleidenschaft gezogen werden.
Die *Metastasierung* erfolgt vor allem *lymphogen* über die Hiluslymphknoten und die Trachea in die kontralaterale Lunge, außerdem in die mediastinalen, paratrachealen und auch retroperitonealen und paraaortalen Lymphknoten.
Hämatogen: *Leber, Skelett, Gehirn, Nieren, Nebennieren*.
Außerdem haben Bronchialkarzinome eine Neigung zum Entstehen von paraneoplastischen Syndromen durch Produktion z.B. von ACTH-, Parathormon-, Insulin-like-Substances durch die Tumorzellen selbst (s. paraneoplastisches Syndrom).
Die Prognose insbesondere der kleinzelligen Karzinome ist schlecht.

8.8 Kommentare aus Examen Herbst 2000

H00

Frage 8.82: Lösung A

Plasmozytomzellen können Immunglobuline in kompletter Form und/oder Immunglobulinfragmente synthetisieren. Dabei überwiegt häufig eine L-Ketten-Produktion (Bence-Jones-Proteine), wobei beide L-Ketten-Typen, die Lambda- und die Kappa-Form, gleichermaßen vorkommen (A). Normale Plasmazellen synthetisieren *ausschließlich* komplette Immunglobuline (IgM oder IgG (C)).
Zu **(B)**, **(D)** und **(E)**: Das Stabilisierungsgerüst von Zellen (Zytoskelett) wird von Proteinfaserstrukturen unterschiedlichen Durchmessers gebildet. Insgesamt wird dadurch die Grundlage für Form und Festigkeit der Zelle sowie für die Verankerung von Oberflächenstrukturen gelegt. Man unterscheidet die ubiquitär vorkommenden Aktinfilamente (5 nm) (D) und Mikrotubuli (25 nm) sowie mit einer Zwischenstellung hinsichtlich ihres Durchmessers die intermediären Filamente (10 nm).
Durch spezielle Untersuchungsmethoden können durch spezifische Marker über den Nachweis zugehöriger intermediärer Filamente Rückschlüsse zum Ausgangsgewebe eines Tumors gezogen werden (strukturhisto- und zytochemische Untersuchungen):

- Vimentin: Nachweis bei Weichteil- und Knochensarkomen sowie Melanomen (normales Vorkommen: Bindegewebe und mesenchymale Zellen) (B)
- Desmin: Nachweis bei myogenen Tumoren (normales Vorkommen: glatte und quergestreifte Muskulatur) (E)
- Zytokeratin: Nachweis bei epithelialen Tumoren (damit auch beim Plattenepithelkarzinom; normales Vorkommen: Epithelien)
- Gliafilamente: Nachweis bei Gliatumoren des ZNS (normales Vorkommen in Gliazellen)
- Neurofilamente: Nachweis beim Neuroblastom (normales Vorkommen in Neuronen).

H00

Frage 8.83: Lösung B

Das Retinoblastom ist ein neurogener Tumor, der von der unreifen Retina ausgeht (2% aller Malignome im Kindesalter). Die Erkrankung tritt in 40% der Fälle angeboren mit autosomal-dominantem Erbgang (E) und dann bilateral (D) auf. Bei sporadischem Auftreten kann das Retinoblastom auch nur einseitig auftreten (C).

Zu (A): In sporadischen Fällen des Retinoblastoms müssen zwei Mutationen (jeweils eine Mutation je Allel) erfolgen, damit die Retinazelle maligne entartet.
Zu (B): Die chronische myeloische Leukämie ist häufig mit dem Philadelphia-Chromosom assoziiert.

H00
Frage 8.84: Lösung D

Zu (D): Beim Zervixkarzinom (syn. Portiokarzinom) muss ein multifaktorielles Ursachenspektrum für die Pathogenese angesprochen werden. Als prädisponierende Faktoren sind früher und häufiger Geschlechtsverkehr, mangelhafte Hygiene sowie langanhaltende, rezidivierende Entzündungen (chronische Zervizitis) zu nennen, die z.T. durch Verschiebungen des hormonellen Gleichgewichtes begünstigt werden. In diesem Zusammenhang nehmen virale Infektionen in der Pathogenese des Zervixkarzinoms eine zentrale Stellung ein. Dabei sind insbesondere das **h**umane **P**apilloma-**V**irus (HPV-Typen 16, 18 und 31) und das **H**erpes-**s**implex-**V**irus (HSV Typ 2) von Bedeutung.
Zu (A)–(C) und (E): Für die Karzinogenese der genannten Tumoren spielt das humane Papilloma-Virus keine Rolle.

H00
Frage 8.85: Lösung A

Fibroadenome der Mamma sind **benigne Mischgeschwülste** (D) mit einem ausdifferenzierten bindegewebigen und epithelialen Anteil. Die zumeist solitär auftretenden Tumoren (B) zeigen kein infiltratives Wachstum und sind gegen die Umgebung durch eine Bindegewebskapsel abgegrenzt. Fibroadenome treten gehäuft im jüngeren Lebensalter auf (C). Die Tendenz zur malignen Entartung besteht nicht. Es kommt aber postmenopausal häufig zu regressiven Veränderungen (Einblutungen, Verkalkungen etc. (E)).
Zu (A): Fibroadenome der Mamma sind häufig. Es handelt sich nach der Mastopathie und dem Karzinom um die dritthäufigste Erkrankung der Mamma, die statistisch betrachtet bei jeder 4. Frau auftritt.

9 Grundlagen zur Pathologie des Kreislaufs

9.1 Arteriosklerose/Atherosklerose

H98   H95   **!**
Frage 9.1: Lösung C

Die Atherosklerose stellt eine progredient destruierende Erkrankung der **Intima** (C) dar. Es kommt nach initialen, hauptsächlich cholesterininduzierten Läsionen des Endothels (B) über ein Intimaödem zur Ausbildung atheromatöser Beete (Plaques), die Ausdruck einerseits einer fettigen Degeneration, andererseits von Cholesterinablagerungen sind. Im weiteren Verlauf entstehen ulzerierende Veränderungen der stark aufgetriebenen Intima. Letztlich kann es indirekt zur Schädigung der Media über sekundär induzierte Entzündungsprozesse (D) kommen. Die Adventitia (A) ist an den atherosklerotischen Umbauprozessen nicht beteiligt.

F98   **!!**
Frage 9.2: Lösung B

Bei der **Hyperlipoproteinämie Typ IIa** nach Frederickson handelt es sich um einen genetisch bedingten **Mangel an LDL-Rezeptoren** mit *verringertem* intrazellulärem Abtransport (= Endozytose) des Cholesterins (A) und einer *verlängerten Verweildauer* von LDL im Blut (B): es resultiert insgesamt ein *verzögerter* LDL-Umsatz (D).
Zu (C) und (E): Im Rahmen der familiären Hypercholesterinämie bleiben die VLDL- und HDL-Synthese unberührt.

F95
Frage 9.3: Lösung B

Grundsätzlich gilt, daß insbesondere ein erhöhter Serum**cholesterin**spiegel das Atheroseriosiko steigert. Besonders ausgeprägt ist dies bei der Hyperlipoproteinämie Typ IIa (C) mit einem genetisch fixierten LDL-Rezeptormangel (A). Betroffene Menschen leiden schon im zweiten oder dritten Lebensjahrzehnt an den Folgen der resultierenden massiven Hypercholesterinämie (z.B. Myokardinfarkt). Auch andere Stoffwechselerkrankungen wie die Gicht (D) und der Diabetes mellitus (E) sind Risikofaktoren für die Atheroseentstehung.
Zu (B): Die Lipoproteinlipase als Bestandteil von Endothelzellen baut Chylomikronen und VLDL zu LDL ab. Liegt ein Lipoproteinlipasemangel vor, so kommt es zur verminderten LDL-Bildung. Der Cholesterinanteil der LDL ist relativ hoch und beträgt 45%. Insgesamt sind 80% des gesamten im Blut zir-

kulierenden Cholesterins an LDL gebunden. Eine etwaig genetisch bedingt verminderte Lipoproteinlipaseaktivität führt dementsprechend zu einem **verminderten** LDL-Anteil im Serum und **senkt** dessen Gesamtcholesterinkonzentration, womit eine **Verringerung des Atheroseserisikos** resultiert. (B: 26%/+ 0,23; D: 66%/– 0,11)

F97

Frage 9.4: Lösung E

Bei der Hyperlipoproteinämie Typ IIa nach Frederickson handelt es sich um einen genetisch bedingten Mangel an LDL-Rezeptoren (1) mit verzögerter Abgabe des Cholesterins und einer verlängerten Verweildauer von LDL im Blut. Die resultierende Hypercholesterinämie ist die Ursache für eine bereits juvenil sich manifestierende Atherosklerose (3). Physiologischerweise führt das nach der Bindung an den LDL-Rezeptor abgegebene Cholesterin zu einer Rückkopplungshemmung der intrazellulären Cholesterin-Synthese (Hemmung der β-Hydroxy-β-methylglutaryl-CoA-Reduktase). Eine Verminderung der Cholesterinabgabe bei einem LDL-Rezeptormangel muß dementsprechend zu einer gesteigerten intrazellulären Cholesterinsynthese führen (2).

Zu **(4):** Tuberöse Xanthome sind gut abgegrenzte, gelbliche bis zu erbsgroße Tumoren der Haut, die häufig symmetrisch an den Extremitäten auftreten. Sie entstehen auf dem Boden von Fettstoffwechselstörungen bevorzugt im Rahmen der familiären Hypercholesterinämie.

F97   F93

Frage 9.5: Lösung A

Die Atherosklerose führt zu einer zunehmenden Einengung des Gefäßlumens. Funktionell kommt es zu einer chronischen ischämischen Hypoxidose. Ein typisches Beispiel für diesen Mechanismus stellt die Claudicatio intermittens (C) dar, bei der eine bedarfsgerechte Perfusion nicht gewährleistet ist. Die Minderdurchblutung des Nierengewebes bei einer Nierenarterienabgangsstenose führt über die Aktivierung des Renin-Angiotensin-Aldosteron-Mechanismus zur Entwicklung einer arteriellen Hypertonie (D). Bei der Manifestation der Atherosklerose im Bereich der hirnversorgenden Arterien (B) kann als Folgeerscheinung eine transitorisch ischämische Attacke (TIA) auftreten. Definitionsgemäß bildet sich bei einer TIA die neurologische Ausfallssymptomatik innerhalb von 24 Stunden zurück.

Eine weitere typische Folgeerscheinung der Atherosklerose stellt die arterielle Thrombose dar, die zu schwerwiegenden Akutkomplikationen führen kann (Herzinfarkt, hämorrhagischer Darminfarkt (E) mit Durchwanderungsperitonitis und paralytischem Ileus etc.).

Zu **(A):** Atherosklerotische Aneurysmen entstehen bevorzugt im Bereich der Aorta *abdominalis*.

Atherosklerose — IX.1

Als Atherosklerose oder auch Arteriosklerose bezeichnet man verschiedene Veränderungen der arteriellen Gefäßwand, die mit einer Verdickung und Verhärtung (Arterienverkalkung) einhergehen.

Die Atherosklerose ist eine chronische, häufig rezidivierende, nicht selten schon in früher Jugend beginnende Erkrankung vorwiegend der Intima. Im Gegensatz hierzu steht die **Arteriosklerose vom Typ Mönckeberg,** bei der es sich um eine altersabhängige degenerative isolierte Verkalkung der Media der größeren Arterien („Gänsegurgelarterien") handelt.

Möglicher Vorläufer der Atherosklerose ist eine Lipoidose der Intima der großen Arterien. Solange diese eingelagerten Lipide phagozytiert werden können, ist diese Veränderung reversibel!

Zur Pathogenese der Atherosklerose bestehen verschiedene Theorien. Hier soll lediglich eine stark vereinfachte Darstellung gegeben werden: Die Initialphase der Gefäßwandveränderungen stellt ein *Intimaödem* dar, hervorgerufen wahrscheinlich durch eine Verletzung des Endothels mit der Folge eines Eindringens von Plasma. (Nach *Ross* kann eine Hypercholesterinämie eine solche Endothelschädigung bewirken.) Dieses Ödem kann zu einer Schädigung der Intima führen, welche sich in einer *Verquellung* durch Depolymerisation von Mukopolysacchariden der Grundsubstanz und hieraus resultierender Wasserbindung äußert. Auf diesen Reiz reagiert das Gewebe mit einer Proliferation und gesteigerten Synthese von Mukopolysacchariden und Kollagen. Folge ist eine Verhärtung, eine *Sklerose.* Außerdem kann Kalk eingelagert werden. Die Schädigung der Wand kann so stark sein, daß es zur Histo- bzw. Fibrillolyse (Quellungsnekrose durch Zerfall von Bindegewebszellen) kommt. Zwischen dem nekrotischen Material bleiben die mit dem Plasma in die Gefäßwand eingedrungenen Lipide, vor allem Cholesterin, als Kristallnadeln liegen. Es entsteht so ein gelblicher Brei, den man als *Atherom* bezeichnet. Von dem derart veränderten Teil der Gefäßwand spricht man als einem atheromatösen *Plaque* oder *Beet.* Durch Ulzeration der Wand kann es zur Ausschwemmung des Atherombreis in die Blutbahn oder zur Bildung von Abscheidungsthromben (Komplikation: Gefäßverschluß!) kommen.

Vorzugsweise sind bei der Atherosklerose die Innenkurven und Gefäßabgänge großer und mittlerer Arterien betroffen. Die Koronarsklerose bevorzugt beim Normotoniker den Anfangsteil der drei Hauptstämme der Koronararterien, während beim Hypertoniker auch die peripheren extra- und intramuralen Zweige betroffen sind (Rotter II).

Risikofaktoren für die Entstehung einer Atherosklerose:
- Hypertonie
- Nikotin
- Hyperlipidämie, Hypercholesterinämie
- Diabetes mellitus
- Gicht
- Myxödem (Hypothyreose)
- Infekte?

Außerdem hat man eine genetische Komponente festgestellt. Männer erkranken häufiger als Frauen. Das Risiko bei Frauen steigt nach der Menopause.

Folgen und Komplikationen:
- Stenose der Gefäßlichtung (s. Abb. 9.1) durch den Plaque oder den sich hierauf bildenden Abscheidungsthrombus mit der möglichen Folge von z. B.
    - Herzinfarkt (Verschluß der Koronarien)
    - Claudicatio intermittens (Stenosierung der Beinarterien)
    - Renale Hypertonie (Verschluß der A. renalis, Stimulation des Renin-Angiotensin-Mechanismus)
- Aneurysma – Aussackung der Gefäßwand (insbesondere bei Einbeziehung der Media in die Wandveränderungen)
- Erstarrung der Gefäßwand – Folge: Unfähigkeit zur Dilatation, z. B. Zerebralsklerose

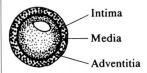

Abb. 9.1 Stenose der Gefäßlichtung bei atheromatösem Plaque

9.2 Arteriolosklerose

Arteriolosklerose — IX.2

Die Arteriolosklerose ist gekennzeichnet durch eine Einlagerung von eosinophilem Material (vaskuläres Hyalin) in der Intima der Arteriolen, ferner durch eine Atrophie der Media. Man findet diese Form der Gefäßwandveränderung vor allem in Nieren, Pankreas und Gehirn bei Hypertonie und Diabetes mellitus. Mögliche Folgen sind Subinfarkte in der Niere und durch erhöhte Gefäßbrüchigkeit hervorgerufene Massenblutungen im Gehirn.

9.3 Aneurysmen

F98
Frage 9.6: Lösung D

Die sackförmigen Aneurysmen der Hirnbasisarterien entstehen auf dem Boden einer Fehlbildung der Gefäßwand. Sie werden aus diesem Grunde als **angeborene Aneurysmen** bezeichnet, die zwar bereits in der Kindheit nachweisbar sind, typischerweise jedoch erst zwischen dem 30. und 50. Lebensjahr (A) zur Ruptur mit Entwicklung einer Subarachnoidalblutung (D) führen. Bevorzugter Sitz ist der Circulus arteriosus Willisii (B).
Zu **(C)** und **(E)**: Atherosklerotische und mykotische (infektiöse) Aneurysmen zählen zu den **erworbenen Aneurysmaformen**.

F97
Frage 9.7: Lösung C

Ein mykotisches Aneurysma entsteht auf infektiöser Grundlage durch bakterielle Gefäßwandschädigung. Das Adjektiv mykotisch heißt wörtlich „durch Pilze bedingt", bedeutet jedoch im erweiterten Sinne durch Bakterien hervorgerufen. Bakterien können syn. auch als „Spaltpilze" bezeichnet werden (C).
Zu **(A)**: Die reine Gefäßalterung imponiert makroskopisch als **Arteriosklerose vom Typ Mönckeberg.**
Hierbei kommt es zu zunehmender Mediaverkalkung insbesondere der Arterien vom elastischen Typ. Man spricht in diesem Zusammenhang von sog. Gänsegurgelarterien, da das Gefäßverkalkungsmuster diskontinuierlich ist. Ein gesteigertes Risiko zur Aneurysmaentstehung besteht nicht.
Zu **(B)**: Die idiopathische Medianekrose (Erdheim-Gsell) ist die Grundlage für die Entstehung dissezierender Aneurysmen.
Zu **(D)**: Im Rahmen der Atherosklerose kommt es zur ausgeprägten Gefäßwandschädigung ausgehend von intimalen Läsionen, die in der Initialphase bestimmend durch Cholesterin gesetzt werden. Eine Reihe von sämtlich nicht-infektiösen Risikofaktoren disponiert darüber hinaus zur Entwicklung einer Atherosklerose, die als eine mögliche Folge zur Aneurysmabildung führen kann.

[H97] [F87] !
Frage 9.8: Lösung E

Abdominelle Aneurysmen entstehen weit überwiegend auf dem Boden einer ausgeprägten **Atherosklerose**, die im **höheren Lebensalter** die schwersten Gefäßveränderungen nach sich zieht. Demzufolge kommt es kaum vor dem 5. Lebensjahrzehnt zu einer Ruptur eines Bauchaortenaneurysmas.
(E: 81%, 0,30)

[H90] !
Frage 9.9: Lösung E

Die Hauptlokalisation atherosklerotischer Aneurysmen, ist die Aorta abdominalis (A). Es kommt überwiegend zur Aussackung der zunehmend starrer werdenden Arterienwand. Aus systematischer Sicht liegt damit das entscheidende Kriterium für die Zuordnung zu den echten Aneurysmen (B) vor. Zumeist ist nicht das gesamte Lumen des Aneurysmas durchströmt. Blutströmungsturbulenzen führen dazu, daß sich parietale, geschichtete Thromben ausbilden (C). In Abhängigkeit vom Durchmesser des Aneurysmas steigt das Risiko der Ruptur (D) der ausgedünnten und gleichzeitig durch atherosklerotische Einlagerungen zunehmend weniger stabilen Wand.
Zu **(E):** Die Regel ist, daß atherosklerotische Aneurysmen auf dem Boden einer – wie der Name sagt – ausgeprägten Atherosklerose entstehen. Eine traumatische Gefäßwandschädigung ist als regelmäßiger und damit häufiger ursächlicher Faktor auszuschließen.

[H99]
Frage 9.10: Lösung E

Kennzeichnend für das Aneurysma dissecans ist nicht die Aussackung aller Gefäßwandschichten, sondern die „Spaltung" der Gefäßwand mit darauffolgender Abhebung im Bereich der mittleren bis äußeren Mediaanteile. Dabei ist wichtig festzuhalten, daß eine Umfangsvermehrung des betroffenen Gefäßes in der Regel nicht zu verzeichnen ist. Der mit Blut gefüllte Spaltraum kann an anderer Stelle erneut Anschluß an das originäre Gefäßlumen gewinnen, wobei dann als Ergebnis zwei voneinander getrennte Blutströme innerhalb eines Gefäßes vorliegen. Ein Aneurysma dissecans entsteht hauptsächlich in der Aorta ascendens (C), nachdem hier eine schwere Schädigung der Media eingetreten ist. Die idiopathische Medianekrose Erdheim-Gsell (auch: zystische Mediadegeneration) oder die Mesaortitis luica (Tertiärstadium der Syphilis, Lues III) sind als mögliche ursächliche Faktoren zu nennen.

Zu **(A):** Von der Aorta ascendens aus kann es retrograd zum Einbruch der Blutsäule in den Herzbeutel kommen.
Zu **(B):** Beim Marfan-Syndrom liegt eine erblich bedingte Störung der Kollagenvernetzung vor. Dabei geht die Zugfestigkeit betroffener Organe verloren. Typisch für das Marfan-Syndrom ist die Trias Linsenektopie, disseziierendes Aortenaneurysma und Spinnenfingrigkeit.
Zu **(D):** Die Aufspaltung der Gefäßwand beim Aneurysma dissecans kann zur Folge haben, daß Gefäßabgänge verlegt werden. Dementsprechend kann nachgeschaltet eine Minderdurchblutung eintreten.
Zu **(E):** Wenn ein extravasales Hämatom eine Verbindung zum Gefäßlumen besitzt, spricht man von einem „falschen" Aneurysma (Aneurysma spurium).

[H98] [F95] !
Frage 9.11: Lösung B

Bei der **Panarteriitis nodosa** liegt eine Schädigung aller drei Wandschichten vorzugsweise der **kleinen bis mittelgroßen** Arterien vor (B). Im Bereich der Media findet sich dabei eine sektorförmige fibrinoide Nekrose.
Zu **(A):** Die Panarteriitis nodosa kann zur Aneurysmabildung in den primär betroffenen kleinen und mittelgroßen Arterien führen.
Zu **(C):** Eine Hyalinisierung der Gefäßwand (vaskuläres Hyalin bei der Arteriolosklerose) ist zu unterscheiden von der bei der Panarteriitis nodosa auftretenden **fibrinoiden Nekrose** der Media.
Zu **(D)** und **(E):** Subintimale Lipidplaques und Mikrokalzifikationen sind Kennzeichen der Atherosklerose.

[H96]
Frage 9.12: Lösung E

Die Panarteriitis nodosa ist eine Form einer nekrotisierenden Arteriitis. Sämtlichen entzündlichen Erkrankungen diesen Typs ist gemeinsam, daß Immunkomplexe die Gefäßwandschädigung induzieren. Typischerweise manifestiert sich die Panarteriitis nodosa in kleinen bis mittelgroßen Arterien. Es kommt zur sektorförmigen fibrinoiden Nekrose von Intima und Media der betroffenen Gefäßwand, was zur so weitgehenden mechanischen Schwächung führt, daß es zur Ausbildung von Aneurysmen kommt. In 75% der Fälle sind die Nieren im Verlauf der Erkrankung betroffen (65% Herz, 60% Leber) (E).
Zu **(A):** Als Folge einer Septikopyämie können *multiple Abszesse* metastatisch im Nierenparenchym entstehen.
Zu **(B):** Im Gefolge einer schweren Arteriosklerose entstehen typischerweise Aneurysmen der Aorta abdominalis und deren zentraler Äste. Sekundär kann es auf dem Boden schwerer arteriosklero-

scher Nierenarterienveränderungen zur Schrumpfnierenbildung kommen.
Zu (C): Die tuberöse Sklerose ist u. a. durch das Auftreten von *Angiofibromen* im Gesichtsbereich gekennzeichnet. Außerdem kann es im Rahmen dieser sich bevorzugt beim männlichen Geschlecht manifestierenden Erkrankung zur Bildung von *Angiomyolipomen* in der Niere kommen. Dabei handelt es sich um benigne Mischtumoren, die sich aus Fettgewebe, glatter Muskulatur und Gefäßkonvoluten zusammensetzen.
Zu (D): Beim Ehlers-Danlos-Syndrom liegt eine Synthesestörung bzw. unzureichende Vernetzung der Kollagenmoleküle vor. Beim Typ IV dieser Erkrankung stehen Gefäßveränderungen im Vordergrund, wobei auf dem Boden der zugrundeliegenden Gefäßwandschwäche insbesondere Aneurysmen der Aorta entstehen.
(E: 73%/+ 0,25; D: 20%/– 0,18)

Aneurysmen — IX.3

Als Aneurysma bezeichnet man die Ausbuchtung einer Arterienwand, z. B. als Folge degenerativer Wandveränderungen.
Man unterscheidet 1. *echte* Aneurysmen (spindel- oder sackförmig), bei denen die ganze Wand erweitert ist, und 2. *falsche*, bei denen ein extravaskuläres Hämatom eine Verbindung mit dem Gefäßlumen besitzt. Ferner kennt man 3. dissezierende Aneurysmen *(Aneurysma dissecans)*, welche durch eine Wandaussackung unter Beibehaltung des normalen Lumens gekennzeichnet sind und die Folge einer Wandschädigung mit Bildung eines intramuralen Hämatoms sind. Es kann zur Spaltung der Wand über einen längeren Gefäßabschnitt kommen.

spindelförmig = fusiform   sackförmig   Aneurysma dissecans

Abb. 9.2 Aneurysmen

Weiter unterteilt man in angeborene und erworbene Aneurysmen:
- **Angeborene Aneurysmen** findet man in den Hirnbasisarterien (Forbes-Aneurysmen). Sie beruhen auf einer angeborenen Fehlbildung der Wand. Diese Aneurysmen sind zumeist *sack-* oder *beerenförmig* und befinden sich vorzugsweise in der A. cerebri ant. und A. communicans ant. des Circulus Willisii sowie der A. cerebri media. Rupturen, zumeist zwischen dem 30. und 50. Lebensjahr, führen zu Subarachnoidalblutungen. Ein tödlicher Ausgang ist meistens Folge eines sekundären Ventrikeleinbruchs der Blutung.
- **Erworbene Aneurysmen**
  Atherosklerotisches Aneurysma (zur Entstehung s. Atherosklerose, Lerntext IX.1): Diese Aneurysmen findet man zumeist in der Aorta abdominalis. Kommt es zu Rupturen, so sind diese überwiegend tödlich.
  Die in den Gehirnarterien A. basilaris und Aa. vertebrales auftretenden atherosklerotischen Aneurysmen sind im Gegensatz zu den angeborenen, sackförmigen *fusiform*.
  Syphilitisches Aneurysma: Dieses ist vorwiegend im Bereich der Brustaorta (Aorta ascendens und Arcus aortae) anzutreffen. Ursache ist eine Entzündung der Gefäßwand *(Mesaortitis luica)* im Tertiärstadium der Syphilis (heute sehr selten), ausgehend von den Vasa vasorum mit Infiltrationen in Media und Adventitia. Es entsteht eine *Medianekrose* mit Schwund der elastischen Fasern. Anschließend erfolgt die Bildung eines unelastischen Narbengewebes, welches zur Aussackung der Wand führt.
  Sekundär kann es zu einer Atherosklerose kommen. Solche Aneurysmen können bei entsprechender Größe mit einer Kompression benachbarter Organe einhergehen. Rupturen sind meistens tödlich.
  Aneurysma dissecans: Kennzeichen ist die überwiegend in der Aorta ascendens einsetzende Spaltung der Gefäßwand (meistens in der Media) unter Beibehaltung des normalen Lumens. Der hierdurch entstandene Raum ist meistens als Folge eines *Einreißens der Intima* mit Blut gefüllt. Die Spaltung vermag sich in Strömungsrichtung des Blutes fortzusetzen und kann dabei die gesamte Aorta einnehmen. Das zweite Gefäßrohr wird von einer neu gebildeten Intima ausgekleidet. Sowohl ein Anschluß (Reentry) an das ursprüngliche Gefäß, sowie eine Ruptur nach außen (tödliche Blutungen, z. B. Herzbeuteltamponade) sind möglich.
  Ursache dieser Aneurysmen ist im allgemeinen eine *idiopathische Medianekrose* (Erdheim-Gsell), deren Genese nicht bekannt ist.
  Panarteriitis nodosa: Betroffen sind vor allem mittelgroße und kleine Arterien. Verschiedene Organe, vor allem Niere, Herz und Leber können beteiligt sein. Bei dieser Krankheit, welche ihre Entstehung wahrscheinlich einer immunologischen Reaktion verdankt, liegt eine Schädigung *aller* 3 Teile der Gefäßwand vor. In der Media finden sich *fibrinoide Nekrosen*, in der Adventitia eine *Infiltration* mit *Gelapptkernigen* und in der Intima eine *obliterierende Endarteriitis*. Folge der Schädigung können Aneurys-

men sein, welche zumeist mit *Thromben* gefüllt sind.

Hinzuweisen ist ferner auf **infektiöse** (mykotische) **Aneurysmen** (Folge einer Gefäßwandschädigung durch z. B. von einer Endocarditis ulcerosa ausgehende bakteriell infizierte Emboli) und auf **traumatische** Aneurysmen.

Komplikationen der Aneurysmen sind die *Bildung von Thromben* in der Aussackung mit der möglichen Gefahr einer Verschleppung und die *Ruptur* mit oftmals lebensgefährlichen Blutungen.

Einen zusammenfassenden Überblick gibt Tabelle 9.1.

Tab. 9.1 Aneurysmen

	Typ	Ausprägung	Häufigste Lokalisation
angeboren	1. Forbus	sack- oder beerenförmig	A. cerebri ant., A. communicans ant. des Circulus Willisii, A. cerebri media
erworben	2. atherosklerotisch	fusiform	Aorta abdominalis, A. basilaris, Aa. vertebrales
	3. syphilitisch	sackförmig	Aorta thoracica (Aorta ascendens und Arcus aortae)
	4. Aneurysma dissecans	Spaltbildung	von der Aorta ascendens ausgehend
	5. Panarteriitis nodosa (PN)	betroffen sind alle 3 Wandteile	generalisiert: mittelgroße und kleinere Arterien; betroffene Organe: vor allem Niere, Herz und Leber

9.4 Relative Koronarinsuffizienz

F97

Frage 9.13: Lösung B

Zu **(A), (B)** und **(C)**: Es ist erwiesen, daß die **Koronarsklerose** bevorzugt in den **Stämmen der Koronararterien** entsteht (1 bis 3 cm distal der Ostien).
Zu **(D)**: Bei der *Mesaortitis luica* kommt es durch die sich in der Media entwickelnden Narben zur Stenosierung der Koronarostien.

F95

Frage 9.14: Lösung C

Chronisch hypoxische Zustände des Myokards manifestieren sich bevorzugt im vergleichsweise gefährdetsten **subendokardialen** Myokardareal (C), da die Blutversorgung der Herzwand von außen nach innen erfolgt und die Sauerstoffzufuhr hier am schwächsten ist (sog. „letzte Wiese"). Morphologisch lassen sich bei einer relativen Koronarinsuffizienz neben reversiblen Zeichen der zellulären hypoxischen Degeneration (Verfettung der Herzmuskelzellen (E)) auch disseminierte Herzmuskelzellnekrosen (A) als Ausdruck einer irreversiblen Schädigung nachweisen. Als Residuen der kleinfleckig auftretenden Nekrosen können interstitielle, disseminierte Narben entstehen ((B), (D)), die die Entwicklung einer **Gefügedilation** des Herzens begünstigen.
(C: 74%/+ 0,26)

F94 F86

Frage 9.15: Lösung B

Disseminierte Herzmuskelnekrosen nach einem Angina-pectoris-Anfall treten besonders ausgeprägt subendokardial auf. Die Blutversorgung des Myokards erfolgt von außen nach innen, so daß die kleinsten intramuralen Äste der Koronararterien in den Innenschichtbereichen ((A), (C)) des Myokards liegen („letzte Wiese"). Insbesondere in dem im Vergleich zum rechten Ventrikel *wandstärkeren* linken Ventrikel wirkt sich dieser Umstand in Form einer erhöhten Hypoxiegefährdung des Myokards bei der Koronararterienstenose aus ((B), (D)). Das Risiko der Sauerstoffunterversorgung wird dabei durch eine Herzmuskelhypertrophie und durch einen hohen enddiastolischen Ventrikelbinnendruck vergrößert.
Zu **(E)**: Die Herzspitze ist nicht selektiv gegenüber relativen Hypoxämiezuständen empfindlich.
(B: 64%/+ 0,15, D: 30%/- 0,12)

──── **Relative Koronarinsuffizienz** ──── IX.4

Die relative Koronarinsuffizienz entspricht einem Mißverhältnis zwischen Blutangebot und Blutbedarf des Herzens bzw. Sauerstoffangebot und Sauerstoffbedarf.
Dieses Mißverhältnis tritt vor allem bei körperlichen Belastungen auf und führt zu einer temporären akuten Ischämie des Myokards (vor allem des linken Ventrikels), welche vom Patienten als Herzschmerz ausstrahlend in den linken Arm, die Schulter und den Hals wahrgenommen wird. Die Schmerzen verschwinden bei Gabe von Nitroglyzerin. Man spricht von einer **Angina pectoris**. Im Gegensatz zur *absoluten Koronarinsuffizienz* (s. Herzinfarkt, Lerntext IX.5) ist die

Dauer der Unterbrechung der Sauerstoffzufuhr zu kurz, um einen Untergang größerer Anteile des Myokards zu bewirken.
Wenn sich eine Angina pectoris selbst im Ruhezustand manifestieren kann, spricht man von einer *relativen chronischen Koronarinsuffizienz*.

Ursachen:
1. Vermindertes Blutangebot bei normalem O_2-Gehalt:
   - Atherosklerose der Koronarien unter Ausbildung einer Stenose
   - Blutdruckabfall infolge einer Linksherzinsuffizienz oder eines Schocks
   - Aortenklappeninsuffizienz – Die während der Diastole erfolgende Füllung der Koronarien ist nicht mehr optimal, da das Blut anstatt in die Koronarien in den linken Ventrikel zurückfließt.
2. Vermehrter Blutbedarf durch verstärkte Volumen- oder Druckarbeit des Herzens:
   - Hypertonie – Der erhöhte periphere Widerstand führt zu einer vermehrten Druckarbeit.
   - Herzhypertrophie als Folge einer chronisch erhöhten Volumen- bzw. Druckarbeit. (Betroffen von der relativen Koronarinsuffizienz ist hierbei vorzugsweise die Innenschicht des linken Ventrikels, da die blutzuführenden Kapillaren während der Systole komprimiert werden.)
3. Verminderter Sauerstoffgehalt des Bluts (Hypoxämie):
   - Ventilationsstörungen – Lungenemphysem
   - Anämien

Rezidivierende temporäre Ischämien führen über eine hydropische Schwellung der Herzmuskelzellen zu einer zunehmenden degenerativ bedingten intrazellulären Verfettung. Mikroskopisch findet man dabei verschieden große Fettvakuolen in den Zellen. Makroskopisch imponieren solche Veränderungen fleckenförmig und erinnern vom Aspekt her an die Musterung eines Tigerfells. Aus diesem Grunde spricht man auch von „*Tigerung*" des Myokards (s. auch Lerntext III.1).
Die Schädigung des Myokards bei rezidivierenden Ischämien kann schließlich bis zum Auftreten *disseminierter* Herzmuskelnekrosen führen. Im Falle der Koronarsklerose mit einer langsamen Entwicklung der Stenose bewirkt der proximal des Hindernisses steigende Druck eine Füllung der bestehenden *Kollateralen*. Diese sind durch Lumenerweiterung zur Adaptierung an die veränderten Strömungsverhältnisse in der Lage, wodurch eine massive Ischämie (Myokardinfarkt) oftmals vermieden werden kann.
Die Organisation der kleinen disseminierten Nekrosen führt zu einer *interstitiellen Fibrose*. Das hieraus resultierende Narbengewebe bezeichnet man auch als *Schwiele*. Durch die hierbei eintretende Verschiebung der Muskelfasern, welche durch die Schwielen den Kontakt zueinander verlieren, kommt es zu einer sog. *Gefügedilatation* des Myokards (s. Herzinsuffizienz, Lerntext IX.8). Alle diese Veränderungen treten vor allem *subendokardial* in der *Innenschicht des linken Ventrikels* auf, da die Blutversorgung von außen nach innen erfolgt und die Sauerstoffzufuhr hier am schwächsten ist („letzte Wiese").

9.5 Herzinfarkt

F00

Frage 9.16: Lösung E

Das Risiko für die Entstehung eines Myokardinfarktes hängt direkt und in vollem Umfang vom Grad der Atherosklerose der Koronararterien (Koronarsklerose) (A) ab. Risikofaktoren für die Entwicklung der Atherosklerose wiederum sind:
- arterielle Hypertonie (C)
- Nikotin (D)
- Hyperlipidämie, Hypercholesterinämie
- Diabetes mellitus (B)
- Gicht

Zu **(E):** Die Rechtsherzinsuffizienz stellt keinen Risikofaktor für die Entstehung eines Myokardinfarktes dar.

H93

Frage 9.17: Lösung E

Die in der Fragestellung gemachten Vorgaben sind für die Beantwortung wichtig. Zum einen ist von einem größeren Infarkt die Rede, zum zweiten soll dessen Zentrum Ziel der Betrachtung sein.
Es muß davon ausgegangen werden, daß unter diesen Vorbedingungen im Zentrum des Infarktareals eine so langdauernde Anoxie herrscht, daß es zur Nekrose sämtlicher ortsständiger Zellen kommt. Dabei sind die Blutgefäße mit Kapillarendothelien (3), Gefäßwandzellen (1) und adventitiellen Fibrozyten (2) ebenso beteiligt wie histiozytäre Zellen im Gefäßbindegewebe (4). Aus diesem Zusammenhang ergibt sich, daß solchermaßen geschädigte Herzwandregionen dem Herzinnendruck am ehesten nachgeben können und damit eine wichtige Voraussetzung für die Ausbildung eines akuten Herzwandaneurysmas mit der Gefahr der Ruptur besteht.
(E: 24%/+ 0,11, A: 44%/– 0,99, C: 25%/+ 0,06)

[H99] **!!**
Frage 9.18: Lösung C

Ein Verschluß der **rechten Koronararterie** führt zu einem **Hinterwandinfarkt**, von dem zumeist nur der dorsobasale Bereich der Wand des **linken** Ventrikels (C) betroffen ist. Dorsobasal und posterobasal sind synonym zu benutzen.
Zu **(A), (B)** und **(D)**: Die beschriebenen Bereiche fallen in das Versorgungsgebiet der *linken* Koronararterie, deren Ramus interventricularis die Vorderwand des linken Ventrikels ((A), (B)) und die ventralen zwei Drittel des Septums (D) und deren Ramus circumflexus die Seitenwand des linken Ventrikels versorgen.
Zu **(E)**: Der Truncus pulmonalis stellt einen Gefäßstamm und kein Myokardareal dar. Aus diesem Grunde kann eine Beteiligung im Rahmen eines Koronararterienverschlusses nicht vorkommen.

[F87]
Frage 9.19: Lösung D

Zu Aussage **(1)**: Ein Verschluß der *rechten* Herzkranzarterie führt zu einem Hinterwandinfarkt. Er umfaßt trotz der Tatsache, daß die A. coronaria dextra die Wand der rechten Kammer und das dorsale Drittel des Septums versorgt, in der Regel nur die dorsobasalen Abschnitte der Hinterwand des linken Ventrikels, wobei auch die dorsalen Abschnitte des Septums miteinbezogen sein können.
Zu Aussage **(2)**: Versorgungsgebiet der linken Kranzarterie:
– *Ramus interventricularis:* Vorderwand des linken Ventrikels, ventrale zwei Drittel des Septum interventriculare
– *Ramus circumflexus:* Seitenwand des linken Ventrikels (s. Abb. 9.3)

[H93]
Frage 9.20: Lösung C

Frühestens nach einer 6- bis 24stündigen Überlebenszeit des Patienten nach dem Gewebsuntergang ist die makroskopische Diagnose eines Herzinfarktes möglich (C). Dabei zeigt das vom Infarkt betroffene Areal eine lehmartige gelbliche Farbe. Vor dem Zeitintervall von 6 Stunden nach Manifestation des Herzinfarktes ((A) und (B)) kann makroskopisch das nekrotische vom vitalen Myokardareal nicht unterschieden werden.
Zu **(D)**: 2–3 Tage nach dem Infarktereignis beginnt die Organisation mit Einsprossen von Granulationsgewebe.
Zu **(E)**: Nach 1–2 Wochen wird die Infarktzone von einem Granulationsgewebswall komplett umgeben.
(C: 72%/+ 0,23)

[F92]
Frage 9.21: Lösung B

Die Organisation eines Herzinfarktes beginnt bereits am 4. Tag und besteht in einer Reaktion des die Infarktzone umgebenden gesunden Gewebes im Sinne einer Wundheilung. Granulozyten wandern in das nekrotische Gebiet ein und resorbieren das nekrotische Material. Es entsteht ein Narbengewebe, das schrumpft und eine Einziehung der Oberfläche verursacht.
Zu **(A)**: Frühestens 12 Stunden nach einem akuten Herzinfarkt erscheint die betroffene Stelle wegen des hohen Myoglobingehaltes des Myokards lehmgelb, in die Peripherie beginnen einzelne Granulozyten einzudringen.
Zu **(C)**: Innerhalb von 10 Tagen ist das in die Infarktzone einwandernde Granulationsgewebe in der Lage, einen Nekrosestreifen von 1 mm zu resorbieren.
Zu **(D)**: 2–4 Wochen nach einem Herzinfarkt spricht man morphologisch von einem subakuten Infarkt. Das Areal ist durch die Aktivitäten der Granulozyten proteolytisch aufgeweicht, es besteht die Gefahr der Herzwandruptur.
Zu **(E)**: Nach 4 Wochen sind kleine Infarkte vernarbt, bei großen Infarkten ist die Organisation erst nach ca. 8 Wochen abgeschlossen. Das Narbengewebe imponiert als derbe, weißliche Bindegewebsschwiele.

[H97] **!**
Frage 9.22: Lösung E

Zu Aussage **(1)**: Schon *sehr früh* nach der Manifestation des Myokardinfarktes beginnt die Organisation des nekrotischen Gewebsareals durch ein Granulationsgewebe: 4. bis 5. Tag nach dem Infarktereignis. In diese „frühe Organisationsphase" fällt der Zeitraum (etwa 3. bis 10. Manifestationstag), in dem die mechanische Stabilität des Infarktareals am geringsten ist. Die Gefahr einer Herzwandruptur ist aus diesem Grunde nicht erst nach frühestens zwei Wochen zu erwarten.
Zu Aussage **(2)**: Bereits Stunden nach dem Infarktereignis beginnt die Resorption des nekrotischen Materials durch Granulozyten.
(E: 77%, 0,26)

[H94] **!**
Frage 9.23: Lösung E

Im Gefolge eines Herzinfarktes können sämtliche aufgeführten Komplikationen auftreten. Als Folge der exsudativen Reaktion nach Manifestation des Infarktes kann eine fibrinöse Perikarditis entstehen (3). Im Bereich der Herzhöhlen kann die Schädigung

des Endokards zur Bildung wandadhärenter (parietaler) Thromben führen (4).
Das nekrotische Myokardareal ist grundsätzlich mechanisch irritabler als das vitale Herzmuskelgewebe. Auf dieser Grundlage können eine Herzwandruptur mit Herzbeuteltamponade (2) oder der Abriß eines Papillarmuskels mit einer akuten Mitralklappeninsuffizienz (5) entstehen. Nach der narbigen Abheilung des Infarktareals kann es zur umschriebenen Herzwandaussackung (Herzwandaneurysma) (1) kommen.
(E: 71%/+ 0,35)

F98 !

Frage 9.24: Lösung E

Die Ruptur der Ventrikelwand (E) nach einem transmuralen Myokardinfarkt ist die *häufigste Ursache* für eine Herzbeuteltamponade, da das nekrotische Myokardareal wesentlich weniger den hohen Druckbelastungen standhalten kann als das vitale Herzmuskelgewebe.
Zu **(A):** Ein chronisches Herzwandaneurysma stellt eine *über einen längeren Zeitraum* sich entwickelnde umschriebene Aussackung der Herzwand dar, wobei als häufigste Ursache ein vorangegangener transmuraler Herzinfarkt anzugeben ist. Die geringe Elastizität der Infarkt*narbe* ist dafür verantwortlich, daß die Herzwand umschrieben ausdünnt und in zunehmendem Maße ausweicht. Eine Ruptur eines chronischen Herzwandaneurysmas ist bei der hohen Reißfestigkeit des Narbengewebes selten.
Zu **(B), (C)** und **(D):** Grundsätzlich können eine hämorrhagische Perikarditis (B) oder Blutungsübel unterschiedlicher Ursache ((C) und (D)) zu Blutansammlungen im Perikardbeutel führen (Hämoperikard). Weitaus seltener als bei der infarktbedingten Ventrikelruptur kommt es dabei jedoch zur Herzbeuteltamponade.

H96 !

Frage 9.25: Lösung D

Ein chronisches Herzwandaneurysma stellt eine *über einen längeren Zeitraum* sich entwickelnde umschriebene Aussackung der Herzwand dar, wobei als häufigste Ursache ein vorangegangener Herzinfarkt anzugeben ist. Die geringe Elastizität der Infarktnarbe ist dafür verantwortlich, daß die Herzwand umschrieben ausdünnt und in zunehmendem Maße ausweicht (D).
Zu **(A)** und **(B):** Herztrauma und -tumor verursachen bei genügend ausgeprägter Schädigung eines Herzwandanteiles die Entwicklung eines *akuten* Herzwandaneurysmas, das in hohem Maße *rupturgefährdet* ist.

Zu **(C)** und **(E):** Dekompensierte Linksherzinsuffizienz und Kardiomyopathie betreffen nicht *fokal* umschriebene Herzwandareale, die unter funktioneller Dauerbelastung in Form einer Aneurysmabildung nachgeben. Vielmehr kann es bei beiden Krankheitszuständen zur *Gefügedilatation* des Herzens kommen.
(D: 77%/+ 0,21)

Herzinfarkt — IX.5

Ein Herzinfarkt stellt den infolge einer längeren Unterbrechung der Blutzufuhr (Ischämie) entstandenen, nekrotischen Untergang eines in Abhängigkeit von der Gefäßversorgung umschriebenen Myokardareals dar.
Ursache ist hierbei eine *absolute Koronarinsuffizienz*, hervorgerufen durch Verschluß einer Koronararterie. Zur Stenose der Arterie kommt es vor allem durch atherosklerotische Lumeneinengung, zumeist gefolgt durch die Bildung eines parietalen Thrombus.

- Klinik: Die Lokalisation des Schmerzes (Brust, Herz, retrosternal, Ausstrahlung in linken Arm, linke Schulter und Hals) ist ähnlich der Angina pectoris. Dieser Schmerz aber ist intensiver, länger andauernd und nicht mit Gabe von Nitroglyzerin zu beseitigen. Die Beschwerden können aber auch völlig untypisch sein oder gänzlich fehlen („stummer Infarkt"). Bei vielen Patienten zeigen sich in der Anamnese frühere Anfälle einer Angina pectoris.
- Die Risikofaktoren sind die der Atherosklerose wie Hypertonie und Diabetes.
- Therapeutisch findet neben einer Heparinisierung die Gabe von Streptokinase (Ziel: Lyse des stenosierenden Thrombus) Anwendung.
- Lokalisation: Am häufigsten sind Herzinfarkte im Myokard des linken Ventrikels. Je nach der durch den Verschluß betroffenen Arterie mit dem Ausfall des entsprechenden Versorgungsgebietes unterscheidet man:
Vorderwandinfarkt – Verschluß des Ramus descendens interventricularis der A. coronaria sinistra
Hinterwandinfarkt – Verschluß der A. coronaria dextra
Seitenwandinfarkt – Verschluß des Ramus circumflexus der A. coronaria sinistra (s. auch Abbildung 9.3)
Erfolgt die Stenosierung *schrittweise*, so ist das Infarktgebiet als Folge der adaptierten Kollateralen (s. relative Koronarinsuffizienz, Lerntext IX.4) meist klein und subendokardial („letzte Wiese") gelegen. Man spricht vom *Innenschichtinfarkt*. War dies nicht der Fall, so

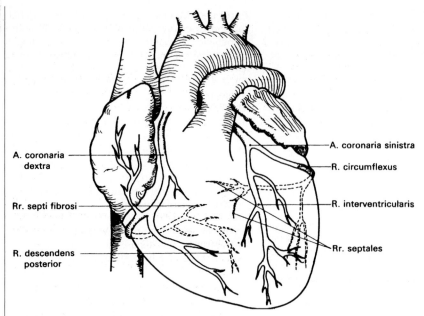

Abb. 9.3 Blutversorgung des Herzens

sind durch die Ischämie alle Wandteile betroffen *(transmuraler Infarkt)*.
- Makroskopisch ist der Herzinfarkt bei einer Sektion *frühestens* nach 6 bis 24 Stunden zu diagnostizieren. (Frühere Nachweise sind möglich durch Gebrauch von speziellen Hilfsmitteln – nachlassende Aktivität der Succinodehydrogenase.) Das vom Infarkt betroffene Gebiet fällt durch eine lehmartige, gelbliche Farbe auf. Im Gegensatz zu anderen Infarkten (z.B. Darm, Lunge), wo eine Einblutung in das Nekrosegebiet erfolgt (hämorrhagische Infarkte), spricht man von einem *anämischen Infarkt*.
Über dem Infarkt findet man häufig eine fibrinöse Perikarditis *(Pericarditis epistenocardica)*.
- Mikroskopisch bietet sich das Bild einer *Koagulationsnekrose*. Die Umrisse der Zellen sind noch erkennbar, die Kerne hingegen nicht mehr. Das Zytoplasma ist homogen eosinophil. Am Rand der Infarktzone besteht eine leukozytäre Abgrenzung gegenüber dem gesunden Gewebe. Um diese bildet sich ein hämorrhagischer Saum. Nach der, vom Rand her beginnenden Resorption des nekrotischen Materials, erfolgt nach 4 Tagen die Organisation durch einsprossendes Granulationsgewebe. 14 Tage nach dem Infarkt zeigen sich untergegangene Muskelfasern, umgeben von einem Granulationsgewebe, bestehend aus Lipofuszin und Hämosiderin speichernden Makrophagen, Lymphozyten, Histiozyten, Fibroblasten und Kapillarsprossen. Dieses Gewebe erfährt eine zunehmende Umwandlung in Kollagen. Nach 6 bis 8 Wochen ist die Organisation der Infarktzone unter Bildung einer Narbe (Schwiele) abgeschlossen. Als Folge der Pericarditis epistenocardica entsteht zumeist eine Verklebung von Peri- und Epikard.

- Komplikationen des Herzinfarktes mit möglicher Todesfolge:
  - Kammerflimmern (unmittelbar auf das Infarktgeschehen folgend oder in den ersten Stunden danach)
  - Asystolie
  - Kardiogener Schock (Folge eines durch den Infarkt völlig insuffizienten Herzens mit unzureichendem Auswurfvolumen)
  - Bildung eines parietalen Abscheidungsthrombus auf dem Endokard über dem Infarktgebiet mit der möglichen Folge von arteriellen Embolien und Infarkten in anderen Organen, z.B. Gehirn
  - Akutes Aneurysma bedingt durch Nachgeben des nekrotischen Gewebes – eine Ruptur führt zum Hämoperikard (Herzbeuteltamponade)
  - Reinfarkte
  - Septumperforation (selten)
  - Papillarmuskelabrisse (selten) – Folge: akute, zumeist tödliche Mitralinsuffizienz

Nach Organisation des Infarkts kann das Narbengewebe den Belastungen mitunter nicht standhalten. Die Folge ist eine aneurysmatische Aussackung, in welcher sich Thromben bilden können, die bei Verschleppung arterielle Embolien hervorrufen.

Tab. 9.2 Stadien des Herzinfarktes

Zeitpunkt nach Ausbildung des Infarktes	Morphologie
6 bis 24 Stunden	(makroskopische Diagnose möglich) Bildung einer leukozytären Randzone umgeben von einem hämorrhagischen Saum
4 Tage	Beginn der Organisation mit der Einsprossung eines Granulationsgewebes
1 bis 2 Wochen	die Infarktzone wird von einem Granulationsgewebe umgeben
6 bis 8 Wochen	die Organisation wird mit der Bildung eines Narbengewebes (Schwiele) abgeschlossen

9.6 Hypertonie

F00

Frage 9.26: Lösung D

Eine sekundäre arterielle Hypertonie entsteht auf dem Boden einer Grunderkrankung. Beispielhaft können folgende Ursachen aufgelistet werden:
- vermehrte Ausschüttung adrenerger Substanzen durch ein Phäochromozytom (A)
- aldosteronproduzierende Nebennierenrindentumoren (Hyperaldosteronismus) (E)
- kortisolproduzierende Nebennierenrindentumoren (Hyperkortisolismus mit partieller mineralokortikoider Wirkung des Cortisols)
- Nierenarterienstenose – Aktivierung des Renin-Angiotensin-Aldosteron-Mechanismus (B)
- Hyperthyreose – vermehrte Ausschüttung von Schilddrüsenhormonen (C)

Zu **(D):** Beim Morbus Addison liegt eine Nebennereninsuffizienz mit den klinischen Symptomen Apathie, Adynamie und arterielle *Hypotonie* vor.

H99

Frage 9.27: Lösung C

Zu **(A):** Cushing-Syndrom: Hyperkortizismus – mineralokortikoide Nebenwirkung mit Hypernatriämie und Entwicklung eines Volumenhochdrucks.
Zu **(B):** Conn-Syndrom: Hyperaldosteronismus – Hypernatriämie, Volumenhochdruck.
Zu **(C):** Beim M. Addison handelt es sich um eine Nebennierenrindeninsuffizienz auf autoimmunogener Grundlage. Das Krankheitsbild ist durch eine ausgesprochene Adynamie, verbunden mit einer arteriellen *Hypotonie* gekennzeichnet.
Zu **(D):** Phäochromozytom: Ausschüttung von Noradrenalin – exzessive Hypertoniekrisen.
Zu **(E):** Glomerulonephritis: Induktion des Renin-Angiotensin-Aldosteron-Mechanismus mit der Folge der arteriellen Hypertonie.

Hypertonie — IX.6

Als arterielle Hypertonie bezeichnet man einen Blutdruckanstieg über 160 mmHg systolisch und 95 mmHg diastolisch.

Man unterscheidet folgende Formen der Hypertonie:
1. **Essentielle Hypertonie:** Ursache unbekannt (etwa 80% aller Hypertonien)
2. **Renale Hypertonie:** Stimulation des Renin-Angiotensin-Mechanismus
3. **Endokrine Hypertonie** (selten): M. Cushing, M. Conn, Phäochromozytom
4. **Kardiovaskuläre Hypertonie** (selten): Bei Verlust der Windkesselfunktion der Aorta oder bei einer Aortenisthmusstenose
5. **Neurogene Hypertonie** (selten): z.B. als Folge von Traumata

Die unter 2. bis 5. genannten Formen bezeichnet man auch als *symptomatische* Hypertonien.
Eine lang andauernde Hypertonie im großen Kreislauf führt durch eine vermehrte Druckbelastung des Herzens zu einer konzentrischen *Hypertrophie des linken Ventrikels*. Diese kann bei Überschreiten des kritischen Herzgewichtes in eine Gefügedilatation mit der Folge einer *chronischen Herzinsuffizienz* übergehen (s. Herzhypertrophie, Herzinsuffienz, Lerntext IX.8).
Außerdem begünstigt eine Hypertonie das Entstehen einer *Atherosklerose* sowie einer Arteriolosklerose (Folge: rote Granularatrophie der Niere).

Komplikationen und Todesursachen:
- Absolute Koronarinsuffizienz (Herzinfarkt)
- Hirninfarkt
- Rhexisblutung – Massenblutung in das Gehirn nach Ruptur kleiner Arterien und Arteriolen
- Dekompensation des linken Ventrikels

Akut weniger bedrohlich sind die relative Koronarinsuffizienz (Angina pectoris) und die peripheren Durchblutungsstörungen (z.B. Claudicatio intermittens).

Hypertoniker neigen zur Bildung eines atherosklerotischen Aneurysmas der Bauchaorta sowie eines Aneurysma dissecans.
Eine Hypertonie im kleinen Kreislauf (*pulmonale Hypertonie*) entsteht akut durch eine Lungenarterienembolie, chronisch durch Rückstau des Blutes (Mitralklappenfehler), Ventilationsstörungen (Folge: Vasokonstriktion) oder einen Links-rechts-Shunt (Ventrikelseptumdefekt). Folge ist eine konzentrische Rechtsherzhypertrophie – das *chronische Cor pulmonale*. Auch dieser kompensierte Zustand kann durch Gefügedilatation in eine *Rechtsherzinsuffizienz* (häufigste Todesursache der pulmonalen Hypertonie) übergehen. Eine weitere Komplikation stellen die sklerotischen Veränderungen der Lungenarterien dar (*Pulmonalarteriensklerose*).

9.7 Herzmuskelhypertrophie

Frage 9.28: Lösung C

Zu Aussage **(1)**: Eine Druckbelastung (Aortenstenose) führt zur konzentrischen Hypertrophie der Muskulatur des linken Ventrikels.
Zu Aussage **(2)**: Eine Hyperplasie des Myokards ist nicht möglich, da einem Dauergewebe die Fähigkeit zur Zellteilung fehlt.

F98

Frage 9.29: Lösung E

Eine Mitralstenose führt zur ausgeprägten Vorlasterhöhung des linken Herzens mit entsprechend eintretender chronischer Blutstauung in den Lungen (A). Über die sekundäre Schädigung des Lungenkreislaufs mit Entstehung einer pulmonalen Hypertonie kommt es zur chronischen Rechtsherzbelastung mit Hypertrophie der Wand des *rechten* Ventrikels. Die typischen Folgeerscheinungen der sich aufpfropfenden Rechtsherzinsuffizienz sind die Stauungsleber (B) mit Aszitesbildung (C) und die Splenomegalie (D).
Zu **(E)**: Bei der Mitralstenose ist der linke Ventrikel weder vermehrt volumen-, noch druckbelastet. Dementsprechend resultiert hier keine kompensatorische Hypertrophie.

F85

Frage 9.30: Lösung D

Eine **exzentrische Hypertrophie** des linken Ventrikels ist Folge einer erhöhten **Volumenbelastung**, wie dies bei einer Aortenklappeninsuffizienz (2) oder einem persistierenden Ductus Botalli (4) der Fall ist.

Zu **(1)**: Die Aortenklappenstenose führt zur konzentrischen Druckhypertrophie als Folge der durch den Klappenwiderstand vermehrten Arbeit.
Zu **(3)**: Bei der Mitralstenose kann es über den Blutrückstau zur exzentrischen Volumhypertrophie des *rechten* Ventrikels kommen.

H92

Frage 9.31: Lösung E

Die Tatsache, daß der linke Ventrikel als spitzenbildend beschrieben wird und seine **Kammerwandstärke** deutlich mehr als der **Grenzwert von 11 mm** beträgt, lassen den eindeutigen Schluß zu, daß eine Herzmuskelhypertrophie der linken Kammer (1) vorliegt. Dabei ist das **kritische Herzgewicht von 500 g** überschritten (4).
Geschwürige Defekte an zwei Taschen der Aortenklappe sprechen für das Vorliegen einer Aortenklappeninsuffizienz (5) (Zahnsches Insuffizienzzeichen).
Zu **(2)**: Die Kammerwand ist mit 18 mm eindeutig im Sinn einer Hypertrophie verbreitert.
Zu **(3)**: Im dargestellten Befund wird kein Perikarderguß, wie er bei der exsudativen Perikarditis zu erwarten wäre, beschrieben.

Herzmuskelhypertrophie — IX.7

Die Herzhypertrophie stellt eine Anpassung des Myokards an eine erhöhte Druck- oder Volumenbelastung dar.
Dies geschieht durch Verdickung und Verlängerung der Muskelzellen, einhergehend mit einer Vermehrung der Mitochondrien und Myofibrillen. Hypertrophierte Zellen haben einen erhöhten Sauerstoffbedarf.
Man unterscheidet die *konzentrische Druck-* und die *exzentrische Volumenhypertrophie*. Nur bei der Volumenhypertrophie kommt es zu einer Dilatation der Herzlichtung.

Ursachen der Herzhypertrophie:
- Erhöhte Druckarbeit:
  – Hypertonie
  – Aorten- oder Pumonalstenose
- Erhöhte Volumenarbeit:
  – Körperliche Höchstleistungen (Sportlerherz)
  – Klappeninsuffizienz
  – Septumdefekt
  – AV-Fistel
  – Hyperthyreose

Ein normales Herz wiegt zwischen 250 und 350 g. Bis zu einem *kritischen Herzgewicht von 500 g* ist das Herz zu einer physiologischen Adaptation an erhöhte Belastungen im Stande. Da die Hypertrophie mit einem erhöhten Sauerstoffbedarf einhergeht und die die Myokardzellen versorgenden Kapillaren sich hieran *nur bedingt* anzupassen vermögen, kommt es ab einem

Herzgewicht von 500 g zu einer relativen Koronarinsuffizienz mit der Folge von kleinen, durch Sauerstoffmangel hervorgerufenen *Parenchymnekrosen*. Die durch Vernarbung gebildeten Schwielen führen zu einer *Gefügedilatation*, wobei die Muskelfasern den Kontakt zueinander verlieren. Die Gefügedilatation stellt keine Dehnung der Muskelfasern dar, wie man sie bei einer akuten Dilatation infolge einer Volumenbelastung finden kann!

9.8 Herzinsuffizienz

H95

Frage 9.32: Lösung E

Beide Aussagen sind falsch.
Das (kardiogene) Lungenödem ist Folge einer **Linksherzinsuffizienz,** bei der es durch Erhöhung des hydrostatischen Druckes in den Lungenvenen zum Abpressen von Flüssigkeit in die Alveolen kommt.
(E: 94 %/+ 0,21)

H98 !

Frage 9.33: Lösung C

Zu **(1):** Bei **chronischem Blutrückstau in die Leber** (chronische Rechtsherzinsuffizienz) ist zunächst eine Lebervergrößerung zu verzeichnen. Im weiteren Verlauf entwickelt sich zunehmend eine Fibrose, die zur Induration des Organs führt. Makroskopisch erinnert dabei die Schnittfläche des Leberparenchyms an die Struktur einer Muskatnuß: **Muskatnußleber**.
Zu **(2):** Die **braune Induration der Lunge** entsteht auf dem Boden einer **chronischen Linksherzinsuffizienz**. Im Rahmen der dabei vorliegenden Lungenstauung kommt es zum Übertritt von Erythrozyten in die Alveolen. Mit dem eintretenden Erythrozytenabbau wird freiwerdendes Hämoglobineisen als Hämosiderin in Makrophagen (sog. „Herzfehlerzellen") gespeichert. Der makroskopische Befund der Lunge ist durch die hämosiderinbedingte Braunfärbung und eine erhebliche Verfestigung des Gewebes (Stauungsfolge mit Fibrose) charakterisiert.
Zu **(3):** Im Rahmen der **portalen Hypertension** kann es zu einem so ausgeprägten Blutrückstau in die Milz kommen, daß fokale Einblutungen in die Pulpa entstehen. Nach dem nachfolgenden Erythrozytenabbau verbleiben mit Hämosiderin beladene Narbenareale, die als *Gandy-Gamna-Knötchen* schon makroskopisch nachweisbar sind.
Zu **(4):** Die Hämochromatose entsteht als Folge einer gesteigerten Eisenresorption. Dieses Krankheitsbild muß von den sekundären Siderosen getrennt werden, denen z. B. ein Eisenüberangebot bei gesteigertem Blutabbau zugrunde liegt. Eine chronische Blutstauung kann in beiden Fällen nicht für die Hämosiderineinlagerungen verantwortlich gemacht werden.

H98 !

Frage 9.34: Lösung C

Unter **Herzfehlerzellen** versteht man aus den Lungenalveolen stammende Makrophagen, die im Sputum von Patienten mit Lungenstauung bei chronischer Linksherzinsuffizienz nachweisbar sind. Im Rahmen der chronischen Linksherzinsuffizienz kommt es nicht nur zum Übertritt von Transsudat, sondern auch von Erythrozyten in die Alveolen. Die Erythrozyten werden phagozytiert. Das durch Abbau der Erythrozyten freiwerdende Eisen wird als **Hämosiderin** (C) in den Makrophagen gespeichert. Werden diese Zellen abgehustet, färben sie das Sputum rostbraun.
Zu **(A):** Lipofuszin (Abnützungspigment) entsteht intrazellulär im Rahmen der Altersatrophie verschiedener Organe und stellt sich färberisch gelbbraun dar. Es besitzt eine charakteristische Eigenfluoreszenz im ultraviolettem Licht.
Zu **(B):** Das gelbliche bis gelbbraune Zeroid hat eine wachsartige Konsistenz und besteht aus phagozytierten ungesättigten Fettsäuren. Es entsteht bei der Resorption fetthaltiger Gewebsbestandteile und findet sich z. B. in Kupffer-Zellen nach einer abgelaufenen Hepatitis.
Zu **(D):** Bilirubin entsteht physiologischerweise beim Abbau der Häm-Fraktion des Hämoglobins und ist eisenfrei.
Zu **(E):** Histochemisch läßt sich Hämoglobin nicht von Myoglobin unterscheiden. Myoglobin kann nach schweren Muskeltraumen (Rhabdomyolyse) als Zylinder in den Nierentubuli auftreten (Crush-Niere).

F92

Frage 9.35: Lösung B

Bei der Linksherzinsuffizienz staut sich das über den linken Ventrikel nur ungenügend in den großen Kreislauf ausgeworfene Blut in Lungenvenen und Lungenkapillaren. Dies führt zu einer Hyperämie der Lunge, der akuten Stauungslunge. In der Alveolenwand und später auch im Alveolarlumen sammelt sich durch den erhöhten intrapulmonalen Blutdruck eiweißarme Flüssigkeit, es kommt zum akuten kardialen Lungenödem. Bei einer chronischen Linksherzinsuffizienz bewirkt die chronische Hyperämie der Lunge eine Proliferation der Lungenfibroblasten. Die Lungenstruktur ist somit durch Blutfülle und Vermehrung der Fasern verfestigt (induriert). Im Lumen der Alveolen finden sich reichlich mit gelbbraunem Hämosiderin als Zeichen des Erythrozytenabbaus beladene Erythrozyten. Die Schnittfläche der Lunge ist braun. Diese pathologischen Lungenveränderungen bei der chronischen Linksherzinsuffizienz werden als *braune Induration* der Lunge bezeichnet.

Zu **(A):** Die akute Linksherzinsuffizienz führt zur pulmonalen Hyperämie, die eine rote Verfärbung des Lungengewebes und eine Verfestigung der Lunge durch das gestaute Blutvolumen bewirkt. Man bezeichnet dies als *rote Induration* der Lunge.

Zu **(C):** Phosgen, das bei der Zersetzung von z.B. Chloroform oder Trichloräthylen entsteht, führt bei einer Vergiftung zu einer schweren exsudativen Entzündung der Bronchioli respiratorii und der Alveolen. Durch die entzündungsbedingte Permeabilitätssteigerung der Kapillarwand kann sich ein toxisches Lungenödem entwickeln, das durch den Auswurf bräunlichen Schaumes gekennzeichnet ist.

Zu **(D):** Bei der Hämochromatose kommt es zu einer vermehrten Melaninproduktion, die eine Braunfärbung der Haut bewirkt. Die Hämochromatose führt in 75% der Fälle zu einer Leberinsuffizienz, seltener zu einer Kardiomyopathie, die dann zu einer chronischen Linksherzinsuffizienz und über diese zu einer braunen Induration der Lunge führen kann. Somit ist (D) nicht eindeutig als falsch anzusehen.

Zu **(E):** In der frühen Phase ist die Schocklunge charakterisiert durch eine exsudative Alveolitis und in der Folge durch ein interstitielles Lungenödem. Ödem und Blutstauung bewirken das Bild der schweren und dunkelroten Lunge. Im späteren Stadium kommt es durch den Alveolarschaden zum Surfactant-Mangel und damit zu Atelektasen und zur Ausbildung hyaliner Membranen, die im weiteren Verlauf zur interstitiellen Lungenfibrose führen. Die Lunge erscheint dann grau und induriert, der Begriff einer grauen Induration der Lunge existiert jedoch nicht.

F96 H93 **!**

Frage 9.36: Lösung B

Bei der chronischen Rechtsherzinsuffizienz kommt es zum Blutrückstau im großen Kreislauf. Als Ausdruck dieser hämodynamischen Situation tritt eine chronische Leberstauung mit läppchenzentraler (= sinusoidnaher) Atrophie der Leberzellen (C) auf. In den abhängigen Körperpartien kommt es aufgrund des erhöhten venösen hydrostatischen Druckes zu Ödembildungen, die zu einer Stauungsinduration der Haut (Ödemsklerose) führen können. Die Stase des Blutflusses begünstigt neben der Ödembildung die Entstehung von Phlebothrombosen und Lungenembolien (E).

Zu **(A):** Bei der chronischen Rechtsherzinsuffizienz kommt es häufig zur Ausbildung von Pleuraergüssen (syn.: Hydrothorax).

Zu **(B):** Herzfehlerzellen im Sputum finden sich bei der chronischen *Links*herzinsuffizienz, die zur Drucksteigerung im kleinen Kreislauf führt. Dadurch wird die Entstehung eines Lungenödems durch Austritt von Flüssigkeit in die Alveolen und interalveolären Septen begünstigt. Auf diesem Wege in die Alveolen gelangte Erythrozyten werden phagozytiert. Das durch Abbau der Erythrozyten freiwerdende Eisen wird als Hämosoderin in den Makrophagen gespeichert, die wegen ihrer rostbraunen Pigmentierung auch als Herzfehlerzellen bezeichnet werden.
(B: 81%/+ 0,34)

Herzinsuffizienz — IX.8

Die Folge einer Herzmuskelhypertrophie und einer daraus resultierenden Gefügedilatation des Herzens (s. Lerntext IX.7) ist die **chronische Herzmuskelinsuffizienz**, die durch eine unökonomische Arbeitsweise gekennzeichnet ist: geringes Auswurfvolumen, hohe Restblutmenge im Ventrikel, hoher Energieverbrauch. Es kommt zur Dekompensation des Herzmuskels. Demnach ist die chronische Herzinsuffizienz als Ausdruck der Unfähigkeit des Myokard zu weiterer Adaptation zu begreifen. Auch durch eine Schädigung des Herzmuskels, z.B. bei einer Myokarditis oder einer Amyloidose, kann eine chronische Herzinsuffizienz entstehen.

Anders verhält es sich bei der **akuten Herzinsuffizienz,** bei welcher der Versuch einer Adaptation durch Hypertrophie nicht stattfindet. Diese Form der Insuffizienz ist gekennzeichnet durch eine akute, myogene, unphysiologische Dilatation des Herzens, welche ebenfalls nicht mit der physiologischen Dilatation bei einer Volumenhypertrophie zu verwechseln ist! – Die Dehnung der Muskelfasern ist so extrem, daß die Fähigkeit des Myokards zur Kontraktilität verloren geht.

Ursachen sind:
- Erhöhte Druckarbeit bei einer Lungenembolie
- Schädigung des Myokards durch Diphtherietoxine
- Myokarditis

Zusammenfassend läßt sich sagen, daß eine Herzmuskelinsuffizienz (akut oder chronisch) entweder auf einer erhöhten Druck- oder Volumenarbeit oder auf einer direkten Schädigung des Myokards beruht. Erfolgt die Dekompensation nach einer Phase der hypertrophischen Anpassung, so spricht man von einer chronischen Herzinsuffizienz.

Akute und chronische Linksherzinsuffizienz:
Durch ein vermindertes Auswurfvolumen kommt es akut zu einem Rückstau über den linken Vorhof in die Lungen, welche sich als Folge

der massiven Blutfüllung bei einer Sektion schwer und blutreich darstellen. Folge einer chronischen Lungenstauung ist die Ausbildung einer *Hämosiderose* oder *braunen Induration*, gekennzeichnet durch eine rostbraune Verfärbung und Verhärtung der Lunge. Der Mechanismus ist hierbei wie folgt: Durch die Drucksteigerung kommt es zu einem Lungenödem durch Austritt von Flüssigkeit in die Alveolen und interalveolären Septen. Auf diesem Weg in die Alveolen gelangte Erythrozyten werden phagozytiert. Das durch Abbau von Hämoglobin freiwerdende *Eisen* wird als *Hämosiderin* in den *Makrophagen gespeichert*. Die rostbraun pigmentierten Makrophagen nennt man auch *Herzfehlerzellen*. Diese lassen sich im rostbraunen Sputum solcher Patienten nachweisen.

Das Ödem behindert auch den Sauerstoffaustausch (Folge: Hypoxämie), wodurch es zu einer Dyspnoe (Asthma cardiale) kommen kann. Eine weitere Folge einer chronischen Lungenstauung ist die Manifestation einer pulmonalen Hypertonie, welche eine konzentrische Hypertrophie des rechten Ventrikels (Cor pulmonale) hervorruft.

Akute und chronische Rechtsherzinsuffizienz:
Auch hier entsteht eine Stauung, die sich über den rechten Vorhof und die V. cava inf. in Leber, Milz und Niere fortpflanzt. Die betroffenen Organe sind blutreich und verhärtet *(Stauungsinduration)*. Eine chronische Stauung kann in der Leber oder Milz zu einer *Stauungsatrophie* führen. Diese entsteht in der Leber *läppchenzentral* durch den Druck der erweiterten Sinusoide. Folge der durch die Stauung verminderten Sauerstoffzufuhr ist eine partielle *Verfettung* des Leberparenchyms. Die gelblichen, verfetteten oder normalen, braunen Parenchymanteile zwischen den *dunkelroten, gestauten* Sinusoiden geben der Leber das Aussehen einer Muskatnuß *(Muskatnußleber)*.

Klinisch am auffälligsten sind bei der chronischen Rechtsherzinsuffizienz die ebenfalls auf der Stauung basierenden peripheren *Ödeme* in den abhängigen Partien (zumeist Knöchel und Unterschenkel). Außerdem kommt es durch die Stauung zu der Abpressung eines *eiweißarmen Transsudates* in die serösen Höhlen – Pleuraerguß, Hydrothorax, Aszites.

Eine isolierte Rechtsherzinsuffizienz ist selten, meistens findet man sie zusammen mit einer Linksherzinsuffizienz. Man spricht dann auch von einer *Globalinsuffizienz*.

Herzinsuffiziente Patienten geben in der Anamnese meistens eine Nykturie an, welche auf den im Liegen günstigeren Abflußverhältnissen mit der Folge einer verbesserten Zirkulation basiert.

9.9 Schock und Schockorgane

F98

Frage 9.37: Lösung B

Starke **Blut- und/oder Flüssigkeitsverluste** bilden die Grundlage für die Entstehung eines **Volumenmangelschocks**. In diesem Zusammenhang können z.B. die gastrointestinale Blutung (A), Verbrennungen (Flüssigkeitsverlust über die Körperoberfläche (C)), die Cholera (enteraler Flüssigkeitsverlust bei wäßriger Diarrhoe (D)) und rezidivierendes Erbrechen (Emesis (E)) genannt werden.

Zu **(B):** Im Rahmen eines **Myokardinfarktes** kann ein **kardiogener Schock** durch eine sich akut entwickelnde Herzinsuffizienz entstehen (low output syndrome).

F00   F98   !

Frage 9.38: Lösung E

Zu **(A):** Pulmonale Schockfolgen sind ein interstitielles Lungenödem (fluid lung) und eine intraalveoläre Fibrinexsudation mit dem klinischen Bild eines ARDS (**a**dult **r**espiratory **d**istress **s**yndrome), sowie als Residuum eine interstitielle Fibrose der Lunge.

Zu **(B):** Bei der Schockleber bilden sich läppchenzentrale (zentrolobuläre) Parenchymnekrosen aus.

Zu **(C):** Das morphologische Korrelat einer Schockniere stellt die Nephrohydrose dar. Dabei sind die Tubuli erweitert, da die nach schockbedingter Nekrose untergegangenen Tubulusepithelien nicht mehr in der Lage sind, den im Tubuluslumen befindlichen Primärharn zu resorbieren. Die Verhältnisse einer *nicht geschädigten Niere* ergeben sich *post mortem* anders: Da die Tubuluszellen noch einen gewissen Zeitraum überleben, kann das Ultrafiltrat des Primärharns resorbiert werden. Dementsprechend imponieren in diesem Fall die *Tubuluslichtungen* im histologischen Bild *eng*.

Zu **(D):** Die Bildung hyaliner Thromben ist die Folge der im Schock ablaufenden disseminierten intravasalen Gerinnung.

Zu **(E):** Eine intrazerebrale Blutung kann nicht als regelhafte Schockfolge angesehen werden. Vielmehr ist insbesondere als Folge eines protrahierten Schockzustandes eine diffuse hypoxämische Hirnschädigung zu erwarten.

H88

Frage 9.39: Lösung D

Multiple Nierenrindeninfarkte führen u.U. zum akuten Nierenversagen oder zumindest zu einer starken Einschränkung der Nierenfunktion. – Ein Schockgeschehen führt zwar häufig zum Erliegen der Ausscheidungsfunktion der Nieren (Schocknie-

ren), der Umkehrschluß ist jedoch nicht zulässig (D).
Zu **(A)**: Meningokokkensepsis – septischer Schock.
Zu **(B)**: Blutungskomplikation bei Ulcus pepticum ventriculi – hämorrhagischer Schock.
Zu **(C)**: Myokardinfarkt – kardiogener Schock.
Zu **(E)**: Hypersensitivitätsreaktion vom Reagintyp – anaphylaktischer Schock.

H99

Frage 9.40: Lösung D

Als Folge eines Schockzustandes kann es zur Schädigung unterschiedlicher Organsysteme kommen. Ausgesprochen sensibel reagiert das ZNS auf die mit dem Schock einhergehenden Zirkulationsstörungen. Es kann sich eine hypoxische Enzephalopathie (C) entwickeln. Daneben reagieren insbesondere Myokard (hier besonders subendokardial) (E) und Niere (Tubulusnekrosen) (A) empfindlich auf einen schockbedingten Sauerstoffmangel.
Zu **(B)**: Auch das Pankreas kann als sog. „Schockorgan" fungieren, indem sich eine Pankreatitis ausbildet.
Zu **(D)**: Als Lungensequester bezeichnet man eine Fehlbildung des Organs auf dem Boden einer Störung der Bronchusausknospung. Es entstehen avitale „Nebenlungen". Die Lunge reagiert im Schock mit dem Bild des ARDS (adult respiratory distress syndrome).

F99

Frage 9.41: Lösung C

Zu **(A)**: Die Lungengefäße reagieren im Schock auf periphere Hypoxie und Azidose mit einer Vasokonstriktion. Außerdem entstehen in der Lungenstrombahn Mikrothromben. Hierdurch kommt es zu einer verminderten Perfusion, was zur Synthesestörung des Surfactant und zu einer Permeabilitätsstörung der Kapillaren führt. Folgen sind Atelektasen, die Ausbildung eines interstitiellen und intraalveolären Ödems (*fluid lung* – Komplikation: Lungenfibrose!), alveoläre Lungenblutungen und *pulmonale hyaline Membranen*. Pulmonale hyaline Membranen bestehen aus Fibrin und sind erst 36 bis 48 Stunden nach dem Schockereignis in den Alveolen nachzuweisen. Klinisch liegt das Bild eines Lungenversagens vor (ARDS – adult respiratory distress syndrome).
Zu **(B)**: Das morphologische Korrelat einer *Schockniere* stellt die *Nephrohydrose* dar. Dabei sind die Tubuli erweitert, da die nach schockbedingter Nekrose untergegangenen Tubulusepithelien nicht mehr in der Lage sind, den im Tubuluslumen befindlichen Primärharn zu resorbieren. – Die Verhältnisse in einer *nicht geschädigten Niere* ergeben sich *post mortem* anders: Da die Tubuluszellen noch einen gewissen Zeitraum überleben, kann das Ultrafiltrat des Primärharns resorbiert werden. Dementsprechend imponieren in diesem Fall die *Tubuluslichtungen* im histologischen Bild *eng*.
Zu **(C)**: Im Rahmen eines Schockzustandes entstehen *läppchenzentrale* Parenchymnekrosen. Die ausreichende Oxygenierung des Leberparenchyms unter den Bedingungen der Zentralisation hängt wesentlich von der arteriellen Durchblutung der Leber ab. Eine Hypoxämie verstärkt den schon physiologischerweise bestehenden Sauerstoffgradienten von der Läppchenperipherie zum -zentrum.
Zu **(D)**: Der gesamte Magen-Darm-Trakt kann als sog. Schockorgan angesehen werden. Die schockbedingte viszerale Minderperfusion schädigt schwerpunktmäßig und früh die Mukosa. Die Schleimhautschädigung kann von der Erosion bis zur Nekrose unterschiedlich stark ausgeprägt sein. Als führendes Symptom treten dabei Blutungen auf.
Zu **(E)**: Störungen der Mikrozirkulation im Rahmen eines Schockgeschehens können grundsätzlich in jedem parenchymatösen Organ zu schweren Folgeveränderungen führen. Auf diesem Wege kann es auch zur akuten Pankreasnekrose kommen.

F89

Frage 9.42: Lösung A

Der Begriff **Crush-Niere** ist reserviert für schwere Nierenschädigungen nach massiver **Hämolyse** oder ausgedehnten **Muskelverletzungen.** Freiwerdendes Hämoglobin bzw. Myoglobin gelangt in das Tubulussystem und führt dort nach Verklumpung und Aggregation zum Nierenversagen. Voraussetzung dafür, daß Hämoglobin und Myoglobin in großen Mengen in die Nierenkanälchen gelangen können, ist das vorangehende Sistieren der Blutzirkulation im Schock, wobei es zur ischämisch bedingten Schädigung der glomerulären Basalmembran kommt.
Zu **(B)**: In der Niere lagert sich Amyloid zunächst in den Glomerula ab. Im späteren Verlauf kommt es durch Ablagerung in den Kapillarschlingen zur sog. Amyloidnephrose, die zum fortschreitenden Untergang der Nephrone führt. Makroskopisch entwickelt sich dabei das Bild einer Schrumpfniere.
Zu **(C)** und **(D)**: Die Arteriosklerose der Nieren ist eine typische Folgeveränderung der Hypertonie. Als Folge kann es zur Ausbildung vieler stecknadelkopfgroßer subkapsulärer Nekrosen des Nierenparenchyms kommen. Als Ergebnis kann sich auf diesem Boden eine Schrumpfniere entwickeln.
Zu **(E)**: Das Nephroblastom (Wilms-Tumor) ist ein embryonaler Tumor.

H94

Frage 9.43: Lösung A

Unter Schockbedingungen kommt es über eine Vasokonstriktion mit intravaskulärer Fibrinthrombenbildung zur Entwicklung einer **renalen Ischämie**. Auf diesem Wege führt die Aktivierung des **Renin-Angiotensin-Aldosteron-Systems** zur gesteigerten Konstriktion der Vasa afferentia der Niere (Angiotensineffekt). Dieser Umstand hat ein Absinken des Glomerulumfiltrates zur Folge. Es resultiert eine Oligo- oder Anurie.
(A: 88%/+0,19)

Schock — IX.9

Der Schock ist eine vital bedrohliche, akute Störung der Mikrozirkulation mit der Folge einer ischämischen Hypoxidose und metabolischen Azidose.

Wichtige Schocktypen sind:
- **Hypovolämischer Schock** – Volumenverlust
- **Kardiogener Schock** – z. B. Herzinfarkt
- **Anaphylaktischer Schock** – Überempfindlichkeitsreaktion Typ I
- **Septischer und endotoxischer Schock** – bakterielle Endotoxine

Allen diesen Formen ist eine Verminderung des Herzzeitvolumens gemeinsam. Diese führt über eine Reizung der Barorezeptoren zu einer sympathiko-adrenergen Reaktion und damit zu einer *Vasokonstriktion* der peripheren Arteriolen und Metarteriolen. Durch die hieraus folgende verminderte Sauerstoffzufuhr kommt es zu einer ischämischen Hypoxidose im Gewebe mit dem Resultat einer Azidose durch Anhäufung von Milchsäure und CO_2. Hierdurch verlieren die glatten Muskelzellen der Arteriolen und Metarteriolen die Fähigkeit zur Kontraktion. Die muskuläre Erschlaffung führt zu einer völligen *Vasodilatation*. Das normalerweise nur zu 20% perfundierte Kapillarbett wird nun zu 100% durchblutet.

Folge der Gefäßweitstellung ist eine Verlangsamung der Strömungsgeschwindigkeit, einhergehend mit einem Steigen der Viskosität, wodurch eine zunächst reversible Aggregation der Erythrozyten *(Sludging-Phänomen)* und der Thrombozyten hervorgerufen wird. Dauert dieser Zustand längere Zeit an, so wird die Aggregation der Thrombozyten durch *viskose Metamorphose*, bei welcher u. a. Serotonin, ADP und Plättchenfaktor 3 (PF 3) freigesetzt werden, irreversibel. Hieraus resultiert eine weitere Dilatation der Gefäße (Serotonin), eine verstärkte Thrombozytenadhäsion (ADP) und eine Aktivierung der intravasalen Gerinnung (PF 3), an deren Ende die Umwandlung von Fibrinogen in Fibrin steht. Durch Polymerisation der Fibrinmonomere erfolgt die Bildung von *hyalinen Mikrothromben*. Insgesamt entsteht das Bild einer *disseminierten intravasalen Gerinnung* (Disseminated intravascular coagulation = *DIC*), welche in einem Circulus vitiosus die Mikrozirkulationsstörung verstärkt und somit auch die Gerinnungsneigung weiter fördert.

Eine Kompensation der massiven Gerinnung durch die in ihrer Kapazität begrenzte Fibrinolyse ist nicht möglich.
Nicht nur durch die aus Thrombozyten freigesetzten Substanzen, sondern auch durch anderes *thromboplastisches Material* (z. B. Fruchtwasser) sowie *Endotoxine, zirkulierende Immunkomplexe* und anderes mehr kann eine solche plasmatische Gerinnungsaktivierung *(Hyperkoagulabilität)* hervorgerufen werden. Diese führt zu einem massiven Verbrauch des Fibrinogens und der Gerinnungsfaktoren, in deren Folge sich eine *hämorrhagische Diathese* (erhöhte Blutungsbereitschaft durch Hypokoagulabilität) entwickelt, die sich in Organ- und Hautblutungen (Petechien) äußert. Man spricht von einer *Verbrauchskoagulopathie*.

Folgen des Schocks durch verminderte Organperfusion sind:
- *Schockniere:* In der akuten Phase tritt eine Oligurie oder sogar Anurie auf. Eine zum Tod führende Urämie als Ausdruck eines akuten Nierenversagens ist möglich. Meistens geht die Anurie in einem 2. Stadium in eine Polyurie über, welche aus der verminderten Tubulusfunktion resultiert. Eine Regeneration der Tubuli mit einer Restitutio ad integrum erfolgt innerhalb weniger Wochen.
  Mikroskopisch findet man:
  - *Nephrohydrose* – weit gestellte Tubuli als Folge einer fehlenden Rückresorption
  - Glomerulus- und Tubulusnekrose (nur in schweren Fällen)
  - *Chromoproteinzylinder* in den Tubuli, bestehend aus Plasmaeiweiß und Pigment (z. B. aus hämolysierten Erythrozyten)
  - Interstitielles Ödem mit lymphoplasmazellulärer Infiltration an der Mark-Rinden-Grenze
- *Schocklunge:* Die Lungengefäße reagieren auf die periphere Hypoxie und Azidose mit einer Vasokonstriktion. Außerdem werden Mikrothromben eingeschwemmt. Hierdurch kommt es zu einer verminderten Perfusion der Lungenstrombahn, was zur Synthesestörung des Surfactant und zu einer Permeabilitätsstörung der Kapillaren führt. Folgen sind Atelektasen, die Ausbildung eines interstitiellen und intraalveolären Ödems (*fluid lung* – Komplikation:

Lungenfibrose!), alveoläre Lungenblutungen und *pulmonale hyaline Membranen*. Pulmonale hyaline Membranen bestehen aus Fibrin und sind erst 36 bis 48 Stunden nach dem Schockereignis in den Alveolen nachzuweisen. Klinisch liegt das Bild eines Lungenversagens vor (**ARDS** – adult respiratory distress syndrome).
- *Schockleber:* Läppchenzentrale Parenchymnekrosen mit der Folge einer Einschränkung der Funktion
- *Schockmagen:* Peptische Ulzera (auch im Duodenum) mit der Gefahr massiver Blutungen (Ursache ist die durch den Schock bedingte erhöhte Ausschüttung von Histamin.)
- *Schockdarm:* Blutungen und hämorrhagische Nekrosen

Man spricht von *primären Schockorganen*. Hierzu zählt auch die Haut.
Herzmuskel und Gehirn (Hirnödem) sind nur in sehr schweren Fällen von der Ischämie des Schocks betroffen.
Sekundär kann es nach abgelaufenem Schockgeschehen zu *Fettembolien* kommen:
1. Nach Frakturen kann aus dem Fettmark der betroffenen Knochen eine hämatogene Verschleppung von Fettgewebe zur Fettembolie führen.
2. Durch massive Katecholaminausschüttung resultiert bei gleichzeitiger Glukoseverwertungsstörung des Organismus eine massive Mobilisation von Fettsäuren, um den Energiestoffwechsel aufrechtzuerhalten (sog. Postaggressionsstoffwechsel). Im Rahmen dieses schockbedingten **Fettmobilisationssyndroms** können Fettembolien entstehen.

Diese können im Gehirn zu kleinen disseminierten Blutungen (histologisch Ringblutungen) führen: *Purpura cerebri* (s. auch Lerntext IX.11).
Als **Sanarelli-Shwartzman-Phänomen** bezeichnet man einen durch bakterielle Endotoxine hervorgerufenen Schock.

9.10 Thrombose

Frage 9.44: Lösung C

Ein **Abscheidungsthrombus** entwickelt sich in der Regel über einer Gefäßwandläsion (A) durch Kontakt mit dem **strömenden Blut.** Thrombozyten bleiben an der Endothelläsion hängen und setzen die plasmatische Gerinnung aktivierende Faktoren frei. Dies führt dazu, daß sich auf dem Thrombus aus Thrombozyten eine Fibrinschicht bildet, in der wiederum Leukozyten und Erythrozyten hängen bleiben. Auf diese Weise vergrößert sich der Thrombus, ragt in das Gefäßlumen hinein und verursacht Turbulenzen, die die weitere schichtweise „Abscheidung" von Thrombozyten, Fibrin, Leuko- und Erythrozyten bewirken ((B) und (D)). Neben Thrombozyten, Fibrin und Leukozyten sind auch Erythrozyten ein wesentlicher Bestandteil eines Abscheidungsthrombus (D). Morphologisch fällt besonders eine weiß-rote Schichtung senkrecht zur Richtung des Blutstromes auf. An der in das Gefäß hineinragenden Fläche imponieren die einzelnen Schichten als geriffelte Struktur (E).
Zu **(C):** Ein Abscheidungsthrombus kann im Hinblick auf seine Entstehung aus einzelnen Schichten verschiedener Blutbestandteile keine homogene Struktur haben.

Frage 9.45: Lösung B

Zu **(A)** und **(B):** Die Bildung von Fibrin entspricht einem Polymerisationsprozeß. Im Rahmen der Blutgerinnung aktiviert Thrombin Fibrinogen durch proteolytische Abspaltung (partielle Proteolyse) von Glykopeptiden zu Fibrinmonomeren. Das Restfibrinogenmolekül unterliegt dann einer Polymerisationsreaktion, bei dem zunächst eine instabile Fibrinzwischenstufe, das $Fibrin_s$ (s = solubile = löslich), und schließlich unter der Einwirkung des fibrinstabilisierenden Faktors XIII die endgültige Vernetzung zum $Fibrin_i$ (i = insolubile = unlöslich) entsteht.
Fibrinogen (β_2-Glykoprotein) gehört zur Gruppe der *Globuline* (A) des Blutplasmas und wird von der Leber synthetisiert. Wie in (B) kann demnach Fibrinogen allein als ein in der Leber gebildetes Vorläuferprotein bezeichnet werden.
Zu **(C)** und **(E):** Initial kommt die Gerinnungskaskade des endogenen Systems der Blutgerinnung durch Zusammenwirken des Plasmafaktors XII und des Thrombozytenfaktors (TF 3) (E) nach Thrombozytenaggregation in Gang. Das Gefäßendothel ist insofern in diesen Prozeß eingebunden als es im lädierten Zustand indirekt zur Aktivierung des Faktors XII, z.B. bei Kontakt mit Kollagenfasern, führt.
Zu **(D):** Fibroblasten sind die Vorläuferzellen der ausdifferenzierten Bindegewebszellen (Fibrozyten), die die Bindegewebsgrundsubstanz synthetisieren.
(B: 85%/+0,28)

Frage 9.46: Lösung C

Das Fibrinogen (β_2-Glykoprotein) gehört zur Gruppe der Globuline des Blutplasmas und wird von der Leber synthetisiert (4). Aus Fibrinogen entsteht im

Rahmen eines Polymerisationsprozesses Fibrin. So kommt es im Rahmen der Blutgerinnung (z.B. bei einer Thrombose (1), (2)) zur proteolytischen Abspaltung von Glykopeptiden durch Thrombin vom Fibrinogenmolekül. Die dadurch entstehenden Fibrinmonomere polymerisieren über eine instabile Zwischenstufe zum Fibrin.
Zu **(3)**: Die Fibrinbildung kann durch die Kaskade des intrinsischen Blutgerinnungssystems durch Zusammenwirken des Plasmafaktors XII und des Thrombozytenfaktors (TF 3) nach Thrombozytenaggregation induziert werden. Jede Form der Läsion des Gefäßendothels kann diesen Mechanismus in Gang setzen (z.B. auch eine Endokarditis) (3).
Zu **(5)**: Im hämatopoetischen Knochenmark läuft u.a. die Thrombogenese als dem zellulären Element der Blutgerinnung ab.
(C: 88%/+0,27)

H94 **!**
Frage 9.47: Lösung E

Abscheidungsthrombus entstehen bei **erhaltenem Blutstrom** typischerweise im arteriellen Gefäßsystem (z.B. Herzventrikel (A), Herzvorhof (B) oder Aorta abdominalis (D)). Auch im Bereich der Vena cava, in der u.a. atemabhängig starke Druck- und damit Blutströmungsgeschwindigkeitsschwankungen auftreten, können Abscheidungsthromben entstehen (C).
Zu **(E)**: In einem chirurgisch unterbundenen Gefäßabschnitt **sistiert der Blutstrom.** Dementsprechend kommt es hier zum Verschluß des betroffenen Gefäßes durch einen **Gerinnungsthrombus**.
(E: 81%/+0,29)

H95
Frage 9.48: Lösung D

Zu Aussage **(1)**: Die Ligatur einer Vene führt zur **Stase** des Blutflusses und löst damit einen **Gerinnungsthrombus** aus. Abscheidungsthromben entstehen nur bei erhaltenem Blutfluß vornehmlich im arteriellen Gefäßsystem.
Zu Aussage **(2)**: Die Aussage ist korrekt.
(D: 87%/+0,24)

F89
Frage 9.49: Lösung C

Zu **(A)** und **(B)**: Fibrinolyse und puriforme Erweichung sind *seltenere* Folgen einer Phlebothrombose.
Zu **(D)**: Eine bakterielle Infektion der Venenwand kann Folge einer *Thrombophlebitis* der oberflächlichen Beinvenen sein.
Zu **(E)**: Ein Phlebolith entsteht durch Verkalkung des hyalinen Thrombus, sofern es nicht zur Organisation durch ein Granulationsgewebe kommt. Häufigste Folge der Phlebothrombose aber ist die Organisation!

Thrombose — IX.10

Eine Thrombose stellt eine intravitale und intravasale Blutgerinnung dar.

Man unterscheidet:
Abscheidungsthromben (Plättchenthromben):
Diese sind überwiegend aus durch Fibrin vernetzten, nach und nach entstandenen, geschichteten Thrombozytenaggregaten aufgebaut. Zwischen den Fibrinfäden befinden sich auch Erythrozyten und Leukozyten. Abscheidungsthromben entstehen **bei erhaltenem Blutstrom** überall da, wo es zur Adhäsion von Thrombozyten nach einer Verletzung der Gefäßwand durch Kontakt mit dem *subendothelialen Kollagen* kommt. Man trifft sie vor allem in *Arterien* an:
Bei Exulzerationen einer atherosklerotisch veränderten Arterienwand, in Aneurysmen, entzündeten Gefäßen (Arteriitis, Thrombophlebitis), bei Verletzung des Endokards (Endocarditis verrucosa), über Myokardinfarkten und bei Mitralklappenfehlern im linken Vorhof.
Wegen der Wandständigkeit spricht man auch von *parietalen Thromben.*
Gerinnungsthromben (rote Thromben):
Diese resultieren aus einer bis zur **Stase** fortschreitenden Verlangsamung der Blutströmung und sind aus diesem Grund vor allem in *Venen,* z.B. bei einer Abflußstauung der unteren Extremitäten, zu finden. Folgerichtig bestehen sie überwiegend aus durch Fibrin vernetzten Erythrozyten.
Gemischte Thromben:
Sofern ein Abscheidungsthrombus zur Obliteration eines Gefäßes führt, kommt es hinter diesem zu einer Stase mit der Bildung eines Gerinnungsthrombus. Die Folge ist das Entstehen eines gemischten Thrombus mit einem *Kopf* (Abscheidungsthrombus) und einem *Schwanz* (Gerinnungsthrombus).
Mikrothromben (hyaline Thromben):
Diese bestehen aus Thrombozyten und Fibrin und sind in *Kapillaren,* z.B. als Folge der *Hyperkoagulabilität* beim Schock, anzutreffen.

Die Kausalfaktoren der Entstehung einer Thrombose umfaßt die *Virchow-Trias:*
1. *Veränderung der Blutströmung*
2. *Veränderung in der Zusammensetzung des Blutes*
3. *Veränderungen der Gefäßwand*

Zwei dieser Faktoren müssen zur Thrombosebildung zusammenkommen.
Während Makrothromben überwiegend Folge einer Veränderung von Blutströmung und Gefäßwand sind, sind Mikrothromben Ausdruck einer Veränderung von Blutströmung und -zusammensetzung.

Zu 1.
Verlangsamte Blutströmung vor allem:
- Arteriell bei einer Linksherzinsuffizienz (Abfall des Schlagvolumens) oder einer Stenose
- Venös bei Blutstauung infolge einer Rechtsherzinsuffizienz, Leberzirrhose, Varizen oder Bettlägrigkeit
- Bei einer Gefäßdilatation (Aneurysma, Phlebektasie)
- Ausfall der muskulären Förderung des venösen Rückstroms (Muskelpumpe)
- Eine Rolle spielen ferner Veränderungen der laminaren Strömung z.B. bei künstlichen Herzklappen.

Zu 2.
Veränderung der Zusammensetzung des Blutes:
- Erhöhter Gehalt an zellulären Bestandteilen z.B. bei Polyglobulie, Polycythaemia vera, Promyelozytenleukämie, relativ erhöhter Gehalt bei Exsikkose
- Erhöhter Gehalt an gerinnungsfördernden Faktoren, z.B. postinfektiös (Fibrin), posttraumatisch (Gewebsthrombokinase), postoperativ, Schwangerschaft, Ovulationshemmer, Tumoren (paraneoplastisches Syndrom), Hyperlipidämie
- Verminderter Gehalt an gerinnungshemmenden Faktoren, z.B. Antithrombin-III-Mangel
- Verminderter Gehalt an fibrinolysefördernden Faktoren, z.B. ein Plasminmangel. Plasmin vermag zwar die Thrombose nicht zu verhindern, aber ihre Ausprägung zu beeinflussen.

Zu 3.
Veränderung der Gefäßwand:
- Bei Schäden des Endothels kommen die Thrombozyten in Kontakt mit dem subendothelialen Kollagen mit der Folge einer Thrombozytenaggregation. Solche Wandveränderungen können hervorgerufen werden z.B. durch Traumata, toxische Substanzen, präzipitierende Immunkomplexe oder eine Atherosklerose.

Als *kardiale Thrombose* bezeichnet man vor allem im linken Vorhof (Herzohr) oder auf den Klappen entstehende Thromben, welche Folge eines Mitralklappenfehlers oder einer Linksherzinsuffizienz sind. Durch Verschleppung können die Thromben in die Blutbahn gelangen und zur Quelle von arteriellen Embolien werden. Eine *arterielle Thrombose* findet man auf ulzerierten atheromatösen Beeten oder in Aneurysmen.

Die *venösen Thrombosen* entstehen überwiegend in den Venen der unteren Extremitäten und des Beckens (Schwerkraft), selten in der V. cava oder im rechten Herzen. Bei der *Phlebothrombose* sind die tiefen Bein- und Beckenvenen betroffen. Durch Verschleppung des Thrombus kann es zu der gefürchteten Komplikation einer Lungenembolie kommen. Eine Thrombose der oberflächlichen Beinvenen findet man z.B. als Folge von Varizen. Man spricht von einer *Thrombophlebitis*, obwohl im Gegensatz zur septischen Thrombophlebitis eine Entzündung der Venenwand Folge und nicht Ursache der Thrombose ist. Die Emboliegefahr ist hierbei viel geringer.
In thrombosierten Gefäßen ist ein Abfluß über Kollateralen in begrenztem Maße möglich.

Das *postthrombotische Syndrom* entsteht bei chronischer Stauung hinter dem Thrombus. Die erhöhte Spannung führt zu einer Überdehnung und Sklerosierung der Venenwand, einhergehend mit einer Erweiterung der Lichtung (Varizenbildung, Zerstörung der Venenklappen durch Dilatation des Ansatzringes und/oder Entzündungen). Man spricht von einer *Phlebektasie*. Durch Behinderung des kollateralen Abflusses wird die Stauung verstärkt. So kann es oft erst ein bis zwei Jahre nach der Thrombose zu ausgeprägten *Ödemen* mit der Folge einer *Sklerose* und sogar zu trophischen Ernährungsstörungen der Haut (bräunliche Pigmentierung), der *Stauungsdermatitis*, kommen. Diese kann zum Entstehen eines Geschwürs, dem *Ulcus cruris*, führen.

Reaktionen auf die Thrombenbildung: In günstigen Fällen erfolgt eine spontane Fibrinolyse des Thrombus (selten) oder eine *Rekanalisation*, welche zu einer Wiederherstellung der Gefäßdurchströmung führt. Die Rekanalisation ist Folge der häufig einsetzenden und von der Gefäßwand ausgehenden *Organisation* des Thrombus, wobei durch eine Einsprossung von Kapillaren die Durchgängigkeit des Gefäßes nach etwa 6 bis 12 Wochen wieder hergestellt werden kann.
Seltener ist eine *puriforme Erweichung* des Thrombus, hervorgerufen durch infiltrierte Granulozyten, welche vor allem durch Proteolyse einen enzymatischen Abbau zu bewirken vermögen. Bei fehlender Organisation kann es durch Verkalkung des thrombotischen Materials zum Entstehen von *Phlebolithen* (Venensteinen) kommen.

9.11 Embolie

H97 **!!**

Frage 9.50: Lösung E

Eine **Embolie** ist die Verschleppung eines **körpereigenen** oder **körperfremden Partikels** in die Blutbahn.
- **körpereigen:** Thrombenmaterial (1), Fettropfen (2) aus dem Weichteilgewebe oder aus dem Knochenmark (5), Fruchtwasserbestandteile (4)
- **körperfremd:** Luft (3) z.B. als Folge einer Operation an herznahen Venen oder durch unsachgemäße Bedienung einer Infusion, Bakterien

(E: 92%, 0,24)

H90 **!**

Frage 9.51: Lösung D

Schon bei normalen Druckverhältnissen zwischen linkem und rechtem Vorhof wäre die Wahrscheinlichkeit, daß bei offenem Foramen ovale ein Embolus aus dem linken in den rechten Vorhof und von dort aus in die Pulmonalarterie gelangen könnte, extrem gering. Zum einen ist die Hauptstromrichtung des Blutes im Bereich des linken Vorhofes in Richtung Herzspitze vorgegeben, zum anderen ist der physiologische Druckgradient zwischen linkem und rechtem Vorhof nur sehr gering (arterieller Mitteldruck im rechten Vorhof = 3–8 mmHg, im linken Vorhof = 5–12 mmHg). Gänzlich unmöglich wird der Transfer eines Embolus vom linken zum rechten Vorhof bei einer pulmonalen Hypertension, bei der die Mitteldruckwerte im rechten Vorhof weit über denen des linken Vorhofes liegen.
Zu **(A), (B), (C)** und **(E)**: Thromben der **linken Herzkammer** können grundsätzlich in jede Gefäßprovinz des **großen Kreislaufs** verschleppt werden.

F98 **!**

Frage 9.52: Lösung D

Rezidivierende Lungenarterienembolien können verschiedene Folgeerscheinungen nach sich ziehen. So kann es zur Ausbildung eines hämorrhagischen Lungeninfarktes kommen (B). Häufig resultiert eine Infarktpneumonie (C) durch sekundäre bakterielle Superinfektion. Außerdem kommt es sukzessive zur Widerstandserhöhung im kleinen Kreislauf mit Ausbildung einer pulmonalen Hypertonie (A). Die sich daraus ergebende chronische Rechtsherzbelastung führt zum Vollbild des Cor pulmonale (E), das definitionsgemäß als Folgeveränderung einer chronischen Lungenerkrankung anzusehen ist.
Zu **(D)**: Eine Verbrauchskoagulopathie ist durchaus denkbar nach einer *fulminanten Lungenembolie* mit akutem Rechtsherzversagen und kardiogenem Schock mit disseminierter intravasaler Gerinnung.

H96 **!**

Frage 9.53: Lösung B

Eine zum Tode führende Lungenembolie (sog. fulminante Lungenembolie) wird durch einen *Stammverschluß* der Pulmonalarterie hervorgerufen. Voraussetzung ist, daß ein **großer Embolus** verschleppt wird. Dies ist am häufigsten bei den Thromben der Fall, die in den *großlumigen venösen Kapazitätsgefäßen* entstehen. In der V. cava und ihrem unmittelbaren Einzugsgebiet kommt es atemabhängig zu erheblichen Druckschwankungen. Dieser sog. Venenpuls erklärt die Entstehung von gemischten Thromben (wandständiger initialer Abscheidungsthrombus mit sich anlagerndem Gerinnungsthrombus als Gefäßausguß) (B).
Zu **(A)**: Hyaline Thromben (**Mikrothromben**) sind das morphologische Zeichen eines **Schock**geschehens. Sie bestehen aus Thrombozyten und Fibrin und sind im **kapillären Gefäßbett** lokalisiert. Eine Verschleppung dieser Thromben als Embolus ist nicht möglich.
Zu **(C)**: Es ist möglich, daß ein verschleppter Tumoranteil als Embolus eine fulminante Lungenembolie verursachen kann (Beispiel: Tumorzapfen eines Nierenzellkarzinoms in der V. cava inferior). Allerdings handelt es sich dabei um ein *seltenes* Geschehen.
Zu **(D)** und **(E)**: Bei **Cruor- und Speckhautgerinnseln** handelt es sich um **postmortale Erscheinungen**. Sie entstehen auf dem Boden der nach dem Sistieren des Kreislaufs einsetztenden Blutgerinnung.

(B: 83%/+0,02)

F97 **!**

Frage 9.54: Lösung A

Ein hämorrhagischer Lungeninfarkt entsteht auf dem Boden einer *peripheren* Lungenarterienembolie (2) bei gleichzeitig bestehender Linksherzinsuffizienz mit Blutrückstau in die Lungenvenen (4). Das von der Pulmonalisdurchblutung ausgeschaltete Lungengewebsareal wird von den Bronchialarterien weiter perfundiert. Steht dem hydrostatischen Druck in den Bronchialarterien jedoch ein erhöhter Pulmonalvenenwiderstand durch eine bestehende Linksherzinsuffizienz gegenüber, so ist die Sauerstoffversorgung des betroffenen Lungenparenchyms unzureichend. Es kommt dann bei bestehender Hämorrhagie des Gewebes zur Nekrose.
Zu **(1)**: Der *erhaltene* Blutfluß in den Bronchialarterien ist eine der Voraussetzungen für die Entstehung eines hämorrhagischen Lungeninfarktes.

Zu (3): Eine Lungenvenenthrombose kann sich nicht entwickeln, da es intravital nicht zur so weitgehenden Reduktion des Blutstromes kommen kann, daß eine Thrombusbildung induziert wird.
Zu (5): Die primäre Widerstandserhöhung im kleinen Kreislauf ist nicht Ursache, sondern Folge einer einen Lungeninfarkt auslösenden Embolie.

H98 F93 **!**
Frage 9.55: Lösung D

Als Quelle von arteriellen Thromboembolien können wandständige kardiale Thromben fungieren. Endokardläsionen, z.B. als Folge eines Myokardinfarktes (C) oder einer Herzklappenendokarditis (E), können ebenso zur Entstehung parietaler Thromben im Herzen führen wie Strömungsturbulenzen des Blutes in einem Herzwandaneurysma (A) oder in den Herzohren bei Vorhofflimmern (B).
Zu (D): Thrombose und Thromboembolie laufen *intravital* ab. Bei Leichen, bei denen es durch die Stase des Blutflusses zur Aktivierung des Gerinnungssystems kommt, entstehen regelrechte Gefäßausgüsse mit Gerinnseln. Anteile dieser Gerinnsel bestehen ausschließlich aus speckig-weißlich glänzendem Fibrin (sog. Speckhautgerinnsel).

F95 **!**
Frage 9.56: Lösung B

Unter einer paradoxen Embolie (syn. gekreuzte Embolie) versteht man die Verschleppung embolischen Materials via offenem Foramen ovale aus dem venösen in das arterielle Gefäßsystem des **großen Kreislaufs**. Dabei können grundsätzlich in allen vom großen Kreislauf abhängigen Gefäßgebieten Infarkte entstehen (Beispiele sind Hirn-(A), Extremitäten-(D) und Niereninfarkt (E)). Auch der Myokardinfarkt kann in seltensten Ausnahmefällen durch embolischen Verschluß einer Koronararterie resultieren (C).
Zu (B): Denkbar, aber äußerst unwahrscheinlich ist für sich ein Verschluß von Bronchialarterien im Rahmen einer paradoxen Embolie. Allerdings wäre – selbst wenn dieser Fall einträte – die Entstehung eines Lungeninfarktes ausgeschlossen, da eine ausreichende Gewebsoxygenierung durch die erhaltene Pulmonalarterienperfusion gewährleistet ist.
(B: 84%/+0,28)

H93
Frage 9.57: Lösung C

Zu Aussage (1): Unter einer paradoxen (gekreuzten) Embolie versteht man die direkte Embolusverschleppung vom venösen in das arterielle Gefäßsystem des großen Kreislauf z.B. über ein offenes Foramen ovale.

Zu Aussage (2): Eine paradoxe Embolie kann nur zustande kommen, wenn der Druck im rechten Vorhof höher ist als im linken Vorhof (z.B. nach einer stattgehabten Lungenembolie), was der Umkehr der physiologischen atrialen Druckverhältnisse entspricht.
(C: 82%/+0,26)

Embolie ───────────────────────── IX.11

Eine Embolie ist die Verschleppung eines körpereigenen (Thrombus, Fett) oder körperfremden (Luft, Bakterien, Atherom) Partikels in der Blutbahn, wobei durch „Steckenbleiben" ein Gefäßverschluß hervorgerufen werden kann.
Die wichtigsten Formen der Embolie sind die Thromboembolie und die Fettembolie.
Die **Thromboembolie** ist Folge einer Verschleppung von Thromben *im arteriellen oder venösen Kreislauf*. Am häufigsten ist die *Lungenarterienembolie*. Diese geht zumeist aus von Thromben der tiefen Bein- und Beckenvenen, seltener der oberflächlichen Beinvenen, der Plantarvenen, der V. cava inf., des Einzugsgebietes der V. cava sup. (z.B. als Folge eines Subklavia- oder Jugulariskatheters) oder des rechten Herzens. In Abhängigkeit von der Größe bleiben die venösen Emboli in den großen (tödlich), mittleren oder kleinen (nicht tödlich) Ästen der A. pulmonalis stecken. Bei großen Embolien, die sogar bis in den rechten Ventrikel reichen können, kommt es zum Tod durch eine akute Insuffizienz des gegen den Widerstand (pulmonale Hypertonie) vergeblich anpumpenden rechten Herzens. Man spricht von einem akuten *Cor pulmonale*. Todesursache kann auch ein *kardiogener Schock* durch Abfall des Herzzeitvolumens infolge eines verminderten Rückstroms aus den Lungen sein.
Bei einer Lungenembolie kann die Durchblutung des von der verstopften Arterie versorgten Gebietes über die Aa. bronchiales (doppelte Blutversorgung der Lunge!) weiterhin aufrechterhalten werden. Besteht aber parallel zum Emboliegeschehen eine Linksherzinsuffizienz mit einer Lungenstauung, so reicht die Sauerstoffversorgung nicht mehr aus. Es kommt zur Ausbildung eines keilförmigen, blauroten *hämorrhagischen Lungeninfarktes* mit der Basis an der Pleura (s. Abbildung 9.4). Die hämorrhagische Komponente verdankt der Infarkt einer Reströmung des Blutes in die ischämische Parenchymregion (im Gegensatz zum anämischen Herzinfarkt).
Emboli werden, wie bei der Thrombose beschrieben, bindegewebig organisiert und rekanalisiert. Bei Sektionen sind Reste alter Emboli als sog. *Strickleitern* in den Lungenarterien nachzuweisen.

Wichtige Faktoren, die die Entstehung einer Lungenembolie begünstigen:
- Alter und Geschlecht – Mit zunehmendem Alter steigt die Häufigkeit, Frauen werden vermehrt getroffen.
- Körpergewicht – Adipöse sind mehr gefährdet.
- Wettereinflüsse – z. B. Föhn.
- Operationen – Die Lungenembolie ist eine gefürchtete postoperative Komplikation.
- Bestehende Grundkrankheiten – Herzerkrankungen, Tumoren, Infektionen.

Arterielle Thromboembolie: Diese Thromben stammen überwiegend aus dem linken Vorhof und dem linken Ventrikel, ferner aus atheromatösen Beeten, seltener aus den Lungenvenen (s. zur Thrombenentstehung auch Herzklappenfehler, Atherosklerose, Herzinfarkt und Thrombose).
Folge einer solchen Embolie mit anschließender Ischämie ist die Ausbildung eines Infarkts z. B. des Niereninfarkts.
Eine Sonderform der arteriellen Embolie ist die seltene *paradoxe (gekreuzte) Thromboembolie*. Hierbei kommt es bei einem offenen Foramen ovale oder einem Vorhofseptumdefekt zur Verschleppung eines Thrombus vom rechten Vorhof in den linken und von hier aus in die Peripherie. Dies ist natürlich nur möglich, wenn der Druck im rechten Herzen höher ist als im linken, z. B. nach einer Lungenembolie.
Fettembolien entstehen durch traumatische Schäden des Fettgewebes, wie man sie häufig bei Frakturen der Fettmark enthaltenden Röhrenknochen, seltener bei Quetschung einer Fettleber findet. In die Venen angesaugtes Fett wird ver-

Abb. 9.4 Lungeninfarkt

schleppt und führt so häufig zu Embolien der Lunge (mögliche Folge: akutes Cor pulmonale). In den Lungenkapillaren ist das Fett hierbei mikroskopisch *tröpfchen-* oder *würstchenförmig* nachzuweisen. Wird die Embolie überlebt, so kommt es zu einer Resorption des Fettmaterials. (Da traumatische Schäden des Fettgewebes häufig mit einem hypovolämischen Schock einhergehen, vermutet man, daß die infolge der Katecholaminausschüttung aus den Zellen ins Blut gelangenden Fette über einen unbekannten Mechanismus unlöslich werden und zur Entstehung der Fettembolie beitragen – *Fettembolisationssyndrom.*
Gelangt Fett über die Vv. pulmonales von der Lunge in den linken Vorhof, so können auch arterielle Fettembolien, häufig in der Niere, die Folge sein. Eine auf diesem Weg entstandene Fettembolie des *Gehirns* fällt klinisch erst nach einigen Tagen durch Krämpfe oder Koma auf. Durch Gefäßverschluß sind *kleine Nekrosen* vor allem im *Mittelhirn*, in *Pons* und *Medulla oblongata* entstanden. Ist es als Folge eines traumatisch bedingten Schocks auch zu einer Verbrauchskoagulopathie gekommen, finden sich *flohstichartige Blutungen (Purpura cerebri)*, welche die Nekrosen in Form von *Ringblutungen* umschließen.

9.12 Arterielle Durchblutungsstörungen und Hypoxie

F98 **!!**
Frage 9.58: Lösung D

Zu **(1), (2)** und **(3): Anämische Infarkte** entstehen beim **Verschluß einer funktionellen Endarterie**. Herz (1), Niere (2), Milz (3), Gehirn und Extremitäten sind typische Organbeispiele in diesem Zusammenhang.
Zu **(4):** Eine **Lungenarterienembolie** führt zu einem **hämorrhagischen Lungeninfarkt**. Voraussetzung für die namensgebende Einblutung in das Infarktareal ist eine bestehende Linksherzinsuffizienz mit Blutrückstau in die Lungenvenen. Das von der Pulmonalisdurchblutung ausgeschaltete Lungengewebsareal wird von den Bronchialarterien weiter perfundiert. Steht dem hydrostatischen Druck in den Bronchialarterien jedoch ein erhöhter Pulmonalvenenwiderstand durch eine bestehende Linksherzinsuffizienz gegenüber, so ist die Sauerstoffversorgung des betroffenen Lungenparenchyms unzureichend. Es kommt dann bei bestehender Hämorrhagie des Gewebes zur Nekrose.
Zu **(5):** Der **Verschluß einer Mesenterialarterie** führt zur Ausbildung eines *nur kurzfristig* anämisch imponierenden Infarktes. Nach Eintreten der Nekrose kommt es retrograd bei dem relativ hohen Druck im Pfortadergebiet zur Einblutung in den Infarkt. Es entsteht das für den Darm typische Bild des **hämorrhagischen Infarktes**.

H97 **!**
Frage 9.59: Lösung D

Die Nervenzellen des Gehirns (D) sind die gegenüber Sauerstoffmangel empfindlichsten Körperzellen **(Überlebenszeit etwa 6 Minuten)**. Ganz beson-

ders gilt dies für Thalamus, Putamen und Nucleus caudatus (Neostriatum), die Ammonshornformation und die Rinde der Zentralregion. Relativ am geringsten ist die Empfindlichkeit in den Hintersträngen des Rückenmarks.
Zu **(A)**, **(B)** und **(C)**: In der Reihenfolge ihrer Ischämie-Empfindlichkeit sind das Myokard (A), Hepatozyten (C) und Tubulusepithelien der Niere (B) aufzulisten.
Zu **(E)**: Zur Empfindlichkeit gegenüber Ischämiezuständen liegen bei Makrophagen keine Daten zur Überlebenszeit vor.
(D: 95%, 0,13)

F00

Frage 9.60: Lösung B

Ein Mesenterialarterienverschluß führt typischerweise zu einem hämorrhagischen Darminfarkt. Grundsätzlich muß als Voraussetzung für die Entstehung eines hämorrhagischen Infarktes der hämodynamische Blutdruck im nachgeschalteten Venenabschnitt so groß sein, dass die Kapillaren im Nekrosegebiet *retrograd* mit Blut aufgefüllt werden. Nachfolgend kommt es bei der im Bereich der Nekrose bestehenden Kapillarschädigung zu Blutungen in das Nekrosegebiet. Entsprechende Voraussetzungen sind im Bereich des Pfortadersystems unter physiologischen Bedingungen gegeben.
Zustände, die zum Mesenterialarterienverschluß führen können:
- thrombotischer Verschluß der A. mesenterica superior bei Atherosklerose (A)
- embolischer Verschluß eines Astes der A. mesenterica superior (z.B. bei kardialen Thromben als Emboliequelle) (E)
- Dünndarminvagination mit Kompression der Randarkadendurchblutung (C)
- Brideniléus mit Strangulation der zuführenden Mesenterialgefäße (D)

Zu **(B)**: Die Zöliakie (einheimische Sprue) kann zur Entwicklung eines MALT-Lymphoms als Spätkomplikation führen. Akute Durchblutungsstörungen des Dünndarmtraktes kommen als direkte Folge der einheimischen Sprue nicht vor.

F00

Frage 9.61: Lösung D

Zu **(D)**: Die Lunge besitzt einen doppelten Blutkreislauf, der entscheidenden Einfluß auf eine Infarktentstehung hat. Ein Lungeninfarkt entsteht auf dem Boden einer *peripheren* Lungenarterienembolie bei gleichzeitig bestehender Linksherzinsuffizienz mit Blutrückstau in die Lungenvenen. Das von der Pulmonalisdurchblutung ausgeschaltete Lungengewebsareal wird von den Bronchialarterien weiter perfundiert (doppelter Blutkreislauf der Lunge). Steht dem hydrostatischen Druck in den Bronchialarterien jedoch ein erhöhter Pulmonalvenenwiderstand durch eine bestehende Linksherzinsuffizienz gegenüber, so ist die Sauerstoffversorgung des betroffenen Lungenparenchyms unzureichend. Es kommt dann bei bestehender Hämorrhagie des Gewebes zur Nekrose. Das Resultat entspricht einem hämorrhagischen Lungeninfarkt.
Zu **(A)**, **(B)**, **(C)** und **(E)**: Sämtliche aufgelisteten Organe sind von funktionellen Endarterien versorgt. Ein Verschluß der arteriellen Strombahn führt zur Ausbildung eines anämischen Infarktes.

H98

Frage 9.62: Lösung C

Ursache der temporären akuten relativen Ischämie (Oligämie) ist eine leichte bis mittlere Stenose einer Arterie (am häufigsten auf dem Boden einer Atherosklerose), wodurch es *unter Belastung* zu einer mangelhaften Durchblutung kommt. Beispiele sind die **Angina pectoris** (A) am Herzen und die **Angina abdominalis** (B). Auch die **Claudicatio intermittens** (D) der unteren Extremitäten, bei der die Patienten beim Gehen nach einigen hundert Metern (in fortgeschrittenen Stadien schon nach wenigen Schritten!) als Folge der belastungsinadäquaten Durchblutung starke Schmerzen verspüren, die sie zum Anhalten zwingen. Da in Ruhe die Sauerstoffversorgung ausreicht, lassen die Schmerzen nach kurzer Zeit nach. Wegen der immer wieder auftretenden Zwangspausen, in denen Gelegenheit besteht, die Auslagen der Schaufenster zu betrachten, spricht man oftmals auch von der „Schaufensterkrankheit". Bei der Manifestation der Atherosklerose im Bereich der hirnversorgenden Arterien kann als Folgeerscheinung eine **Transitorisch ischämische Attacke** (TIA) (E) auftreten. Definitionsgemäß bildet sich bei einer TIA die neurologische Ausfallssymptomatik innerhalb von 24 Stunden zurück.
Zu **(C)**: Eine Endokardfibrose (des rechten Herzens) kann im Zuge eines Karzinoid-Syndroms auftreten.

Arterielle Durchblutungsstörungen ——— IX.12

Eine *Ischämie* bedeutet eine Verminderung der Durchblutung eines Gewebes. Kommt es durch Verschluß einer Endarterie z.B. auf Grund einer Atherosklerose oder einer Embolie zu einer permanenten Minderdurchblutung, so entsteht durch den Mangel an Sauerstoff und Substrat (z.B. Kohlenhydrate) eine Nekrose, die man als *Infarkt* bezeichnet.
Man unterscheidet *anämische* (Herz, Gehirn, Niere, Milz) und *hämorrhagische* (Lunge, Darm) Infarkte. Hämorrhagische Infarkte entstehen überall da, wo eine doppelte Gefäßversorgung besteht (Lunge: A. pulmonalis – Aa. bronchiales, Darm: A. mesenterica sup., A. mesenterica inf.).

Auf diesem Weg kommt es zur typischen Einblutung in die Infarktzone, ohne daß der Bedarf an Sauerstoff und Substrat durch die zweite Zuflußmöglichkeit gedeckt werden kann.

Als *hämorrhagische Infarzierung* bezeichnet man einen infolge einer venösen Abflußstörung entstehenden Zelluntergang.

Wichtig für die Entstehung eines Infarktes ist eine unzureichende Versorgung durch **Kollateralen**. Funktionsfähige Kollateralen, welche bei chronischer Verengung einer Arterie (z. B. relative Koronarinsuffizienz) an den verstärkten Durchfluß adaptiert sind, vermögen einen Infarkt in der Ausbreitung klein zu halten oder sogar gänzlich zu verhindern.

Die Ausbreitung eines Infarktes hängt ferner von der Größe des von einer Endarterie versorgten Gebietes ab.

Niereninfarkt: Ursache ist zumeist eine Thromboembolie. Der anämische keilförmige Infarkt ist in der *Rinde subkapsulär* gelegen. Die Narbenbildung führt zu einer Einziehung der Oberfläche. Ein Funktionsverlust besteht nicht.

Milzinfarkt: Ursache ist zumeist eine Thromboembolie. Der Infarkt ist anämisch und keilförmig. Ebenfalls analog zum Niereninfarkt erfolgt durch Narbenbildung eine Einziehung der Organoberfläche. Ein Funktionsverlust besteht nicht.

Darminfarkt: Ursache ist meistens eine Thromboembolie der A. mesenterica sup. Es handelt sich von der Ausprägung her um einen hämorrhagischen Infarkt. Die Darmwand ist dick und blaurot verfärbt. Durch bakterielle Besiedlung entstehen Gangrän und Peritonitis. Der Tod durch einen Ileus kann nur durch chirurgische Resektion vermieden werden.

Extremitäteninfarkt: Ursache ist meistens eine Atherosklerose, welche oftmals auf dem Boden eines Diabetes mellitus (diabetische Makroangiopathie) entstanden ist. Die Nekrose führt durch Austrocknung zur trockenen Gangrän (s. Nekrosetypen, Lerntext III.8), wobei die Glieder blauschwarz verfärbt sind.

Kliniker sprechen bei einer Gangrän auch von einer arteriellen Verschlußkrankheit (AVK) 4. Grades.

Herzinfarkt s. Lerntext IX.5.

Hirninfarkt s. Lerntext IX.13.

Absolute temporäre Ischämie

Eine absolute temporäre Ischämie findet man:
- Bei einer Thromboembolie bis zur operativen Entfernung des Thrombus
- Beim Abbinden eines Oberarms zur Blutstillung (Esmarch-Blutleere)
- Bei Verschüttungen mit Unterbrechung der Zirkulation durch Abklemmung (Crush-Syndrom)
- Bei der Schockniere

Sofern die Zeitspanne bis zur Wiederaufnahme der Durchblutung nicht zu lang ist (bei Extremitäten höchstens 1 bis 2 Stunden), entstehen keine bleibenden Schäden.

Relative temporäre Ischämie (Oligämie)

Ursache ist eine leichte bis mittlere Stenose einer Arterie (am häufigsten auf dem Boden einer Atherosklerose), wodurch es bei Belastungen zu einer mangelhaften Durchblutung kommt.

Beispiele sind die *Angina pectoris* am Herzen (s. relative Koronarinsuffizienz, Lerntext IX.4) und die *Angina abdominalis* (nach schweren Mahlzeiten). Hierzu zählt auch die *Claudicatio intermittens* der unteren Extremitäten, bei welcher die Patienten beim Gehen nach einigen hundert Metern (in fortgeschrittenen Stadien schon nach wenigen Schritten!) als Folge der belastungsinadäquaten Durchblutung starke Schmerzen verspüren, die sie zum Anhalten zwingen. Da in Ruhe die Sauerstoffversorgung ausreicht, lassen die Schmerzen nach kurzer Zeit nach. Wegen der immer wieder auftretenden Zwangspausen, in denen Gelegenheit besteht, die Auslagen der Schaufenster zu betrachten, spricht man oftmals auch von der „Schaufensterkrankheit". Im Klinikjargon ist von einer AVK 2. Grades die Rede (Gehstrecke > 200 m 2 a, < 200 m 2 b).

Von den rezidivierenden relativen temporären Ischämien ist besonders das Parenchym durch Einzelzellnekrosen mit der Folge einer Fibrosierung betroffen.

Relative chronische Ischämie (Oligämie)

Hierbei ist die Stenosierung des Gefäßes so ausgeprägt, daß eine adäquate Durchblutung selbst in Ruhe nicht mehr gewährleistet ist (klinisch AVK 3. Grades). Als Beispiel sei die bei einer chronischen Hypertonie entstehende *Arteriolosklerose der Niere* genannt, bei der es zu kleinen subkapsulären stecknadelkopfgroßen degenerativen Veränderungen und Nekrosen (Subinfarkten) mit Atrophie der Tubuli kommt. Die Oberfläche der Rinde erfährt durch Narbenbildung kleine polytope Einziehungen, wodurch sich eine feine Granulierung des intakten Parenchyms entwickelt. Da die Granula gut durchblutet werden, spricht man auch von einer *roten Granulaatrophie der Niere*. Ein Übergang in eine Niereninsuffizienz ist möglich, wenn auch nicht gerade häufig.

Hirninfarkt, thrombotische und thromboembolische Durchblutungsstörungen des Gehirns

[H88]
Frage 9.63: Lösung B

In erster Linie sind es **Mikrogliazellen,** die die Abräumfunktion nekrotischen Gewebes im Nervensystem wahrnehmen. Die Mikrogliazellen speichern dabei Lipide, die in Form von Fettvakuolen intrazellulär abgelagert werden: **Fettkörnchenzellen** (B).
Zu **(A):** Die Nervenzellerbleichung stellt das erste Stadium des Hirninfarktes dar.
Zu **(C):** Im Narbenstadium des Hirninfarktes kommt es zur Bildung von Fasermaterial (Gliafasern). Es verbleibt eine mit Liquor gefüllte Pseudozyste, deren Wandung gliös-bindegewebig verstärkt ist.
Zu **(D):** Fremdkörperriesenzellen finden sich beim Hirninfarkt in keinem Stadium.
Zu **(E):** Gefäßverkalkungen im Bereich des Gehirns finden sich u. U. nach entzündlichen Erkrankungen.

[H87]
Frage 9.64: Lösung E

Totalnekrosen des Gehirns werden als *Erweichung* (2) oder als *Kolliquationsnekrose* (4) bezeichnet.
Zu **(1):** Der Begriff *Erbleichung* bezeichnet das Frühstadium der *noch reaktionslosen* Nekrose.
Zu **(3):** Vorwiegende Schädigung der Nervenzellen **ohne** Beteiligung der Glia bei Sauerstoffmangelzuständen ist das Substrat von *Partialnekrosen* des Gehirns (syn.: elektive Parenchymnekrose).
Die Diagnose kann nur histologisch anhand typischer degenerativer Veränderungen der Nervenzellen gestellt werden.
Zu **(5):** Unter *Porenzephalie* versteht man einen Residualzustand nach Abräumung einer Totalnekrose im kindlichen Gehirn. Es verbleibt dabei typischerweise eine *Zystenhöhle*, die mit dem Ventrikelsystem in Verbindung steht. – Andererseits kommen Porenzephalien auch als primäre Mißbildungen vor.

[H86]
Frage 9.65: Lösung E

Zu **(A)–(D):** Die Begriffe Erweichung (Malazie), Kolliquationsnekrose und Infarkt sind synonym für Totalnekrose des Hirngewebes zu verwenden.
Zu **(E):** Kennzeichen des Frühstadiums der *noch reaktionslosen* Nekrose:
- Erbleichung
- Lokale Gewebsschwellung
- Konsistenzverminderung

Erst danach können die eigentlichen Kennzeichen einer Totalnekrose des Nervengewebes erfaßt werden.

[F96]
Frage 9.66: Lösung D

Ein hämorrhagischer Hirninfarkt bildet sich aus, wenn der venöse Abfluß einer Hirnregion – wie z. B. im Falle einer Sinusthrombose – blockiert ist (D).
Zu **(A):** **Kongenitale Aneurysmen** treten sack- oder beerenförmig im Bereich des Circulus arteriosus Willisii auf. Bei einer Ruptur kommt es zu **Subarachnoidalblutung.**
Zu **(B):** Ein massives Hirnödem kann *Folge*, jedoch nicht Ursache eines hämorrhagischen Hirninfarktes sein.
Zu **(C):** Die **hypertensive Angiopathie** ist die Ursache für die Entstehung einer **Hirnmassenblutung,** einer arteriellen Wühlblutung, die häufig im Bereich der Stammganglien lokalisiert ist.
Zu **(E):** Eine **Thrombose einer Zerebralarterie** führt zum **anämischen Hirninfarkt.**
(D: 32%/+ 0,27; C: 44%/– 0,07)

Hirninfarkt ──────────────── IX.13

Hirninfarkte können *anämisch* oder *hämorrhagisch* sein. Häufigste Ursache ist ein durch atherosklerotische Wandveränderungen oder durch embolische Verschleppung von atheromatösem Material hervorgerufener Gefäßverschluß, welcher zur Ausbildung eines anämischen Infarktes führt. Aber auch ein Blutdruckabfall kann u. U. eine so massive Minderdurchblutung bewirken, daß ein sog. *Nichtobturationsinfarkt* entsteht. Die selteneren hämorrhagischen Infarzierungen entstehen, wenn parallel zum Gefäßverschluß eine venöse Abflußstörung besteht (z. B. auf Grund einer Abklemmung bei erhöhtem Hirndruck). Hierdurch kann es zur Einblutung in das nekrotische Gewebe kommen. Wie bei anderen Infarkten auch, hängt das Ausmaß von der Größe des durch das verschlossene Gefäß versorgten *Gebietes* und der bestehenden *Kollateraldurchströmung* ab.
Aufgrund charakteristischer morphologischer Veränderungen können drei Stadien des Hirninfarktes unterschieden werden. Im ersten Schritt entsteht das Bild der **Erbleichung,** wobei die Nekrose noch reaktionslos ist. Man findet eine lokale Gewebsschwellung mit verminderter Konsistenz. Es folgt zweitens die **Erweichung,** einhergehend mit der Verflüssigung des nekrotischen Materials, der **Kolliquationsnekrose.** Nach der Phagozytose durch Mikroglia und Blutmonozyten unter der Bildung von *Fettkörnchenzellen* entsteht drittens im **Vernarbungsstadium** eine mit Liquor gefüllte Höhle *(Pseudozyste)*, welche am Rand *gliös-bindegewebig vernarbt.* Nur bei sehr kleinen Defekten kommt es zu völliger Ausfüllung des Defektes mit Narbengewe-

be. Die Manifestationszeit bis zur mikroskopisch sichtbaren Veränderung des Infarktbereichs beträgt mindestens 6 Stunden.
Als *Grenzgebietsinfarkte* bezeichnet man solche, die in den angrenzenden Regionen der jeweils von einer der drei Hauptarterien (A. cerebri anterior, media und posterior) versorgten Gefäßgebiete liegen. Als Beispiel sei das „Dreiländereck" in der parietookzipitalen Region genannt, welches aus Grenzzonen („letzten Wiesen") der durch alle drei Arterien versorgten Gebiete gebildet wird. Diese Infarkte entstehen meist nicht obturativ, sondern durch eine verminderte Sauerstoffzufuhr (z.B. auf Grund einer Hypoxämie oder eines Blutdruckabfalls).
Klinisch äußern sich Hirninfarkte unter dem Bild des *Apoplexes* (Schlaganfall), einhergehend mit einer anfänglichen Bewußtlosigkeit, Halbseitenlähmung, Sprachverlust u. a.

Thrombosen
Thrombosen der Längsblutleiter und der inneren Hirnvenen führen über eine venöse Abflußstörung zur hämorrhagischen Infarzierung mit anschließender Vernarbung.

Embolien
Embolien (s. Embolie, Lerntext IX.11) können arteriellen Ursprungs sein, z.B. bei bestehender Arrhythmia absoluta. Auch hier kann es zu klinischen Symptomen im Sinne eines *Apoplexes* kommen, die aber bei sehr kleinen Emboli oftmals nur passager sind. Die Klinik spricht von *TIA's* (**T**ransitorische **I**schämische **A**ttacke).
Andere Embolieformen sind die bakterielle Embolie, z.B. bei einer Endokarditis, oder die häufig posttraumatisch auftretende Fettembolie (Folge: Purpura cerebri, die sich mikroskopisch als perinekrotische Hirnblutung darstellt).

Fetaler Blutkreislauf, kongenitale Herzvitien

Fetaler Blutkreislauf und kongenitale Herzvitien — IX.14

Nach der Geburt führt der erste Atemzug zur Entfaltung der Lungen und durch Absinken des Strömungswiderstandes im Pulmonalkreislauf zur vermehrten Lungendurchblutung. Hieraus resultiert folgende kardiovaskuläre Adaptation:

1. Druckerhöhung im linken Vorhof durch vermehrten Zufluß aus den Lungen
2. Erhöhung des peripheren Widerstandes
3. Ansteigen des arteriellen Blutdruckes

Folge dieser Veränderung ist ein Stoppen des während der Fetalperiode physiologischen Rechts-links-Shunts durch Foramen ovale und Ductus Botalli.
Die Druckerhöhung im linken Vorhof bedingt den sofortigen funktionellen Verschluß des aus einer Atrophie im Septum primum während der Embryonalzeit entstandenen Foramen ovale. Nach einiger Zeit kommt es auch zum definitiven Verwachsen der Ränder des Foramen ovale mit dem Septum secundum. In 25% der Fälle bleibt der lediglich funktionelle Verschluß bestehen, so daß eine Sondierung des linken Vorhofs erfolgen kann. Dies stellt klinisch nur einen Nebenbefund dar. Erst bei einer relativen Druckerhöhung des rechten im Vergleich zum linken Vorhof ist eine erneute Öffnung des Foramen möglich. Diese kann klinisch einmal im Rahmen der seltenen „gekreuzten Embolie" (s. Lerntext IX.11) Bedeutung erlangen.
Auch der in der Fetalperiode zur Umgehung des Lungenkreislaufs dienende Ductus Botalli wird postnatal meistens innerhalb von Stunden oder Tagen verschlossen. Bleibt der Ductus jedoch offen, so führen die veränderten Druckverhältnisse zum Links-rechts-Shunt aus der Aorta über die Pulmonalarterie in den Lungenkreislauf und zu einer erhöhten Volumenbelastung des linken Ventrikels. Man kann in diesem Fall von einem Vitium mit Links-rechts-Shunt sprechen. Eine Operationsindikation ist gegeben.

Weitere **kongenitale Vitien** mit Links-rechts-Shunt sind:
- *Vorhofseptumdefekt* (ASD) – Man unterscheidet Septum-secundum- (häufiger) und Septum-primum-Defekt
- *Ventrikelseptumdefekt* (VSD) – häufigstes kongenitales Vitium!

Vitien mit Rechts-links-Shunt und Zyanose sind:
- mit verminderter Lungendurchblutung
- *Fallot-Tetralogie* – Ventrikelseptumdefekt, „reitende" Aorta, Pulmonalstenose und Rechtsherzhypertrophie (sofern zusätzlich ein Vorhofseptumdefekt besteht – Fallot-Pentalogie)
- *Trikuspidalatresie*
- mit vermehrter Lungendurchblutung
- *Transposition der großen Arterien* – aus dem rechten Ventrikel entspringt die Aorta und aus dem linken Ventrikel die A. pulmonalis

Vitien ohne Shunt sind:
- *Angeborene Pulmonalstenose*
- *Angeborene Aortenstenose*
- *Aortenisthmusstenose*

9 Grundlagen zur Pathologie des Kreislaufs

Erworbene Herzklappenfehler

Rheumatische und bakterielle Endokarditis

Erworbene Herzklappenfehler — IX.15

Erworbene Herzklappenfehler werden meistens hervorgerufen durch entzündliche Erkrankungen des Endokards. Bevorzugt ist hierbei der Klappenschließungsrand betroffen. Folge einer Klappenschädigung ist die *Schlußunfähigkeit (Insuffizienz)* oder die *Engstellung (Stenose)*.

Die häufigste Ursache eines erworbenen Herzklappenfehlers ist die bereits erwähnte **Endocarditis verrucosa rheumatica** (s. rheumatisches Fieber, Lerntext VI.24) – Hierbei kommt es nach einer Infektion mit Streptokokken der Gruppe A, z.B. nach einer Streptokokkenangina, zum Niederschlagen von Immunkomplexen am Klappenschließungsrand mit der Folge einer abakteriellen Klappenentzündung. Die Antigen-Antikörper-Komplexe bewirken eine *Komplementaktivierung,* welche durch erhöhte Permeabilität des Klappenendothels zu einer ödematösen Auflockerung des subendothelialen gefäßlosen Klappenbindegewebes führt. Durch Verletzung des Endothels auf Grund der mechanischen Belastung des geschwollenen Gewebes kommt es an den Klappenschließungsrändern zu einer Thrombozytenaggregation, welche die Bildung von grau-weißen, glasigen Thromben („*Wärzchen*") auf den Klappen nach sich zieht. Im Klappenbindegewebe entwickelt sich oftmals eine *fibrinoide* Nekrose. Sekundär erfolgt dann mit der Proliferation von Histiozyten und Fibroblasten eine reparative Reaktion, bei der es auch zur Einsprossung von Kapillaren in das ursprünglich gefäßlose, über Diffusion ernährte Gewebe kommt. Hieraus resultiert ein erhöhtes Risiko für nachfolgende Infektionen mit auf dem Blutweg eingeschleppten Bakterien.

Folge der reparativen Reaktion ist ferner eine *Fibrosierung* der Klappe mit anschließender Vernarbung, einhergehend mit einer Inkorporation der Thromben.

Ein Klappenfehler wird durch erneute rheumatische Schübe oder folgende bakterielle Infektionen verursacht. Die Schädigung der Klappe durch eine einmalige Endocarditis verrucosa reicht meistens nicht zur Ausbildung eines Klappenfehlers aus. Kommt es durch die rezidivierenden Entzündungen zu einem Überwiegen von *Versteifung* und *narbiger Schrumpfung*, so entsteht eine Klappeninsuffizienz. Bei vorherrschender Verdickung und Verklebung der Klappen manifestiert sich eine Stenose.

Häufigkeit der Herzklappenfehler:
1. Mitralklappe
2. Mitral- und Aortenklappe in Kombination
3. Aortenklappe

Die Klappen des rechten Herzens sind seltener betroffen (Ursache: geringere Druckbelastung). Auch die Sehnenfäden der Papillarmuskeln können ähnlichen Veränderungen unterliegen (Endocarditis verrucosa cordalis).

Bakterielle Endokarditiden

Endocarditis acuta ulcerosa: Ursache ist die septische Infektion einer zumeist durch eine Endocarditis verrucosa vorgeschädigten Herzklappe mit virulenten Bakterien (meistens Streptokokken). Die bakteriellen Enzyme, z.B. Hyaluronidase, führen zu einer nekrotischen Destruktion des Klappengewebes. Es kommt zu Ulzerationen (Klappengeschwüren), in denen sich sekundär parietale Thromben bilden. Die Schädigung der Klappe kann so ausgeprägt sein, daß eine Ruptur mit der Folge einer akuten massiven Insuffizienz entstehen kann, welche zumeist tödlich ist.

Endocarditis lenta (s. Sepsis lenta, Lerntext VI.20): Auch hier beruht die Klappenschädigung auf einer bakteriellen Infektion zumeist mit dem weniger virulenten α-hämolysierenden Streptococcus viridans. In der Regel ist ein Primärherd nicht auffindbar. Das Geschehen ist ähnlich wie bei der Endocarditis acuta ulcerosa, wenn auch weniger akut. Auf Grund der geringeren Virulenz der Bakterien steht die Thrombenbildung mehr im Vordergrund als die Ulzeration der Klappen. Man spricht deswegen auch von einer **Endocarditis thromboulcerosa polyposa.** Die Thromben können zur Ursache von Embolien werden. Die ständige Ausschwemmung von Bakterien aus diesem Klappenherd bewirkt eine *Sepsis lenta*, einhergehend mit *Löhlein-Herdnephritis* und *Milztumor*.

Als *relativen Herzklappenfehler* bezeichnet man eine Schlußunfähigkeit (Insuffizienz), die nicht auf einer direkten Klappenschädigung, sondern auf einer Erweiterung des Klappenrings, z.B. als Folge einer myogenen Herzdilatation, basiert.

Erworbene Herzklappenfehler im einzelnen

Aorteninsuffizienz: Während der Diastole erfolgt ein Rückfluß aus der Aorta in den linken Ventrikel – zusätzlich zum aus dem linken Vorhof einströmenden Blut, so daß bei der folgenden Systole ein erhöhtes Volumen ejektiert wird (*Pulsus celer et altus*).

Kompensation der Volumenbelastung: Exzentrische Hypertrophie des Myokards des linken Ventrikels (s. Herzhypertrophie, Lerntext IX.7).

Aortenstenose: Folge der Stenose ist eine erhöhte Druckarbeit, die eine Kompensation in einer konzentrischen Hypertrophie des Myokards des linken Ventrikels erfährt.

> **! Merke:** Volumenbelastung – exzentrische Hypertrophie
> Druckbelastung – konzentrische Hypertrophie

Mitralstenose und Mitralinsuffizienz: Durch Dilatation des linken Vorhofs (erschwerter Ausfluß während der Diastole bei einer Klappenstenose bzw. Rückfluß während der Systole bei einer Klappeninsuffizienz) entsteht ein sog. mitralkonfiguriertes Herz, wie es in solchen Fällen auf einer Röntgenaufnahme des Thorax („verstrichene Herztaille") beobachtet werden kann. Ferner entwickelt sich eine Fibrose des Endokards.
Bei einer Mitralstenose kommt es über einen Blutrückstau zu einer pulmonalen Hypertonie (Folge: Pulmonalsklerose) und zu einer vermehrten Druckbelastung des rechten Ventrikels (Folge: Hypertrophie – Cor pulmonale). Als Folge des geringen Volumens an einströmendem Blut in den linken Ventrikel während der Diastole beginnt dieser zu atrophieren.
Bei einer Mitralinsuffizienz hypertrophiert der linke Ventrikel, da während der Diastole ein erhöhtes Volumen einfließt.
Häufige Komplikationen der Mitralklappenfehler sind:
- Thrombenbildung im Herzohr mit der möglichen Folge von arteriellen Embolien (z. B. im Gehirn – Manifestation einer Hemiparese).
- Bildung von Kugelthromben, welche zu groß sind, um den Vorhof verlassen zu können.
- Arrhythmia absoluta (Vorhofflimmern) als Folge einer durch die Dilatation beeinträchtigten Reizleitung, wodurch die Thrombenbildung zusätzlich begünstigt wird.
- Cor pulmonale als Folge der pulmonalen Hypertonie (nur bei der Mitralstenose!).

9.13 Kommentare aus Examen Herbst 2000

H00
Frage 9.67: Lösung D

Die Lunge besitzt einen doppelten Blutkreislauf, der entscheidenden Einfluss auf eine Infarktentstehung hat. Ein Lungeninfarkt entsteht auf dem Boden einer *peripheren* Lungenarterienembolie bei gleichzeitig bestehender Linksherzinsuffizienz mit Blutrückstau in die Lungenvenen (D). Das von der Pulmonalisdurchblutung ausgeschaltete Lungengewebsareal wird von den Bronchialarterien weiter perfundiert (doppelter Blutkreislauf der Lunge). Steht dem hydrostatischen Druck in den Bronchialarterien jedoch ein erhöhter Pulmonalvenenwiderstand durch eine bestehende Linksherzinsuffizienz gegenüber, so ist die Sauerstoffversorgung des betroffenen Lungenparenchyms unzureichend. Es kommt dann bei bestehender Hämorrhagie des Gewebes zur Nekrose. Das Resultat entspricht einem hämorrhagischen Lungeninfarkt.

10 Blutungen

10.1 Blutungstypen

F94
Frage 10.1: Lösung D

Diapedeseblutungen entstehen auf dem Boden einer pathologisch erhöhten Gefäßpermeabilität. Die Purpura cerebri nach schockbedingten zerebralen Fettembolien (A), Entzündungen (hämorrhagische Leukoenzephalitis bei Grippe (B)), Mangelernährung (Vitamin-C-Mangel mit Kollagensynthesestörung (C), toxische Einflüsse (z.B. Schlangengift (E)) oder Immunvaskulitiden (z.B. Purpura Schoenlein-Henoch) können zu Diapedeseblutungen führen.
Zu (D): Im Rahmen einer Stichverletzung werden Gefäße *durchtrennt*. Hierbei kommt es zur Gewebseinblutung durch einen *traumatisch* herbeigeführten Gefäßwand*defekt*.
(D: 91%/+ 0,27)

H99
Frage 10.2: Lösung C

Eine typische Komplikation bei beatmeten Frühgeborenen mit Atemnotsyndrom ist eine massive Blutung aus subependymalen Venen (C), schlimmstenfalls mit Einbruch in das Ventrikelsystem. Offenbar reagieren die subependymalen Venen besonders empfindlich auf starke Schwankungen des Kohlendioxidpartialdruckes im Blut, wie sie bei der maschinellen Beatmung auftreten können.
Zu (A): Für die Leptomeningitis purulenta (eitrige Entzündung der weichen Hirnhäute) ist keine gesonderte Häufung in der Neugeborenenperiode beschrieben.
Zu (B): Die Falx cerebri stellt eine Duraduplikatur dar, in die selbst es nicht zu einer Einblutung kommen kann.

Zu **(D):** Bei einer Hydranenzephalie handelt es sich um die schwerste Variante eines frühkindlichen Hirnschadens auf dem Boden einer hochgradigen Durchblutungsstörung (Kompression der Karotiden durch Nabelschnurstrangulation). Das Resultat ist eine Nekrose beider Großhirnhemisphären. Die Hydranenzephalie ist eine seltene perinatale Komplikation.

Zu **(E):** Die Spina bifida stellt keine perinatale Komplikation, sondern eine Fehlbildung im echten Sinne dar.

F97   F92
Frage 10.3: Lösung D

Unter einer vaskulären hämorrhagischen Diathese versteht man eine allgemeine, verstärkte Blutungsneigung, deren Ursache eine Gefäßerkrankung und nicht eine Thrombozytopathie oder eine Gerinnungsstörung ist. Beispiele dafür sind:
1. Angeborene Störungen der Gefäßwand, z. B. Morbus Osler-Rendu (E): Dominant vererbte Störung des kollagen-elastischen Bindegewebes, die zur Ausbildung angeborener, leicht verletzlicher Teleangiektasien führt.
2. Erworbene Störungen der Gefäßwand, z. B. Skorbut (A): Durch Mangel an Vitamin C, das als Coenzym bei der Prolinsynthese wirkt, verursachte Kollagensynthesestörung mit der Folge einer erhöhten Fragilität der Gefäße und Kapillaren.
3. Infektiös-toxische Gefäßschäden, z. B. Purpura Schoenlein-Henoch (B): Durch Ablagerung von Immunkomplexen, die häufig i. S. einer Überempfindlichkeitsreaktion auf Streptokokkenantigen entstehen, in den Wänden kleinerer Arterien verursachte Gefäßläsionen. Diese führen zu Purpura und kleinflächigen Hautblutungen, aber auch zu Blutungen in Lunge, Darmwand und zu Glomerulonephritis. Ein weiteres Beispiel ist das hämolytisch-urämische Syndrom (C). Die Hauptsymptome dieser akuten, lebensbedrohlichen Erkrankung sind Nierenversagen und hämolytische Anämie. Diesen Symptomen liegt ein Endothelschaden und eine Gefäßwandläsion zu Grunde, die dann zu einer thrombotischen Mikroangiopathie führen.
4. Allergisch-toxische Gefäßschäden (z. B. das Thyreostatikum Propylthiouracil, Penicillin).

Zu **(D):** Die Hämophilie A gehört zu den durch eine Koagulopathie verursachten hämorrhagischen Diathesen, da sie durch eine verminderte Aktivität des Gerinnungsfaktors VIII entsteht.

F99   **!!**
Frage 10.4: Lösung A

Die häufigste Ursache für eine zerebrale Massenblutung ist die *Rhexisblutung:* Eine im Rahmen einer arteriellen Hypertonie atherosklerotisch veränderte Arterie rupturiert (A).
Als weitere – seltenere – Ursachen der zerebralen Massenblutung können die sonstigen Lösungsvorschläge angeführt werden:

Zu **(B):** Aneurysmen der Hirnbasisarterien führen typischerweise zu Subarachnoidalblutungen. Allerdings ist es möglich, daß die entstehende Blutung sich in das Gehirngewebe „einwühlt". Damit entsteht das Bild der zerebralen Massenblutung.

Zu **(C):** Auch intrazerebrale Hirnarterienaneurysmen, die zumeist auf infektiöser Grundlage entstehen (bakterielle Streuung – mykotische Aneurysmen) können durch Ruptur zu Hirnmassenblutungen führen.

Zu **(D):** Schädel-Hirn-Traumen stellen ebenfalls eine mögliche Ursache für Hirnmassenblutungen dar. Im Rahmen einer Hirnkontusion kann es zur Ruptur von intrazerebralen Gefäßen kommen.

Zu **(E):** Zerebrale Angiome sind grundsätzlich rupturgefährdet und stellen eine weitere mögliche Ursache von Hirnmassenblutungen dar.

H99
Frage 10.5: Lösung B

Zentrale Massenblutungen sind am häufigsten im Stammganglienbereich lokalisiert, insbesondere wenn eine arterielle Hypertonie besteht. Die Häufigkeitsverteilung von Blutungen im Stammhirn gliedert sich folgendermaßen:
- 42% Stammganglien (Putamen-Claustrum-Gebiet) (B)
- 16% Pons (D)
- 15% Thalamus
- 12% Kleinhirn (E)

Zu **(A)** und **(C):** Das periventrikuläre Marklager und das Ependym stellen keinen Prädilektionsort für die Entstehung einer hypertensiven Massenblutung dar.

H97   F95   F84
Frage 10.6: Lösung A

Unter Meläna ist das Absetzen von Teerstuhl zu verstehen. Die namengebende Schwarzfärbung wird durch Hämatin, das nach Säureeinwirkung im **Magen** aus Hämoglobin entsteht, hervorgerufen. Daraus folgt, daß die Meläna ein Symptom der **oberen gastrointestinalen Blutung** sein muß. Beispiele dafür sind in den Lösungsmöglichkeiten (B) bis (E) angegeben.

Zu **(A):** Peranale Blutabgänge beim Rektumkarzinom sind als Symptom einer **unteren intestinalen**

Blutung hell- bis dunkelrot. Man spricht von **Hämatochezie**.
(A: 96%, 0,22)

H94 F87

Frage 10.7: Lösung B

Die zentrale Stellung bei der Hämatomorganisation nimmt ein vom Rande her einsprossendes **Granulationsgewebe** ein (Kapillaren- (A), Histiozyten- (C) und Fibroblastenreichtum (E)). Dabei wird das aus dem Hämoglobin freiwerdende Eisen in Makrophagen in Form von Hämosiderin gespeichert (D).
Zu **(B):** Von eosinophilen Granulozyten werden Antigen-Antikörper-Komplexe abgeräumt. Eine spezifische Funktion im Rahmen der Organisation eines Hämatoms wird nicht von ihnen wahrgenommen.
(B: 76%/+ 0,37)

F88

Frage 10.8: Lösung A

Entsteht ein Hämatom (d.h. eine Einblutung in ein Gewebe, Bluterguß), so kommt es zur Hämolyse der frei im Gewebe liegenden Erythrozyten. Aus dem austretenden Hämoglobin wird von Zellen des RHS Bilirubin gebildet, das in hoher Konzentration kristallin ausfällt. Die *Bilirubinkristalle* können im lichtmikroskopischen Bild betrachtet werden. Sie werden als *Hämatoidin* bezeichnet.
Zu **(B):** Die Leberzellen fungieren als Eisendepot des Organismus, wenn die Eisenanflutung aus dem Plasma erhöht ist. Dabei wird das Eisen sowohl in den Hepatozyten als auch in den Kupffer-Sternzellen als *Ferritin* gebunden. Die betreffende Zelle stellt dazu das Trägerprotein *Apoferritin* zur Verfügung. Die „Ferritinsättigung" der Zelle kann so ausgeprägt sein, daß es zum Zusammensintern der Proteinmoleküle kommt, die lichtmikroskopisch mit Hilfe bestimmter Färbeverfahren kristallin erscheinen.
Zu **(C):** Im Rahmen der Organisation eines Hämatoms anfallendes Eisen aus dem Hämoglobinabbau fällt als Salz kristallin im Zytoplasma der Makrophagen aus *(Hämosiderin)*.
Zu **(D):** Bei der Hämochromatose handelt es sich um eine erbliche Eisenstoffwechselstörung mit exzessiver Eisenresorption aus dem Darm. Dieses permanente Eisenüberangebot für sämtliche Gewebe führt zu intrazellulären Eisenablagerungen in Form von Eisenkomplexen, dem *Hämochromatosepigment*.
Zu **(E):** Haptoglobin ist das Transportprotein für Hämoglobin im Plasma. Eine besondere Bezeichnung existiert nicht für die Verbindung beider Proteine.

F98

Frage 10.9: Lösung C

Lungenblutungen können durch verschiedene Ursachen ausgelöst werden. Neben Tumoren und Fremdkörpern im Bronchialsystem müssen insbesondere kardio-zirkulatorische Komplikationen für Einblutungen in das Bronchialsystem angeschuldigt werden. Entsprechend kann eine Lungenarterienembolie mit nachfolgender Ausbildung eines hämorrhagischen Lungeninfarktes (B) ebenso für pulmonale Blutungen wie die akute Linksherzinsuffizienz mit Blutrückstau in die Lungenvenen (A) als Ursache in Frage kommen. Daneben kommen differentialdiagnostisch als Ursachen für Lungenblutungen auch Blutungsübel (E) in Frage.
Zu **(D):** Das gleichzeitige Auftreten einer Anti-Basalmembran-Glomerulonephritis mit Lungenblutungen bezeichnet man als **Goodpasture-Syndrom,** das durch eine **Antikörperkreuzreaktion** zustande kommt: Auto-Antikörper sind dabei sowohl gegen die Basalmembran der Glomerula als auch gegen die Basalmembran der Alveolen gerichtet. Der immunologische Schädigungsmechanismus entspricht dabei einer Überempfindlichkeitsreaktion vom Typ II (zytotoxische Immunreaktion).
Zu **(C):** Ein Narbenemphysem resultiert in seiner Entwicklung aus vorausgegangenen vernarbenden Prozessen, z.B. in der Lungenspitze auf dem Boden eines tuberkulösen Simon-Spitzenherdes. Hierbei beruht die zum Emphysem führende Überdehnung der interalveolären Septen auf dem Narbenzug. Eine erhöhte Blutungsbereitschaft des überdehnten Lungengewebes existiert nicht.

Blutungstypen ——————— X.1

Rhexisblutung, Diapedeseblutung

Blutungen sind entweder Folge der Ruptur einer Gefäßwand (Rhexisblutung, z.B. bei einem Aneurysma oder einer Hypertonie) oder der erhöhten Permeabilität einer Gefäßwand (Diapedeseblutung). Ursachen für Diapedeseblutungen können z.B. sein:
Hypoxydotische Gewebsschäden (Randzone von anämischen Infarkten), hämorrhagische Infarkte (z.B. Mesenterialinfarkt), hämorrhagische Entzündungen (z.B. Grippe-Enzephalitis, Grippe-Tracheitis), Immunvaskulitiden (z.B. Purpura Schoenlein-Henoch), toxische Einflüsse (z.B. durch Schlangengift) oder Mangelernährung (z.B. Vitamin-C-Mangel).

Hämorrhagische Diathese

Als hämorrhagische Diathese bezeichnet man eine erhöhte Blutungsbereitschaft. Diese kann durch einen Thrombozytenmangel (**Thrombozytopenie,** z.B. durch Verbrauchskoagulopathie) und/oder durch eine gestörte Thrombozytenfunktion (**Thrombozytopathie**, z.B. medikamentös durch Acetylsalicylsäure als Thrombozytenaggregationshemmer) hervorgerufen werden.

Daneben kommen als Ursachen der isolierte **Mangel an Gerinnungsfaktoren** durch genetisch bedingte verminderte Bildung (z.B. Hämophilie A und B) oder durch überschießenden Verbrauch in Betracht (Verbrauchskoagulopathie im Schock, s. Lerntext IX.9).

Wichtige Beispiele für Blutungen sind:

1. Zerebrale Massenblutungen

Zerebrale Massenblutungen sind meist Folge einer *Atherosklerose* auf dem Boden einer Hypertonie. Man findet sie vor allem im Bereich der *Stammganglien* (Putamen und Claustrum). Durch Ruptur der atherosklerotischen Gefäßwand kommt es zur Rhexisblutung (s.o.). Die Folge ist die Bildung von großen Hämatomen. Sofern diese resorbiert werden, findet man später oftmals hämosiderinhaltige Makrophagen in der betreffenden Region. Zerebrale Massenblutungen zeigen wie Hirninfarkte das klinische Bild eines Apoplexes.

Differentialdiagnostisch ist als Ursache der Massenblutung zu denken an: Aneurysmablutungen (z.B. Forbes-Aneurysma), Tumorblutungen (z.B. Glioblastom) und Blutungen aus Hämangiomen. Eine Komplikation der Massenblutung ist das Einbrechen in das Ventrikelsystem mit der Ausbildung eines *Haematocephalus internus*.

Folge von hypertensiven Rhexisblutungen können auch Kugelblutungen sein, sofern nur sehr kleine Gefäße betroffen sind. Weitere hypertensiv bedingte Veränderungen sind kleine Erweichungen mit Zystenbildung *(Status lacunaris)* und perivasale durch das Pulsieren der Gefäße freigeschlagene Hohlräume *(Status cribrosus)*.

2. Blutungen aus dem Digestionstrakt

Ursachen können sein: Peptische Geschwüre (Ulzera) in Magen und Duodenum, multiple Erosionen der Magenschleimhaut (Streßulzera im Schock), ulzerierende Karzinome, Ösophagusvarizenruptur bei Leberzirrhose, entzündliche Erkrankungen (Colitis ulcerosa) und Leukämien, die häufig mit Thrombozytopenien durch Verdrängung der Thrombopoese einhergehen.

Massive Blutungen (z.B. aus Ösophagusvarizen) können zum Tode führen, kleinere unbemerkte (okkulte) zu einer Eisenmangelanämie (s. Lerntext X.2). Sofern das Blut in Kontakt mit der Magensäure kommt, nimmt es eine schwarze kaffeesatzartige Farbe an. Bei Erbrechen solchen hämatinisierten Blutes spricht man von *Hämatemesis,* bei Abgang mit dem Stuhl von *Meläna* (Teerstuhl). Tiefere Blutungen (z.B. aus dem Rektum oder dem Sigmoid) sind dieser Veränderung nicht unterworfen und fallen durch blutigen Stuhl direkt auf *(Hämatochezie)*.

3. Herzbeuteltamponade (Hämatoperikard): Ursache ist meist ein Herzinfarkt, die Ruptur eines syphilitischen Aortenaneurysmas oder eines Aneurysma dissecans; Folge ist die Unfähigkeit des Herzens zur diastolischen Erweiterung, da die in den Herzbeutel eingeströmten Blutmassen von außen „tamponieren".

4. Hämoptysen, Hämoptoe

Bei Hämoptysen handelt es sich um Blutbeimengungen im Sputum. Unter Hämoptoe versteht man das Aushusten von Blut, das nach der Durchmischung mit der Luft der Atemwege schaumig wird. Grundsätzlich stellt die Hämoptoe immer ein ernstes Symptom dar und sollte zunächst stets an ein *Bronchialkarzinom* denken lassen. Andere mögliche Ursachen sind z.B. chronische Bronchitis/Pneumonie, Bronchiektasen und Tuberkulose.

5. Hämarthros

Unter einem Hämarthros ist eine Gelenkeinblutung zu verstehen, die zumeist als *Traumafolge* entsteht (z.B. nach Gelenkkapselruptur). Im Rahmen von hämorrhagischen Diathesen, insbesondere bei der Hämophilie, treten Gelenkeinblutungen auch spontan und rezidivierend ohne Trauma auf und führen dadurch sekundär zu schweren arthrotischen Veränderungen.

Organisation von Hämatomen

Bei Einblutung ins Gewebe erfolgt eine Hämolyse der Erythrozyten. Das freiwerdende Hämoglobin wird abgebaut, wodurch Bilirubin (gelbgrüne Farbe von älteren Hämatomen) und Eisen entsteht. Als *Hämatoidin* bezeichnet man im Gewebe geformte *Bilirubinkristalle*. Eine vom Rand ausgehende Organisation und Resorption durch Granulationsgewebe (Kapillaren, Histiozyten, Fibroblasten) schließt sich an. Hierbei findet man im Zytoplasma von Makrophagen in braunen Körnchen phagozytiertes *Eisen (Hämosiderin)*.

Solche Hämosiderin speichernden Makrophagen werden auch als *Siderophagen* bezeichnet. Das in ihnen enthaltene Eisen ist histochemisch mit der *Berliner-Blau-Reaktion* nachzuweisen.

10.2 Anämien als Blutungsfolgen

F93

Frage 10.10: Lösung B

Die Eisenmangelanämie macht ca. 80% aller Anämieformen des Erwachsenen aus.
(B: 96%/+ 0,19)

F92

Frage 10.11: Lösung B

Die Eisenmangelanämie ist die häufigste Form der Anämie und hat folgende Ursachen:
1. Mangelhafte Zufuhr über die Nahrung (bes. Säuglinge)
2. Mangelhafte Resorption, z.B. bei Zustand nach Magenresektion und Achlorhydrie bei Gastritis, da die Eisenresorption vom HCL-Gehalt des Magens abhängig ist (4)
3. vermehrter Eisenbedarf, z.B. in Schwangerschaft und Stillzeit
4. Eisenverlust durch Blutungen, z.B. aus dem Magen-Darm-Trakt bei Hämorrhoiden und Ösophagus-Varizen oder durch starke Menstruationsblutungen (5)

Zu **(1):** Ein Mangel an Vitamin B_{12} führt zwar durch eine gestörte DNS-Synthese zu einer Anämie, jedoch nicht zu einer Eisenmangelanämie. Der Eisenspiegel ist sogar als Ausdruck der gesteigerten, aber ineffektiven Erythropoese erhöht.

Zu **(2):** Kälteagglutinine (Autoantikörper, die z.B. bei Infektionen mit Mykoplasmen auftreten können) verursachen eine hämolytische Anämie.

Zu **(3):** Auch ein Mangel an Folsäure führt zu einer Störung der DNS-Synthese und damit zu einer megaloblastären Anämie. Der Mangel kann durch Fehlernährung, Alkoholismus, Malabsorption im Jejunum, Mehrbedarf oder Therapie mit Folsäureantagonisten verursacht sein.

H95

Frage 10.12: Lösung A

Da bei einer chronischen, blutungsbedingten Anämie der erhöhte Eisenbedarf mit der Resorption des in der Nahrung enthaltenen Eisens nicht gedeckt werden kann, resultiert ein Eisenmangel **(Eisenmangelanämie).** Kompensatorisch ist die Erythropoese stimuliert. Morphologisch zeigt sich dieser Prozeß in Form einer (erythropoetischen) Hyperplasie des Knochenmarks, wobei entsprechend der mit dem Eisenmangel verknüpften zytoplasmatischen Reifungsstörung Erythrozyten mit vermindertem Eisengehalt gebildet werden (*hypochrome* Erythrozyten) (A).

Zu **(B):** Im Rahmen von Folsäure- oder Vitamin-B_{12}-Mangelzuständen resultiert als Folge eine verzögerte und gestörte Reifung der Erythrozyten, welche bei einem hohen Gehalt an Hämoglobin (*hyperchrom*) ungewöhnlich groß sind (*Megaloblasten*). Die verminderte Erythrozytenkonzentration führt zu dem Versuch einer Kompensation durch Hyperplasie des Knochenmarks, wobei das Fettmark verdrängt wird.

Zu **(C):** Im Rahmen einer aplastischen Anämie kann es zur **Panmyelophthise** (Schwund der blutbildenden Knochenmarkszellen) kommen.
Erythroblastenausschwemmungen werden bei neoplastischen Erkrankungen der Erythropoese wie z.B. der Erythroleukämie beobachtet.
Ein Zusammenhang zwischen Blastenschub und Erythroblastophthise (Schwund des erythropoetischen Systems im Knochenmark) existiert im Sinne des Aufgabentextes nicht.

Zu **(D):** Eine **sideroachrestische Anämie** ist durch eine **Eisenverwertungsstörung** der Erythroblasten auf der Grundlage eines primären oder sekundären *Defektes der Hämsynthese* gekennzeichnet. Es resultiert eine *hypochrome* Anämie. Im Knochenmark sind sog. **Ringsideroblasten** typisch, bei denen das nicht im Hämoglobin verwertungsfähige Eisen kreisförmig um den Erythroblastenkern angeordnet ist.

Zu **(E):** Zur Vermehrung der Fettzellen im hämatopoetischen Gewebe kommt es in Form der **vikariierenden Fettgewebshyperplasie** im Gefolge der Altersatrophie des Knochenmarks.
(A: 56%/+ 0,24)

H96

Frage 10.13: Lösung E

Beide Aussagen sind falsch.
Neugeborene müssen notfallmäßig je nach Schweregrad der durch Rhesusfaktoren-Inkompatibilität eingetretenen hämolytischen Anämie aus vitaler Indikation *Bluttransfusionen* erhalten. Um eine Progredienz der Krankheitserscheinungen des **Morbus haemolyticus neonatorum** zu verhindern, erhalten betroffene Kinder im weiteren einen *kompletten Blutaustausch*. Eine Eisensubstitution zur Korrektur einer akut aufgetretenen Anämie macht grundsätzlich keinen Sinn. Um so mehr ist ein solcher Therapieansatz im Rahmen einer hämolytischen Krise kontraindiziert, da in einem solchen Fall durch den Massenzerfall von Erythrozyten eine „Eisenüberflutung" des Organismus per se schon resultiert, die durch Eisensubstitution gravierend verstärkt würde.
(E: 67%/+ 0,18; A: 23%/− 0,09)

Blutungsanämie — X.2

Als Folge einer chronischen, oftmals okkulten Blutungsquelle (z.B. Ulcus duodeni, Kolonkarzinom) kommt es zu einem fortschreitenden Verlust an Eisen (negative Eisenbilanz). Da der erhöhte Eisenbedarf mit der Resorption des in der Nahrung enthaltenen Eisens nicht gedeckt werden kann (maximale Eisentransportkapazität als Begrenzung der täglichen Eisenaufnahme), resultiert eine Blutungs- oder *Eisenmangelanämie*. Kompensatorisch ist die Erythropoese stimuliert. Morphologisch zeigt sich dieser Prozeß in Form einer Hyperplasie des Knochenmarks. Es werden Erythrozyten mit vermindertem Eisengehalt gebildet **(hypochrome Anämie)**.
Bei hochgradigen Blutungsanämien kommt es zur *hypoxämischen Parenchymverfettung* (z.B. Herzmuskelfasern, Leber- und Nierenepithelien, s. Lerntext III.1).

11 Grundlagen der Pathologie des Endokriniums

11.1 Überfunktionssyndrome

H89

Frage 11.1: Lösung E

Beim Cushing-Syndrom handelt es sich um die Folge einer ungehemmten Kortisolproduktion der Nebennierenrinde (NNR). Hierfür kann ein ACTH-bildendes Hypophysenadenom (mukoides, basophiles Adenom des Hypophysenvorderlappens (2)) ebenso als Ursache angesehen werden wie NNR-Adenome (3) oder -Karzinome (4).
Zu **(1):** Als paraneoplastisches Syndrom kann es zum Auftreten eines sekundären Cushing-Syndroms kommen. Beim undifferenzierten Bronchialkarzinom wird eine ACTH-ähnliche Substanz produziert, die die vermehrte Kortisolausschüttung durch die NNR bewirkt.

Cushing-Syndrom — XI.1

Ein Cushing-Syndrom ist Folge einer **Überproduktion an Kortisol**. Ursache kann eine erhöhte Stimulation der Nebennierenrinde mit anschließender bilateraler Anpassungshyperplasie (Zona fasciculata) sein, hervorgerufen durch eine vermehrte ACTH-Sekretion mit unterschiedlichen Ursachen:

1. Autonomes Hypophysenvorderlappenadenom (basophile HVL-Zellen) – Bezeichnung als M. Cushing.
2. Störung des Regelkreises zwischen Nebennierenrinde und Hypothalamus, bei der die Cortisol-Releasing-Factor(CRF)-Produktion des Hypothalamus durch das ausgeschüttete Kortisol nicht mehr gehemmt wird, was zu einer verstärkten hypophysären ACTH-Ausschüttung führt.
3. Primärer Nebennierenrindentumor (Adenom, Karzinom).
4. Paraneoplastisch beim Bronchialkarzinom (ACTH-Bildung).
5. Iatrogen durch zu hoch dosierte Kortisolmedikation.

Klinisch findet man u.a.:
– Stammfettsucht
– Büffelnacken
– Vollmondgesicht
– Striae distensae
– Osteoporose
– gehemmte Immunabwehr
– Steroiddiabetes

H90

Frage 11.2: Lösung E

Bei der Basedow-Struma findet sich eine hyperthyreote Stoffwechsellage mit einem nicht nur generell erhöhten Stoffwechsel. Auch die Schilddrüse selbst ist in der Form betroffen, als die kontinuierlich auf hohem Niveau synthetisierten Hormone nicht in Kolloidform „zwischengelagert", sondern direkt in das Blut abgegeben werden. Dieser Zusammenhang erklärt den bei der Basedow-Struma zu erhebenden histologischen Befund eines stark reduzierten Kolloidgehaltes der Schilddrüsenfollikel (E).
Zu **(A)** und **(C)**: Erheblich eingedicktes und vermehrtes Kolloid findet man bei *verminderter* Drüsenfunktion, z.B. im *supprimierten Restparenchym* bei bestehendem toxischen Adenom oder bei einer *Hypothyreose*.
Zu **(B)**: Das Kolloid ist unabhängig von der Stoffwechsellage mit Eosin kräftig anfärbbar.
Zu **(D)**: Ein normaler Kolloidgehalt entspricht einer euthyreoten Stoffwechsellage.

F96

Frage 11.3: Lösung C

Beim **M. Basedow** findet sich als Folge einer Stimulation des Parenchyms durch Autoantikörper gegen TSH-Rezeptoren (A) eine diffuse Vergrößerung der Schilddrüse (B). Funktionell resultiert eine ausgeprägt hyperthyreote Stoffwechsellage mit erhöhten

T3-/T4-Werten im Serum bei dadurch stark erniedrigtem TSH-Spiegel (D). Die manifeste Hyperthyreose kann zu lebensbedrohlichen Komplikationen (tachykarde Herzrhythmusstörungen, hypertensive Krise u.a.) führen (E).
Zu **(C):** Hormonproduzierende Veränderungen der Schilddrüse (z.B. autonomes Adenom, M. Basedow u.a.) haben eine *geringe* Tendenz zur malignen Entartung.
(C: 69%/+ 0,34)

F99

Frage 11.4: Lösung B

Die *chronische Niereninsuffizienz* führt zum klinischen Bild des *sekundären Hyperparathyreoidismus*. Dabei kommt es – bedingt durch die eingeschränkte oder aufgehobene endokrin-metabolische Funktion des Nierenparenchyms – zur Verminderung der Vitamin-D-3-Synthese mit dadurch hervorgerufener Reduktion der intestinalen Calciumaufnahme. Daneben wird als Folge der gestörten Nierenausscheidung Phosphat vermehrt im Serum retiniert, das an Calcium gebunden wird. Insgesamt resultiert ein Absinken der Konzentration des *ionisierten Calciums* im Serum. Dies führt via Feedback-Mechanismus zur vermehrten Parathormonausschüttung durch die Nebenschilddrüsen. Als direkte Folge dieser Entwicklung wird Calcium aus dem Knochen mobilisiert. Die eintretende Entmineralisierung des Knochens manifestiert sich unter dem Bild der *renalen Osteopathie*. Bei weiterem Fortschreiten wird abgebauter Knochen zunehmend durch fibröses Gewebe ersetzt. Histologisch imponiert dieser frustrane Versuch des Stabilitäts- und Substanzgewinnes als *Fibroosteoklasie* (B).
Zu **(A):** Ein *Hypo*parathyreoidismus führt nicht zur Beeinflussung der Knochenmineralisation.
Zu **(C):** Ein Fibrom ist eine benigne, langsam expansiv wachsende Geschwulst des Bindegewebes. Als lokale Folge des Wachstums in Nachbarschaft eines Skelettanteils kann es dabei zur *Druckatrophie* des Knochens kommen.
Zu **(D):** Eine Vitamin-D-Überdosierung führt zur *Hyperkalziämie* mit schwerwiegenden Folgen für das Herz-Kreislauf-System.
Zu **(E):** Die zentrale Folge eines Vitamin-D-Mangels im Säuglingsalter stellt eine schwere Mineralisationsstörung des Knochens dar: *Osteomalazie*. Dabei wird die Knochengrundsubstanz, das Osteoid, nicht ausreichend mit Calciumsalzen angereichert. Es resultiert Knochengewebe mit verminderter Stabilität. Die betroffenen Kinder entwickeln entsprechend ausgeprägte Skelettdeformitäten (z.B. Kyphoskoliose der Wirbelsäule). Das Krankheitsbild wird unter dem Begriff Rachitis (englische Krankheit) zusammengefaßt.

F00

Frage 11.5: Lösung A

Der primäre Hyperparathyreoidismus ist das klassische Modell für die systemischen Auswirkungen einer Hyperkalzämie, Kalzium wird vermehrt renal ausgeschieden, was das Risiko der Bildung von Nierensteinen erhöht (C). Als weitere Folgeerscheinung können metastatische Verkalkungen in unterschiedlichen parenchymatösen Organen auftreten (B). Darüber hinaus können im Rahmen eines Hyperkalzämie-Syndroms auch Gastroduodenalulzera induziert werden (E): „Stein-Bein-Magenpein".
Zu **(D):** Eine Hyperkalzämie kann neben dem primären Hyperparathyreoidismus auch durch osteolytisches Tumorwachstum hervorgerufen werden. In diesem Zusammenhang sind primär medulläre Tumoren wie das Plasmozytom oder Skelettmetastasen aufzulisten.
Zu **(A):** Die operative Entfernung der Epithelkörperchen führt zur *Hypo*kalzämie.

F93

Frage 11.6: Lösung B

Riesenwüchsigkeit entsteht generell auf dem Boden eines STH-produzierenden (2) Adenoms der azidophilen Zellen des Hypophysenvorderlappens (HVL) (1). Grundsätzlich werden der Gigantismus (proportionierter Riesenwuchs) und die Akromegalie (nicht proportionierter Riesenwuchs) voneinander unterschieden. Der proportionierte Riesenwuchs entsteht auf dem Boden einer erhöhten STH-Ausschüttung *vor* dem Schluß der Epiphysenfugen. Demgegenüber führt ein STH-produzierender Tumor im Erwachsenenalter (nach Verknöcherung der Epiphysenfugen (4)) zur Akromegalie, bei der sich vornehmlich Akren, Gesicht und innere Organe vergrößern.
Zu **(3):** Nebennierenadenome können zu verschiedenen Überfunktionssyndromen führen: z.B. Cushing-Syndrom (Hyperkortisolismus), Conn-Syndrom (Hyperaldosteronismus) und adrenogenitales Syndrom (Überproduktion von androgen wirkenden Steroiden).
(B: 59%/+ 0,10, A: 26%/+ 0,11)

F95

Frage 11.7: Lösung D

Zu **(D):** Die überschießende Produktion von STH führt je nach Entwicklungsstand des Organismus, in dem die hypophysäre Funktionsstörung auftritt, zu unterschiedlichen **Riesenwuchs**formen. Ein **proportionierter** Riesenwuchs (Gigantismus) tritt bei noch nicht geschlossenen Epiphysenfugen im Wachstumsalter auf. Im Erwachsenenalter kommt

es zum **disproportionierten** Riesenwuchs mit dem klinischen Erscheinungsbild der **Akromegalie**.
(D: 98%/+ 0,17)

F95

Frage 11.8: Lösung B

Zu **(B):** Eine erhöhte ACTH-Ausschüttung des HVL bewirkt die Entstehung eines primären Hyperkortisolismus **(M. Cushing)**.
(B: 95%/+0,15)

Zu **(A):** Wenn eine **inadäquate ADH-Sekretion** des HHL vorliegt, spricht man von einem Schwartz-Bartter-Syndrom, das typischerweise paraneoplastisch auftritt.

Zu **(C):** Dem Galaktorrhö-Amenorrhö-Syndrom liegt als Ursache ein **Prolaktin**-produzierender Tumor des HVL zugrunde.

Zu **(E):** Unter eine Waterhouse-Friderichsen-Syndrom versteht man eine perakut ablaufende **Meningokokkensepsis** mit akutem **Nebennierenrindenversagen**.

Weitere Überfunktionssyndrome — XI.2

Hyperthyreose: Eine Schilddrüsenüberfunktion, einhergehend mit einer erhöhten Hormonausschüttung, findet man bei einer Vermehrung des Drüsenparenchyms. Die hieraus resultierende Schilddrüsenvergrößerung bezeichnet man als Struma (Kropf). Folgende Formen einer hyperthyreoten Struma werden unterschieden:

1. **Struma diffusa** – M. Basedow – Hierbei findet sich eine diffuse Vergrößerung der Schilddrüse als Folge einer Stimulation des Parenchyms durch einen TSH-Rezeptor-Antikörper. Der Kolloidgehalt der Schilddrüse ist als Folge der gesteigerten Hormonausschüttung stark reduziert. Frauen erkranken häufiger als Männer.
Klinisch findet man beim M. Basedow:
   - Exophthalmus
   - Als Folge der durch T3 und T4 bedingten Steigerung des Grundumsatzes:
     - Gewichtsverlust
     - Tachykardie
     - Wärmeintoleranz
     - Tremor
2. **Toxisches Adenom:** Bei dieser Struma handelt es sich um einen autonomen szintigraphisch „heißen" Knoten, der durch eine massive Produktion von Schilddrüsenhormon die Ausschüttung von TSH (negative Rückkopplung) hemmt und somit eine Verminderung der Aktivität des Restparenchyms bewirkt.
3. **Struma nodosa basedowificata:** Ursache ist meist eine iatrogen hohe Jodgabe bei bestehender Knotenstruma.

Weitere Überfunktionssyndrome findet man bei hormonbildenden Adenomen (benigne) oder Karzinomen (maligne) der endokrinen Drüsen. Neben dem bereits erwähnten kortisolproduzierenden Nebennierenrindenadenom der Zona fasciculata und dem toxischen Schilddrüsenadenom kennt man:

1. **Nebennierenrindenadenome**
   A) Aldosteronproduzierende Adenome der Zona glomerulosa (M. Conn) – klinisch: Hypertonie, Hypernatriämie und Hypokaliämie
   B) Androgenproduzierende Adenome der Zona reticularis – Virilisierung bei Mädchen und Frauen.
   Die kirsch- bis überfaustgroßen und manchmal doppelseitigen Nebennierenrindenadenome bestehen meist aus lipoidreichen Zellen. Eine morphologische Unterscheidung zwischen funktionell stummen und endokrin aktiven Adenomen ist nicht möglich.

2. **Pankreasadenome**
   A) Inselzelladenome (B-Zelltumor) – klinisch: Hypoglykämien
   B) Gastrinome – *Zollinger-Ellison-Syndrom* – klinisch: Geschwüre der Magen- und Duodenalschleimhaut

3. **Nebenschilddrüsen-(Epithelkörperchen-)-adenome**
   mit *primärem Hyperparathyreoidismus* (zumeist Folge eines solitären Adenoms) – klinisch: Entkalkung der Knochen durch Mobilisation des Kalzium, Osteoklastose, Hyperkalzämie, Hypophosphatämie und Nephrolithiasis. Die starken Skelettveränderungen können zur Osteodystrophia cystica führen.

11.2 Anpassungshyperplasien

[H95]

Frage 11.9: Lösung B

Eine Nebenschilddrüsenhyperplasie entsteht auf dem Boden einer Dauerstimulation der Epithelkörperchen, wobei die Steuerung der Parathormonsynthese und -ausschüttung via Feedback-Mechanismus durch den Serum-Kalzium-Spiegel moduliert wird. Eine persistierende Hypokalzämie (B), wie sie bei einer chronischen Niereninsuffizienz auftreten kann, führt auf diesem Wege zum funktionellen Reiz auf die Nebenschilddrüsen, die konsekutiv durch Hyperplasie an Größe zunehmen.
Zu **(A):** Persistierender Jodmangel führt über eine Stimulation des Schilddrüsengewebswachstums durch TSH zur Schilddrüsenvergrößerung. Es entsteht das Bild der sog. endemischen Struma.
Zu **(C):** Eine persistierende Hyperkalzämie kann z. B. durch einen primären Hyperparathyreoidismus hervorgerufen werden. Dabei liegt eine autonome (adenomatöse) Epithelkörperchenvergrößerung vor.
Zu **(D):** Ein basophiles Hypophysenadenom führt über vermehrte ACTH-Ausschüttung zum M. Cushing.
Zu **(E):** Eosinophile Hypophysenadenome produzieren entweder STH (Folge: Riesenwuchs) oder Prolaktin (Folge: Galaktorrhoe-Amenorrhoe-Syndrom).
(B: 90%/+ 0,21)

[H96] *!*

Frage 11.10: Lösung C

Die chronische Niereninsuffizienz führt zum klinischen Bild des **sekundären Hyperparathyreoidismus** (HPT) (2). Dabei kommt es – bedingt durch die eingeschränkte oder aufgehobene endokrin-metabolische Funktion des Nierenparenchyms – zur Verminderung der Vitamin-D_3-Synthese mit dadurch hervorgerufener Reduktion der intestinalen Kalziumaufnahme. Daneben wird als Folge der gestörten Nierenausscheidung Phosphat vermehrt im Serum retiniert, das an Kalzium gebunden wird. Insgesamt resultiert ein Absinken der Konzentration des **ionisierten Kalziums** im Serum. Dies führt via Feedback-Mechanismus zur vermehrten Parathormonausschüttung durch die Nebenschilddrüsen. Als direkte Folge dieser Entwicklung wird Kalzium aus dem Knochen mobilisiert (1).
Zu **(3):** Die vermehrte funktionelle Belastung der Nebenschilddrüsen führt zur **Hyperplasie** dieser Organe und nicht zur malignen Entartung.
(C: 82%/+ 0,37)

[H93]

Frage 11.11: Lösung A

Beide Aussagen sind für sich genommen korrekt und logisch miteinander verknüpft. Iodmangel und der daraus resultierende relative Mangel an Schilddrüsenhormonen führt via Feedback-Mechanismus zu einer gesteigerten TSH-Sekretion. Diese bewirkt die hyperplastische Schilddrüsenvergrößerung (sog. strumigener Effekt des Iodmangels).
(A: 96%/+ 0,08)

[F89]

Frage 11.12: Lösung A

Bei der Struma diffusa colloides, einem möglichen histologischen Erscheinungsbild der *endemischen Struma*, ist der Kolloidgehalt der Follikel erhöht. Dementsprechend sind die Follikel prall mit Kolloid gefüllt (1), das Epithel ist entsprechend flach (2).
Zu **(3):** Beschrieben sind die histologischen Kennzeichen der *subakuten Thyreoiditis de Quervain*, deren auslösende Ursache nicht bekannt ist.
Zu **(4):** Papilläre Follikelepithelwucherungen, die zystische Hohlräume ausfüllen, kommen beim *papillären Schilddrüsenkarzinom* vor.

Anpassungshyperplasien — XI.3

Anpassungshyperplasien beruhen auf einer erhöhten Organaktivität der endokrinen Drüsen, welche durch einen belastungsbedingten vermehrten Bedarf des entsprechenden Hormons hervorgerufen sein kann. Beispiele hierfür sind die bilaterale Nebennierenrindenhyperplasie bei chronisch einwirkenden Streßfaktoren (schwere physische und psychische Belastungen) und die endemische Struma.
Der blanden bzw. **endemischen Struma** liegt ein Jodmangel zugrunde. Um eine normale Konzentration des Schilddrüsenhormons im Serum (euthyreote Stoffwechsellage) aufrechterhalten zu können, ist eine kompensatorische Anpassungshyperplasie des Drüsenparenchyms erforderlich. Die Follikel sind erweitert und völlig von Kolloid ausgefüllt. Folge ist die Ausbildung eines häufig knotigen, *euthyreoten Kropfes*, welcher endemisch in Regionen mit Jodmangel angetroffen wird. In der Bundesrepublik sind dies v. a. die Gebirgslandschaften in Oberbayern, Allgäu, Schwarzwald und Eifel.
Zu einer **Hyperplasie der Nebenschilddrüsen** kann es bei chronischen Nierenkrankheiten kommen. Auf Grund der bestehenden Ausscheidungsinsuffizienz entsteht ein erhöhter Serumphosphatspiegel mit der Folge einer erhöhten Kalziumbindung. Außerdem ergibt sich aus der verringerten Synthese von 1,25-Dihydroxycholecalciferol (Vitamin D_3) in der Niere eine Vermin-

derung der intestinalen Kalziumresorption. Das Absinken der Kalziumionenkonzentration im Serum führt zu einer vermehrten Ausschüttung von Parathormon aus den Nebenschilddrüsen. Hierdurch kommt es zur Freisetzung von Kalzium aus dem Knochen, einer erhöhten Kalziumresorption und einer verminderten Phosphatresorption in der Niere. Die *chronische Belastung der Nebenschilddrüsen* führt zu einer (Anpassungs-)Hyperplasie und einem sekundären Hyperparathyreoidismus.

11.3 Unterfunktionssyndrome

F88

Frage 11.13: Lösung C

Grundsätzlich kann ein adrenogenitales Syndrom (AGS) erblich (kongenital) bedingt sein oder erworben auftreten. Für die angeborenen Formen gilt, daß durch den Mangel bestimmter Hydroxylasen (B) der Zellen der Nebennierenrinde (NNR) die Mineralo- bzw. Glukokortikoidsynthese in unterschiedlichem Ausmaß beeinträchtigt ist. Als Folge dieses *Enzymblocks* häufen sich Steroidvorstufen an, die vermännlichende (androgene) systemische Wirkungen haben. Besonders ausgeprägt ist dieser Effekt beim kongenitalen AGS in Bezug auf die Fetalentwicklung. Bei weiblichen Feten kommt es in unterschiedlichem Ausmaß zu Virilisierungserscheinungen speziell der äußeren Geschlechtsorgane. Die weitere körperliche Entwicklung post partum wird ebenfalls durch den hohen Plasma-Androgen-Spiegel beeinflußt (z. B. vorzeitiger Epiphysenschluß mit Kleinwuchs; Pubertas praecox bei *Jungen* (C)).
Bei Knaben können – je nach Ausmaß des Enzymdefekts – die Hoden hypoplastisch bleiben (E). Der Grund hierfür liegt darin, daß das Hodenwachstum und die weitere Differenzierung der Testes nicht genügend stimuliert werden. Die hohen Androgenspiegel im Plasma unterdrücken durch negatives Feedback die Ausschüttung der für die weitere Hodenentwicklung notwendigen Gonadotropine (FSH, ICSH).
Die erworbenen Formen des AGS gehen auf tumoröse Prozesse der NNR zurück, wobei sowohl NNR-Adenome (D) mit vermehrter Androgenbildung, als auch NNR-Karzinome (A) mit einseitiger endokriner Aktivität anzusprechen sind. Gut- oder bösartiges Wachstum der Zellen der NNR kann schon im Kindesalter auftreten.

H91

Frage 11.14: Lösung E

Beim Sheehan-Syndrom handelt es sich funktionell um einen kompletten Ausfall der Hormonsekretion des Hypophysenvorderlappens (HVL), der als Folge eines durch eine Geburtskomplikation hervorgerufenen schweren Schockzustands resultiert.
Zu **(A)**: Eine STH-Überproduktion führt nach dem Schluß der Epiphysenfugen – also *auch postmenopausal* – zur Akromegalie.
Zu **(B)**: Eine verminderte ICSH-Produktion führt zu einer verminderten Testosteronbildung der Leydig-Zwischenzellen. Dadurch kommt es zur verzögerten Ausbildung der sekundären männlichen Geschlechtsmerkmale.
Zu **(C)**: Ein selektiver LH-Mangel führt durch fehlende Hormonsekretion der LH-produzierenden Zellen des Hypophysenvorderlappens zur primären Amenorrhoe. Diese kann z. B. durch Hypophysentumoren mit Verdrängungs- bzw. Infiltrationserscheinungen hervorgerufen werden.
Zu **(D)**: Die Unterteilung der HVL-Zellen in azidophil, basophil und chromophob erlaubt keine zwingende funktionelle Zuordnung. Beim Sheehan-Syndrom besteht keine HVL-Adenombildung, sondern ein Panhypopituitarismus.

F89

Frage 11.15: Lösung E

Zu Aussage **(1)**: Die Ausbildung der Gonaden hängt allein vom *genetischen Geschlecht* ab, das bei der testikulären Feminisierung einer XY-Konstellation entspricht. Die Differenzierung der *äußeren* Geschlechtsmerkmale in die maskuline Richtung ist vom Vorhandensein des Testosteron abhängig. Ist eine Testosteronwirkung nicht zu erzielen, kommt es unweigerlich zur Entstehung der äußeren weiblichen Geschlechtsorgane – wie im Falle der testikulären Feminisierung.
Zu einer Uterusentwicklung kann es dabei nicht kommen, weil durch die *funktionsfähigen* Testes ein *Hemmfaktor* gebildet wird, der die Müller-Gänge zur Rückbildung bringt. Aus diesem Grunde endet bei der testikulären Feminisierung die äußerlich normal angelegte Vagina blind.
Zu Aussage **(2)**: Bei der testikulären Feminisierung liegt ein *Hormonrezeptorendefekt* vor: Testosteron wird in ausreichendem Maße durch die *vorhandenen Testes* gebildet, kann jedoch an seinen Erfolgsorganen keine Wirkung erzielen.

Unterfunktionssyndrome

Ursachen sind:
1. Aplasie oder Hypoplasie des Drüsengewebes
2. Genetische Enzymdefekte
3. Angeborener Ausfall der hypophysären Stimulation
4. Erworbene Destruktion des hormonbildenden Gewebes
5. Endorganresistenz („Das Hormon wirkt nicht.")

1. Ein Beispiel für das völlige Fehlen (Aplasie) oder die Unterentwicklung (Hypoplasie) einer Drüse ist die **Athyreose,** bei welcher ein Absinken der Schilddrüsenanlage von der Zunge nach kaudal ausbleibt. Das im Zungengrund anwesende Schilddrüsengewebe vermag den Hormonbedarf nicht zu decken.
2. Ein Beispiel für einen genetischen Enzymdefekt ist das **kongenitale andrenogenitale Syndrom (AGS),** bei welchem durch einen 11- oder 21-Hydroxylasemangel nur eine Vorstufe des Kortisols produziert werden kann. Die Vorstufe vermag nicht, über eine negative Rückkopplung die ACTH-Sekretion zu hemmen, so daß diese weiter andauert. Aus der massiven ACTH-Ausschüttung resultiert eine bilaterale Nebennierenrindenhyperplasie mit einer vermehrten Bildung von Kortisolvorstufen, aber auch von Androgenen. (Das AGS stellt also sowohl ein Unterfunktions- wie auch ein Überfunktionssyndrom dar.) Die Klinik ist geprägt durch die erhöhte Androgenausschüttung. Bei Jungen findet man ein verstärktes Längenwachstum, ein vergrößertes Genitale und eine frühe Entwicklung der Geschlechtsbehaarung. Durch das verfrühte Einsetzen der Pubertät (Pseudopubertas praecox) erfolgt ein vorzeitiger Epiphysenschluß, welcher ein schnelles Ende des Wachstums bedeutet und somit insgesamt einen *Minderwuchs* bewirkt. Bei Mädchen kommt es unter dem Einfluß der Androgene zu einer Virilisierung mit einem Pseudohermaphroditismus. Clitoris und Labia majora sind vergrößert. Die Geschlechtsbehaarung setzt früh ein. Außerdem findet man Bartwuchs und primäre Amenorrhö.
Je nach der Art des Enzymdefekts kann es auch zum renalen Salzverlust (Verminderung des Aldosterons) kommen.
3. Einen Ausfall der hypophysären Funktion bezeichnet man als **Panhypopituitarismus,** sofern alle Vorderlappenhormone betroffen sind und als *Hypopituitarismus,* sofern nur ein einzelnes Hormon nicht mehr sezerniert wird. Die Folge ist eine Atrophie der durch das Fehlen der HVL-Hormone nicht mehr stimulierten Organe wie z. B. Nebennierenrinde, Gonaden (Folge: Amenorrhö).
4. Erworbene Destruktion des hormonbildenden Gewebes
Beispiele:
- **Sheehan-Syndrom** – Durch Geburtskomplikationen kann es bei der Mutter zur Manifestation eines Schockzustandes kommen, welcher zu einer Hypophysenvorderlappennekrose (Folge: Panhypopituitarismus) führt.
- Die in der Immunpathologie beschriebene **Autoimmunthyreoiditis Hashimoto** führt zur Zerstörung des Schilddrüsenparenchyms mit nachfogender Hypothyreose.
- Der **M. Addison** stellt eine Nebennierenrindeninsuffizienz dar, welche Folge einer Zerstörung des Nebennierenrindengewebes durch eine *Postprimärtuberkulose* oder eine *Autoimmunadrenalitis* sein kann. Klinisch finden sich Müdigkeit, verminderte Leistungsfähigkeit, Hyponatriämie und Hyperkaliämie. Da die primäre NNR-Insuffizienz eine reaktive Steigerung der Sekretion von ACTH bewirkt, welches auch eine MSH- (Melanocytes stimulating hormon) Wirkung hat, kommt es zu der für diese Krankheit typischen *Hyperpigmentation* der Haut. Sofern eine HVL-Insuffizienz Ursache des M. Addison ist, findet sich diese Pigmentierung nicht.

Auch durch eine Therapie mit NNR-Hormonen kann es zur Atrophie kommen.
5. Ein Beispiel für die Endorganresistenz ist die **testikuläre Feminisierung.** Hierbei spricht der Organismus auf die von ihm produzierten Androgene nicht an. So kommt es bei männlichem XY-Chromosomensatz zur Ausbildung eines weiblichen Phänotyps, wobei lediglich die sekundäre Schambehaarung fehlt („hairless women").

11.4 Kommentare aus Examen Herbst 2000

H00
Frage 11.16: Lösung A

Der blanden bzw. *endemischen Struma* liegt ein Jodmangel zugrunde. Um eine normale Konzentration des Schilddrüsenhormons im Serum (euthyreote Stoffwechsellage) aufrechterhalten zu können, ist eine kompensatorische Anpassungshyperplasie (D) des Drüsenparenchyms erforderlich, die von einem epidermalen Wachstumsfaktor entscheidend mitbeeinflusst zu werden scheint. Die Follikel sind erweitert und völlig von Kolloid ausgefüllt. Das Schilddrüsengewebe unterliegt häufig bei Jodmangel typischen regressiven Veränderungen (C) wie Vernarbung, Einblutung oder Verkalkung. Es resultiert eine knotige Schilddrüsenvergrößerung, die mit Verdrängungserscheinungen der Nachbarorgane wie z. B. Tracheakompression (E), oberer Einflussstauung oder Heiserkeit einhergehen kann.

Zu **(A)**: Die Jodmangelstruma geht gewöhnlich mit einer euthyreoten Stoffwechsellage einher.

Zu **(B)**: In der Bundesrepublik herrscht ein alimentärer Jodmangel v. a. in Gebirgsregionen (Oberbayern, Allgäu, Schwarzwald und Eifel).

H00
Frage 11.17: Lösung D

Ein Cushing-Syndrom ist Folge einer Überproduktion an Cortisol. Ursache kann eine erhöhte Stimulation der Nebennierenrinde mit anschließender bilateraler Anpassungshyperplasie (Zona fasciculata) sein, hervorgerufen durch eine vermehrte ACTH-Sekretion mit unterschiedlichen Ursachen:
1. autonomes Hypophysenvorderlappenadenom (basophile HVL-Zellen) – Bezeichnung als M. Cushing
2. Störung des Regelkreises zwischen Nebennierenrinde und Hypothalamus, bei der die Cortisol-Releasing-Factor-(CRF)-Produktion des Hypothalamus durch das ausgeschüttete Kortisol nicht mehr gehemmt wird, was zu einer verstärkten hypophysären ACTH-Ausschüttung führt
3. primärer Nebennierenrindentumor (Adenom, Karzinom)
4. paraneoplastisch beim Bronchialkarzinom (ACTH-Bildung)
5. iatrogen durch zu hoch dosierte Cortisolmedikation.

Klinisch findet man u. a.:
- Stammfettsucht (A)
- Büffelnacken
- Vollmondgesicht
- Striae distensae
- Osteoporose (B)
- gehemmte Immunabwehr
- Steroiddiabetes (C).

Zu **(D)**: Beim Hyperkortisolismus entsteht eine arterielle Hypertonie auf dem Boden der partiellen Mineralokortikoidwirkung des Cortisols (Natriumretention mit Induktion eines sog. Volumenhochdrucks).

Zu **(E)**: Bei der hypothalamisch-hypophysären Form des Cushing-Syndroms wird über die autonome ACTH-Ausschüttung die bilaterale Nebennierenrindenhyperplasie induziert.

12 Pathologie wichtiger Stoffwechselkrankheiten

12.1 Diabetes mellitus

F00
Frage 12.1: Lösung C

Zu **(C)**: In der diabetisch geschädigten Niere kommt es neben den Auswirkungen der Mikroangiopathie in Form der Arteriolosklerose zu charakteristischen Veränderungen der Glomerula. Die diabetische Glomerulopathie (Kimmelstiel-Wilson) ist durch Bildung hyaliner Knötchen im Mesangium und durch eine Verdickung der Basalmembran charakterisiert (noduläre Glomerulosklerose).

Zu **(A)**: In der *Niere* lagert sich das Amyloid zunächst in den Glomerula, im späteren Verlauf in den Kapillarschlingen ab, so daß sich durch diese Permeabilitätsstörung ein nephrotisches Syndrom, die Amyloidnephrose, entwickeln kann.

Zu **(B)**: Eine allgemeine Atherosklerose, die bei LDL-Rezeptormangel (Hyperlipoproteinämie Typ IIa nach Frederickson) schon frühzeitig ausgeprägt ist, kann zum Bild der vaskulären Schrumpfniere führen. Hierbei ist die Niere von Subinfarkten übersät. Der fortschreitende Untergang des Nierenparenchyms bedingt im Verlauf einen definitiven Funktionsverlust.

Zu **(D)**: Der Endzustand einer Glomerulonephritis ist morphologisch die Schrumpfniere und funktionell die terminale Niereninsuffizienz.

Zu **(E)**: Im Rahmen einer Eklampsie kann es zur Ausbildung eines akuten Nierenversagens bei generalisierten Gefäßspasmen kommen.

12.1 Diabetes mellitus

[H88]
Frage 12.2: Lösung C

Zu **(A)** und **(D):** Diabetische Makroangiopathie – Atherosklerose.
Zu **(B):** Infektanfälligkeit des Diabetikers (Harnwegsinfekte, chronisch-rezidivierende Pyelonephritis).
Zu **(E):** Diabetische Mikroangiopathie – Arteriolosklerose (diabetische Retinopathie, diabetische Glomerulopathie etc.).
Zu **(C):** Degenerative Wirbelsäulenveränderungen mit Arthrosen der kleinen Wirbelgelenke kommen bei Diabetikern nicht häufiger vor als bei Stoffwechselgesunden.

[H90]
Frage 12.3: Lösung E

Die **diabetische Retinopathie** ist durch einen fortschreitenden Visusverlust mit finaler Erblindung gekennzeichnet. Sie geht auf eine ausgeprägte diabetisch bedingte Arteriolosklerose zurück, auf deren Boden letztendlich **kapilläre Aneurysmen** mit der Gefahr rezidivierender **Netzhaut- und Glaskörpereinblutungen** entstehen.
Zu **(A), (B)** und **(C):** Die angesprochenen degenerativen Netzhautveränderungen ergeben sich erst sekundär im Gefolge der diabetischen Mikroangiopathie.
Zu **(D):** Die diabetische Katarakt („grauer Star") zählt zu den erworbenen (sekundären) Kataraktformen. Vollständig ist die Pathogenese nicht geklärt. Man diskutiert als Ursache die Glykosidierung, der in einem definierten Quellungszustand befindlichen Bindegewebsfasern der Augenlinse und eine dadurch hervorgerufene Konfigurationsänderung, die zur Linsentrübung führt *(Quellungskatarakt)*.

[H99]
Frage 12.4: Lösung B

Zu **(B):** Der *Typ-II-Diabetes* (Altersdiabetes) geht typischerweise mit einer Inselamyloidose einher. Es handelt sich hierbei um Ablagerungen von AE-Amyloid (E = endokrin).
Zu **(A)** und **(C):** Die morphologischen Veränderungen an den Langerhans-Inseln differieren in Abhängigkeit vom Manifestationsalter des Diabetes mellitus. In der Frühphase des kindlichen und jugendlichen Diabetes (Typ-I-Diabetes) findet man häufig eine *lymphozytäre Insulitis* (A), weswegen auch eine virale oder autoimmune Genese des Diabetes diskutiert werden. Das Inselgewebe ist wenig reduziert, die Langerhans-Inseln sind teilweise kompensatorisch vergrößert, die Zahl der B-Zellen beträgt weniger als 10% der Norm (C).

Zu **(D):** Die diabetische Nephropathie als Folge der diabetischen Mikroangiopathie geht mit einer Proteinurie einher.
Zu **(E):** Die diabetische Retinopathie kann zu schweren degenerativen Veränderungen der Netzhaut führen.

[F89] **!**
Frage 12.5: Lösung D

Zu **(1):** Im Rahmen des Diabetes mellitus kommt es aufgrund einer Glukoseverwertungsstörung zu einem *Glykogenschwund der Skelettmuskulatur*.
Zu **(2):** In der Basalmembran kleiner Gefäße kommt es zur Ablagerung von *Glykoproteinen*, die die Grundlage für die Manifestation der diabetischen Mikroangiopathie sind.
Zu **(3):** Beim Diabetes mellitus sind neben einer *Leberverfettung*, die sich histologisch in Form zahlreicher Fettvakuolen im Zytoplasma manifestiert, auch *Glykogenablagerungen* in den Leberzellkernen typisch. Diese entstehen als Folge eines, in den Hepatozyten *insulinunabhängig* ablaufenden Glukosestoffwechsels (gesteigerte Gluconeogenese). Die Glykogenablagerungen imponieren nach der Fixierung des histologischen Präparates mikroskopisch als optisch leer *(Lochkerne)*.
Zu **(4):** Im Nierentubulussystem kann es durch eine hochgradige Hyperglykämie indirekt über pH-Veränderung bei massiver Glukosurie zur Aktivitätssteigerung der Glykogen-Synthetase kommen. Als Folge entstehen intrazelluläre Glykogenablagerungen.

[H89]
Frage 12.6: Lösung E

Zu **(1):** Der Diabetes mellitus kann sowohl mit Abmagerung und Muskelschwund (Typ I), als auch mit Adipositas (Typ II) verbunden sein. – Beim jugendlichen Diabetiker müssen Fett- und Aminosäuren als Energielieferanten mobilisiert werden, weil Glukose nicht utilisiert werden kann (katabole Stoffwechsellage des Typ-I-Diabetikers).
Zu **(2):** Die Adipositas stellt eine wesentliche Voraussetzung zur Manifestation eines Typ-II-Diabetes dar.
Zu **(3)** und **(4):** Katarakt und Fettleber sind typische Beispiele für Folgeerscheinungen des Diabetes mellitus.

[H92]
Frage 12.7: Lösung D

Diabetische Nierenveränderungen gehen auf die diabetische Mikroangiopathie zurück: In den Vasa afferentia und efferentia manifestiert sich eine Arteriolosklerose (2), in den Mesangien der Glomerula bilden sich knotige PAS-positive Veränderungen aus (noduläre Glomerulosklerose (1)). Mit fortschreitender Krankheitsdauer veröden schließlich die Glomerula durch eine zunehmende mesangiale Sklerosierung (4). Eine Einschränkung der Nierenfunktion ist die Folge.

Zu (3): Bei der intra- und extrakapillären proliferativen Glomerulonephritis kommt es zur raschen Verbreiterung des parietalen Epithels der Bowmanschen Kapsel. Im histologischen Schnitt imponieren diese Veränderungen als Halbmonde.
(D: 44%/ + 0,01, A: 43%/ + 0,12)

Diabetes mellitus — XII.1

Der primäre Diabetes mellitus gilt als eine wahrscheinlich multifaktoriell vererbte Stoffwechselerkrankung, welche durch einen relativen oder absoluten Insulinmangel zu Hyperglykämie und Glukosurie führt.

Häufig sind bei Diabetikern die HLA-Antigene B 8 und B 15 anzutreffen, aber auch Umweltfaktoren, z.B. Adipositas scheint eine Bedeutung beim Ausbruch der Krankheit zuzukommen. Frauen erkranken häufiger als Männer.

In Abhängigkeit vom Manifestationsalter spricht man bis zum 25. Lebensjahr vom *juvenilen Diabetes* und unterteilt diesen weiter in einen kindlichen (bis 14 J.) und einen jugendlichen (15 bis 24 J.). Beim juvenilen Diabetes, welcher sowohl akut, als auch chronisch verlaufen kann, handelt es sich um einen absoluten Insulinmangel, welcher die substituierende Gabe von Insulin erforderlich macht (insulinabhängiger Diabetes). Diesem gegenüber steht der nach dem 25. Lebensjahr auftretende Erwachsenen- bzw. der nach dem 65. Lebensjahr auftretende *Altersdiabetes*, dessen Ausbrechen durch Übergewicht, Infektionen und Streß begünstigt wird. Diesem liegt ein relativer Insulinmangel zugrunde, so daß eine Steigerung der Insulinausschüttung durch Sulfonylharnstoffe, z.B. Euglucon – bewirkt werden kann (insulinunabhängiger Diabetes).

Die morphologischen Veränderungen an den Langerhans-Inseln differieren in Abhängigkeit vom Manifestationsalter. In der Frühphase des kindlichen und jugendlichen Diabetes findet man häufig eine *lymphozytäre Insulitis*, weswegen auch eine virale oder autoimmune Genese des Diabetes diskutiert werden. Das Inselgewebe ist wenig reduziert, die Langerhans-Inseln sind teilweise kompensatorisch vergrößert, die Zahl der B-Zellen beträgt weniger als 10% der Norm. Viel extremer sind Reduktion und Atrophie der Inseln beim chronischen Verlauf des juvenilen Diabetes, was als Erschöpfung der per se verringerten Inselzellaktivität gedeutet wird.

Erheblich geringer sind die Veränderungen beim Altersdiabetes. Auch hier findet man vergrößerte Inseln und einen Schwund der B-Zellen. Ferner kann es zur Inselhyalinose und Amyloidablagerung kommen.

Als *sekundären* Diabetes mellitus bezeichnet man einen Mangel an Insulin, welcher entweder iatrogen oder als Folge anderer Grundkrankheiten entsteht. Beispiele sind der pankreoprive Diabetes nach Pankreatektomie, der Steroiddiabetes bei Kortikoidtherapie und der Bronzediabetes bei einer Hämochromatose.

Folgeerkrankungen des Diabetes mellitus:

Diabetische Makroangiopathie: Es entwickelt sich eine Atherosklerose – Komplikationen: Herzinfarkt, Extremitätengangrän.

Diabetische Mikroangiopathie: Es entsteht eine Arteriolosklerose – Komplikationen: *Retinitis proliferans* (mögliche Folge: Blindheit), *noduläre Glomerulosklerose* (Kimmelstiel-Wilson). Bei der Glomerulosklerose kommt es zur hyalinen Verdickung der kapillaren Basalmembranen der Glomerula sowie zur Bildung von hyalinen Knötchen (Noduli) im Mesangium. Die Folge kann eine Proteinurie mit der Manifestation eines nephrotischen Syndroms sein. Außerdem führt eine fortschreitende Glomerulosklerose zur Niereninsuffizienz.

Als Folge der durch den Diabetes mellitus bedingten Hyperlipidämie kommt es zur Bildung einer *Fettleber* (s. Lerntext XIV.3).

Weitere Komplikationen eines Diabetes sind: Erhöhte *Neigung zu bakteriellen Infektionen* insbesondere der Harnwege (z.B. Pyelonephritis), *Polyneuropathie* und *Quellungskatarakt*.

Diabetische Mütter haben während der Schwangerschaft ein erhöhtes Abort- und Mißbildungsrisiko. Die *diabetische Embryopathie* basiert auf einer Reifungsstörung der Plazenta und einer hieraus resultierenden Mangelversorgung der Frucht mit Sauerstoff und Substrat. Nach Abschluß der Organogenese (→ *Fetopathie*) kommt es als Folge der von der Mutter ausgehenden Hyperglykämie und Hyperlipidämie zu einer Speicherung von Fett und Glykogen vor allem in der Leber des Fetus. Kompensatorisch bildet das fetale Pankreas vermehrt Insulin, was zu einer Hyperplasie der B-Zellen der Langerhans-Inseln führt. Die Neugeborenen haben meist eine vergrößerte Leber, sind übergewichtig und zu lang („Riesenkinder"). Sie reagieren aber wie unreife Frühgeborene, so daß es zur Ausbildung eines Atemnotsyndroms (s. Lerntext XIII.5) kommen kann.

12.2 Gicht

[H99]

Frage 12.8: Lösung B

Der Gicht oder **Arthritis urica** liegt eine Störung des Purinstoffwechsels zu Grunde, welche über eine Hyperurikämie (D) zu einer in Schüben erfolgenden Ablagerung von **Uraten** (= Salze der Harnsäure) im Binde- und Stützgewebe führt. Die Gicht manifestiert sich bei Männern häufiger als bei Frauen (A).

Da die Harnsäure nur bis zu einer Konzentration von 6,4 mg/100 ml löslich ist, führt ein Anstieg zur kristallinen Ablagerung vor allem in *bradytrophen* (niedrige Stoffwechselaktivität) Geweben wie z.B. dem Knorpel. Hierbei sind periartikulär vornehmlich die *Großzehengrundgelenke (Podagra)* (E), aber auch die Ellenbogen, Knie- und Handgelenke *(Chiragra)* betroffen. Extraartikulär können Ohrmuschel, Nierenpapille und -interstitium, Sehnenscheiden und Herzklappen beteiligt sein.

Die Ablagerung wird gefördert durch einen *sauren* pH z.B. bei einer diabetischen Azidose.

Mikroskopisch sieht man *Fremdkörpergranulome*: Diese bestehen aus einer zentralen *Nekrose* und Uratkristallen, umgeben von Histiozyten, Fremdkörperriesenzellen und einem Infiltrat aus Lymphozyten, Leukozyten und Plasmazellen. Außerdem kommt es zur Bildung eines *Granulationsgewebes*. Die Nekrose und die entzündliche Reaktion sind Folge der mit einem Freikommen von proteolytischen lysosomalen Enzymen verbundenen Phagozytose der Kristalle. Die so entstandenen schmerzhaften, geröteten und bei Gelenkbefall über das Hautniveau erhobenen Knoten bezeichnet man als **Gichttophus** (C). Eine Komplikation stellt die Bildung von Fisteln dar. Die Schnittfläche eines solchen Tophus erscheint durch die weißen Harnsäurekristalle wie „mit Kalk besprizt".

Zu **(B):** Das Enzym Uroporphyrinogen-Decarboxylase ist bei der Hämsynthese beteiligt. Ein Zusammenhang zum Purinstoffwechsel und zur Arthritis urica existiert nicht.

[H92]

Frage 12.9: Lösung C

Zu Aussage **(1):** Die durch Ausfällungen von Uratkristallen induzierten zellulären Reaktionen werden in der Akutphase von Granulozyten umgesetzt, deren Zerfall mit der Freisetzung lysosomaler Enzyme einhergeht. Dieser Mechanismus erklärt die entstehenden schwerwiegenden gichttypischen Gewebsveränderungen.

Zu Aussage **(2):** Der akute Gichtanfall verläuft *abakteriell*.

[F97]

Frage 12.10: Lösung D

Bei der Gicht handelt es sich um eine Störung des Purinstoffwechsels, bei der es durch vermehrten Harnsäureanfall zur **Hyperurikämie** (2) kommt. Da die Harnsäure schlecht löslich ist, entstehen vornehmlich in bradytrophen Geweben (periartikulär, Sehnengewebe u.a.) und im leicht sauren Milieu des Harns Ausfällungen, was sich klinisch als Nephrolithiasis manifestieren kann (2). Die Gewebsablagerungen der Harnsäuresalze (Urate) führen zur Bildung von Fremdkörpergranulomen (4). Das Bemühen des Organismus, die Urate abzubauen, bedingt eine Entzündungsreaktion, die akut exazerbieren kann. Ein solcher **Gichtanfall** manifestiert sich charakteristischerweise als **Podagra** im Bereich des Großzehengrundgelenkes (5).

Zu **(1):** Die Gicht ist eine *generalisierte* (systemische) Störung des Purinstoffwechsels, die zu lokalen Harnsäuresalzablagerungen führen kann.

Zu **(3):** Die Fremdkörpergranulome, die sich bei der Gicht entwickeln, sind makroskopisch als gerötete, erhabene Knötchen subkutan sichtbar. Die Schnittfläche eines solchen Tophus imponiert durch die weißen Uratablagerungen kalkartig weiß. Zusätzlich können Verkalkungen als Ausdruck des chronischen Entzündungsgeschehens entstehen. Es kann nicht die Rede davon sein, daß Gichttophie ausschließlich dystrophischen Verkalkungen entsprechen.

[H97] **!**

Frage 12.11: Lösung E

Der Gicht oder **Arthritis urica** liegt eine Störung des Purinstoffwechsels zu Grunde, welche über eine Hyperurikämie zu einer in Schüben erfolgenden Ablagerung von **Uraten** (= Salze der Harnsäure) im Binde- und Stützgewebe führt.

Da die Harnsäure nur bis zu einer Konzentration von 6,4 mg/100 ml löslich ist, führt ein Anstieg zur kristallinen Ablagerung vor allem in *bradytrophen* (niedrige Stoffwechselaktivität) Geweben, wie z.B. dem Knorpel. Hierbei sind periartikulär vornehmlich die *Großzehengrundgelenke (Podagra)*, aber auch die Ellenbogen-, Knie- und Handgelenke *(Chiragra)* betroffen. Extraartikulär können Ohrmuschel, Nierenpapille und -interstitium, Sehnenscheiden und Herzklappen beteiligt sein.

Die Ablagerung wird gefördert durch einen *sauren* pH z.B. bei einer diabetischen Azidose. Mikroskopisch sieht man *Fremdkörpergranulome:* Diese bestehen aus einer zentralen *Nekrose* und Uratkristallen, umgeben von Hystiozyten, Fremdkörperriesenzellen und einem Infiltrat aus Lymphozyten, Leukozyten und Plasmazellen. Außerdem kommt es zur Bildung eines *Granulationsgewebes*. Die Nekrose und die entzündliche Reaktion sind Folge der mit einem Freikommen von proteolytischen lysosomalen Enzymen verbundenen Phagozytose der Kristalle. Die so entstandenen schmerzhaften, geröteten und bei Gelenkbefall über das Hautniveau erhobenen Knoten bezeichnet man als **Gichttophus**. Eine Komplikation stellt die Bildung von Fisteln dar. Die Schnittfläche eines solchen Tophus erscheint durch die weißen Harnsäurekristalle wie „mit Kalk bespritzt". Im Sinne der Aufgabenstellung kann zusammengefaßt werden: essentieller Bestandteil eines Gichttophus ist Natriumurat.

Zu **(B)**: Im Rahmen **dystrophischer Verkalkungen** kommt es zu Calcium-Phosphat-Ablagerungen im Gewebe. Beispiel: Psammom-Körper.

Zu **(A)**, **(C)** und **(D)**: Im Rahmen von **Fettstoffwechselstörungen** treten herdförmige Ablagerungen von Fettsäuren und/oder Cholesterin(-verbindungen) auf:

- **Xanthome:** gutartige knotige Veränderung der Haut oder des Sehnengleitgewebes mit **gelber** Schnittfläche, die fettspeichernde Makrophagen (Schaumzellen) in hoher Dichte enthalten.
- **Xanthelasmen:** scharf begrenzte, **gelbe** Einlagerungen im Bereich der Augenlider bei Hypercholesterinämien.

Der Wortteil *xantho-* bedeutet „*gelb*". Die Gelbfärbung wird durch die eingelagerten Lipide hervorgerufen.
(E: 93 %, 0,19)

Frage 12.12: Lösung B

Unter Podagra versteht man die schmerzhafte Schwellung des Großzehengrundgelenkes bei Gicht (B).

Zu **(A)**: Solche Schmerzanfälle sind nach Amputationen – in diesem Fall der Großzehe – möglich. Man spricht vom Phantomschmerz.

Zu **(C)**: Eine absolute Ischämie der Großzehe führt zur Ausbildung einer Gangrän.

Zu **(D)**: Hier existiert ein vergleichbarer Begriff nicht.

Zu **(E)**: Eine solche Entzündung des Nagelbetts ist ein Panaritium.

Gicht — XII.2

Der Gicht oder **Arthritis urica** liegt eine Störung des Purinstoffwechsels zu Grunde, welche über eine Hyperurikämie zu einer in Schüben erfolgenden Ablagerung von Uraten im Binde- und Stützgewebe führt.

Neben einer vermehrten Aufnahme von Nukleinsäuren mit der Nahrung (Wohlstandskrankheit) kann die Hyperurikämie auch auf einer erhöhten Purinsynthese im Organismus, einem erhöhten Zellabbau (z. B. sekundär bei einer Zytostatikatherapie) oder auf einer verminderten Ausscheidung bei eingeschränkter Nierenfunktion beruhen. Außerdem vermutet man die für das Ausbrechen der Krankheit entscheidende Beteiligung eines vererbten Faktors, welcher in einem Enyzmdefekt bestehen könnte.

Unabhängig davon existiert als ein kongenitaler X-chromosomal rezessiv vererbter totaler Mangel an Hypoxanthin-Guanin-Phosphoribosyltransferase das **Lesch-Nyhan-Syndrom**, das mit einer Hyperurikämie, Spastizität und geistigen Defekten einhergeht.

Die Gicht ist ein Risikofaktor für das Entstehen einer Atherosklerose (häufige Todesursache Herzinfarkt oder Apoplex). Außerdem tritt sie überzufällig häufig mit einer Hypertonie und einem Diabetes mellitus auf. Männer sind häufiger von Gichtanfällen betroffen als Frauen.

Pathogenese: Da die Harnsäure nur bis zu einer Konzentration von 6,4 mg/100 ml löslich ist, führt ein Anstieg zur kristallinen Ablagerung vor allem in *bradytrophen* (niedrige Stoffwechselaktivität) Geweben wie z. B. dem Knorpel. Hierbei sind periartikulär vornehmlich die *Großzehengrundgelenke (Podagra)*, aber auch die Ellenbogen, Knie- und Handgelenke *(Chiragra)* betroffen. Extraartikulär können Ohrmuschel, Nierenpapille und -interstitium, Sehnenscheiden und Herzklappen beteiligt sein.

Die Ablagerung wird gefördert durch einen *sauren* pH z. B. bei einer diabetischen Azidose.

Mikroskopisch sieht man *Fremdkörpergranulome:* Diese bestehen aus einer zentralen *Nekrose* und Uratkristallen, umgeben von Histiozyten, Fremdkörperriesenzellen und einem Infiltrat aus Lymphozyten, Leukozyten und Plasmazellen. Außerdem kommt es zur Bildung eines *Granulationsgewebes*. Die Nekrose und die entzündliche Reaktion sind Folge der mit einem Freikommen von proteolytischen lysosomalen Enzymen verbundenen Phagozytose der Kristalle.

Die so entstandenen schmerzhaften, geröteten und bei Gelenkbefall über das Hautniveau erhobenen Knoten bezeichnet man als *Gichttophus*. Eine Komplikation stellt die Bildung von Fisteln dar. Die Schnittfläche eines solchen Tophus erscheint durch die weißen Uratkristalle wie „mit Kalk bespritzt".

Folgen: Aus der rezidivierenden Zerstörung des Gelenkknorpels resultiert eine *sekundäre Arthrosis deformans*. Auch die Entstehung von Osteoporosen ist möglich. Die Gichtnephropathie, gekennzeichnet durch Tophi im Niereninterstitium, führt zur Schädigung der Glomeruli. Häufig findet man auch eine *Nephrolithiasis* mit Uratsteinen (radiologisch nicht schattengebend). Durch Harnstauung entsteht so eine erhöhte Neigung zur Ausbildung einer Pyelonephritis. Die Nierenveränderungen können schließlich in eine Niereninsuffizienz münden.

Zur Therapie der Gicht durch Hemmung der Mitose der phagozytierenden Zellen (Colchizin), der Harnsäurerückresorption in der Niere (Urikosurika) und der Harnsäurebildung (Allopurinol) s. allgemeine Pharmakologie.

12.3 Hämochromatose

F00

Frage 12.13: Lösung A

Die primäre Hämochromatose (Siderophilie) entsteht auf dem Boden einer autosomal-rezessiv vererbten Störung des Eisenstoffwechsels (Defekt des Mukosablocks der Dünndarmschleimhaut) (E). Es ist gesichert, daß Männer früher als Frauen eine manifeste Hämochromatose entwickeln. Dieser Umstand ist darauf zurückzuführen, daß der physiologisch erhöhte prämenopausale Eisenverlust des weiblichen Organismus die Manifestation des klinischen Vollbildes der Erkrankung verzögert: Die positive Bilanzstörung des Eisenstoffwechsels wird durch den menstruationsbedingten Eisenverlust kaschiert und bleibt damit häufig ohne Krankheitswert. Erst nach der Menopause überwiegt die durch die Hämochromatose ungebremst ablaufende Eisenresorption bei weitem. In diesem Zusammenhang ist erwähnenswert, daß eine Therapiemöglichkeit Blutverluste zur Korrektur der Eisenbilanz ausnutzt: der Aderlaß (C). Die exzessive Eisenspeicherung kommt ubiquitär vor. In der Leber führt der toxische Effekt des Siderins zu hämochromatotischen Zirrhose (B). Auch die Schleimhaut des Gastro-Intestinaltraktes ist siderinbeladen. Dementsprechend können bei einem entsprechend fortgeschrittenen Krankheitsbild die Hämosiderineinlagerungen auch in der Korpusschleimhaut des Magens nachgewiesen werden (D).

Zu **(A):** Es kommt **primär** zu Eisenablagerungen in den **Parenchymzellen** verschiedener Organe. Erst wenn diese Speicher „vollgelaufen" sind, ist auch das retikulo-endotheliale System (Makrophagen) betroffen.

H95 !

Frage 12.14: Lösung C

Die primäre Hämochromatose (Siderophilie) entsteht auf dem Boden einer autosomal rezessiv vererbten (B) Störung des Eisenstoffwechsels (Defekt des Mukosablocks der Dünndarmschleimhaut). Es ist gesichert, daß Männer früher als Frauen eine manifeste Hämochromatose entwickeln (A). Dieser Umstand ist darauf zurückzuführen, daß der physiologisch erhöhte prämenopausale Eisenverlust des weiblichen Organismus die Manifestation des klinischen Vollbildes der Erkrankung verzögert: die positive Bilanzstörung des Eisenstoffwechsels wird durch den menstruationsbedingten Eisenverlust kaschiert und bleibt damit häufig ohne Krankheitswert. Erst nach der Menopause überwiegt die durch die Hämochromatose ungebremst ablaufende Eisenresorption bei weitem.

Bei Betroffenen kommt es zu Siderineinlagerungen in die **Parenchymzellen** multipler Organe wie Leber, Pankreas, Haut, Milz und Myokard. Folge ist eine Schädigung der Parenchymstrukturen, die erst nach Jahren zum Ausdruck kommen kann. In der Leber äußert sich dies in der Manifestation einer hämochromatotischen Leberzirrhose bei gesteigertem Risiko für die Entstehung eines primären Leberzellkarzinoms (D). Die Zerstörung der Pankreasdrüsen mit anschließender Fibrose führt zum Diabetes mellitus (E).

Zu **(C):** Es kommt **primär** zu Eisenablagerungen in den **Parenchymzellen** verschiedener Organe. Sekundär ist auch das retikulo-endotheliale System betroffen.

(C: 21%/ + 0,15; B: 29%/0,11; A: 18%/ – 0,10)

H98 !

Frage 12.15: Lösung D

Die primäre Hämochromatose (Siderophilie) ist eine erbliche Störung des Eisenstoffwechsels, welcher ein Defekt des Mukosablocks in der Dünndarmschleimhaut zugrunde liegt. Physiologisch erfolgt durch diesen Block eine Begrenzung der Eisenresorption auf 1 mg täglich. Die Störung des Mechanismus führt zu einer vermehrten Aufnahme von Eisen. Da dieser Eisenüberschuß vom Körper nicht genutzt werden kann, kommt es zu einer multiplen Organeinlagerung von Siderin. Hiervon sind vor allem betroffen: *Leber, Pankreas, Haut, Milz* und *Myokard*. Folge ist eine Schädigung der Parenchymstrukturen, welche erst nach Jahren zum Ausdruck kommen kann.

In der **Leber** äußert sich dies in der Manifestation einer **hämochromatotischen Zirrhose** (A) bei einem gesteigerten Risiko für die Entstehung eines Leberkarzinoms (C). Beim Mann kommt es bei verzögertem Östrogenabbau in der Leber zum Verlust der männlichen Sekundärbehaarung, Potenzstörungen und einem *Hypogonadismus* (B) durch Hodenatrophie. Die Zerstörung der **Pankreas**inselzellen mit anschließender Fibrose führt zum sekundären **Diabetes mellitus.** Die **Haut** bekommt durch die Eisenspeicherung sowie eine vermehrte Melaninablagerung eine braune Pigmentierung. Man spricht deswegen auch vom *Bronzediabetes.* (Die Veränderungen der Haut können aber auch fehlen!) Die

Milz als Speicher von phagozytiertem Eisen erhält eine rostbraune Farbe und induriert durch vermehrte Bindegewebsbildung. Im **Myokard** kommt es zu einer Degeneration der Muskelfasern mit der möglichen Folge einer Herzinsuffizienz und von Rhythmusstörungen (E).

Zu **(D):** Im ZNS kann Eisen nicht abgelagert werden, weil es im Gegensatz zu Kupfer (M. Wilson) nicht in der Lage ist, die Blut-Hirn-Schranke zu passieren. Unabhängig von diesem Zusammenhang wird hier eine falsche Verknüpfung suggeriert: Erkrankungen der *Neurohypophyse* können durch Ausfall der ADH-Sekretion zum Diabetes insipidus führen.

Hämochromatose — XII.3

Die primäre Hämochromatose (Siderophilie) ist eine erbliche Störung des Eisenstoffwechsels, welcher ein Defekt des Mukosablocks in der Dünndarmschleimhaut zugrundeliegt. Physiologisch erfolgt durch diesen Block eine Begrenzung der Eisenresorption auf 1 mg täglich. Die Störung des Mechanismus führt zu einer vermehrten Aufnahme von Eisen. Da dieser Eisenüberschuß vom Körper nicht genutzt werden kann, kommt es zu einer multiplen Organeinlagerung von Siderin. Hiervon sind vor allem betroffen: *Leber, Pankreas, Haut, Milz* und *Myokard.* Folge ist eine Schädigung der Parenchymstrukturen, welche erst nach Jahren zum Ausdruck kommen kann.

In der Leber äußert sich dies in der Manifestation einer *hämochromatotischen Zirrhose* bei einem gesteigerten Risiko für die Entstehung eines Leberkarzinoms.

Die Zerstörung der Pankreasdrüsen mit anschließender Fibrose führt zum sekundären Diabetes.

Die Haut bekommt durch die Eisenspeicherung sowie eine vermehrte Melaninablagerung eine braune Pigmentierung. Man spricht deswegen auch vom *Bronzediabetes.* (Die Veränderungen der Haut können aber auch fehlen!)

Die Milz als Speicher von phagozytiertem Eisen erhält eine rostbraune Farbe und induriert durch vermehrte Bindegewebsbildung.

Im Myokard kommt es zu einer Degeneration der Muskelfasern mit der möglichen Folge einer Herzinsuffizienz.

Die Diagnose erfolgt durch eine Probeexzision der Haut oder einer Leberbiopsie. Histologisch läßt sich das Eisen mit der *Berliner-Blau*-Färbung nachweisen.

Da Frauen durch die Menstruationsblutungen physiologisch große Mengen Eisen verlieren, erkranken sie seltener als Männer.

Sekundäre Formen der Hämochromatose entstehen als Folge von Transfusionszwischenfällen, sideroachrestischen Anämien u. a..

12.4 Grundlagen angeborener Stoffwechseldefekte

F96

Frage 12.16: Lösung A

Beide Aussagen sind korrekt. – Beim **M. Gaucher** handelt es sich um eine **Lipidspeicherkrankheit,** bei der auf dem Boden eines β-Zerebrosid-Glukosidase-Mangels eine Abbaustörung zellulärer Membranlipidbestandteile des **retikulo-histiozytären Systems** (RHS, Monozyten-Makrophagen-System) (2) vorliegt. Dementsprechend werden Glukozerebroside im RHS intrazellulär gespeichert. Insbesondere sind hierbei **Milz und Leber** betroffen mit einer für den M. Gaucher charakteristischen Hepato-Splenomegalie (1). Mikroskopisch imponieren die Zellen balloniert mit einer an zerknittertes Zeitungspapier erinnernden Zytoplasmastruktur (sog. **Gaucher-Zellen).**

(A: 53%/ + 0,06; C: 19%/ – 0,02; D: 15%/ – 0,06)

H96

Frage 12.17: Lösung B

Die Ochronose ist ein Symptom. Man versteht darunter die braunschwärzliche Verfärbung von Bindegewebe und Knorpel (1), sowie anderen bradytrophen Geweben. Die Ochronose tritt im Zuge der **Alkaptonurie** auf. Es handelt sich dabei um eine autosomal rezessiv vererbte Abbaustörung der **Homogentisinsäure,** die über die Nieren ausgeschieden wird (3) und an der Luft zu einem braunschwarzen Stoff oxydiert („Schwarzwasserkrankheit").

Zu **(2)** und **(5):** Im Rahmen der Hyperurikämie (Gicht) liegt eine Störung des Abbaus der *Harnsäure*, die durch eine geringe Löslichkeit gekennzeichnet ist, vor. Bei erhöhter Konzentration im Serum fällt die Harnsäure bevorzugt in der Synovia und in gelenkassoziierten Geweben in Form von Salzkristallen (Uratkristalle), die polarisationsoptisch doppelbrechend sind, aus.

Zu **(4):** Bei der Homozystinurie besteht eine hereditäre Störung des Aminosäurestoffwechsels. Es kommt zur Anhäufung von Homocystin und Methionin, wobei gleichzeitig ein Mangel an Cystin und Cystein resultiert. Dies wiederum führt zu weitreichenden Störungen der Synthese kollagener und elastischer Fasern mit funktionellen und strukturellen Defiziten mesenchymaler Gewebe. Typische klinische Symptome sind z.B. eine Okulopathie mit Linsensubluxation und Skelettveränderungen im Sinne einer Marfan-Symptomatik (Spinnenfingerigkeit, Haut- u. Gelenküberdehnbarkeit u.a.).

(B: 46%/ + 0,27; A: 19%/ – 0,02)

F93

Frage 12.18: Lösung B

Bei der Glykogenose Typ I (v. Gierke) handelt es sich um eine autosomal rezessiv vererbte, und damit eine bereits vor der intrauterinen Entwicklung genetisch fixierte (A) Störung des Abbaus von Glykogen, dessen vornehmliche Speicherung in Leber und Nieren zur Vergrößerung dieser Organe führt (B). Aus diesem Grunde spricht man auch von der sog. *hepatorenalen* Glykogenspeicherkrankheit.
Zu **(C):** Die familiäre Hypercholesterinämie (genetischer Defekt der LDL-Rezeptoren) kann schon in der Jugend zur Ausbildung einer schweren Atherosklerose führen.
Zu **(D):** Die Atrophie des Inselapparates und ein damit einhergehender selektiver B-Zell-Schwund sind die histologischen Zeichen des juvenilen Diabetes mellitus.
Zu **(E):** Perikapilläre Amyloidablagerungen in den Langerhansschen Inseln des Pankreas finden sich beim Altersdiabetes.
(B: 85%/ + 0,33)

F97

Frage 12.19: Lösung D

Unter den angegebenen Lösungsmöglichkeiten sind der M. v. Giercke, der M. Pompe und der M. McArdle Glykogenosen. Unter diesem Oberbegriff ist eine Gruppe von sieben unterschiedlichen Erkrankungsmustern zusammengefaßt, denen eine Störung des Glykogenstoffwechsels mit einer gesteigerten Glykogenspeicherung gemeinsam ist. Dabei kann entweder ein gestörter Abbau oder eine gesteigerte Synthese des Glykogens verantwortlich sein. Der **Glykogenabbau** läuft **organellengebunden** (Lysosomen) und **zytoplasmatisch** ab. Je nach der Ebene der Glykogenabbaustörung kommt es dementsprechend zur lysosomalen oder zytoplasmatischen Glykogeneinlagerung. Im Falle des **M. Pompe** (Glykogenose Typ II) (D) liegt ein solcher **lysosomaler Enzymdefekt** in Leber, Herz, Skelettmuskulatur und Gehirn vor.
Zu **(A):** Beim **M. Wilson** handelt es sich um eine **Kupfer**-Speicherkrankheit.
Zu **(B):** Der **M. v. Giercke** (Glykogenose Typ I) geht mit einer **zytoplasmatischen** Glykogenabbaustörung insbesondere der Hepatozyten und der Tubulusepithelien der Niere einher.
Zu **(C):** Der *M. McArdle* (Glykogenose Typ V) ist extrem selten. Es kommt bei einem Muskelphosphorylase-Mangel zur *zytoplasmatischen* Einlagerung von Glykogen in die Skelettmuskulatur.
Zu **(E):** Beim *M. Pfaundler-Hurler* handelt es sich um eine angeborene Störung des Binde- und Stützgewebsstoffwechsels (Mucopolysaccharidose). Die Grundlage der Erkrankung stellt ein *lysosomaler Enzymdefekt mit Abbaustörung von Glykosaminoglykanen* dar.

---Angeborene, genetisch bedingte--- XII.4
Enzymdefekte

Diese *inborn errors of metabolism* führen zu schweren Behinderungen des Stoffwechsels, deren enzymatisch katalysierte Reaktionsschritte an einer Stelle unterbrochen werden. Aus der aus dem *Enzymblock* folgenden Anhäufung von nicht umgesetztem Substrat sowie dem Mangel an Reaktionsprodukt können schwere Störungen resultieren.
Hierzu zählen die *Speicherkrankheiten.* Je nach dem gespeicherten Stoff unterscheidet man Glykogenosen, Lipidosen und Mukopolysaccharidosen.
Daneben existieren eine Reihe weiterer Stoffwechselerkrankungen mit Enzymdefekten, die nicht zu den Speicherkrankheiten im engeren Sinne zählen (z. B. Aminosäurestoffwechselstörungen). Im folgenden sollen an ausgewählten Beispielen einige Stoffwechselkrankheiten mit ihren Charakteristika beschrieben werden.

Glykogenspeicherkrankheiten

Man unterscheidet sieben Glykogenose-Typen.
Bei der autosomal-rezessiv vererbten *Glykogenose Typ I (v. Gierke)* fehlt das Enzym Glukose-6-Phosphat-Phosphatase. Folge des gestörten Glykogen*abbaus* ist dessen Speicherung in Leber, Niere und Dünndarmschleimhaut (man spricht auch von der sog. *hepatorenalen* (Glykogenspeicherkrankheit). Bei den betroffenen Kindern findet man eine ausgeprägte Hepatomegalie und Hypoglykämie, die insbesondere schon nach kurzen Hungerperioden auftritt. Betroffene Kinder zeigen eine verzögerte körperliche Reifung und neigen zu rezidivierenden Infekten. – Histologisch finden sich typischerweise die Leberepithelien mit Glykogen gefüllt. Die postnatale Leberbiopsie stellt aus diesem Grunde die aussagekräftigste differentialdiagnostische Methode zum Nachweis der Glykogenose Typ I dar.
Bei der Glykogenose Typ II (Pompe) liegt ebenfalls eine Glykogenabbaustörung mit einem enzymatischen Defekt der Lysosomen der Muskel- und Leberzellen vor. Die Glykogenspeicherung kann in zahlreichen Geweben nachgewiesen werden (Herz- und Skelettmuskulatur, ZNS u.a.).

Lipidspeicherkrankheiten

Lipidspeicherkrankheiten betreffen in ihren Auswirkungen vor allem das Nervensystem und das RHS. Man spricht in diesem Zusammenhang speziell von **Sphingolipidosen**. Sekundär resul-

tieren Funktionsstörungen als Folge einer Speicherungs*dystrophie*.
Beispiele:
1. **M. Niemann-Pick** – autosomal-rezessiv vererbte Erkrankung durch Speicherung von *Sphingomyelin*.
2. **M. Gaucher** – genetisch bedingter Glucozerebrosidase-Mangel; Speicherung von *Galaktozerebrosiden*.
3. **M. Krabbe** – rezessiv vererbter Galaktosidase-Mangel; Speicherung von *Galaktozerebrosiden*.
4. **M. Tay-Sachs** (GM-Gangliosidose) – genetisch bedingter Hexosaminidase-A-Mangel mit Speicherung von *Gangliosiden* in den Zellen des ZNS. Es entwickeln sich weitreichende neurologische Störungen (hochgradige Intelligenzminderung, Erblindung), die schon im Säuglingsalter symptomatisch werden.
5. **Metachromatische Leukodystrophie** – Defekt der Arylsulfatase A; Speicherung von *Zerebrosidsulfaten* in *Markscheiden,* Nervenzellen, Gallenblasen- und Gallengangs- sowie Nierentubulusepithelien. Klinisch findet man Lähmungen, Krämpfe u.a. Die Veränderungen der Markscheiden führen zur Verminderung der Nervenleitgeschwindigkeit. Die Diagnose erfolgt mittels Biopsie aus dem N. suralis.

Störungen des Aminosäurestoffwechsels

Beispiele:
1. **Phenylketonurie** – Defekt der *Phenylalanin-Hydroxylase* mit Störung der Tyrosinsynthese aus Phenylalanin. Die Folge ist ein Aufstau von Phenylalanin, welches mit dem Urin teilweise ausgeschieden oder zu Phenylbenztraubensäure umgebaut wird. Die körperlichen Schäden betreffen in erster Linie das ZNS und führen unbehandelt zu schweren Intelligenzverlusten.
2. **Alkaptonurie** – sehr seltener angeborener Defekt des *Tyrosinabbaus* durch Defekt der *Homogentisinsäure-Oxidase*. Die sich anstauende Homogentisinsäure wird in Haut, Schleimhäuten und Knorpel eingelagert und führt häufig erst im Erwachsenenalter zum raschen und ausgeprägten Auftreten von arthrotischen Gelenkveränderungen, da die mechanische Belastbarkeit und der Stoffwechsel des Gelenkknorpels durch die hohen Gewebskonzentrationen der Homogentisinsäure beeinträchtigt sind.
3. **Albinismus** – Defekt der Melaninsynthese aus Tyrosin. Das Fehlen jeglicher Pigmentierung führt zur vermehrten Lichtempfindlichkeit der Haut (Melanomrisiko!) und zu Sehstörungen.

Die Diagnostik angeborener Stoffwechselerkrankungen kann oftmals pränatal durch bio- oder histochemische Untersuchung des Fruchtwassers bzw. der Fruchtwasserzellen erfolgen (s.a. GK Humangenetik). Beispiel: Diagnose der Tay-Sachs-Krankheit durch Erfassen des Enzymdefektes durch Kultivierung von Fruchtwasserzellen.
Postnatal wird der Nachweis z.B. bei der Glykogenose Typ I durch eine Leberbiopsie erbracht (s.o.).

12.5 Kommentare aus Examen Herbst 2000

H00

Frage 12.20: Lösung D

Die Folgeerkrankungen des Diabetes mellitus werden im Wesentlichen von den Gefäßveränderungen bestimmt:
– diabetische Makroangiopathie: Es entwickelt sich eine Atherosklerose – Komplikationen: Herzinfarkt, Extremitätengangrän (C)
– diabetische Mikroangiopathie: Es entsteht eine Arteriosklerose – Komplikationen: Retinitis proliferans (E) (mögliche Folge: Blindheit), noduläre Glomerulosklerose (Kimmelstiel-Wilson). Bei der Glomerulosklerose kommt es zur hyalinen Verdickung der kapillaren Basalmembranen der Glomerula sowie zur Bildung von hyalinen Knötchen (Noduli) im Mesangium. Die Folge kann eine Proteinurie (B) mit der Manifestation eines nephrotischen Syndroms sein. Außerdem führt eine fortschreitende Glomerulosklerose zur Niereninsuffizienz.

Weitere Komplikationen eines Diabetes sind:
– erhöhte Neigung zu bakteriellen Infektionen, insbesondere der Harnwege (z.B. Pyelonephritis)
– Polyneuropathie
– Quellungskatarakt (A) – Die diabetische Katarakt („grauer Star") zählt zu den erworbenen (sekundären) Kataraktformen. Vollständig ist die Pathogenese nicht geklärt. Man diskutiert als Ursache die Glykosidierung der in einem definierten Quellungszustand befindlichen Bindegewebsfasern der Augenlinse und eine dadurch hervorgerufene Konfigurationsänderung, die zur Linsentrübung führt
– diabetische Embryopathie.

Zu **(D):** Beim Diabetes mellitus Typ I findet sich histologisch eine lymphozytäre Insulitis. Die Inselamyloidose ist typisch für den Altersdiabetes (Typ II).

H00

Frage 12.21: Lösung B

Die primäre Hämochromatose (Siderophilie) entsteht auf dem Boden einer autosomal-rezessiv vererbten Störung (A) des Eisenstoffwechsels (Defekt des Mukosablocks der Dünndarmschleimhaut) (D). Es ist gesichert, dass Männer früher als Frauen eine manifeste Hämochromatose entwickeln (E). Die exzessive Eisenspeicherung kommt ubiquitär vor. In der Leber führt der toxische Effekt des Siderins zur hämochromatotischen Zirrhose mit einem erhöhten Risiko für die Entstehung eines hepatozellulären Karzinoms (C).

Zu **(B)**: Es kommt primär zu Eisenablagerungen in den Parenchymzellen verschiedener Organe. Erst wenn diese Speicher „vollgelaufen" sind, ist auch das retikulo-endotheliale System (Makrophagen) betroffen.

13 Grundlagen der Pathologie der Atmung

13.1 Äußere und innere Atmung und ihre Störungen

13.2 Störungen der Transportkapazität des Blutes

**Atmung und Störung — XIII.1
des Sauerstoffangebotes**

Die zentrale Atemregulation als übergeordnetes Zentrum koordiniert die respiratorischen Basalfunktionen der **äußeren Atmung,** um die Voraussetzungen für die Stoffwechselvorgänge der Atmung auf zellulärer Ebene **(innere Atmung)** zu schaffen. Dabei müssen unterschiedliche Organsysteme eng abgestimmt kooperieren. Der partielle oder komplette Ausfall eines Elementes dieses Systems, dessen Ziel es ist, ein dem Bedarf angepaßtes Sauerstoffangebot zur Energiegewinnung zu ermöglichen, kann erhebliche Störungen bis zur vitalen Gefährdung des Organismus nach sich ziehen.

Störungen des Sauerstoffangebotes können resultieren aus:
1. Mangelnde Sauerstoffbeladung des Blutes (Hypoxämie)
2. Unzureichende Sauerstofftransportkapazität des Blutes (Anämie, kompetitive O_2-Verdrängung z.B. durch Kohlenmonoxid)
3. Verminderte Durchblutung des Kapillarbettes (Ischämie)

Ausdruck von Störungen des Sauerstoffangebotes ist die **respiratorische Insuffizienz.** Man unterscheidet in diesem Zusammenhang Partial- (pO_2 unter 60 mmHg) und Globalinsuffizienz (pO_2 unter 60 mmHg und pCO_2 über 50 mmHg). Klinisches Zeichen einer Sauerstoffunterversorgung des Blutes ist die **Zyanose,** die entsteht, wenn der Anteil desoxygenierten Hämoglobins 50 g/l übersteigt (bezogen auf einen normalen Hämoglobingehalt).

Störungen der Sauerstoffverwertung resultieren aus einer Hemmung der Zellatmung (Blockade des Zytochromoxidase-Systems z.B. durch Blausäuresalze). S. auch GK Pathophysiologie.

13.3 Ventilationsstörungen

F98 **!**
Frage 13.1: Lösung E

Man unterscheidet zwischen obstruktiven und restriktiven Ventilationsstörungen.
Restriktive Ventilationsstörungen liegen dann vor, wenn die für die Inspiration unerläßliche Ausdehnung der Lunge behindert ist (verminderte Compliance).
Ursachen können z. B. sein:
- Thoraxdeformität (Kyphoskoliose) (2)
- Thoraxstarre (M. Bechterew)
- Pleuraerguß (Rechtsherzinsuffizienz, Pleuritis) (3)
- Pneumothorax (spontan oder traumatisch) (4)
- Lungenfibrose (als Folge einer Silikose oder chronischen interstitiellen Pneumonie)
- Zwerchfellhochstand (bei Parese oder abdomineller Raumforderung) (1)

Obstruktive Ventilationsstörungen ergeben sich bei einem erhöhten Atemwegswiderstand.

H97 **!**
Frage 13.2: Lösung E

Obstruktive Ventilationsstörungen entstehen dann, wenn **ein erhöhter Atemwegswiderstand** vorliegt. Ursachen können sein:
- Kehlkopfaffektion mit Einengung der Glottis, z. B. durch einen Larynxtumor (2) oder ein Ödem (3)
- Trachealstenose durch eine Struma (1)
- Bronchialstenose (chronische Bronchitis/Bronchiolitis (4) oder Bronchialkarzinom)
- Bronchospasmus (Asthma bronchiale)

Als Folge einer chronischen obstruktiven Ventilationsstörung kann es zur Entstehung eines (bronchostenotischen) **Lungenemphysems** kommen.
(E: 70%, 0,18; C: 22%, – 0,16)

Ventilationsstörungen — XIII.2

Diese führen zu einer vermehrten Atemarbeit, was im ausgeprägten Zustand als Dyspnoe empfunden wird.
Man unterscheidet zwischen obstruktiven und restriktiven Ventilationsstörungen.

Restriktive Ventilationsstörungen liegen dann vor, wenn die für die Inspiration unerläßliche Ausdehnung der Lunge behindert ist (verminderte Compliance).

Ursachen können z.B. sein:
1. Thoraxdeformität (Kyphoskoliose)
2. Thoraxstarre (M. Bechterew)
3. Pleuraerguß (Rechtsherzinsuffizienz, Pleuritis)
4. Pneumothorax (spontan oder traumatisch)
5. Lungenfibrose (als Folge einer Silikose oder chronischen interstitiellen Pneumonie)

Obstruktive Ventilationsstörungen liegen dann vor, wenn ein erhöhter Atemwegswiderstand vorliegt. Ursachen können z.B. sein:
1. Trachealstenose (Struma)
2. Bronchialstenose (chronische Bronchitis oder Bronchialkarzinom)
3. Bronchospasmus (Asthma bronchiale)

Als Folge einer chronischen obstruktiven Ventilationsstörung kann es zur Entstehung eines (bronchostenotischen) **Lungenemphysems** kommen (s. Lerntext XIII.4). Darüber hinaus kann sich als Folge einer Bronchusstenosierung eine (Resorptions-)**Atelektase** ausbilden (s. Lerntext XIII.5).

Auch Störungen der **alveolären Ventilation** führen zu einer Verminderung des Sauerstoffangebotes. Ursachen können sein:
1. Schock mit Ausbildung eines ARDS (adult respiratory distress syndrome)
2. Atemnotsyndrom des Neugeborenen, s. Lerntext XIII.5
3. Aspiration

Allen Beispielen ist gemeinsam, daß es entweder durch Verlängerung der Diffusionsstrecke (interstitielles Ödem) oder Verlegung des alveolären Raumes zur Hemmung des Gasaustausches kommt.
Weiterhin können **zentrale Regulationsstörungen** des Atemzentrums zu erheblichen Ventilationsstörungen führen.

Hyperventilation (vergrößertes Atemminutenvolumen) führt zur respiratorischen Alkalose durch vermehrte CO_2-Abatmung (**Hypoventilation** – respiratorische Azidose durch CO_2-Retention z.B. beim Lungenemphysem, Lungenödem, Thoraxtrauma, zentraler Atemregulationsstörung). S. auch GK Pathophysiologie.

13.4 Perfusionsstörungen

Perfusionsstörungen — XIII.3

Störungen der Lungendurchblutung können zu erheblichen Änderungen der Sauerstoffaufsättigung des Blutes und damit des Sauerstoffangebotes führen.

Perfusionsstörungen können ursächlich durch hämodynamische Ursachen bedingt sein, z.B.:
1. **Pulmonale Hypertonie** (Blutdruck im kleinen Kreislauf größer als 30/15 mmHg) – Widerstandserhöhung im kleinen Kreislauf z.B. durch Parenchymverlust mit Untergang von Kapillaren. Die Gefäßrarefizierung führt zur chronischen Rechtsherzbelastung (Cor pulmonale).
2. **Shuntmechanismus,** z.B. persistierender Ductus arteriosus Botalli – nach Shuntumkehr Verminderung des Herzzeitvolumens des kleinen Kreislaufs und damit ungünstige Sauerstoffaufsättigungsbedingungen.
3. **Lungenstauung** bei Linksherzinsuffizienz – Behinderung des pulmonal-venösen Blutstroms mit relativer Verminderung des Herzzeitvolumens im kleinen Kreislauf.
4. **Lungenembolie** – Behinderung des arteriellen Blutstroms im kleinen Kreislauf.

Außerdem existieren ventilatorische Ursachen für Perfusionsstörungen der Lunge, z.B.:
1. **Von-Euler-Liljestrand-Reflex** – Vasokonstriktion als Reaktion auf alveoläre Hypoventilation. Es handelt sich um einen Mechanismus, bei dem Shunts in wenig oder schlecht belüfteten Lungenbezirken gedrosselt werden. Besser ventilierte Regionen erhalten damit einen relativ höheren Perfusionsanteil am Herzzeitvolumen und werden damit für den Gastransport effektiver genutzt.
2. **Atelektasen** stehen für den Gasaustausch nicht zur Verfügung (s. Lerntext XIII.5).
3. Das **Lungenemphysem** geht mit einer diffusen alveolären Hypoventilation einher. Gleichzeitig nimmt der Gesamtgefäßquerschnitt der Lungenstrombahn ab.

Lungenemphysem

F89

Frage 13.3: Lösung E

Der Begriff **seniles Lungenemphysem** steht für die morphologisch und funktionell faßbaren **Altersveränderungen der Lunge.** Es kommt zur Rarefizierung des Lungenparenchyms im Rahmen der physiologisch ablaufenden Altersatrophie des Organs

(A) mit einer *langsam fortschreitenden* Rarefizierung der Alveolarsepten und Kapillarnetze (D). Die diffusen Veränderungen (C) bedingen einen Elastizitätsverlust der Lunge (Schlaffheit) mit daraus sich entwickelnder Vergrößerungstendenz (B).
Zu (E): Die altersbedingte Rarefizierung des kapillären Gefäßbettes der Lunge entwickelt sich so schleichend, daß in der Regel die Ausbildung eines chronischen Cor pulmonale ausbleibt.

H93

Frage 13.4: Lösung A

Unter einem interstitiellen Lungenemphysem versteht man die Luftansammlung im *inter*alveolären Bindegewebe der Lunge. Dazu kommt es, wenn die *intra*alveolären Drucke unphysiologisch hoch sind und unter diesen Bedingungen, die z.B. bei maschineller Beatmung (sog. Barotrauma) (A) oder extremen Hustenstößen herrschen können, die Interalveolarsepten einreißen. Die Luft kann auf diesem Weg über das Mediastinum bis in die Hals- und Thoraxwand vordringen (Hautemphysem).
Zu (B): Nikotinabusus führt über eine chronische Bronchitis zum *bronchostenotischen* Emphysem.
Zu (C): Beim genetisch bedingten α_1-Antitrypsinmangel1-Antitrypsinmangel",4,0,1> können aus zerfallenen Leukozyten freigesetzte Proteasen nicht in ausreichendem Maße inaktiviert werden. Sie entfalten ihre Wirkung somit ungehemmt und führen über den enzymatischen Abbau der Interalveolarsepten zu einer zunehmenden Rarefizierung des Lungengewebes mit Entstehung eines Lungenemphysems. Die Proteasenwirkung manifestiert sich durch den Abbau auch des interstitiellen (= interalveolären) Bindegewebes, was jedoch nicht zu nomenklatorischen Verwechslungen mit dem interstitiellen Lungenemphysem Anlaß geben darf.
Zu (D): Es ist denkbar, daß es zu einem Gasbrandinfekt eines nekrotischen Lungenanteiles kommt. Die dabei obligat anaerob wachsenden Erreger können in diesem Fall zu lokalen Gasgewebseinschlüssen des intrapulmonalen Nekroseareals führen. Ein generalisiertes interstitielles Emphysem der Lunge ist jedoch dabei nicht zu erwarten.
(A: 12%/ + 0,01, C: 74%/ + 0,15)

F93

Frage 13.5: Lösung B

Das chronische sekundäre Lungenemphysem entsteht als Folge einer obstruktiven Atemwegserkrankung. Es geht mit einer Überdehnung des Lungengewebes einher, die zum Zwerchfelltiefstand (3) führt. Die Rarefizierung des Lungenparenchyms kann zur Ausbildung von subpleural gelegenen Bullae führen, deren Ruptur z.B. nach einem Hustenstoß einen Pneumothorax verursachen kann (1).

Zu (2): Der α_1-Antitrypsinmangel ist nicht Folge, sondern Ursache eines Lungenemphysems.
Zu (4): Mesotheliome der Pleura entstehen bevorzugt durch Asbesteinwirkung.
(B: 55%/ + 0,28, A: 33%/ – 0,14)

F95

Frage 13.6: Lösung E

Eine chronische Bronchitis/Bronchiolitis führt über die Entstehung einer obstruktiven Ventilationsstörung mit Erhöhung des exspiratorischen Atemwegswiderstandes zur Ausbildung eines (bronchostenotischen) Lungenemphysems (1) und von Bronchiektasen (2). Andererseits kann durch rezidivierend ablaufende Infekte (Bronchopneumonien) (4) eine narbige Bronchus- und/oder Bronchiolusstenosierung (5) entstehen, die nach komplettem Verschluß z.B. durch einen Schleimpfropf die Atelektasenentstehung (3) begünstigen kann.
(E: 72%/+ 0,17)

H96

Frage 13.7: Lösung E

Eine chronische Bronchitis führt über eine langandauernde Obstruktion der Atemwege zu erhöhten Atemwegswiderständen, die sich insbesondere während der Exspirationsphase des Atemzyklus auf das Lungenparenchym auswirken. Es kommt zum chronisch erhöhten intraalveolären Druck. Dies hat zur Folge, daß es zum fortschreitenden Verlust von Interalveolarsepten kommt. Es entsteht ein **bronchostenotisches Lungenemphysem** (B). Die gleichzeitig eintretende Rarefizierung des kapillären Gefäßbettes, die durch den Alveolaruntergang bedingt ist, führt zur Abnahme des Gesamtquerschnittes des kleinen Kreislaufs mit nachfolgender Entwicklung einer **pulmonalen Hypertonie:** die chronische Rechtsherzbelastung führt zum Cor pulmonale (D). Neben dem Verlust an Alveolen bewirkt die chronische Erhöhung der Atemwegswiderstände eine Erweiterung der terminalen Bronchien, die bis zur Bronchiektasie (A) aussacken können. Die chronische Bronchitis kann darüber hinaus die Entwicklung schwerwiegender Entzündungen des Lungenparenchyms induzieren. So kann sich z.B. eine Bronchopneumonie als Folgekomplikation einer Bronchitis entwickeln (C).
Zu (E): Das Bronchuskarzinoid ist ein niedrig maligner Tumor, der vom **diffusen endokrinen System** ausgeht und im Gegensatz zum Bronchialkarzinom keine pathogenetische Beziehung zum Rauchen hat. Ebenso spielt ein chronischer Entzündungsprozeß der Bronchialschleimhaut für die Karzinoidentstehung keine Rolle.
(E: 67%/ + 0,32)

[F94] [F92]

Frage 13.8: Lösung B

α_1-Antitrypsin ist eine ältere Bezeichnung für α_1-Proteinaseinhibitor, ein im Serum vorkommendes Polypeptid, das in der Leber synthetisiert wird und die Enzyme des Proteinabbaus Trypsin und Chymotrypsin hemmt. Der α_1-Antitrypsinmangel entsteht auf dem Boden eines Gendefektes. Neben anderen Organmanifestationen kommt es dabei zur Ausbildung eines Lungenemphysems, da die aus zerfallenen Leukozyten frei gewordenen Proteasen nicht inaktiviert werden und dadurch ein progressiver Abbau des Lungengerüstes entsteht.

Zu (3): Durch die Hemmung des Proteinasenabbaus kommt es beim α_1-Antitrypsinmangel zu einem *vermehrten* Abbau von Elastin und Kollagen.
(B: 83%/ + 0,29)

Chronische Bronchitis und Lungenemphysem — XIII.4

Eine chronische Bronchitis liegt nach Definition der WHO bei Patienten vor, welche die Symptome Husten und Auswurf mindestens 3 Monate im Jahr in wenigstens 2 aufeinanderfolgenden Jahren erlebt haben.

Männer sind von der chronischen Bronchitis häufiger betroffen als Frauen.

Als Ursachen der chronischen Bronchitis kommen in Frage: Virale Infektionen der oberen Luftwege mit der häufigen Folge einer bakteriellen Superinfektion, chronische Tabakrauchinhalation, Luftverschmutzung (Smog) und klimatische Faktoren. Begünstigend für die Entwicklung einer chronischen Bronchitis wirken sich bereits bestehende Erkrankungen der Lunge wie z.B. Lungenemphysem und Lungenfibrose aus.

Als *chronischen Bronchialkatarrh* oder einfache chronische Bronchitis bezeichnet man eine durch chronische Reizung (zumeist Zigarettenrauch) hervorgerufene vermehrte Schleimsekretion, welche mit einer Hypertrophie der Bronchialdrüsen und einer Vermehrung der Becherzellen einhergeht. Entzündliche Infiltrationen hingegen fehlen oder finden sich nur in geringem Maße.

Anzutreffen sind diese bei der *chronischen, schleimig eitrigen Bronchitis*, welche meist durch bakterielle Infektionen eines Bronchialkatarrhs entsteht. Es kommt zur entzündlichen leukozytären, lympho-plasmazellulären Infiltration der Bronchialwand und zur Bildung eines Exsudates. Außerdem entwickelt sich häufig eine polypöse Verdickung und vermehrte Fältelung der Schleimhaut, weswegen auch von einer *hypertrophischen Bronchitis* gesprochen wird. Oftmals erfolgen ausgedehnte Plattenepithelmetaplasien (s. Metaplasie, Lerntext VII.3). Mit der Zeit kann eine hypertrophische Bronchitis unter Rückbildung der Schleimhaut (Tunica mucosa), Fibrosierung der Submukosa, Verlust der Muskelfasern der Tunica muscularis und Abbau des Knorpels in eine *atrophische Bronchitis* übergehen. Die Folge der Zerstörung der Bronchialwand ist eine verminderte Schleimsekretion und eine Erweiterung des Lumens der kleinen und mittleren Bronchien, einhergehend mit der Bildung von Divertikeln. Es entstehen erworbene *Bronchiektasen*. Die Bronchuswände werden schlaff und kollabieren leicht bei forcierter Exspiration.

Als **Lungenemphysem** bezeichnet man einen erhöhten Luftgehalt der Lunge, hervorgerufen durch eine Erweiterung der Ductuli und Sacculi alveolares und/oder eine Atrophie der interalveolaren Septen (s. auch Abb. 13.1). Das Lungenemphysem ist meistens Folge einer chronischen obstruktiven Ventilationsstörung, entstanden auf dem Boden einer chronischen Bronchitis. Umgekehrt begünstigt ein Lungenemphysem, welches sich ohne vorausgehende chronische Bronchitis entwickelt hat, das Entstehen einer sog. Emphysembronchitis.

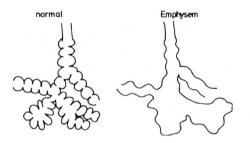

Abb. 13.1

Formen des Lungenemphysems nach *Hartung*:

Akutes Emphysem: Es liegt eine akute reversible Überblähung der Lunge vor, welche meistens Folge einer behinderten Exspiration ist. Beispiele sind der Status asthmaticus oder der Ertrinkungstod. Auch durch Überdruckbeatmung in der Intensivmedizin kann ein solches Emphysem entstehen.

Primäres seniles Lungenemphysem: Dieses basiert auf einer altersbedingten Atrophie der interalveolären Septen. Es kommt zur Erschlaffung der Lunge ohne auffallende Beeinträchtigung der Funktion. Komplikationen treten erst auf, wenn eine Bronchitis oder Pneumonie hinzukommen. Erst dann kann es auch zur Manifestation eines Cor pulmonale kommen.

Bronchostenotisches Emphysem: Dieses obstruktive Lungenemphysem entsteht auf dem Boden einer chronischen Bronchitis durch chronische Überdehnung der interalveolären Septen mit nachfolgender Destruktion. Als Ursache der Überdehnung ist eine Obstruktion der Bronchi bzw. Bronchioli anzusehen, die durch während der Exspiration kollabierende Bronchialwände und Schleimverschlüsse hervorgerufen wird. Das bei weitgehend normaler Inspiration eingeatmete Volumen kann somit nur unvollständig abgegeben werden. Allgemeine Folgen dieses Emphysems sind deswegen ein vergrößertes Residualvolumen und eine erschwerte Exspiration. Der Schwund der Alveolarwände ermöglicht die Entwicklung großer Blasen (Bullae) an den Lungenrändern. Wenn diese platzen, kommt es zur Manifestation eines spontanen Pneumothorax.

Außerdem führt die Destruktion der interalveolären Septen zu einer Zerstörung und Kompression des Kapillarbetts mit steigendem Gefäßwiderstand (Folge: Hypertonie) und somit zu einem erschwerten Gasaustausch (Folge: Hypoxämie).

Weitere Folgeveränderungen resultieren aus der *pulmonalen Hypertonie,* die ein *Cor pulmonale* mit dem möglichen Übergang in eine *Rechtsherzinsuffizienz* nach sich zieht.

Narbenemphysem: Diese perifokalen Emphyseme resultieren in ihrer Entwicklung aus vorausgegangenen vernarbenden Prozessen, z. B. ein Narbenemphysem in der Lungenspitze auf dem Boden eines tuberkulösen Simon-Spitzenherdes. Hierbei beruht die zum Emphysem führende Überdehnung der interalveolären Septen auf dem Narbenzug.

Das subpleurale Mantelemphysem entsteht unterhalb von Verwachsungen der Pleura (Pleuraschwarten). Da an solchen Stellen die für die Atmung notwendige Verschieblichkeit des Pleuraspalts aufgehoben ist, wird diese Funktion von den subpleuralen Lungenanteilen übernommen, was auf Dauer zur Überdehnung der interalveolären Septen führt. Auch hier sind Emphysembullae die Folge, welche durch Ruptur einen Spontanpneumothorax zu inszenieren vermögen.

Überdehnungsemphysem: Dies sind solche Emphyseme, die auf einer Formveränderung des Thorax, z.B. einer Skoliose, mit der Folge eines über die Pleura auf das Lungengewebe übertragenen Dehnungszuges beruhen.

Interstitielles Emphysem: Sofern es z.B. durch Überdruckbeatmung oder extremes Husten zu einem Einreißen der interalveolären Septen kommt, kann Luft eindringen, welche sich über das Interstitium bis zur Pleura und über das Mediastinum bis in die Hals- und Thoraxwand unter Bläschenbildung, dem sog. Hautemphysem, auszubreiten vermag. Platzt ein zur Pleura hin gelegenes Bläschen, so ist die Folge wieder ein Pneumothorax, unter Umständen sogar ein lebensgefährlicher Spannungspneumothorax.

Lungenemphysem bei α_1-Antitrypsinmangel: Genetisch bedingter Mangel des in der Leber gebildeten α_1-Antitrypsin bedingt, daß aus zerfallenen Leukozyten frei gekommene Proteasen ihre Wirkung ungehemmt entfalten können.

Resultat: Abbau von Lungengewebe mit Entwicklung eines Emphysems.

> **! Merke:** Wenn der Kliniker von einer „chronischen spastischen Emphysembronchitis" spricht, so ist dies lediglich Ausdruck einer Sammlung von Symptomen und Befunden, ohne daß die eigentliche Grunderkrankung deutlich sein muß.

Atelektasen

F91

Frage 13.9: Lösung A

Ein Bronchusverschluß ist die Voraussetzung für die Entstehung einer Resorptionsatelektase (A).
Zu **(B)**, **(C)** und **(D)**: Pleuraerguß, Pneumothorax, Pleuraempyem – *Kompressionsatelektase.*
Zu **(E)**: Eine Lymphangiosis carcinomatosa kann wegen ihrer subpleuralen Ausbreitung nicht zum Bronchuslumenverschluß und damit zur Ausbildung einer Resorptionsatelektase führen.

F96

Frage 13.10: Lösung A

Zu **(A)**: Eine katarrhalische Bronchitis ist nicht gehäuft mit Atelektasenbildung verknüpft. Das im Rahmen der Entzündung entstehende, leicht abhustbare seröse Exsudat fungiert durch seine geringe Viskosität nicht komplett brouchusokkludierend. Vielmehr kommt es im Rahmen dieser Bronchitisform eher zur leichten Erhöhung der Atemwegswiderstände mit leichter Überblähung des Lungengewebes.
Zu **(B)**: Bronchialkarzinom – Resorptionsatelektase.
Zu **(C)** und **(D)**: Pleuraempyem, Pneumothorax – Kompressionsatelektase.
Zu **(E)**: Bronchiolitiden führen häufig zu *lobulären* Resorptionsatelektasen.
(A: 44%/ + 0,24, C: 31%/ – 0,12)

[F90]
Frage 13.11: Lösung D

Neben Atelektasenbildung (4) und intraalveolären hyalinen Membranen (3) sind beim Atemnotsyndrom des Neugeborenen intravasale Mikrothromben (2) als Zeichen einer disseminierten intravasalen Blutgerinnung (Verbrauchskoagulopathie) im Rahmen eines Schockgeschehens nachzuweisen.
Zu **(1):** Interstitielle plasmazelluläre Infiltrate sind das typische histologische Merkmal einer durch Pneumocystis carinii hervorgerufenen Pneumonie. Es sind insbesondere Frühgeborene und resistenzgeschwächte Erwachsene (AIDS) betroffen.

[F93]
Frage 13.12: Lösung D

Zu Aussage **(1):** Atelektasen treten primär (Atemnotsyndrom des Frühgeborenen) und sekundär im Rahmen einer Grunderkrankung auf.
Zu Aussage **(2):** Die Aussage ist korrekt. – Der Antiatelektasefaktor (Surfactant) wird erst in den letzten Wochen der Schwangerschaft synthetisiert (sog. Lungenreifung).
(D: 96%/ + 0,09)

―― **Atelektasen** ―――――――― XIII.5 ―

Als Atelektasen bezeichnet man einen verminderten oder völlig fehlenden Luftgehalt der Lungen, wobei die Alveolarwände gegeneinander anliegen.
Formen:
Atemnotsyndrom des Früh- und Neugeborenen: Dieses Syndrom basiert möglicherweise auf einem primären Mangel an Surfactant (beim Frühgeborenen noch nicht reif?), wodurch die Oberflächenspannung der Alveolen nicht herabgesetzt werden kann und es zum Kollabieren kommt. In den belüfteten Alveolen findet man die für diese Krankheit typischen pulmonalen hyalinen Membranen, was mehr für die Atelektase als Folge eines perinatalen Schocks (Verbrauch von Surfactant) spricht. Aus den beidseitigen diffusen Atelektasen mit den für die Atmung unbrauchbaren kollabierten Alveolen resuliert eine massive Dyspnoe.
Kompressionsatelektasen: Als Folge eines Pneumothorax entsteht ein positiver Druck im Pleuraspalt. Die durch den normalerweise bestehenden Unterdruck offen und gespannt gehaltene Lunge kollabiert bzw. entspannt sich. Aus diesem Grund spricht man auch von einer Entspannungsatelektase. Kompressionsatelektasen können auch durch Pleuraergüsse, und -empyeme oder mehr lokal durch Tumoren, große Emphysemblasen und ausgeprägte Kyphoskoliosen herbeigeführt werden.

Obstruktions- bzw. Resorptionsatelektasen: Diese entstehen durch Verschluß eines Bronchus, z.B. durch Einwachsen eines Tumors, wobei die in den Alveolen enthaltene Luft in das Blut resorbiert wird. Makroskopisch zeigt die Lunge in dem betroffenen eingefallenen Bezirk eine blaurote Verfärbung.
Kompressions- und Obstruktionsatelektasen bezeichnet man auch als *sekundäre Atelektasen*.
Die durch Atelektasen für die Atmung ausgefallenen Bezirke werden durch Vasokonstriktion (Euler-Liljestrand-Mechanismus – s. Pathophysiologie) weniger durchblutet. Bleibt die Wiederbelüftung aus, so werden die Gefäße durch Proliferation der Intima irreversibel verengt. Folge ist wie beim Emphysem eine *pulmonale Hypertonie* durch Zunahme des Strömungswiderstandes, woraus auch hier ein *Cor pulmonale* resultieren kann.

13.5 Diffusionsstörungen

―― **Diffusionsstörungen** ―――――― XIII.6 ―

Diese können in beträchtlichem Maße zu einer Verminderung des Sauerstoffangebotes führen. Ursachen dafür können eine *Verlängerung der Diffusionsstrecke* oder ein *Oberflächenverlust* des für den Gasaustausch zuständigen Lungengewebes sein, z.B.:
1. **Lungenödem** – Massive Transsudation ins Lungeninterstitium. Dadurch kommt es zur Verdickung der alveolokapillären Membran. Bei gleichzeitig beim Lungenödem bestehender alveolärer Hypoventilation durch intraalveoläres Transsudat kommt es zur Blockierung des Gasaustausches.
2. **Lungenstauung**
3. **ARDS** – Zunahme der Diffusionsstrecke durch interstitielles Ödem und hyaline Alveolarausgüsse.
4. **Interstitielle Pneumonie/Fibrose**

13.6 Folgeveränderungen chronischer Lungenerkrankungen

H98

Frage 13.13: Lösung E

Definitionsgemäß ist ein **Cor pulmonale** als **Folgeveränderung einer chronischen Lungenerkrankung** anzusehen. Der zentrale Mechanismus zur fortdauernden Rechtsherzbelastung ist die Rarefizierung des Gesamtgefäßquerschnittes im kleinen Kreislauf. Es resultiert eine pulmonale Hypertonie mit einer chronischen Rechtsherzbelastung.
Zu **(A)** und **(B)**: Pneumokoniose (Staublunge): Lungenerkrankung, die durch inhalierte anorganische Stäube verursacht wird. Es resultiert eine diffuse Lungenfibrose mit Induktion einer pulmonalen Hypertonie.
Zu **(C)**: Die chronische Lungentuberkulose führt über die Zerstörung des Lungengewebes und durch narbig bedingte Schrumpfungsprozesse zur pulmonalen Hypertonie.
Zu **(D)**: Beim Lungenemphysem werden progredient die Interalveolarsepten zerstört. Dadurch entwickelt sich eine pulmonale Hypertonie.
Zu **(E)**: Durch eine Endokarditis hervorgerufene Linksherzvitien dürfen strenggenommen *nicht* zu den Faktoren, die zur Entstehung eines Cor pulmonale führen, gerechnet werden, weil dabei die Ursache der Hypertonie des kleinen Kreislaufs außerhalb der Lungenstrombahn liegt.

Cor pulmonale — XIII.7

Die **zentrale Folgeveränderung chronischer Lungenveränderungen** ist die Entstehung einer pulmonalen Hypertonie. Darunter versteht man die Erhöhung des Blutdrucks im kleinen Kreislauf über Werte von 30/15 mmHg.
Das Cor pulmonale stellt die kompensatorische Dilatation des rechten Ventrikels als Folge einer Struktur-, Funktions- oder Zirkulationsstörung der **Lunge** dar. Damit ist eine pulmonale Widerstandserhöhung im kleinen Kreislauf mit primärer Beteiligung des arteriellen Schenkels des Lungenstrombettes und einer daraus resultierenden Druckbelastung gemeint. Faktoren, die zu einer pulmonalen Hypertonie führen können sind z.B. das (bronchostenotische) Lungenemphysem, chronische interstitielle Pneumonien mit sekundärer Lungenfibrose etc. Endzustand ist die Dekompensation des Cor pulmonale mit Rechtsherzinsuffizienz (s. Lerntext IX.8).

Anämie – Störung der O_2-Transportkapazität

Anämie — XIII.8

Diese ist eine Blutarmut als Folge einer Verminderung des Hämoglobins und/oder der Erythrozyten. In Abhängigkeit vom Hämoglobingehalt der Erythrozyten unterscheidet man *hypochrome, normochrome* und *hyperchrome* Anämien. Ursache der Anämie ist entweder eine verminderte Synthese oder ein erhöhter Abbau von Erythrozyten.
Verminderte Synthese von Erythrozyten im Knochenmark:
Aplastische Anämie (normochrom): Hierbei liegen eine Schädigung sowie ein Schwund der blutbildenden Knochenmarkszellen, welche nachfolgend durch Fettgewebe ersetzt werden, zu Grunde. Man spricht von einer *Panmyelophthise*. Von dieser sind auch die Leukozyto- und Thrombozytopoese betroffen. Ursache können sein: Strahlung, toxische Nebenwirkung von Pharmaka, z.B. Chloramphenicol, oder Tumoren, z.B. Leukämien.
Sideroachrestische Anämie (syn.: sideroblastische Anämie) (normo- bis hypochrom): Die Anämie beruht auf einer durch Enzymhemmung bedingten Einbaustörung des Eisens in das Hämoglobin. Man unterscheidet hereditäre oder durch Intoxikationen (z.B. Blei) hervorgerufene Formen. Folge der Störung ist ein hoher Serumeisenspiegel sowie ein hoher Eisengehalt in Leber, Knochenmark und Milz.
Megaloblastäre (perniziöse) Anämie: M. Biermer (hyperchrom), s. Lerntext XIII.9.
Eisenmangelanämie (hypochrom), s. Lerntext X.2.

Megaloblastäre Anämie — XIII.9

Ursache der megaloblastären Anämie ist eine gestörte DNA-Synthese, basierend auf einem Mangel an Vitamin B_{12} oder Folsäure. Verschiedene Störungen können für diesen Mangel verantwortlich sein:
1. Verminderter Gehalt an Vitamin B_{12} oder Folsäure in der Nahrung.
2. Verminderte Synthese des für die Aufnahme von Vitamin B_{12} (Extrinsic factor) zur Komplexbildung notwendigen Intrinsic factor durch die Drüsen der Magenschleimhaut. Diese Störung trifft man entweder bei einer *chronischen atrophischen Gastritis* oder einem Fehlen der Drüsen nach einer *Gastrektomie* an. Auch eine Bildung von *Autoantikörpern* gegen den Intrinsic factor führt zur perniziösen Anämie.

3. Gestörte Resorption des aus Extrinsic und Intrinsic factor bestehenden Komplexes im terminalen Ileum bei Erkrankungen des Dünndarms (z. B. Fischbandwurminfektionen).

Zur Differentialdiagnose der zu einer perniziösen Anämie führenden Störungen wird der Schilling-Test (s. Klinische Chemie) durchgeführt.
Folge des Mangels an Vitamin B_{12} sind eine verzögerte und gestörte Reifung der Erythrozyten, welche bei einem hohen Gehalt an Hämoglobin (hyperchrom) ungewöhnlich groß sind (Megaloblasten) und durch vermehrte Hämolyse nur eine kurze Lebenszeit besitzen. Die verminderte Erythrozytenkonzentration führt zu dem Versuch einer Kompensation durch Hyperplasie des Knochenmarks, wobei das Fettmark verdrängt wird.
Das erhöhte Serumeisen kann eine Hämosiderose der Leber bewirken. Nicht nur das Knochenmark, sondern auch alle anderen Wechselgewebe sind von der DNA-Synthesestörung betroffen. Folge ist neben der Anämie auch eine Atrophie der Epithelien insbesondere des Verdauungstraktes, z. B. bei der *Hunter-Glossitis*.
Eine Therapie erfolgt durch substituierende Gabe von Vitamin B_{12} bzw. Folsäure.

Hämolytische Anämie ——————— XIII.10

- *Angeborene* erbliche Formen der hämolytischen Anämie (s. auch Genetik)
  Hierbei sind die Erythrozyten z. B. auf Grund eines ererbten Enzymdefekts in ihrer Zusammensetzung verändert. Folge ist ein erhöhter Abbau der Erythrozyten.
  Beispiele:
  - **Kongenitale Mikrosphärozytose:** Hereditärer hämolytischer Ikterus (Kugelzellenanämie). Bei dieser autosomal dominant erblichen, normochromen Anämie sind die Erythrozyten klein und kugelrund (Sphärozyten). Außerdem ist die Membran geschädigt. Meistens manifestiert sich diese Erkrankung schon in früher Jugend. Durch Splenektomie kann dem erhöhten Abbau der Erythrozyten in der roten Pulpa der Milz Einhalt geboten werden.
  - **Favismus:** In mediterranen Ländern X-chromosomal rezessiv vererbter Mangel an G-6-P-Dehydrogenase (Blutbild: Heinz-Innenkörper). Der Begriff Favismus leitet sich von den Favabohnen (Saubohnen) ab, nach deren Genuß es zur hämolytischen Krise kommt, da entstehende Peroxide nicht metabolisiert werden können.
  - **Sichelzellenanämie:** Bei dieser autosomal rezessiven überwiegend bei Schwarzen anzutreffenden Krankheit ist in der β-Kette des Hämoglobins in Position 6 die Glutaminsäure durch Valin ersetzt, wodurch das pathologische Hb-S entsteht. Heterozygote HbS-Anlage-Träger haben eine höhere Resistenz gegenüber den Malariaerregern als die übrige Bevölkerung.
  - **Thalassämie:** Bei dieser überwiegend in mediterranen Ländern anzutreffenden autosomal dominant vererbten Krankheit besteht eine Störung der Synthese der α- oder β-Ketten des Hämoglobins. Man unterscheidet die homozygote Thalassaemia major (schlechte Prognose) von der heterozygoten Thalassaemia minor (Blutbild: Target-Zellen).
- *Erworbene* hämolytische Anämien
  Hierbei führen extrakorpuskuläre Faktoren zur Zerstörung der Erythrozyten:
  - Zytotoxische Antikörper, z. B. beim Morbus haemolyticus neonatorum (Erythroblastosis fetalis) und Transfusionszwischenfällen durch Blutgruppeninkompatibilität
  - Pharmaka, z. B. Anilinderivate, Phenacetin, Paracetamol
  - Mechanisch, z. B. bei künstlichen Herzklappen

Allen hämolytischen Anämien gemeinsam ist die verkürzte Lebenszeit der Erythrozyten und der erhöhte Abbau in der Milz. Häufig besteht deswegen eine *Splenomegalie*. Eine kompensatorische Hyperaktivität des Knochenmarks bedingt eine *myeloische Hyperplasie* unter Verdrängung des Fettmarks. Auch das Mark der langen Röhrenknochen (intraossäre myeloische Metaplasie) und sogar die extraossären Organe Milz und Leber können bei schweren Anämien in die Blutbildung miteinbezogen werden.
Das durch die Hämolyse vermehrt anfallende Bilirubin führt zum *hämolytischen Ikterus*, der erhöhte Serumeisenspiegel zu einer *Hämosiderose* der Leber.
Aus allen Formen der Anämie resultiert eine *Hypoxämie*, welche zu einer herdförmigen Verfettung (s. Schäden der Zelle bei Sauerstoffmangel Lerntext III.1) von Herzmuskelzellen, Leberepithelien und Nierentubulusepithelien führt. In seltenen Fällen entstehen sogar kleine Parenchymnekrosen.
Anämien findet man außerdem bei chronischen Entzündungen *(Infektanämie)* und bei konsumierenden Prozessen *(Tumoranämie)*.

13.7 Kommentare aus Examen Herbst 2000

[H00]
Frage 13.14: Lösung C

Eine pulmonale Hypertonie (ab 30/15 mmHg) kann auf dem Boden unterschiedlicher Ursachen entstehen:
- Parenchymverlust mit Kapillaruntergang: Lungenemphysem (E) und Lungenfibrosen (z.B. Silikose (A)).
- Lungengefäßobstruktion: rezidivierende Lungenarterienembolien (B)
- Polyglobulie (erhöhte Blutviskosität)
- aktivierter Euler-Liljestrand-Mechanismus: z.B. als Folge einer chronischen alveolären Hypoventilation bei jahrelangem Aufenthalt in großen Höhen (D), auch in Kombination mit der dadurch induzierten Polyglobulie.

Zu **(C)**: Ein intrakardialer Rechts-links-Shunt geht mit einer erheblichen Rechtsherzvolumenbelastung einher. Das Stromgebiet der A. pulmonalis wird jedoch vermehrt belastet, weswegen es nicht zur Ausbildung einer pulmonalen Hypertension kommt.

[H00]
Frage 13.15: Lösung A

Zu **(A)**: Beim M. Wilson liegt eine Kupferausscheidungsstörung der Leber vor. Ursache ist ein genetisch bedingter Defekt der Synthese des Kupfertransportproteins, dem Coeruloplasmin.

Zu **(D)**: Beim genetisch bedingten α_1-Antitrypsinmangel können aus zerfallenen Leukozyten freigesetzte Proteasen nicht in ausreichendem Maße inaktiviert werden. Sie entfalten ihre Wirkung somit ungehemmt und führen über den enzymatischen Abbau der Interalveolarsepten zu einer zunehmenden Rarefizierung des Lungengewebes mit Entstehung eines Lungenemphysems. Die Proteasenwirkung manifestiert sich auch durch den Abbau des interstitiellen (= interalveolären) Bindegewebes.

Zu **(B)**, **(C)** und **(E)**: Der α_1-Antitrypsinmangel führt zu einer (metabolischen) Leberzirrhose. Die Diagnose kann anhand einer Leberbiopsie durch Nachweis PAS-positiver hyaliner Zelleinschlüsse in den Hepatozyten gestellt werden.

14 Grundlagen der Pathologie der Leber

14.1 Hepatitis

[H99] **!**
Frage 14.1: Lösung D

Bei der akuten Hepatitis finden sich in der präikterischen Phase mikroskopisch neben einer diffusen Vermehrung der Kupffer-Zellen (A) auch entzündliche Infiltrationen der Periportalfelder (E), bestehend aus Lymphozyten, Monozyten und Plasmazellen. In der ikterischen Phase der Erkrankung finden sich im histologischen Präparat die Zeichen der fortschreitenden Leberzellschädigung wie hydropisch geschwollene (ballonierte) Hepatozyten (C) und disseminierte Einzelzellnekrosen (Councilman-Bodies) (B).

Zu **(D)**: Eine plurivakuoläre (= feintropfige) Leberzellverfettung findet man z.B. bei chronischem Alkoholabusus und beim Diabetes mellitus.

[F87]
Frage 14.2: Lösung C

In den Kupffer-Sternzellen findet sich bei der Virushepatitis ein *Misch*pigment aus Siderin und Lipofuszin (Zeroidpigment) ((B) und (C)).

Zu **(A)** und **(D)**: Ein histologisches Merkmal der Virushepatitis ist das Auftreten von Gallenfarbstoffen (Bilirubin, Biliverdin) in Form von Galletröpfchen in den *Hepatozyten*. – In der durchgesehenen Literatur ergab sich kein Hinweis auf Krankheitsbilder, bei denen es zur Speicherung von Melaninpigment in den Zellen des RES, wozu auch die Kupffer-Sternzellen gehören, kommt.

[H95]
Frage 14.3: Lösung D

Die histologischen Merkmale der akuten **Hepatitis epidemica (Hepatitis A)** unterscheiden sich *nicht* von den Akutverläufen anderer Hepatitis-Typen. In der präikterischen Phase finden sich mikroskopisch neben einer diffusen Vermehrung der Kupffer-Zellen (A) auch entzündliche Infiltrationen der Periportalfelder (E), bestehend aus Lymphozyten, Monozyten und Plasmazellen. In der ikterischen Phase der Erkrankung finden sich im histologischen Präparat die Zeichen der fortschreitenden Leberzellschädigung wie hydropisch geschwollene (ballonierte) Hepatozyten (C) und disseminierte Einzelzellnekrosen (Councilman-Bodies) (B).

Zu **(D):** Eine plurivakuoläre (= feintropfige) Leberzellverfettung findet man z.B. bei chronischem Alkoholabusus und beim Diabetes mellitus.
(D: 74%/ + 0,15)

F94

Frage 14.4: Lösung D

Als chronische Verlaufsformen der Hepatitis B unterscheidet man die chronisch-persistierende (3) und die chronisch-aggressive Hepatitis (2). Bei der *chronisch persistierenden Hepatitis* finden sich histologisch auf die Periportalfelder begrenzte lymphozytäre Infiltrate und neben Einzelzellnekrosen nur eine wenig ausgeprägte Fibrosierungstendenz. Die Leberfunktionsstörungen sind geringfügig. Bei der *chronisch aggressiven Hepatitis* besteht gleichfalls eine entzündliche Infiltration der Periportalfelder, die aber nicht auf diese begrenzt ist, sondern auch auf angrenzende Läppchenbereiche mit übergreift. Die Läppchenbegrenzung erscheint dabei histologisch unscharf begrenzt *("Mottenfraßnekrosen")*. Parallel dazu kommt es zu einer deutlichen Fibrosierung mit Übergang in eine Leberzirrhose, auf deren Boden sich häufig ein hepatozelluläres Karzinom (4) entwickelt.
Zu **(1):** Die **primäre biliäre Zirrhose** bietet das Bild einer chronischen destruktiven, nicht eitrigen Cholangitis, die auf dem Boden einer **Autoimmunerkrankung** entsteht.
(D: 68%/ + 0,32, E: 21%/ − 0,21)

H96

Frage 14.5: Lösung E

Bei der **chronischen aktiven (aggressiven) Hepatitis** finden sich ausgeprägte entzündliche Infiltrate, die die Grenzlamelle der Periportalfelder *überschreiten* und angrenzende Läppchenanteile einbeziehen (2). Durch den in dieser Weise fortschreitenden Entzündungsprozeß imponieren die Leberläppchen wie „ausgefranst". Man spricht von mottenfraßähnlichen Veränderungen (**Mottenfraßnekrosen**) (3). Parallel zu den in Schüben ablaufenden entzündlich bedingten Leberzellnekrosen kommt es zur zunehmenden Fibrosierung des Lebergewebes (4). Der Übergang in eine Leberzirrhose entwickelt sich dabei fließend (*posthepatitische* Zirrhose).
Zu **(1):** Im Falle der chronischen *persistierenden* Hepatitis sind die entzündlichen *Infiltrate auf die Periportalfelder begrenzt*. Außerdem finden sich Einzelzellnekrosen und eine Sternzellproliferation bei nur *geringer* Fibrosierungstendenz.
(E: 73%/ + 0,21)

Hepatitis — XIV.1

Bei der akuten durch *Viren* ausgelösten Hepatitis unterscheidet man nach neuesten Erkenntnissen neben den Typen A und B die Formen C, D, E und G, die vor exakter Virusidentifikation in die Gruppe der Non-A-non-B-Hepatitiden eingereiht wurden.
Die **Hepatitis A (Hepatitis epidemica)** hat eine Inkubationszeit von 15 bis 50 Tagen. Die Infektion erfolgt vornehmlich durch fäkale Trinkwasser- oder Nahrungsmittelverschmutzung (z.B. Muscheln, Austern). Ein Nachweis des Virus ist im Stuhl möglich.
Die **Hepatitis B (Serumhepatitis)** wird durch verunreinigte Spritzen oder durch Bluttransfusionen übertragen. (Direkten Kontakt mit infektiösem Blut meiden – Handschuhe! Eine Übertragung ist auch ohne Verletzung durch Mikrotraumata der Haut möglich.)
Die Inkubationszeit der Hepatitis B beträgt 50 bis 180 Tage. Im Gegensatz zur Hepatitis A, bei der ein serologischer Nachweis nicht möglich ist, vermag man das sog. *Australia Antigen* (HB-S- oder Surface-Antigen) bei der Serumhepatitis während der Inkubationszeit und der ersten Phase der Krankheit nachzuweisen. In vielen Fällen ist ein Nachweis über Jahre möglich. Auch ohne die Zeichen einer Hepatitis ist dieses Antigen mitunter anzutreffen. Außerdem existieren noch die Antigene HB-C, -D und -E. Das Virus wird auch als *Dane-Partikel* bezeichnet.

Man unterscheidet bei der **akuten Hepatitis** nach *Hübner* folgende Formen:
- Akute ikterische Hepatitis
- Anikterische Verlaufsform
- Rezidivierende Hepatitis
- Akute Hepatitis mit cholostatischem Einschlag – Cholestase durch Proliferation der Gallengänge – eventuell Verschlußikterus
- Fulminante bzw. maligne Hepatitis – akute Leberdystrophie mit Leberkoma, meist tödlicher Ausgang
- Persistierende akute Hepatitis – Präsenz der Entzündung über Monate oder Jahre – selten Übergang in chronische Form

Zur Morphologie der **akuten Hepatitis:** Makroskopisch besteht eine Vergrößerung der Leber, der Leberrand ist stumpf.
Mikroskopisch findet man in der *präikterischen Phase* (Dauer bis zu 14 Tagen) eine Vermehrung der Kupffer-Sternzellen und entzündliche Infiltrate in den Periportalfeldern, bestehend aus Lymphozyten, Monozyten und Plasmazellen (selten Granulozyten). Während der *ikterischen Phase* (Dauer zwischen 2 und 6 Wochen) zeigen sich eine Häufung von Leberzellmitosen und verstreute Einzelzellnekrosen. Außerdem erfolgt

die Bildung von sog. *Ballonzellen.* Dies sind hydropisch aufgeblähte, degenerierte Leberzellen mit blasig verändertem endoplasmatischem Retikulum. Ferner finden sich bedingt durch die Leberzellnekrosen eosinophile rote, hyaline Körperchen mit eventuell noch sichtbarem pyknotischen Kern – die sog. *Councilman-bodies.* Die Phagozytose der Councilman-bodies führt zur Schwellung und Proliferation der Kupffer-Sternzellen, in denen sich ein eisenhaltiges, aus den nekrotischen Leberzellen stammendes Pigment nachweisen läßt.
Es handelt sich dabei um ein Mischpigment, das teils aus Zeroid (ungesättigte oxydierte Fettsäuren), teils aus Eisen (Siderin) besteht. Innerhalb von Monaten erfolgt zumeist die Heilung. Eine Gefahr liegt im Übergang in eine chronische Form oder in eine *Zirrhose.*
Die Diagnose erfolgt laborchemisch an Hand des Anstiegs der Leberenzyme im Serum, insbesondere der Transaminasen (s. klinische Chemie).
Chronische Hepatitis: Zwei Formen werden unterschieden:
- Chronisch persistierende Hepatitis
- Chronisch aggressive Hepatitis

Bei der **chronisch persistierenden Hepatitis** sieht man eine auf die Periportalfelder beschränkte lymphozytäre Infiltration, außerdem Einzelzellnekrosen und Sternzellproliferation bei nur geringer Fibrosierung. Die Leberfunktionsstörungen sind geringfügig (geringe Lebervergrößerung, geringe Transaminasenerhöhung, kein Ikterus). Als Ursache vermutet man eine *Viruspersistenz,* bedingt durch ein insuffizientes Immunsystem, welches lediglich eine fortschreitende Leberschädigung zu verhindern vermag.
Bei der **chronisch aggressiven Hepatitis** besteht gleichfalls eine entzündliche Infiltration der Periportalfelder, welche aber nicht auf diese beschränkt ist, sondern auch auf die angrenzenden Läppchenbereiche mit übergreift. Hierdurch wird die Läppchenbegrenzung unscharf, erscheint „ausgefranst". Man spricht von einer *Mottenfraß (Piece-meal)-Nekrose.* Durch ein Fortschreiten der in Schüben verlaufenden Leberzellnekrosen entsteht parallel eine zunehmende Vergrößerung der Periportalfelder, verbunden mit einer deutlichen Fibrosierung. Ein Übergang in eine Zirrhose erfolgt häufig. Hieraus resultiert auch ein erhöhtes Risiko zur Entstehung eines hepatozellulären Karzinoms. Als Ursache dieser Hepatitisform kommt häufig eine Hepatitis B oder Non-A-non-B in Betracht. Ferner vermutet man eine *Autoimmunkrankheit.* Klinisch und laborchemisch ist die Differenzierung von der chronisch persistierenden Hepatitis nicht möglich.

14.2 Leberzirrhose

H89

Frage 14.6: Lösung E

Den verschiedenen Formen der Leberzirrhose ist gemeinsam, daß es zu einer fortschreitenden Läppchenzerstörung kommt (A), wobei durch die Regenerationskapazität des Leberparenchyms zwischen sich ausbildenden Bindegewebssepten knotige sog. Pseudolobuli (B) entstehen, in denen die typische Struktur des Leberläppchens aufgehoben ist. Der Regenerationstendenz des Leberparenchyms mit entsprechend gesteigerter Mitoserate der Hepatozyten (D) steht deren Untergang durch entzündliche Prozesse entgegen. Nekrotische Gewebsareale werden dabei, ohne daß ein Restitutio eintreten kann, durch Narbengewebe ersetzt. Die Schrumpfungstendenz dieser Narben bedingt einen behinderten intrahepatischen Blutstrom durch Einengung und Schwund des Gefäßbettes (C).
Zu **(E):** Die entzündlichen Prozesse, die ursächlich die Entstehung einer Leberzirrhose bedingen (z.B. chronisch-aggressive Hepatitis), führen zur *Schwellung* und *Proliferation* der Kupffer-Sternzellen.

H90

Frage 14.7: Lösung C

Im Rahmen posthepatitischer Umbauvorgänge werden zum einen nekrotische Parenchymareale durch Narbengewebe ersetzt, zum anderen kommt es zu die Oberfläche der Leber vorbuckelnden Parenchymknoten, die Ausdruck des Regenerationsbestrebens der verbliebenen Leberepithelien sind (Parenchymregenerate, syn. „Regeneratknoten") (3). Mikroskopisch sind bei der posthepatischen Leberzirrhose die Periportalfelder lymphozytär infiltriert und zeigen Gallengangswucherungen (Ausdruck der Regenerationsbereitschaft der Gallenkapillaren) (1).
Zu **(2):** Da bei einer posthepatischen Leberzirrhose das *gesamte* Organ betroffen ist, kommt es nicht zum selektiven Leberumbau.
(C: 42%/0,08, B: 28%/0,04)

H98

Frage 14.8: Lösung D

Bei der **alkoholtoxischen Leberzellschädigung** können morphologisch verschiedene Veränderungen nachgewiesen werden. Typische *lichtmikroskopische* Zeichen des Alkoholeinflusses sind die Fettleberhepatitis und das Auftreten von hyalinen Zelleinschlüssen, den **Mallory-Bodies.** Mit Hilfe des *Elektronenmikroskopes* lassen sich darüber hinaus **Riesenmitochondrien** (D) in den Hepatozyten als Folge der durch Alkohol bedingten Schädigung nachweisen.

Zu (A): Das histologische Bild der akuten Leberdystrophie ist durch das massenhafte Auftreten von nekrotischen Leberzellen bei gleichzeitiger massiver dystrophischer Verfettung gekennzeichnet.

Zu (B): Die chronisch aktiven Virushepatitiden sind dadurch gekennzeichnet, daß es zu mottenfraßähnlichen Nekrosen des Leberparenchyms kommt. Außerdem liegen entzündliche Infiltrate der Periportalfelder vor.

Zu (C): Bei der primären biliären Zirrhose handelt es sich um eine autoaggressive Erkrankung mit fortschreitender Zerstörung der intrahepatischen Gallenwege. Mikroskopisch sind die Periportalfelder zunächst entzündlich infiltriert, die in späteren Krankheitsstadien zunehmend vernarben.

Zu (E): Eine chronische Cholangitis entsteht durch bakterielle Besiedlung. Histologisch sind die Periportalfelder mit Granulozyten infiltriert.

H98

Frage 14.9: Lösung C

Im Rahmen der alkoholischen Hepatopathie kommt es zunächst zur Ausbildung einer Fettleber (B). Bei fortwährendem Einwirken der Noxe degenerieren vorwiegend läppchenzentral Hepatozyten (Nachweis von Mallory-Bodies). Dieser Degenerationsvorgang, der zunehmend zu Leberzellnekrosen führt, hat die Aktivierung eines Entzündungsprozesses zur Folge. Histologisch finden sich in diesem Stadium Infiltrate *gelapptkerniger Leukozyten* (A) und *Sternzellproliferate*. Läppchenzentral kommt es dann zur zunehmenden, maschendrahtartigen Fibrose (D), die letztlich in einer Leberzirrhose einmünden kann (sog. Fettzirrhose) (E). Das mikroskopische Bild der ausgeprägten zellulären entzündlichen Infiltration in Nachbarschaft zu den verfetteten Leberzellen hat zur Namengebung **Alkoholhepatitis** geführt.

Zu (C): Hyaline Einzelzellnekrosen (sog. Councilman-Körper) stellen eine Sonderform der Koagulationsnekrose dar und sind für die akuten Verläufe der Virushepatitiden pathognomonisch.

H95

Frage 14.10: Lösung C

Die primäre biliäre Leberzirrhose wird als Autoimmunerkrankung eingestuft (Nachweis antimitochondrialer Antikörper) (A). Es findet sich eine chronisch-destruierende Entzündungsreaktion, die vornehmlich die kleinen intrahepatischen Gallenwege zerstört (B). Als Folge des resultierenden Gallenwegsverlustes und der damit einhergehenden Behinderung der Gallesekretdrainage treten Ikteruszustände (D) auf. Nach Übergreifen der Entzündung auf das Leberparenchym kommt es zum diffusen Untergang von Hepatozyten mit der Folge des zirrhotischen Organumbaus, auf dessen Boden eine portale Hypertension entstehen kann (E).

Zu (C): Bei der primären biliären Zirrhose sind zumeist **Frauen im mittleren Lebensalter** betroffen.
(C: 47%/ + 0,12; A: 40%/ – 0,05)

H97

Frage 14.11: Lösung C

Unter **Aszites** versteht man die Ansammlung freier Flüssigkeit in der Bauchhöhle. Nach Aszitesbildung setzt der Renin-Angiotensin-Aldosteron-Mechanismus ein, der einem weiteren Verlust der letztlich dem Intravasalraum entzogenen Flüssigkeit entgegenwirken soll. Die Folge dieses **sekundären Hyperaldosteronismus** (C) ist eine verstärkte (indirekte) Wasserretention über die erhöhte Natriumrückresorption unter dem Einfluß von Aldosteron in der Niere: das Gesamtkörperwasser nimmt an Volumen zu, das Aszitesvolumen bleibt zumindest konstant oder wird vergrößert.

Zu (A): Eine **Hypoproteinämie** (z.B. durch nephrotisches Syndrom, Leberzirrhose, Unterernährung) führt zum Absinken des kolloidosmotischen Druckes im Blutplasma und damit zu einer verminderten Rückresorption von Wasser aus dem Gewebe. Es kommt zum Austritt des zunächst als Ödem interstitiell eingelagerten Wassers über die serösen Häute mit der Folge der Aszitesentstehung.

Zu (B): Die tumoröse Durchsetzung des Peritoneums führt zu einem unspezifischen Sekretionsreiz. Es kommt zur Aszitesbildung.

Zu (D): Bei einer Leberzirrhose kommt es – neben anderen Faktoren – über eine erheblich erhöhte Lymphproduktion (normal: 1–3 l/die, bei Leberzirrhose: 7–11 l/die) zur Aszitesbildung. Die durch die Zirrhose induzierte hydrostatische Druckerhöhung in den Lebersinusoiden führt zum Anstieg der Filtration proteinreicher Flüssigkeit in den Disse-Raum und damit zu einer Steigerung des Lymphminutenvolumens. Wird die Transportkapazität überschritten, kommt es zum „Ausschwitzen" von Lymphe durch die zarte Wand der Lymphgefäße der Leberkapsel in den Bauchraum. Resultat: Aszites.

Zu (E): Eine **Rechtsherzinsuffizienz** führt über den Weg der **Leberstauung** zur hydrostatischen Druckerhöhung in den Lebersinusoiden. Es kommt zur vermehrten Lymphbildung der Leber. In weit geringerem Umfang als bei der Leberzirrhose kommt es zum Abtropfen des Lymphsekretes von der Leberkapsel in den Bauchraum.
(C: 93%, 0,23)

Leberzirrhose

XIV.2

Als Leberzirrhose bezeichnet man einen bindegewebigen Umbau der Leber, einhergehend mit dem Verlust der für die Organfunktion bedeutsamen Läppchenstruktur und Störung der intrahepatischen Blutzirkulation. Ursache ist ein fortschreitender Untergang des Leberparenchyms, welcher eine knotige Regeneration des Parenchyms und einen Ersatz durch Bindegewebe (Fibrose) nach sich zieht. An Hand der unterschiedlichen zum Untergang des Leberparenchym führenden Ätiologien lassen sich folgende Formen der Zirrhose unterscheiden:

Postnekrotische Leberzirrhose: Nach unregelmäßig begrenztem Parenchymuntergang kommt es zum Kollabieren der nekrotischen Läppchenanteile. Die Regeneration der Epithelien und die vermehrte Bindegewebsbildung sind nicht in der Lage, die ursprüngliche Architektur der Leber wiederherzustellen. Es entstehen grobe Knoten an der Organoberfläche, zwischen denen tiefe Narbenzüge liegen, und sogenannte Pseudolobuli, welche aus übrig gebliebenem und regeneriertem Parenchym mehrerer früherer Läppchen (multilobulär) gebildet werden. Die unregelmäßig strukturierten Pseudolobuli sind umgeben von viel Bindegewebe, in welchem in vielen Fällen entzündliche lymphohistiozytäre Infiltrate einer chronisch aggressiven Hepatitis anzutreffen sind, welche durch Zerstörung der Läppchenperipherie (Mottenfraßnekrose) den progredienten Parenchymuntergang unterhalten. Da der pseudolobuläre Umbau ohne Rücksicht auf die ursprüngliche Leberdurchblutung erfolgt, kommt es zum Entstehen von intrahepatischen portokavalen Shunts. Ein geordneter Bluttransport durch die Leberläppchen ist nicht mehr möglich.

Portale Leberzirrhose: Es besteht ein feinknotiger Umbau durch von den Periportalfeldern ausgehende schmale Bindegewebssepten. Ursache sind wiederum die entzündlichen Infitrate einer chronischen aggressiven Hepatitis. Die hierbei gebildeten Pseudolobuli sind ausschließlich aus Anteilen eines Läppchens zusammengesetzt (monolobulär). Gründe für diesen schleichenderen und weniger destruierenden Verlauf einer chronischen aggressiven Hepatitis sind unbekannt.

Billiäre Zirrhose: Man unterscheidet primäre (Autoimmunkrankheit) und sekundäre Formen, bei denen ein gestörter Gallenabfluß (Cholestase) in den extrahepatischen Gallengängen (Verschluß durch Stein, Tumor) oder eine aufsteigende Cholangitis vorliegen. Folge ist eine entzündliche Infiltration der Periportalfelder mit anschließender Fibrose und eine Proliferation der Gallengänge. Durch Übergreifen des Prozesses auf die Leberläppchen kommt es zum Parenchymuntergang mit anschließendem Umbau des Organs. Typisch für die biliäre Zirrhose sind die grüne Farbe der Leber und das Stoppen des Prozesses nach Beseitigung der auslösenden Faktoren.

Fettzirrhose: Ursache ist zumeist ein chronischer Alkoholabusus. Die Leber ist anfangs stark vergrößert und von gelber Farbe. Der zirrhotische Umbau bewirkt erst spät die Bildung kleiner Knoten. Die Oberfläche ist *feinhöckrig*. Ähnlich wie bei der portalen (septalen) Zirrhose strahlen feinnetzige Bindegewebssepten von den Periportalfeldern in die zunächst erhaltenen Läppchen aus. Bindegewebe entsteht in den Läppchen auch überall da, wo es auf Grund der Alkoholwirkung zu Nekrosen gekommen ist. In den verfetteten und bei stärkerer Schädigung hydropisch geschwollenen Zellen findet man alkoholisches Hyalin – die *Mallory-Bodies* (s. Hyalin, Lerntext III.2). Die Anwesenheit entzündlicher Infiltrate läßt von einer alkoholischen Hepatitis sprechen. Diese geht dem zirrhotischen Umbau im allgemeinen voraus. Die für eine Zirrhose typische Ausbildung einer portalen Hypertonie fehlt anfangs oder ist geringgradig.

Hämochromatotische Zirrhose: Ursache dieser Pigmentzirrhose ist eine massive Einlagerung von Eisen in den Leberzellen als Folge einer Störung des Eisenstoffwechsels (s. Hämochromatose, Lerntext XII.3). Im fortgeschrittenen Stadium besteht eine große Ähnlichkeit mit der postnekrotischen Zirrhose. Entzündliche Infiltrate finden sich jedoch nie! Vor allem in den läppchenzentralen Parenchymzellen, den Sternzellen und Gallengangsepithelien lassen sich große Mengen Eisenpigment nachweisen. Typisch ist außerdem die rostbraune Verfärbung der Leber.

Neben den bereits genannten Ursachen chronischer Alkoholabusus (häufigste!), chronische aggressive Hepatitis, Cholestase, Cholangitis und Hämochromatose können auch akute Intoxikationen z. B. mit α-Amanitin (Knollenblätterpilz) oder die seltenen Speicherkrankheiten, hierunter M. Gaucher und die Galaktosämie, zum Entstehen einer Zirrhose führen.

Zirrhosefolgen: Bedingt durch die beim Umbau erfolgende Verlegung des Gefäßsystems kommt es zur Manifestation einer *portalen Einflußstauung* (Hypertonie), in deren Folge eine Pfortaderthrombose entstehen kann. Außerdem entwickelt sich ein *kollateraler Umgehungskreislauf*. Hierbei sind vor allem betroffen die Ösophagusvenen (häufigste Todesursache: Ruptur von Ösophagusvarizen), die Umbilikalvenen (Folge: Caput medusae der Bauchwand) und die Hämorrhoidalvenen. Der venöse Rückstau führt auch zur *Vergrößerung und Induration der Milz* und zur Entstehung eines *Aszites*. Folge einer verminderten Funktion der zirrhotischen Leber ist eine verringerte Eiweißsynthese

(Folge: *Hypalbuminämie*), welche gleichfalls die Entstehung eines Aszites durch Absinken des kolloidosmotischen Drucks fördert. Weiter sind dies eine verringerte Synthese an Gerinnungsfaktoren (Folge: *Gerinnungsstörungen* bei Absinken des Quick-Wertes), ein verzögerter Abbau von Hormonen: Aldosteron (Folge: *Hyperaldosteronismus*, welcher den Aszites durch weitere Abpressung von Flüssigkeit in die Bauchhöhle verstärkt), Östrogene (Folge: Feminisierung des Mannes, *Gynäkomastie*). Außerdem verliert die Leber ihre Entgiftungskapazität, wodurch Ammoniak und andere toxische Substanzen ins Gehirn gelangen (Folge: *Hepatische Enzephalopathie* mit der möglichen Folge eines *Leberkomas*). Auf dem Boden einer Leberzirrhose kann sich auch ein *primäres Leberzellkarzinom* entwickeln. Die Diagnose einer Leberzirrhose erfolgt durch histologische Beurteilung einer PE (Probeexzision) nach Leberblindpunktion oder Laparoskopie, wobei letztere auch einen makroskopischen Eindruck zuläßt.

14.3 Fettleber

F87

Frage 14.12: Lösung D

Chronischer Alkoholabusus induziert die Ausbildung einer Fettleber, wobei der toxische Effekt histologisch zu Entzündungszeichen führt (Fettleberhepatitis) (A). Als typisches Zeichen der alkoholischen Leberzellschädigung können mikroskopisch intrazelluläre Ablagerungen nachgewiesen werden: Mallory-Bodies (C). Der Übergang in eine Fettzirrhose mit fortschreitender Bindegewebsvermehrung (E) ist fließend.
Zu (B): Eine Schädigung der Hepatozyten führt eher zu einer vermehrten Eisenfreisetzung. Bei der alkoholischen Leberschädigung kommt es jedoch zur Vermehrung der Kupffer-Sternzellen mit gesteigerter Eisenspeicherung (Sternzellsiderose, „Säufereisen").
Zu (D): Eine Lipofuszinose findet man bei der braunen Atrophie, wobei die Einlagerung dieses Pigmentes mit zunehmendem Alter einsetzt. Die Lipofuszinose entwickelt sich unabhängig von Alkoholeinfluß.

H89

Frage 14.13: Lösung C

Zu Aussage (1): Makroskopisch erscheint die Fettleber erheblich vergrößert. Die Schnittfläche ist glänzend, das Organ hat eine teigige Konsistenz.
Zu Aussage (2): Kennzeichen der Fettleber ist die *intra*zelluläre Ablagerung von Lipiden.

Fettleber — XIV.3

Eine Fettleber ist Folge einer reversiblen Einlagerung von Fetten in das Parenchym, wobei mehr als 50% der Leberepithelien betroffen sind. Sind es weniger als 50%, so spricht man lediglich von einer *Leberverfettung*. Je nach der Größe der Fettvakuolen in den Zellen unterscheidet man eine fein-, mittel- oder grobtropfige Verfettung.

Es bestehen folgende Möglichkeiten der Pathogenese:
1. Vermehrte Fettsynthese
2. Verminderter Fettabbau in der Leber
3. Vermehrter Transport von Fetten in die Leber
4. Verminderter Abtransport von Fetten aus der Leber

Ätiologisch kommen in Betracht
- *Chronischer Alkoholabusus*: Metabolisation des Alkohols über Azetaldehyd (toxisch) und Azetat zu Azetyl-CoA, wodurch ein Eintritt in Krebs-Zyklus und Fettsäuresynthese möglich ist – Folge: gesteigerte Synthese von Fettsäuren
- *Diabetes mellitus:* Erhöhte intrazelluläre Lipolyse mit anschließender Hyperlipidämie und Leberverfettung als Folge der verminderten Energiegewinnung über die Glykolyse
- *Überernährung:* Fettreiche Kost führt zur Hyperlipidämie.
- *Mangelernährung:* Eiweißmangel (z.B. Kwashiorkor) – Die Synthese von Lipoproteinen ist gestört, wodurch ein verminderter Abtransport von Fetten aus der Leber erfolgt.
- *Toxine:* z.B. Darmtoxine bei chronischer Enteritis oder Colitis ulcerosa.
- *Medikamente:* Toxische Leberwirkung und andere *Intoxikationen* (z.B. Tetrachlorkohlenstoff)

Auch durch *Sauerstoffmangel* z.B. bei einer Anämie kann es zu einer feintropfigen Leberverfettung insbesondere der zentroazinären, läppchenzentralen Anteile („letzte Wiese") kommen. Seltener sind angeborene Hyperlipidämien die Ursache einer Fettleber.
Die verfettete Leber ist bei glatter Oberfläche vergrößert und von gelber Farbe. Die Fetteinlagerung ist im Prinzip reversibel, sofern die Ursache, z.B. Mangelernährung, beseitigt wird.
Noxen wie Alkohol oder CCl_4 bewirken neben der Verfettung auch direkt toxische Veränderungen des Parenchyms. Es kommt zur hydropischen Schwellung der Zellen, zu Nekrosen und entzündlichen Raktionen sowie schließlich zur Bindegewebsvermehrung. Bei chronischem Alkoholabusus kann irgendwann ein Übergang in einen zirrhotischen Umbau (s. Fettzirrhose, Lerntext XIV.2) erfolgen.

Folgende Stadien der Fettleber werden unterteilt:
I. Fettleber ohne Bindegewebsvermehrung
II. Fettleber mit Bindegewebsvermehrung
III. Fettleber mit zirrhotischem Umbau

Die Diagnose der nicht mit Beschwerden einhergehenden Fettleber ist nach Verdacht (Alkoholabusus in der Anamnese, palpatorisch vergrößerte Leber, erhöhte Leberenzyme, sonographisch verdichtetes Muster) ggf. durch eine Leberblindpunktion oder eine im Rahmen einer Laparoskopie entnommene PE (Probeexzision) zum Abschluß einer Zirrhose histologisch zu stellen.

14.4 Kommentare aus Examen Herbst 2000

H00

Frage 14.14: Lösung E

Eine Fettleber ist Folge einer reversiblen Einlagerung von Fetten in das Parenchym, wobei mehr als 50% der Leberepithelien betroffen sind. Sind es weniger als 50%, so spricht man lediglich von einer *Leberverfettung*. Je nach Größe der Fettvakuolen in den Zellen unterscheidet man eine fein-, mittel- oder grobtropfige Verfettung.
Es bestehen folgende Möglichkeiten der Pathogenese:
1. vermehrte Fettsynthese
2. verminderter Fettabbau in der Leber
3. vermehrter Transport von Fetten in die Leber
4. verminderter Abtransport von Fetten aus der Leber.

Ätiologisch kommen in Betracht:
- *chronischer Alkoholabusus:* Metabolisation des Alkohols über Azetaldehyd (toxisch) und Azetat zu Azetyl-CoA, wodurch ein Eintritt in Krebs-Zyklus (Zitronensäurezyklus) und Fettsäuresynthese möglich ist
- Folge: gesteigerte Synthese von Fettsäuren (A)
- *Diabetes mellitus:* Erhöhte intrazelluläre Lipolyse mit anschließender Hyperlipidämie und Leberverfettung als Folge der verminderten Energiegewinnung über die Glykolyse (C)
- *Überernährung:* Fettreiche Kost führt zur Hyperlipidämie (B)
- *Mangelernährung:* Eiweißmangel (z. B. Kwashiorkor) – Die Synthese von Lipoproteinen ist gestört, wodurch ein verminderter Abtransport von Fetten aus der Leber erfolgt (D)
- *Toxine:* z. B. Darmtoxine bei chronischer Enteritis oder Colitis ulcerosa
- *Medikamente:* Toxische Leberwirkung und andere *Intoxikationen* (z. B. Tetrachlorkohlenstoff).

Auch durch *Sauerstoffmangel*, z. B. bei einer Anämie, kann es zu einer feintropfigen Leberverfettung insbesondere der zentroazinären, läppchenzentralen Anteile („letzte Wiese") kommen. Seltener sind angeborene Hyperlipidämien die Ursache einer Fettleber.
Zu **(E)**: Eine akute Hepatitis A führt zu disseminierten Leberzellnekrosen und lymphozytären Infiltraten der Leber. Eine Leberverfettung tritt nicht auf.

15 Grundlagen der Pathologie der Verdauung

15.1 Pathologie der Nahrungsaufnahme

Nahrungsaufnahme und -passage —————— XV.1

Die Nahrungsaufnahme umfaßt die orale Zerkleinerung und Durchmischung der Nahrung sowie die pharyngoösophageale Passage.

Kauen, Schlucken

Störungen der oralen Phase der Nahrungsaufnahme können durch einen insuffizienten Kauapparat (z. B. kariöse oder fehlende Zähne, traumatisch-degenerativ bedingte Läsionen von Ober- und Unterkiefer, Parese der Kaumuskulatur u. a.) oder durch ungenügende Speichelsekretion (s. Lerntext XVI.1) verursacht sein.
Der Schluckakt kann mechanisch durch Veränderungen des Isthmus faucium (z. B. Peritonsillarabszeß, Seitenstrangangina) oder neurogen durch Koordinationsstörungen der fein abgestimmten Zungen-, Mundboden- und Pharynxmuskulatur (z. B. im Rahmen eines apoplektischen Insultes mit Hypoglossus- und/oder Glossopharyngeusparese) beeinträchtigt sein. Während dabei die mechanische Irritation mit dem Symptom der „Schluckschmerzen" einhergeht, können Innervationsstörungen der Muskulatur außerdem zur Aspiration von Nahrungsmittelbestandteilen führen (Gefahr der Aspirationspneumonie).

Nahrungspassage

Störungen der Nahrungspassage im Pharynx und Ösophagus verursachen als charakteristisches und führendes klinisches Symptom die **Dysphagie** (subjektive Empfindung, daß nach dem Schlucken der Speise ein „Stop" eintritt). Verschiedene Ursachen können zur Dysphagie führen, z. B.:
- **Mißbildungen** (Ösophagusatresie, Dysphagia lusoria – atypisch aus der Aorta descendens abgehende und hinter dem Ösophagus auf-

steigende A. subclavia dextra (= A. lusoria) mit Kompressionseffekt)
- **Entzündungen** (Refluxösophagitis)
- **Tumoren** (Hypopharynx- u. Ösophaguskarzinom, Mediastinaltumoren mit Kompression von außen)
- **Störungen der Peristaltik** (Achalasie, Myasthenia gravis)

15.2 Entzündungen

Gastritis

H99

Frage 15.1: Lösung D

Einteilung der chronischen Gastritis nach der Ätiologie:
- **Typ A:** Gastritis der Korpusschleimhaut (B) durch **a**utoaggressive (A) Entzündung: Es kommt zur Antikörperbildung gegen **Belegzellen** und den von diesen gebildeten **Intrinsic-Faktor** (perniziöse Anämie (C), M. Biermer).
- **Typ B:** Gastritis der Antrumschleimhaut durch **b**akterielle Entzündung: Das gramnegative Bakterium **Helicobacter pylori** ist in der Lage, sich in den Krypten der Antrumschleimhaut unter dem Schutz des Magenschleims anzusiedeln. Helicobacter pylori wird nach neuesten Erkenntnissen die *zentrale ätiologische Rolle* des **Ulcus pepticum** ventriculi/duodeni eingeräumt.
- **Typ C:** Gastritis der Antrumschleimhaut durch **c**hemische Entzündung: Gallensäurereflux in den Magen führt zur chemischen Reizung der Mukosa.

Zu **(D)** und **(E):** Bei der Typ-A-Gastritis werden die HCl-produzierenden Belegzellen weitgehend zerstört. Die resultierende Hypazidität führt reaktiv zu einer Hypergastrinämie. Diese hat einen proliferativen Einfluß auf die enterochromaffinen Zellen der Magenschleimhaut. Dadurch kann es zur Entwicklung von multiplen Karzinoiden der Magenschleimhaut kommen.

H94

Frage 15.2: Lösung A

Bei der **chronischen atrophischen Gastritis** kann es zur Umwandlung des sekretorischen in ein resorptives Epithel kommen. In ausgeprägten Fällen dieser **intestinalen Metaplasie** finden sich neben einem **Bürstensaum** auch **Dünndarmzotten** (A).
Zu **(B):** Die **chronisch aktive Gastritis (Typ B)** prädestiniert zur Entstehung von **Ulcera ventriculi**.

Zu **(C):** Beim **M. Ménétrier** (Riesenfaltenmagen, **Gastritis hypertrophicans gigantea**) liegt eine diffuse **foveoläre Hyperplasie** der Magenschleimhaut unbekannter Ursache vor. Es kommt zu einer vermehrten Sekretion von Mukoproteinen.

Zu **(D):** Grundsätzlich und extrem selten kann ein **M. Crohn** sich im Bereich der Magenschleimhaut manifestieren (sog. „**Gastritis Crohn**"). Dabei finden sich histologisch charakteristischerweise **epitheloidzellhaltige Granulome**.

Zu **(E):** Beim **Zollinger-Ellison-Syndrom** liegt eine massive Stimulation der Belegzellen von Korpus und Fundus bei einem gastrinproduzierenden Tumor vor. Es kommt zum Bild der **diffusen glandulären Hyperplasie** der Magenschleimhaut, die aufgrund der Dauerstimulation einen stark hyperaziden Magensaft produziert.
(A: 87%/+ 0,32)

H93

Frage 15.3: Lösung D

Bei der **Gastritis Typ A** handelt es sich um eine **autoaggressive Entzündung** gegen die vornehmlich in der Korpusschleimhaut lokalisierten Belegzellen. Als Krankheitsbild resultiert die **perniziöse Anämie (M. Biermer)** auf dem Boden eines Vitamin-B_{12}-Mangels (E), der nicht Ursache, sondern *Folge* der Typ-A-Gastritis ist: mit dem Belegzellverlust fehlt der für die Vitamin-B_{12}-Resorption im Ileum obligat notwendige Intrinsic-Faktor.

Zu **(A):** Galle-Reflux führt über chemische Irritation der Antrumschleimhaut zur Gastritis Typ C.

Zu **(B):** Eine Infektion der Magenschleimhaut mit Helicobacter pylori als bakterielle Ursache führt zur Gastritis Typ B.

Zu **(C):** Chronischer Alkoholabusus kann sekundär über die Entstehung einer Leberzirrhose zur hormonell induzierten chronischen Gastritis führen (Hypergastrinämie bei Leberinsuffizienz).
(D: 37%/+ 0,15; C: 25%/– 0,06; B: 24%/– 0,06)

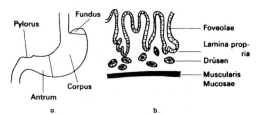

Abb. 15.1 Magen und Magenschleimhaut

15.3 Substanzdefekte

Gastritis — XV.2

Als Gastritis bezeichnet man eine unspezifische Entzündung, welche überwiegend die Mukosa betrifft und zumeist vom Antrum ausgehend auch Corpus und Fundus einbezieht (s. auch Abbildung 15.1). Die Diagnose erfolgt durch histologische Beurteilung einer gastroskopisch entnommenen PE (Probeexision). Von der **akuten** Gastritis sind die **chronischen** Formen, bei denen es zum Umbau der Magenwand kommt, abzugrenzen.

Chronische Gastritis
1. Einteilung nach der Ätiologie
    - *Typ A:* Gastritis der Korpusschleimhaut durch **a**utoaggressive Entzündung: Es kommt zur Antikörperbildung gegen **Belegzellen** und den von diesen gebildeten **Intrinsic-Faktor** (perniziöse Anämie, M. Biermer).
    - *Typ B:* Gastritis der Antrumschleimhaut durch **b**akterielle Entzündung: Das gramnegative Bakterium **Helicobacter pylori** ist in der Lage, sich in den Krypten der Antrumschleimhaut unter dem Schutz des Magenschleims anzusiedeln. Helicobacter pylori wird nach neuesten Erkenntnissen die *zentrale ätiologische Rolle* des **Ulcus pepticum** ventriculi/duodeni eingeräumt.
    - *Typ C:* Gastritis der Antrumschleimhaut durch **c**hemische Entzündung: Gallesäurereflux in den Magen führt zur chemischen Reizung der Mukosa.
2. Einteilung nach histologischen Gesichtspunkten
    - **Chronische Oberflächengastritis:** Hierbei findet man in der Lamina propria lymphoplasmazelluläre Infiltrate und außerdem leichte degenerative Veränderungen des Oberflächenepithels. Es resultieren makroskopisch und mikroskopisch *verbreiterte Foveolae gastricae*.
    - **Chronische atrophische Gastritis:** Die entzündlichen Infiltrate haben sich auch in der Tiefe bis an die Muscularis Mucosae ausgebreitet. Es kommt zu einer Atrophie der Drüsen, welche anfangs durch eine foveoläre Hyperplasie kompensiert wird. Schließlich aber manifestiert sich eine Verschmälerung der Wand. Außerdem kann es im Rahmen einer chronischen atrophischen Gastritis zur Umwandlung der sekretorischen Magenschleimhaut in ein absorptives Dünndarmepithel kommen. Man spricht von einer **intestinalen Metaplasie** (s. Lerntext VII.3). In ausgeprägten Fällen findet man sogar Dünndarmzotten.

Erosionen

H94 F86

Frage 15.4: Lösung C

Zu Aussage **(1)**: Multiple Erosionen der Magenschleimhaut können zu massiven gastrointestinalen Blutungen führen. Es kommt durch die Läsion der Schleimhaut zur Eröffnung feinster Blutgefäße, aus denen Blutungen bis hin zum hämorrhagischen Schock resultieren können.

Zu Aussage **(2)**: Erosionen reichen der Definition nach nur in die **Mukosa**. Ein Defekt, der auf die Submukosa übergreift, heißt Ulkus.
(C: 70%/+ 0,25)

Erosion — XV.3

Bei einer Erosion der Magenschleimhaut handelt es sich um einen Defekt, der auf die *Tunica mucosa* begrenzt ist. Tiefergreifende Läsionen werden definitionsgemäß als Ulkus angesprochen (siehe Lerntext XV.4).

Da der Erosionsgrund in der Regel von einem schwarzen Hämatinschorf bedeckt ist, spricht man von hämorrhagischen Erosionen. Das makroskopische Erscheinungsbild zeigt multiple, scharfrandige Schleimhautdefekte, die in der Regel nach 24–48 Stunden ohne Narbenbildung abheilen.

Die Entstehung von Magenschleimhauterosionen kann auf unterschiedliche Ursachen zurückgehen:
- Schock („Schockmagen")
- Medikamentenwirkung (Antiphlogistika)
- Portale Hypertension
- Blutungsneigung u. a.

Ulcus pepticum ventriculi/duodeni

H99

Frage 15.5: Lösung D

Ulcera ventriculi treten am häufigsten Helicobacter-assoziiert auf (A). Darüberhinaus sind vor allem nichtsteroidale Antiphlogistika für die Entstehung von Magengeschwüren verantwortlich, wobei dieser Effekt als toxisch-chemisch eingestuft werden kann (C). Außerdem wirkt ein duodeno-gastraler Reflux mit dem Anfluten von Gallensäuren als begünstigender Faktor für die Ulcus-ventriculi-Entstehung (B).

Zu **(E)**: Die Hauptlokalisation des Ulcus ventriculi ist das Antrum.

Zu **(D):** Das Ulcus ventriculi ist als Substanzdefekt der Magenschleimhaut (D) definiert, der *über die Lamina muscularis mucosae hinaus* die Wand durchsetzt.

[F98] [H95] **!**

Frage 15.6: Lösung D

Als Komplikationen eines chronischen Ulcus pepticum duodeni sind neben der Perforation die Penetration in umliegende Organe (A), die Entwicklung eines sog. Narbenbulbus (B) und die akute Blutungskomplikation durch Arrosion z.B. der A. pancreatico-duodenalis (E) zu nennen.
Die als eine zentrale Voraussetzung für die Ulcusduodeni-Entstehung anzusehende Hyperazidität des Magensaftes ist typischerweise histologisch verknüpft mit einer Hyperplasie der (säurebildenden) Belegzellen der Magenschleimhaut (C).
Zu **(D):** Eine atrophische Gastritis ist ein eigenes Krankheitsbild, bei dem eine verminderte Säuresekretion durch Drüsenatrophie besteht.

[F93]

Frage 15.7: Lösung C

Typische Komplikationen des Ulcus pepticum duodeni sind die Arrosionsblutung (1), die Stenosierung (2), die Penetration in umliegende Organe und die gedeckte oder freie Perforation (3).
Zu **(4):** Das chronische Ulcus pepticum duodeni neigt nicht zur malignen Entartung. Beim chronischen kallösen Ulcus *ventriculi* besteht dagegen ein – wenn auch nur seltenes – Entartungsrisiko von 1–2%.
(C: 43%/+ 0,12, E: 53%/– 0,08)

[F00] [F96] **!**

Frage 15.8: Lösung A

Das Ulcus ventriculi ist als Substanzdefekt der Magenschleimhaut (D) definiert, der über die Lamina muscularis mucosae hinaus die Wand durchsetzt. Auf dem Grund des Ulkus findet sich eine fibrinoide Nekrose (C) unter einer Schorfschicht. Granulationsgewebe (B) demarkiert den Bereich der ulcerösen Schleimhautveränderung und führt letztlich zur Defektheilung durch Narbenbildung (E).
Zu **(A):** Maligne entartete schleimbildende Zellen werden als Siegelringzellen bezeichnet. Die Namensgebung berücksichtigt, daß die komplett mit Schleim angefüllten Zellen im histologischen Schnittbild mit dem an den Zellrand gedrängten Kern optisch wie ein Siegelring imponieren. Mit dem Nachweis von Siegelringzellen in einem Biopsat aus dem Rand einer makroskopisch als Ulkus einzustufenden Magenveränderung muß die Diagnose eines Magenkarzinoms gestellt werden (ulzeröse Wuchsform).

Ulcus pepticum ventriculi et duodeni —— XV.4

Diese „Geschwüre", bei denen Männer häufiger betroffen sind als Frauen, beruhen in ihrer Entstehung auf einer chronischen **bakteriell** induzierten Gastritis (Typ-B-Gastritis durch **Helicobacter pylori**). Es ist als erwiesen anzusehen, daß das früher in der Pathogenese des Ulkusleidens zentral angesiedelte Ungleichgewicht zwischen aggressiven und defensiven Einflußfaktoren nur noch eine untergeordnete Rolle spielt.
Es kommt zur Andauung und Auflösung der Schleimhaut unter Ausbildung eines unterschiedlich tiefen, zumeist runden Ulkus mit scharfer Abgrenzung. Mikroskopisch zeigt sich bei einem länger bestehenden Ulkus eine Schichtung von innen nach außen:
Unter einem Exsudat aus Fibrin, Leukozyten und Erythrozyten *(Schorfschicht)* findet man eine *fibrinoide Nekrose* der angedauten Magenwand. Weiter in der Tiefe folgt die Zone der Regeneration mit einem *Granulationsgewebe,* welches reich ist an Granulozyten, Fibroblasten, Kapillaren, Histiozyten und Plasmazellen. Meistens enthält es auch eosinophile Granulozyten. Unter dieser Schicht kann sich dann schon *faserreiches Narbengewebe* befinden. Wenn auf diesem Weg der Defekt beseitigt ist, wird das neugebildete Gewebe von einem *Oberflächenepithel* überzogen. Übrig bleibt eine sternförmige Narbe.
Meistens wird die Heilung durch Rezidive unterbrochen. Sofern der Gewebsdefekt zu ausgedehnt war und eine völlige Ausheilung nicht mehr möglich ist, findet sich das derbe Narbengewebe nur am Ulkusrand (Ulcus chronicum callosum). Magenulzera treten vorzugsweise im *Antrum-* und *Pylorus*bereich der *kleinen Kurvatur* auf. Bei bestehender Gastroenteroanastomose nach einer Billroth-II-Operation oder bei Reflux der Magensäure in den Ösophagus ist die Entstehung von Ulzera auch im Jejunum bzw. Ösophagus möglich.

Ursachen der Entstehung peptischer Geschwüre:
- **Helicobacter-Gastritis (Typ-B-Gastritis)** und Kofaktoren:
  - *Verminderte Schleimproduktion* z.B. als Folge der Gabe von salizylsäurehaltigen Analgetika oder Kortikosteroiden mit der Folge akuter Ulzera (Prostaglandin-Synthese-Hemmer)
  - Hyperacidität (Ulcus duodeni)
  - Streß
  - Rauchen (Nikotin-Einfluß)

Sonstige (seltene) Ursachen
- *primärer Hyperparathyreoidismus* (Mechanismus unbekannt)

- *Hyperthyreose*
- Patienten mit *chronischen Lungenleiden* neigen durch verminderten Abbau von Histamin zur Geschwürbildung.
- Extreme Hyperacidität: Diese kann auf einer **Belegzellenhyperplasie** oder in seltenen Fällen auf einem **Zollinger-Ellison-Syndrom** beruhen (beides *extrem selten*). Bei letzterem liegt ein Inselzelladenom vor, welches durch massive *Ausschüttung von Gastrin* eine Dauerstimulation der HCl-Sekretion mit der Folge einer glandulären Hyperplasie bewirkt (sog. *Gastrinom*). Auch die im Schock erhöhte Histaminkonzentration vermag über eine vermehrte HCl-Ausschüttung *akute Streßulzera* zu bewirken, welche aber im allgemeinen problemlos abheilen.

Dagegen bewirkt ein *Hypergonadismus*, wie er bei der Frau in der Schwangerschaft physiologisch ist (erhöhter Spiegel an Ovarialhormonen), einen *Schutz* gegenüber der Entstehung von Ulzera.

Ulkuskomplikationen
- *Blutungen* durch Gefäßarrosion im Ulkusgrund. Vornehmlich betroffen sind Äste der A. gastrica beim Ulcus ventriculi und der A. pancreatico-duodenalis beim Ulcus duodeni. Diese Blutungen können heftig, mitunter sogar tödlich sein.
- Es kann zur Hämatemesis, zur Meläna und zum hämorrhagischen Schock kommen. Okkulte Sickerblutungen können zum Entstehen einer Eisenmangelanämie führen.
- *Perforation:* Sofern die Magen- oder Duodenalwand durchbrochen wird, ohne daß eine vorherige Verklebung der Serosa z.B. mit dem Netz erfolgt ist (gedeckte Perforation), kann eine diffuse Peritonitis entstehen.
- *Penetration:* Durch Penetration vermag die fibrinoide Nekrose auch auf benachbarte Organe wie Pankreas, Leber usw. überzugehen.
- *Stenose* infolge einer Retraktion der Narbe. Diese sind überwiegend im Pylorusbereich (Pylorusstenose) anzutreffen. Bei Stenose der Magenmitte entsteht ein *Sanduhrmagen* (s. Abbildung 15.2).
- *Maligne Entartung:* Der ständige Regenerationsreiz der Epithelien kann die Entstehung eines Magenkarzinoms begünstigen – im Duodenum ist dies höchst selten der Fall.

Abb. 15.**2** Sanduhrmagen

15.4 Malassimilationssyndrom

F99

Frage 15.9: Lösung A

Die Zöliakie (syn. glutensensitive Enteropathie, einheimische Sprue) entsteht auf dem Boden einer Unverträglichkeit gegenüber der *Gliadin*fraktion des Glutens, eines Getreideproteins. Zielorgan ist der Dünndarmtrakt. Es sind genetisch disponierte Personen betroffen. Glutenfreie Ernährung führt entsprechend zur Regredienz der Symptomatik. Histologisch zeichnet sich die Zöliakie durch tiefgreifende Veränderungen der Dünndarmschleimhaut aus. Neben lympho-plasmazellulären Entzündungsinfiltraten der Mucosa (C) findet sich eine sog. kryptenhyperplastische Zottenatrophie. Dabei kommt es zur starken Verkürzung der Zotten (B). Die Krypten weisen bei gesteigerter mitotischer Aktivität (E) eine Verlängerung (D) auf.
Zu **(A):** Im Lösungstext ist ein Charakteristikum des *M. Whipple* beschrieben. Hierbei kommt es auf dem Boden einer bakteriellen Infektion zu einer intestinalen Lymphabflußstörung unter dem klinischen Bild einer Malabsorption.

H93

Frage 15.10: Lösung C

Zu Aussage **(1):** Die einheimische Sprue geht mit einer Atrophie der Dünndarmzotten einher.
Zu Aussage **(2):** Bei der einheimischen Sprue liegt eine Unverträglichkeit gegenüber dem im Gluten verschiedener Getreidearten enthaltenen Gliadin vor.
Das Gliadin schädigt direkt die Zottenepithelien, was schließlich zur Zottenatrophie führt. Bei Verabreichung einer glutenfreien Nahrung bildet sich die Zottenatrophie und die daraus resultierende Malabsorptionssymptomatik aufgrund der in vollem Umfang erhaltenen Regenerations- und Proliferationsfähigkeit des Dünndarmepithels zurück.
(C: 25%/+ 0,12, A: 66%/– 0,05)

Malassimilationssyndrom, XV.5
einheimische Sprue

Der Oberbegriff für Resorptionsstörungen der Nahrung ist das **Malassimilationssyndrom**. Grundsätzlich werden drei Verdauungsphasen unterschieden, die sich wie folgt zuordnen lassen:
1. Die **Digestion** umfaßt die
    - **intraluminale Phase** – Vorverdauung im Magen, Aufspaltung durch Galle- und Pankreassekret.
    - Eine Störung der intraluminalen Phase führt zur **Maldigestion** (z.B. bei exokriner Pankreasinsuffizienz, s. Lerntext XV.6).

2. Die **Absorption** umfaßt die
   - **intestinale Phase** – Aufspaltung der Nahrungsbestandteile durch Bürstensaumenzyme des Dünndarmepithels
   - **Transportphase** – Resorption in Lymph- und Blutkapillaren
   - Eine Störung von intestinaler Phase und/oder Transportphase führt zur **Malabsorption** (z.B. einheimische Sprue).

Einheimische Sprue

Die glutensensitive Enteropathie (einheimische Sprue) entsteht auf dem Boden einer Unverträglichkeit gegenüber der *Gliadinfraktion des Glutens*, einem Getreideprotein. Es sind genetisch disponierte Personen vornehmlich im Kindes- und frühen Erwachsenenalter betroffen. Es kommt zu einer schwerwiegenden Schleimhautatrophie des Dünndarmtraktes. Diese Entwicklung geht mit einer ausgeprägten Malabsorption (s.o.) einher, die sich klinisch u.a. in einer massiven Diarrhoeneigung manifestiert. Glutenfreie Ernährung führt entsprechend zur Regredienz der Symptomatik. Als Spätkomplikation kann eine Neoplasie des mukosa-assoziierten lymphatischen Gewebes des Dünndarms (MALT – T für tissue) in Form eines T-Zell-Lymphoms entstehen (MALT-Lymphom).

Pankreatitis

H92

Frage 15.11: Lösung C

Zu je ca. 40% stehen für die Pathogenese der akuten Pankreatitis der chronische Alkoholismus (3) und Gallenwegserkrankungen (4) weit im Vordergrund. Virusinfektionen (1) (z.B. Mumps) sind wesentlich seltener.
Zu **(2):** Die primär biliäre Leberzirrhose entsteht auf dem Boden der chronischen, destruktiven nicht eitrigen Cholangitis, die sich überwiegend an den intrahepatischen Gallenwegen abspielt und durch Autoantikörper induziert wird. Eine Beteiligung der extrahepatischen Gallenwege und insbesondere des Einmündungsbereiches des Ductus choledochus in das Duodenum als Voraussetzung für eine chologen ausgelöste Pankreatitis liegt nicht vor.
(C: 60%/+ 0,24, E: 25%/– 0,09)

F90

Frage 15.12: Lösung C

Zu Aussage **(1):** Bei der akuten Pankreatitis entstehen im Rahmen tryptischer, enzymatischer Vorgänge sowohl Nekrosen des Drüsenparenchyms als auch des peripankreatischen und weiter vom Organ entfernten retroperitonealen Fettgewebes (z.B. Nierenkapselfett). Durch sekundäre Kalziumsalzausfällung entstehen die weißen Fettgewebsnekrosen, die makroskopisch als „Kalkspritzer" imponieren. Auch röntgenologisch können solche Fettgewebsnekrosen durch den hohen Kalziumsalzanteil schattengebend und damit optisch faßbar werden.
Zu Aussage **(2):** Kalzium geht *nicht* mit freiwerdenden *Triglyceriden*, sondern mit **Fettsäuren** eine Verbindung ein. Dieser Vorgang wird als „Verseifung" bezeichnet.

--- **Pankreatitis** --- XV.6 ---

Bei der **akuten Pankreatitis** handelt es sich um einen autodigestiven Prozeß, bei dem die pankreatischen, für die Nahrungsverdauung im Darm bestimmten Enzyme ihre Wirkung in der Bauchspeicheldrüse selbst entfalten und somit zu einem Abbau der Organstruktur führen.

Die Pathogenese ist hierbei noch nicht in allen Einzelheiten geklärt. Eine Verdauung des Pankreas durch die Pankreasenzyme ist möglich bei:
- Abflußstörungen (z.B. durch Gallensteine oder Tumoren), welche mit der Ausbildung eines interstitiellen Speichelödems einhergehen.
- Stimulation der Sekretion (z.B. durch eine voluminöse Mahlzeit oder einen alkoholischen Exzeß)
- Schädigung des Pankreasgewebes (z.B. durch Bakterien oder Viren, fortgeleitet von einer Cholangitis, oder als Folge einer pankreatischen Zirkulations- und Stoffwechselstörung).

Da das in inaktiver Form ausgeschiedene (Trypsinogen) und erst im Duodenum durch eine Enterokinase aktivierte proteolytische Enzym Trypsin eine Aktivierung der anderen Proteasen sowie der Phospholipase bewirkt, scheint ihm eine besondere Bedeutung bei der Initiation der Autodigestion zuzukommen. Man spricht auch von der auf die enzymatische Destruktion folgenden „*tryptischen*" *Pankreasnekrose*. Die Ursachen für die vorzeitige bereits intrapankreatisch erfolgende Aktivierung des Trypsins sind nicht deutlich. Ein Reflux von aktiviertem Trypsin aus dem Duodenum kommt nur in wenigen Fällen als Ursache in Frage.
Es gilt als erwiesen, daß die Pankreasnekrosen durch mehrere Enzyme, nämlich vor allem Trypsin, Chymotrypsin, Elastase, Phospholipase A und Lipase, ausgelöst werden.
Das durch Phospholipase A aus in der Galle enthaltenem Lezithin gebildete Lysolezithin wirkt zytotoxisch. Durch die Einwirkung von Gallensäure, Lipase, Phospholipase A kommt es unter Einlagerung von Calcium (Kalkspritzer) zur Ausbildung der für die Pankreatitis typischen *Fett-*

gewebsnekrose. Diese finden sich nicht nur im Interstitium des Pankreas, sondern auch im peripankreatischen Fettgewebe, von wo aus sie sich weiter auszubreiten vermögen z.B. in das Mesenterium oder retroperitoneal in die Fettkapsel der Nieren.

Die tryptischen Nekrosen des Pankreasparenchyms sind makroskopisch grau oder als Folge eines hämorrhagischen Exsudates blaurot („Pankreasapoplexie"). Mikroskopisch sieht man nekrotisches Gewebe, umgeben von einer granulozytären Infiltration. Die so demarkierten Nekrosezonen können verkalken, bindegewebig organisiert werden oder unter Bildung einer Pseudozyste verflüssigt werden. Auch die Fettgewebsnekrosen sind von einem granulozytären Randsaum umgeben, in welchem auch Schaumzellen (Touton-Riesenzellen) anzutreffen sind.

Eine Vielzahl von Faktoren kommt ätiologisch bei der akuten Pankreatitis in Betracht: Hier werden nur die wichtigsten genannt:
- Gallenwegserkrankungen (Cholelithiasis, Cholangitis)
- Alkoholismus
- Obstruktion des Pankreasganges oder der Papille
- Erkrankungen des Duodenums
- Operationen, ERCP
- Infektionskrankheiten, z.B. Mumps
- Endokrinologisch – Hyperlipoproteinämie, Hyperparathyreoidismus, Kortikoidtherapie, Gravidität, Diabetes mellitus

Die akute Pankreatitis ist ein lebensgefährliches Krankheitsbild, da es unter dem Einfluß der die Entzündungsreaktion inszenierenden Pankreaskinine zur Manifestation eines *Schocks* mit der möglichen Folge einer Verbrauchskoagulopathie und einer Schockniere kommen kann. Symptome einer akuten Pankreatitis sind heftige Schmerzen im Oberbauch mit Ausstrahlung in den Rücken, gespannte Bauchdecken, Übelkeit und Brechreiz. Es kann das Bild eines akuten Abdomens entstehen.

Die Diagnose erfolgt vor allem über die als Folge der Enzymentgleisung im Blut erhöhten Pankreasenzyme Amylase und Lipase.

Komplikationen eines günstigen Ausgangs einer akuten Pankreatitis sind der Übergang in eine **chronisch-rezidivierende Pankreatitis,** die mit einer exokrinen und endokrinen Insuffizienz des Organs einhergehen kann. Während der Diabetes mellitus als Folge einer pankreatitisch bedingten Läsion der Inselzellen zunächst nicht im Vordergrund steht, wirkt sich das auf dem Boden der exokrinen Funktionseinbuße des Pankreas entstehende **Maldigestionssyndrom** (s. Lerntext XV.5) klinisch häufig gravierender aus.

Es besteht bei den betroffenen Patienten eine Fettresorptionsstörung (Lipasemangel). Die Folge sind rezidivierende Durchfälle (sog. „Fettstühle") mit Gewichtsabnahme und erheblichen Störungen des Wasser-Elektrolyt-Haushaltes. S. GK Pathophysiologie.

15.5 Tumoren

Kolonkarzinom

F95

Frage 15.13: Lösung E

Beide Aussagen sind falsch.
Adenome der Dickdarmschleimhaut sind grundsätzlich mit einem Entartungsrisiko belastet. Villöse Adenome entarten häufiger als tubulovillöse und tubuläre Adenome. Je größer der Adenomdurchmesser ist, desto größer ist u.a. das Entartungsrisiko.

Die im Aufgabentext gegebenen Informationen lassen den Schluß zu, daß es sich um ein relativ großes villöses Adenom handelt. Die bioptische Untersuchung nur eines sehr umschriebenen Anteils des Adenoms („Knipsbiopsie") läßt keineswegs Rückschlüsse auf andere Adenomregionen außerhalb der Gewebsentnahmezone zu. Auch bei kleineren villösen Adenomen können durchaus lokal entartete Zonen neben benignen Arealen zu finden sein. Aus diesem Grunde ist die definitive Diagnose „villöses Adenom" erst nach histologischer Aufarbeitung des **komplett exzidierten** Tumors möglich.
(E: 67%/+ 0,21; C: 26%/– 0,13)

F96

Frage 15.14: Lösung E

Die **familiäre Kolonpolyposis** (syn. Adenomatosis coli) stellt eine **obligate Präkanzerose** dar. Bei Betroffenen kommt es bis zum 30. Lebensjahr zur Entwicklung eines Kolonkarzinoms (E).

Zu **(A)** und **(B):** Auch solitäre Adenome der Dickdarmschleimhaut bergen ein Entartungsrisiko, wobei die villösen Wuchsformen eine deutlich höhere Tendenz zur malignen Transformation aufweisen als tubuläre Adenome.

Zu **C):** Die Colitis ulcerosa stellt einen Dispositionsfaktor zur Entstehung eines Kolonkarzinoms dar und ist als Präkanzerose zu werten.

Zu **(D):** Im Zusammenhang mit dem M. Crohn des Kolons ist eine gehäufte Entartungstendenz nicht beschrieben.
(E: 65%/+ 0,33; B: 16%/– 0,09; C: 12%/– 0,20)

[H98]

Frage 15.15: Lösung D

Adenome der Dickdarmschleimhaut sind grundsätzlich mit einem Entartungsrisiko belastet. Villöse Adenome entarten häufiger als tubulovillöse und tubuläre Adenome. Weitere das Entartungsrisiko beeinflussende Faktoren sind große Adenomdurchmesser, multiples Auftreten und eine gesteigerte Proliferationsrate der Epithelien. Das kolorektale Karzinom entsteht in der weit überwiegenden Zahl der Fälle durch Adenomentartung (D).

Zu **(A):** Entzündliche Polypen bestehen aus im Rahmen von Entzündungsprozessen der Dickdarmschleimhaut überschüssig gebildetem Granulationsgewebe. Sie neigen nicht zur malignen Entartung.

Zu **(B):** Das Peutz-Jeghers-Syndrom wird autosomal-dominant vererbt. Neben anderen Symptomen ist die Entwicklung multipler gastrointestinaler Polypen charakteristisch, die sich vornehmlich im Jejunum finden. Wenn sich – *wie in seltenen Fällen* – Peutz-Jeghers-Polypen im Kolon/Rektum entwickeln, liegt ein prädisponierender Faktor zur Karzinomentstehung vor.

Zu **(C):** *Hyperplastische Polypen* sind keine echten Geschwülste. Ein Entartungsrisiko besteht daher bei ihnen nicht. Die Ursache hyperplastischer Polypen ist unbekannt.

Zu **(E):** Juvenile Polypen treten mit bevorzugter Lokalisation im Rektum im Kindesalter auf. Ihre Ätiologie ist nicht sicher geklärt. Ein Zusammenhang mit dem kolorektalen Karzinom ist nicht gegeben.

Kolonkarzinom — XV.7

Das Dickdarmkarzinom, welches in seiner Häufigkeit ständig zunimmt, hat seinen Altersgipfel im 6. bis 7. Lebensjahrzehnt. (Dünndarmkarzinome sind sehr selten.) Männer erkranken häufiger als Frauen (Verhältnis 3:1). Bei Männern überwiegt das Rektumkarzinom, während das Kolonkarzinom mehr bei Frauen anzutreffen ist.
Die Ursachen sind nicht bekannt.
Als *Präkanzerosen* gelten:
- Colitis ulcerosa
- *Adenome* der Darmschleimhaut, die in geringer Zahl oder multipel – dann erblich – bedingt sein können, z.B. **Adenomatosis coli,** Peutz-Jeghers-Syndrom (Polyposis intestini).
- Es gilt als erwiesen, daß in vielen Fällen eine genetische Disposition zur Entstehung des Kolonkarzinoms auch ohne Vorhandensein von Adenomen existiert (HNPCC – hereditary non-polyposis colorectal cancer).
- Im Zusammenhang mit der Entstehung des Kolonkarzinoms werden auch Ernährungsfaktoren und chronische Obstipation mit einem längeren Aufenthalt von karzinogenen Substanzen im Darm diskutiert.

Die makroskopische und mikroskopische Einteilung entspricht der des Magenkarzinoms (s. Lerntext XV.8). Dickdarmkarzinome sind überwiegend *Adenokarzinome,* welche zu 50 bis 60% im Rektum und zu 25% im Rektumsigmoid oder Sigmoid lokalisiert sind.

Eine Metastasierung erfolgt per continuitatem in die Nachbarorgane:
- Uterus
- Vagina
- Harnblase (Gefahr der Fistelbildung)
- Lymphogen: *Regionale, mesenteriale und retroperitoneale Lymphknoten*
- Transperitoneal: Peritonealkarzinose (hämorrhagischer Aszites)
- Hämatogen: *Tiefsitzende* Rektumkarzinome brechen in die V. cava inf. ein, was zu primären *Lungen*metastasen führt. *Höherliegende* Karzinome metastasieren über die V. porta in die *Leber*.

Komplikationen:
- Stenosen mit der Gefahr eines Ileus
- Sickerblutungen mit der möglichen Folge einer Eisenmangelanämie
- Perforation und Peritonitis
- Verwachsungen
- Fistelbildung

Diagnostik: Jeder blutige oder schleimige Stuhl bedarf einer Abklärung! Methoden der Diagnostik sind digitale Untersuchung, Kolonkontrasteinlauf und Endoskopie.
Tumormarker: **CEA** (karzinoembryonales Antigen), ein Glykoprotein, welches vor allem bei Kolonkarzinomen im Serum stark erhöht ist (Verlaufskontrollen nach erfolgter chirurgischer Therapie).
Die Prognose ist bei hoher Resektabilität im allgemeinen relativ gut. Dies trifft nicht zu für die schleimbildenden Gallertkarzinome.

Magenkarzinom

F91

Frage 15.16: Lösung D

Zu **(D):** Das Plattenepithelkarzinom des Magens ist unter den angegebenen Lösungsmöglichkeiten die seltenste Variante.
Unter den Magenkarzinomen kommt das Adenokarzinom am häufigsten vor (70%). Die Gruppe der Adenokarzinome läßt sich unterteilen in die tubuläre (50% aller Magenkarzinome), papilläre und muzinöse Form (syn. Gallertkarzinom).
Das Siegelringzellkarzinom hat einen Anteil von 20%. Ferner unterscheidet man adenosquamöses Karzinom, Plattenepithelkarzinom und undifferenziertes Karzinom (20%).
Diese Einteilung, die nach WHO-Empfehlungen vorgenommen wurde, wird ergänzt durch die klinisch und prognostisch relevante *Laurén*-Klassifikation, die einen *intestinalen* und einen *diffusen* Typ des Magenkarzinoms unterscheidet: Beim intestinalen Typ (B) finden sich tubuläre Strukturen, die von Zylinderepithel ausgekleidet sind. Der neoplastische Prozeß ist dabei scharf gegen die Umgebung abgegrenzt. Beim diffusen Typ ist der Zusammenhalt der Tumorzellen herabgesetzt, tubuläre Strukturen fehlen.

H96

Frage 15.17: Lösung E

Zu Aussage **(1):** Definitionsgemäß handelt es sich beim Frühkarzinom des Magens um ein T 1-Stadium. Dabei infiltriert der Tumor Mukosa und Submukosa, ohne die Muskularis propria zu tangieren. Indem das blut- und lymphgefäßführende Submukosa durch das Karzinom erreicht ist, kann eine Metastasierung lymphogen oder hämatogen eintreten.
Zu Aussage **(2):** Das Magenfrühkarzinom hat die Basalmembran überschritten. – Das **Carcinoma in situ** hat die Basalmembran noch nicht durchbrochen und kann aus diesem Grunde noch keine Metastasen gesetzt haben (die Lamina epithelialis ist gefäßfrei).
(E: 58%/+ 0,40; D: 26%/– 0,22)

F95

Frage 15.18: Lösung E

Je nach Sitz des Magenkarzinoms kann es zu einer **Mageneingangs-** (1) oder einer **Magenausgangsstenosesymptomatik** (2) kommen. Magenkarzinome können **ulzerieren** (4) und dabei sekundär zu gastrointestinalen Blutungen mit der Entstehung einer **Anämie** (3) führen. Letztlich findet sich insbesondere beim fortgeschrittenen Magenkarzinom eine ausgeprägte Tumorkachexie (5), die z. T. auf die maligne Erkrankung als konsumierendem Prozeß selbst und die behinderte Nahrungsaufnahme bei bestehender Stenose zurückzuführen ist.
(E: 89%/+ 0,13)

Magenkarzinom — XV.8

Das Magenkarzinom ist in der Bundesrepublik das vierthäufigste Karzinom beider Geschlechter zusammen, wobei Männer häufiger als Frauen erkranken (Verhältnis 2 : 1). Die Ursachen sind unbekannt. Als *Risikofaktoren* gelten die chronische atrophische Gastritis, z.B. bei perniziöser Anämie mit intestinaler Metaplasie (s. Gastritis), der operierte Magen mit Magenstumpf nach vorausgegangener Resektion (Billroth II) u.a. Auf exogene Faktoren wie z.B. Ernährung weist die besondere Häufigkeit des Karzinoms in bestimmten Ländern, z.B. Japan. Auch eine genetische Komponente ist nicht auszuschließen.

Man unterscheidet folgende Formen:
Makroskopisch:
1. *Polypös* (blumenkohlartig)
2. *Ulzerierend*
3. *Diffus infiltrierend*

 1.

 2.

 3.

Abb. 15.3

Mikroskopisch nach *Rotter*:
- *Adenokarzinome*
  Carcinoma adenomatosum tubulare oder alveolare – stark differenziert mit hochzylindrischen Epithelien
- *Szirrhöse Karzinome*
  Carcinoma solidum scirrhosum – diffus infiltrierend
- *Gallertkarzinome*
  Carcinoma mucinosum – Schleim produzierend
  Bei der Variante des Carcinoma signocellulare entstehen Zellen mit einem großen Schleimtropfen im Zytoplasma, wodurch der Kern an den Rand der Zelle gedrückt wird. Man spricht von *Siegelringzellen*.

Abb. 15.**4** Siegelringzelle

Die meisten Magenkarzinome entstehen im Antrum- und Pylorusbereich. Das **Frühkarzinom** („early cancer") ist unabhängig von der Flächenausdehnung auf Mukosa und Submukosa beschränkt, wobei eine Metastasierung bereits erfolgt sein kann. Die Bezeichnung „früh" ist bis heute umstritten. Hiermit sollte zum Ausdruck gebracht werden, daß das Frühkarzinom ein Stadium darstellt, in dem durch ein chirurgisches Eingreifen eine Heilung erzielt werden kann (ca. 90 % 5-Jahres-Überlebensrate nach Operation). Im Gegensatz zum Magenfrühkarzinom überschreitet das **Carcinoma in situ** die Basalmembran nicht.

Metastasierung: Durch Ausdehnung (*per continuitatem*): Vor allem in Leber, Pankreas, Darm und Milz
- *Lymphogen:*
  - Regionäre LN
  - LN der kleinen Kurvatur
  - Suprapankreatische, periportale, retroperitoneale LN, via Ductus thoracicus in den supraklavikulären Lymphknoten (*Virchow-Drüse*)
- *Transperitoneal:* Peritonealkarzinose (besonders Cavum Douglasi)
  Eine Metastasierung in die Ovarien führt zu sog. *Krukenberg*-Tumoren, die auch als Abtropfmetastasen des Magenkarzinoms bezeichnet werden.
- *Hämatogen: Leber, Lunge, Knochen,* selten: Gehirn

Komplikationen:
- Stenosen, Magenschrumpfung („Feldflaschenmagen")
- Sickerblutungen mit der möglichen Folge einer Eisenmangelanämie
- Peritonitis durch Perforation in die Bauchhöhle

Diagnose:
Röntgen: Magenkontrastaufnahme: Wandrigidität, Kontrastmittelfüllungsdefekt
Gastroskopie: Starre Schleimhautfalten, Probeexzision mit histologischer Beurteilung, Bürstenabstrich mit Zytologie
Die Fünf-Jahresüberlebensrate nach Operation im Frühstadium beträgt 75 – 90 %.

15.6 Kommentare aus Examen Herbst 2000

H00

Frage 15.19: Lösung B

Kolonkarzinome sind überwiegend Adenokarzinome (C). Die familiäre Adenomatosis coli stellt eine obligate Präkanzerose dar (B).
Zu **(A)**: Das Kolonkarzinom ist am häufigsten im Rektum und Sigma lokalisiert.
Zu **(D)**: Pflanzliche Kost scheint einen „protektiven" Effekt bzgl. der Entstehung eines Kolonkarzinoms zu haben.
Zu **(E)**: Eine typische Folgeerscheinung eines Kolonkarzinoms ist die Verlegung (Obstruktion) des Darmlumens. Als Folge tritt ein Ileus auf.

H00

Frage 15.20: Lösung C

Magenkarzinome nehmen seit ca. 40 Jahren an Häufigkeit in Deutschland ab (E). Die Inzidenz des Magenkarzinoms ist in Fernostasien, insbesondere in Japan, deutlich höher als in den westlichen Industriestaaten (B).
Zu **(A)**: Die Entstehung eines Magenkarzinoms hängt nicht von der Säuresekretionskapazität der Schleimhaut ab.
Zu **(C)**: Als Risikofaktor für die Entstehung eines Magenkarzinoms wird die chronische atrophische Gastritis und insbesondere die perniziöse Anämie eingestuft.
Zu **(D)**: Das mittlere Manifestationsalter des Magenkarzinoms liegt zwischen dem 55. und 65. Lebensjahr.

H00

Frage 15.21: Lösung E

Das Ulcus duodeni ist am häufigsten im Rahmen einer Helicobacter-pylori-Gastritis in Kombination mit einer Hyperacidität anzutreffen (C). Allerdings kann auch die isolierte und dann sehr ausgeprägte vermehrte Salzsäuresekretion des Magens in selteneren Fällen zur Ulcusentwicklung führen. So kann ein Gastrin bildender Tumor im Pankreas (Zollinger-Ellison-Syndrom (B)) oder eine eigenständige G-Zell-Hyperplasie des Antrums (D) über den Weg der reaktiven Belegzellhyperplasie (Säureproduzenten) der Fundusschleimhaut (A) zur massiven Hyperacidität führen.
Zu **(E)**: Eine chronische atrophische Gastritis führt zur Hypacidität. Damit wird das Risiko der Entstehung eines Ulcus duodeni geringer.

16 Grundlagen der Pathologie der Ausscheidung

16.1 Störungen des Mundspeichelflusses

---Störungen des Mundspeichelflusses --- XVI.1

Diese können sowohl Speichelmenge, als auch Speichelqualität betreffen. Man spricht allgemein von **Dyschylie**, wenn Störungen der Funktion der Speichel- und Schleimdrüsen bezüglich der Produktion und Zusammensetzung des Sekretes bestehen.

Beispiele:
- **Sialorrhoe:** Vermehrter Speichelfluß, z.B. bei Entzündungen der Mundhöhle
- **Sialolithiasis:** Speichelsteinbildung, häufigste Lokalisation in der Glandula submandibularis; wird durch Speichelretention symptomatisch in Form einer
- **Sialadenitis:** Speicheldrüsenentzündung, akut (bakteriell, viral – z.B. Parotitis epidemica) oder chronisch als
- **Sialadenose:** Rezidivierende nicht entzündliche Schwellung der Speicheldrüsen (z.B. endokrine oder dystrophische Ursachen).
- **Sjögren-Syndrom** (*"Sicca-Syndrom"*): Sekretionsstörung exokriner Drüsen mit der Symptomtrias 1. *rheumatoide Arthritis*, 2. *Keratoconjunctivitis sicca* und 3. Versiegen der Speicheldrüsensekretion (Folge: Xerostomie – Mundtrockenheit); immunogene Ätiologie.

16.2 Störungen der Gallesekretion

H86

Frage 16.1: Lösung B

Zu Aussage **(1):** Gallensteine sind bei Frauen häufiger als bei Männern.
Zu Aussage **(2):** Aus dem Umstand, daß die Cholelithiasis bei Multiparen gehäuft auftritt, läßt sich per se nicht schließen, daß das weibliche Geschlecht auch insgesamt häufiger als das männliche betroffen ist.

---Cholestase--- XVI.2

Darunter versteht man den behinderten intra- oder extrahepatischen Gallefluß.

Beispiele für Cholestaseursachen:
- **Chole(docho)lithiasis:** Gallensteinleiden; Gallensteine werden in der Gallenblase gebildet, wobei als Ursache eine Imbalance zwischen Cholesterin- und Gallensäuregehalt der Gallenflüssigkeit diskutiert wird („lithogene Galle"). Frauen sind häufiger als Männer betroffen *(female, fourty, fat, fertile, fair)*. Sekundär können Gallenblasensteine in den Ductus choledochus gelangen und dort zu erheblichen Komplikationen führen (Verschlußikterus, chologene Pankreatitis, Cholangitis).
- **Cholezystitis:** Die Cholezystolithiasis ist die entscheidende Ursache für das Auftreten von Gallenblasenentzündungen, die chronisch-rezidivierend oder akut verlaufen können.
- **Cholangitis:** Die bakterielle Entzündung der Gallenwege wird durch das Vorliegen einer Cholestase begünstigt (Sekretverhalt mit bakterieller Besiedlung). Sekundär kann bei chronischer Entzündung durch Beteiligung der intrahepatischen Gallenwege eine Leberzirrhose entstehen (sekundäre biliäre Zirrhose).
- **Tumorbedingte Cholestase:** Eine Galleabflußstörung kann aus Tumorwachstum mit Okklusion der Gallenwege resultieren, z.B. Gallengangskarzinom, Pankreaskopfkarzinom, Lymphknotenmetastasen im Ligamentum hepatoduodenale mit Infiltration oder Kompression des Ductus hepaticus und choledochus.

16.3 Harnabflußstörungen

Pyelonephritis

F97

Frage 16.2: Lösung D

Eine **akute** Pyelonephritis stellt eine bakteriell induzierte interstitielle Nephritis dar, die zumeist auf dem Boden einer Obstruktion der Harnwege mit nachfolgendem Harnabflußstau entsteht. Die Nieren sind vergrößert und bei schweren Krankheitsverläufen mit stecknadelkopfgroßen Abszessen übersät. Als Komplikation können im Rahmen einer akuten Pyelonephritis **Nekrosen der Nierenpapillen** entstehen (C). Darüber hinaus kann es zur entzündlichen Mitreaktion des perirenalen Fett-

Bindegewebes mit Ausbildung eines **paranephritischen Abszesses** kommen (A). Bei foudroyanten Verläufen ist die Entwicklung eines septischen Krankheitsbildes (hier: **Urosepsis**) (B) nicht selten.
Zu **(E)**: Auf dem Boden einer **chronischen** Pyelonephritis kann es über den Weg der Schrumpfnierenbildung als Spätfolge zur Entwicklung einer **renalen Hypertonie** kommen.
Zu **(D)**: Die noduläre Glomerulosklerose Kimmelstiel-Wilson stellt die typische Folgeveränderung der diabetischen Mikroangiopathie an der Niere dar.

H93

Frage 16.3: Lösung E

Eine chronische Niereninsuffizienz führt zum Anstieg der harnpflichtigen Substanzen im Serum. Wenn die Nierenfunktionseinschränkung nicht adäquat behandelt wird (z.B. durch Dialyse), entsteht als schweres Krankheitsbild die Urämie.
Die urämische Intoxikation führt generell zu einer Permeabilitätssteigerung der Blutgefäße. Dabei kommt es regelhaft zur Ausbildung eines Lungenödems mit einem ausgeprägten inter- und intraalveolären Ödem. Es resultiert ein diffuser Alveolarschaden der Lunge (3). Die gesteigerte Gefäßpermeabilität ist zudem für die urämisch bedingte Entwicklung eines Hirnödems (5) verantwortlich, das schließlich unter der zusätzlichen zentral dämpfenden Wirkung der sich im Serum anreichernden harnpflichtigen Substanzen zum Coma uraemicum führt. Im Rahmen der Urämie kommt es darüber hinaus zur toxisch bedingten fibrinösen Entzündung der serösen Häute (z.B. Perikarditis, Pleuritis (2)).
Daneben führt die chronische Niereninsuffizienz infolge einer renal bedingten Phosphatretention zum Abfall des ionisierten Calciums im Serum. Dies induziert einen sekundären Hyperparathyreoidismus, der zur verstärkten Osteoklastenaktivierung führt. Damit entsteht die sog. renale Osteopathie, die u.a. dadurch gekennzeichnet ist, daß das resorbierte knöcherne durch fibröses Gewebe ersetzt wird. Es entsteht eine Fibroosteoklasie (1).
Außerdem entwickelt sich als Folge des Untergangs funktionstüchtigen Nierenparenchyms auf dem Boden eines Erythropoetin-Mangels die sog. renale Anämie (4).
(E: 46%/+ 0,36, D: 34%/– 0,20)

Interstitielle Nephritis und Pyelonephritis — XVI.3

Unter einer **interstitiellen Nephritis** versteht man definitionsgemäß die primäre entzündliche Schädigung des *interstitiellen* und *intertubulären* Gefäßbindegewebes der Niere. Erst sekundär kommt es – oft nach chronischem Verlauf – auch zur Schädigung der Glomerula.
Man unterscheidet grundsätzlich bakterielle, destruierende Formen (syn. Pyelonephritis) von abakteriellen, nicht destruierenden Formen der interstitiellen Nephritis.

Abakterielle interstitielle Nephritis

Ein Beispiel für eine abakterielle, nicht destruierende interstitielle Nephritis mit ausgesprochen chronischer Verlaufsform stellt die sog. **Analgetika-Nephropathie** dar. Dabei kommt es auf dem Boden eines massiven und langjährigen Abusus von phenacetinhaltigen Analgetika über die Bildung toxischer Metaboliten zur bevorzugten Schädigung der *Markpapillen*, später auch der *Rindenzonen*. Es resultieren *Papillennekrosen* und eine *sklerosierende Nephritis*, die in eine Schrumpfnierenbildung mit Niereninsuffizienz einmündet. – Die chronisch-entzündliche Schädigung des Nierenparenchyms führt darüber hinaus zu einer vermehrten Anfälligkeit gegenüber bakteriellen Superinfektionen. Es entsteht aus diesem Grunde gehäuft eine Pyelonephritis. Außerdem treten vermehrt Nierenbeckenkarzinome auf.

Pyelonephritis

Die Infektion erfolgt aszendierend kanalikulär (z.B. bei Patienten mit Dauerkatheter) oder hämatogen. Häufige Keime sind in diesem Zusammenhang z.B. E. coli, Proteus vulgaris, Staphylokokken oder Pseudomonaden. Begünstigt wird das Entstehen einer Entzündung durch eine bestehende Harnabflußstörung (Urolithiasis, Prostatahyperplasie, Querschnittslähmung, die Blase infiltrierendes Portiokarzinom), einen Diabetes mellitus oder eine Gravidität. Besonders bei Kindern kommt auch ein vesikoureteraler Reflux als Ursache in Betracht. Wegen der kürzeren Harnröhre erkranken Frauen häufiger.

Man unterscheidet eine akute und eine chronische Verlaufsform:

Akut – Hier ist die Ursache meistens eine Obstruktion der Harnwege mit der Folge einer Harnstauung, z.B. eine noduläre Prostatahyperplasie. Die Nieren sind vergrößert und mit *stecknadelkopfgroßen Abszessen* übersät.

Weitere Veränderungen können sein:
- *Papillennekrosen*
- *Schleimhauterosionen* (Folge: Hämaturie) und *pseudomembranöse* Entzündung der Nierenkelche.

Mikroskopisch finden sich ein granulozytäres eitriges Exsudat (Folge: *Leukozytenzylinder* in den Sammelrohren) und umschriebene Nekrosen in Rinde und Mark, die nach der Organisation durch Granulationsgewebe vernarben. Häufig kommt es zum Übergang in eine chronische Pyelonephritis, aber auch die Ausbildung von Schrumpfnieren (Folge: Niereninsuffizienz) ist nach mehreren Rezidiven möglich. Weitere Komplikationen sind eine *Urosepsis* und das Entstehen von Abszessen in der unmittelbaren Nachbarschaft der Niere. Man spricht dann von einem *paranephritischen Abszeß*.

Chronisch – Bei dieser nicht obstruktiven Pyelonephritis sind in der Regel *beide* Nieren befallen. Überwiegend sind Frauen betroffen. Der oftmals über Jahrzehnte andauernde Prozeß führt zur narbigen Schrumpfung der Nieren. Im Interstitium von Rinde und Mark sieht man entzündliche Infiltrate mit Lymphozyten, Plasmazellen und Histiozyten (Granulozyten nur beim akuten Prozeß!), außerdem Granulations- und Narbengewebe. Auch die Glomeruli und Tubuli werden in die bindegewebigen Veränderungen miteinbezogen und somit zerstört. Tubuli, die wegen der Destruktion eines distal gelegenen Anteils nicht mehr durchgängig sind, werden atrophisch und weisen in ihrem Lumen eosinophile hyaline Zylinder als Folge eines veränderten nicht abgeflossenen Restharns auf. Auch die Durchblutung der Niere nimmt durch stenosierende Veränderungen der Gefäßwand ab, wodurch sich eine *renale Hypertonie* entwickeln kann. Das Endstadium einer beidseitigen Pyelonephritis stellt die *Niereninsuffizienz* mit der Folge der *Urämie* dar.

Nephrolithiasis

─── **Nephrolithiasis** ──────────────────── XVI.4 ─

Zur **Nephrolithiasis** (syn. Urolithiasis) disponieren:
- *Entzündungen* der Harnwege (Pyelonephritis)
- *Hyperurikämie* (Gicht – Uratstein)
- *Harnstauung* (z.B. Prostatahyperplasie mit Harnblasenstein)
- *Hyperkalzämie* (Hyperparathyreoidismus)
- *Zystinurie* (genetisch bedingte Resorptionsstörung des Zystins im Tubulus)

Noduläre Prostatahyperplasie

H93

Frage 16.4: Lösung E

Beide Aussagen sind falsch.
Der Text müßte lauten: Die akute Harnverhaltung stellt ein typisches Frühsymptom der *nodulären Prostatahyperplasie* dar, weil die noduläre Prostatahyperplasie wegen ihrer überwiegend periurethralen Primärlokalisation zur Verengung der Urethra neigt.
Das Prostatakarzinom hingegen ist typischerweise primär im Bereich der subkapsulären Prostataanteile (sog. Außendrüse) lokalisiert.
(E: 78%/+ 0,32)

F95

Frage 16.5: Lösung D

Das Leitsymptom der nodulären Prostatahyperplasie ist die **Harnabflußstörung**. Die Harnretention führt zur Ausbildung einer **Überlaufblase** mit Hypertrophie der Harnblasenmuskulatur, wodurch es zur **balkenartigen Vorbuckelung** der Schleimhaut durch die scherengitterartig verlaufenden Muskelzüge kommt (A). Der hohe Harnblasenbinnendruck begünstigt die Entstehung **divertikelartiger Wandausstülpungen** (B). Darüber hinaus prädisponiert die Harnabflußstörung zur **Keimaszension in die Nierenbecken** (C). Dies kann über die Entwicklung einer Pyelonephritis in ein **septisches Krankheitsbild** (E) einmünden.
Zu **(D)**: Plattenepithelmetaplasien des Urothels der Harnblase entstehen weder durch mechanische Faktoren (z.B. durch hohe Innendruckbelastung), noch durch chemisch-toxische Einflüsse. Chronisch entzündliche Reize auf die Harnblasenschleimhaut führen vielmehr zur Ausbildung von primär gutartigen **Harnblasenpapillomen**, die jedoch maligne entarten können.
(D: 82%/+ 0,25)

H96

Frage 16.6: Lösung E

Unter Prostatahyperplasie versteht man einen knotigen Umbau der Prostata, der sowohl vom fibromuskulären als auch vom glandulären Gewebe ausgeht und zu einer starken Vergrößerung des Organes führt. Eine Prostatahyperplasie haben ca. 50% aller Männer über 60 Jahre. Ihre Ursache liegt in einem gestörten Androgen-Östrogen-Gleichgewicht. Die Knoten entwickeln sich in den inneren Teilen der Prostata und führen daher rasch zu einer Kompression der Urethra. Es kann zu folgenden Komplikationen kommen:

1. durch erschwerten Harnabfluß stärkere Belastung der Blasenmuskulatur und Entwicklung einer Balkenblase (als Balken werden einzelne, wie Balken in das Blasenlumen vorspringende hypertrophierte Muskelbündel bezeichnet) (A)
2. Entwicklung der für eine Balkenblase typischen Pseudodivertikel (Aussackungen der Blasenschleimhaut zwischen den hypertrophierten Muskelbündeln) (B)
3. durch Bildung von Restharn Harnrückstau und Entwicklung von Entzündungen in Harnwegen, Blase und Niere (C und D)
4. Entstehung von Erweiterungen von Blase, beiden Ureteren und Nierenbecken mit Entwicklung einer Hydronephrose
5. abnehmende Nierenfunktion und Urämie

Zu **(E):** Eine Prostatahyperplasie entwickelt sich nicht zu einem Prostatakarzinom, das in den dorsalen, subkapsulären Anteilen des Organes entsteht. Man unterscheidet histologisch Adeno-, Urothel-, Pflasterzell- und undifferenziertes Karzinom, wobei sich häufig eine Kombination dieser Typen findet. (E: 77%/+ 0,40)

Noduläre Hyperplasie der Prostata — XVI.5

Obwohl die Kliniker meistens von dem bei älteren Männern häufigen Befund einer vergrößerten Prostata als einer Prostatahypertrophie sprechen, handelt es sich hierbei eigentlich um eine Vermehrung der Zellzahl, – eine Hyperplasie. Man vermutet, daß die mit zunehmendem Alter absinkende Testosteronproduktion, einhergehend mit einer relativen Erhöhung der Östrogenproduktion, einen Reiz zur Hyperplasie für die *periurethral* gelegene *Innendrüse* darstellt. Folge ist die Bildung von weichen, höckrigen Knoten, welche sowohl aus Drüsenepithelien als auch aus bindegewebigen und muskulären Anteilen bestehen. Mikroskopisch findet man oftmals pseudopapilläre Einfaltungen des Epithels in die Lichtungen der Drüsen. Durch das starke Wachstum wird das eigentliche Prostatagewebe nach außen gedrängt und zusammengedrückt, wodurch sich eine *Pseudokapsel*, die sog. chirurgische Kapsel bildet. Durch Kompression der proximalen Anteile der Urethra kommt es zur *Harnflußstörung*. Diese kann sich manifestieren als akute Obstruktion, welche die Entstehung einer *akuten Pyelonephritis* begünstigt oder als chronische unvollständige Harnretention, welche zur Ausbildung einer *Überlaufblase* führt. Weitere Folgen: Die chronische Harnstauung begünstigt *Infektionen* und *Steinbildung*. Außerdem entsteht durch Rückstau eine *Nierenstauung*. Die Blasenmuskulatur hypertrophiert unter der erhöhten Belastung *(Balkenblase)*. Die nicht hypertrophierten Anteile bilden sog. Pseudodivertikel. Noduläre Prostatahyperplasien neigen zu *Blutungen* (Hämaturie).

16.4 Mukoviszidose

H97

Frage 16.7: Lösung A

Die Mukoviszidose stellt ein autosomal rezessives Erbleiden dar. Die zugrundeliegende Störung besteht in einer abnormen Zusammensetzung der Sekrete verschiedener exokriner Drüsen. Am häufigsten sind bronchopulmonale Symptome mit rezidivierend ablaufenden Infekten (gestörte muköziliare Clearance). Der zähe Bronchialschleim führt über die Obstruktion der Atemwege zur **Bronchiektasenbildung** (B). Die Beteiligung des Pankreas führt zur Fibrose des Organs mit Gangektasien des Ductus pancreaticus und seiner Äste. Es entsteht schließlich das Bild einer **zystischen Pankreasfibrose** (C), die mit einer ausgeprägten exokrinen Pankreasinsuffizienz einhergeht. Bei erheblich erhöhter Viskosität des Gallesekretes resultieren zudem **Gallengangsektasien** (E). Schon in der Neugeborenenperiode kann sich die Mukoviszidose in 5 bis 10% der Fälle durch den sog. **Mekoniumileus** (D) klinisch bemerkbar machen. Dabei ist das Mekonium durch die abnorme Zusammensetzung dermaßen zäh, daß es fest an der Darmwand haftet und auf diese Weise zu einem mechanischen Ileus führt.

Zu **(A):** Charakteristisch für die Mukoviszidose ist ein **erhöhter Kochsalzgehalt des Schweißes.** Dieser Zusammenhang wird als wichtigstes differentialdiagnostisches Kriterium bei Verdachtsfällen ausgenutzt (Schweißtest). Morphologische Veränderungen der Schweißdrüsen i.S. einer etwaig gehäuften Tumorentstehung werden im Zusammenhang mit der Mukoviszidose nicht beobachtet.
(A: 74%/0,27)

Mukoviszidose — XVI.6

Die Mukoviszidose stellt ein autosomal rezessives Erbleiden dar. Die zugrundeliegende Störung besteht in einer abnormen Zusammensetzung der Sekrete verschiedener exokriner Drüsen. Am häufigsten sind bronchopulmonale Symptome mit rezidivierend ablaufenden Infekten (gestörte muköziliare Clearance, s. Lerntext V.1). Der zähe Bronchialschleim führt über die Obstruktion der Atemwege zur Bronchiektasenbildung. Die Beteiligung des Pankreas führt zur Fibrose des Organs mit ausgeprägten Gangektasien des Ductus pancreaticus und seiner Äste. Es entsteht schließlich das Bild einer *zystischen Pankreasfibrose*, die mit einer ausgeprägten exokrinen Pankreasinsuffizienz einhergeht. Schon in der Neugeborenenperiode kann sich die Mukoviszidose in 5 bis 10% der Fälle durch den sog. *Mekoniumileus* klinisch bemerkbar machen. Dabei ist das Mekonium durch die abnorme Zusammensetzung dermaßen zäh, daß es fest an der Darmwand haftet und auf diese Weise zu einem mechanischen Ileus führt. – Charakteristisch für die Mukoviszidose ist ein erhöhter Kochsalzgehalt des Schweißes. Dieser Zusammenhang wird als wichtigstes differentialdiagnostisches Kriterium bei Verdachtsfällen ausgenutzt (Schweißtest).

Glomerulonephritis — XVI.7

Die Glomerulonephritis (GN) ist eine entzündliche, nicht eitrige Erkrankung *beider* Nieren, welche zur Ausscheidungsinsuffizienz führen kann. Zwei verschiedene Immunmechanismen scheinen für die Entstehung einer GN verantwortlich zu sein.
1. Ablagerung von zirkulierenden Immunkomplexen, bestehend aus Antigen, Antikörper und Komplement (s. Überempfindlichkeitsreaktion Typ III) in der Niere.
2. Bildung von gegen die Basalmembran gerichteten Antikörpern – wahrscheinlich als Folge einer Autoimmunerkrankung wie z.B. beim Goodpasture-Syndrom (s. Autoimmunerkrankungen, Lerntext V.4)

Die Nomenklatur der Krankheitsgruppe der Glomerulonephritiden basiert in erster Linie auf dem vorliegenden histopathologischen Befund. Die hier angegebene Terminologie richtet sich nach dem Gegenstandskatalog, der sich im wesentlichen auf die Einteilung von Bohle und Thoenes bezieht. Die Tatsache, daß keine Einheitlichkeit besteht, ist für den Lernenden verständlicherweise verwirrend.

Folgende Formen der Glomerulonephritis sind zu unterscheiden:

Rapid-progressive Glomerulonephritis (Namensgebung nach dem klinischen Verlauf) oder **intra-extrakapilläre proliferative Glomerulonephritis** (Namensgebung nach dem histologischen Erscheinungsbild): Die zugrundeliegenden Immunreaktionen sind hierbei nicht einheitlich. Vor allem gegen die Basalmembran gerichtete Antikörper (IgG), deren Entstehen nicht immer deutlich ist, kommen in Betracht. Auch eine nicht ausgeheilte Poststreptokokkennephritis ist nach *Rotter* eine mögliche Ursache. Morphologisch steht neben einer Vermehrung der Kapillarendothelien und Mesangiumzellen vor allem eine Proliferation des parietalen Epithels der Bowman-Kapsel auf dem Boden eines Fibrinexsudates im Vordergrund. Diese Proliferation führt zur Bildung von *Halbmonden* (crescents), die die Glomerulumschlingen umgeben. Immunfluoreszenzmikroskopisch kann eine lineare Anordnung von Immunglobulin (IgG) entlang der Basalmembran beobachtet werden. Es kommt auf dem Boden dieser morphologisch faßbaren Veränderungen zu zunehmenden Hyalinisierung der Glomerula (Glomerulosklerose) und einer rapid progredienten Niereninsuffizienz (Proteinurie, Lipidurie, Urämie).

Im Zusammenhang mit der rapid-progressiven Glomerulonephritis ist als klinisches Symptom neben der Ausbildung des renalen Krankheitsbildes auch eine Hämoptoe in Einzelfällen zu beobachten. Diese kommt durch Auto-Antikörper zustande, die sowohl gegen die Basalmembran der Glomerula als auch gegen die Basalmembran der Alveolen gerichtet sind (Antikörperkreuzreaktion). Man bezeichnet das gleichzeitige Auftreten einer Anti-Basalmembran-Glomerulonephritis mit Lungenblutungen als *Goodpasture-Syndrom* (s. auch Lerntext V.4).

Endokapilläre proliferierende Glomerulonephritis (auch: **exsudativ-proliferative** Glomerulonephritis, akute exsudative Glomerulonephritis): Hierbei handelt es sich um eine *Poststreptokokkennephritis*, auftretend nach Infekten mit b-hämolysierenden Streptokokken der Gruppe A wie z.B. einer Angina tonsillaris (s. Lerntext VI.23). Mikroskopisch findet man polymorphkernige Granulozyten in den Kapillaren, Mesangien und der Bowman-Kapsel (Exsudation) sowie angeschwollene Zellen und Proliferation der Mesangiumzellen und Endothelien. Klinisch zeigen sich ein verminderter Glomerulusfiltrat. Mikro- oder Makrohämaturie, Proteinurie, Ödeme und eine Hypertonie. Mittels Immunfluoreszenz lassen sich Immunkomplexe an der *epithelialen* Außenseite der glomerulären Basalmembran (d.h. zwischen Basalmembran und Podozyten) nachweisen (elektronenmikroskopisch als „humps" zu sehen). Ein akutes Nierenversagen ist selten, ein großer Teil dieser Glomerulonephritiden heilt ohne Probleme aus, ein anderer geht in eine chronische Form über, bei der nur noch die mesangiale Proliferation besteht. Man spricht dann von einer mesangial-proliferierenden GN.

Mesangial-proliferierende Glomerulonephritis (auch: intrakapilläre Glomerulonephritis): Die mesangial-proliferierende GN entsteht postinfektiös im Gefolge von bakteriellen oder viralen Infekten als Immunkomplex-GN. Außerdem kann sie – wie oben erwähnt – als Folgezustand einer endokapillären proliferierenden GN auftreten. Im mikroskopischen Bild finden sich die Mesangien aufgrund einer starken Mesangialzellproliferation verbreitert. Immunfluoreszenzmikroskopisch finden sich Immunkomplexablagerungen im Mesangium. Klinisch hat die mesangial-proliferierende GN eine relativ gute Prognose. In der überwiegenden Mehrzahl der Fälle kommt es zur Abheilung nach einem akuten Verlauf. In einem geringen Prozentsatz kann ein chronisches Fortschwelen mit zunehmender Sklerosierung der Mesangien, Obliteration der Kapillarlichtungen und damit Schrumpfnierenentwicklung resultieren.

Membranöse Glomerulonephritis
(auch: peri- oder epimembranöse GN):
Ursache ist wahrscheinlich eine Immunkomplexnephritis. Auffallend ist das Fehlen einer entzündlichen Exsudation und Proliferation. Die Immunkomplexe befinden sich auf der äußeren, den Podozyten zugewandten Seite der Basalmembran. Immunfluoreszenzmikroskopisch finden sich körnige Ablagerungen auf der verdickten Basalmembran, die wie stachelartige Ausläufer („spikes") imponieren. Der Krankheitsverlauf erstreckt sich bei schlechter Prognose über Jahrzehnte, eine Heilung erfolgt nur in seltenen Fällen. Klinisch manifestiert sich zumeist ein *nephrotisches Syndrom* (s. Lerntext XVI.8), bestehend aus Proteinurie, Hypo- und Dysproteinämie, Hyperlipidämie, Lipidurie und Ödemen.

Membrano-proliferative Glomerulonephritis:
Die Pathogenese der membrano-proliferativen GN ist unklar. Wahrscheinlich ist sie immunkomplexvermittelt, wofür auch ein parallel bestehender Verbrauch von Komplement (s. Lerntext V.2) spricht.
Es kommt zur Proliferation mesangialer Zellen, die sich an der zerstörten Basalmembran zur Bowman-Kapsel vorschieben. Man findet in der Immunfluoreszenzmikroskopie klumpig-schollige Immunkomplexe entlang der Basalmembran. Die membrano-proliferative GN geht häufig mit einem nephrotischen Syndrom einher und heilt in 60 % der Fälle spontan aus.

Minimal-change Glomerulonephritis
(auch: genuine Lipoidnephrose):
Hierbei handelt es sich um eine prognostisch günstige, überwiegend im Kindesalter auftretende Krankheit unbekannter Ursache, welche mit einem *nephrotischen Syndrom* einhergeht. Die morphologischen Veränderungen der Glomerula sind *minimal:* Zwischen dem Kapillarendothel und der Basalmembran findet man Proteinniederschläge. Weiter besteht eine Verschmelzung der Podozytenfortsätze. Eine Proliferation der Mesangiumzellen erfolgt nur in geringem Maße.

Nephrotisches Syndrom — XVI.8

Das nephrotische Syndrom ist ein klinischer Symptomkomplex, bestehend aus einer obligatorischen *Proteinurie* mit den Folgen einer *Hypo- und Dysproteinämie*, einer *Hyperlipidämie* und *Lipidurie* sowie der Ausbildung von *Ödemen*.

Ursachen sind:
- Peri- bzw. epimembranöse GN (s. Lerntext XVI.7)
- Genuine Lipoidnephrose (s. Lerntext XVI.7)
- Amyloidnephrose
- Diabetische Glomerulosklerose

In den Tubuli finden sich meistens *Proteinzylinder*. Durch Resorption dieser im Primärharn enthaltenen Proteine und *anisotropen Lipide* kommt es zur *hyalintropfigen Eiweißspeicherung* (Proteinnephrose) und Lipidanhäufung (Lipoidnephrose) im Zytoplasma der Tubulusepithelien.
Bei der **Amyloidnephrose** (s. Amyloidose, Lerntext III.12) führt das interstitiell vor allem in den Gefäßwänden abgelagerte Amyloid zur Steigerung der Permeabilität mit anschließender Proteinurie. Die Nierenamyloidose mündet terminal in Schrumpfnieren und Niereninsuffizienz.
Auch bei der **diabetischen Nephropathie**, basierend auf einer nodulären Glomerulosklerose (Kimmelstiel-Wilson) tritt mitunter ein nephrotisches Syndrom auf. Ursache ist die massive Hyalinose der Glomeruluskapillaren (Mikroangiopathie), welche zu der Steigerung der Permeabilität führt (s. Diabetes mellitus, Lerntext XII.1).

> **Schrumpfniere** — XVI.9
>
> Man unterscheidet primäre (vaskuläre) Schrumpfniere von sekundären (glomerulonephritischen) Schrumpfnieren. Zur primären Schrumpfniere s. Lerntext IX.12.
>
> Im Gegensatz zur Arteriosklerose, welche unter dem Bilder einer roten Granularatrophie zu einer primären Schrumpfniere zu führen vermag, können progrediente Glomerulonephritiden über eine Sklerosierung der Mesangien, welche mit einer Veröddung der Kapillaren und anschließender Minderdurchblutung einhergeht, eine sekundäre Schrumpfniere unter dem Bild einer *blassen Granularatrophie* bewirken. Die Nieren sind klein und als Folge der unzureichenden Durchblutung blaß. Die Oberfläche ist durch schüsselförmige Einziehung der entstandenen Narben unregelmäßig gehöckert (granuliert). Sofern das Ausfallen der atrophischen Parenchymregionen nicht mehr durch die noch intakten Nephrone (große Glomerula – hyperplasierte Tubuli) kompensiert werden kann, kommt es zur *Niereninsuffizienz*. Folgen dieser globalen chronischen Niereninsuffizienz sind *Urämie* und *renale Hypertonie* (Stimulation des Renin-Angiotensin-Systems durch die Minderdurchblutung; erhöhte Volumenbelastung aufgrund der schlechten Ausscheidung).
>
> Die Urämie führt u.a. zur *Ödemneigung* (vor allem Lungenödem), zu *Entzündungen der serösen Häute* (fibrinöse Perikarditis) und der Schleimhäute (katarrhalische Gastroenterokolitis). Da es ohne Eingreifen zum lebensgefährlichen *Coma uraemicum* kommt, besteht die dringende Indikation zur Dialyse bzw. langfristig Nierentransplantation.
>
> Die renale Hypertonie bedingt eine Druckhypertrophie des linken Ventrikels mit der möglichen Folge einer Linksherzinsuffizienz. Außerdem können Hirnmassenblutungen auftreten (s. Hypertonie, Lerntext IX.6).

17 Grundlagen zur Pathologie des Nervensystems

17.1 Besonderheiten des Nervengewebes und seiner Schädigungsmuster

Pathomorphologie des gesteigerten intrakraniellen Drucks

Hirnödem

F96

Frage 17.1: Lösung D

Die zentrale Grundlage der Entstehung eines Hirnödems ist die Störung der Blut-Hirn-Schranke (1). Morphologisch kommt es zur Einlagerung von Flüssigkeit in den Astro- und Oligodendrozyten (3). Insbesondere bei massiver Ausprägung eines Hirnödems entwickelt sich das histologische Bild des Status spongiosus, einer wabigen Auflockerung des Marklagers bei perizellulärer und perivaskulärer Flüssigkeitseinlagerung (2).
Zu **(4):** Ein massives Hirnödem führt zur *Ventrikelkompression*.
(D: 60%/+0,28; B: 14%/–0,10; E: 19%/–0,20)

F98 **!**

Frage 17.2: Lösung D

Beim generalisierten Hirnödem kommt es zur Flüssigkeitseinlagerung in den Astrozyten und in den die Markscheiden bildenden Oligodendrozyten. Dementsprechend erscheinen mikroskopisch sowohl Astrozytenfortsätze (A) als auch Markscheiden und Achsenzylinder geschwollen. Als Folgeerscheinung rezidivierend aufgetretener Hirnödeme können irreversible Markscheidenuntergänge (B) durch Gliazellnekrosen (C) resultieren. Als Residuum nach durchgemachtem Hirnödem kommt es zudem zur narbigen Organisation geschädigter Gewebsareale mit dem histologischen Korrelat der Gliafaservermehrung (E).
Zu **(D):** Amyloidablagerungen kommen in Form seniler Plaques in der Großhirnrinde charakteristischerweise beim M. Alzheimer vor.

H94

Frage 17.3: Lösung E

Ausgeprägte Störungen der Blut-Hirn-Schranke können auf **traumatischer Grundlage** (B), als Folge einer **Blutungskomplikation** (C) oder im Rahmen **intrazerebralen metastatischen Wachstums** (A) zustande kommen. Das dabei resultierende **perifokale** Hirnödem kann ebenso erhebliche Hirnmassenverschiebungen hervorrufen wie das **diffuse** Hirnödem, das sich u. a. auf dem Boden einer **Enzephalitis** (D) ausbilden kann.

Zu **(E)**: Die **metachromatische Leukodystrophie** führt zu einer **Speicherung von Zerebrosidsulfat** in den Markscheiden und Nervenzellen. Ursache ist ein Fehlen des Enzyms Arylsulfatase-A. Folge sind u. a. Lähmungen und Krämpfe. Eine gesteigerte Hirnödemanfälligkeit besteht nicht.
(E: 78%/+0,23)

Hirnödem ──────────────────── XVII.1

Im Vergleich zu anderen Organen enthält auch das Nervengewebe nur in geringem Maße Bindegewebe. Auch die Permeabilität der das Parenchym versorgenden Kapillaren ist weniger ausgeprägt, eine Passage für bestimmte Substanzen nicht möglich. Man spricht von der *Blut-Hirn-Schranke* (blood-brain-barrier). Diese wird gebildet aus dem Kapillarendothel, der Basalmembran und den ihr aufsitzenden Astrozytenfortsätzen, welche quasi den Extrazellulärraum des ZNS darstellen. Eine Fenestration des Endothels fehlt größtenteils, so daß der Stofftransport nur durch das Zytoplasma der Endothelien erfolgen kann. Zu Störungen der Schrankenfunktion kann es durch ein Auseinanderrücken der Endothelzellen bei einer osmotisch bedingten Schrumpfung des Zytoplasmas (z.B. bei einer Urämie) oder einer Hypertension kommen. Weitere Ursachen können sein: Hirntumoren oder -metastasen, traumatische Hirnschäden (z.B. Contusio cerebri), verminderte Sauerstoffzufuhr (z.B. als Folge einer Fettembolie) oder entzündliche Erkrankungen (z.B. Grippevirusenzephalitis). Folge ist immer eine pathologisch erhöhte Permeabilität, welche zur Manifestation eines **Hirnödems** führt.

Die Flüssigkeit wird in den Astrozyten und Oligodendrozyten eingelagert. (Den Oligodendrozyten obliegt im ZNS analog den Schwann-Zellen der Peripherie die Produktion der Markscheiden.) Auch im Marklager, den dort vorhandenen Extrazellulärräumen und in den Markscheiden findet man das Ödem. Rezidivierende Ödeme können zu Entmarkungen führen.

Man unterscheidet ein lokalisiertes, *perifokales*, meistens *interzelluläres* Ödem, hervorgerufen durch Entzündung, Tumoren usw., sowie ein *intrazelluläres* (lokalisiert oder diffus) auf hypoxischer oder toxischer Schädigung beruhendes Ödem. Die Ganglienzellen sind einem perifokalen Ödem gegenüber relativ widerstandsfähig, wobei aber eine besondere Empfindlichkeit gegenüber einer Hypoxie besteht.

Beispiele für makroskopisch faßbare Veränderungen beim Hirnödem sind z.B.:
- Abflachung der Gyri
- Kompression der Hirnventrikel
- Falxhernie und Schnürfurchen am Gyrus hippocampi

Eine Besonderheit stellt in diesem Zusammenhang der *Status spongiosus* dar. Darunter wird die auf einer ausgeprägten Flüssigkeitsansammlung beruhende wabige Auflockerung des Hirnparenchyms verstanden.

Gefährliche Folgen des durch ein Ödem erhöhten Hirndrucks stellen die *obere und untere Einklemmung* dar. (Vor der Lumbalpunktion sollte durch Augenspiegeln ein Ödem ausgeschlossen werden!) Hierbei werden der Gyrus hippocampi in den Tentoriumsschlitz (obere Einklemmung) bzw. die Kleinhirntonsillen in das Foramen magnum (untere Einklemmung – Folge: Kompression der Medulla oblongata mit Atemlähmung) gedrückt.

Ferner kann ein massives Hirnödem durch Kompression der Blutgefäße ein Stoppen jeglicher Blutzufuhr bewirken.

Massenverschiebung

H91

Frage 17.4: Lösung A

Das Medulloblastom tritt weit überwiegend im Kleinhirn auf. Es führt zur subtentoriellen Massenverschiebung des Gehirns, wobei nach rostral Anteile des Kleinhirns im Tentoriumschlitz (2) und nach kaudal die Kleinhirntonsillen im Foramen magnum (1) eingeklemmt werden können. Im Rahmen des Tumorwachstums kann es auch zur Kompression des 4. Ventrikels (3) kommen.

Zu **(4)** und **(5)**: Hirnmassenverschiebungen in den supratentoriellen Anteilen kommen beim Medulloblastom aus den oben genannten Gründen nicht zum Tragen.

Massenverschiebung ──────────── XVII.2

Die Expansionsmöglichkeit des Hirns ist durch den Schädel sehr begrenzt, so daß Ödem, Blutung, Tumor o.ä. immer zu einer massiven Drucksteigerung führen können. Besonders gefährlich sind die in kürzester Zeit zu großen Hämatomen führenden posttraumatischen Epiduralblutungen.

Ein einseitiger Prozeß im Hirnstamm kann durch *Massenverschiebung* eine Kompression der Hirnschenkel der kontralateralen Seite gegen den benachbarten Tentoriumrand bewirken, woraus herdgleichseitige Pyramidenbahnzeichen resultieren können. Außerdem kann es

zur bereits erwähnten oberen oder unteren Einklemmung kommen (s. Hirnödem, Lerntext XVII.1).
Eine Massenverschiebung des Hirnstamms kann sekundär auch zu Rhexisblutungen der extrazerebralen basalen Hirnarterien führen, da diese auf Grund ihrer Fixierung nur geringe räumliche Veränderungen tolerieren. Aus diesen Gründen ist die intrakranielle Druckerhöhung, insbesondere wenn sie plötzlich einsetzt, ein sehr ernstes und vital bedrohliches Krankheitsbild. Die Diagnostik erfolgt fast ausschließlich computertomographisch.

Schädel-Hirn-Trauma

H92

Frage 17.5: Lösung A

Beide Aussagen sind korrekt und logisch miteinander verknüpft.

H91

Frage 17.6: Lösung B

Ein **Rindenprellungsherd** entsteht bevorzugt auf den **Windungskuppen** und geht im frischen Stadium mit Einblutungen und Ödembildung einher. Im Spätstadium erscheint das traumatisch veränderte Hirnrindenareal nach Ablauf von Organisationsvorgängen narbig geschrumpft (Glianarbe).
Zu **(A):** Eine z.B. durch mechanischen Einfluß während der Obduktion entstandene Hirnrindenläsion zeigt weder makroskopisch noch mikroskopisch Zeichen einer Vitalreaktion (Blutung, Narbenbildung etc.).
Zu **(C):** Im Falle einer Thrombose einer mittelgroßen Hirnarterie entsteht ein *Hirninfarkt*, der Anteile der weißen Substanz entsprechend dem Versorgungsgebiet der betroffenen Arterie einbezieht. Nach den durch Mikrogliazellen durchgeführten Abräumvorgängen entsteht ein Substanzdefekt, der das Marklager und die Hirnrinde betrifft.
Zu **(D):** Die Ruptur eines Aneurysmas einer Hirnarterie führt zu einer *Hirnmassenblutung.*
Zu **(E):** Im Rahmen des Quartärstadiums der Lues kann es zu einer entzündlich bedingten degenerativen Rückenmarksaffektion kommen *(Tabes dorsalis).* Die Großhirnrinde ist nicht beteiligt. Vielmehr sind in den pathologischen Prozeß primär die Rückenmarkshinterhörner und -stränge eingebunden (dorsale Meningoradikulitis mit aszendierender Waller-Degeneration der Hinterstränge).

F92

Frage 17.7: Lösung A

Unter einer **Syringomyelie** versteht man eine im **Rückenmark oder in der Medulla** oblongata liegende **Höhle**, die sich neben dem Zentralkanal befindet. Sie ist in der Regel eine **angeborene Fehlbildung**, kann aber auch durch Traumata, Tumoren oder Entzündungen verursacht sein. Insbesondere eine geschlossene Rückenmarksverletzung durch ein Verstauchungstrauma (bei Sturz auf Füße oder Becken erfolgt eine Stauchung der Halswirbelsäule und des Halsmarkes gegen die Schädelbasis) kann zu einer posttraumatischen Syringomyelie führen, d.h. nach Abräumung von Blutung und möglicher Halsmarknekrose bleibt eine Zyste neben dem Spinalkanal zurück. (Anmerkung: Im Sinne des IMPP wird die posttraumatische Syringomyelie von Riede et al. im Lehrbuch Allgemeine und Spezielle Pathologie definiert.) Eine Hämatomyelie dagegen ist eine Blutung in das Rückenmark, die bei einer zur Wirbelfraktur führenden Gewalteinwirkung entstehen kann. Auch sie kann Folge einer geschlossenen Rückenmarksverletzung sein.

H94

Frage 17.8: Lösung B

Beide Aussagen sind für sich genommen korrekt. Eine Verknüpfung ist jedoch nicht zulässig.
Zu Aussage **(1):** Im Rahmen eines Schädel-Hirn-Traumas können epidurale Blutungen auf dem Boden einer Verletzung der **A. meningea media** entstehen.
Zu Aussage **(2):** Die Ruptur der Brückenvenen führt zum **subduralen Hämatom.**
(B: 75%/+0,32)

H93

Frage 17.9: Lösung B

Eine Gehirnverletzung (1) gilt dann als offen, wenn es gleichzeitig zur Eröffnung der Dura mater gekommen ist (2).
Die Blutung aus epiduralen Arterien (3) und die Liquorrhoe (4) stellen *für sich genommen* kein Definitionskriterium für die offene Gehirnverletzung dar.
(B: 52%/+0,18)

H97

Frage 17.10: Lösung B

Definitionsgemäß handelt es sich bei einem **Pyocephalus internus** um eine **Eiteransammlung im inneren Liquorsystem** (B) des Gehirns, das die vier Ventrikel mit den zugehörigen Verbindungswegen umfaßt. Ebenso wie z.B. eine Markphlegmone, ein im Marklager gelegener Hirnabszeß (C) oder multi-

ple kleine Hirnabszesse (D), stellt der Pyocephalus internus eine mögliche Komplikation einer offenen Hirnverletzung dar.
Zu **(A)**: Als Folge eines Pyocephalus internus kann es zur Ausbildung eines Hydrocephalus internus kommen, wenn als Entzündungsresiduum eine Stenosierung der physiologischen Liquorabflußwege entsteht.
Zu **(E)**: Bei einer bakteriellen **Meningitis** ist die Leptomeninx mit Eiter überzogen.
(B: 93%, 0,24)

H96

Frage 17.11: Lösung C

Zu Aussage **(1)**: Im Rahmen einer eitrigen Leptomeningitis (Entzündung der weichen Hirnhäute) kann es durch Eindringen der Erreger in die inneren Liquorräume zu einer damit fortgeleiteten Ependymitis kommen. Dabei handelt es sich um eine Entzündung der die Ventrikel auskleidenden Gewebsschicht.
Zu Aussage **(2)**: Die Foramina Monroi verbinden Seitenventrikel mit dem III. Ventrikel und stellen demnach eine innere Liquorverbindung dar. Die *Foramina Luschkae und Magendi* gewährleisten die Verbindung zwischen innerem und äußerem Liquorraum im Bereich der hinteren Schädelgrube. Über diesen Weg gelangen potentiell Bakterien bei einer Leptomeningitis in das Ventrikelsystem.
(C: 23%/+0,17; A: 45%/+0,05; B: 18%/−0,09)

F95

Frage 17.12: Lösung C

Zu Aussage **(1): Epidurale Hämatome** entstehen auf dem Boden **arterieller Blutungen** aus Ästen der A. meningea media. Aus diesem Grunde ist mit dem **kurzfristigen Auftreten neurologischer Symptome** bei diesem Typ der intrakraniellen Blutung zu rechnen.
Zu Aussage **(2)**: Die neurologische Symptomatik bei den in der Regel rasch an Volumen zunehmenden **epiduralen Hämatomen** wird durch den nachfolgenden Verdrängungseffekt mit **Hirnmassenverschiebung** bewirkt. Primäre Durchblutungsstörungen von Rinden- und Markbezirken treten durch eine Verletzung der ausschließlich die Hirnhäute versorgenden Meningealgefäße nicht ein.
(C: 67%/+0,17)

F94

Frage 17.13: Lösung B

Eine Blutansammlung zwischen Dura mater und Arachnoidea wird als subdurales Hämatom (Ruptur der Brückenvenen) (A) bezeichnet. Durch Volumenzunahme, die typischerweise langsam erfolgt, kann es durch Verdrängung zur massiven Erhöhung des intrakraniellen Drucks kommen (B).
Zu **(C)**: Subarachnoidalblutungen werden auf dem Liquorweg weitergeleitet.
Zu **(E)**: Subdurale Hämatome können grundsätzlich an jeder Stelle der inneren Oberfläche der Schädelkalotte entstehen.
(B: 92%/+0,14)

F00

Frage 17.14: Lösung B

Subarachnoidalblutungen können spontan oder traumatisch induziert entstehen. Es handelt sich in über 50% der Fälle um spontane Rhexisblutungen von Hirnbasisarterienaneurysmen (A). Da diese Aneurysmen kongenital angelegt sein können, treten subarachnoidale Blutungen in jedem Lebensalter auf. Neben der Ruptur eines Aneurysmas kommen auch Angioblutungen und rindennahe Massenblutungen, sowie hämorrhagische Diathesen (Blutungsübel) (C) als Ursachen für subarachnoidale Blutungen vor. Als Residualzustand kann das subarachnoidal ausgetretene Blut zur Verklebung der Liquorabflußwege führen. Resultat: Hydrozephalus occlusus externus (E).
Zu **(B)**: Die Commotio cerebri hat *kein* morphologisches Korrelat. Die Diagnose wird anhand der Anamnese und der sonstigen klinischen Symptomatik mit initialer Bewußtlosigkeit, retrograder Amnesie, Übelkeit und Erbrechen gestellt.

H90

Frage 17.15: Lösung A

Die Ruptur einer Brückenvene führt zum subduralen Hämatom (B), unabhängig davon, ob eine offene oder geschlossene Hirnverletzung vorliegt ((D) und (E)).
Zu **(A)**: Eine Ruptur der A. meningea media führt zum epiduralen Hämatom.
Zu **(C)**: Bei einer Ruptur kortikaler Gefäße kommt es primär zur Subarachnoidalblutung.

F97

Frage 17.16: Lösung B

Zu **(B)**: Eine zerebrale Fettembolie führt zu einer so weitgehenden Störung der Permeabilität der Zerebralgefäße, daß es zu Diapedeseblutungen kommt. Auf Schnittpräparaten des Gehirns sind v.a. im Marklager flohstichartige Einblutungen zu erkennen. Daraus hat sich die Bezeichnung Purpura cerebri abgeleitet.

F97

Frage 17.17: Lösung D

Zu **(D):** Eine Schläfenbeinfraktur kann zur Zerreißung eines Astes der im Epiduralraum verlaufenden A. meningea media führen. Dementsprechend entsteht ein epidurales Hämatom.

Zu **(A):** Eine Kleinhirnmassenblutung tritt mit 13% der Fälle relativ häufig als Komplikation einer arteriellen Hypertonie auf (hypertensive Angiopathie mit Rhexisblutung).

Zu **(C):** Neben Rhexisblutungen können als Folge einer durch eine arterielle Hypertonie induzierten Angiopathie kleine Erweichungen mit zystischen perivaskulären Veränderungen entstehen. Morphologisch erscheint dabei das Hirngewebe mit kleinen Lücken (Lakunen) durchsetzt: Status lacunaris.

Schädel-Hirn-Trauma (SHT) — XVII.3

- **Gedeckte Hirnverletzungen**

Als *gedeckte Hirnverletzungen* werden durch ein stumpfes Schädel-Hirn-Trauma entstandene Läsionen bezeichnet, bei denen eine Verbindung zwischen Hirnoberfläche und Außenluft nicht zustandekommt. (**Dura mater intakt**). Man unterscheidet:

- **Commotio cerebri**: Hierunter versteht man die klinischen Symptome einer vorübergehenden Bewußtlosigkeit und Übelkeit mit eventuellem Erbrechen ohne das Vorkommen weiterer neurologischer Ausfälle. Eine morphologische Veränderung im Sinne einer Hirnschädigung findet sich nicht.
- **Contusio cerebri**: Hierbei kommt es zu kortikalen und zentralen Quetschungen des Hirngewebes. Im Kortex findet man an der Stelle der traumatischen Einwirkung die sog. **Coup-** oder *Anstoßherde*. Diesen entgegengesetzt liegen die **Contrecoup-** oder *Gegenstoßherde*, welche aus einem Zurückfedern des Hirns resultieren. Im Hirnrindenbereich sind häufig die Stirnhirn- und Schläfenlappenpole, seltener die Okzipitalpole oder die Konvexität des Kleinhirns betroffen. Die Gewebszerstörung zeigt sich in den Windungskuppen mit schmalen Einziehungen (**Schizogyrien**). Im frischen Stadium sieht man mikroskopisch: Erythrodiapedesen, Ödem, Axonfortsatzschwellung, Gliaproliferation und Markscheidenverlust. Anschließend erfolgt die phagozytäre Resorption und die faserige Narbenbildung.
Die zumeist frühzeitig zum Tode führenden zentralen Kontusionen finden sich vor allem im Marklager, Stammganglien und Balken. Sie liegen zwischen Coup- und Contrecoupherd und äußern sich in der Verletzung von Kapillaren und Venen sowie dem Einreißen von Hirngewebe.

- **Gedeckte Rückenmarkverletzungen** entstehen z.B. bei Unfällen von Autofahrern ohne Kopfstütze. Man findet Ödem-, Axon- und Astrozytenfortsatzschwellung, weiter Axonschädigung mit sekundärer Waller-Degeneration und manchmal sogar Abriß der Spinalnervenwurzel. Folge kann die Ausbildung einer Querschnittslähmung sein.

- **Intrakranielle Blutungen**

Bei den Blutungen unterscheidet man **epidurale** (zwischen Dura mater und Schädelknochen), **subdurale** (zwischen Dura und Arachnoidea) und **subarachnoidale** (Cavum subarachnoidale) Hämatome.

- **Epidurale Blutungen** entstehen durch Einreißen der *A. meningea media*. Folge ist die in kurzer Zeit eintretende Bildung eines massiven Hämatoms, welches eine sekundäre Massenverschiebung bewirkt. Ohne sofortiges chirurgisches Eingreifen ist der Ausgang tödlich.
- **Subdurale Blutungen** resultieren vor allem aus dem Einreißen der *Brückenvenen*. Das Hämatom bildet sich im Gegensatz zu den Epiduralblutungen langsam sickernd aus. Eine Raumforderung entsteht erst nach Tagen oder Wochen. Als Residualzustand kann es nach Resorption des subduralen Hämatoms zur Ausbildung eines *Hygroms* (Hygroma durae matris) kommen. Dabei handelt es sich um einen zystenähnlichen, flüssigkeitsgefüllten Hohlraum am inneren Durablatt.
- Zu **subarachnoidalen Blutungen** kommt es nicht nur traumatisch, sondern auch durch rindennahe hypertensionsbedingte Massenblutungen, Aneurysmarupturen, platzende Hämangiome und Tumorblutungen.

- **Offene Hirnverletzungen**

Von einer *offenen Hirnverletzung* spricht man, wenn im Rahmen einer z.B. perforierten Schädelverletzung die **Dura mater durchbrochen** ist. Es besteht die Gefahr einer Infektion mit der Folge von Abszessen, einer eitrigen Leptomeningitis, einer Markphlegmone sowie eines Pyocephalus internus und externus. Spätabszesse können auch noch Jahre nach dem Trauma auftreten.

Die traumatische Trümmerzone unterliegt einer Verflüssigung. Am Rand der durch Entleerung gebildeten Wundhöhle findet man eine Quetschzone mit Rhexisblutungen und Erythrodiapedesen. Es entstehen entzündliche Infiltrate, an denen in infizierten Wunden auch neutrophile Granulozyten beteiligt sind. Die Narbenbildung führt zu einer Verwachsung des Hirns mit der Dura, wodurch es zur Bildung eines Krampffokus mit der Folge von posttraumatischen Epilepsien kommen kann.

• **Sekundäre traumatische Schäden**
Diese finden sich als Massenverschiebungen im Anschluß an die epi- und subduralen Blutungen. Zu den Komplikationen zählen obere und untere Einklemmung und herdgleichseitige Pyramidenzeichen (s. Massenverschiebungen, Lerntext XVII.2). Weitere Komplikationen sind ein sekundäres Hirnödem, entstanden durch die Hypoxie eines schweren Schocks oder eines vorübergehenden Herzstillstandes, die Ausbildung eines Komas und eines *apallischen* Syndroms (Enthirnung). Das apallische Syndrom ist Ausdruck einer massiven Rinden- und Markschädigung bei intaktem Hirnstamm.

• **Sonstige traumatisch bedingte Schäden**
Fettembolien (s. Embolien, Lerntext IX.11): Diese führen zur Purpura cerebri mit der Ausbildung von Ringblutungen um kleine Nekrosen.
Thrombosen: Diese können durch Endotheleinrisse mit anschließender Thrombenbildung in der A. carotis bei Halsverletzungen entstehen. Folge ist eine unzureichende Durchblutung des Gehirns.
Posttraumatische Epilepsie: s. offene Hirnverletzungen.

Schädigungsmuster des Nervengewebes

Nervenzellschädigung

H95

Frage 17.18: Lösung C

Nach den anamnestischen Daten (Hemiparese rechts) muß eine Läsion der motorischen Großhirnrinde der Gegenseite angenommen werden. Der bei dem Patienten erhobene Obduktionsbefund eines Erweichungsherdes im Bereich der Zentralregion links (C) erklärt hinlänglich die klinische Symptomatik, die durch einen Hirninfarkt ausgelöst worden sein muß, der sich nach Ablauf von 24 bis 48 Stunden makroskopisch entsprechend der eintretenden Kolliquationsnekrose als Areal verminderter Konsistenz manifestiert.
Zu **(A)** und **(E)**: Die **Abflachung der Großhirnwindungen** und die Ausbildung eines **Druckkonus im Bereich der Kleinhirntonsillen** sind Ausdruck eines bei dem Patienten letztlich den Tod verursachten erhöhten intrakraniellen Drucks durch Ausbildung eines **generalisierten Hirnödems** als Insultfolge. Die damit verbundenen Hirnmassenverschiebungen müssen den Exitus letalis durch die Einklemmung der Kleinhirntonsillen im Foramen Magnum ausgelöst haben.

Zu **(B)**: Eine **Leptomeningitis** kann als Residuum zu **Verdickungen der weichen Hirnhäute** führen.
Zu **(D)**: Als **Zufallsbefund** zeigte sich bei dem Patienten ein – intaktes – **Hirnbasisarterienaneurysma.** Als mögliche davon ausgehende Akutkomplikation, die allerdings hier nicht beschrieben ist, wäre eine subarachnoidale Blutung zu erwarten, die im Rahmen der Obduktion zwangsläufig zu Tage hätte treten müssen.
(C: 85%/+0,17)

H92 **!**

Frage 17.19: Lösung D

Grundsätzlich gilt, daß Parenchymzellen eines Organs empfindlicher auf Sauerstoffmangel reagieren, als die Stützzellen mesenchymaler Herkunft. Nervenzellen stellen in diesem Zusammenhang die sensibelsten Parenchymzellen des gesamten Organismus dar. Im ZNS sind die Zellen rein mesenchymaler Herkunft (Gefäßwandzellen) vergleichsweise am wenigsten vulnerabel gegenüber einem Sauerstoffmangel. Eine Mittelstellung nehmen die Gliazellen ein, die aus ontogenetischer Sicht teils mesenchymalen, teils neuroepidermalen Ursprung haben.
Zu **(C)** und **(E)**: Die Deckzellen des ZNS sind weniger hypoxidosevulnerabel als die Nervenzellen.
(D: 53%/+0,34, B: 35%/+0,12)

F94 **!**

Frage 17.20: Lösung B

Grundsätzlich gilt, daß Parenchymzellen eines Organes empfindlicher auf Sauerstoffmangel reagieren als die Stützzellen mesenchymaler Herkunft. Nervenzellen stellen in diesem Zusammenhang die sensibelsten Parenchymzellen des gesamten Organismus dar (B). Im ZNS sind die Zellen rein mesenchymaler Herkunft (Gefäßwandzellen) (D) vergleichsweise am wenigsten vulnerabel gegenüber einem Sauerstoffmangel. Eine Mittelstellung nehmen Gliazellen ein ((C), (E)), die aus ontogenetischer Sicht teils mesenchymalen, teils neuroepidermalen Ursprung haben.
Zu **(A)**: Die Deckzellen des ZNS, zu denen Meningeal- und Ependymzellen gehören, sind im Vergleich zu Nerven- und Gliazellen weniger hypoxidosegefährdet.
(B: 92%/+0,24)

F90

Frage 17.21: Lösung A

Zu **(B)**: Folge einer totalen Nekrose (auch Glia- und Gefäßwandzellen sind betroffen) ist die Bildung einer **gliösen Narbe**, in der auch bindegewebige Anteile enthalten sein können. – Als **Status spon-**

giosus bezeichnet man eine massive Flüssigkeitseinlagerung, die mit einer **wabigen** Auflockerung des Hirngewebes einhergeht.
Zu **(C):** Für die besondere Empfindlichkeit bestimmter Rindenareale gegenüber Sauerstoffmangel könnte man den Ausdruck „elektive Hypoxiesensibilität" gebrauchen.
Zu **(D):** Porenzephalie, Ulegyrie, M. Little – s. Lerntext XVII.6.
Zu **(E):** Eine auf bestimmte Hirnareale beschränkte Nekrose ist meist ein Hirninfarkt.

[H99] [F93] **!**
Frage 17.22: Lösung C

Die Organisation einer Hirngewebsnekrose erfolgt in erster Linie durch Mikrogliazellen (A) unter Beteiligung von in das ZNS ausgewanderten Blutmonozyten (B) und Perizyten, die als Gefäßwandzellen den Gewebshistiozyten zugerechnet werden (E). Nach Beendigung der Abräumvorgänge bildet sich eine gliöse Narbe aus, die durch Astrozyten (D) gebildet wird.
Zu **(C):** Die Schwannschen Zellen als Hüllzellen des peripheren Nervensystems beteiligen sich nicht an den Reparationsvorgängen einer Hirngewebsnekrose.

[F98] **!!**
Frage 17.23: Lösung D

Die **Mikrogliazellen** speichern im Rahmen der Abräumfunktion nekrotischen Gewebes im Nervensystem Lipide, die in Form von Fettvakuolen intrazellulär abgelagert werden: **Fettkörnchenzellen** (D). Dieser Mechanismus ist so charakteristisch, daß mit Mikrogliazelle/Fettkörnchenzelle ein festes Begriffspaar existiert.
Zu **(A):** Adipozyten sind physiologische Fettzellen.
Zu **(B):** Fibroblasten können sich zu Fettzellen entwickeln. Als Beispiel für einen solchen Vorgang ist die **Lipomatosis cordis** („Herzverfettung") anzuführen. Hierbei kommt es zur **interstitiellen** Fetteinlagerung in das bindegewebige Gerüst des Myokards. Als Ursache sind alimentäre Faktoren (Überernährung mit Adipositas) anzuschuldigen.
Zu **(C)** und **(E):** Ganglien- und Oligodendrogliazellen können der fettigen Degeneration anheim fallen. Eine gesonderte Bezeichnung existiert für solche Fälle nicht.

[H95]
Frage 17.24: Lösung D

Die Abräumfunktion nekrotischen Gewebes des ZNS wird in der Hauptsache von den Mikrogliazellen übernommen, die nach der Phagozytose der lipidreichen Nervengewebsanteile lichtmikroskopisch als **Fettkörnchenzellen** (D) imponieren (intrazelluläre Fettvakuoleneinlagerung). Neben den Mikrogliazellen, die aus Monozyten hervorgehen (Bestandteil des retikulo-endothelialen Systems), sind zusätzlich auch adventitielle Gefäßzellen (Perizyten) an der Beseitigung von Hirngewebsnekrosen beteiligt.
Zu **(A)** und **(B):** Körner- und Purkinje-Zellen sind spezifische Ganglienzellen der Kleinhirnrinde.
Zu **(C):** Nicht Endothel-, sondern Adventitiazellen in Form der Perizyten beteiligen sich an den Nekroseabräumvorgängen im ZNS.
Zu **(E):** Astro- und Oligodendrozyten bilden mit ihrem weit verzweigten Dendritennetz die weiße Hirnsubstanz. Sie haben wesentliche Aufgaben hinsichtlich der Markscheidenbildung und des Stofftransports im ZNS.
(D: 75%/+0,35; E: 20%/–0,27)

Nervenzellschädigung — XVII.4

Die Nervenzellen des Gehirns sind die gegenüber Sauerstoffmangel empfindlichsten Körperzellen (Überlebenszeit etwa 6 Minuten). Ganz besonders gilt dies für Thalamus, Putamen und Nucleus caudatus (Neostriatum), die Ammonshornformation und die Rinde der Zentralregion. Relativ am geringsten ist die Empfindlichkeit in den Hintersträngen des Rückenmarks.
Als **elektive Parenchymnekrose** bezeichnet man eine Nekrose der Nervenzellen bei weitgehender Verschonung der Glia- und Gefäßwandzellen. Diese tritt auf bei einem Sauerstoffmangel, der nicht gravierend genug ist, um auch eine Schädigung der Neuroglia herbeizuführen. Da die ischämischen Nervenzellen aufgrund der Auflösung der Nissl-Schollen (*Tigrolyse*) nur schwer anfärbbar sind, spricht man von einer *Erbleichung* (periphere Chromatolyse).
Werden auch die Glia- und Gefäßwandzellen ischämisch geschädigt, so kommt es zur **Kolliquationsnekrose** (s. Nekrosen und Hirninfarkt, Lerntexte III.8 und IX.13). Hieran schließt sich eine Abräumreaktion an.
In erster Linie sind es *Mikrogliazellen*, die die Abräumfunktion im Nervensystem wahrnehmen. Auch *Perizyten*, die als Gefäßwandzellen den Gewebshistiozyten zugerechnet werden, und in das ZNS ausgewanderte Blutmonozyten nehmen an den Phagozytosevorgängen teil. In geringem Maße sind zusätzlich Astrozyten beteiligt.
Durch Speicherung von Fett-Tröpfchen entstehen Lipophagen, die sog. *Fettkörnchenzellen*. Größere Nekrosen werden so in Zysten umgewandelt, kleinere Defekte durch Gliaproliferation, ausgehend von den Astrozytenfasern, ersetzt. Es kommt zur Bildung einer gliösen Narbe, der sog. Fasergliose, welche auch Bindegewebsbestandteile (Kollagen) enthalten kann.

Primäre Reizung

Im ZNS kommt es – ebenso wie im peripheren Nervensystem – nach einer Unterbrechung der Axone zur primären Reizung oder **zentralen Chromatolyse** der Nervenzelle.
Kennzeichen der primären Reizung einer Pyramidenzelle sind (vergleiche Lerntext III.8):
- Zytoplasmaschwellung
- Auflösung der Nissl-Schollen
- periphere Kernverlagerung

Wie im peripheren Nervensystem erfolgt auch im ZNS ein verstärktes Wachstum der Axone aus dem proximal gelegenen Segment. Die zeitlich *früher* erfolgende Bildung einer gliösen Narbe am Ort der Läsion verhindert aber ein Zusammenwachsen der Axone.

Pathologie der Liquorräume

F91

Frage 17.25: Lösung E

Zu einem Hydrocephalus internus kommt es, wenn die Abflußwege des Liquors blockiert werden. Dazu können sowohl entzündliche als auch tumoröse Prozesse führen.
Zu **(1)**: Die Toxoplasmose führt zu einer nicht eitrigen Meningitis, auf deren Boden ein Hydrocephalus internus entstehen kann.
Zu **(2)**: S. Lerntext VI.18.
Zu **(3)**: Ein Tuberkulom des Kleinhirnwurms kann zur Kompression des Aquaeductus cerebri oder der Foramina Luschkae et Magendi führen.
Zu **(4)**: Ein Ependymom (gutartiger Tumor, der von den Deckzellen des Ventrikelsystems ausgeht) kann zur Aquäduktstenose führen, wenn es im Bereich der Rautengrube liegt.
Zu **(5)**: Beim Medulloblastom (s. Lerntext VIII.18) kann es durch Tumorwachstum und/oder liquogene Metastasierung zu Hydrocephalus internus kommen.

F95

Frage 17.26: Lösung B

Das charakteristische klinische Korrelat einer fetalen Infektion mit **Toxoplasma gondii** (B) ist eine **Enzephalitis**. Dabei kommt es in 75% der Fälle zur Defektheilung und über narbige postentzündliche Veränderungen der Liquorabflußwege zur Entwicklung eines **Hydrocephalus**.
Zu **(A)**: Die **Poliomyelitis acuta anterior** stellt eine virale Entzündung der motorischen Vorderhornzellen des Rückenmarks dar. Es resultiert eine neurogene Muskelatrophie mit Paresen.
Zu **(C)**: Bei der **Alzheimer-Krankheit** (präsenile Demenz) kommt es auf bisher nicht bekannter Grundlage neben einer sehr früh einsetzenden Großhirnatrophie (evtl. mit Hydrocephalus e vacuo) zu spezifischen histologischen Veränderungen (senile Drusen, Alzheimer-Fibrillenveränderungen).
Zu **(D)**: Die **Paralysis agitans** (syn. Parkinson-Syndorm) ist durch die Degeneration der Substantia nigra mit einem resultierenden Dopamin-Mangel gekennzeichnet. Es existiert eine primäre (vererbte) und eine sekundäre (erworbene) Form, bei der z.B. toxische oder traumatische Ursachen bekannt sind.
Zu **(E)**: Bei der **fetalen Erythroblastose** kommt es auf dem Boden einer Blutgruppen- oder Rhesusfaktorenunverträglichkeit zur Ausbildung eines generalisierten Ödems, das als **Hydrops congenitus** bezeichnet wird.
(B: 76%/+0,22; E: 17%/–0,13)

F96

Frage 17.27: Lösung A

Ein Hydrocephalus internus ist zumeist Folge eines Verschlusses oder einer Stenosierung der physiologischen Liquorabflußwege. Beispielsweise können die Aperturen des vierten Ventrikels (Foramina Luschkae und Magendi) (D) als Folge postmeningealer Verklebungen (B) oder durch Infiltration eines Tumors in der unmittelbar benachbarten hinteren Schädelgrube (E) (teil-)verlegt sein. Ebenso kann eine Aquaeduktstenose zur Dilatation des vorgeschalteten Ventrikelsystems (Seitenventrikel und dritter Ventrikel) führen (C).
Zu **(A)**: Ein leichtgradiges Hirnödem bewirkt keine Veränderung des Ventrikelsystems. Ein **massives Hirnödem** führt via Massenverschiebung zur **Ventrikelkompression**.
(A: 64%/+0,20; B: 28%/–0,11)

Liquorräume — XVII.5

Der im Plexus choroideus der Ventrikel gebildete Liquor fließt über die Foramina Luschkae und Magendi in die äußeren Liquorräume. Die Resorption erfolgt vor allem in den Paccioni-Granulationen der Arachnoidea, aber auch in den subarachnoidalen Venen und Brückenvenen, wodurch der Liquor in den Sinus sagittalis sup. gelangt. Ferner besteht ein Abtransport über die perineuralen Lymphscheiden in das Lymphsystem.
Die Liquordiagnostik dient dem Nachweis von Blutungen und Krankheiten, die zu einer Erhöhung der Zellzahl oder zu einer Veränderung der Eiweiß- und Glukosekonzentration führen (s. auch klinische Chemie). Beispiele sind die eitrige und tuberkulöse Meningitis und die multiple Sklerose.
Als **Hydrozephalus** bezeichnet man eine Erweiterung der inneren (Hydrocephalus internus) oder äußeren Liquorräume (Hydrocephalus ex-

ternus) oder sogar beider gemeinsam (Hydrocephalus communicans).
Ein **Hydrocephalus internus** ist zumeist Folge eines Verschlusses oder einer Stenosierung der physiologischen Abführwege. Diese sind die Foramina Monroi (interventricularia) als Verbindung des 3. Ventrikels mit dem Seitenventrikel, der Aquaeductus cerebri (Sylvii) als Verbindung des 3. mit dem 4. Ventrikel und die Foramina Luschkae und Magendi als mediale und laterale Verbindung des 4. Ventrikels mit dem äußeren Liquorraum. Störungen des Abflusses können erworben oder im Rahmen von Mißbildungen z.B. des Kleinhirns (**Arnold-Chiari- und Dandy-Walker-Syndrom**), einhergehend mit Verschluß der Foramina Luschkae und Magendi, angeboren sein. Man spricht in solchen Fällen auch von einem *Hydrocephalus occlusus*.
Der Hydrocephalus internus kann auch *e vacuo* als Folge einer Atrophie der Hirnsubstanz entstehen.
Der **Hydrocephalus externus** kann ebenfalls ein Hydrocephalus occlusus (Verschluß der äußeren Abflußwege) oder ein Hydrocephalus ex vacuo (äußerer Schwund des Hirngewebes) sein.
Beim seltenen **Hydrocephalus communicans** liegt entweder eine Resorptionsstörung oder eine Überproduktion des Liquors vor (Hydrocephalus hypersecretorius).

Frühkindliche Hirnschäden

H94

Frage 17.28: Lösung C

Unter einer **Porenzephalie** versteht man die Bildung eines Hohlraumes im Gehirn, der in Verbindung mit dem inneren und/oder äußeren Liquorsystem steht (C). Typischerweise treten porenzephale Defekte als **Folge einer fetalen oder perinatalen Durchblutungsstörung** des Gehirns auf. Die Hohlraumbildung entsteht, weil es nicht zum gliösen Ersatz des nekrotischen Nervengewebes kommt.
Zu **(A):** Als Endzustand einer **abgelaufenen Leptomeningitis** kann es zu ausgedehnten **Schwartenbildungen** der Arachnoidea kommen. Als mögliche Folgeerscheinung kann ein **Hydrozephalus** durch Verlegung der Liquorabflußwege entstehen.
Zu **(B):** Die **pathologische Durchlässigkeit des Endothels der Hirngefäße beim Hirnödem** hat keine gesonderte Bezeichnung. Folge der Permeabilitätsstörung ist eine wabige Auflockerung des Hirnparenchyms. Man spricht von **Status spongiosus**.
Zu **(D):** Unter der **Porphyrie** versteht man einen erblichen Enzymdefekt mit gestörter Porphyrinsynthese des erythropoetischen Systems. Im Rahmen bestimmter Formen der Erkrankung kann es zu Ablagerungen von Porphyrin in Ganglienzellen mit entsprechendem neurologischen Schädigungsmuster kommen.
Zu **(E):** Die **gliöse narbige Rindenschrumpfung** als Folge einer **perinatalen zerebralen Ischämie** wird als **Ulegyrie** bezeichnet.
(C: 61%/+0,18; E: 26%/+0,04)

H95   H90

Frage 17.29: Lösung D

Der **M. Little** ist die Folge vor allem durch **perinatale Asphyxie** entstandener Hirnschäden, wobei neurologisch führend doppelseitige spastische Paresen auftreten, die zur synonymen Namensgebung der **infantilen Zerebralparese** geführt haben.
Das noch im Wachstum befindliche kindliche Gehirn zeichnet sich bei einer noch nicht voll ausdifferenzierten Blut-Hirn-Schranke durch eine besondere Empfindlichkeit gegenüber schädigenden Einflüssen (z.B. pränatale Kreislaufstörungen, Geburtstrauma oder Infektionen) aus. Morphologisch kommt es zur Verflüssigung geschädigten Hirngewebes mit nachfolgender Resorption. Wenn dabei keine gliöse Narbe entsteht, entwickelt sich als mögliche Folgeveränderung eine **Porenzephalie** (A). Darunter versteht man eine Hohlraumbildung des Gehirns, die entweder mit dem inneren und/oder äußeren Liquorsystem in Verbindung steht.
Als weitere Folgeerscheinung perinataler Gehirnschädigungen ist die **Ulegyrie** (B) anzusehen, bei der es sich um eine gliös-narbige Rindenschrumpfung handelt. Bei Miteinbeziehung der weißen Substanz kann durch Schrumpfungsprozesse eine **Hemisphärenatrophie** (E) resultieren. Wenn im Rahmen einer derartig beschriebenen atypischen gliösen Markscheidenbildung nicht nur Axone, sondern auch Gliazellen selbst „bemarkt" werden, spricht man vom **Status marmoratus** (C).
Die Namensgebung geht auf den makroskopischen Aspekt marmorartig gemusterter Narbenbildungen vorzugsweise im Stammganglienbereich zurück.
Zu **(D):** Unter einer **Dysraphie** ist eine **Hemmungsfehlbildung** zu verstehen, bei der es auf dem Boden frühzeitig einsetzender Störungen der Primitiventwicklung zur Entstehung dorsaler und/oder ventraler Spaltbildungen kommt. Beispiele: Spina bifida, Meningozele, Meningomyelozele etc.
(D: 44%/+0,29; C: 21%/–0,10; E: 15%/–0,06)

H92

Frage 17.30: Lösung B

Zu **(B):** M. Little (zerebrale Kinderlähmung) – Porenzephalie – siehe Lerntext XVII.6.

Frage 17.31: Lösung D

Zu (D): M. Parkinson – Degeneration der Substantia nigra.
Zu (A): Bei der präsenilen Demenz (M. Alzheimer) kommt es neben einem allgemeinen Schwund des Nervengewebes zu typischen histologischen Veränderungen (z. B. Alzheimersche Fibrillenveränderungen, senile Plaques).
Zu (C): Ein ausgeprägter **alimentärer Thiaminmangel** führt zur **alkoholischen Enzephalopathie** (auch: Wernickesche Enzephalopathie). Typischerweise sind die Corpora mammaria pathologisch verändert.
Zu (E): Die **Multiple Sklerose** (syn. Enzephalomyelitis disseminata) stellt eine in Schüben verlaufende **Entmarkungskrankheit** dar. Sekundär erst kommt es dabei zur – namensgebenden – Sklerosierung der betroffenen Marklageranteile des Gehirns. Am häufigsten sind paraventrikuläre Areale betroffen.

Frühkindliche Hirnschäden — XVII.6

Da das kindliche Gehirn sich noch im Wachstum befindet und außerdem noch nicht über eine funktionsfähige Blut-Hirn-Schranke verfügt (erhöhte Ödemneigung), besteht eine besondere Empfindlichkeit gegenüber schädlichen Einflüssen der Perinatalperiode. Diese sind vor allem pränatale Kreislaufstörung, Geburtstrauma und Asphyxie sowie postnataler Kernikterus, Krampfanfälle und Infektionen. Ursache einer fehlenden Sauerstoffzufuhr können auch Thrombosen der inneren Hirnvenen sein (hämorrhagische Infarzierung).
Das geschädigte Gewebe wird verflüssigt und resorbiert, ohne daß es immer zu einem gliösen Ersatz kommt. Mögliche Folgeveränderungen ist eine **Porenzephalie**, worunter man die Bildung eines Hohlraums im Gehirn versteht, welcher in Verbindung mit dem inneren und/oder äußeren Liquorraum steht. Als **Ulegyrie** bezeichnet man eine gliöse, narbige Rindenschrumpfung, welche bei starker Ausdehnung auf das Mark mit einer *lobären Sklerose* oder sogar *Hemisphärenatrophie* einhergeht. Ursache ist zumeist eine perinatale Asphyxie. Parenchymnekrosen in Stammganglien können gliös vernarben. Wenn von der reaktiven Markbildung nicht nur die Axone, sondern auch die Gliafasern betroffen sind, spricht man von einem *Status marmoratus*.
Der **M. Little** (infantile Zerebrallähmung mit doppelseitigen spastischen Paresen) ist die Folge solcher vor allem durch perinatale Asphyxie entstandenen Hirnschäden.

Neuroaxonale Schädigungen

Hierunter versteht man Axonschwellungen, welche in eine Dystrophie übergehen können. Ursache können erbliche Erkrankungen (z. B. M. Hallervorden-Spatz) oder Intoxikationen (z. B. mit Pharmaka) sein.

Alterungsprozesse und degenerative Erkrankungen des Nervensystems

Frage 17.32: Lösung E

Weitergehende Veränderungen als bei der einfachen Hirnatrophie (physiologische Altersatrophie) findet man bei der **präsenilen Demenz**, dem **M. Alzheimer**, welche schon im 5. oder 6. Lebensjahrzehnt auftritt. Als **senile Demenz vom Alzheimertyp** existiert zudem eine gleichartige Erkrankung, die erst im Senium manifest wird. Lichtmikroskopisch können sowohl bei der präsenilen, als auch senilen Demenz mit Hilfe von Versilberungsmethoden in Ganglienzellen zopfförmige Veränderungen in Zellkernnähe nachgewiesen werden: **Alzheimer-Fibrillenveränderungen** (4). Man geht davon aus, daß die Synthese neurofilamentärer Proteine, die im Perikaryon liegenbleiben, zu den Alzheimer-Fibrillenveränderungen führen, die in diesem Zusammenhang *keineswegs pathognomonisch* sind. Gleichartige Veränderungen findet man z. B. nach Einwirkung von toxischen Substanzen oder chronischer Hirntraumatisierung. Weitere histologisch nachweisbare Phänomene bei präseniler und seniler Demenz sind Amyloidablagerungen, die als **senile Plaques (Drusen)** (3) bezeichnet werden.
Zu (1) und (2): Unter **Neuronophagie** versteht man die Phagozytose nekrotischer Nervenzellen durch **Mikrogliazellen**, die durch Einlagerung aufgenommener Lipide mikroskopisch als **Fettkörnchenzellen** imponieren. Neuronophagien finden sich in ausgeprägter Form z. B. bei Polioenzephalitiden (Entzündungen der grauen Hirnsubstanz).
(E: 77 %, 0,24)

Frage 17.33: Lösung A

Alzheimer-Fibrillen lassen sich schon lichtmikroskopisch mit Hilfe von Versilberungsmethoden in Nervenzellen als zopfförmige Veränderung nachweisen. Man geht davon aus, daß die Synthese abnormer filamentärer Proteine, die im Perikaryon liegenbleiben, zur Alzheimer-Fibrillenveränderung führen. Diese auch allgemeiner als Degenerationsfibrillen bezeichneten morphologischen zytoplasmatischen Veränderungen finden sich keineswegs ausschließlich und spezifisch beim Morbus Alzhei-

mer. Folgende Beispielliste, die keinen Anspruch auf Vollständigkeit erhebt, kann für das Auftreten von Alzheimer-Fibrillen aufgeführt werden:
- Physiologische Alterung des Gehirns – Nachweis von Alzheimer-Fibrillen jenseits des 65. Lebensjahres ohne Krankheitswert (A)
- Down-Syndrom (Ausdruck einer beschleunigten Alterung des Gehirns?)
- Einwirkung toxischer Substanzen (z. B. Aluminium)
- chronische Hirntraumatisierung (z. B. jahrelanges Boxen)

Zu **(B), (C), (D)** und **(E)**: Alzheimer-Fibrillenveränderungen finden sich nur in *Neuronen* der Großhirnrinde. Vorderhornnervenzellen und Astrozyten sind dabei nicht betroffen.

H87

Frage 17.34: Lösung A

Da es sich bei der **amyotrophischen Lateralsklerose** um eine **Degeneration des pyramidalen Systems** handelt, ist die vordere Zentralwindung (Gyrus praecentralis) als Sitz der motorischen Rindenzentren betroffen (B). Darüber hinaus kommt es zur Degeneration motorischer Hirnnervenkerngebiete (E). Des weiteren sind die Pyramidenbahnen selbst in Form einer Entmarkung beteiligt (C). Dies führt zum Untergang des zweiten motorischen Neurons in den Rückenmarksvorderhörnern (D).
Zu **(A)**: Bei der *Chorea major* kommt es u. a. zur Degeneration des Nucleus caudatus.

F93

Frage 17.35: Lösung C

Zu **(C)**: Beim Morbus Alzheimer (präsenile Demenz) kommt es zu einer *diffusen* und *überschießenden Ganglienzellatrophie*, die mit typischen – aber nicht spezifischen – histologischen Veränderungen gekoppelt ist. Es finden sich zum einen im Perikaryon der Nervenzellen zopfförmige Fibrillen, die pathologischen Neurofilamenten entsprechen (Alzheimersche Fibrillenveränderungen). Zum anderen können beim Morbus Alzheimer in der Hirnrinde feinfaserige Verdichtungen nachgewiesen werden, die Amyloid entsprechen und als senile Drusen bezeichnet werden.

F93

Frage 17.36: Lösung A

Zu **(A)**: Beim Morbus Parkinson handelt es sich um eine dominant vererbte Erkrankung, bei der es zur fortschreitenden Degeneration der Substantia nigra, deren Neurone melaninhaltig und damit pigmentiert sind, kommt.

Zu **(B)**: Ein ischämischer Hirnrindeninfarkt hinterläßt nach den für das Nervensystem typischen Abräumvorgängen des nekrotischen Gewebes als morphologisch faßbare Veränderung einen Substanzdefekt des Kortex.
Zu **(D)**: Beim Morbus haemolyticus neonatorum kommt es zu einem exzessiven Anstieg der Serum-Bilirubin-Konzentration. Bilirubineinlagerungen im Hirnstamm führen zur intensiven Gelbfärbung der Kerngebiete, an die sich degenerative Prozesse der Ganglienzellen anschließen (Bilirubinenzephalopathie).
Zu **(E)**: Als lobäre Sklerose bezeichnet man die narbige Schrumpfung von Hirnrinden- und Marklageranteilen als Folge einer frühkindlichen Hirnschädigung. Bei der Ulegyrie liegt im Gegensatz dazu ausschließlich eine narbige Rindenschrumpfung vor.

F97

Frage 17.37: Lösung D

Dem Morbus Parkinson liegt eine Degeneration der Substantia nigra, einem Kerngebiet des Mittelhirns zugrunde. Funktionell ist damit ein Teil des extrapyramidal-motorischen Systems betroffen (D).
Zu **(A)**: Eine die Großhirnrinde betreffende Systemdegeneration ist der M. Pick, bei dem bevorzugt Stirn- und Schläfenlappen betroffen sind. Auf diesem Wege kann es u. a. und nicht isoliert zur Atrophie des Gyrus praecentralis kommen.
Zu **(B)**: Die Atrophie von Nucleus caudatus und Putamen (Zwischenhirn) ist die Grundlage des klinischen Bildes der Chorea major (Huntington).
Zu **(C)**: Im Rahmen einer sog. Multisystematrophie des Gehirns kann es zu komplexen Schädigungsmustern u. a. auch des Globus pallidus (syn. Pallidum) im Zwischenhirn kommen.
Zu **(E)**: Es existieren verschiedene Formen der Kleinhirnatrophie, die auf unterschiedlicher Grundlage entstehen können. Beispielsweise kann es auf dem Boden einer chronischen Alkoholintoxikation zur zerebellären Rindenatrophie kommen.

F96

Frage 17.38: Lösung C

Beim Morbus Parkinson handelt es sich um eine genetisch fixierte neurologische Systemerkrankung, die sich zwischen dem 40. und 60. Lebensjahr dominant vererbt manifestiert. Es kommt zu degenerativen Veränderungen der melaninbildenden Zellen in der Substantia nigra mit einer makroskopisch faßbaren Depigmentierung (C).
Zu **(A)**: Der Morbus Alzheimer ist durch eine diffuse und überschießende *Ganglienzellatrophie* in der **Großhirnrinde** gekennzeichnet.
Zu **(B)**: Als elektive Parenchymnekrose bezeichnet man eine Nekrose der Nervenzellen bei weitgehen-

der Verschonung der Glia- und Gefäßwandzellen. Besonders gegenüber einem Sauerstoffmangel reagieren **Thalamus, Neostriatum und die Ammonshornformation**.
Zu **(D)**: Als Folge einer perinatalen Asphyxie können Hirnschäden resultieren, die unter dem klinischen Symptomkomplex der infantilen Zerebrallähmung (Morbus Little) mit beidseitigen spastischen Paresen charakterisiert werden. Mögliche makroskopisch faßbare Folgeveränderungen können z. B. die Porenzephalie als Hohlraumbildung in der Hirnsubstanz oder die Ulegyrie, die narbige Rindenschrumpfung, sein.
(C: 97%/+0,17)

H96

Frage 17.39: Lösung B

Die Schilderung des Obduktionsbefundes des Gehirns läßt darauf schließen, daß eine *Atrophie* der Hirnrinde im Versorgungsgebiet der *A. cerebri media* eingetreten ist. Hinweise auf sonstige Veränderungen der Gehirnkonvexität werden nicht gegeben. Es ist deswegen in dem vorliegenden Fall davon auszugehen, daß eine ausgeprägte Atherosklerose der A. cerebri media und ihrer Äste zu einer so weitgehenden *chronischen relativen Ischämie* geführt hat, daß es zum fortschreitenden Untergang der erheblich vulnerablen Ganglienzellen kam (B). *Ganglienzellschwund* und *Fibrose* sind das histologische Korrelat der makroskopisch nachweisbaren Verschmälerung der Hirnrinde.
Zu **(A)**: Das kindliche Gehirn ist besonders empfindlich gegenüber schädigenden Einflüssen in der Perinatalperiode, weil die in dieser Entwicklungsphase noch nicht voll funktionstüchtige Blut-Hirn-Schranke eine wesentlich erhöhte Ödembereitschaft mit sich bringt. Im Rahmen eines Geburtstraumas kann es zu schwerwiegenden mechanischen und/oder hypoxischen Läsionen des kindlichen Gehirns kommen. Geschädigtes Gewebe wird verflüssigt und resorbiert, wobei einerseits als Residuum ein Hohlraum im Gehirn (*Porenzephalie*), andererseits durch gliöse, narbige Rindenschrumpfung (*Ulegyrie*) im Extremfall eine *Hemisphärenatrophie* entstehen kann.
Zu **(C)**: Bei einem **Schädel-Hirn-Trauma** kann es zur mechanischen Schädigung des Hirngewebes kommen. Im Rahmen einer so entstandenen *Contusio cerebri* werden graue und benachbarte weiße Substanz traumatisiert. Die eintretende Gewebszerstörung läßt sich nach Ablauf einer *Defektheilung* in Form von **Schizogyrien** makroskopisch nachweisen. Dabei handelt es sich um schmale Einziehungen der Windungskuppen.

Zu **(D)**: Beim **Morbus Alzheimer** liegt als makroskopisch faßbarer Befund eine *diffuse Atrophie* des Gehirns vor, die einhergehend mit einem Verfall der geistigen Fähigkeiten im Alter zwischen 40 und 50 Jahren (Präsenium) auftritt.
Zu **(E)**: Beim **Morbus Pick** handelt es sich um eine sehr seltene Form der zerebralen Systemdegeneration. Typischerweise kommt es dabei zur Rindenatrophie des **Frontal- und Seitenlappens**. Die betroffenen Rindengebiete sind scharf begrenzt.
(B: 34%/+0,23; D: 24%/–0,24; E: 15%/–0,05)

F94

Frage 17.40: Lösung D

Die **progressive multifokale Leukodystrophie** (PML) wird durch eine Subspezies der Papova-Viren als Reaktivierung einer inapparent verlaufenden Infektion ausgelöst. Sie kann zum einen *paraneoplastisch* (B) im Verlauf von malignen lymphoproliferativen Erkrankungen (z. B. M. Hodgkin, Non-Hodgkin-Lymphome), Karzinomen oder Sarkomen auftreten. Zum anderen ist die PML als *opportunistische Infektion* Ausdruck einer Immunsuppression oder -insuffizienz (AIDS). Die Viren vermehren sich insbesondere in den Oligodendrozyten, seltener auch in den Astrozyten. Es kommt durch die Schädigung der Oligodendroglia zur fortschreitenden Entmarkung der weißen Substanz. Infizierte erhaltene Oligodendrozyten weisen intranukleäre Einschlußkörperchen (C) auf.
Die **Multiple Sklerose** (MS, Encephalomyelitis disseminata) stellt eine in Schüben verlaufende Erkrankung dar, die das Großhirn und das Rückenmark betrifft. Die Ursache der MS ist noch nicht ausreichend geklärt. Diskutiert wird eine virale Genese. Morphologisch finden sich Entmarkungsherde, die bevorzugt periventrikulär auftreten und ein grau-glasiges Aussehen haben. Histologisch folgt auf eine lymphoplasmazelluläre Infiltration in den betroffenen Arealen eine Gliafaservermehrung (sog. astrozytäre Faser*sklerose*), die zur Namensgebung geführt hat.
Aus dem Gesagten ergibt sich, daß es bei beiden Erkrankungen zum Markscheidenzerfall kommt (D).
Zu **(A)**: Leukodystrophien stellen Speicherkrankheiten dar, bei denen in den Markscheiden auf dem Boden eines Enzymdefektes Zerebrosidsulfate eingelagert werden.
Zu **(E)**: Sowohl bei der PML, als auch bei der MS kommt es zur astrozytären Begleitreaktion.
(D: 66%/+0,04, A: 25%/+0,06)

Alterungsprozesse und degenerative Erkrankungen des Nervensystems — XVII.7

Abbauprozesse des Gehirns können sich generalisiert oder ein funktionelles System betreffend manifestieren.

1. Generalisierte Atrophien des Gehirns
- **Einfache Atrophie**

Als *einfache Atrophie* bezeichnet man einen *Schwund des Nervengewebes*, einhergehend mit einer Volumenverminderung. Hierdurch kommt es zur Erweiterung der äußeren Liquorräume mit der Folge eines Hydrocephalus externus. Diese Form der Hirnatrophie erfolgt zumeist im Alter (**senile Atrophie**). Wie bei der braunen Atrophie von Herz und Leber kann es auch im Gehirn zur vermehrten Einlagerung des „Abnutzungspigmentes" *Lipofuszin* kommen.

- **Morbus Alzheimer**

Weitergehendere Veränderungen als bei der einfachen Atrophie findet man bei der **präsenilen Demenz**, dem **M. Alzheimer**, welche schon im 5. oder 6. Lebensjahrzehnt auftritt. Lichtmikroskopisch können mit Hilfe von Versilberungsmethoden in Ganglienzellen zopfförmige Veränderungen in Zellkernnähe nachgewiesen werden: **Alzheimer-Fibrillenveränderungen**. Man geht davon aus, daß die Synthese neurofilamentärer Proteine, die im Perikaryon liegenbleiben, zu den Alzheimer-Fibrillenveränderungen führen, die *keineswegs pathognomonisch für den M. Alzheimer* sind. Gleichartige Veränderungen findet man z.B. nach Einwirkung von toxischen Substanzen oder chronischer Hirntraumatisierung. Weitere histologisch nachweisbare Phänomene beim M. Alzheimer sind Amyloidablagerungen, die als **senile Plaques (Drusen)** bezeichnet werden.

2. Systemdegenerationen

Ein Beispiel ist die Degeneration des sog. *extrapyramidalen* Systems, der **M. Parkinson**, bei welchem es aufgrund einer Atrophie der Substantia nigra zu einem Dopaminmangel im Putamen mit der Folge von Hypokinesie, Rigor, erhöhtem Muskeltonus und Tremor kommt. Bei der **amyotrophischen Lateralsklerose** ist das *pyramidale System* betroffen: Degeneration bzw. Entmarkung der Pyramidenbahnen, Atrophie der Vorderhornnervenzellen und Schädigung der motorischen Hirnnervenkerne. Als Folge der Phagozytose der degenerierten Markanteile finden sich *Lipophagen*. Klinisch bestehen *spastische Muskelparesen*. Als Ursache wird eine Slow-virus-Infektion unter Mitwirkung einer genetischen Komponente diskutiert.

Weitere Beispiele sind:
- *Chorea major* (Huntington) – Befall von Nucleus caudatus und Putamen
- *M. Pick* – Befall der frontalen und temporalen Rinde
- *Friedreich-Ataxie* – Befall der Hinterstränge
- *Spinale Muskelatrophie* – Befall des zweiten Neurons

Entzündliche Erkrankungen des Nervensystems

Enzephalitis — XVII.8

Als Enzephalitis bzw. **Myelitis** bezeichnet man eine Entzündung des Hirngewebes bzw. des Rückenmarks. Parallel besteht oftmals eine Beteiligung der Hirnhäute, nämlich eine leichte lymphozytäre Meningitis, einhergehend mit einer Erhöhung der Zellzahl im Liquor (*Pleozytose*).
Man unterscheidet die Polioenzephalitis (vor allem die graue Substanz ist betroffen), die Leukenzephalitis (vor allem die weiße Substanz ist betroffen) und die diffuse, über die weiße und graue Substanz verschiedener Hirnareale ausgebreitete Panenzephalitis.
Als Beispiel für die **Polioenzephalitis** soll die die grauen Rückenmarkstrukturen betreffende *Poliomyelitis acuta anterior* (Kinderlähmung) dienen.
Ursache ist eine Infektion mit RNA-Viren (s. Mikrobiologie), welche eine deutliche Affinität zu den im Nervensystem gelegenen Zellen mit hohem Eiweißgehalt haben. Dies sind vor allem die *motorischen* Vorderhornzellen!, aber auch die Hirnnervenkerne, die motorischen Areale der Rinde und seltener die Vorderseiten- und Hinterstränge des Rückenmarks. Die Infektion führt zu folgenden morphologischen Veränderungen des Rückenmarks:
Im akuten Stadium finden sich perivaskuläre Infiltrate von neutrophilen Granulozyten. In der Folge werden die viral geschädigten nekrotischen Ganglienzellen von Mikrogliazellen phagozytiert. Man spricht auch von einer *Neuronophagie*. Meist besteht auch eine entzündliche Beteiligung der Leptomeningen mit lymphozytären Infiltraten. Spätfolge der Entzündung sind gruppenförmige Muskelfaseratrophien der durch die Schädigung der Vorderhornzellen nicht mehr innervierten Muskeln.
Beispiele für den Typ der **Leukenzephalitis** sind die *parainfektiösen* (Masern, Windpocken) und *postvakzinalen Enzephalitiden*. Charakteristisch sind perivenös angeordnete entzündliche Infil-

trate im Marklager. Außerdem finden sich Gliazellproliferationen. Eine hämorrhagische Leukenzephalitis ist eine seltene, aber meist tödlich verlaufende Komplikation einer Virusgrippe (s. Lerntext VI.15).

Eine **Panenzephalitis** findet man z.B. beim Fleckfieber (Erreger: Ricketsia prowazeki – s. Mikrobiologie). Auch hier zeigen sich entzündliche Infiltrate und Gliazellproliferation.

Meningitis, Slow-Virus-Erkrankung und Hirnabszeß — XVII.9

Meningitis
Man unterscheidet eitrige, lymphozytäre und tuberkulöse Meningitiden. Sofern es zu einer Beteiligung des Hirngewebes kommt, spricht man von einer Meningoenzephalitis.
Eitrige Meningitiden sind Folge bakterieller Infektionen, z.B. einer Otitis media. Sie bevorzugen die Konvexität des Hirns (*Haubenmeningitis*) und fördern die Entstehung von Thrombosen der Brückenvenen.
Lymphozytäre Meningitiden beruhen vor allem auf viralen Infektionen z.B. mit Polioviren.
Die **Leptomeningitis tuberculosa** findet man als Komplikation der tuberkulösen Primärinfektionsperiode. Typisch für diese Form der Meningitis sind die sich nach einiger Zeit im Liquorpunktat durch Fibrinausfällung ausbildenden *Spinnewebsgerinnsel*. Außerdem findet sich eine massive Pleozytose (Lymphozyten, neutrophile Granulozyten, Monozyten) und eine hierdurch bedingte relative Erniedrigung des Liquorzuckers. Die mikroskopischen Veränderungen entsprechen denen in anderen Organen, z.B. der Lunge (Granulome, Verkäsung, Langhans-Zellen – s. Tuberkulose, Lerntext VI.18). Oftmals befinden sich in den entzündlichen Infiltraten auch Plasmazellen und neutrophile Granulozyten. Bevorzugt treten die Infiltrate im Bereich der meningealen Anteile der *Hirnbasis*, der Brückenzisterne und der Schläfenlappen auf. Auch die Ausbildung einer Meningoenzephalitis durch Übergreifen des Prozesses auf das Hirngewebe (z.B. an der Basis) ist möglich. Sofern auch die Wände der basalen Gefäße in die Entzündung miteinbezogen werden, kann es zu Durchblutungsstörungen mit der Folge von Hypothalamusnekrosen kommen.
Komplikationen der mit Schwartenbildung abheilenden Meningitiden sind: *Hydrocephalus occlusus internus*, *Ependymitis granularis* und bei eitrigen Formen der *Pyocephalus internus*.

Slow-Virus-Krankheiten
Als solche bezeichnet man gewissermaßen chronische virale Infektionen. Ein Beispiel für eine solche Erkrankung, bei der das Gehirn betroffen ist, ist die **Jakob-Creutzfeldt-Krankheit**, bei der es zu Krampfanfällen, einer extrapyramidalen Symptomatik und zur Demenz kommt. Morphologisch findet man bei fehlender entzündlicher Infiltration eine Verminderung der Nervenzellen, spongiöse Auflockerungen und eine Gliaproliferation. Nach neuesten Erkenntnissen ergibt sich ein Zusammenhang zwischen der bovinen spongiösen Enzephalopathie **(BSE)** und der Jakob-Creutzfeldt-Erkrankung.

Hirnabszeß und -phlegmone
Diese entstehen durch meist über eine Thrombophlebitis fortgeleitete Bakterien (Staphylokokken, Streptokokken), welche aus einem Prozeß in der Nachbarschaft stammen (z.B. ein Furunkel der Gesichtshaut). Zur Morphologie s. Eitrige Entzündung! (Lerntext VI.9).

17.2 Kommentare aus Examen Herbst 2000

H00

Frage 17.41: Lösung D

Zu **(D)**: Als Pyozephalus wird die Ansammlung von Eiter in den Hirnventrikeln bezeichnet.
Zu **(A)**: Beschrieben ist der Subduralraum. Eine gesonderte Bezeichnung für eine hier ablaufende eitrige Entzündung existiert nicht.

Zu **(B)**: Gemeint ist die Markphlegmone.
Zu **(C)**: Gemeint ist ein Gehirnabszess.
Zu **(E)**: Hirnabszesse können konfluieren und auf diese Weise auch in das Ventrikelsystem einbrechen.

H00

Frage 17.42: Lösung D

Zu **(D)**: Die Bezeichnung Psammom-Körper geht auf Virchow zurück und bedeutet wörtlich „Sandkörper". Psammom-Körperchen stellen einen möglichen histo-morphologischen Befund einer dystro-

phischen Verkalkung dar. Darunter versteht man lokalisierte Kalziumablagerungen im geschädigten Gewebe bei normalem Serum-Kalzium-Spiegel. Die im Senium auf degenerativer Grundlage eintretende Verkalkung des Plexus choroideus ist durch Bildung von Psammom-Körperchen gekennzeichnet. Darüber hinaus werden Psammom-Körperchen in großer Dichte und typischerweise in Meningeomen und malignen Tumoren des Ovars, der Schilddrüse und der Mamma angetroffen.
Zu **(A)**: Kennzeichen des Neurinoms: Palisadenstellung der Zellen mit länglichen Zellkernen
Zu **(B)**: Das histologische Bild eines Glioblastoms ließe ein zellreiches, von Nekrosen durchsetztes Geschwulstgewebe erkennen.
Zu **(C)**: Das Medulloblastom ist der häufigste Tumor des ZNS im Kindesalter. Es ist typischerweise im Kleinhirn lokalisiert. Histologisch ist die Pseudorosettenstellung der Tumorzellen charakteristisch.
Zu **(E)**: Das Kraniopharyngeom ist ein intrakranieller Missbildungstumor, der aus Epithelresten der Anlage der Adenohypophyse (Rathke-Tasche) in unmittelbarer Nachbarschaft zur Sella turcica entsteht.

H00

Frage 17.43: Lösung B

Als elektive Parenchymnekrose bezeichnet man eine Nekrose der Nervenzellen bei weitgehender Verschonung der Glia- und Gefäßwandzellen (B). Diese tritt bei einem Sauerstoffmangel auf, der nicht gravierend genug ist, um auch eine Schädigung der Neuroglia herbeizuführen.

18 Fragen mit Abbildungen

H92 **!**

Frage 18.1: Lösung A

In Abbildung Nr. 1 ist ein Querschnitt des Großhirns in Höhe der Hinterhörner der Seitenventrikel dargestellt. Das breite Splenium corporis callosi ist getroffen. Beidseitig sind in den nach medial gelegenen Temporallappenregionen feinfleckige, unruhige Bezirke vornehmlich der zugehörigen Hirnrinde zu erkennen. Die Oberflächenstruktur erscheint nicht eingesunken, die Gyri sind in voller Breite erkennbar. Die beschriebenen Veränderungen liegen im Versorgungsbereich der Aa. cerebri posteriores und sind am ehesten als Gewebsuntergänge bei Ischämie zu werten (A). Die Tatsache, daß Substanzdefekte noch nicht vorhanden sind, läßt darauf schließen, daß es sich um erst tagealte Veränderungen handelt.

Zu **(B)**: In unmittelbarer Umgebung der Seitenventrikelhinterhörner sind, soweit dies auf dem Foto beurteilbar ist, keine Marklagerdefekte zu erkennen.
Zu **(C)**: Substanzdefekte mit entsprechend unruhiger Oberflächenbeschaffenheit der Gyri oder zystische Strukturen als Zeichen einer stattgehabten Organisation eines Hirninfarktes sind nicht vorhanden.
Zu **(D)**: Der okzipitale Balkenanteil ist im abgebildeten Querschnitt breit getroffen. Zentral ist eine irreguläre (zystische?) Struktur zu erkennen, für die nicht entschieden werden kann, ob ein Artefakt durch die Formalinfixierung (Wasserentzug) vorliegt.
Zu **(E)**: Bei einer Thrombose der V. cerebri magna (Galeni) kommt es zu einer hämorrhagischen Infarzierung der Thalami, die im abgebildeten Präparat nicht angeschnitten sind.
(A: 35%/+ 0,04, B: 35%/– 0,03)

H92

Frage 18.2: Lösung D

Die Abbildung Nr. 2 zeigt eine komplett zirrhotisch umgebaute Leber. Aufsicht und Schnittpräparat lassen den diffusen knotigen Umbau des Organes mit der resultierenden höckrigen Oberfläche erkennen. Die mit der ausgeprägten Leberzirrhose einhergehende Obduktionsbefunde (1) bis (4) sind die Folge der *portalen Hypertension*, die sich mit dem Umbau der Binnenstruktur der Leber ergibt.
Der fortdauernd erhöhte Druck im portalen Gefäßsystem betrifft auch den Stamm der V. portae, deren Wand reaktiv eine erhebliche Verdickung durch Bindegewebsvermehrung erfährt (Phlebosklerose).
Zu **(5)**: Die knotige Oberflächenstruktur des abgebildeten Organes wird durch *Regeneratknoten* und nicht durch Hämangiome hervorgerufen.
(D: 41%/+ 0,22, C: 39%/– 0,09)

H92

Frage 18.3: Lösung E

Die Abbildung Nr. 3 zeigt eine längs aufgeschnittene Niere. Auffällig ist der schmale kortikale Parenchymsaum. Soweit das Foto eine nähere Beurteilung überhaupt zuläßt, erscheint die Niere insgesamt (ödematös?) vergrößert. Das Parenchym ist inhomogen gefärbt. Einblutungen in das Nierenbecken oder Zeichen eines ausgedehnten Niereninfarktes sind nicht zu erkennen. Die erhobenen makroskopischen Befunde sind mit dem Bild einer Schockniere vereinbar. Blutdruckabfall (1) und Zentralisation (3), z.B. im Rahmen eines hämorrhagischen Schocks, bewirken den Zusammenbruch der Mikrozirkulation mit der Folge des akuten Nieren-

versagens (4) und der disseminierten intravasalen Gerinnung mit Verbrauchskoagulopathie (2).
(E: 59%/+ 0,29, D: 20%/– 0,22)

[H92]
Frage 18.4: Lösung B

Die Abbildung Nr. 4 zeigt ein Bronchialschleimhautbiopsat mit einem *inhomogenen* Zellbild ohne regelhafte Anordnung. Normales respiratorisches Epithel ist nicht zu erkennen. Es liegt eine ausgesprochene Kern- und Zellpolymorphie vor. Mitosen sind erkennbar. Bei diesen Befunden muß die Diagnose eines *malignen Tumors* gestellt werden (B).
Zu (A): Bei der durch den Zytomegalie-Virus hervorgerufenen Pneumonie finden sich typischerweise in einem ansonsten erhaltenen Bronchialepithel vereinzelt auffällig große Zellen mit DNA-haltigen Einschlußkörperchen (sog. *Eulenaugenzellen*).
Zu (C): Bei einer unspezifischen Entzündung der Bronchialschleimhaut sind leukozytäre Infiltrate im histologischen Bild zu erwarten.
Zu (D) und (E): Granulome vom Sarkoidose- oder Tuberkulose-Typ sind im vorliegenden Biopsat nicht zu erkennen.
(B: 69%/+0,12, A: 19%/+0,03)

[H92]
Frage 18.5: Lösung C

Die in der Abbildung Nr. 5 dargestellte Riesenzelle enhält multiple Zellkerne in hufeisenförmiger, streng peripherer Anordnung. Diese Konstellation ist typisch für die Langhans-Riesenzelle.
Zu (A): Sternberg-Riesenzellen besitzen blasige Zellkerne, die zentral im Zytoplasma gruppiert sind und sich teilweise überlappen.
Zu (B): Eine Masern-Infektion geht mit einer Hyperplasie der lymphatischen Organe einschließlich des lymphatischen Gewebes der Appendix vermiformis einher. Dabei kommt es charakteristischerweise zur Bildung von Riesenzellen, die vorwiegend in den B-Zellregionen lokalisiert sind und als *Warthin-Finkeldey-Zellen* bezeichnet werden. Diese enthalten bis zu 30 hyperchromatische Kerne in zentraler Lage.
Zu (D): Touton-Riesenzellen haben als Charakteristika 1. ein infolge Verfettung feinvakuoläres Zytoplasma (sog. *Schaumzellen*) und 2. *zentral* kranzförmig angeordnete Kerne.
Zu (E): Megakaryozyten (Knochenmarksriesenzellen) sind die Stammzellen der Thrombozytopoese. Sie besitzen einen großen gelappten Zellkern.
(C: 73%/+0,25, A: 12%/–0,17, D: 12%/–0,07)

[F93] *!*
Frage 18.6: Lösung A

Die gesamte in der Abbildung Nr. 6 dargestellte Leberschnittfläche zeigt eine zum Teil konfluierende fleckig-gelbe Zeichnung mit einzelnen dunkelroten Arealen, die sich schwerpunktmäßig auf der im Bild linken Präparatseite, aber auch diffuser verteilt finden. Dieser makroskopische Aspekt läßt zusammen mit den im Text gegebenen Informationen eines pathologisch hohen Lebergewichtes (normal: 1 500 g) und des den anamnestischen Angaben zufolge primär kardial bedingten Todes, auf die Diagnose einer Leberstauung bei Rechtsherzinsuffizienz schließen (A).
Allgemein kann die Blutstauung der Leber in ein akutes und ein chronisches Stadium unterteilt werden, wobei in einer Zwischenstufe ein fließender Übergang besteht (sog. subchronische oder subakute Blutstauung).
Makroskopisch imponiert bei der akuten Leberstauung das gesamte Organ düsterrot. Die chronische Leberstauung dagegen ist durch eine herbstlaubartige Verfärbung gekennzeichnet. Konfluierend heben sich dabei durch fettige Degeneration makroskopisch gelb erscheinende Parenchymbezirke hervor. Bei der subakuten Blutstauung der Leber liegen die geschilderten makroskopischen Kennzeichen – wie im Präparat der Abbildung Nr. 6 – in Kombination vor.
Zu (B): Leberabszesse imponieren als Einschmelzungsherde, die sich gegen die Umgebung auch bei multiplem Auftreten gut abgrenzen lassen. Die Abszeßareale treten dabei häufig gruppiert (kokardenartig) im Leberparenchym auf.
Zu (C): Bei einer diffusen Lebermetastasierung treten in der Leber unterschiedlich große Tumorknoten auf, die an der Oberfläche zentral eingesunken erscheinen („Krebsnabel"). Das geschwulstfreie Gewebe einer Metastasenleber zeigt teilweise herdförmig eine dunkelbraune Farbe. Solche Areale werden als Zahnsche Infarkte angesprochen.
Zu (D): Bei der Miliartuberkulose der Leber finden sich makroskopisch bis zu 2 mm große grauweiße Knötchen, die gleichmäßig über die ganze Leberober- und -schnittfläche verteilt sind.
Zu (E): Das dargestellte Leberpräparat hat eine glatte Oberfläche und zeigt keine Zeichen eines knotigen Parenchymumbaus, wie er für die Leberzirrhose typisch wäre.
(A: 88%/+0,12)

[F93] *!!*
Frage 18.7: Lösung C

Das in Abbildung Nr. 7 präsentierte Querschnittpräparat des Gehirns (Höhe Thalamus) weist einen zystischen Substanzdefekt des Marklagers und der

Kerngebiete in Nachbarschaft zur Inselregion auf. Der im Bild wie „ausgezogen" wirkende rechte Seitenventrikel scheint nur durch eine dünne Membran von dem Zystenareal getrennt zu sein. Die Befundkonstellation spricht für einen alten Hirninfarkt, von dem nach der Resorption des nekrotischen Hirngewebes nur die beschriebene zystische Veränderung verbleibt.

Zu **(A)**: Das Schmetterlingsglioblastom geht vom Balken aus und infiltriert beide Hemisphären.

Zu **(B)**: Ein Meningeom geht von den arachnoidalen Deckzellen aus und führt als gutartiger, verdrängender Tumor zur Impression benachbarter Hirnrindenanteile.

Zu **(D)**: Die Abbildung zeigt keine herdförmige Eiteransammlung. Ferner wäre bei einem Abszeß ein perifokales Hirnödem zu erwarten.

Zu **(E)**: Unter Porenzephalie versteht man eine als Folge eines frühkindlichen Hirnschadens entstehende Hohlraumbildung, die definitionsgemäß *mit dem inneren und/oder äußeren* Liquorsystem in Verbindung steht. In der Abbildung Nr. 7 ist zwar eine Rindeneinziehung des Parietal- und Temporallappens erkennbar, eine Verbindung zwischen dem Zystenareal und dem Subarachnoidalraum scheint jedoch nicht zu bestehen. Außerdem liegt – wie oben beschrieben – zudem eine Abgrenzung gegen den Seitenventrikel vor.
(C: 73%/+0,21)

F93

Frage 18.8: Lösung C

Allein aus den Angaben des Aufgabentextes läßt sich die korrekte Lösung ableiten. Amyloid zeigt unter wechselnden Bedingungen im polarisierten Licht ein „Zweifarbigkeitsverhalten" (*Dichroismus*). Diese Eigenschaft ist ebenso charakteristisch für das Amyloid wie die *Kongophilie* (selektive und intensive Anfärbbarkeit mit dem Farbstoff Kongorot). Amyloidablagerungen in der Niere finden sich in den Glomerula (siehe Abbildung Nr. 8). Dort kommt es durch Affektion der Kapillarschlingen zur Permeabilitätssteigerung der Basalmembran mit der klinischen Manifestation eines nephrotischen Syndroms (*Amyloidnephrose*) (C).

Zu **(A)**: Auf dem Boden einer disseminierten intravasalen Gerinnung kann es zur Ausbildung von Fibrin-Plättchenthromben in den Glomerulumschlingen kommen. Diese Mikrothromben lassen sich durch Bindegewebsfärbetechniken histologisch nachweisen.

Zu **(B)**: Bei der diabetischen Glomerulosklerose (Kimmelstiel-Wilson) können in den Glomerula *hyaline* Ablagerungen nachgewiesen werden.

Zu **(D)**: Bei der mesangio-proliferativen Glomerulonephritis lassen sich durch Immunfluoreszenz in den verbreiterten Mesangien Immunkomplexablagerungen nachweisen.

Zu **(E)**: Bei der fokal-sklerosierenden Glomerulonephritis sind einzelne Glomerula und/oder einzelne Schlingensegmente betroffen. Typisch ist die *Hyalinose* von Schlingenanteilen mit segmentalen Immunkomplexablagerungen.
(C: 76%/+0,25)

F93

Frage 18.9: Lösung B

Die Abbildung Nr. 9 zeigt ein mikroskopisches Präparat eines gleichmäßig strukturierten Tumors, der aus optisch leeren, gut gegeneinander abgrenzbaren Zellen (Fettzellen) aufgebaut ist. Am oberen Bildrand scheint eine kapselartige Verdichtung vorzuliegen. Die Diagnose *Lipom* erscheint naheliegend.

Zu **(A)**: Beim kapillären Hämangiom finden sich spaltförmige und oväläre Hohlräume. Fettzellen, die sich *vereinzelt* finden, werden von neugebildeten Kapillaren eingeschlossen.

Zu **(C)**: Innerhalb eines (frischen) Hämatoms lassen sich massenhaft Erythrozyten nachweisen.

Zu **(D)**: Eine Karzinommetastase zeigt ein unregelmäßiges Zellbild mit zytologischen Malignitätskriterien, wie z.B. hoher Mitoserate, Kernpolymorphie etc.

Zu **(E)**: Ein Leiomyom ist aus geflechtartig konfigurierten glatten Muskelfasern aufgebaut.
(B: 91%/+0,09)

F93 !

Frage 18.10: Lösung D

Für den Examenskandidaten, der in der Regel ohne Erfahrung in der histopathologischen Diagnostik ist, ist diese Frage extrem schwer zu beantworten.
In der Abbildung Nr. 10 ist ein histologisches Präparat der Brustdrüse dargestellt, ohne daß im vorliegenden Bildausschnitt originäres Drüsengewebe mit den typischen histologischen Kennzeichen (bindegewebiges Stroma, Drüsenläppchen) abgebildet ist. Vielmehr findet sich überwiegend mammäres Fettgewebe, das von einem zentral aufgetriebenen Bindegewebsverband, in dem quer angeschnittene Blutgefäße verlaufen, durchzogen ist. Innerhalb des septumartigen Gebildes finden sich zudem solide Zellnester, die – erkennbar bei näherer Betrachtung – von einer einschichtigen Zellage umgeben sind (Lymphgefäße?).

Zu **(A), (B), (C), (D)** und **(E)**: In irgendeiner Form verändertes Brust*drüsen*gewebe ist – wie oben ausgeführt – nicht in der Abbildung Nr. 10 dargestellt. Damit kann speziell für den in der histologischen Untersuchungstechnik Unerfahrenen per Ausschluß die Lymphangiosis carcinomatosa als Diagnose abgeleitet werden.
(D: 7%/+0,03, C: 61%/+0,09)

[F93]

Frage 18.11: Lösung C

Zu Aussage **(1):** Es ist davon auszugehen, daß bei dem geschilderten Fall der Tod des Patienten durch eine durch die Trachealkanüle verursachte Arrosionsblutung aus der Trachealwand eingetreten ist. Die im abgebildeten Präparat (Abbildung Nr. 11) dargestellten koagelgefüllten Bronchuspartien belegen diesen Zusammenhang. Die sicherlich plötzlich aufgetretene Blutung führte zur abrupten Atemwegsverlegung mit nachfolgender respiratorischer Insuffizienz als initialer Ursache für den Eintritt des Todes.
Zu Aussage **(2):** Es ist davon auszugehen, daß relativ kleine Mengen einer Blutung aus dem Bronchialbaum ausreichen, um einen großen Querschnitt der Atemwege zu verlegen. Ein Volumenmangelschock kann durch die abgebildeten Blutbronchialausgüsse sicher nicht hervorgerufen werden.
(C: 72%/+0,13)

[H93]

Frage 18.12: Lösung A

Das mikroskopische Bild der Abbildung Nr. 12 zeigt ein regelmäßig aufgebautes Flimmerepithel. Im aufgelockert erscheinenden (ödematösen) Schleimhautstroma finden sich reichlich gelappt-kernige Leukozyten und lymphozytäre Zellen. Dieser Befund ist typisch für eine *akut ablaufende Entzündung* (A).
Zu **(B):** Im Falle einer Infiltration des das Flimmerepithel tragenden Stromas durch ein malignes Lymphom wäre eine dichte Infiltration mit lymphozytären Zellen unterschiedlicher Differenzierungsgrade zu erwarten.
Zu **(C):** Granulome sind im vorliegenden Bildausschnitt nicht auszumachen.
Zu **(D):** Ein ausdifferenziertes mehrschichtiges Plattenepithel mit einer Basalzellschicht und oberflächlicher Verhornung ist hier nicht erkennbar.
Zu **(E):** Die für dysplastische Veränderungen typischen Merkmale, wie z. B. erhöhte Mitoserate, irregulärer Epithelaufbau oder atypische Zellen, zeigen sich in dem histologischen Übersichtsbild der Abbildung Nr. 12 nicht.
(A: 24%/+0,12, D: 48%/−0,10)

[H93]

Frage 18.13: Lösung E

Im histologischen Präparat der Abbildung Nr. 13 findet sich ein regelmäßig aufgebautes und zellarmes Gewebe in unmittelbarer Nachbarschaft zu drüsigen Formationen, bei denen auffällt, daß zum größten Teil nur noch ein spaltförmiges Lumen erhalten ist.
Zu **(A):** Typische histologisch wegweisende Zeichen für das Vorliegen einer Mastopathie finden sich in der Abbildung Nr. 13 nicht.
Man unterscheidet zwischen einfacher, fibröszystischer und proliferierender Mastopathie. Bei der einfachen (fibrösen) Mastopathie steht eine reine lobuläre Bindegewebsvermehrung im Vordergrund. Als histologisches Kennzeichen finden sich auseinandergedrängte Azini. Im Gegensatz dazu kommt es bei der proliferierenden Mastopathie zu einer überwiegenden intraduktalen Wucherung der Gangepithelien. Eine Zwischenstellung nimmt die fibrös-zystische Mastopathie ein, bei der im histologischen Präparat dilatierte Ausführungsgänge als Zystenbildungen imponieren.
Zu **(B):** Es findet sich ein deutlich pathologisch verändertes Mammagewebe.
Zu **(C):** Beim intraduktal wachsenden Mammakarzinom füllen die Geschwulstzellen die Ausführungsgänge aus.
Zu **(D):** Beim lobulären Carcinoma in situ finden sich atypische Epithelzellnester, die einen Lobulus bei erhaltener Basalmembran ersetzen.
Zu **(E):** Die einleitend zusammengestellten und aus dem histologischen Präparat abgeleiteten Befunde sprechen für das Vorliegen eines *Fibroadenoms der Mamma*, einer gutartigen Mischgeschwulst mit epidermaler und mesenchymaler Tumorkomponente. Typischerweise führt der Wachstumsdruck des bindegewebigen Anteiles der Geschwulst zur spaltförmigen Kompression der parallel dazu tumorös und primär zystisch veränderten Drüsen.
(E: 69%/+0,22)

[H93] **!**

Frage 18.14: Lösung C

In der Abbildung Nr. 14 sind drei Ganglienzellen dargestellt, wovon die am oberen Bildrand gelegene nicht geschädigt ist. Der Zellkern ist gegen das Zytoplasma gut abzugrenzen. Er enthält einen gut erkennbaren Nukleolus. Das Zytoplasma der im Schnitt dreiecksförmig gestalteten Zelle ist schollenartig granuliert (Nissl-Schollen), was dem physiologischen Zustand entspricht.
Die in der unteren Bildhälfte liegenden Zellen lassen die Zeichen der Erbleichung erkennen: Sie erscheinen aufgebläht (hydropische Zellschwellung), und als Folge der Auflösung der Nissl-Schollen ist ihr Zytoplasma homogen. Während die mittlere Nervenzelle noch die äußeren Konturen des bereits pyknotischen und homogenen Zellkernes erkennen läßt, ist der Zellkern des Neurons am unteren Bildrand aufgelöst (Karyolyse).
Als zentrale Schlußfolgerung der geschilderten Befunde muß abgeleitet werden, daß eine *selektive* Schädigung der beiden beschriebenen Nervenzellen vorliegt. Ein akuter Sauerstoffmangel (B), eine akute

Störung der Blut-Hirn-Schranke (D) und die Einwirkung ionisierender Strahlen (E) sind für sich genommen in der Lage, eine Nervenzellschädigung herbeizuführen, die in Form der *Erbleichung* abläuft. Eine traumatische Axonschädigung (C) führt im ZNS zum charakteristischen morphologischen Korrelat der primären Reizung der Ganglienzellen und liefert unter den angegebenen Lösungsmöglichkeiten die korrekte Erklärung dafür, daß unter den drei abgebildeten Nervenzellen nur zwei erheblich pathologisch verändert sind.
Zu **(A)**: Im Rahmen einer senilen Nervenzelldegeneration finden sich histologisch *extra*zelluläre Filamentansammlungen, die als senile Drusen bezeichnet werden. Beim M. Alzheimer finden sie sich in großer Zahl in der Großhirnrinde.
(C: 33%/+0,29, B: 53%/–0,07)

H93 !

Frage 18.15: Lösung A

Die Abbildung Nr. 15 zeigt die Aufsicht auf die Pleura visceralis der Lunge. Die gesamte Oberfläche des Präparates ist mit weißlich-gräulichen, erhaben wirkenden Veränderungen überzogen. Außerdem sind oberflächliche helle Stränge erkennbar. Die geschilderten Befunde lassen am ehesten den Schluß zu, daß eine Tumordurchsetzung des pleuralen Überzuges der Lunge und der subpleural gelegenen Lymphbahnen vorliegt, die sekundär bei einer ausgedehnten pulmonalen Metastasierung z. B. eines Mammakarzinoms als Pleurakarzinose (A) mit Lymphangiosis carcinomatosa imponiert.
Zu **(B)**: Hyaline Pleuraplaques stellen eine Sonderform der pleuralen Narbenbildung nach rezidivierenden Pleuritiden dar.
Dabei kommt es zu zuckergußartigen, *flächig* ausgedehnten und derben Plattenbildungen, die fast ausschließlich an der Pleura parietalis, die in diesem Bild nicht dargestellt ist, lokalisiert sind. Narben im Bereich der Pleura visceralis stellen sich als diffuse weißliche Pleuraverdickungen dar.
Zu **(C)**: Bei der eitrigen Pleuritis, die mit einem Pleuraempyem verkoppelt ist, finden sich gelbe, großflächige Auflagerungen auf der Pleura visceralis und eitriges Sekret im Plauraspalt.
Zu **(D)**: Als Beispiel für einen Parasitenbefall der Lunge kann die Echinokokkose angeführt werden, bei der es zur Bildung faustgroßer Zysten (E. cysticus) kommen kann, die bei subpleuraler Lage makroskopisch leicht erkennbar sind. Bei Befall mit E. alveolaris hingegen finden sich zahlreiche inspektorisch eben erkennbare Zysten in derb veränderten Pleuraarealen.
Zu **(E)**: Bei der Pleurafibrose (Pleuraschwarte) kommt es nach Pleuritiden zur definitiven Verklebung von Pleura parietalis und visceralis. Pleuraschwarten sind *flächig* ausgedehnt und weiß.
(A: 49%/+0,19, C: 27%/–0,08)

H93

Frage 18.16: Lösung D

Die Abbildung Nr. 16 zeigt ein histologisches Übersichtsbild einer Leberbiopsie. Wegweisend für die Diagnose ist die Tatsache, daß sich in Abbildung Nr. 17 als Ausschnittsvergrößerung nach Berliner-Blau-Färbung im Zytoplasma der Leberzellen ein blaues Pigment selektiv darstellt. Damit ist der Beweis einer hepatozellulären Eisenablagerung erbracht, die für die Hämochromatose (D) charakteristisch ist.
Zu **(A)**: Beim Dubin-Johnson-Syndrom liegt eine autosomal rezessive Störung der Ausscheidung konjugierten Bilirubins in die Galle vor. Histologisch findet sich bereits im Verlauf des ersten Lebensjahres innerhalb der Leberzellen ein grobkörniges braunschwarzes Pigment (Lipopigment), das diagnostisch richtungsweisend ist.
Zu **(B)**: Auch beim Rotor-Syndrom liegt eine hepatozelluläre Bilirubinausscheidungsstörung vor. Im Gegensatz zum Dubin-Johnson-Syndrom jedoch findet sich histologisch keinerlei intrazelluläre Pigmentspeicherung. Dementsprechend ist diese Erkrankung auf morphologischer Basis (Leberbiopsie) nicht diagnostizierbar.
Zu **(C)**: Beim Verschlußikterus finden sich vornehmlich läppchenzentral die Gallenfarbstoffe in körniger Formation im Zytoplasma der Leberzellen. Außerdem sind Gallezylinder in den Gallekapillaren und den größeren Gallegängen vorhanden.
(D: 92%/+0,21)

F94 !!

Frage 18.17: Lösung B

In der Abbildung Nr. 18 ist ein Querschnitt des Großhirns in Höhe der Insula dargestellt. In der im Bild linken Hemisphäre findet sich neben einer Rindeneinziehung eine glasig-zystisch erscheinende Zone, die unmittelbar an den linksseitig erweiterten Seitenventrikel angrenzt. Im beschriebenen Areal sind Marklager und die Kerngebiete von Claustrum, Corpus striatum und Globus pallidum „aufgebraucht". Dieser Befund spricht für das Vorliegen eines alten Hirninfarktes (B), bei dem als Residuum nach den Abräumvorgängen des nekrotischen Materials ein zystischer Substanzdefekt verbleibt.
Zu **(A)**: Als Zeichen eines alten Rindenprellungsherdes als morphologischem Korrelat einer Hirnkontusion kommt es nach der traumatischen Gewebsnekrose, die auf das betroffene Rindenareal und die benachbarte Marklagerzone begrenzt ist, zur narbigen Rindenschrumpfung. Es können schmale, keilförmige Einsenkungen der Rinde entstehen, die als Schizogyrien bezeichnet werden.
Zu **(C)**: Bei einem frischen Hirninfarkt erscheint die Rinden-Mark-Grenze im betroffenen Gewebsabschnitt verwaschen. Es kann zu umschriebenen Ein-

blutungen kommen. Ein Substanzdefekt liegt (noch) nicht vor.
Zu **(D):** Ein Glioblastom zeigt eine bunte Schnittfläche. Die Begrenzung ist durch infiltratives und destruktives Wachstum unscharf.
Zu **(E):** Hirnmetastasen erscheinen makroskopisch als gut abgrenzbare Knoten, die multipel auftreten können.
(B: 94%/+0,14)

F94

Frage 18.18: Lösung A

Im einleitenden Text wird erwähnt, daß die „knotige Verhärtung" in der Haut gelegen ist. Es finden sich mehrere gegen die Umgebung abgegrenzte, fast kreisrunde Zellansammlungen (Abbildung Nr. 19), wobei die Randbezirke eine höhere Zelldichte enthalten als die zentralen Anteile. Die Ausschnittsvergrößerung (Abbildung Nr. 20) läßt lymphozytäre Zellen und Epitheloidzellen erkennen, wobei die Gesamtkonstellation charakteristisch für epitheloidzellige Granulome ist (A).
Zu **(B):** Hautinfiltrate eines malignen Lymphoms sind prinzipiell möglich. In der dargestellten knötchenartigen Form kommen diese jedoch nicht vor. Sie zeigen vielmehr eine *diffuse Infiltration* mit neoplastischen Zellen.
Zu **(C):** Metastasen eines Plattenepithelkarzinoms zeigen keine Abgrenzung gegen umgebendes Gewebe.
Zu **(D):** Lymphfollikel sind in keiner der beiden Abbildungen nachzuweisen. Zudem ist in der Abbildung Nr. 19 zu erkennen, daß die gezeigten Veränderungen partiell auch intrakutan liegen. In der Haut kommen keine Lymphknoten vor.
Zu **(E):** Beim malignen Melanom finden sich gegen die Umgebung nicht abgegrenzte, solide Zellhaufen mit multiplen Atypien und Mitosen.
(A: 65%/+0,23)

F94 !

Frage 18.19: Lösung A

Die Abbildung Nr. 21 zeigt eine Aufsicht auf die Pleura visceralis der Lunge. Die gesamte Oberfläche des Präparates ist mit weißlichen Strängen überzogen, die an verschiedenen Stellen auf Pleuraniveau in hellen Zonen „zerfließen". Dieser Befund spricht für das Vorliegen einer Lymphangiosis carcinomatosa (A), bei der es zur Tumorausdehnung über die Lymphbahnen kommt.
Zu **(B):** Eine Pleuraschwarte stellt einen Vernarbungszustand nach abgelaufenen Pleuritiden dar. Dabei kommt es zur Ausbildung von flächig ausgedehnten, zuckergußartigen Plattenbildungen. Beide Pleurablätter sind narbig adhärent.

Zu **(C):** Blutauflagerungen als etwaige Reste eines innerhalb der Pleurahöhle vorliegenden Hämatoms (Hämatothorax) können auf dem dargestellten Lungenpräparat nicht ausgemacht werden.
Zu **(D):** Für den (hämorrhagischen) Lungeninfarkt ist eine düsterrote Verfärbung des betroffenen Gewebsareals typisch.
Zu **(E):** Ein bullöses Lungenemphysem geht mit einer blasigen Umformung des Lungengewebes einher.
(A: 31%/+0,20, D: 30%/–0,13)

F94

Frage 18.20: Lösung B

Die Stimmlippen zeigen eine typische Schichtung. Der Epithelüberzug wird von einem mehrschichtigen unverhornten Plattenepithel gebildet, das gegen das faserreiche Ligamentum vocale durch einen Verschiebespalt, der keine Drüsen oder Lymphkapillaren enthält und als Reinke-Raum bezeichnet wird, abgegrenzt.
Zu **(A):** Der Plattenepithelüberzug zeigt an jeder Stelle des abgebildeten Stimmbandpräparates eine regelmäßige Schichtung. Hinweiszeichen für destruierendes Wachstum können in der mikroskopischen Übersichtsaufnahme nicht ausgemacht werden. Dementsprechend kann die Diagnose Plattenepithelkarzinom ausgeschlossen werden.
Zu **(C):** Fibrosarkome stellen die maligne Variante der Fibrome dar. Sie sind durch einen ausgesprochenen Zellreichtum mit spindeligen Kernen charakterisiert. Das Übersichtsbild der Abbildung Nr. 22 läßt eine *spärliche* zelluläre Durchsetzung des Stromas erkennen.
Zu **(D):** Fibrome bestehen aus *dichten* Bündeln kollagener Fibrillen. Das Stroma des in Abbildung Nr. 22 dargestellten Präparates erscheint eher faserarm.
Zu **(E):** Im Präparat der Abbildung Nr. 22 sind einzelne im Stroma gelegene Blutgefäße angeschnitten. Eine tumoröse Gefäßkonvolutbildung wie beim Hämangiom kann nicht ausgemacht werden.
Zu **(B):** Als wahrscheinlichste Diagnose bleibt nach den Ausführungen zu den übrigen Lösungsmöglichkeiten nur das Ödem. Das Gewebe erscheint aufgelockert, Bindegewebsfasern wirken auseinandergedrängt. Im klinischen Sprachgebrauch bezeichnet man diese Veränderung als sog. Reinke-Ödem, das sich vorwiegend bei Berufsgruppen mit starker Stimmbelastung und/oder Rauchern ausbildet. Man findet bei der Laryngoskopie doppelseitige breitbasige Ödemwülste, die vornehmlich zu Heiserkeit und tiefer Stimmlage führen.
(B: 30%/+0,16, A: 48%/–0,04)

[H94]

Frage 18.21: Lösung B

Die Abbildung Nr. 23 zeigt in der Übersicht einen Ausschnitt aus der Wand eines kleinen Bronchus. Die Schleimhaut erscheint bis in die Bildmitte hinein einem regulär aufgebauten Flimmerepithel zu entsprechen. Darauf folgt nach rechts zu eine unruhigere und mehrschichtige Epithelzone, die in der Abbildung Nr. 24 vergrößert dargestellt ist. Man erkennt die Basalmembran als rötlich gefärbten Streifen, auf der sich in mehreren **regelmäßigen Schichten** eine an ein **unverhorntes Plattenepithel** erinnernde Schleimhaut mit unruhigem Zellmuster befindet.

Mit dieser orientierenden Beschreibung lassen sich das **Karzinoid** (C) und das **Adenokarzinom** (E) ausschließen, da hierbei **drüsige** Formationen im histologischen Bild zu erwarten wären. Ebenfalls kann per Ausschlußverfahren das **kleinzellige Bronchialkarzinom** (D) als falsche Lösung abgegrenzt werden, da die typische **lymphozytenähnliche** Zellstruktur fehlt.

Beim **Plattenepithelkarzinom** (A) wären eine **Destruktion der Basalmembran** durch spitz zulaufende Tumorzapfen zu erwarten. Außerdem zeigen sich häufig Verhornungszonen (**Hornperlen**) im Bereich des Plattenepithelkarzinoms.

Da im histologischen Präparat diese Kriterien jedoch nicht erfüllt sind, kann per exclusionem die Diagnose einer **Plattenepithelmetaplasie** gestellt werden.
(B: 55%/+ 0,07; A: 34%/+ 0,01)

[H94]

Frage 18.22: Lösung A

Die Abbildung Nr. 25 zeigt mehrere **subpleural gelegene blasenartige große Kammerbildungen** der Lunge, wie sie für das **bullöse Emphysem** (A) typisch sind.

Zu (B): **Bronchiektasen** imponieren als **zylindrische** oder **sackförmige** Erweiterungen der Bronchien. In der Abbildung Nr. 25 erscheinen die erkennbaren Bronchuslumina normal weit.

Zu (C): Beim **Altersemphysem** kommt es zu einem **gleichmäßigen** diffusen Parenchymschwund der Lunge. In der Abbildung Nr. 25 sind dagegen **herdförmige grobblasige** Veränderungen zu erkennen.

Zu (D): **Bronchuszysten** stellen **sackförmige Bronchuserweiterungen** dar, die angeboren sind.

Zu (E): **Echinokokkuszysten** der Lunge stellen eine Rarität dar. Sie imponieren als **größere Hohlraumbildung**, in der typischerweise **Tochterzysten** liegen.
(A: 82%/+0,19)

[H94]

Frage 18.23: Lösung A

Die Abbildung Nr. 26 zeigt einen histologischen Schnitt eines Lymphknotens. Es finden sich kortikal fünf angeschnittene Follikel mit relativ großen Reaktionszentren. Dieser Befund entspricht einer **follikulären Hyperplasie** (A), wie sie im Rahmen einer **unspezifischen Lymphadenitis** auftreten kann.

Zu (B): Beim **nodulär-sklerosierenden Typ des M. Hodgkin** sind betroffene Lymphknoten von **breiten Bändern kollagenen Bindegewebes** durchzogen.

Zu (C): Bei der **lymphatischen Leukämie** finden sich die Lymphknoten **diffus** von **neoplastischen lymphoiden Zellen** durchsetzt.

Zu (D): Hinweiszeichen für eine granulomatöse Entzündung lassen sich beim histologischen Übersichtsbild der Abbildung Nr. 26 nicht ableiten.

Zu (E): Im Falle einer metastatischen Durchsetzung eines Lymphknotens wäre die originäre Lymphknotenstruktur aufgehoben und durch Tumorgewebe, das sich hier nicht ausmachen läßt, destruiert.
(A: 40%, 0,10)

[H94]

Frage 18.24: Lösung E

Im histologischen Bild der Abbildung Nr. 27 sind mehrere *atypische Plasmazellen* nachzuweisen. Damit ist die Diagnose eines **Plasmozytoms** naheliegend, in dessen Krankheitsverlauf es auf dem Boden eines diffusen Skelettbefalls zu einer ausgeprägten Osteoporose und zu Osteolysen (A) kommen kann. Spontan auftretende Wirbelfrakturen können dabei eine Querschnittlähmung induzieren (D). Die monoklonale autonom ablaufende Synthese von Immunglobulinen (B) kann indirekt zu einer ausgeprägten Nierenschädigung führen (Plasmozytomniere), die in eine Niereninsuffizienz einmünden kann (C).

Durch den diffusen Skelettbefall kommt es beim Plasmozytom auf dem Boden der Kalziummobilisierung zu einer **Hyper**kalziämie.
(E: 56%/+0,30)

[F95]

Frage 18.25: Lösung B

Die Abbildung Nr. 28 zeigt – wie im Aufgabentext beschrieben – eine Aufsicht auf das Endokard des linken Ventrikels mit dem längs eingeschnittenen hinteren Papillarmuskel. Im basalen Abschnitt der Abbildung zeigt sich eine gelbe, unscharf begrenzte Zone inmitten rötlich tingierten Myokards. Dieser Befund spricht für das Vorliegen eines frischen Myokardinfarktes (B).

Zu (A): Rhabdomyome sind gutartige Tumoren der quergestreiften Muskulatur, die grundsätzlich auch

im Myokard mit einer Häufung im Kindesalter auftreten können. Sie zeichnen sich durch multizentrisches Auftreten aus. Typischerweise führen Rhabdomyome zur Raumforderung mit Vorbuckelung der tumorös verbreiterten Herzwand.
Zu **(C)**: Harnsäureinfarkte kommen nicht im Myokard vor. Man versteht darunter streifige weißlich-gelbliche Ablagerungen von Harnsäurekristallen in den Nierentubuli und Sammelrohren der Niere bei übermäßigem Harnsäureanfall.
Zu **(D)**: Myokardinfarktnarben erscheinen typischerweise fleckig-weiß.
Zu **(E)**: Bei der Lipomatosis cordis handelt es sich um schwerpunktmäßig **subperikardial** gelegene Fettgewebseinlagerungen, die im Rahmen übermäßiger Kalorienzufuhr entstehen.
(B: 40%/+0,13; D: 28%/+0,01)

F95

Frage 18.26: Lösung C

Der histologische Schnitt der Abbildung Nr. 29 zeigt mehrere zum größten Teil quer getroffene **Hohlraumstrukturen**, die sich allesamt durch eine **regelmäßige Wandschichtung** auszeichnen. Im Lumen dieser „Hohlräume" finden sich rötlich-orangefarbene „Klumpen", die artefiziell veränderten **Erythrozyten** entsprechen. Mit diesen Beobachtungen kann darauf rückgeschlossen werden, daß es sich um eine blutgefäßreiche Raumforderung handeln muß, wobei die Regelmäßigkeit der Gefäßanordnung die Diagnose **(Häm-)Angiom** (C) stellen läßt. Eine solche als vaskuläre Mißbildung zu deutende Veränderung kann Ursache einer (symptomatischen) Epilepsie sein.
Zu **(A)**: Das **Glioblastom** zeichnet sich histologisch u. a. durch einen **pathologischen Gefäßreichtum** aus. Außerdem finden sich als Zeichen einer äußerst raschen Proliferationstendenz **ausgedehnte Nekrosebereiche**, die girlandenartig von Tumorgewebe umgeben sind. Auch maligne Hirntumoren wie das Glioblastom können eine symptomatische Epilepsie verursachen.
Zu **(B)**: **Meningeome** gehen nicht von der Hirnsubstanz, sondern von der **Leptomeninx** aus. Meningeome sind histologisch durch **zwiebelschalenartige Zellformationen** gekennzeichnet.
Zu **(D)**: Eine isolierte Gefäßaussackung i.S. einer Aneurysmabildung ist im gegebenen histologischen Schnitt nicht erkennbar.
Zu **(E)**: **Porenzephale Pseudozysten** entstehen als Folge eines frühkindlichen Hirnschadens. Der Hohlraum der Zystenbildung ist **liquor-** und nicht blutgefüllt.
(C: 67%/+0,24)

F95 *!*

Frage 18.27: Lösung B

Die gesamte in der Abbildung Nr. 30 dargestellte Leberschnittfläche zeigt eine zum Teil konfluierende fleckig-gelbe Zeichnung mit einzelnen dunkelroten Arealen, die sich schwerpunktmäßig auf der im Bild rechten Präparatseite, aber auch diffuser verteilt finden. Die beschriebenen Veränderungen sind typisch für eine **kardial induzierte Blutstauung in der Leber**, wie sie bei der **Rechtsherzinsuffizienz** vorkommt (B).
Allgemein kann die Blutstauung der Leber in ein akutes und ein chronisches Stadium unterteilt werden, wobei in einer Zwischenstufe ein fließender Übergang besteht (sog. subchronische oder subakute Blutstauung).
Makroskopisch imponiert bei der **akuten Leberstauung** das gesamte Organ **düsterrot (Muskatnußleber)**. Die **chronische Leberstauung** dagegen ist durch eine **herbstlaubartige Verfärbung** gekennzeichnet. Konfluierend heben sich dabei durch **fettige Degeneration** makroskopisch gelb erscheinende Parenchymbezirke hervor.
Zu **(A)**: Im Rahmen einer **Leberzirrhose** entstehen klein- oder grobknotige **Regeneratbildungen** des Leberparenchyms. Insgesamt erscheint das Organ **verkleinert**. Die Oberfläche ist **höckrig** verändert.
Bei der **Pigmentzirrhose** handelt es sich um den Folgezustand der Leber bei einer **Hämochromatose**. Als Besonderheit erscheint makroskopisch das Organ **ockerfarben**.
Zu **(C)**: Die **Linksherzinsuffizienz** führt über einen Rückstau im **kleinen** Kreislauf zu **akuten** oder **chronisch-induzierten Lungenveränderungen**.
Zu **(D)**: Im Rahmen einer **akuten Hepatitis** ist die Leber **hyperämisch** verändert. Die Schnittfläche imponiert **diffus gerötet**.
Zu **(E)**: Der Stamm der Pfortader ist in der vorliegenden Abbildung nicht dargestellt. Aus diesem Grunde kann grundsätzlich keine Aussage über einen thrombotischen Verschluß gemacht werden. Die hier angeschnittenen intrahepatischen Pfortaderäste erscheinen nicht okkludiert. Zudem ist im abgebildeten Leberschnittpräparat kein Hinweis auf das Vorliegen einer Zirrhose als dem zentralen pathogenetischen Faktor für die Entstehung einer Pfortaderthrombose gegeben.
(B: 70%/+0,17; A: 20%/−0,11)

F95

Frage 18.28: Lösung C

Indem die Organzuordnung im Aufgabentext angegeben wird, ergibt sich ein indirekter Hinweis auf die richtige Lösung, die in der Beurteilung des histologischen Bildes wohl nur vom Experten eruiert werden kann.

In dem histologischen Milzgewebsschnitt finden sich großvolumige Zellen mit einem unruhig und streifig gemusterten Zytoplasma. Mit Phantasie wird man bei dieser Konfiguration an zerknittertes Papier erinnert. Solche Zellveränderungen des RHS werden bei einer bestimmten Speicherkrankheit, dem **M. Gaucher**, gefunden. Dabei liegt ein Glucozerebrosidase-Mangel vor, der dazu führt, daß Glukosylzeramid als wichtiger Membranlipidbestandteil von Erythrozyten, Granulozyten und Thrombozyten nicht in erforderlichem Umfang durch das RHS abgebaut werden kann. Demzufolge werden die anfallenden Glukozerebroside gespeichert und führen zu den in der Abbildung Nr. 31 dargestellten Veränderung (sog. Gaucher-Zellen).
Zu **(A)**: Bei der Glykogenose Typ I (v. Gierke) liegt ein genetisch bedingter Mangel des Enzyms Glukose-6-Phosphatase vor. Folge des dadurch gestörten Glykogenabbaus ist dessen Speicherung in **Leber, Niere und Dünndarmschleimhaut**. Histologisch finden sich typischerweise die Leberepithelien mit Glykogen gefüllt.
Zu **(B)**: Karzinommetastasen in der Milz sind extreme Raritäten.
Zu **(D)**: Typisch für eine Zytomegalie-Virus-Infektion, die sich histologisch in jedem Organ manifestieren kann, sind große runde Zellkerneinschlüsse (sog. **Eulenaugenzellen**), die sich in der gegebenen Abbildung Nr. 31 nicht nachweisen lassen.
Zu **(E)**: Bei der Phenylketonurie liegt auf dem Boden eines Enzymdefektes (Phenylalanin-Hydroxylase) eine Störung der Tyrosinsynthese aus Phenylalanin vor. Die körperlichen Schäden betreffen in erster Linie das ZNS und führen unbehandelt zu schweren Intelligenzverlusten. Morphologisch stehen wie bei allen Störungen des Aminosäurestoffwechsels stark ausgeprägte Markscheidenabblassungen als Zeichen einer Markscheidenbildungsstörung vor. Daneben finden sich spongiöse Gewebsauflockerungen an der Grenze zwischen grauer und weißer Substanz.
(C: 21%/+0,02; D: 36%/+0,07)

F95

Frage 18.29: Lösung C

Die Abbildung Nr. 32 zeigt durch die Berliner-Blau-Reaktion selektiv eingefärbte teils langstreckige, teils plumpe und teils angedeutet hantelartige Gebilde, die im Lungeninterstitium liegen.
Das färberische Verhalten in Kombination mit Lage und Form der als Fremdmaterial zu wertenden Strukturen lassen die Diagnose **Asbestose** (C) herleiten.
Die Bezeichnung Asbest wird als Sammelbegriff für faserförmige Silikate benutzt, in denen neben Silizium- auch Magnesium- und Eisenverbindungen vorkommen. Grundsätzlich sind die Begriffe Asbest**faser** und Asbest**körperchen** voneinander zu trennen. Asbestfasern gelangen in die Lunge und können nach Inokulation mikroskopisch im Lungeninterstitium als hantelartige Asbestkörperchen nachgewiesen werden, die – im Gegensatz zu den Asbestfasern – mit Eisenoxidauflagerungen überzogen sind. Der im Gewebe erst sekundär hinzutretenden Eisenoxidmantel ermöglicht letztlich die Anfärbbarkeit der Asbest**körperchen** mit Hilfe der Berliner-Blau-Reaktion.
Zu **(A)**: Bei der Silikose (Quarzstaublungenerkrankung) kommt es zu einer ausgeprägt proliferierenden interstitiellen Entzündungsreaktion, die in einer progredienten Lungenfibrose einmündet.
Zu **(B)**: Hinweiszeichen für das Vorliegen von Granulomen vom Tuberkulosetyp finden sich im vorliegenden histologischen Schnitt nicht.
Zu **(D)**: Im Rahmen der chronischen Lungenstauung kommt es zum intraalveolären Übertritt von Erythrozyten, die von den Alveolardeckzellen phagozytiert werden. Das beim Hämoglobinabbau freiwerdende Eisen wird **intrazellulär** in Form von Hämosiderin (Herzfehlerzellen) in körniger Form gespeichert.
Zu **(E)**: Unter einer Lungensiderose (Eisenstaublungenerkrankung) ist eine nicht fibrosierende Pneumokoniose zu verstehen, die durch Inhalation von Eisenoxiden nach mehrjähriger Exposition z. B. bei Arbeitern der Eisenindustrie auftritt. Die Ablagerung erfolgt ähnlich der Anthrakose (Kohlenstaublunge) peribronchial.
(C: 51%/+0,12; E: 25%/–0,14)

H95

Frage 18.30: Lösung D

Die Abbildung Nr. 33 zeigt einen Präparatausschnitt, in dessen linker Hälfte dichtgepackt lymphozytenähnliche Zellen nebeneinander liegen. In der rechten Bildhälfte finden sich teils in Zügen angeordnete langgestreckte Zellkerne. Die Gesamtkonstellation spricht am ehesten für das Vorliegen eines **kleinzelligen Bronchialkarzinoms** (D), für das die Kombination aus rundlichen und langgestreckten Zellkernen typisch ist.
Zu **(A)**: Im dargestellten Präparat findet sich keine Struktur, die originäres Lymphknotengewebe oder typische Lymphozyten zeigt.
Zu **(B)**: Auch nur entfernt als drüsige Differenzierung imponierende Gewebsabschnitte sind im präsentierten Präparat nicht auszumachen.
Zu **(C)**: Das typische Kennzeichen des verhornenden Plattenepithelkarzinoms, die **Hornperlen**, die konzentrisch geschichteten im Schnitt kreisrunden Gebilden zwischen den Tumorzellzapfen entsprechen, findet sich nicht.
Zu **(E)**: Hinweiszeichen für das Vorliegen von Granulomen vom Tuberkulosetyp (Epitheloidzellwall,

Langerhans-Riesenzellen, zentrale Nekrose) finden sich in dem gegebenen Präparat nicht.
(D: 67%/+0,10)

H95

Frage 18.31: Lösung E

Die Abbildung Nr. 34 zeigt die Aufsicht auf das Perikard nach Eröffnung des Herzbeutels. Es findet sich eine feinknotig rauhe Oberfläche. Diese Veränderungen werden unter dem deskriptiven Begriff **Zottenherz** zusammengefaßt. Die rauhkörnige Oberflächenstruktur des Perikards resultiert dabei aus einer **Fibrinexsudation**, wie sie z.B. im Rahmen einer Pericarditis epistenocardiaca als Folge eines Myokardinfarktes auftreten kann (E).
Zu **(A)** bis **(D)**: Die genannten Entzündungsformen sind letztlich im gegebenen Wortlaut nur **histologisch** zu diagnostizieren.
(E: 70%/+0,24)

H95

Frage 18.32: Lösung C

Die Abbildung Nr. 35 zeigt mehrere angeschnittene Alveolen, die – nach stattgehabter Fixierung nicht mehr ideal identifizierbar – homogen ausgefüllt erscheinen. Außerdem imponiert die Alveolarwand verdickt.
Es handelt sich um den mikroskopischen Befund eines **intraalveolären Lungenödems** mit Ausbildung **hyaliner Membranen**. Diese Befund**kombination** ist für den Verlauf einer **schweren Urämie** (1) typisch. Lungenveränderungen bei Erwachsenen, die dann in der Regel mit isolierter Bildung von hyalinen Membranen einhergehen, finden sich darüberhinaus beim **ARDS** z.B. **langfristiger Beatmung** (2).
Zu (3): Die akute **Links**herzinsuffizienz führt zum reinen intraalveolären Lungenödem.
Zu (4): Ein ausschließlich auf dem Boden einer diabetischen Stoffwechselentgleisung entstehendes Lungenödem existiert nicht.
(C: 23%/+0,12; A: 36%/–0,26; B: 32%/+0,27)

H95

Frage 18.33: Lösung D

Die Abbildung Nr. 36 zeigt ein Herz-Lungen-Schnittpräparat mit **eröffnetem rechten Ventrikel** mitsamt Ausstrombahn des Truncus pulmonalis. Sowohl im Pulmonalarterienstamm als auch in dessen ersten Aufzweigungen finden sich langstreckige wurstartige Gebilde, die **großen Emboli** entsprechen.
Es handelt sich demnach um eine **fulminante Pulmonalarterienstammembolie** (1), die den Exitus letalis durch **akutes Rechtsherzversagen** herbei-

führte (akutes Cor pulmonale) (2). Mit höchster Wahrscheinlichkeit stammen die Emboli aus den **tiefen Bein- und Beckenvenen** (4), deren Lumen in etwa dem Durchmesser der verschleppten Thrombenanteile entsprechen dürfte.
Zu (3): Eine Perianalvenenthrombose kann mangels zentraler Abstrommöglichkeit nicht zur Lungenarterienembolie führen.
Zu (5): Die Verschleppung embolischen Materials via offenem Foramen ovale führt zur arteriellen Embolie im großen Kreislauf. Dargestellt ist jedoch eine Embolie im **kleinen** Kreislauf.
(D: 87%/+0,23)

H95

Frage 18.34: Lösung E

Im vorliegenden aufgeschnittenen Dickdarmpräparat der Abbildung Nr. 37 erscheint die gesamte Schleimhaut gerötet und aufgequollen (insbesondere im descendo-sigmoidealen Übergang und im Colon transversum). Außerdem ist die Schleimhaut mit gelblichen Belägen überzogen. Es handelt sich um kontinuierliche Veränderungen. Hinweiszeichen für das Vorliegen von Ulzerationen lassen sich aus der Abbildung nicht entnehmen.
Die Befundkonstellation spricht insbesondere bei dem erwähnten Fehlen von Schleimhautulzerationen gegen das Vorliegen einer Colitis ulcerosa (1). Der kontinuierliche Dickdarmbefall spricht gegen einen M. Crohn (2), so daß als Diagnose eine **pseudomembranöse Colitis** gestellt werden muß, die nach Behandlung mit einem **Breitbandantibiotikum** mit Störung des bakteriellen Gleichgewichts des Dickdarmes entsteht (4) und durch den Anaerobier **Clostridium difficile** (3) verursacht wird. Klinisch imponiert das Krankheitsbild mit ausgeprägt hämorrhagisch-schleimigen Durchfällen. Bei verspätetem Einsetzen der in der Regel gut wirksamen konservativ geführten Therapie mit einem **gezielt** eingesetzten anaerobierwirksamen Antibiotikum, kann es zur Durchwanderungsperitonitis mit vitaler Gefährdung des Patienten kommen.
(E: 36%/+0,02; A: 42%/+0,14; B: 14%/–0,08)

F96

Frage 18.35: Lösung A

Die Abbildungen Nr. 38 und Nr. 39 zeigen Gewebsschnitte, anhand derer ohne entsprechende Angabe im Aufgabentext eine sichere Organzuordnung nicht möglich ist. Dies ist ein eindeutiger Hinweis darauf, daß eine hochgradig die Organstruktur zerstörende Erkrankung vorliegen muß. Die Tatsache, daß die immunhistochemische Anfärbung des Intermediärfilamentes Zytokeratin an den Gewebspräparaten gelang, legt den Schluß nahe, daß die histomorphologische Standardaufarbeitung zwar

eine tumoröse Veränderung nachwies, jedoch eine definitive histogenetische Herkunft nicht abgeleitet werden konnte.
Zytokeratinfilamente sind für **epitheliale Tumoren** charakteristisch. Damit kann gefolgert werden, daß im Präparat der Abbildungen Nr. 38 und Nr. 39 eine epitheliale die normalen drüsigen Strukturen der Mamma destruierende Neoplasie vorliegt. Damit kann unter den angegebenen Lösungsmöglichkeiten nur das invasive Mammakarzinom als Diagnose abgeleitet werden (A). Die durch die Zytokeratindarstellung hervorgehobenen Tumorzellen weisen eine balkenartige Anordnung innerhalb des umgebenden Stromas auf.
Zu **(B):** Das Brustdrüsengewebe ist in nicht laktierendem (ruhendem) Zustand dadurch gekennzeichnet, daß innerhalb zellreichen, lockeren Bindegewebes die Ductus lactiferi eingestreut sind. Im Gegensatz dazu kommt es während der Gravidität zur ausgeprägten Aussprossung der Milchgänge, die histologisch mit einer deutlich erhöhten Anzahl pro Gesichtsfeld im Vergleich zur ruhenden Mamma nachgewiesen werden können.
Zu **(C):** Bei einer chronischen Mastitis ist der originäre Organaufbau erhalten. Es finden sich plasmazelluläre Infiltrate im Interstitium.
Zu **(D):** Im Senium kommt es zur physiologischen Verkleinerung der Mamma. Dieser Vorgang betrifft insbesondere das Drüsengewebe. Im mikroskopischen Bild imponiert das Gewebe extrem arm an residualen Milchgängen.
Zu **(E):** Bei der nicht-proliferativen Mastopathie kommt es zur Faservermehrung zwischen Milchdrüsenläppchen. Dabei sind die Milchdrüsenläppchen ektatisch umgewandelt.
(A: 72%/+0,23; E: 12%/–0,12)

F96

Frage 18.36: Lösung D

Das Präparat der Abbildung Nr. 40 zeigt die Alveolen mit einem homogenen leicht rötlich gefärbten (eosinophilen) Material, das zellfrei ist, angefüllt. Es ist zu erkennen, daß in unmittelbarer Nachbarschaft der Alveolen reichlich Erythrozyten vorliegen, was einer Hyperämie der Kapillaren entspricht. Die genannten morphologischen Veränderungen sind typisch für ein Lungenödem, das auf dem Boden einer akuten Lungenstauung bei Linksherzinsuffizienz als Folge einer Exsudation von Blutplasma in die Alveolen entstanden ist (D).
Zu **(A):** Bei der Bronchopneumonie findet sich ein *zellreiches* Exsudat in den Alveolen (polymorphkernige Leukozyten).
Zu **(B):** Beim Goodpasture-Syndrom kommt es durch kreuzreagierende Autoantikörper, die sowohl gegen die glomeruläre als auch gegen die alveoläre Basalmembran gerichtet sind, zum einen zu einer rapid-progressiven Glomerulonephritis und zum anderen zu Lungenblutungen. Mikroskopisch finden sich in der Lunge die Alveolen mit Erythrozyten angefüllt (sog. Alveolarhämorrhagie).
Zu **(C):** Bei Pneumonien mit interstitieller Entzündung treten bevorzugt lympho-plasmazelluläre Infiltrate *intra*alveolär auf.
Zu **(E):** Im vorliegenden Präparat sind die interalveolären Räume zart und nicht verbreitert wie es z. B. als morphologisches Korrelat einer Schocklunge mit Ausbildung eines interstitiellen Ödems der Fall wäre.
(D: 72%/+0,13)

F96

Frage 18.37: Lösung D

Der Bronchus-Lungenanschnitt der Abbildung Nr. 41 läßt teils gelblich, teils wäßrig-klares Sekret in Vermischung im Bronchuslumen erkennen. Nach der Art der Exsudatzusammensetzung kommt unter den angegebenen Lösungsmöglichkeiten nur die katarrhalisch-eitrige Entzündung als beste Form der Beschreibung des Befundes in Betracht (D). Dabei entspricht das gelb verfärbte Sekret der eitrigen Entzündungskomponente.
Zu **(A), (B)** und **(C):** Alle drei genannten Entzündungsformen sind definitiv nur histologisch ableitbar. Außerdem spielen sie sich im Lungenparenchym und nicht im Bronchialbaum ab.
Zu **(C)** und **(E):** Eine fibrinöse Schleimhautentzündung kann sich mit Ausbildung einer Pseudomembran oder einer Exulzeration (dann als nekrotisierende Schleimhautentzündung (C)) manifestieren. Derartige Veränderungen sind auf der gegebenen Abbildung nicht auszumachen.
(D: 76%/+0,14)

F96

Frage 18.38: Lösung A

In den Abbildungen Nr. 42 und Nr. 43 ist Lebergewebe dargestellt, das inhomogen im Übersichtsbild imponiert. Die Abbildung Nr. 43 zeigt den peripheren Anschnitt eines Leberläppchens mit am li. Bildrand erkennbarer Zentralvene und in der rechten unteren Bildecke liegendem Periportalfeld. Während sich die Läppchenperipherie bis auf eine intrazelluläre Verfettung der Hepatozyten unauffällig darstellt, liegen im Läppchenzentrum um die Zentralvene herum homogen rötlich gefärbte schollige Strukturen vor. Diese entsprechen geschrumpften, nekrotischen Hepatozyten. Die Tatsache, daß die Zellumrisse im Nekrosegebiet noch andeutungsweise erkennbar sind, läßt die Festlegung auf eine Koagulationsnekrose zu (A). Läppchenzentrale Leberzellnekrosen treten typischerweise bei Schockzuständen auf (relativ schlechtere Sauerstoffversor-

gung des Läppchenzentrums gegenüber der -peripherie).
Zu **(B):** Hyaline Thromben stellen sich in der HE-Färbung homogen rot dar. Sie finden sich als morphologisches Schockäquivalent im kapillären Gefäßbett und in Arteriolen und Venolen.
Zu **(C):** Hinweiszeichen auf Granulombildungen vom Tuberkulosetyp (zentrale Nekrose mit umgebenden Epitheloidzellen und Langhans-Riesenzellen) finden sich in den Präparatbildern nicht.
Zu **(D):** (Mikro-)Abszesse sind durch die herdförmige Ansammlung gelapptkerniger Leukozyten gekennzeichnet.
Zu **(E):** Regeneratknoten der Leber sind aus morphologisch unauffälligen Hepatozyten aufgebaut.
(A: 40%/+0,17; B: 14%/0,00; C: 16%/–0,13; D: 17%/–0,11; E: 14%/0,00)

F96

Frage 18.39: Lösung E

Das histologische Präparat der Abbildung Nr. 44 zeigt ein ausgesprochen multiformes Zellbild (1). Eine typische Anordnungsform der zellulären Elemente kann nicht ausgemacht werden. Dementsprechend ist die Wahrscheinlichkeit groß, daß es sich bei dem in der Fallbeschreibung genannten Tumor um ein Glioblastoma multiforme handelt, das makroskopisch typischerweise eine bunte Schnittfläche (2) aufweist. Es manifestiert sich vornehmlich im Großhirn (3) in der Altersgruppe zwischen 45 und 55 Jahren und hat eine extrem schlechte Prognose (4).
(E: 86%/+0,20)

H96

Frage 18.40: Lösung D

Das in Abbildung Nr. 45 präsentierte Mittelhirnpräparat zeigt einen Schnitt in Höhe der Colliculi superiores. Zwischen den Fasermassen der Hirnschenkel (Pyramidenbahn) und dem Nucleus ruber, der hier nur andeutungsweise kreisrund zu erkennen ist, hebt sich normalerweise eine grau-schwärzlich erscheinende Schnittzone ab: die Substantia nigra. Die Tatsache, daß in der vorliegenden Abbildung eine solche Dunkelfärbung nicht erkennbar ist, läßt den Schluß zu, daß es sich hier um ein degeneratives Geschehen der Substantia nigra handelt, wie es für das Parkinson-Syndrom (syn. Paralysis agitans) typisch ist (D).
Zu **(A):** Bei der präsenilen Demenz (M. Alzheimer) liegt als einzig makroskopisch erkennbarem Korrelat zu dieser Erkrankung eine ausgeprägte Großhirnatrophie vor. Aussagen zum Großhirn können vom abgebildeten *Mittelhirn*abschnitt nicht abgeleitet werden.

Zu **(B):** Die Chorea major (M. Huntington) ist eine Form einer zerebralen Systemdegeneration, bei der Nucleus caudatus und Putamen betroffen sind. Beide den Stammhirnganglien zugerechneten Kernregionen lassen sich nur auf Großhirnschnitten in Höhe der Insula inspizieren. Auf dem vorliegenden Mittelhirnschnitt sind die Stammhirnganglien nicht dargestellt.
Zu **(C):** Ein Hydrocephalus occlusus stellt eine Abflußstörung des Liquor dar, die inneres und/oder äußeres Liquorsystem betreffen kann. Das äußere Liquorsystem kann in der vorliegenden Abbildung nicht beurteilt werden. Als Anteil des inneren Liquorsystems ist der Aquaeductus cerebri angeschnitten. Er erscheint nicht dilatiert. Dementsprechend kann allgemein ein Hydrocephalus internus für das abgebildete Niveau ausgeschlossen werden.
Zu **(E):** Beim M. Pick handelt es sich um eine Systemdegeneration im Bereich des Großhirns. Es kommt zur scharf abgesetzten Atrophie der erkrankten Großhirnrinde gegenüber nicht betroffenen Arealen. Vornehmlich sind Frontal- und Temporallappen betroffen.
(D: 55%/+ 0,29; A: 12%/– 0,16; C: 13%/– 0,11; E: 13%/– 0,08)

H96

Frage 18.41: Lösung B

Das mikroskopische Präparat der Abbildung Nr. 46 zeigt eine fast kreisrund angeordnete Zellformation, in die einzelne große Zellen mit randständig angeordneten multiplen Kernen eingestreut sind. Im Zentrum dieser Veränderung sind keine Zellkernstrukturen erkennbar, so daß davon auszugehen ist, daß hier ein Nekroseareal vorliegt. – Es findet sich wallartig um die zentrale Nekrosezone ein dicht angeordnetes Zellinfiltrat, in dem in dem Übersichtsbild eine nähere Klassifizierung nicht möglich ist. Mit Hilfe der jedoch eindeutig auszumachenden Langhansschen Riesenzellen ist eine definitive Diagnosestellung möglich: *verkäsende Tuberkulose* (B).
Zu **(A):** Hinweiszeichen auf atypische Epithelzellverbände lassen sich in der gezeigten Übersichtsaufnahme nicht ausmachen.
Zu **(C):** Ein Thrombus zeigt intravaskuläre, massenhaft zusammengeballte Lagen von Erythrozyten. Weder Blutgerinnselstrukturen noch Gefäßwandanteile lassen sich in Abbildung Nr. 46 beschreiben.
Zu **(D):** Im histologischen Bild eines Abszesses finden sich ein gefäß- und zellreiches Granulationsgewebe, das Demarkationsfunktion übernimmt und zentral eine Zone der Gewebseinschmelzung, die aus Zelldedritus besteht. Das Auftreten von Riesenzellen wird bei der Abszeßbildung nicht beobachtet.

Zu **(E):** Wenn Quarzstaub in die Lunge gelangt, wird dieser phagozytiert und gelangt in die Lymphbahnen des Interstitiums. Die hier freiwerdende Kieselsäure ruft eine Proliferation von Fibroblasten hervor, die letztlich zur Entstehung von Bindegewebsknoten führen, die typischerweise konzentrisch geschichtete Fasern enthalten.
(B: 76%/+0,28; A: 13%/–0,20)

H96 **!**

Frage 18.42: Lösung D

Der Aufgabentext zu den Abbildungen Nr. 47 und 48 gibt den entscheidenden Hinweis zur korrekten Eingruppierung der Verdachtsdiagnose. Der in der histologischen Beurteilung Unerfahrene ist darauf angewiesen, aus der Information der positiven enzymhistochemischen Darstellung seine Schlüsse zu ziehen. Rein deskriptiv läßt sich feststellen, daß *zwischen den Lebersinusoiden* Zellen mit unterschiedlich geformten, rotbraunen Kernen eingestreut sind.
Enzymhistochemische Untersuchungen werden insbesondere zur Differentialdiagnostik einzelner **Leukämie-Formen** angewendet. Auf diese Weise kann die unterschiedliche biochemische Kompetenz der einzelnen Zellstämme herausgearbeitet werden. – Dementsprechend kann im vorliegenden Falle von einem leukämischen Infiltrat der Leber ausgegangen werden (D).
In übergeordneter Betrachtung spricht die Gesamtkonstellation des Befundes für das Vorliegen einer *chronisch-myeloischen Leukämie*, bei der die autonome Vermehrung der Frühformen der Granulozyten im Knochenmark mit massiver Ausschwemmung in das Blut zu Ansammlungen in verschiedenen parechymatösen Organen (bevorzugt Milz und Leber) führt. Die **Chlorazetat-Esterase-Reaktion** eignet sich in diesem Zusammenhang für die Darstellung reifer und unreifer *granulozytärer* Zellen durch Rotfärbung der Zellkerne.
Zu **(A):** Nach Eintritt des Todes kommt es nicht mehr zur Ausbildung zellulärer Infiltrate.
Zu **(B):** Bei einer akuten **Hepatitis** sind lymphozytäre Infiltrate ausschließlich in den **Periportalfeldern** histologisch zu erwarten. Außerdem stellen sich vergrößerte Sternzellen und Einzelzellnekrosen dar (Councilman-Bodies).
Zu **(C):** Je nach Aktivitätsgrad einer chronischen Hepatitis finden sich unterschiedliche histologische Erscheinungsformen. Allen chronischen Hepatitiden ist jedoch gemeinsam, daß lymphozytäre Infiltrate vorliegen, die im Falle der chronisch persistierenden Entzündung auf die Periportalfelder beschränkt bleiben und im Falle der chronisch aggressiven Variante auf die Leberläppchen übergreifen (Mottenfraßnekrosen).
Zu **(E):** Hinweise für das Vorliegen einer parasitären Besiedlung der Leber (z. B. Echinokokkose) lassen sich aus den beiden histologischen Abbildungen nicht ableiten. Im Falle einer Echinokokkose müßten blasenartige Strukturen im Parenchym nachweisbar sein.
(D: 76%/+0,38)

H96

Frage 18.43: Lösung C

Die Abbildung Nr. 49 zeigt den Blick auf den Blasenausgang mit benachbarter Prostataloge. Das Ostium urethrae internum kommt zwischen den beiden sich abzeichnenden Prostatalappen nicht zur Darstellung, weil ein prominentes Gebilde den Weg zur Harnröhre verlegt. Dieser ausgeprägt *pathologische* Befund (A) ist typisch für eine Prostatahyperplasie (C), die im vorliegenden Falle zur **Pseudomittellappenbildung** geführt hat. Dieser verlegt die innere Harnröhrenöffnung und führt dementsprechend zur „klappenartigen" Harnblasenentleerungsstörung.
Zu **(B):** Eine Prostatitis führt zur diffusen Vergrößerung beiden Seitenlappen im Rahmen der Ödembildung und Hyperämie des Organs. Der Befund einer Pseudomittellappenbildung, wie er für die Prostatahyperplasie typisch ist, wird dabei jedoch nicht imitiert.
Zu **(D):** Das Prostatakarzinom entwickelt sich in den *Außendrüsenanteilen* harnblasenabgewandt. Infolgedessen kommt es eher zur Organüberschreitung in Richtung kleinem Becken als zur Harnblaseninfiltration.
Zu **(E):** Ein maligner mesenchymaler Tumor der Harnblase (z. B. Leiomyosarkom) kann selten entstehen. Bei in der Regel hochgradig malignem Verhalten wäre sowohl ein frühzeitiger Harnblaseneinbruch als auch die Infiltration von Nachbarorganen wahrscheinlich (z. B. Rektum).
(C: 47%/+0,13; D: 37%/–0,07)

H96

Frage 18.44: Lösung A

Die Abbildung Nr. 50 zeigt den aufgeschnittenen Lungenhilus mit der heller imponierenden A. pulmonalis und der rötlich imbibierten, im Bild darunter liegenden V. pulmonalis einer Seite. Die **A. pulmonalis** ist **ektatisch** und zeigt Intimaunregelmäßigkeiten im Sinne einer ausgeprägten **Atherosklerose** (1), wie sie sich typischerweise als Folge einer langjährig bestehenden **pulmonalen Hypertonie** entwickelt (2).
Zu **(3)** und **(4):** Die portale Hypertension, die als Sekundärveränderung bei einer Leberzirrhose auftritt, führt z. B. zur Ausbildung von Ösophagusvarizen.
(A: 88%/+0,20)

18 Fragen mit Abbildungen

Frage 18.45: Lösung C

Die Abbildung Nr. 51 zeigt einen Gewebsschnitt aus der Hirnrinde. Einzelne Ganglienzellen sind zu erkennen, wobei eine reguläre lichtmikroskopische Zellkernstruktur nicht auszumachen ist. Diese Beobachtung läßt den Schluß zu, daß es sich nicht um normale graue Hirnsubstanz handeln kann (A). Vereinzelt eingestreut finden sich lymphozytäre Zellen. Auffällig ist eine zirkuläre Zellanordnung um eine nur noch andeutungsweise erkennbare Nervenzelle. Es handelt sich hierbei um die typische Folgereaktion auf die Nekrose einer Ganglienzelle, wie sie z.B. im Rahmen einer Polioenzephalitis, einer Entzündung der grauen Hirnsubstanz, auftreten kann. Dabei räumen Mikrogliazellen die betroffenen Ganglienzellen durch Phagozytose ab. Man nennt diesen Vorgang **Neuronophagie** (C).

Zu **(B):** Eine Mikroabszeßbildung in der Hirnrinde ist prinzipiell denkbar (z.B. bei einer eitrigen Panenzephalitis). Mikroskopisch ist dabei das Hirngewebe von Infiltraten granulozytärer Zellen herdförmig durchsetzt.

Zu **(D):** Bei erhöhter Gefäßpermeabilität kann es zu Blutungen durch Diapedese (wörtlich: „Hindurchtreten") von Erythrozyten durch die Gefäßwand kommen. Im ZNS treten Diapedeseblutungen z.B. im Rahmen einer Grippe-Enzephalitis auf. Dabei kann mikroskopisch schwerpunktmäßig im Marklager des Gehirns um die Blutgefäße herum eine Erythrozytenansammlung im Sinne einer sog. Ringblutung nachgewiesen werden. Der makroskopische Aspekt wird mit dem Begriff Purpura cerebri charakterisiert.

Frage 18.46: Lösung B

Für die korrekte Beantwortung der Frage ist (leider) spezifisches Fachwissen eines Pathologen notwendig.
Die Abbildung Nr. 52 zeigt einen Lebergewebsschnitt, in dem die Hepatozyten einen körnigen **gelb-braunen Farbstoff** enthalten. Mit der Hämatoxylin-Färbung wurden zuvor ausschließlich die Zellkerne blau hervorgehoben. Es ist demnach davon auszugehen, daß die Ansammlungen in den Leberepithelien eine Eigenfarbe besitzen. Es muß sich folglich um eine **intrazelluläre Pigmentablagerung** handeln.
Mit Hilfe der Fluoreszenzmikroskopie (Benutzung ultravioletten Lichtes) wurde derselbe Gewebsschnitt ohne weitere Vorbehandlung untersucht (Abbildung Nr. 53) und dabei festgestellt, daß das intrazelluläre Pigment eine Sekundärstrahlung erzeugt. Diese Eigenschaft wird als **Eigenfluoreszenz** bezeichnet, da keine Färbung mit fluoreszierenden Farbstoffen notwendig ist, um den Effekt der Sekundärstrahlung zu erzielen. Eine Eigenfluoreszenz weisen z.B. **Lipide,** Porphyrin(-verbindungen) und elastische Fasern auf. Das histologische Präparat der Abbildung Nr. 52 läßt zunächst an eine intrazelluläre Cholestase denken. Diese Diagnose muß allerdings ausgeschlossen werden, weil das Gallepigment (Bilirubin) keine Eigenfluoreszenz aufweist (C). (Sollte diese Sachlage tatsächlich normaler Vorbereitungsstoff für das 1. Staatsexamen sein?)
Als letztlich einzig plausible Diagnose kommen **Altersveränderungen** der Leberzellen in Betracht. Als sog. Abnutzungspigment wird neben anderen Organen auch in der Leber intrazellulär **Lipofuszin** abgelagert, das eine gelb-braune Farbe aufweist und – wie andere **Lipopigmente** auch – eine intensive **Eigenfluoreszenz** hat (B).

Zu **(A):** Frische Leberzellregenerate unterscheiden sich nicht von regulär ausgebildeten Hepatozyten.

Zu **(D):** Bei der akuten Virushepatitis kann es zu schweren Schädigungen der Hepatozyten in reversibler (Ballonierung, fettige Degeneration) und irreversibler Form (Nekrose – Councilman-Body) kommen. Eine akute Hepatitis kann darüber hinaus mit einer intrazellulären Cholestase einhergehen (sog. cholestatischer Einschlag der Hepatitis).

Frage 18.47: Lösung E

Die Abbildung Nr. 54 zeigt einen Lungengewebsschnitt, bei dem im oberen rechten Bildausschnitt ein kleiner Teil der Pleura visceralis erkennbar ist. Dementsprechend muß es sich um eine Biopsie aus der Lungenperipherie handeln. Es finden sich ungeordnet eingestreut mehrere herdförmige Zellansammlungen, die in der Vergrößerung der Abbildung Nr. 55 als teils solide, teils zentral amorphe Formation imponieren. Die zellulären Elemente lassen keinen einheitlichen Aufbau erkennen: es liegt ein polymorphes Zellbild vor. Diese Befundkonstellation spricht für das Vorliegen einer Lymphangiosis carcinomatosa.

Zu **(A)** und **(B):** Spezifische Phänomene der tuberkulösen Entzündung lassen sich weder im Übersichts- noch im Detailbild ausmachen. Insbesondere sind keine Langhans-Riesenzellen erkennbar.

Zu **(C):** Epitheloidzellgranulome, die das charakteristische histologische Zeichen der Sarkoidose sind, lassen sich nicht ausmachen.

Zu **(D):** Bei einer peripheren Lungenembolie wäre Embolusmaterial in einem Blutgefäß zu erwarten.

18 Fragen mit Abbildungen

Frage 18.48: Lösung E

In Höhe der sternförmigen Markierung ist am Abgang des re. Unterlappenbronchus eine unscharf begrenzte, in das Lumen vordringende Zone zu erkennen, für die makroskopisch die Diagnose eines stenosierenden Bronchialkarzinoms (1) hochwahrscheinlich ist. In den nachgeschalteten Lungenabschnitten liegt eine braunschwarze Verfärbung des Lungengewebes vor. Das Gewebe wirkt zerfließlich. Diese Befundkonstellation ist typisch für eine Lungengangrän, die in diesem Falle durchaus auf dem Boden einer durch das Bronchialkarzinom induzierten Resorptionsatelektase entstanden sein kann (2). Weiterhin ist in der Abbildung Nr. 56 erkennbar, daß die Pleura visceralis deutlich verdickt und trübe belegt erscheint. Dies spricht für eine begleitend ablaufende Pleuritis (3).

Frage 18.49: Lösung A

Im histologischen Übersichtsbild des Lungenpräparates in der Abbildung Nr. 57 sind konfluierende Areale zu erkennen, die im Randbereich weniger intensiv angefärbt sind als in ihrem homogen eosinophilen Zentrum und die damit als **Nekrosezonen** anzusehen sind. Aus einem der Randbereiche stammt die Detailaufnahme der Abbildung Nr. 58. Es sind hier mehrere große Zellen (**Riesenzellen**) mit vielen in der Zytoplasmaperipherie **geordnet gruppierten** Zellkernen zu erkennen. Es handelt sich hier um **Langhans-Riesenzellen**. Zusätzlich finden sich in großer Zahl länglich strukturierte Zellkerne, die in ihrer Form (katzenzungenähnlich) typisch für Epitheloidzellen sind. Im oberen linken Bildwinkel der Abbildung Nr. 57 ist ein Anteil eines Nekroseareals angeschnitten. Aus den genannten Befunden läßt sich ableiten, daß **Granulome vom Tuberkulosetyp** vorliegen müssen. Damit ist die Zuordnung zur Diagnose einer azinös-nodösen **Lungentuberkulose** (A) möglich. Gegen die Differentialdiagnose Sarkoidose spricht, daß zentrale Nekroseareale nachgewiesen werden können (C).
Zu (B): Bei der eitrigen Bronchopneumonie finden sich herdförmig mit einem fibrin- und leukozytenreichen Exsudat angefüllte Alveolen. Riesenzellen können nicht nachgewiesen werden.
Zu (D): Im Rahmen einer Masern-Infektion kann es zur Ausbildung einer interstitiellen Pneumonie kommen, für die histologisch das Auftreten von mehrkernigen Riesenzellen typisch ist.
Zu (E): Bei einer **Pneumokoniose** handelt es sich um eine Staublungenerkrankung. Das inhalierte Staubmaterial wird zunächst durch Alveolarmakrophagen aufgenommen, führt jedoch nach deren Zerfall zu hartnäckigen interstitiellen Entzündungen, in deren Rahmen sich **Granulome vom Fremdkörpertyp** ausbilden. Die damit einhergehende stetige Bindegewebsvermehrung leitet in eine Lungenfibrose über. Die in der Aufgabenstellung erwähnte gigantozelluläre Fremdkörperreaktion stellt die komplizierte Ausdrucksweise für die riesenzellhaltigen Fremdkörpergranulome dar. **Fremdkörperriesenzellen** sind im Gegensatz zu Langhans-Riesenzellen **ungeordnet** (die Zellkerne liegen im Zytoplasma verstreut).
(A: 60%, 0,24)

Frage 18.50: Lösung B

Die Abbildung Nr. 59 zeigt die aufgeklappte Mitralklappe mit Aufsicht auf die Papillarmuskeln und anhängenden Sehnenfäden. Auf der rechten Bildhälfte ist ein abgerissener Papillarmuskel zu erkennen, der mitsamt Sehnenfaden in Richtung Vorhof „hochgeklappt" ist. Die Abrißzone ist als hämorrhagisch durchtränktes Areal nahe der Ventrikelwand zu erkennen. Aus den genannten Befunden kann eindeutig die Diagnose eines Papillarmuskelabrisses gestellt werden (A), der als Komplikation eines Myokardinfarktes auftreten kann (E). Durch den Abriß des Papillarmuskels kommt es zur **akuten** Mitralklappen**insuffizienz** (B). Die kompensatorisch eintretende Tachykardie induziert eine akute Linksherzinsuffizienz mit Entwicklung einer Lungenstauung (C) mit Lungenödem. Die interstitielle und intraalveoläre Flüssigkeitseinlagerung führt letztlich zur sich aufpflanzenden Rechtsherzbelastung mit akuter Dekompensation auch des rechten Ventrikels (D).
(B: 55%, 0,28; E: 17%, –0,15)

Frage 18.51: Lösung D

Die Abbildung Nr. 60 zeigt einen Horizontalschnitt durch das Gehirn in Höhe der vorderen Commisur mit einem Teilanschnitt des III. Ventrikels. Beidseits grenzt direkt an die Wand der Seitenventrikel ein **verschmälerter Nucleus caudatus** an. Die Atrophie des Nucleus caudatus ist die Grundlage des klinischen Bildes der **Chorea major (Huntington)**, einer Form der zerebralen Systemdegeneration, die durch eine ausgeprägte **Bewegungsunruhe** (Hyperkinesie) gekennzeichnet ist. Die Erkrankung wird autosomal-dominant vererbt und geht aufgrund der Atrophie des Nucleus caudatus mit einer plumpen Erweiterung der Seitenventrikel (A) einher, wie dies auch in Abbildung Nr. 60 nachgewiesen werden kann. Darüber hinaus ist in fortgeschrittenen Fällen ebenso eine Vergesellschaftung mit einer diffusen Rindenatrophie (B) wie mit einer Verdünnung des Corpus callosum (E) möglich.

Zu **(C):** Das vorliegende Präparat weist eine Temporallappenasymmetrie auf, die nicht in Zusammenhang mit der Chorea major zu setzen ist.
(D: 59%, 0,26; A: 17%, –0,08)

| H97 |

Frage 18.52: Lösung A

Die Abbildung Nr. 61 zeigt in Übersichtsvergrößerung einen Anteil der Magenwand. In der rechten Bildhälfte ist eine reguläre Magenwandschichtung zu erkennen mit regelrecht aufgebauter Mukosa (Drüsenepithel). Im Bereich der linken Bildhälfte fehlt der gleichförmige Aufbau des Epithels. Drüsenschläuche sind ebensowenig auszumachen wie eine regelrecht ausgebildete Submukosa. Zellverbände durchsetzen zudem Anteile der Muskularis. Die Abbildung Nr. 62 zeigt eine Ausschnittsvergrößerung aus der pathologisch veränderten Mukosa. Es findet sich eine Reihe atypischer Drüsen. Das Stroma ist ausgefüllt mit polymorphen Zellen. Anhand der Befunde läßt sich ableiten, daß ein infiltrierend wachsender, atypische Drüsen bildender Tumor der Magenschleimhaut vorliegt. Die Diagnose eines Magenkarzinoms (Adenokarzinom) (A) kann gestellt werden.
Zu **(B):** Das histologische Bild des Ulcus pepticum ventriculi zeigt die typische Schichtung: eine Schorfschicht, eine fibrinoide Nekrosezone und eine demarkierende Granulationsgewebsschicht.
Zu **(C):** In der Abbildung Nr. 62 können keine Bestandteile der Duodenalschleimhaut nachgewiesen werden.
Zu **(D):** Eine Neoplasie des **m**ukosa-**a**ssoziierten **l**ymphatischen Gewebes des Magen-Darm-Traktes Dünndarms (**MALT**-T für **t**issue = Gewebe) wird als MALT-Lymphom bezeichnet. MALT-Lymphome bestehen aus dichten Infiltraten der Schleimhaut neoplastischer lymphozytärer Zellen.
Zu **(E):** Unter Dysplasie ist die Veränderung eines Oberflächenepithels im Sinne eines reversiblen Differenzierungsverlustes zu verstehen. Als Zeichen einer dysplastischen Epithelveränderung werden atypische Zellen mit hyperchromatischen Zellkernen (*Dyskariose*), Mitosen und Irregularitäten im Epithelaufbau verstanden.
(A: 59%, 0,20; C: 16%, –0,01)

| F98 | *!*

Frage 18.53: Lösung B

Die Abbildung Nr. 63 zeigt die Aufsicht auf die Pleura visceralis. Es finden sich zentral abgebildet neben weißen Knotenbildungen (im Bild links der Mittellinie) weißliche Stränge, die durch die Lichtreflexe werfende Pleura hindurchschimmern. Diese „Straßen" bilden ein netzartiges Muster aus. Der eindeutig pathologische Befund (C) ist typisch für eine **Lymphangiosis carcinomatosa** (B) der Lunge, die Ausdruck eines kanalikulären Tumorwachstums ist (die Lymphgefäße sind mit Tumorzellen ausgefüllt).
Zu **(A):** Eine parasitäre Lungenbesiedlung ist möglich. Beim Menschen ist der Befall mit Paragonimus-Spezies beschrieben, wobei diese *plumpen, nur ca. 16 mm langen und 5 mm breiten* auch als Lungenegel angesprochenen Nematoden hauptsächlich in Westafrika und Ost-/Südostasien vorkommen. Die Lungenegel vermehren sich intraalveolär und werden mit dem Sputum ins Freie befördert.
Zu **(D):** Eine verkäsende Lungentuberkulose kann mit Hilfe der Aufsichtsinspektion eines Präparates nicht diagnostiziert werden. Vielmehr müßten die auffälligen Herde im Schnitt demonstriert werden und zusätzlich die Möglichkeit der histologischen Beurteilung gegeben sein.
Zu **(E):** Bei der Sarkoidose der Lunge findet man am *aufgeschnittenen* Präparat dicht beieinanderliegende grau-gelbe Knötchen, die sich mikroskopisch wie ein Granulom vom Tuberkulosetyp ohne zentrale Nekroseregion zeigen (Epitheloidzellgranulom).

| F98 | *!!*

Frage 18.54: Lösung A

Die Abbildung Nr. 64 zeigt einen Schnitt durch das Großhirn in Höhe der Inselregion. Auf der im Bild rechten Präparatseite findet sich eine Hohlraumbildung im Marklager. Der angrenzende Seitenventrikel ist erweitert durch Einsinken der lateralen Ventrikelwand, die unmittelbar an die Hohlraumbildung angrenzt. Der Marklagerdefekt spricht vom makroskopischen Aspekt her eindeutig für den Residualzustand nach durchgemachtem Hirninfarkt (A) mit entsprechender Pseudozystenbildung.
Zu **(B):** Ein traumatischer Herd hinterläßt je nach Schadensausmaß im Schnitt eingesunken erscheinende Hirn*rinden*areale.
Zu **(C), (D)** und **(E):** Hinweiszeichen für das Vorliegen einer soliden Raumforderung ergeben sich aus der dargebotenen Abbildung nicht.

| F98 |

Frage 18.55: Lösung C

Das Tumorexzidat der Hand ist der Haut entnommen. Dieser Umstand ist der Übersichtsabbildung Nr. 65 zu entnehmen, wo bis auf die bildzentralen Anteile Korium, Epidermis und Hornschicht erkennbar sind. In Bildmitte ist die Epidermis durch schollenartig-unregelmäßiges Gewebe in ihrem regulären Aufbau durchbrochen. Die Detailaufnahme Nr. 66 zeigt einen Ausschnitt aus diesen zentralen Veränderungen. Hier finden sich viele großvolumig imponierende (= ballonierte) Zellen unter einer

zellkernhaltigen Hornschicht (= Parakeratose). In den aufgetriebenen Zelleibern sind teilweise helle Einschlüsse erkennbar (hier intrazytoplasmatisch). Es muß demnach die Diagnose eines Hauttumors der Hand gestellt werden, dessen histologische Merkmale für das Vorliegen einer **Verruca vulgaris** (gemeine Warze) sprechen. Verrucae vulgares werden durch virale Infektion der Haut hervorgerufen (C) und kommen speziell in der im Aufgabentext genannten Altersgruppe und Lokalisation gehäuft vor.
Zu **(A)**: In der Abbildung finden sich keine dichten Ansammlungen gelapptkerniger Granulozyten, so daß die Diagnose einer eitrigen Entzündung nicht zutreffen kann.
Zu **(B)**: Strukturen eines Granuloms sind in den Abbildungen nicht auszumachen.
Zu **(D)**: Ein maligner Hauttumor ist für den Unerfahrenen an den gegebenen Präparateansichten differentialdiagnostisch nicht abgrenzbar.
Zu **(E)**: Reste einer Zecke sind im vorliegenden Präparat nicht zu erkennen.

F98 !
Frage 18.56: Lösung A

Die Abbildung Nr. 68 zeigt eine bis an die Peripherie reichende im rechten Lungenoberlappen liegende ausgedehnte Tumorbildung mit weißer Schnittfläche. Das mikroskopische Präparat (Abb. Nr. 67) zeigt ein unregelmäßiges Zellbild, wobei die Zellkerne in den mittigen Bildabschnitten aufgehellt und vergrößert erscheinen. Diese Befunddetails sprechen für das Vorliegen eines malignen Lungentumors. Es liegt ein Karzinom vor (A).
Zu **(B)**: Granulome vom Tuberkulosetyp sind nicht erkennbar.
Zu **(C)**: Granulome vom Sarkoidosetyp, wie sie für die Berylliose der Lunge typisch sind, finden sich nicht.
Zu **(D)**: Bei einem Leiomyom wären regelmäßig und strangförmig angeordnete Zellen zu erwarten.
Zu **(E)**: Die Diagnose der Aspergillose stützt sich auf den direkten Erregernachweis (Hyphen).

H98
Frage 18.57: Lösung B

Die Abbildung Nr. 69 zeigt vier unterschiedliche jeweils *komplette* Querschnittebenen des Herzens. Es ist die allseitige erhebliche Wandverbreiterung beider Ventrikel zu erkennen. Das Herzseptum imponiert monströs verdickt. Die Herzhöhlen jeder Seite sind erheblich durch das Platzgreifen der myokardialen Muskelmasse eingeengt. Es liegt ein hochgradig pathologischer Befund vor (A). Das Herz ist biventrikulär massiv durch eine **konzentrische Hypertrophie** verändert (B).

Zu **(C)**: Beim (chronischen) Cor pumonale wäre eine Wandhypertrophie des rechten Ventrikels zu erwarten.
Zu **(D)** und **(E)**: Eine Herzmuskeldilatation führt zur Vergrößerung der Herzhöhlen durch Auseinanderweichen der Herzmuskelfasern (Gefügedilatation).

H98 !
Frage 18.58: Lösung B

Das mikroskopische Präparat der Übersichtsabbildung Nr. 70 zeigt einzelne angeschnittene Glomerula. Der überwiegende Teil des Bildausschnittes wird durch die Nierentubuli eingenommen, die deutlich erweitert sind. Dieser Befund wird in der Ausschnittsvergrößerung Nr. 71 untermauert. Hier sind quer getroffene deutlich **dilatierte Nierentubuli** dargestellt. Im Niereninterstitium sind an mehreren Stellen homogen eosinophile, im Schnitt fast kreisrunde Gebilde innerhalb kapillärer Gefäße erkennbar. Hierbei handelt es sich um **hyaline Thromben**.
Der Nachweis des ausgeprägt ektatischen Tubulussystems der Niere und der hyalinen Thromben läßt die Diagnose **Schockniere** ableiten (B). Das morphologische Korrelat einer Schockniere stellt die **Nephrohydrose** dar. Dabei sind die **Tubuli erweitert**, da die nach schockbedingter Nekrose untergegangenen Tubulusepithelien nicht mehr in der Lage sind, den im Tubuluslumen befindlichen Primärharn zu resorbieren.
Zu **(A)**: Die Verhältnisse in einer *nicht geschädigten Niere* ergeben sich *post mortem* anders als bei einer Schockniere: Da die Tubuluszellen noch einen gewissen Zeitraum überleben, kann das Ultrafiltrat des Primärharns resorbiert werden. Dementsprechend imponieren in diesem Fall die *Tubuluslichtungen* im histologischen Bild *eng*.
Zu **(C)** und **(D)**: Nur in der Übersichtsabbildung sind (insgesamt drei) Glomerula angeschnitten. Details zu pathologischen Veränderungen lassen sich hier nicht ableiten. Die Ausschnittsvergrößerung zeigt ausschließlich einen Glomerulum*anschnitt* am oberen rechten Bildrand, der keine morphologischen Auffälligkeiten bietet.
Zu **(E)**: Eine akute eitrige Pyelonephritis stellt eine bakteriell induzierte interstitielle Nephritis dar, die zumeist auf dem Boden einer Obstruktion der Harnwege mit nachfolgendem Harnabflußstau entsteht. Die Nieren sind vergrößert und bei schweren Krankheitsverläufen mit stecknadelkopfgroßen Abszessen übersät. Die gegebenen Abbildungen lassen keine entzündlichen Infiltrate erkennen.

H98 !

Frage 18.59: Lösung A

Die Übersichtsabbildung Nr. 72 zeigt Lebergewebe; die Sinusoide sind als optisch leere Hohlräume an verschiedenen Stellen zu erkennen. Demgegenüber sind die Periportalfelder von dichten Zellmassen durchsetzt und dadurch verbreitert. Die Detailaufnahme Nr. 73 soll Aufschluß über die Herkunft der periportalen zellulären Infiltration und über die Morphologie der Hepatozyten geben. Es finden sich in großer Dichte „Rundzellen" im angeschnittenen Periportalfeld, was auf eine Ansammlung von Lymphozyten und lymphozytenähnlichen Zellen rückschließen läßt. Die dargestellten Hepatozyten erscheinen unauffällig. Damit sind die wesentlichen Befunde für die abzuleitende Diagnose, die **chronische lymphatische Leukämie** (A), erhoben.

Zu **(B):** Die chronische myeloische Leukämie (CML) führt in der Leber zur starken leukämischen Infiltration der *Sinusoide*.

Zu **(C):** Die eitrige Cholangitis ist durch die dichte Ansammlung *gelapptkerniger Leukozyten* in den Periportalfeldern charakterisiert.

Zu **(D)** und **(E):** Bei einer akuten Hepatitis sind unabhängig vom Typ histologisch lymphozytäre Infiltrate in den Periportalfeldern zu erwarten. Außerdem stellen sich vergrößerte Sternzellen und Einzelzellnekrosen der Hepatozyten dar (Councilman-Bodies), die sich in den gegebenen mikroskopischen Abbildungen nicht darstellen.

H98 !!

Frage 18.60: Lösung E

Die Abbildung Nr. 74 zeigt einen Frontalschnitt durch das Großhirn in Höhe der Stammganglien. Außerdem sind Serienquerschnitte des Hirnstammes von Mittelhirn (Höhe der Crura cerebri) bis zur Medulla oblongata abgebildet. Auffällig ist die ausgeprägte Asymmetrie beider Hirnhälften, wobei die rechte Hemisphäre erheblich verkleinert erscheint. Der hier gelegene Bereich der Stammganglien läßt keine regelhafte Anordnung der Kerngebiete mehr erkennen. Vielmehr besteht eine grobe zystische Durchsetzung dieses Areals. Der benachbarte Seitenventrikel ist im Vergleich zur Gegenseite deutlich erweitert. Die Asymmetrie setzt sich in den Querschnitten des Hirnstammes fort. In Höhe des Mittelhirns ist das rechte Crus cerebri deutlich kleiner als links. Identische Verhältnisse gelten für den Bereich der Pons. Die erwähnten Hirnstammregionen entsprechen dem Verlauf des Tractus cerebrospinalis, der offensichtlich rechtsseitig durch Degeneration geschrumpft ist.

In der Zusammenschau der Befunde muß abgeleitet werden, daß ein *alter* Marklager- und Stammganglieninfarkt im Versorgungsgebiet der A. cerebri media (E) vorliegt. Als Folgeerscheinung hat sich die ipsilaterale Degeneration des Tractus cerebrospinalis ergeben.

Zu **(A):** Hinweiszeichen für eine rechtsseitige temporale Rindenläsion lassen sich aus der groben Übersicht, die der Frontalschnitt des Großhirns zeigt, nicht ableiten.

Zu **(B):** Im ehemaligen Stammganglienbereich rechts finden sich keine Zeichen der frischen Hämatombildung. Vielmehr liegen mehrere Fakten vor, die nahelegen, daß die *Organisation eines Hirninfarktes* im Marklagergebiet rechts bereits längere Zeit zuvor stattgefunden hat.

Zu **(C):** Im Falle multipler Hirnabszesse wären im Marklager Eiteransammlungen zu erkennen.

Zu **(D):** Soweit am Querschnitt des Mittelhirns erkennbar, ist die Pigmentierung der Substantia nigra erhalten. Damit ist die Diagnose eines M. Parkinson als sehr unwahrscheinlich einzustufen.

F99

Frage 18.61: Lösung D

Der Herzquerschnitt der Abbildung Nr. 75 läßt den muskelstarken linken und den wesentlich wandschwächeren rechten Ventrikel erkennen. Das Septum weist – dies ist auch ohne abgebildeten Referenzmaßstab erkennbar – eine deutliche Myokardverbreiterung auf. Die Durchmesser sowohl des linken als auch des rechten Ventrikels sind vergrößert. Diese Befunde lassen die Diagnose einer exzentrischen Herzmuskelhypertrophie (D) zu, wie sie als Folge einer lang andauernden Volumenbelastung des Herzens auftreten kann (z. B. bei einer Aortenklappeninsuffizienz).

Zu **(A):** Der dargestellte Septumanteil und die sonstige Wand des linken Ventrikels lassen die Zeichen der Herzmuskel*hypertrophie* erkennen.

Zu **(B):** Eine konzentrische Herzmuskelhypertrophie (Folge einer chronischen Druckbelastung) führt zu einer ausgeprägten Wandverdickung des Myokards, ohne daß die Ventrikelkavität an Volumen zunimmt. In ausgeprägten Fällen kommt es sogar zur Einengung der Ausstrombahn des linken Ventrikels durch die Zunahme der myokardialen Muskelmasse.

Zu **(C):** Der rechte Ventrikel erscheint zum einen dilatiert, zum anderen ist die Relation Wandstärke linke/rechte Herzkammer gewahrt. Eine rechtsventrikuläre Hypertrophie als Folge eines Cor pulmonale liegt nicht vor.

Zu **(E):** Die im gegebenen Querschnitt dargestellten Wandanteile des linken Ventrikels weisen eine nahezu konstante Stärke auf. Eine segmentale Ausdünnung der Wand mit einer zusätzlichen Aussackung, wie sie für ein Herzwandaneurysma typisch wäre, kommt nicht zur Darstellung.

Frage 18.62: Lösung A

Die Abbildung Nr. 76 zeigt in mittlerer Vergrößerung Lungenalveolen. Intraalveolär liegen überwiegend homogen blau angefärbte, im Anschnitt kreisrunde Verdichtungen. Der Hinweis auf die Darstellung einer Berliner-Blau-Reaktion läßt den Schluß zu, daß siderinbeladene Zellen dargestellt sind, die in der Lunge als sog. Herzfehlerzellen bezeichnet werden. Darunter versteht man aus den Lungenalveolen stammende Makrophagen, die im Sputum von Patienten mit Lungenstauung bei chronischer Linksherzinsuffizienz nachweisbar sind. Diese mit Hämosiderin beladenen Zellen sind typisch für die makroskopisch faßbare braune Lungeninduration, können vom Alveolarlumen in das Bronchialsystem gelangen, werden dann ausgehustet und färben das Sputum rostbraun. Sie heißen Herzfehlerzellen, weil insbesondere Mitralklappenfehler (A) zur chronischen Stauungslunge (Pulmo cardialis) führen.

Zu **(B)**: Eine Beckenvenenthrombose kann zu einer Pulmonalarterienembolie führen. Histologische Zeichen für das Vorliegen eines hämorrhagischen Lungeninfarktes finden sich in der Abbildung nicht.

Zu **(C)**: Eine Pfortaderthrombose ist die Ursache einer portalen Hypertension (prähepatischer Block). Als Folgeerscheinung kommt es zu einem ausgeprägten Rückstau des Blutes in das Pfortaderstromgebiet. Der Lungenkreislauf ist nicht betroffen.

Zu **(D)**: Im Rahmen einer hämolytischen Anämie wird das freiwerdende Eisen im RHS interstitiell abgelagert. Die Lunge ist hiervon nur selten betroffen.

Zu **(E)**: Das Malariapigment kann im Blutausstrich in den Erythrozyten nachgewiesen werden. Es ist der Berliner-Blau-Reaktion hier nicht zugänglich, da das von Plasmodien veränderte Hämoglobin zweiwertiges Eisen enthält.

Frage 18.63: Lösung B

Die Abbildung Nr. 77 zeigt eine Übersichtsvergrößerung, in der ein Anschnitt von Milchdrüsenläppchen dargestellt ist. Durch das färberische Verhalten ergibt sich der Aspekt dunkel gegenüber der Umgebung hervorgehobener (Zell-)Reihen. In einzelnen Anteilen der Abbildung findet sich eine hirschgeweihartige Verzweigung dieser sich ergebenden Linien. Die Ausschnittvergrößerung Abbildung Nr. 78 in der anderen Abbildung läßt epitheliale Zellreihen (dunkle, dicht stehende Zellreihen) neben faserreichen, zellarmen Anteilen erkennen. Insbesondere diese Befunderhebung läßt den Schluß zu, daß es sich um eine Mischgeschwulst aus epithelialen und bindegewebigen Anteilen handelt. Damit läßt sich die Diagnose eines Fibroadenoms sichern (B). Das *Fibroadenom der Mamma* ist ein langsam wachsender, benigner, scharf begrenzter Tumor mit grauweißer Schnittfläche, welcher meistens im 3. Lebensjahrzehnt auftritt. Neben der Wucherung des Drüsenepithels besteht ein starkes Wachstum des Bindegewebes, welches die Drüsen umgibt und komprimiert. Man unterscheidet mikroskopisch peri- und intrakanalikuläre Formen. Kernatypien werden nicht angetroffen, eine maligne Entartung ist ungewöhnlich.

Zu **(A)**: Man unterscheidet zwischen einfacher, fibrös-zystischer und proliferierender Mastopathie. Bei der einfachen (fibrösen) Mastopathie steht eine reine lobuläre Bindegewebsvermehrung im Vordergrund. Als histologisches Kennzeichen finden sich auseinandergedrängte Azini. Im Gegensatz dazu kommt es bei der proliferierenden Mastopathie zu einer überwiegenden intraduktalen Wucherung der Gangepithelien. Eine Zwischenstellung nimmt die fibrös-zystische Mastopathie ein, bei der im histologischen Präparat dilatierte Ausführungsgänge als Zystenbildungen imponieren. Im Präparat der Abbildungen finden sich die Drüsenausführungsgänge komprimiert.

Zu **(C)** und **(D)**: Sowohl beim invasiven, als auch beim nicht invasiven duktalen Mammakarzinom finden sich die Drüsenausführungsgänge durch unregelmäßig beschaffene Tumorzellen ausgefüllt.

Zu **(E)**: Unter einer Gynäkomastie versteht man die Vergrößerung des Brustdrüsenkörpers beim Mann. Histologisch findet sich dabei regulär ausdifferenziertes Mammagewebe.

Frage 18.64: Lösung E

Die Abbildung Nr. 79 zeigt einen Anschnitt des Myokards. Insbesondere im Zentrum des dargestellten Präparates erscheinen die Herzmuskelzellen erheblich auseinandergedrängt. Außerdem kann nicht sicher beurteilt werden, inwieweit nicht zusätzlich eine Fragmentierung eingetreten ist. Es findet sich eine breite und diffuse zelluläre Infiltration des Interstitiums. Unter den angegebenen Lösungsmöglichkeiten ist die bakerielle Myokarditis auf septisch-pyämischer Grundlage die naheliegendste Diagnose (E).

Zu **(A)**: Die fettige Degeneration des Herzmuskels als reversibler Ausdruck eines ischämischen Zellschadens geht mit einer feintropfigen intrazellulären Verfettung einher. Zelluläre interstitielle Infiltrate liegen nicht vor.

Zu **(B)**: Die Myocarditis rheumatica zählt neben der Endocarditis verrucosa, der Pericarditis rheumatica u.a. zu den sog. „Streptokokkennachkrankheiten". Das charakteristische morphologische Substrat der rheumatischen Myokarditis sind die *Aschoff-Knötchen* (Granulome vom Typ des rheumatischen Fie-

bers). Gelegentlich finden sich in den Granulomen, die eine fibrinoide Nekrose umgeben, *Riesenzellen,* die als *Aschoff-Geipel-Riesenzellen* bezeichnet werden. Die *Makrophagen,* die in den Granulomen vom Typ des rheumatischen Fiebers vorkommen, werden nach ihrem Erstbeschreiber als *Anitschkow-Zellen* bezeichnet.
Zu **(C)**: In der Abbildung sind keine Granulome mit zentraler Nekrosezone dargestellt.
Zu **(D)**: Herzmuskelmetastasen stellen eine Rarität dar. Die hier vorgefundenen zellulären Infiltrate sind uniform. Bei einem anaplastischen Karzinom müßte eine ausgesprochene Zellkernpolymorphie nachgewiesen werden.

F99

Frage 18.65: Lösung A

Die Abbildung Nr. 80 zeigt den Blick auf die Basis des Großhirns. Das *Kleinhirn ist zusammen mit dem anhängenden Hirnstamm in Höhe der Crura cerebri abgetrennt.* Der Arachnoidalüberzug des Großhirns ist erhalten.
Zu **(A)**: Das Kleinhirn ist in der vorgegebenen Darstellung *nicht* abgebildet. – Kommt es im Rahmen eines ausgedehnten Hirnödems zu Massenverschiebungen, so kann es zur Einklemmung der Kleinhirntonsillen im Foramen magnum kommen. Der Einklemmungseffekt ist am Kleinhirn als konusförmige Druckfigur ablesbar.
Zu **(B)**: Der rechte Temporallappen weist im Seitenvergleich eine deutliche Verplumpung und eine rostrale Vorwölbung auf, die als Folgeerscheinung einer transtentoriellen Massenverschiebung gedeutet werden kann. Darunter versteht man die Herniierung von Anteilen des Temporallappens durch den Tentoriumschlitz bei ausgeprägtem Hirnödem.
Zu **(C)**: Der dargestellte Teil des Mittelhirns (Crura cerebri) weist eine deutliche Asymmetrie als Folge eines Kompressionseffektes auf.
Zu **(D)**: Als inspektorische Auffälligkeit ergibt sich eine braun-schwarze Verfärbung auf der Schnittfläche des linken Hirnschenkels. Dieser Befund ist am ehesten auf eine Einblutung zurückzuführen, die als Folge einer lokalen Druckwirkung am Tentoriumschlitz zustande gekommen sein kann. Ein rechtsseitiger supratentorieller Tumor kann durch sein Wachstum selbst oder vermittels eines perifokalen Ödems den Druckeffekt auf die weiße Substanz des Hirnstammes provoziert haben.
Zu **(E)**: Soweit dies anhand der Abbildung beurteilbar ist, finden sich im Bereich des rechten Okzipitalpoles (Versorgungsgebiet der A. cerebri posterior) fleckförmige, dunkle Verfärbungen der Hirnrinde. Diese Beobachtung macht einen hämorrhagischen Rindeninfarkt wahrscheinlich.

H99

Frage 18.66: Lösung D

In der Abbildung Nr. 81 ist ein Querschnitt des Großhirns in Höhe der Insula dargestellt. In der im Bild rechten Hemisphäre findet sich eine glasig-zystisch erscheinende Zone, die unmittelbar an den Thalamus angrenzt. Im beschriebenen Areal sind Marklager und die Kerngebiete von Claustrum, Corpus striatum und Globus pallidum „aufgebraucht". Dieser Befund spricht für das Vorliegen eines alten Hirninfarktes (D), bei dem als Residuum nach den Abräumvorgängen des nekrotischen Materials ein zystischer Substanzdefekt verbleibt.
Zu **(A)**: Eine Läsion der Hirnrinde ist im dargestellten Präparat nicht auszumachen.
Zu **(B)**: Bei der Multiplen Sklerose finden sich typischerweise paraventrikulär gräuliche Entmarkungsherde der weißen Substanz.
Zu **(C)**: Etwaige Folgen des verdrängenden Meningeomwachstums sind an diesem Präparat nicht zu erkennen. Zu erwarten wäre z. B. eine Impressionsfigur im Rindenbereich.
Zu **(E)**: Das Medulloblastom müßte als solider Tumor imponieren.

H99

Frage 18.67: Lösung A

Die Abbildung Nr. 82 zeigt eine Übersichtsvergrößerung der Nierenrinde, in der bereits eine dichte zelluläre Infiltration des Interstitium erkennbar ist. Außerdem finden sich Tubuli und Sammelrohre zum Teil komplett ausgefüllt. Die Abbildung Nr. 83 zeigt interstitiell dichte Infiltrate gelapptkerniger Leukozyten. Im Lumen eines angrenzenden Tubulus läßt sich eine dichte Zellansammlung ebenfalls nachweisen. Der Befund spricht am ehesten für das Vorliegen einer akuten Pyelonephritis (A).
Zu **(B)**: Ein Zustand, der mit einer kompletten Destruktion des unspezifischen zellulären Abwehrsystems einhergeht, wird als **Agranulozytose** bezeichnet. Granulo- und monozytäre Reaktionen können nicht mehr stattfinden, jegliche Demarkationsfunktion des Organismus gegenüber eindringenden Krankheitserregern wie z. B. als eitrige Entzündung erlischt. Bei einer Agranulozytose wäre eine zelluläre Infiltration nicht zu erwarten.
Zu **(C)**: Die zellulären Infiltrate entsprechen Granulozyten. Myelopoetische Zellelemente, wie sie für die chronische myeloische Leukämie typisch wären, lassen sich nicht nachweisen.
Zu **(D)**: Bei Plasmozytomnieren finden sich im histologischen Präparat charakteristischerweise in den distalen Tubuli gelegene Eiweißzylinder, die von *mehrkernigen Riesenzellen* umgeben sind (Fremdkörperreaktion). Außerdem können die Zeichen einer chronischen interstitiellen Nephritis beobach-

tet werden, wobei auch Rundzellinfiltrate (Plasmazellen, Lymphozyten) v. a. an der Mark-Rinden-Grenze gesehen werden.
Zu (E): Bei der Poststreptokokkenglomerulonephritis spielen sich die pathologischen Veränderungen an den Glomerula ab. Dargestellt sind jedoch insbesondere in der Detailaufnahme Niereninterstitium mit angrenzenden Tubuli. Insofern kann zur genannten Diagnose gar keine Aussage gemacht werden.

H99
Frage 18.68: Lösung C

Das lichtmikroskopische Präparat der Abbildung Nr. 84 zeigt ausgeprägt aufgetriebene Hepatozyten, die ein glasiges Zytoplasma aufweisen. Die elektronenmikroskopische Abbildung Nr. 85 weist eine deutliche Vermehrung des glatten endoplasmatischen Retikulums (SER) einer Leberzelle nach. Dieser Befund führt zur Ballonierung des Zytoplasmas mit blasser Transparenz (Milchglashepatozyten). Die beschriebenen Veränderungen finden sich sowohl bei einer Hepatitis-B-Infektion, als auch unter dem Einfluß von Pharmaka mit dem Effekt der Enzyminduktion (z. B. Barbiturate) (C).
Zu (A): Die dargestellten morphologischen Veränderungen manifestieren sich intrazellulär. Amyloidablagerungen kommen dagegen nur extrazellulär zustande.
Zu (B): Eine feintropfige Leberverfettung imponiert histologisch mit einem schaumig sich darstellenden Zytoplasma. Die Fettvakuolen zeigen sich nach der Fixierung des Präparates als sog. optisch leere Räume.
Zu (D): Bei einem α-1-Antitrypsin-Mangel finden sich in den Leberzellen hyaline Einschlüsse, die kugelförmig imponieren.
Zu (E): Beim M. Gaucher handelt es sich um eine Lipidspeicherkrankheit, bei der auf dem Boden eines β-Zerebrosid-Glukosidase-Mangels eine Abbaustörung zellulärer Membranlipidbestandteile des retikulohistiozytären Systems (RHS, Monozyten-Makrophagen-System) vorliegt. Dementsprechend werden Glukozerebroside im RHS intrazellulär gespeichert. Insbesondere sind hierbei Milz und Leber betroffen mit einer für den M. Gaucher charakteristischen Hepato-Splenomegalie. Mikroskopisch imponieren die Zellen ballonartig mit einer an zerknittertes Zeitungspapier erinnernden Zytoplasmastruktur (sog. Gaucher-Zellen).

H99
Frage 18.69: Lösung B

In der Abbildung Nr. 86 ist ein Muskelpräparat dargestellt. Es finden sich deutliche Kaliberschwankungen der zum Teil abgerundet imponierenden, quer getroffenen Muskelfasern. Erkennbar sind außerdem zentral liegende Kerne und eine Verbreiterung des interstitiellen Gewebes. Diese Befundkonstellation spricht für das Vorliegen einer Muskeldystrophie (B).
Zu (A): Amyloidablagerungen lassen sich mit einer alleinigen HE-Färbung nicht sicher ausschließen bzw. nachweisen. Zur diesbezüglichen Prüfung wäre eine Kongorot-Färbung geeignet.
Zu (C): Die spärlich dargestellten Blutgefäße weisen – soweit überhaupt ableitbar – keine entzündlichen Veränderungen auf.
Zu (D): Bei einer Muskeltrichinose müßten die Erreger als spiral eingerollte Larven in der Skelettmuskulatur nachweisbar sein.
Zu (E): Bei einer Myositis ossificans handelt es sich um eine Knochenmetaplasie des Bindegewebes in der Skelettmuskulatur als Folge von Mikrotraumatisierungen. Knochengewebe kann im angebotenen Gewebsschnitt nicht nachgewiesen werden.

F00
Frage 18.70: Lösung A

Die Abbildung Nr. 87 zeigt ein längs aufgeschnittenes Präparat der Niere. Offensichtlich ist eine große zystische Raumforderung mit eröffnet worden, in der sich mehrere kleine zystische Strukturen finden. Diese Befundkonstellation „Zyste mit inneren Tochterzysten" ist typisch für den Organbefall mit dem Hundebandwurm (Echinokokkus cysticus) (A). Die Erkrankung tritt am häufigsten bei Schafen auf, kann aber auch Menschen befallen. Wenn infiziertes Fleisch von Hunden gefressen wurde, so entwickeln sich adulte Würmer, deren Eier wiederum mit dem Kot ausgeschieden und anschließend von anderen Tieren oder vom Menschen aufgenommen werden können. Die Chitinkapsel der Hundebandwurmeier wird unter dem Einfluß des Magensaftes aufgeweicht. Es schlüpfen Larven, die die Darmwand durchsetzen und auf diese Weise zunächst und regelhaft den portalen Kreislauf invadieren. Dem Weg des portalen Blutstroms entsprechend entwickeln sich charakteristischerweise in der Leber Zysten, die für sich enorm groß werden und in denen multiple Tochterzysten entstehen können. Es ist möglich, daß die Larven nach Passage der Leber oder auch direkt in den großen Kreislauf gelangen können. Auf diese Weise kann sich ein Echinokokkus-cysticus-Befall in der Lunge oder sogar in Muskulatur, Nieren und Milz manifestieren. Insbesondere die drei letztgenannten Lokalisationen allerdings sind als ausgesprochene Raritäten anzusehen. Der dargestellte Befund der Abbildung muß unbedingt unter dem Blickwinkel des *absoluten* Ausnahmebefundes eingeordnet werden. Umso kritischer ist die Auswahl dieser untypischen Organmanifestation der Echinokokkose der Niere durch das IMPP zu werten!

Zu **(B)** und **(D):** Das Nierenbecken ist mit Hilfe der gegebenen Organdarstellung nicht einzusehen. Aus diesem Grunde kann weder zu einer Nephrolithiasis noch zu etwaig vorliegenden Papillennekrosen Stellung genommen werden.

Zu **(C):** Das Nephroblastom, auch embryonales Adenosarkom oder Wilms-Tumor genannt, hat seinen Ursprung in einer Fehlbildung des Nierenblastoms. Es können verschiedene Gewebskomponenten wie epitheliale, mesenchymale (aus spindeligen Zellen bestehend), Muskel-, Knorpel- und Fettanteile angetroffen werden. Dieser Tumor zeigt keine Geschlechtsprädisposition. Die Prognose ist schlecht. Metastasen in Leber oder Lunge entstehen allerdings erst *spät*. Makroskopisch imponiert der Wilms-Tumor mit einer fischfleischähnlichen Schnittfläche und knolliger Oberfläche. Zysten stellen sich nicht dar.

Zu **(E):** Das Phäochromozytom geht von der Nebenniere (Nebennierenmark) aus. Die Nebenniere ist hier nicht dargestellt.

F00

Frage 18.71: Lösung C

Zu **(C):** Die Übersichtsdarstellung (Abb. Nr. 88) stellt ein unauffälliges Epithel der Mundschleimhaut dar. Das submuköse Stroma erscheint aufgelockert. Hier findet sich eine dichte zelluläre Infiltration. In der Detailvergrößerung (Abb. Nr. 89) können diese zellulären Elemente näher beurteilt werden. Es finden sich überwiegend Zellen mit runden Kernen. In der Mehrzahl imponieren die Zellkerne speichenartig gemustert (Radspeichenkerne). Dieser Befund spricht für das Vorliegen einer überwiegend plasmazellulären Infiltration und damit für einen chronischen Entzündungsprozeß.

Zu **(A)** und **(E):** Gelapptkernige Granulozyten finden sich nur vereinzelt. Lägen sie in Massen vor, so müßte die Diagnose einer akuten eitrigen Entzündung gestellt werden.

Zu **(B):** Histiozyten (Makrophagen) besitzen einen kleinen basophilen Zellkern, das Zytoplasma ist hell-basophil.

Zu **(D):** Granulombildungen finden sich in den dargestellten Gewebsschnitten nicht.

F00

Frage 18.72: Lösung C

Die gesamte in der Abbildung Nr. 90 dargestellte Leberschnittfläche zeigt eine zum Teil konfluierende fleckig-gelbe Zeichnung mit einem Netz dunkelroter und gelblicher Straßen. Dieser typische makroskopische Aspekt läßt auf die Diagnose einer chronischen Leberstauung bei Rechtsherzinsuffizienz schließen (C). Allgemein kann die Blutstauung der Leber in ein akutes und ein chronisches Stadium unterteilt werden, wobei in einer Zwischenstufe ein fließender Übergang besteht (sog. subchronische oder subakute Blutstauung). Makroskopisch imponiert bei der akuten Leberstauung das gesamte Organ düsterrot. Die chronische Leberstauung dagegen ist durch eine herbstlaubartige Verfärbung gekennzeichnet. Konfluierend heben sich dabei durch fettige Degeneration makroskopisch gelb erscheinende Parenchymbezirke hervor.

Zu **(A):** Die Diagnose einer Amyloidose der Leber läßt sich nur histologisch durch Kongorotfärbung stellen.

Zu **(B):** Eine fulminante Lungenembolie geht mit einer akuten Leberstauung einher. Dabei imponiert das gesamte Organ homogen düsterrot.

Zu **(D):** Chronischer Alkoholabusus führt zur Fettzirrhose, einer Kombination aus metabolisch induzierter Leberverfettung und Bindegewebsproliferation.

Zu **(E):** Bei der Malaria existiert kein für diese parasitäre Erkrankung typischer makroskopischer Leberbefund.

F00

Frage 18.73: Lösung D

Wie so oft, wenn es um die Amyloidose geht, gibt auch hier der einleitende Aufgabentext die entscheidenden Vorabinformationen. Es wird die Kongorotfärbung erwähnt. Die Abbildung Nr. 91 zeigt den Erfolg dieser Färbemethode mit einer selektiven Darstellung von Gefäßwänden in der Großhirnrinde im nichtpolarisierten Licht. Diese Beobachtung legt den Schluß nahe, daß in die zerebralen Gefäßwände Amyloid eingelagert sein muß. Bei gleicher Vergrößerung und identischem Ausschnitt demonstriert die Abbildung im polarisierten Licht (Nr. 92) den Dichroismus (Zweifarbigkeit) des Amyloids. Zusammengefaßt kann die Diagnose einer zerebralen Amyloidangiopathie (D) gestellt werden. Sie tritt als Teilkomponente des Morbus Alzheimer auf (hier Bezeichnung synonym als kongophile Angiopathie). Der Krankheitswert liegt in der Rupturgefährdung entsprechend veränderter Gefäße (Gefahr der Hirnmassenblutung).

Zu **(A):** Die Zerebralarteriensklerose entwickelt sich vornehmlich als Folgeerscheinung einer arteriellen Hypertonie. Die zerebralen Arterien neigen hierbei besonders rasch zu schweren degenerativen Veränderungen mit der Gefahr der Ruptur.

Zu **(B):** Zerebrale Angiome sind Hamartien entweder der Leptomeninx oder innerhalb der Hirnsubstanz. Feingeweblich imponieren sie als Gefäßkonvolute.

Zu **(C):** Ein mykotisches Aneurysma entsteht auf dem Boden eines bakteriellen Infektes der Gefäßwand. Hinweiszeichen für eine entsprechend ablaufende Entzündung finden sich in den gegebenen histologischen Schnittpräparaten nicht.

18.1 Kommentare aus Examen Herbst 2000

H00

Frage 18.74: Lösung B

Zu **(B)**: Die Abbildungen Nr. 93 und Nr. 94 zeigen Lebergewebe mit unauffälligen Hepatozyten. Innerhalb der zwischen den Leberzellbälkchen liegenden Sinusoiden finden sich in Abbildung Nr. 93 dunkelbraune bis schwarze, bröckelige Veränderungen, die intrazellulär lokalisiert zu sein scheinen. Im Vergleich zu Abbildung Nr. 94 leuchten im polarisierten Licht die ehemals schwarzen Ansammlungen bräunlich auf. Man bezeichnet dieses Verhalten als Dichroismus (wörtlich: Zweifarbigkeit). Unter den angegebenen Lösungsmöglichkeiten treffen diese Befunddetails nur auf das Malariapigment (Hämatozoidin) zu. Es entsteht nach Plasmodienbefall zuerst in den Erythrozyten als Abbauprodukt des Hämoglobins. Die schwärzlichen Ablagerungen finden sich erst sekundär nach Abbau der Erythrozyten im RHS (**r**etiku**loh**istiozytäres **S**ystem) der Milz, in den Kupffer-Zellen der Leber und in Blutmonozyten. Das Hämatozoidin kommt – im Gegensatz zu den anderen genannten Pigmenten – nicht in den Hepatozyten vor.
Zu **(A)**: Hämosiderinablagerungen in der Leber imponieren typischerweise als braune Granula in den Hepatozyten. Sie entsprechen Eisen-III-Kristallen, die spezifisch mit der Berliner-Blau-Reaktion dargestellt werden können.
Zu **(C)**: Bilirubin stellt sich als grün-gelbliches Pigment in den Hepatozyten im Rahmen eines Ikterus dar.
Zu **(D)**: Lipofuszin (Abnützungspigment) entsteht intrazellulär in Parenchymzellen im Rahmen der Altersatrophie verschiedener Organe und stellt sich färberisch gelb-braun dar. Es besitzt eine charakteristische Eigenfluoreszenz in ultraviolettem Licht.
Zu **(E)**: Kupferhaltige Granula sind in den Hepatozyten als feinkörnige schwärzliche Gebilde beim Morbus Wilson (Kupferspeichererkrankung bei Coeruloplasmin-Mangel) zu erkennen. Das ionisierte Kupfer ist toxisch und führt zu einer chronisch-aggressiven Hepatitis.

H00

Frage 18.75: Lösung E

Zu **(E)**: Die Abbildung Nr. 95 zeigt im Zentrum des Bildes eine mehrkernige Riesenzelle. Es besteht eine hufeisenförmige Konfiguration der Zellkerne peripher. Der Befund ist typisch für eine Langhans-Riesenzelle. Sie sind charakteristische Bestandteile in Granulomen vom Tuberkulose- bzw. Sarkoidose-Typ.
Zu **(A)**: Der M. Hodgkin ist durch die Sternberg-(Reed)-Riesenzelle charakterisiert, deren Kerne sich im Zentrum des Zytoplasmas überlappen.
Zu **(B)**: Das charakteristische morphologische Substrat der rheumatischen Myokarditis sind die Aschoff-Knötchen (Granulome vom Typ des rheumatischen Fiebers). Gelegentlich finden sich in den Granulomen, die eine fibrinoide Nekrose umgeben, Riesenzellen, die als Aschoff-(Geipel)-Riesenzellen bezeichnet werden. Morphologisch zeichnen sich diese Riesenzellen durch ihre zentral angeordneten Zellkerne aus.
Zu **(C)**: Eine Masern-Infektion geht mit einer Hyperplasie der lymphatischen Organe einschließlich des lymphatischen Gewebes der Appendix vermiformis einher. Dabei kommt es charakteristischerweise zur Bildung von Riesenzellen, die vorwiegend in den B-Zell-Regionen lokalisiert sind und als Warthin-Finkeldey-Zellen bezeichnet werden. Diese enthalten bis zu 30 hyperchromatische Kerne in zentraler Lage.
Zu **(D)**: Die Fremdkörperriesenzellen zeichnen sich durch multiple, nicht systematisch im Zytoplasma verteilte Kerne aus.

H00

Frage 18.76: Lösung D

Zu **(D)**: Die Abbildung Nr. 96 zeigt eine feingehökkerte Nierenoberfläche. Das mikroskopische Präparat der Abbildung Nr. 97 lässt zwei pathologisch veränderte Glomerula erkennen. Dabei sind einzelne Kapillarschlingen homogen klumpig verändert. Die Tubuli stellen sich, soweit dies erkennbar ist, unauffällig dar. Die Veränderungen sprechen am ehesten für die diabetische Glomerulosklerose Kimmelstiel-Wilson, die in ca. 20% der Fälle des Diabetes mellitus auftritt. Das klinische Bild ist durch eine Proteinurie, arterielle Hypertonie und eine Niereninsuffizienz geprägt.
Zu **(A)** und **(B)**: Eine interstitielle eitrige Entzündung des Nierenparenchyms müsste sich mit einer ausgeprägten Infiltration gelapptkerniger Leukozyten (Granulozyten) ableiten lassen.
Zu **(C)**: Im Rahmen einer akuten Glomerulonephritis müssten sich histologische Entzündungszeichen der Glomerula darstellen. Zudem wären makrosko-

pisch keine Veränderungen der Nierenoberfläche im Akutstadium zu erwarten.

Zu (E): Bei Plasmozytomnieren finden sich im histologischen Präparat charakteristischerweise in den distalen Tubuli gelegene Eiweißzylinder, die von *mehrkernigen Riesenzellen* umgeben sind (Fremdkörperreaktion). Außerdem können die Zeichen einer chronischen interstitiellen Nephritis beobachtet werden, wobei auch Rundzellinfiltrate (Plasmazellen, Lymphozyten) v. a. an der Mark-Rinden-Grenze gesehen werden.

H00

Frage 18.77: Lösung C

Zu (C): Die Abbildung Nr. 98 zeigt einen Querschnitt durch die Pons. Die Schnittfläche ist verwaschen. Der Aquaeductus cerebri ist zentral durch eine offensichtlich vorliegende Kompression kaum zu erkennen. Das histologische Präparat der Abbildung Nr. 99 zeigt in der unteren Bildhälfte amorphe Strukturen. Zellkerne oder -grenzen lassen sich hier nicht mehr abgrenzen. Dieser Befund spricht für das Vorliegen einer Nekrose. Zusammenfassend muss vom Vorliegen eines nicht mehr ganz frischen Ponsinfarktes ausgegangen werden (Stadium der Erweichung).

Zu (A): Hinweiszeichen für Granulome vom Tuberkulosetyp finden sich im mikroskopischen Bild nicht.

Zu (B): Bei einer eitrigen Enzephalitis wäre die massive Durchsetzung der Hirnsubstanz mit gelapptkernigen Leukozyten zu erwarten.

Zu (D): Soweit beurteilbar handelt es sich bei dem quer getroffenen Gefäß im unteren Präparateabschnitt der Abbildung Nr. 98 um die A. basilaris. Diese imponiert jedoch nicht aneurysmatisch erweitert.

Zu (E): Epitheliale Zellkomponenten als Hinweis für eine Hirnmetastasierung finden sich im mikroskopischen Bild der Abbildung Nr. 99 nicht.

Literatur

Literatur

Am Gegenstandskatalog orientierte Lehrbücher der Allgemeinen Pathologie:

Bleyl U, Döhnert G, Höpker WW, Hofmann W: Allgemeine Pathologie (Nach der Vorlesung von W Doerr). Heidelberger Taschenbücher, Bd 163, 2. Aufl., Springer, Berlin–Heidelberg–New York

Grundmann E: Einführung in die allgemeine Pathologie und in Teile der pathologischen Physiologie entsprechend dem Gegenstandskatalog für den ersten Abschnitt der ärztlichen Prüfung, 8. Auflage, Gustav Fischer, Stuttgart–New York, 1992

Weitere Quellen:

Doerr W, Quadbeck G: Allgemeine Pathologie. Heidelberger Taschenbücher Bd 68, 2. Aufl., Springer, Berlin–Heidelberg–New York, 1973

Eder M, Gedigk P: Lehrbuch der Allgemeinen Pathologie und der Pathologischen Anatomie. Springer, Berlin–Heidelberg–New York, 1990

Govan ADT, Macfarlane PS, Callander R: Allgemeine Pathologie. Springer, Berlin–Heidelberg–New York, 1991

Govan, ADT, Macfarlane PS, Callander R: Spezielle Pathologie, Springer, Berlin–Heidelberg–New York, 1993

Junqueira LC, Carneiro J, Contopoulus AN: Basic Histology, 2nd edn. Lange Medical Publications, Los Altos California 94022, 1977

Kayser FH, Bienz KA, Eckert J, Lindenmann J: Medizinische Mikrobiologie, 8. Aufl., Thieme, Stuttgart, 1993

Pschyrembel W: Klinisches Wörterbuch. 257. Aufl., de Gruyter, Berlin–New York, 1993

Rick W: Klinische Chemie und Mikroskopie, 6. Aufl., Springer, Berlin–Heidelberg–New York, 1990

Riede UN, Schaefer HE: Allgemeine und spezielle Pathologie. 4. Aufl., Thieme, Stuttgart, 1995

Roitt I: Essential Immunology. 7th ed, Blackwell Scientific Publications, Osney Mead Oxford England, 1991

Rossi E: Pädiatrie. Thieme, Stuttgart, 1989

Rotter W: Lehrbuch der Pathologie. Spezielle Pathologie für den zweiten Abschnitt der ärztlichen Prüfung. Band III u. IV, UTB Bd 1002 u. 1050, 3. Aufl., Schattauer, Stuttgart–New York, 1990

Sandritter W: Allgemeine Pathologie: Lehrbuch für Studierende und Ärzte. 1. Nachdr. der 2. Auflage, Schattauer, Stuttgart–New York, 1986

Schettler G, Greten H: Innere Medizin Bd I und II, 8. Aufl., Thieme, Stuttgart–New York, 1990

Schmidt-Matthiesen H: Gynäkologie und Geburtshilfe. 8. Aufl., Schattauer, Stuttgart–New York, 1992

Siegenthaler W: Klinische Pathophysiologie. 7. Aufl., Thieme, Stuttgart, 1994

Thomas C: Histopathologie: Lehrbuch und Atlas für die Kurse der allgemeinen und speziellen Pathologie. 11. Aufl., Schattauer, Stuttgart–New York, 1993

Thomas C: Makropathologie: Lehrbuch und Atlas für Studierende und Ärzte. 8. Aufl., Schattauer, Stuttgart–New York, 1993

Wellhörner HH: Allgemeine und systematische Pharmakologie und Toxikologie. 5. Aufl., Springer, Berlin, 1990

Abbildungs-
verzeichnis

Abbildungsverzeichnis

Abb.-Nummer	Diagnose
1	Hirninfarkt: Stadium der Erbleichung
2	grobknotige Leberzirrhose
3	Schockniere, makroskopisch
4	Bronchialkarzinom
5	Langhans-Riesenzelle
6	chronische Leberstauung
7	Hirninfarkt: Stadium der Vernarbung mit Pseudozystenbildung
8	Amyloidnephrose
9	Lipom
10	Lymphangiosis carcinomatosa, mikroskopisch
11	Blutung im Bronchialsystem
12	akute Entzündung – Flimmerepithel
13	Fibroadenom der Mamma
14	Gehirn: Ganglienzellschädigung
15	Pleurakarzinose, makroskopisch
16, 17	Leber/Histologie: Hämochromatose
18	Hirninfarkt: Stadium der Vernarbung mit Pseudozystenbildung
19, 20	epitheloidzellige Granulome
21	Lymphangiosis carcinomatosa, Lunge, makroskopisch
22	Reinke-Ödem
23, 24	Bronchus: unverhorntes Plattenepithelkarzinom
25	bullöses Lungenemphysem
26	unspezifische Lymphadenitis
27	Plasmozytom
28	frischer Myokardinfarkt, makroskopisch
29	Hämangiom
30	chronische Stauungsleber
31	Milz: M. Gaucher
32	Asbestose der Lunge
33	kleinzelliges Bronchialkarzinom
34	Zottenherz
35	intraalveoläres Lungenödem
36	Lungenarterienembolie
37	pseudomembranöse Colitis
38, 39	Zytokeratindarstellung bei Mammakarzinom
40	Lungenödem
41	akute Bronchitis
42, 43	Leberzellnekrosen
44	Glioblastoma multiforme
45	Depigmentierung der Substantia nigra – Parkinson-Syndrom
46	verkäsende Tuberkulose
47, 48	Leber/Histologie: chronische myeloische Leukämie
49	noduläre Hyperplasie der Prostata
50	Pulmonalarteriensklerose
51	Neuronophagie
52, 53	Lipofuszin – Eigenfluoreszenz
54, 55	Lymphangiosis carcinomatosa, mikroskopisch
56	Lungengangrän bei Bronchialkarzinom
57, 58	Lungentuberkulose
59	Papillarmuskelabriß
60	Chorea Huntington – Erweiterung der Seitenventrikel
61, 62	Magenkarzinom, mikroskopisch
63	Lymphangiosis carcinomatosa, makroskopisch
64	Hirninfarkt: Stadium der Vernarbung mit Pseudozystenbildung
65, 66	Verruca vulgaris
67, 68	Bronchialkarzinom
69	Herzmuskelhypertrophie
70, 71	Schockniere, mikroskopisch
72, 73	Leber/Histologie: chronische lymphatische Leukämie
74	Hirninfarkt: Stadium der Vernarbung mit Pseudozystenbildung
75	exzentrische Herzmuskelhypertrophie
76	chronische Lungenstauung mikroskopisch: „Herzfehlerzellen"
77, 78	Fibroadenom der Mamma
79	bakterielle Myokarditis
80	basale Großhirnansicht
81	Hirninfarkt: Stadium der Pseudozystenbildung
82, 83	interstitielle Nephritis
84, 85	Milchglashepatozyten
86	Muskeldystrophie: mikroskopisch
87	Echinokokkose der Niere
88, 89	unspezifische Gingivitis
90	chronische Stauungsleber
91, 92	zerebrale Amyloidangiopathie
93, 94	Malariapigment (Hämatozoidin) in Hepatozyten
95	Langhans-Riesenzelle
96, 97	Glomerulosklerose Kimmelstiel-Wilson
98, 99	Hirninfarkt: Stadium der Erweichung

Bildanhang

330 Bildanhang

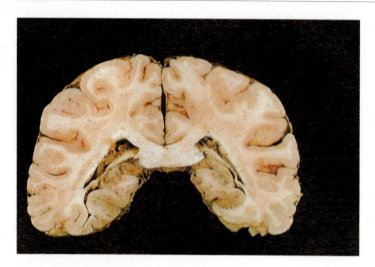

Abb. 1 zu Frage 18.1

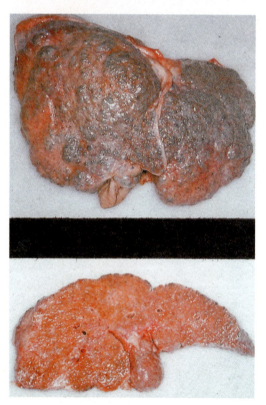

Abb. 2 zu Frage 18.2

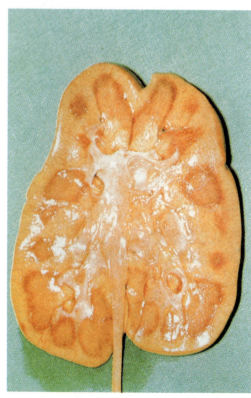

Abb. 3 zu Frage 18.3

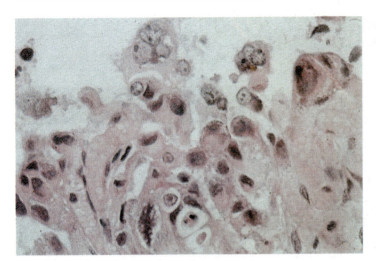

Abb. 4 zu Frage 18.4

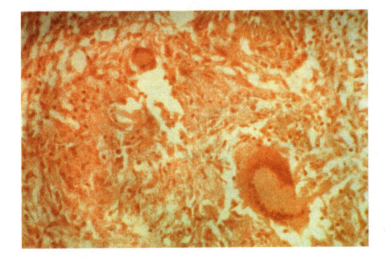

Abb. 5 zu Frage 18.5

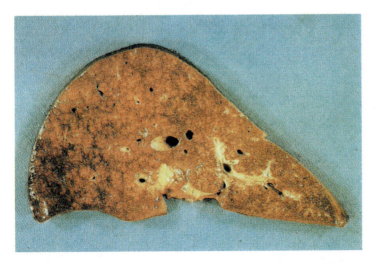

Abb. 6 zu Frage 18.6

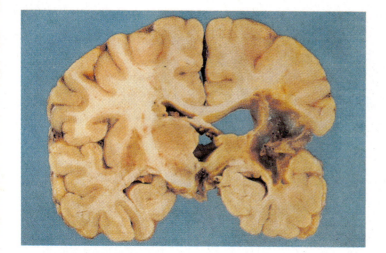

Abb. 7 zu Frage 18.7

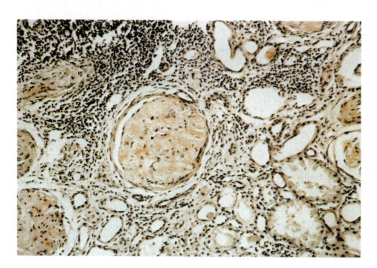

Abb. 8 zu Frage 18.8

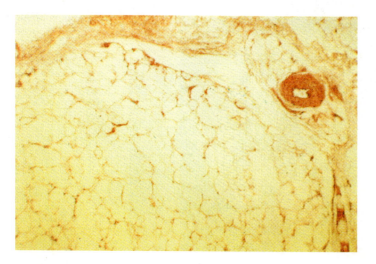

Abb. 9 zu Frage 18.9

Bildanhang **333**

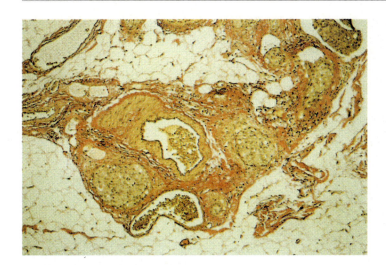

Abb. 10 zu Frage 18.10

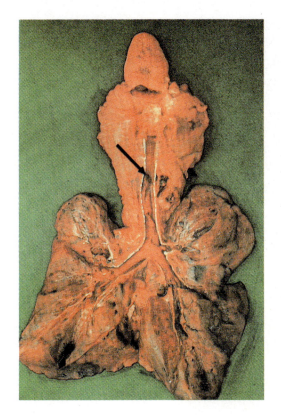

Abb. 11 zu Frage 18.11

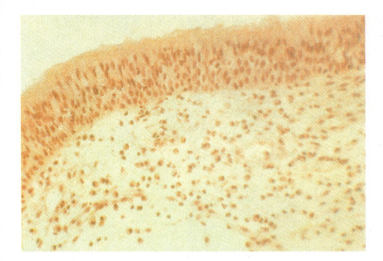

Abb. 12 zu Frage 18.12

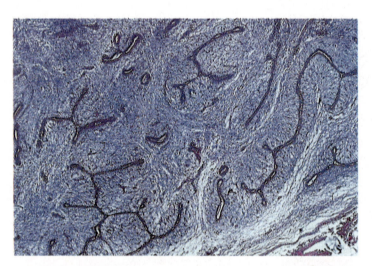

Abb. 13 zu Frage 18.13

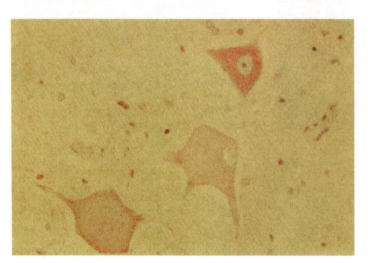

Abb. 14 zu Frage 18.14

Bildanhang   **335**

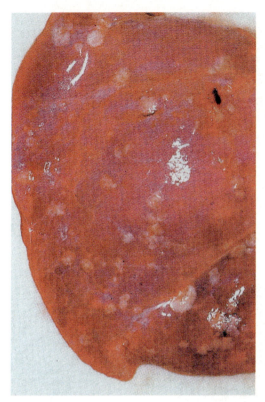

Abb. 15 zu Frage 18.15

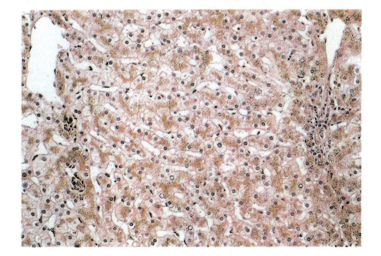

Abb. 16 zu Frage 18.16

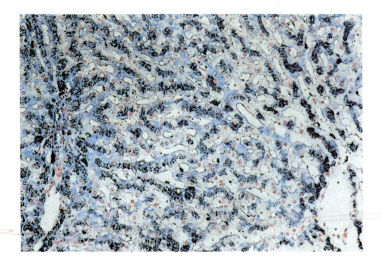

Abb. 17 zu Frage 18.16

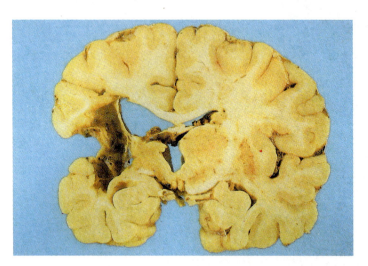

Abb. 18 zu Frage 18.17

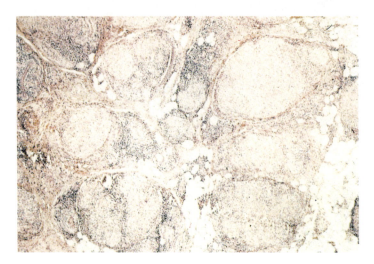

Abb. 19 zu Frage 18.18

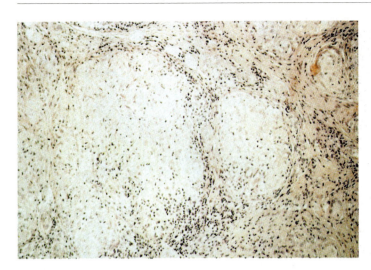

Abb. 20 zu Frage 18.18

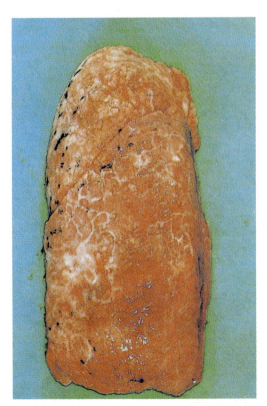

Abb. 21 zu Frage 18.19

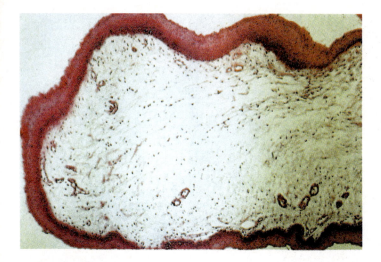

Abb. 22 zu Frage 18.20

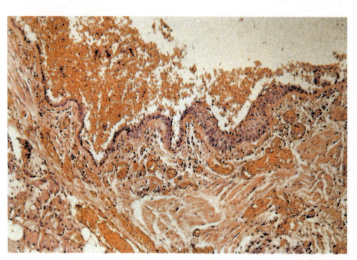

Abb. 23 zu Frage 18.21

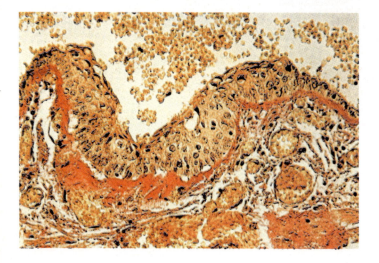

Abb. 24 zu Frage 18.21

Abb. 25 zu Frage 18.22

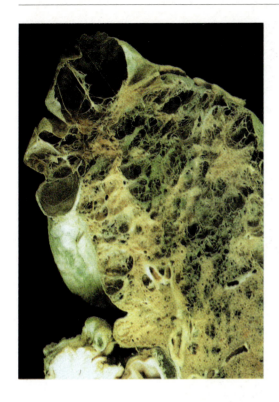

Abb. 26 zu Frage 18.23

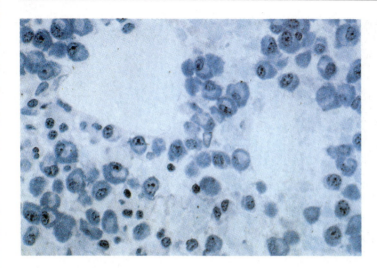

Abb. 27 zu Frage 18.24

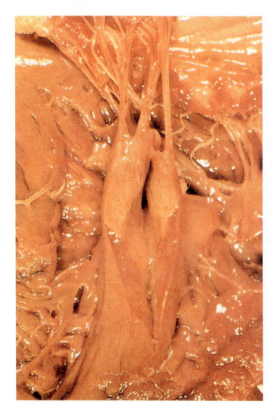

Abb. 28 zu Frage 18.25

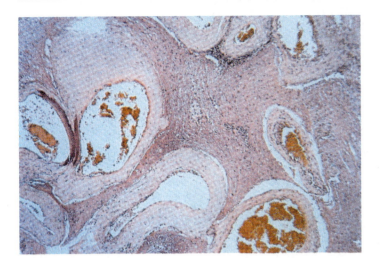

Abb. 29 zu Frage 18.26

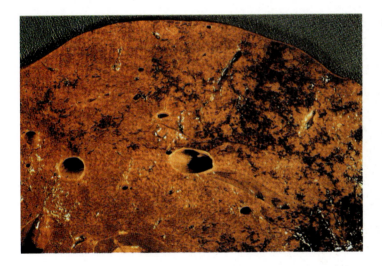

Abb. 30 zu Frage 18.27

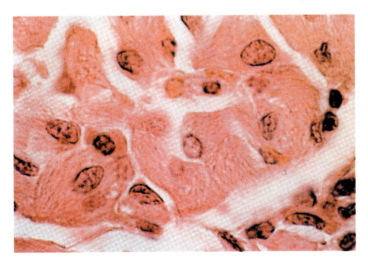

Abb. 31 zu Frage 18.28

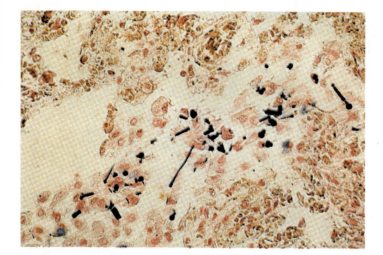

Abb. 32 zu Frage 18.29

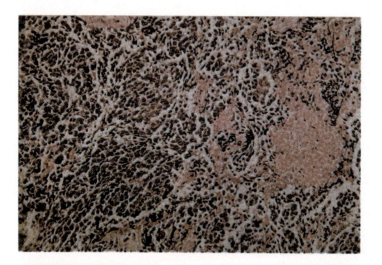

Abb. 33 zu Frage 18.30

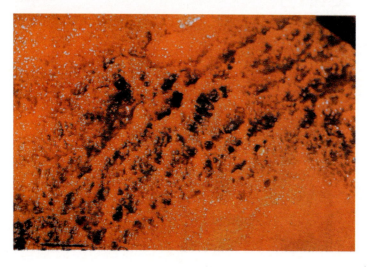

Abb. 34 zu Frage 18.31

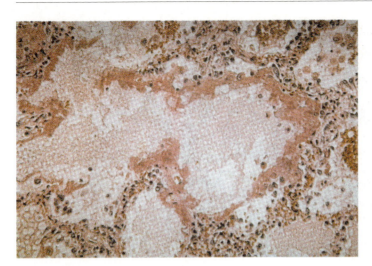

Abb. 35 zu Frage 18.32

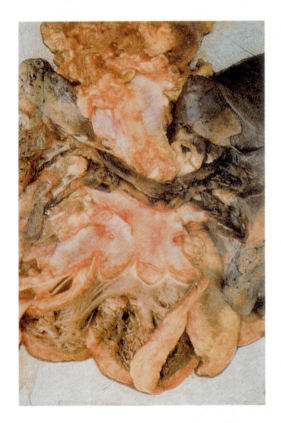

Abb. 36 zu Frage 18.33

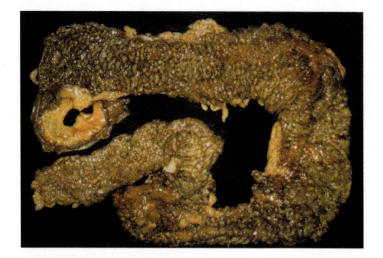

Abb. 37 zu Frage 18.34

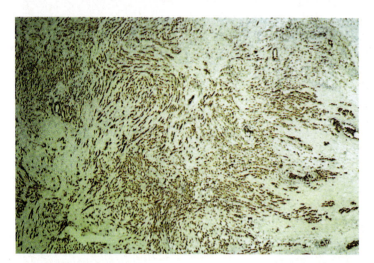

Abb. 38 zu Frage 18.35

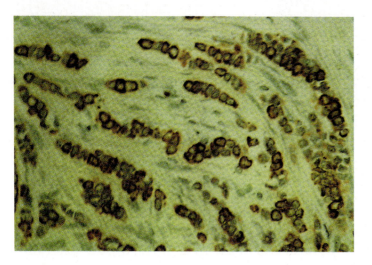

Abb. 39 zu Frage 18.35

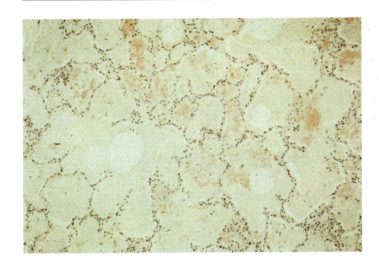

Abb. 40 zu Frage 18.36

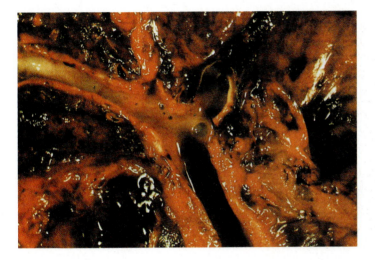

Abb. 41 zu Frage 18.37

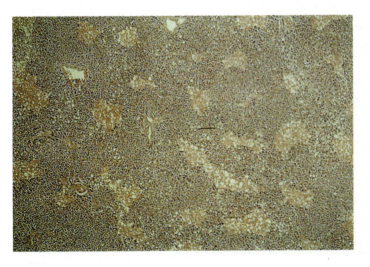

Abb. 42 zu Frage 18.38

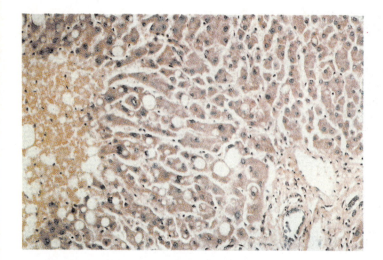

Abb. 43 zu Frage 18.38

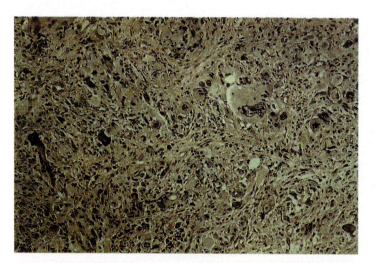

Abb. 44 zu Frage 18.39

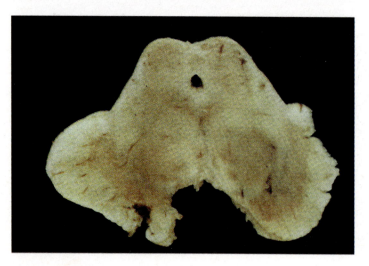

Abb. 45 zu Frage 18.40

Bildanhang

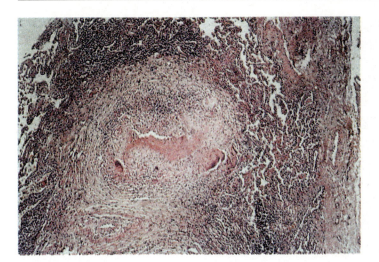

Abb. 46 zu Frage 18.41

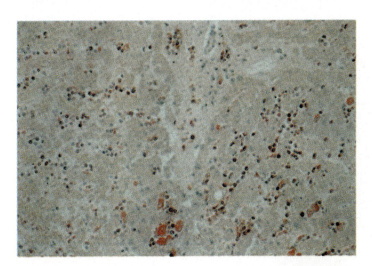

Abb. 47 zu Frage 18.42

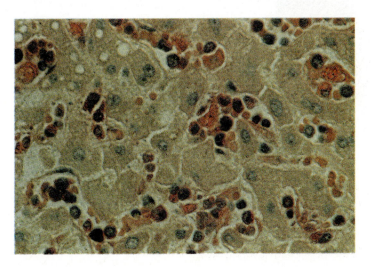

Abb. 48 zu Frage 18.42

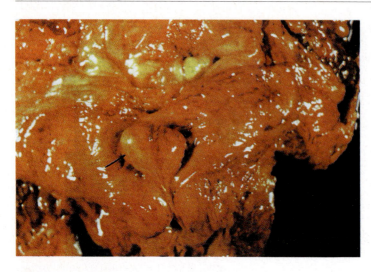

Abb. 49 zu Frage 18.43

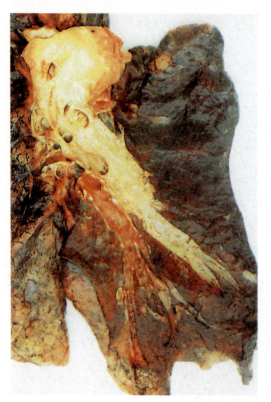

Abb. 50 zu Frage 18.44

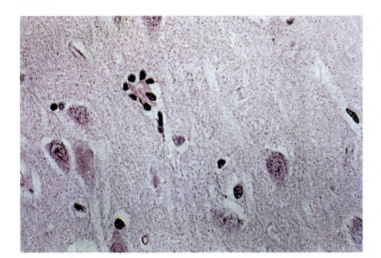

Abb. 51 zu Frage 18.45

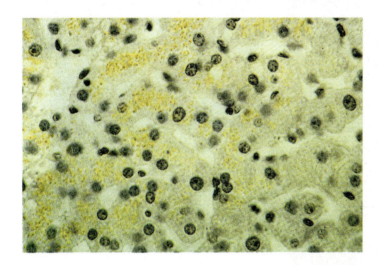

Abb. 52 zu Frage 18.46

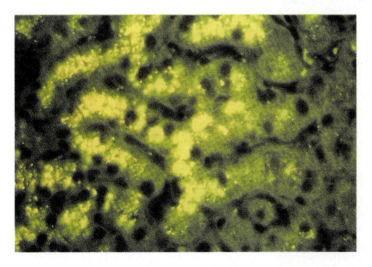

Abb. 53 zu Frage 18.46

350 Bildanhang

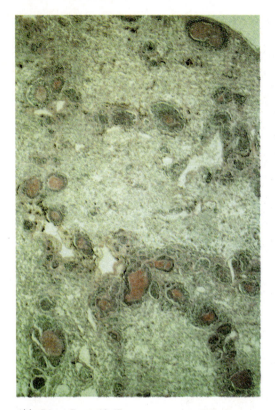

Abb. 54 zu Frage 18.47

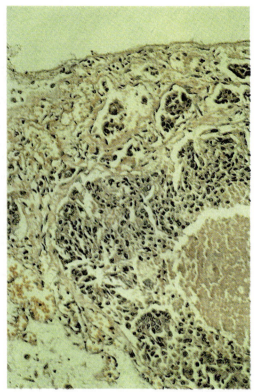

Abb. 55 zu Frage 18.47

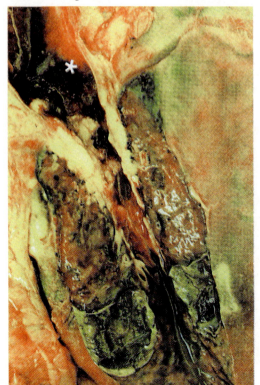

Abb. 56 zu Frage 18.48

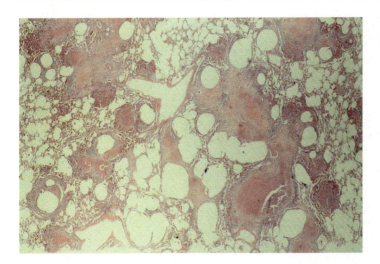

Abb. 57 zu Frage 18.49

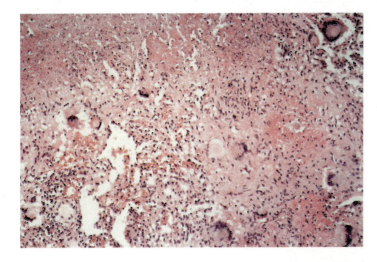

Abb. 58 zu Frage 18.49

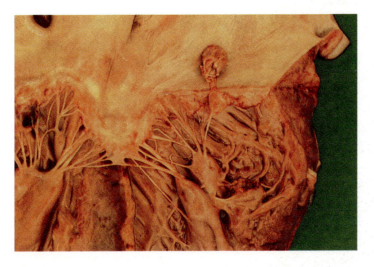

Abb. 59 zu Frage 18.50

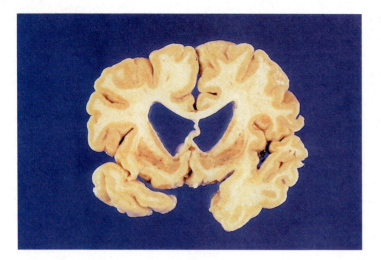

Abb. 60 zu Frage 18.51

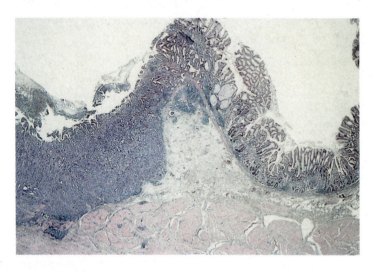

Abb. 61 zu Frage 18.52

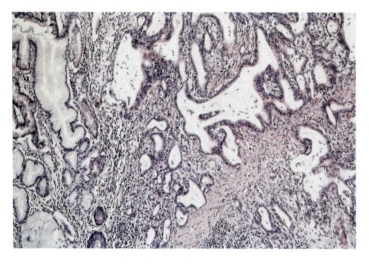

Abb. 62 zu Frage 18.52

Bildanhang **353**

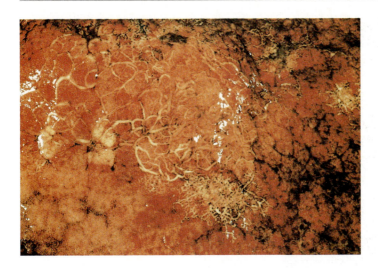

Abb. 63 zu Frage 18.53

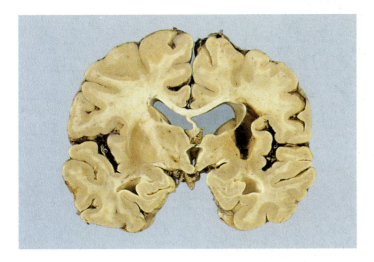

Abb. 64 zu Frage 18.54

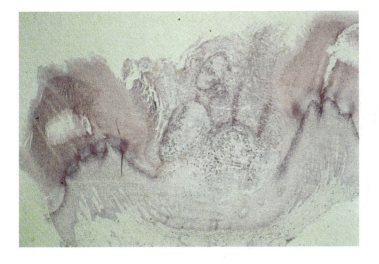

Abb. 65 zu Frage 18.55

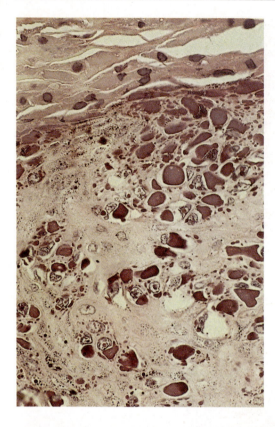

Abb. 66 zu Frage 18.55

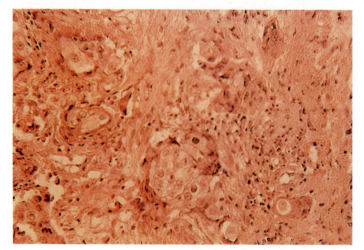

Abb. 67 zu Frage 18.56

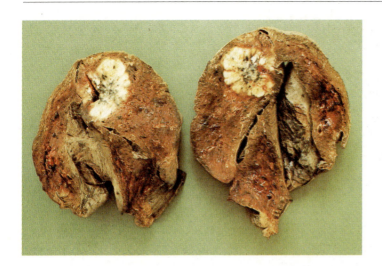

Abb. 68 zu Frage 18.56

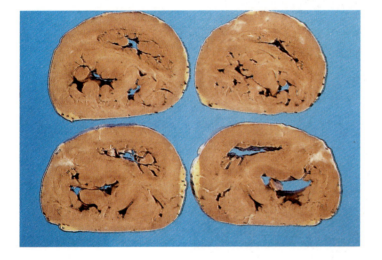

Abb. 69 zu Frage 18.57

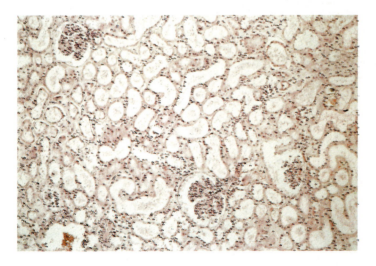

Abb. 70 zu Frage 18.58

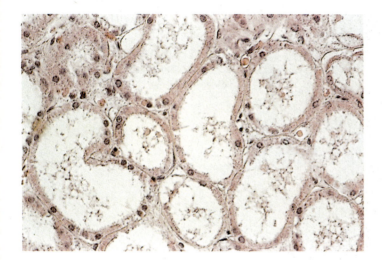

Abb. 71 zu Frage 18.58

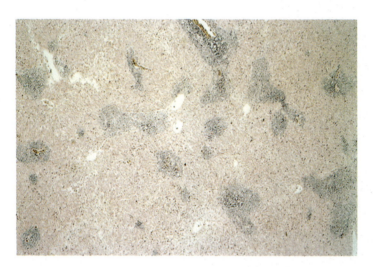

Abb. 72 zu Frage 18.59

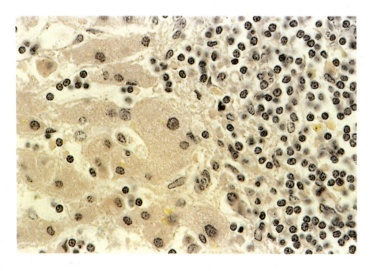

Abb. 73 zu Frage 18.59

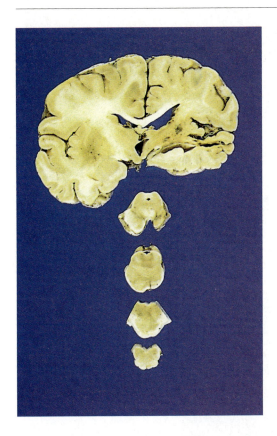

Abb. 74 zu Frage 18.60

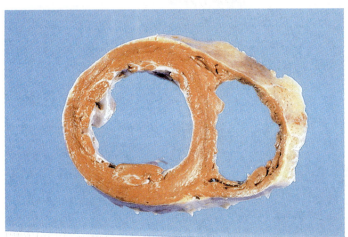

Abb. 75 zu Frage 18.61

358 Bildanhang

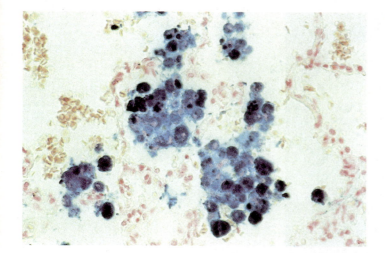

Abb. 76 zu Frage 18.62

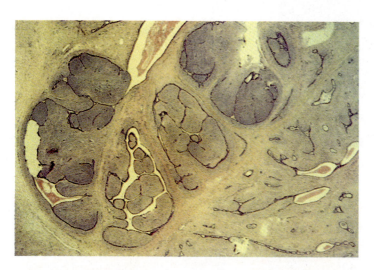

Abb. 77 zu Frage 18.63

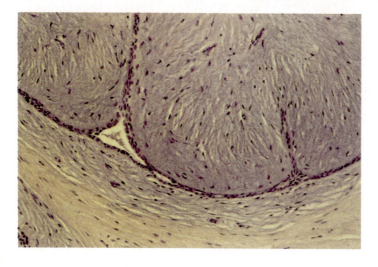

Abb. 78 zu Frage 18.63

Bildanhang **359**

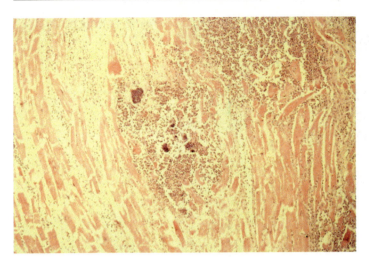

Abb. 79 zu Frage 18.64

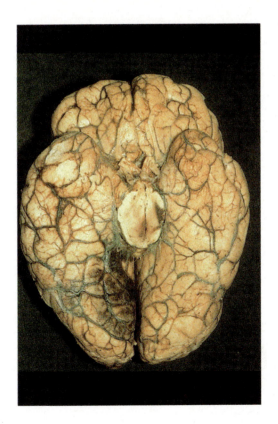

Abb. 80 zu Frage 18.65

360 Bildanhang

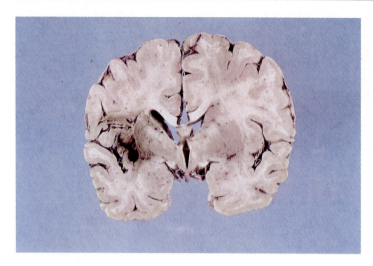

Abb. 81 zu Frage 18.66

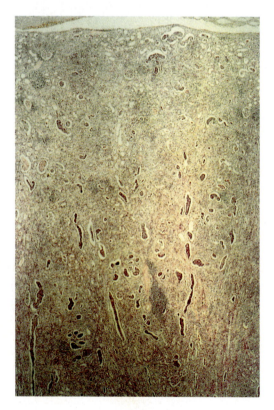

Abb. 82 zu Frage 18.67

Bildanhang 361

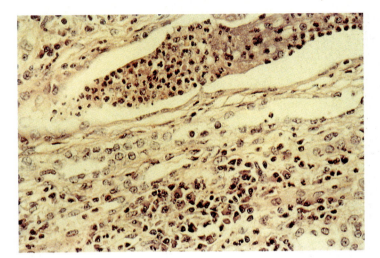

Abb. 83 zu Frage 18.67

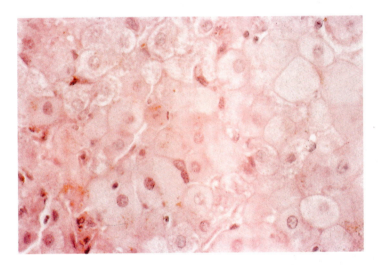

Abb. 84 zu Frage 18.68

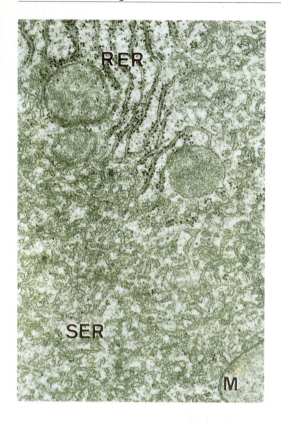

Abb. 85 zu Frage 18.68

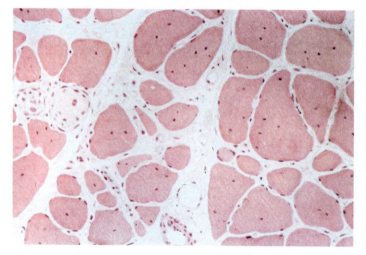

Abb. 86 zu Frage 18.69

Bildanhang 363

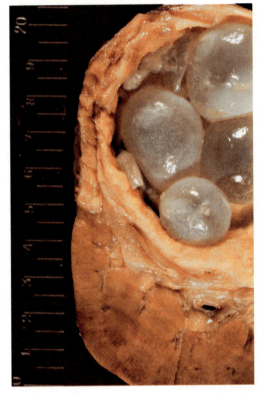

Abb. 87 zu Frage 18.70

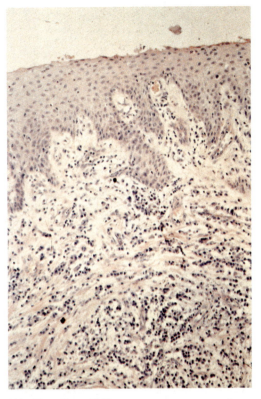

Abb. 88 zu Frage 18.71

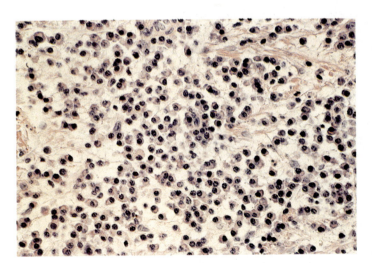

Abb. 89 zu Frage 18.71

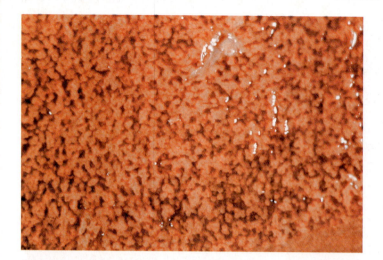

Abb. 90 zu Frage 18.72

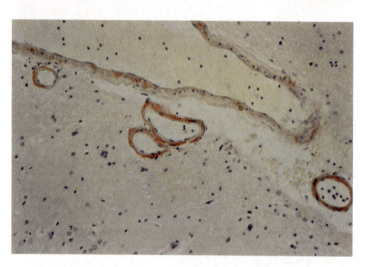

Abb. 91 zu Frage 18.73

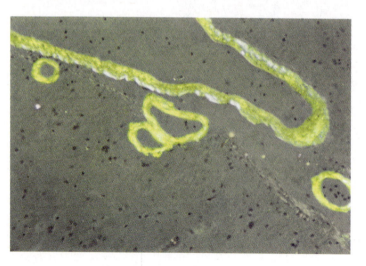

Abb. 92 zu Frage 18.73

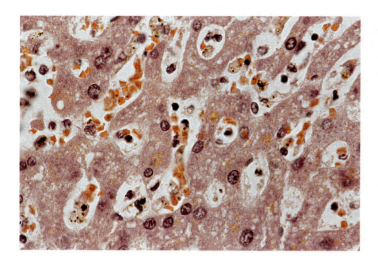

Abb. 93 zu Frage 18.74

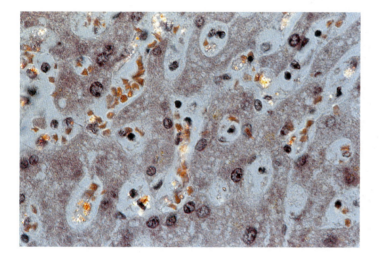

Abb. 94 zu Frage 18.74

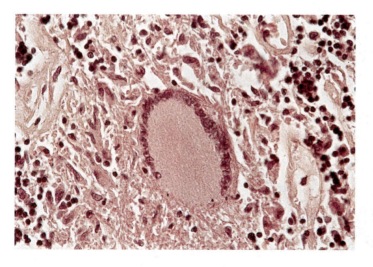

Abb. 95 zu Frage 18.75

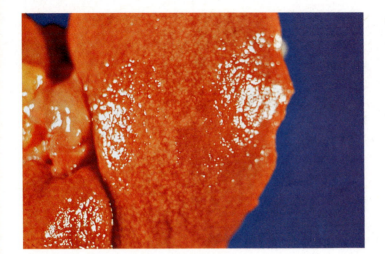

Abb. 96 zu Frage 18.76

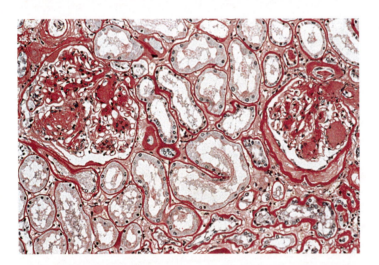

Abb. 97 zu Frage 18.76

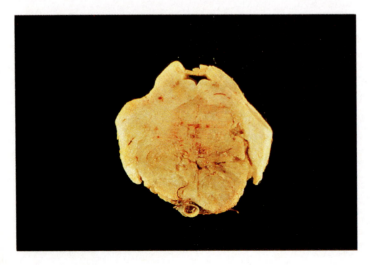

Abb. 98 zu Frage 18.77

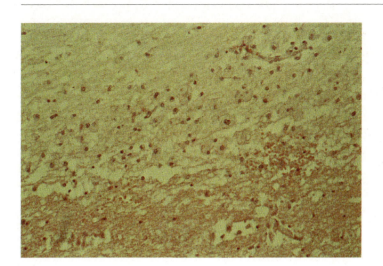

Abb. 99 zu Frage 18.77

Sachverzeichnis

Sachverzeichnis

A

Ätiologie 86
Abscheidungsthrombus 227
Absorption 276
Abszeß 151
– paranephritischer 283
– perityphlitischer 168
Abszeßmembran 151
Abwehr
– Immunität
– – spezifische 127
– – unspezifische 127
– lokale 127
Adenokankroide 196
Adenokanthome 196
Adenom 195, 277–278
– toxisches 244
Adenomatosis coli 277
– familiäre 177, 186
Agammaglobulinämie
– Schweizer Typ 135
Agranulozytose 121, 161
AH-Amyloid 109
AIDS 136
Akromegalie 243–244
Albinismus 256
Alkaptonurie 254, 256
Alkohol 113
Alkoholembryopathie 111
Alkoholhepatitis 268
Allergie 130
Allotransplantation 137
α-Amanitin 114
Amyloidnephrose 110, 286
Anämie 263
– aplastische 241, 263
– hämolytische 264
– hyperchrome 242
– megaloblastäre 263
– perniziöse 272
– sideroachrestische 241, 263
Analgetika-Nephropathie 282
Anaphylatoxine 143
Anasarka 106
Aneurysma 213
– atherosklerotisches 213
– dissecans 213
– mykotisches 211
– syphilitisches 213
Angina abdominalis 232–233
Angina pectoris 233
Angiofibrom 213
Angiome 201, 202
Angiomyolipom 213

Angiopathie, hypertensive 234
Anilin 185
Anitschkow-Zellen 156, 166
Anoxie 118
Anpassungshyperplasie 245
Anthrakose 101
Antigen, prostataspezifisches 138
Antigen-Antikörper-Reaktion 129
Antikörper, homozytotrope 130
Antikörperkreuzreaktion 130, 239
Aorteninsuffizienz 236
Aortenstenose 237
Apoferritin 239
Apoplex 235, 240
Apoptose 103, 105
Appendizitis 168
ARDS 226, 262
Arsen 185
Arteriolosklerose 211
Arteriosklerose vom Typ Mönckeberg 210
Arthritis
– migratorische 165
– rheumatische 156
– rheumatoide 167
– urica 252
Arthrosis deformans 252
Arthus-Phänomen 131
Asbest 112
Aschoff-Geipel-Riesenzellen 155, 166, 174
Aschoff-Knötchen 156, 166
Asthma bronchiale 132
Asthma cardiale 223
Astrozytom 203
Aszites 268
Atelektase 262
Atemnotsyndrom des Früh- und Neugeborenen 262
Atherom 210
Atherosklerose 210
Athyreose 247
Atmung 257
Atrophie 91
– braune 92
– trophoneurotische 91
Attacke, transitorisch ischämische 210
Auerstäbchen 190–191
Australia Antigen 266
Autoimmunkrankheiten 133
Autolyse 90
Autophagie 102

Autotransplantation 137
AVK 233

B

B-Zell-Immunsystem 128
Bakteriämie 163
Balkenblase 284
Basaliom 197
Basedow-Struma 242
Bence-Jones-Protein 194
Benignität 179
Benzol 113
Berliner-Blau-Färbung 254
Berliner-Blau-Reaktion 89
Berufskrankheiten 116
Beryllium 112
Bilirubin 101
Biliverdin 101
Biopsie 88
Biphenyl, polychloriertes 113
Blei 114
Blut-Hirn-Schranke 288
Blutungen
– epidurale 291
– intrakranielle 291
– subarachnoidale 291
– subdurale 291
Blutungsanämie 242
Borderline-Tumor 179–180
Borrelia burgdorferi 122
Botulinustoxin 114
Bronchialkarzinom 208
Bronchialkatarrh, chronischer 260
Bronchitis, schleimig eitrige 260
Bronchopneumonie 149
Bronchuskarzinoid 259
Bronzediabetes 254
Bruton-Agammaglobulinämie 135
BSE (bovine spongiöse Enzephalopathie) 123
Burkitt-Lymphom 184, 186

C

Cadmium 115
Callus luxurians 172
Carcinoma 180
– in situ 180
– medullare 197
– scirrhosum 197
– simplex 197
CEA 138, 278

Charcot-Leyden-Kristalle 132
Chemotaxis 142
Chiragra 252
Chlorazetat-Esterase-Reaktion 191
Chlorgas 114
Cholangitis 281
Chole(docho)lithiasis 281
Cholera 146
Cholestase 281
Cholezystitis 281
Chondrom 190
Chondrosarkom 190
Chorea major 299
Choristie 200
Chrom 115
Chromatolyse
- periphere 99, 293
- zentrale 99, 294
Claudicatio intermittens 233
Clostridium tetani 122, 124
Colchizin 253
Colitis ulcerosa 165, 177
Coma uraemicum 287
Commotio cerebri 291
Condylomata accuminata 123
Contrecoupherd 291
Contusio cerebri 291
Cor pulmonale 263
- chronisches 220
Corynebakterium diphteriae 123
Councilman-bodies 267
Cowdry-Körper 122
Crush-Niere 221, 224
Cryptococcus neoformans 150
Curschmann-Spiralen 132
Cushing-Syndrom 242
Cutis laxa 107

D

Dane-Partikel 266
Darmgangrän 106
Darminfarkt 233
Dauergewebe 121
Degeneration 98
Dermatomyositis 133, 188
Desmin 193
Desmoid 107
Di-George-Syndrom 135
Diabetes mellitus 250
Diagnostische Methoden 88
Diapedeseblutung 237, 239
Diathese, hämorrhagische 225, 239
Digestion 275
Diphtherie 146
Disposition 86

Dyschylie 281
Dyskaryose 176
Dysphagie 271
Dysplasie 176
Dysraphie 295
Dystrophie 98

E

Ehlers-Danlos-Syndrom 108, 213
Einklemmung 288
Eisenmangelanämie 242
Eiter 149
Elektronenmikroskop 87
Embolie 230
Embryopathie 116
- diabetische 250
Emperipolesis 144–145
Emphysem
- bronchostenotisches 261
- interstitielles 261
Empyem 151
Encephalitis herpetica 122
Endocarditis 166
- acuta ulcerosa 236
- lenta 236
- thromboulcerosa polyposa 236
- verrucosa rheumatica 236
- verrucosa 166
Entzündung
- eitrige 149
- gangräneszierende 161
- granulierende 153
- hämorrhagische 152
- nekrotisierende 162
- serös-schleimige 146
- seröse 145
Entzündungsreize 141
Enzephalitis 299
Enzephalopathie
- alkoholische 296
- bovine, spongiöse 300
Ependymom 203
Epitheloidzellen 153, 155
Epulis gigantocellularis 179, 180
Erbleichung 234, 293
Erdheim-Gsell-Medianekrose 213
Erguß 107
Erosion 273
Erweichung 234
- puriforme 228
Erysipel 149–150
Erythema marginatum 166
Eulenaugenzelle 122, 174
Exfoliativzytologie 88
Exposition 86

Exsudat 107
Extremitäteninfarkt 233

F

Färbemethoden 89
Fäulnisbakterien 105, 162
Fadengranulom 172
Fallot-Tetralogie 235
Favismus 264
Feminisierung, testikuläre 247
Ferritin 239
Fetopathie 116
Fettembolie 231
Fettembolisationssyndrom 231
Fettgewebsnekrose 277
- enzymatische 106
- traumatische 106
Fettkörnchenzelle 234, 293
Fettleber 270
Fettmobilisationssyndrom 226
Fettzirrhose 269
Fibrin 226
Fibrinogen 226
Fibroadenom der Mamma 195
Fibrom 190
Fibrosarkom 190
Fibrose 108
Foramen ovale, offenes 229
Formalinpigment 87
Frakturheilung 172
- primäre 171
Fremdkörpergranulom 117, 156
Fremdkörperriesenzelle 117
Friedreich-Ataxie 299
Frühinfiltrat, infraklavikuläres 159
Frühkarzinom 180, 280
Fünfjahres-Überlebensrate 183
Furunkel 151

G

Gänsegurgelarterie 210
Galaktorrhoe-Amenorrhoe-Syndrom 245
Gallertkarzinom 196
Gametopathie 200
Gandy-Gamna-Knötchen 221
Ganglioneuritis 123
Gangrän 105
- feuchte 105
- trockene 105
Gastrinom 244, 275
Gastritis 273
- chronische 273
- Typ A 273
- Typ B 273–274
- Typ C 273

Gaucher-Zellen 254
Gaumenpapillom 195
Gefügedilatation 221
Gehirntod 90
Gerinnungsthrombus 227
Gewebe, stabiles 121
Ghon-Herd 159
Gicht 252
Gliadin 275
Gliafilamente 193
Glioblastom 204
Gliome 203
Glomerulonephritis 285
Glomerulosklerose, noduläre 250
Gluten 276
Glykogenose
- Typ I (v. Gierke) 255
- Typ II (Pompe) 255
Glykogenspeicherkrankheiten 255
Goodpasture-Syndrom 130, 188, 239
Graft-versus-host-Reaktion 137
Granularatrophie
- blasse 287
- rote 287
Granuloma pyogenicum 171
Granulome 155–156
Grenzflächen- oder Junktionsnaevus 202
Grenzgebietsinfarkt 235
Grippe 152
Grippepneumonie 152
Gumma 106

H

Hämarthros 240
Hämatemesis 240
Hämatin 101
Hämatochezie 239–240
Hämatoidin 101, 240
Hämatom 239–240
Hämatozoidin 101
Hämochromatose 254
Hämoglobin 101
Hämophilie A 238
Hämoptoe 240
Hämoptyse 240
Hämosiderin 101, 221
Haarzunge, schwarze 135
Haematocephalus internus 240
hairless women 247
Hamartie 201
Hamartoblastom 201
Hamartom 201
Haptoglobin 239

Harnblasenkarzinom 185
Harnblasenpapillom 195
Hautemphysem 259
Helicobacter pylori 273–274
Hemisphärenatrophie 295–296
Hepatitis 266–267
- A 266
- akute 266
- B 266
- chronisch aggressive 267
- chronisch persistierende 267
Herdenzephalitis, metastatische 162
Herdpneumonie 149
Herpes-simplex-Virus 206
Herpes-Zoster-Virus 123
Herzbeuteltamponade 240
Herzfehlerzellen 221, 223
Herzgewicht, kritisches 220
Herzinfarkt 217
Herzinsuffienz 222
Herzklappenfehler, erworbener 236
Herzmuskelhypertrophie 220
Herzvitien, kongenitale 235
Heterophagie 102
Hirnödem 288
Hirnabszeß 300
Hirninfarkt 234
Hirnmetastasen 205
Hirnphlegmone 300
Hirntod, dissoziierter 90
Hirnverletzungen
- gedeckte 291
- offene 291
Histamin 143
Histiozytom, kutanes fibröses 201
HIV 136
HNPCC – hereditary non-polyposis colorectal cancer 278
Hodgkin-Zelle 193
Homozystinurie 254
Hyalin 96
- bindegewebiges 96
- vaskuläres 96, 211
Hydrocephalus
- communicans 295
- externus 295
- internus 295
- occlusus 295
Hydrops 106
- fetalis 106
Hyperlipoproteinämie
- familiäre 209
- Typ IIa 209
- Typ IIb 209

Hyperparathyreoidismus
- primärer 244
- sekundärer 245
Hyperplasie 93
- Nebenschilddrüse 245
- noduläre H. der Prostata 284
Hyperthyreose 244
Hypertonie 219
- pulmonale 220
- renale 283, 287
Hypertrophie 93
Hypophysenadenom
- basophiles 245
- eosinophiles 245
Hypoxie 118
Hypoxydose 118

I

Immundefekt 135
Immunkomplexerkrankung 129
Immunorgan, primäres 127
Immunreaktion
- zellgebundene 131
- zytotoxische 131
Immuntoleranz 127
Implantationsmetastase 182
Individualtod 89–90
Induration 108
- braune 221, 223
Infarkt 232
- anämischer 232
- hämorrhagischer 232
Infektion, opportunistische 134, 136
Inselzelladenom 244
Insuffizienz, respiratorische 257
Interferon 143
Intermediärfilament 180
Inzidenz 87
Ischämie 118, 232
- absolute temporäre 233
- relative (Oligämie) 233
Isotransplantation 137

J

Jakob-Creutzfeld-Krankheit 300

K

Kältefolgekrankheiten 119
Kachexie 92
Kalkspritzer 276
Kallikrein 143
Kanzerogene 117
Kanzerogenese 186
Kaposi-Sarkom 136, 185

Karbunkel 151
Kardinalssymptome einer Entzündung 141
Karnifikation 148
Karzinome 196
Katarakt, diabetische 249
Killerzellen
– natürliche 127
– zytotoxische 128, 131
Kinine 143
Kittniere 160
Knochenbruchheilung, sekundäre 171
Knochenmetaplasie 174–175
Knochennekrose, aseptische 161
Koagulationsnekrose 105
Kohlenmonoxid 113
Kollagenosen 108
Kolliquationsnekrose 105, 234, 293
Kolondivertikulose 177
Kolonkarzinom 278
Kolonpolyposis, familiäre 177
Komplementsystem 127, 142
Kompressionsatelektase 262
kongenitales androgenitales Syndrom (AGS) 247
Kongorot 89, 110
Konstitution 87
Koronarinsuffizienz, relative 214
Kraniopharyngeom 199–200
Krebsgen 184
Kryptosporidiose 135

L

Läsion, tumorartige 180
Lateralsklerose, amyotrophische 299
Laurén-Klassifikation 279
Leberdystrophie 98
Leberkarzinom 182
Leberkoma 270
Leberzellkarzinom, primäres 270
Leberzirrhose 269
– primäre biliäre 268
Leichenstarre 90
Leiomyom 190
Leiomyosarkom 190
Lentigo-maligna-Melanom 202
Leptomeningitis, tuberculosa 300
Letalität 87
Leukämie 191
– chronisch lymphatische 192
– chronisch myeloische 192
Leukenzephalitis 299

Leukodystrophie
– metachromatische 256
– progressive, multifokale 298
Leukoenzephalopathie, progressive multifokale 187
Leukoplakie 176–177
Leukose 191
Leukotriene 143
Lichtmikroskop 87
Lipofuszin 101
Lipofuszinose 270
Lipom 190
Lipomatosis cordis 95
Liposarkom 190
Lobärpneumonie 148
Lochkerne 249
Löhlein-Herdnephritis 163, 236
Lues 289
Lungenödem 262
Lungenabszeß 148
Lungenblutung 239
Lungenemphysem 260
– bei α_1-Antitrypsinmangel 261
– interstitielles 259
– primäres seniles 260
Lungenfibrose 116
Lungengangrän 106, 149
Lungeninfarkt 231
– hämorrhagischer 230
Lungenödem 262
Lungenphthise 157
Lungenstauung 258
Lyme-Erkrankung 122
Lymphadenitis 168
Lymphangitis 168
Lymphogranulomatose (M. Hodgkin) 193
Lymphom, MALT 276
Lysosom 102

M

M. Addison 247
M. Alzheimer 299
M. Basedow 242, 244
M. Biermer 272
M. Conn 244
M. Crohn 164–165
M. Dupuytren 172
M. Gaucher 254, 256
M. Krabbe 256
M. Little 296
M. McArdle 255
M. Ménétrier 272
M. Niemann-Pick 256, 298
M. Osler-Rendu 238
M. Parkinson 299
M. Pfaundler-Hurler 255

M. Pick 298–299
M. Pompe 255
M. Tay-Sachs 256
M. v. Giercke 255
M. Waldenström 194
M. Wilson 102, 255
Magenfrühkarzinom 180
Magenkarzinom 279
Makrophagen 145
Malabsorption 276
Malariapigment 101
Malassimilationssyndrom 275
Maldigestion 275, 277
Malignität 180
Mallory-Körperchen 97
Mammakarzinom 205
Mammographie 188
Marasmus 92
Marfan-Syndrom 107, 133
Margination 144–145
Massenblutung, zerebrale 240
Massenverschiebung 288
Medianekrose, idiopathische 213
Medulloblastom 201, 204
Mekoniumileus 284
Meläna 238, 240
Melanin 101
Melanom 201–202
– noduläres 202
– superfiziell-spreitendes 202
Melanophage 201
Melanophore 201
Melanosis coli 184
MEN-Syndrom
– Typ I 186
– Typ II 186
Meningeom 205
Meningitis 300
Mesaortitis luica 213
Mesotheliom 184
Metaplasie 175
– intestinale 175, 273
Metastasierung 182
– kavitäre 181
Mikrogliazelle 234
Mikrokalzifikation 188
Mikrokarzinom 180
Mikrophage 145, 150
Mikrosphärozytose, kongenitale 264
Mikrothrombus 227
Milzinfarkt 233
Mitralinsuffizienz 237
Mitralstenose 237
Molluscum-Virus 123
Morbidität 87
Morbus haemolyticus neonatorum 241

M

Mortalität 87
Mottenfraß (Piece-meal)-
  Nekrose 267
Mukoviszidose 284
Mukozele 169
Mumifikation 105
Muskatnußleber 221, 223
Muskelatrophie
– neurogene 93
– spinale 299
Muskeldystrophie 98
– Erb-Duchenne 98
Muskelpumpe 228
Muttermal 201
Myelitis 299
Myocarditis rheumatica 166
Myoglobin 101
Myom 190
Myositis 134
– ossificans 174, 175

N

Naevus
– intradermaler (korialer) 202
– kombinierter (compound) 202
Naevuszellnaevus 201
α-Naphthylamin 185
Narbe, gliöse 292
Narbenemphysem 261
Narbenkeloid 172
Nebennierenrindenadenom 244
Nebenschilddrüsenhyperplasie
  245
Negri-Körperchen 122
Nekrose 104
– areaktive 161–162
– fibrinoide 106
– gummatöse 106
– käsige 105
Neoplasie 179
Nephritis, interstitielle 282
Nephroblastom 200
Nephrohydrose 225
Nephrolithiasis 244, 252, 283
Nephropathie, diabetische 286
Neurinom 204
Neuroblastom 201
Neurofibrom 204
Neurofibromatose v. Reckling-
  hausen 204
Neurofilamente 193
Neurom 100
Neuronophagie 296
Niereninfarkt 233
Niereninsuffizienz 283
– chronische 245

O

Ödem 106, 223
– angioneurotisches 143
Ölgranulom 118
Obduktion 89
Obstruktions- bzw. Resorptions-
  atelektasen 262
Ochronose 254
Oligämie 232
Oligodendrogliom 203
Onkozyte 178
Osteogenesis imperfecta 108
Ozon 114

P

Panarteriitis nodosa 213
Panenzephalitis 300
Panhypopituitarismus 247
Pankreasadenom 244
Pankreasapoplexie 277
Pankreasfibrose, zystische 284
Pankreatitis 276
Panmyelophthise 241
Pannus 167
Papanicolaou 88, 198
Papillennekrose 283
Papilloma basocellulare 195
Papillomavirus 123
– humanes 206
Papillom 195
Paraneoplasie 188
Paraquat 114
Parenchymnekrose, elektive 170, 293
Partialnekrose 170
Pathogenese
– formale 86
– kausale 86
Perfusionsstörung 258
Pericarditis 218
– epistenocardiaca 218
– rheumatica 166
Periodsäure-Schiff-Reaktion
  (PAS) 87, 89
Peritonitis
– diffuse 168
– lokale 168
Peutz-Jeghers-Syndrom 278
Phagozytose 127
Phakomatose 204
Phenylalanin 113
Phenylketonurie 256
Philadelphiachromosom 191–192
Phlebektasie 228
Phlebolith 228

Phlebothrombose 228
Phlegmone 149
Phosgen 114
Pigment
– exogenes 101
– hämatogenes 101
Piringer-Lymphadenitis 154
Plasmozytom 194
Plasmozytomniere 194
Plasmozytomzellen 193
Plasmozytose, reaktive 193
Plattenepithelmetaplasie 174–175
Pleuraempyem 148
Pneumokalzinose 97
Pneumokoniose 116
Pneumonie, interstielle 151
Podagra 252
Polioenzephalitis 299
Polyarthritis rheumatica 166
Polyp
– hyperplastischer 278
– juveniler 278
Polypeptide, vasoaktive 143
Porenzephalie 234, 295–296
Porphyrie 295
Portiokarzinom 206
post-streptococcal-disease 166
Postaggressionsstoffwechsel 226
Postprimärperiode 160
Präkanzerose 177
Primäraffektionsperiode 160
Primärkomplex 160
Prostaglandine 143
Prostatahyperplasie 283
Prostatakarzinom 206
Protoonkogen 183
Protoporphyrin 87
PSA 138
Psammomkörperchen 97–98
Pseudomembran 142, 146
Pulmonalarteriensklerose 220
Pulmonale Hypertonie 258
Punktionszytologie 88
Purpura cerebri 226, 231
Purpura Schoenlein-Henoch 144, 238
Pyämie 162–163
Pyelonephritis 282
Pylephlebitis 164
Pyocephalus, internus 289

Q

Quecksilber 115
Quellungskatarakt 249
Quincke-Ödem 143

R

Radspeichenkern 194
Raynaud-Syndrom 119
Reagin 130
Reaktion
– anaphylaktische 130
– atopische 130
Reizung, primäre 100, 294
Resistenz 127
Restitutio ad integrum 168
Retikulum, endoplasmatisches 94
Retinoblastom 186, 199
Retinopathie, diabetische 249
Rhabdomyolyse 221
Rhabdomyom 190
Rhabdomyosarkom 190
Rheumaknoten 155
Rheumatisches Fieber 156, 166
Rheumatismus nodosus 167
Rhexisblutung 239
Riesenmitochondrien 267
Riesenwuchs 243
Riesenzelle 174
– vom Aschoff-Geipel-Typ 156
– zytomegale 174
Ringblutung 231
Ringsideroblast 241
Röteln-Embryopathie 116, 123
Russel-Körperchen 97, 194

S

Saccharin 184
sarcoid like lesions 139
Schädel-Hirn-Trauma (SHT) 291
Schaumann-Körperchen 156
Schaumzellen 148, 156
Schizogyrien 291
Schleimkrebse 196
Schneeberger-Lungenkarzinom 120
Schock 225
– anaphylaktischer 225
– endotoxischer 225
– hypovolämischer 225
– kardiogener 225
– septischer 225
Schocklunge 225
Schockniere 225
Schrumpfniere 287
Schwartz-Bartter-Syndrom 244
Schwefeldioxid 114
Schweißtest 285
Schwellung, hydropische 95
Schwiele 108

Sekalealkaloid (Mutterkornalkaloide) 114
Sekundärfollikel 126
Sepsis 163
– bakterielle 163
– lenta 163
– tuberculosa gravissima 159
Septikopyämie 163
Sequester 151
Serotonin 143
Serumkrankheit 131
Sheehan-Syndrom 246–247
Sialadenitis 281
Sialadenose 281
Sialolithiasis 281
Sialorrhoe 281
Sichelzellenanämie 264
Siderophagen 240
Siegelringzellen 279
Siegelringzellkarzinom 196
Silikatose 116
Silikose 102, 116, 154
Simon-Spitzherde 159–160
Sjögren-Syndrom 281
Sklerodermie 133
Sklerose 108
– lobäre 296
– multiple 296, 298
– progressive systemische 133
– tuberöse 213
Skorbut 108, 238
Slow-Virus-Infektion 123
Speicherdystrophie 98
Speicherkrankheiten 255
– lysosomale 102
Sprue, einheimische 276
Status
– cribrosus 240
– lacunaris 240
– marmoratus 295–296
– spongiosus 288, 293
Stauungsdermatitis 228
Stauungsinduration 223
Steinstaublungenerkrankung 154
Sternberg-Riesenzellen 193
Stickstoffoxid 114
Strahlen 120
Strahlenempfindlichkeit 121
Strahlenschädigung 121
Streptokokkenangina 166
Strom 122
Struma, endemisches 245
Struma nodosa basedowificata 244
Sudanrot-Färbung 87
Surfactant 262

Syndrom
– Arnold-Chiari- 295
– Dandy-Walker- 295
– nephrotisches 194, 286
– postthrombotisches 228
Syringomyelie 289

T

T-Lymphozyten, zytotoxische 127
T-Zell-Immunsystem 128
Tabes dorsalis 289
Teratom 200–201
Thalassämie 264
Thalidomid-Embryopathie 116
Thiaminmangel 296
Thorotrast 121, 186
Thromboembolie 230
– paradoxe (gekreuzte) 231
Thrombophlebitis 164, 228
Thrombose 227
– arterielle 228
– venöse 228
Thrombozytopathie 240
Thrombozytopenie 239
Thrombus, gemischter 227
Thyreoiditis de Quervain, subakute 245
Tigerung 95
Tigrolyse 293
TNM-System 198
Tod, klinischer 90
Todeszeichen 90
Tonsillitis agranulozytotica 162
Totenflecke 90
Touton-Riesenzelle 148, 156, 174
Toxoplasmose-Fetopathie 116
Transitionalzellkarzinom 196
Transitorisch ischämische Attacke (TIA) 210, 232, 235
Transplantatabstoßung 137
Transplantation 137
Transplantationsimmunität 137
Transsudat 107
Trikuspidalatresie 235
Tuberkel 156
Tuberkulose 158
Tuberkulosepsis, perakute 158
Tuffsteinlunge 97
Tumor 179
– dysontogenetischer 200
– embryonaler 200
– Krukenberg- 280
– mesenchymaler 190
– semimaligner 180
Tumorabwehr, immunologische 138

Tumoranämie 264
Tumorantigen 138
Tumormarker 139
Tumornekrosefaktor (TNF) 143
Tumorstaging 198
Tumorsuppressorgen 183

U

Überdehnungsemphysem 261
Überempfindlichkeitsreaktion 130
Überlebensrate 183
UICC 198
Ulcus pepticum 274
Ulcus cruris 228
Ulegyrie 295–296
Ulkuskomplikationen 275
Untersuchung, histogenetische 196
Urämie 283, 287
Ureterkarzinom 196
Urosepsis 282–283

V

Van-Gieson-Färbung 87
Varizella-zoster-Virus 123
Vaskulitis, leukozytoklastische 144
Ventilationsstörung 258
– obstruktive 258
– restriktive 258
Ventrikelseptumdefekt 235
Verbrauchskoagulopathie 225
Verbrennung 119
Verfettung 95
Verkalkung
– dystrophische 97–98
– metastatische 98
Verruca seborrhoica 123
Verruca vulgaris 123
Vimentin 193
Vinylchlorid 185
Von-Euler-Liljestrand-Reflex 258
Vorhofseptumdefekt 235

W

Waller-Degeneration 99–100
Wechselgewebe 121
Wilms-Tumor 200
Windpocken 123
Wundheilung 172

X

Xanthelasmen 252
Xanthome 252
– tuberöse 210
Xenotransplantation 137
Xeroderma pigmentosum 176

Z

Zeroidpigment 101, 265
Ziehl-Neelsen-Färbung 87, 89
Zirrhosefolgen 269
Zollinger-Ellison-Syndrom 244, 275
Zyanose 257
Zytokeratin 193
Zytomegalie-Fetopathie 116
Zytomegalie-Virus 122–123
Zytoskelett 196

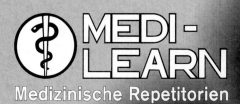

MEDI-LEARN
Medizinische Repetitorien

1. **Staatsexamen**

2. **Staatsexamen**

3. **Staatsexamen**

Physikum

Workshops

IM INTERNET DER ONLINE-DIENST FÜR MEDIZINSTUDENTEN

Vorläufige Prüfungsergebnisse
Interaktive Datenbanken
   mündliche Prüfungsprotokolle
   Studienplatztausch
Tips rund ums Medizinstudium

http://www.medi-learn.de

MEDI-LEARN-REPETITORIEN
Bahnhofstr. 26b • 35037 Marburg
Tel.: 06421/681668 • Fax: 06421/961910
e-mail: info@medi-learn.de

Via medici – der Weg zum Erfolg!

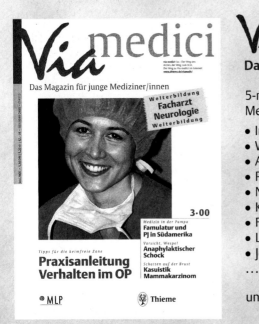

Via medici
Das Magazin für junge Mediziner/innen

5-mal im Jahr Lesespaß und Top-Infos für Medizinstudenten, PJler und AiPler, z. B.:

- Infos zu Famulatur, PJ und AiP im Ausland
- Weiterbildungsplaner
- Alternative Berufsfelder
- Praxisanleitungen – Schritt für Schritt
- Notfallartikel
- Kasuistiken
- Faszination Wissenschaft
- Lehrbücher im Test
- Jede Menge Gewinnspiele und Verlosungen

… und vieles mehr

und das alles **zum günstigen Abo-Preis!**

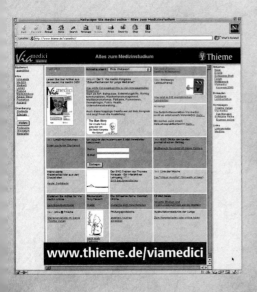

Via medici online — www.thieme.de/viamedici
Das Internet-Angebot für junge Mediziner/innen

Hier finden Sie z. B.

- Aktuelle Lokalinformationen aus über 34 Unistädten rund um Studium und Freizeit
- Infos zu Prüfungsvorbereitung, Promotion, Weiterbildung, Arbeit/Beruf
- Auslandsbörse mit Famulatur- und PJ-Berichten
- Infopakete zu Famulatur und Studium in den meistgefragten Ländern, Zusatzausbildung, Aufbaustudium, alternative Berufsfelder und alles zur Bewerbung
- Lehrbuchshop – einfach online bestellen

… und vieles mehr

Ihr Podium zur Kommunikation!

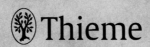

Ihre Meinung ist gefragt!

Sehr geehrte Leserin, sehr geehrter Leser,

ein gutes Buch sollte auch über mehrere Auflagen in Inhalt und Gestaltung den Bedürfnissen seiner Leser gerecht werden. Um dies zu erreichen, sind wir auf Ihre Hilfe angewiesen. Deshalb: Schreiben Sie uns, was Ihnen an diesem Buch gefällt, vor allem aber, was wir daran ändern sollen.
Für Ihre Mühe möchten wir uns mit einer **Verlosung** bedanken, an der jeder Fragebogen teilnimmt. Die Verlosung findet 1 × jährlich statt. Zu gewinnen sind jeweils 10 Büchergutscheine à DM 100,- (€ 50,-). Der Rechtsweg ist ausgeschlossen. Wir freuen uns auf Ihre Antwort, die wir selbstverständlich vertraulich behandeln.

Bitte schicken Sie diesen Fragebogen an:

Georg Thieme Verlag
Programmplanung Medizin
Dr. med. P. Fode
Postfach 30 11 20
70451 Stuttgart

Wie beurteilen Sie diesen Band:

Anzahl der Schemata ausreichend   ja ❑   nein ❑
Anzahl der Tabellen ausreichend   ja ❑   nein ❑
Anzahl der Lerntexte ausreichend   ja ❑   nein ❑

Wie beurteilen Sie die inhaltliche Qualität der Kommentare? Welche Kommentare sind besonders gut, welche Kommentare sind nicht ausreichend?
_____
_____
_____
_____

Wie beurteilen Sie die Lerntexte bzw. das Kurzlehrbuch?
_____
_____
_____
_____

Zu folgenden Themen wünsche ich mir einen Lerntext/ausführlichere Erklärungen:
_____
_____
_____
_____

GK2 Allgemeine Pathologie

Wie beurteilen Sie den Schreibstil und die Lesbarkeit des Bandes?

_____
_____
_____
_____
_____

Ist die Schwarze Reihe für dieses Prüfungsfach als Vorbereitung ausreichend? Haben Sie noch andere Lehrbücher benutzt? Welche?

_____
_____
_____
_____
_____

Besonders gefallen hat mir an diesem Band:

_____
_____
_____
_____
_____

Weitere Vorschläge und Verbesserungsmöglichkeiten?

Absender (bitte unbedingt ausfüllen)

_____
_____
_____

Examen
Frühjahr 2001

19 Fragen Examen Frühjahr 2001

Kapitel 2

19.1 Eine neurogene Atrophie kann definitionsgemäß auftreten im

(A) Gehirn
(B) Rückenmark
(C) Grenzstrang
(D) Skelettmuskel
(E) Herzmuskel

Kapitel 3

19.2 Welche Aussage über die Apoptose trifft **am wenigsten** zu?

(A) Sie führt zu einer Zellschrumpfung.
(B) Sie provoziert eine granulozytäre Abräumreaktion.
(C) Sie ist wichtig für die T-Zell-Selektion im Thymus.
(D) Sie wird durch das bcl-2-Genprodukt gehemmt.
(E) Sie kann durch eine Hypoxie induziert werden.

19.3 Welche Zellart bildet das amyloidogene Vorläuferprotein bei der sog. primären bzw. AL-Amyloidose?

(A) Endothelzelle
(B) Fibroblast
(C) Makrophage
(D) Plasmazelle
(E) Hepatozyt

19.4 Wo lässt sich bei einem Malariakranken Malariamelanin in der Regel **nicht** nachweisen?

(A) Milzmakrophagen
(B) Makrophagen des Myokards
(C) Erythrozyten
(D) Kupffer-Sternzellen
(E) Hepatozyten

19.5 Lipo(phagen)granulome sind ein typischer Befund

(A) nach (traumatischen) Fettgewebsnekrosen, z. B. der Subkutis
(B) als Begleitentzündung nach Ödemnekrosen der weißen Hirnsubstanz
(C) bei starker Lipofuszinose von Nervenzellen der Großhirnrinde
(D) bei starker Lipomatosis cordis
(E) bei Fettembolien im Gehirn

Kapitel 4

19.6 Charakteristische Folge bzw. Komplikation einer chronischen Inhalation von Quarzstaub ist **nicht**:

(A) Lungenfibrose
(B) Lungenemphysem
(C) Chondrohamartom
(D) Silikotuberkulose
(E) chronisches Cor pulmonale

19.7 Welche strukturelle Zellveränderung kann **nicht** durch Viren hervorgerufen werden?

(A) Negri-Körper
(B) Eulenaugenzelle
(C) Milchglaszelle
(D) Councilman-Körper
(E) Mallory-Körper

19.1 (D)   19.2 (B)   19.3 (D)   19.4 (E)   19.5 (A)   19.6 (C)   19.7 (E)

> F01

19.8 Welche Aussage trifft für die Amöbiasis **nicht** zu?

(A) Die Entamoeba histolytica kann für den Menschen pathogen werden.
(B) Die Infektion erfolgt durch orale Aufnahme von Amöbenzysten.
(C) Ein Amöbom ist ein maligne entarteter Tumor der Darmwand.
(D) Es kann zur ulzerösen Kolitis kommen.
(E) Es können als Abszesse bezeichnete Lebernekrosen entstehen.

> F01

19.9 Welche Vorzugslokalisation(en) hat die Gewebsschädigung bei einer Infektion des Zentralnervensystems mit Herpes-simplex-Viren?

(A) Medulla oblongata
(B) Brücke und Mittelhirn
(C) Kleinhirnhemisphären
(D) Stammganglien
(E) Temporallappen

Kapitel 5

> F01

19.10 Zirkulierende Antikörper gegen neutrophile Granulozyten (cANCA) sind diagnostisch wegweisend für:

(A) Lupus erythematodes
(B) Panarteriitis nodosa
(C) Dermatomyositis
(D) Wegener-Granulomatose
(E) Goodpasture-Syndrom

Kapitel 6

> F01

19.11 Zu den formalpathogenetischen Elementen der akuten exsudativen Entzündungsreaktion gehört **nicht**:

(A) Mikrozirkulationsstörung
(B) Leukozytenmargination
(C) Austreten von Blutplasmabestandteilen
(D) Auswanderung von Blutzellen aus den Gefäßen
(E) Fibroblastenproliferation

> F01

19.12 Welcher Erreger ist pathogenetisch an der Auslösung des rheumatischen Fiebers beteiligt?

(A) Trichinella spiralis
(B) β-hämolytische Streptokokken der Gruppe A
(C) Staphylococcus aureus
(D) Corynebacterium diphtheriae
(E) Clostridium difficile

> F01

19.13 Welche Aussage über das Erysipel trifft **am wenigsten** zu?

(A) Es handelt sich um eine phlegmonöse Entzündung der Haut.
(B) Kennzeichnend ist eine diffuse granulozytäre Gewebsinfiltration.
(C) Typische Ursache ist eine Staphylokokkeninfektion.
(D) Es geht mit einer Erhöhung der Gefäßpermeabilität einher.
(E) Es ist nur wenig infektiös.

> F01

19.14 Bei granulomatösen Entzündungen ist **am wenigsten** zu rechnen mit dem Auftreten von

(A) Megakaryozyten
(B) Epitheloidzellen
(C) ungeordneten Riesenzellen
(D) geordneten Riesenzellen
(E) knötchenförmigen Zusammenlagerungen von Entzündungszellen

> F01

19.15 In welcher Lokalisation kommt eine Entzündung mit Ausbildung von Pseudomembranen typischerweise vor?

(A) an der Schädelbasis epidural
(B) an der Großhirnkonvexität subarachnoidal
(C) im Bereich der Schilddrüsenkapsel
(D) in Schleimhäuten des Atem- und des Darmtrakts
(E) im kleinen Becken retroperitoneal

19.8 (C) 19.9 (E) 19.10 (D) 19.11 (E) 19.12 (B) 19.13 (C) 19.14 (A) 19.15 (D)

F01 !

19.16 In welcher Lokalisation ist die Ausbildung eines Empyems definitionsgemäß **nicht** möglich?

(A) Uterus
(B) Gelenk
(C) Leber
(D) Niere
(E) Tuba uterina

F01

19.17 Bei welcher der nachfolgenden Tuberkuloseformen ist eine auf einer hämatogenen Streuung beruhende Entstehung **am wenigsten** zu erwarten?

(A) azinös-nodöse Lungentuberkulose
(B) miliäre Lungentuberkulose
(C) Nierentuberkulose
(D) Epidimyitis tuberculosa
(E) Meningitis tuberculosa

F01

19.18 Als Komplikation einer floriden eitrigen Appendizitis ist zeitlich als letzte zu erwarten:

(A) Strangulationsileus
(B) Perforation
(C) perityphlitischer Abszess (perityphlitisches Empyem)
(D) diffuse eitrige Peritonitis
(E) pylephlebitischer Leberabszess

Kapitel 7

F01

19.19 Die Metaplasie kommt **nicht** vor

(A) als Plattenepithelmetaplasie im Rahmen einer chronischen Zystitis
(B) bei chronischer Traumatisierung von Skelettmuskulatur mit Knochenneubildung
(C) im Rahmen eines Barrett-Syndroms als Knochenmetaplasie der Kardiaschleimhaut
(D) als Plattenepithelmetaplasie bei chronischer Bronchitis
(E) als intestinale Metaplasie bei chronischer Gastritis

F01 !

19.20 Welche der folgenden pathologischen Veränderungen tritt bei Xeroderma-pigmentosum-Patienten **nicht** gehäuft auf?

(A) Basaliom
(B) Plattenepithelkarzinom
(C) malignes Melanom
(D) solare Keratose
(E) Condyloma acuminatum

Kapitel 8

F01

19.21 Bei welcher der folgenden pathologischen Gewebsveränderungen ist eine Aneuploidie der Zellkerne am wahrscheinlichsten?

(A) Nebennierenrindenadenom
(B) Herzmuskelhypertrophie
(C) Prostatakarzinom G1
(D) Regeneratknoten bei Leberzirrhose
(E) metastasiertes Mammakarzinom G3

F01 !

19.22 Welche Aussage über Onkozyten trifft **nicht** zu?

(A) Sie sind durch einen großen Mitochondrienreichtum gekennzeichnet.
(B) Sie können in unterschiedlicher Lokalisation vorkommen (z.B. Schilddrüse, Speicheldrüse).
(C) Sie sind obligat präkanzerös.
(D) Sie können Onkozytome bilden.
(E) Sie kommen auch in nichttumorösem Gewebe vor.

F01

19.23 Welche Aussage über die maligne monoklonale Gammopathie trifft **nicht** zu?

(A) Sie kann mit einer Amyloidose vom AL-Typ einhergehen.
(B) Sie kann durch eine abnorme Produktion von IgG gekennzeichnet sein.
(C) Sie kann sich durch eine pathologische Fraktur bemerkbar machen.
(D) Folge kann eine Niereninsuffizienz sein.
(E) Sie wird meist durch primär extramedulläre Plasmozytome verursacht.

19.16 (C)   19.17 (A)   19.18 (A)   19.19 (C)   19.20 (E)   19.21 (E)   19.22 (C)   19.23 (E)

19.24 Welcher Intermediärfilamenttyp ist kennzeichnend für ein Plattenepithelkarzinom?

(A) Vimentin
(B) Desmin
(C) Zytokeratin
(D) Gliafilamente
(E) Neurofilamente

19.25 Kriterium für die Bezeichnung „Magenfrühkarzinom" ist, dass der Magentumor

(A) kleiner als 2 cm im Durchmesser ist
(B) nicht länger als 3 Monate mit Symptomen einhergeht
(C) keine Lymphknotenmetastasen zeigt
(D) keine tieferen Schichten als die Submukosa infiltriert
(E) hochdifferenziert (G1) ist

19.26 Welche Aussage über das diffuse neuroendokrine Zellsystem trifft **nicht** zu?

(A) Unter anderem kommt es im Magen-Darm-Trakt vor.
(B) Es kann Ausgangspunkt des kleinzelligen Bronchialkarzinoms sein.
(C) Im Pankreas entspricht es den zentroazinären Zellen.
(D) Es kann Ausgangspunkt von Karzinoiden sein.
(E) Es kann biogene Amine sezernieren.

Kapitel 9

19.27 Welche Aussage über Pulmonalarterienembolien trifft **nicht** zu?

(A) Sie führen oft zu einer Linksherzüberlastung.
(B) Sie können akut zum Tode führen.
(C) Sie sind eine typische postoperative Komplikation.
(D) Sie sind eine Voraussetzung für die Entstehung eines Lungeninfarkts.
(E) Sie sind meist Folgen einer Thrombose in tiefen Bein- und Beckenvenen.

19.28 Eine Herzmuskelhypertrophie ist **am wenigsten** zu erwarten als Folge einer

(A) Lungenfibrose
(B) Fettembolie
(C) Mitralklappenstenose
(D) Mitralklappeninsuffizienz
(E) rezidivierenden Lungenarterienembolie

19.29 Welche Aussage über den Myokardinfarkt trifft **am wenigsten** zu?

(A) Er kann durch eine Endokarditis der Aortenklappe ausgelöst werden.
(B) Am häufigsten tritt er im Bereich der Vorderwand des linken Ventrikels auf.
(C) Makroskopisch kann er nach ca. 10–24 Stunden an seiner gelben Farbe erkennbar werden.
(D) Nach etwa einer Woche zeigt er makroskopisch einen Saum rötlichen Granulationsgewebes.
(E) Er kann frühestens nach 6–8 Wochen zu einem Papillarmuskelabriss führen (sog. Myomalazie).

19.30 Was kann definitionsgemäß **keine** Folge einer arteriellen Hypertonie im großen Kreislauf sein?

(A) Schrumpfniere
(B) chronisches Cor pulmonale
(C) Hypertrophie des linken Herzventrikels
(D) Herzinfarkt
(E) Hirnmassenblutung

19.31 Herausragender Befund bei einem Endotoxin-Schock ist eine

(A) primäre Hyperfibrinolyse
(B) Aktivierung der intravasalen Gerinnung
(C) zytotoxische T-Zell-Reaktion
(D) anaphylaktische Reaktion
(E) intravasale Hämolyse

19.24 (C) 19.25 (D) 19.26 (C) 19.27 (A) 19.28 (B) 19.29 (E) 19.30 (B) 19.31 (B)

19.32 Welche Aussage über Aneurysmen der Hirnbasisarterien trifft **nicht** zu?

(A) Sie entstehen meist aufgrund einer angeborenen Gefäßwandschwäche.
(B) Sie können einzeln oder multipel nachweisbar sein.
(C) Sie entstehen subarachnoidal und intrazerebral.
(D) Sie können spontan rupturieren.
(E) Sie können rezidivierend bluten.

Kapitel 10

19.33 Welche Aussage trifft für die Hämophilie A **nicht** zu?

(A) Ihr liegt ein Gendefekt auf dem X-Chromosom zugrunde.
(B) Sie tritt bei Männern und Frauen gleich häufig auf.
(C) Es besteht eine Defizienz des Faktors VIII.
(D) Es kommt zu Hämosiderinablagerungen in der Synovialmembran.
(E) Es besteht eine plasmatische Gerinnungsstörung.

Kapitel 11

19.34 Die immunogene Hyperthyreose vom Typ Morbus Basedow (Graves' disease) wird hervorgerufen durch Autoantikörper gegen

(A) Thyreotropin (TSH)
(B) TSH-Rezeptoren
(C) TSH bildende Zellen des Hypophysenvorderlappens
(D) Thyreoliberin (TRH) bildende Zellen im Hypothalamus
(E) Triiodthyronin-Rezeptoren

Kapitel 12

19.35 Bei der Hämochromatose ist **keine** Hämosiderinspeicherung zu erwarten in den

(A) Myokardiozyten
(B) Kupffer-Sternzellen
(C) Hepatozyten
(D) Gallengangsepithelien
(E) Corpora mamillaria des Großhirns

19.36 In welchen Zellstrukturen wird – diagnostisch verwertbar – speichert?

(A) in den Zisternen des rauhen endoplasmatischen Retikulums von Leberzellen
(B) in den Zisternen des glatten endoplasmatischen Retikulums von Leberzellen
(C) in Mitochondrien von Leberzellen
(D) in Sekundärgranula neutrophiler Granulozyten
(E) in Lysosomen von Blutlymphozyten

Kapitel 15

19.37 Die wahrscheinlichste Ursache einer (Pseudo-)Melanosis coli ist:

(A) Hämochromatose
(B) Vitamin-E-Mangel
(C) M. Addison (Nebennierenrindeninsuffizienz)
(D) Alkaptonurie (Ochronose)
(E) Laxantienabusus

19.38 Welche Aussage über die Colitis ulcerosa trifft **nicht** zu?

(A) Sie ist bevorzugt im distalen Dickdarm lokalisiert.
(B) Sie geht mit einem erhöhten Karzinomrisiko einher.
(C) In den meisten Fällen bilden sich Fisteln.
(D) Vorwiegend betrifft sie Mukosa und Submukosa.
(E) Sie kann mit einer primär sklerosierenden Cholangitis assoziiert sein.

19.32 (C)   19.33 (B)   19.34 (B)   19.35 (E)   19.36 (E)   19.37 (E)   19.38 (C)

Kapitel 17

19.39 Als primäre oder sekundäre mikroskopisch nachweisbare Veränderungen beim generalisierten Hirnödem ist **nicht** zu erwarten:

(A) Schwellung der Astrozyten(fortsätze)
(B) Markscheidenzerfall
(C) Nekrose der Gliazellen
(D) Amyloidose
(E) Gliafaserbildung

19.40 Welche Aussage über das Glioblastom trifft **nicht** zu?

(A) Es ist ein bösartiger Hirntumor (WHO-Grad IV).
(B) Es metastasiert häufig in Lunge und Leber.
(C) Seine Vorzugslokalisation sind die Großhirnhemisphären.
(D) Es tritt meist jenseits des 45. Lebensjahres auf.
(E) Es hat eine schlechte Prognose.

Kapitel 18

19.41 Abbildung Nr. 100 des Bildanhangs zeigt das bei der Sektion eines aus unbekannter Ursache Verstorbenen entnommene Herz.

Welcher Befund trifft zu?

(A) Altersatrophie
(B) Hypertrophie
(C) Aneurysma dissecans
(D) Epikardkarzinose
(E) fibrinöse Perikarditis

19.42 Die Abbildung Nr. 101 des Bildanhangs zeigt ein HE-gefärbtes histologisches Schnittpräparat, das einer PE aus der Wand eines Herzvorhofes entstammt.

Welche Diagnose trifft zu?

(A) Herzmuskelabszess
(B) Karzinommetastasen
(C) granulomatöse Myokarditis
(D) Infarktnarben
(E) Tigerung des Herzmuskels

19.43 Die Abbildungen Nr. 102 und Nr. 103 des Bildanhangs zeigen ein Sektionspräparat von einem mit 60 Jahren verstorbenen Mann. Er hatte seit Jahren einen hohen Blutdruck, entwickelte eine linksseitige Vorfußgangrän und starb an einem akuten Herz-Kreislauf-Versagen.

Welche Aussage ist **am wenigsten** wahrscheinlich?

(A) Es besteht eine verkalkende und ulzeröse Arteriosklerose.
(B) Es haben sich zahlreiche Parietalthromben gebildet.
(C) Es ist ein Aneurysma dissecans entstanden.
(D) Der bekannte Hypertonus hat eine ursächliche Bedeutung.
(E) Die Vorfußgangrän kann eine Folge sein.

19.44 Welche Störung ist die wahrscheinlichste Ursache für die in Abbildung Nr. 104 des Bildanhangs in Van-Gieson-Färbung dargestellten Leberveränderungen?

(A) Proteinmangelernährung
(B) chronischer Alkoholismus
(C) chronische Rechtsherzinsuffizienz
(D) Steinverschluss des Ductus choledochus
(E) Steinverschluss des Ductus hepaticus

19.39 (D)   19.40 (B)   19.41 (A)   19.42 (C)   19.43 (C)   19.44 (C)

F01 !

19.45 Abbildung Nr. 105 des Bildanhangs zeigt die basale Ansicht eines Gehirns nach Abtrennung des infratentoriellen Anteils.

Worauf sind die hier erkennbaren Läsionen am wahrscheinlichsten zurückzuführen?

(A) M. Alzheimer
(B) M. Parkinson
(C) Herpes-simplex-Enzephalitis
(D) Raumforderung in der linken Großhirnhälfte
(E) Raumforderung in der rechten Großhirnhälfte

19 Kommentare Examen Frühjahr 2001

Kapitel 2

F01
Frage 19.1: Lösung D

Zu **(D)**: Die **neurogene** (Skelettmuskel-)**Atrophie** entsteht als Folge einer **Schädigung des motorischen Neurons**. Es kommt zum Untergang der gesamten nachgeschalteten neuro-muskulären Einheit, was im mikroskopischen Bild ein felderförmiges Muster des Skelettmuskelpräparates erzeugt: atrophe und intakte Muskelfasergruppen liegen nebeneinander. Beispiele: Poliomyelitis (direkte Schädigung der motorischen Neuronen), M. Guillain-Barré (Schädigung der spinalen Wurzel) und Polyneuropathie (Neuritis der peripheren Nerven).
Zu **(A)**, **(B)**, **(C)** und **(E)**: Die Lösungszuordnung ist eindeutig definiert.

Kapitel 3

F01
Frage 19.2: Lösung B

Zu **(A)**: Der **programmierte Zelltod** (= genetisch determinierter Zelluntergang) wird als **Apoptose** bezeichnet, während jede Form des *provozierten* Zelltodes mit dem Begriff *Nekrose* belegt ist. Der Vorgang der Apoptose betrifft stets Einzelzellen, die wie vertrocknete Blätter von einem Baum herabfallen, und geht *nicht* mit einer Entzündungsreaktion einher. Die Apoptose wird durch Zellkernveränderungen initiiert. Es kommt zur Verklumpung des Kernchromatins unter dem DNA-spaltenden Einfluss von Endonukleasen. Im weiteren Verlauf verlieren sich die Zellkontakte. Es stülpen sich Zytoplasmabläschen aus, die durch Abschnürung als Apoptosekörper isoliert werden. Dieser Prozess führt insgesamt zur Zellschrumpfung.
Zu **(B)**: Die Apoptosekörper werden durch umliegende Zellen phagozytiert. Eine granulozytäre Abräumreaktion wird nicht provoziert.
Zu **(C)**: Die Apoptose ist typischer Bestandteil der Gewebsmauserung, die besonders intensiv in Wechselgeweben mit einer hohen Zellersatzrate abläuft. Dementsprechend ist die Apoptose in schnell proliferierenden Geweben Teil des geordneten Wachstums. Die Organogenese als Phase der Differenzierung der einzelnen Organsysteme in der Embryonalentwicklung ist in diesem Zusammenhang ebenso als Beispiel zu nennen wie die T-Zell-Selektionierung im Thymus.
Zu **(D)**: Am Ende des Lebenszyklus einer Zelle wird der Prozess der Apoptose quasi als „Selbsttötungsprogramm" in Gang gesetzt. Onkogene (speziell: bcl-2-Protonkogen) können in der Lage sein, die Apoptose hinauszuzögern oder aufzuheben. Onkogene unterliegen übergeordneten Einflüssen und werden durch Suppressorgene in ihrer Funktion gehemmt.
Zu **(E)**: Eine Hypoxie kann den Prozess der Apoptose beschleunigen, ohne dass im engen Sinne vom provozierten Zelltod gesprochen werden muss. Zumindest ist dies offensichtlich die Ansicht des IMPP. – Missverständlicher und deswegen kritisch zu wertender Lösungsvorschlag!

F01
Frage 19.3: Lösung D

Aus systematischer Sicht werden bei den Amyloidosen u. a. primäre (hereditäre) und sekundäre Formen unterschieden. Letztere treten als typische Manifestation generalisiert bei chronischen entzündlichen Prozessen wie z. B. der primär chronischen Polyarthritis, der chronischen Tuberkulose etc. auf. Dabei wird das amyloidbildende Eiweiß *von der Leber* (AA-Amyloid) **(E)** in großer Menge synthetisiert und ins Serum abgegeben. Die typischen Manifestationsorte sind z. B. Leber, Milz, Darm u. a. Demgegenüber steht als zweite Gruppe der sekundären Amyloidosen die *atypische Form* oder *Paramyloidose*. Hierbei entsteht das **AL-Amyloid**, das aus Leichtketten-Aggregationen hervorgeht. Als Grunderkrankung ist z. B. das **Plasmozytom** anzusehen, bei dem die L-Ketten als amyloidogene Eiweiße anzusehen sind (man spricht kurz von Leichtkettenamyloidose).
Zu **(A)**, **(B)**, **(C)** und **(E)**: Die Zuordnung ist eindeutig.

F01 **!**
Frage 19.4: Lösung E

Malariapigment (Hämatozoidin) entsteht nach Plasmodienbefall zuerst in den Erythrozyten (C) als Abbauprodukt des Hämoglobins. Die braungrauen Ablagerungen finden sich erst *sekundär* nach Abbau der Erythrozyten typischerweise im RHS der Milz (Milzmakrophagen) (A) und in den Kupffer-Zellen der Leber (D). Darüber hinaus können grundsätzlich Makrophagen jedes Organsystems mit Malariapigment beladen sein (z. B. Blutmonozyten oder Makrophagen des Myokards (B)).
Zu **(E)**: Das Malariapigment wird nicht in Parenchymzellen abgelagert.

Frage 19.5: Lösung A

Zu **(A)**: Fettgewebsnekrosen können je nach Ätiologie in zwei Formen eingeteilt werden:
- **Traumatische Fettnekrose:** Diese ist zu finden bei einer traumatischen Einwirkung auf das Fettgewebe. Als Antwort des Organismus bildet sich im Rahmen der Abräumvorgänge eine Fremdkörperreaktion aus, die histologisch als Fremdkörpergranulom imponiert. Für diese Sonderform der granulomatösen Entzündung wird der Begriff des **Lipogranuloms** (syn. Lipophagengranulom) verwendet.
- **Enzymatische Fettgewebsnekrose:** Sie wird durch den Austritt hydrolytischer Enzyme aus Drüsen und Ausführungsgängen des Pankreas, die das Pankreasgewebe und das retroperitoneale Fettgewebe zerstören, bei einer *Pankreatitis* verursacht (syn. lipolytische Nekrose).

Zu **(B)**: Nach ausgeprägtem Hirnödem mit Nekrosefolgen kommt es zur gliösen Reaktion (sog. Glianarbe mit Gliafaserbildung – Ödemsklerose).

Zu **(C)**: Lipofuszin (Alterungspigment) führt nicht zu morphologisch fassbaren Gewebsreaktionen.

Zu **(D)**: Bei der Lipomatosis cordis handelt es sich um eine interstitielle Verfettung des Herzens. Die dabei nachweisbaren Fettzellen sind integer und erleiden per se keine Läsion, die zur Ausbildung eines Lipogranuloms führen könnte.

Zu **(E)**: Eine zerebrale Fettembolie führt zu einer so weitgehenden Störung der Permeabilität der Zerebralgefäße, dass es zu Diapedeseblutungen kommt. Auf Schnittpräparaten des Gehirns sind v. a. im Marklager flohstichartige Einblutungen zu erkennen. Daraus hat sich die Bezeichnung Purpura cerebri abgeleitet.

Kapitel 4

Frage 19.6: Lösung C

Eine Silikose ist eine durch eine progrediente Lungenfibrose (A) gekennzeichnete Erkrankung, die durch Inhalation von quarzhaltigem Staub verursacht wird. Als typische Folge entsteht eine chronische Bronchitis, die neben der durch Fibroseentwicklung induzierten Narbenbildung des Parenchyms zur Entstehung eines Lungenemphysems beiträgt (B). Die beschriebenen Lungenveränderungen führen zur pulmonalen Hypertonie mit Entwicklung eines chronischen Cor pulmonale (E). Darüber hinaus haben an Silikose leidende Patienten ein 100-mal höheres Risiko an Tuberkulose zu erkranken als Gesunde (Silikotuberkulose (D)).

Zu **(C)**: Die Silikose disponiert nicht zur Entstehung von Lungentumoren. Beim Chondrohamartom der Lunge (auch: Hamartochondrom) handelt es sich um eine benigne Geschwulst, die histologisch aus ausdifferenziertem Knorpelgewebe besteht. Ein Zusammenhang mit der Quarzstaublungenerkrankung besteht nicht.

Frage 19.7: Lösung E

Zu **(A)**: Bei der durch das Tollwut-Virus hervorgerufenen Enzephalitis können intrazytoplasmatische Einschlüsse (Negri-Körperchen) nachgewiesen werden.

Zu **(B)**: Die Infektion mit dem Zytomegalie-Virus führt zur Bildung einkerniger Riesenzellen mit intranukleären Einschlüssen, die von einem hellen Hof umgeben sind. Diese Konfiguration hat zur Namensgebung Eulenaugenzelle geführt.

Zu **(C)**: Von Herpes-Viren infizierte Zellen weisen ein aufgehelltes, milchglasartiges Zytoplasma auf (Milchglaszellen).

Zu **(D)**: Councilman-Körper findet man ausschließlich in der Leber bei einer akuten Virushepatitis. Es handelt sich hierbei um das morphologische Korrelat von Leberzellnekrosen, die als hyaline Körperchen nachweisbar sind.

Zu **(E)**: Bei der *alkoholtoxischen Leberzellschädigung* können morphologisch verschiedene Veränderungen nachgewiesen werden. Typische lichtmikroskopische Zeichen des Alkoholeinflusses sind die Fettleberhepatitis und das Auftreten von hyalinen Zelleinschlüssen, den *Mallory-Bodies*.

Frage 19.8: Lösung C

Die Amöbiasis ist eine durch den für Menschen pathogenen (A) Parasiten Entamöba histolytica ausgelöste Darminfektion, die in den Tropen und Subtropen endemisch ist. Es werden drei Formen von Entamöba histolytica unterschieden; die kleinere (Minuta-)Form, die häufig im Dickdarm auftritt, ohne Beschwerden zu verursachen. Äußere Umstände bewirken, dass diese Form in die 3-fach größere (Magna-)Form übergeht, die aktiv in Darmwand und andere Organe eindringt und zur Auflösung von Gewebe führt. Es entwickeln sich Nekrosen mit Ulzerationen im Darm (Amöbenruhr) (D). Die hämatogene Streuung in die Leber hat Leberabszesse (E) zur Folge. Aus der Minuta-Form entwickeln sich auch die infektiösen Zysten (B), die über den Stuhl Infizierter ausgeschieden werden.

Zu **(C)**: Ein sog. Amöbom stellt eine chronisch-granulierende Entzündung der Darmwand dar, die makroskopisch wie ein echter Tumor imponiert (sog. entzündlicher Pseudotumor).

F01

Frage 19.9: Lösung E

Die Encephalitis herpetica ist typischerweise im Bereich der fronto-basalen Anteile des Großhirns (Temporallappen) (E) lokalisiert und läuft als nekrotisierende Polioenzephalitis ab: der Entzündungsprozess bleibt auf die graue Substanz beschränkt. Erreger ist in erster Linie das Herpes-simplex-Virus Typ 1. Als morphologisches Zeichen der viralen Nervenzellinfektion sind intranukleäre Einschlusskörper nachzuweisen (Cowdry-Körper).
Zu **(A)** bis **(D):** Die Zuordnung ist eindeutig.

Kapitel 5

F01

Frage 19.10: Lösung D

Zu **(D):** Die Ätiologie der **Wegener-Granulomatose** ist nach wie vor unklar, jedoch ist der Nachweis gelungen, dass das progrediente Entzündungsgeschehen durch **a**nti**z**yto**p**lasmatische **A**ntikörper (**ACPA**, syn. **c-ANCA**) initiiert und unterhalten wird. Im Vordergrund dieser Erkrankung steht eine sich zunächst im *Nasen-Rachen-Raum* manifestierende Vaskulitis, die im stets ungünstigen weiteren Krankheitsverlauf generalisiert mit Beteiligung der Gefäße von Milz, Lunge und Nieren abläuft.
Zu **(A):** Beim **s**ystemischen **L**upus **e**rythematodes (**SLE**) treten generalisiert schwerwiegende Entzündungsschübe des Gefäßsystems und des Gefäßbindegewebes auf. Typisch für den SLE ist das Auftreten von **a**nti**n**ukleären **A**ntikörpern (**ANA**) im Serum (95% der Fälle). Histologisch lassen sich in den betroffenen Organen (v. a. Herz, Lunge, Nieren, Gelenke, Skelettmuskulatur) eine Vaskulitis mit Bindewebsnekrose (fibrinoide Nekrose) nachweisen.
Zu **(B):** Die Panarteriitis nodosa ist eine Form einer systemischen nekrotisierenden Arteriitis. Sämtlichen entzündlichen Erkrankungen diesen Typs ist gemeinsam, dass **Immunkomplexe** die Gefäßwandschädigung induzieren. Typischerweise manifestiert sich die Panarteriitis nodosa in kleinen bis mittelgroßen Arterien. Es kommt zur sektorförmigen fibrinoiden Nekrose von Intima *und* Media, was zur so weitgehenden mechanischen Schwächung führt, dass es zur Ausbildung von Aneurysmen kommt. In 75% der Fälle sind die Nieren im Verlauf der Erkrankung betroffen (65% Herz, 60% Leber).
Zu **(C):** Bei der Dermatomyositis handelt es sich um eine den Kollagenosen zuzurechnende Erkrankung, die unter Beteiligung der Haut mit einer chronischen Entzündung der Skelettmuskulatur mit lymphozytärer Infiltration einhergeht. Der überwiegende Teil der Dermatomyositis-Formen tritt idiopathisch auf (30%). Weiterhin und wesentlich seltener sind autoimmunogene und paraneoplastische Formen beschrieben.
Zu **(E):** Beim Goodpasture-Syndrom treten parallel durch **kreuzreagierende Autoantikörper**, die gegen die Basalmembran der Glomerula *und* der Alveolen gerichtet sind, Lungenblutungen *und* eine rasch progressive Glomerulonephritis auf.

Kapitel 6

F01

Frage 19.11: Lösung E

Die akute Phase der exsudativen Entzündungsreaktion ist als mediatorgesteuerter Ablauf zur Eindämmung einer entzündungswirksamen Noxe anzusehen. In diesem Zusammenhang nehmen insbesondere die Permeabilitätssteigerung der Blutgefäße und der darauffolgende Austritt von Blutplasma mit Ödembildung (C) eine zentrale Starterrolle ein. Die durch Vasodilatation und Blutströmungsverlangsamung erzeugte Mikrozirkulationsstörung des Gewebes (A) mit Hyperämie ist dabei in der Akutphase der exsudativen Entzündungsreaktion ebenso wesentlicher Bestandteil wie die Emigration von Blutzellen in das Interstitium ((D)und (B)).
Zu **(B):** Die in der Akutphasereaktion der Entzündung beteiligten neutrophilen Granulozyten und Monozyten haften zunächst an der Wand der Venolen (Margination), bevor sie mittels Pseudopodien und unter Verformung des Zytoplasmas durch sich öffnende Spalten zwischen den Endothelzellen hindurchwandern.
Zu **(E):** Nicht die akute, sondern die *chronische* Entzündungsreaktion führt durch Vermehrung ortsständiger Bindegewebszellen (Fibroblastenproliferation) zur narbigen Demarkation als Spätantwort des Organismus auf die entzündungswirksame Noxe.

F01

Frage 19.12: Lösung B

Zu **(B):** Das rheumatische Fieber ist eine durch β-hämolysierende Streptokokken der Gruppe A im Anschluss an eine Streptokokkenangina ausgelöste allergische Zweiterkrankung. Ursache ist die durch die Streptokokken angeregte Antikörperbildung. Ob es sich beim rheumatischen Fieber um eine Reaktion auf das Niederschlagen von gewebsschädigenden Immunkomplexen oder um eine Kreuzreaktion der Antikörper mit den Myokardzellen handelt, ist noch nicht eindeutig geklärt.
Zu **(A)**, **(C)**, **(D)** und **(E):** Die Zuordnung ist definiert und eindeutig.

Frage 19.13: Lösung C

Das Erysipel (Wundrose) ist ein klassisches Beispiel für eine eitrig-phlegmonöse Entzündung (A) des lockeren Bindegewebes mit einer diffusen granulozytären Infiltration (B) der Bindegewebssepten von Haut und Subkutis. Ein Übergreifen auf die Lymphkapillaren mit nachfolgender Lymphangitis ist häufig. In der Regel rufen ß-hämolysierende Streptokokken, die die flächenhafte Ausdehnung der Entzündung durch ihre Enzyme Streptokinase, Kollagenase und Hyaluronidase bewirken, ein Erysipel hervor.

Zu **(C):** Staphylokokken führen typischerweise zur Abszessbildung.

Zu **(D):** Wie jedes akute Entzündungsgeschehen geht auch das Erysipel mit einer Ödembildung einher.

Zu **(E):** Ein Erysipel entsteht durch Eintritt der Bakterien über kleinste Hautläsionen (typische Eintrittspforte: Interdigitalmykose). Die Infektiosität ist gering.

Frage 19.14: Lösung A

Eine granulomatöse Entzündung ist als Variante einer protrahiert verlaufenden exsudativen Entzündung anzusehen und durch die knötchenförmige Ansammlung (E) von Makrophagen und deren Abkömmlingen, ungeordneten (C) und geordneten (D) Riesenzellen, sowie Epitheloidzellen (B) gekennzeichnet. Es werden verschiedene Granulomformen unterschieden:
- Sarkoidosegranulom (z.B. Sarkoidose, Morbus Crohn, interstitielle Lungenfibrose bei Berylliose)
- Tuberkulosegranulom (z.B. Mycobacterium tuberculosis, Lues)
- Pseudotuberkulosegranulom (z.B. Listeriose, Brucellose, Histoplasmose)
- Rheumatisches Granulom (nur beim rheumatischen Fieber, d.h. nach vorangegangener Infektion mit Streptokokken der Gruppe A)
- Rheumatoides Granulom (sog. Rheumaknoten bei rheumatoider Arthritis)
- Fremdkörpergranulome (z.B. kristalline Fremdkörper wie Silikatstäube und Urate, nichtkristalline Fremdkörper wie Holz, Öl, Silikon)

Zu **(A):** Megakaryozyten sind die Stammzellen der Thrombozytopoese. Sie finden sich als ein mikroskopisches Korrelat interstitiell beim ARDS (sog. „Schocklunge" – adult respiratory distress syndrome).

Frage 19.15: Lösung D

Zu **(D):** Nekrotisierende Entzündungen der Schleimhaut können zu ausgeprägten Mukosadefekten führen (Ulkusbildung), wobei es durch sekundäre Fibrinausschwitzungen auf den Nekroseareale zur Bildung von Pseudomembranen kommen kann. Typischerweise sind diese Varianten des Entzündungsverlaufes in den Schleimhäuten des Atem- und Darmtraktes anzutreffen. Ein klinisches Beispiel für eine pseudomembranös-nekrotisierende Entzündung ist die laryngo-tracheale Diphtherie. Darüber hinaus kann die pseudomembranöse Kolitis (Erreger: Clostridium difficile) aufgelistet werden.

Zu **(B):** Eitrige (bakterielle) Meningitiden bevorzugen die Konvexität des Hirns (Haubenmeningitis).

Zu **(A), (C)** und **(E):** Zu den angegebenen anatomischen Strukturen können keine charakteristischen Entzündungsformen angegeben werden.

!

Frage 19.16: Lösung C

Als Empyem bezeichnet man eine Eiteransammlung in einer präformierten Körperhöhle. In diesem Sinne können sich ein Uterusempyem (A), ein Gelenkempyem (B) ein Empyem des Nierenbeckens (D) oder ein Tubenempyem (E) ausbilden.

Zu **(D):** Die Leber stellt keine präformierte Körperhöhle, sondern ein differenziertes parenchymatöses Organ dar.

Frage 19.17: Lösung A

Zu **(A):** Die **azinös-nodöse Lungentuberkulose** entsteht als Folge einer **bronchogenen Streuung** von Tuberkelbakterien im Rahmen der Postprimärperiode der Tbc (syn. chronische Lungentuberkulose).

Zu **(B):** Eine Miliartuberkulose entwickelt sich bei schlechter Abwehrlage des Organismus durch hämatogene Streuung der Tuberkelbakterien mit Ausbildung multipler Organherde als Variante der Primäraffektionsperiode bzw. als sog. „Spätgeneralisation" in der Postprimärphase der Erkrankung.

Zu **(C)** und **(D):** Die Urogenitaltuberkulose entsteht auf dem Boden der *seltenen* hämatogenen **Spätgeneralisation** der Tuberkulose mit chronischer Organmanifestation (z.B. Nierentuberkulose, Nebenhodentuberkulose etc.).

Zu **(E):** Eine weitere hämatogene Spätgeneralisation im Rahmen der Postprimärperiode der Tuberkulose ist sehr selten. Ein Beispiel für eine mögliche Manifestationsform dabei ist die Meningitis tuberculosa.

[F01]
Frage 19.18: Lösung A

Die Appendizitis ist die häufigste Entzündung des Intestinaltraktes. Ursache ist das Eindringen von Keimen der normalen Darmflora aus dem Darmlumen in die Mukosa. Auch eine hämatogene Infektion ist möglich. Die Einwanderung von Bakterien begünstigende Faktoren sind Kotstauung, Abknickung der Appendix und Störungen der Peristaltik. Komplikationen einer eitrigen floriden Appendizitis sind:
- **Diffuse Peritonitis** (D) als Folge einer freien Perforation (B) der Appendixwand mit der Komplikation eines paralytischen Ileus.
- **Periappendizitischer oder perityphlitischer Abszess** (C) bei gedeckter, d. h. durch Verklebung abgegrenzter Perforation (B).
- **Thrombophlebitis** der lokalen Venen, z. B. der V. mesenterica sup. und der V. portae (**Pylephlebitis** – eitrige Entzündung der Pfortader) mit der durch weitere Fortleitung möglichen Folge eines Leberabszesses (E) (selten: Sepsis).

Zu **(A):** Eine akute eitrige Appendizitis führt zur lokalen Peritonitis. Die damit einhergehende Fibrinexsudation bewirkt nach einer wochenlangen Organisationsphase die Entstehung von Adhäsionen, die flächenhaft oder strangartig (= Briden) ausgebildet sein können. Kommt es auf dem Boden einer Bridenbildung zur Einklemmung eines Darmsegmentes, spricht man kurz von einem Briden- oder Strangulationsileus (das Darmlumen und die Blutzufuhr werden „abgeschnürt"). Da Bridenbildung erst mit einer Latenz von Wochen nach der akuten Appendizitis (oder einer Appendektomie) auftritt, ist diese Komplikation im Sinne der Aufgabenstellung unter den genannten Lösungsmöglichkeiten „als letzte" zu erwarten.

Kapitel 7

[F01]
Frage 19.19: Lösung C

Eine Metaplasie ist die Umwandlung der Differenzierung eines Gewebes durch einen chronischen Reizzustand.
Zu **(C):** Beim Barrett-Syndrom kommt es zur metaplastischen Umwandlung des originären Plattenepithels des Ösophagus in Zylinderepithel.
Zu **(A), (B), (D)** und **(E):** Die Zuordnungen sind korrekt.

[F01] *!*
Frage 19.20: Lösung E

Beim Xeroderma pigmentosum handelt es sich um eine autosomal-rezessiv vererbte Lichtüberempfindlichkeit der Haut (Defekt des DNA-Reparatursystems). Es besteht eine anlagebedingte Disposition der Haut zur malignen Entartung unter dem Einfluss von UV-Strahlen. Die aktinisch gesetzten DNA-Schäden können nicht beseitigt werden. Auf diesem Wege können Basaliome (A), Plattenepithelkarzinome (B) und maligne Melanome (C) ebenso entstehen wie die solare Keratose (D), die als Präkanzerose der Haut aufzufassen ist.
Zu **(E):** Condylomata accuminata werden durch humane Papillomaviren hervorgerufen. Ein Zusammenhang zum Xeroderma pigmentosum besteht nicht.

Kapitel 8

[F01]
Frage 19.21: Lösung E

Unter Aneuploidie versteht man die Abweichung von der normalen Anzahl der Chromosomen. Tumoren besitzen unabhängig von ihrer Dignität in der Regel einen euploiden Chromosomensatz. Dennoch ist insbesondere bei entdifferenzierten **malignen** Tumoren eine Aneuploidie möglich.
Mit Hilfe des **Grading (G1–G3)** kann verschlüsselt werden, welcher Grad der Differenzierung eines bösartigen Tumors vorliegt. Dabei bedeutet G1 leichter und G3 schwerer Differenzierungsverlust. G2 („mittelhoch differenziert") nimmt eine Zwischenstellung ein. Das Grading setzt eine mikroskopische Untersuchung des Tumors voraus.
Zu **(C)** und **(E):** Unter den angegebenen Lösungsmöglichkeiten sind nur zwei maligne Tumoren aufgeführt. Beim hochdifferenzierten Prostatakarzinom (G1)(C) ist eine Aneuploidie gemäß des oben genannten Zusammenhanges weniger wahrscheinlich als beim undifferenzierten Mammakarzinom (G3)(E).
Zu **(A):** Ein Nebennierenadenom ist ein benigner Tumor. Eine Aneuploidie der Zellkerne ist hier nicht zu erwarten.
Zu **(B):** Die Herzmuskelhypertrophie stellt eine Reaktion des Myokards auf einen chronischen funktionellen Reiz dar. Dabei nimmt die Organmasse durch Vergrößerung der Myokardiozyten zu. Eine Aneuploidie kommt nicht zustande.
Zu **(D):** Bei der Leberzirrhose werden untergegangene Parenchymbezirke durch das sehr regenerationsfreudige Lebergewebe ersetzt. Der Chromosomensatz der Hepatozyten macht im Rahmen dieser geordnet ablaufenden „Reparaturprozesse" keine Veränderungen durch.

Frage 19.22: Lösung C

Onkozyten (wörtlich übersetzt: „geschwollene Zellen") sind durch besondere morphologische Kennzeichen charakterisierte Zellen, die in unterschiedlichen **Drüsenepithelien** (z.B. Schilddrüse, Speicheldrüse, Leber) (B) auch ohne Tumorwachstum (E) auftreten können. Lichtmikroskopisch zeichnen sich Onkozyten durch ein ballonierten eosinophiles Zytoplasma aus, das durch eine hohe Mitochondriendichte (A) eine körnige (granuläre) Struktur erhält. Tumoren, die überwiegend aus Onkozyten aufgebaut sind, werden als Onkozytome (D) bezeichnet. Diese können sowohl benignes als auch malignes Verhalten zeigen (E). Ein Beispiel stellt das Onkozytom der Schilddrüse dar, das sowohl als Adenom, als auch als Karzinom vorkommen kann.
Zu **(C):** Der Begriff Onkozyt stellt eine durch lichtmikroskopische Beobachtung geprägte Bezeichnung einer besonderen morphologischen Erscheinungsform von Drüsenepithelzellen dar. Nur vermeintlich wird durch die Nomenklatur ein zwingender Zusammenhang mit tumorösem Wachstum oder einer Präkanzerose hergestellt.

Frage 19.23: Lösung E

Beim Plasmozytom ist eine **maligne Geschwulst des Knochenmarkes** mit einer **neoplastischen Vermehrung eines Plasmazelltyps** (Plasmazellklon) mit übermäßiger Synthese eines einzigen Immunglobulins. Deshalb wird das Plasmozytom auch als „maligne monoklonale Gammopathie" (vom griechischen Buchstaben „gamma" – Gammaglobulin). In der Mehrzahl der Fälle (ca. 60%) werden Immunglobuline vom IgG-Typ (B) von den entarteten Plasmazellen synthetisiert (zum Vergleich: IgA – 20%, IgD – 1%, IgE – extrem selten). Relativ häufig kommt es zur überwiegenden Vermehrung von Leichtketten (L-Ketten), die qualitativ als Bence-Jones-Proteine im Urin nachgewiesen werden können.
Zu **(A):** Die L-Ketten-Aggregation führt zur Bildung von AL-Amyloid.
Zu **(C):** Vom Knochenmark ausgehend führt das Plasmozytom durch kortikale Infiltration des Knochens zur ausgeprägten Instabilität des Skelettsystems. Auf diesem Boden können pathologische Frakturen entstehen.
Zu **(D):** Das beim Plasmozytom gebildete Amyloid lagert sich zunächst in den Glomerula, im späteren Verlauf in den Kapillarschlingen des Nierenparenchyms ab, sodass sich durch diese Permeabilitätsstörung ein nephrotisches Syndrom, die Amyloidnephrose, entwickeln kann. Zur Amyloidschrumpfniere kommt es durch Befall der Arteriolen und der dadurch entstehenden Durchblutungs- und Filtrationsstörung mit erheblichem Proteinverlust. Funktionell resultiert eine Niereninsuffizienz.
Zu **(E):** Primäre extramedulläre (außerhalb des Knochenmarks lokalisierte) Plasmozytome sind extrem selten.

Frage 19.24: Lösung C

Das Stabilisierungsgerüst von Zellen (Zytoskelett) wird von Proteinfaserstrukturen unterschiedlichen Durchmessers gebildet. Insgesamt wird dadurch die Grundlage für Form und Festigkeit der Zelle, sowie für die Verankerung von Oberflächenstrukturen gelegt. Man unterscheidet Aktinfilamente (5 nm), Mikrotubuli (25 nm) und mit einer Zwischenstellung hinsichtlich ihres Durchmessers die intermediären Filamente (10 nm).
Durch spezielle Untersuchungsmethoden können durch spezifische Marker über den Nachweis zugehöriger intermediärer Filamente Rückschlüsse auf das Ausgangsgewebe eines Tumors gezogen werden (strukturhisto- und zytochemische Untersuchungen).
Zu **(A):** Vimentin: Nachweis bei Weichteil- und Knochensarkomen, sowie Melanomen (normales Vorkommen: Bindegewebe und mesenchymale Zellen).
Zu **(B):** Desmin: Nachweis bei myogenen Tumoren (normales Vorkommen: glatte und quergestreifte Muskulatur).
Zu **(C):** Zytokeratin: Nachweis bei epithelialen Tumoren (damit auch beim Plattenepithelkarzinom; normales Vorkommen: Epithelien).
Zu **(D):** Gliafilamente: Nachweis bei Gliatumoren des ZNS (normales Vorkommen in Gliazellen).
Zu **(E):** Neurofilamente: Nachweis beim Neuroblastom (normales Vorkommen in Neuronen).

Frage 19.25: Lösung D

Zu **(D):** Definitionsgemäß liegt beim Magenfrühkarzinom maximal eine Tumorinfiltration bis in die Tunica submucosa vor (T1-Karzinom).
Zu **(A):** Der Durchmesser des Magenkarzinoms hat keinen prognostischen Wert.
Zu **(B):** Anamnestische Daten fließen in das Staging eines malignen Tumors nicht mit ein.
Zu **(C):** Das Magenfrühkarzinom kann bereits in regionäre Lymphknoten metastasiert haben.
Zu **(E):** Der Differenzierungsgrad eines Magenkarzinoms hat keinen Einfluss auf die Eingruppierung des lokalen Tumorstadiums.

F01
Frage 19.26: Lösung C

Das diffuse neuroendokrine System repräsentiert eine im ganzen Organismus verteilte Gruppe von inkretorisch aktiven Zellen, denen gemeinsam ist, biogene Amine zu synthetisieren und zu sezernieren (E). Das diffuse neuroendokrine System kommt in den Schleimhäuten des Gastrointestinal- (A) und des Respirationstraktes vor.
Zu **(B):** Das kleinzellige Bronchialkarzinom geht von neuroendokrinen Zellen der Bronchialschleimhaut aus. Bereits kleine Tumoren, die klinisch lokal noch keinerlei Symptome hervorrufen, können bereits mit einer Fernmetastasierung einhergehen. Dieser Umstand ist für die schlechte Prognose des kleinzelligen Bronchialkarzinoms verantwortlich.
Zu **(C):** Die zentroazinären Zellen des Pankreas sind *exokrin* tätig und bilden das Pankreassekret.
Zu **(D):** Karzinoide sind maligne Tumoren des diffusen neuroendokrinen Zellsystems. Sie wachsen langsam und lokal destruierend. Karzinoide können im gesamten Gastrointestinaltrakt und im Bronchialsystem vorkommen und sind imstande, sowohl in regionäre Lymphknoten, als auch hämatogen zu metastasieren.

Kapitel 9

F01 **!!**
Frage 19.27: Lösung A

Zu **(A):** Rezidivierende Thromboembolien der Lunge (Pulmonalarterienembolie) führen zur **Rechtsherz**belastung.
Zu **(B):** Eine Embolie des Pulmonalarterienstammes kann über ein Rechtsherzversagen (akutes Cor pulmonale) rasch zum Tode führen.
Zu **(C):** Thromboembolische Komplikationen sind insbesondere postoperativ häufig und damit typisch (AT-III-Mangel).
Zu **(D):** Ohne embolischen Verschluss eines Pulmonalarterienastes kann es nicht zum Auftreten eines Lungeninfarktes kommen.
Zu **(E):** Eine Pulmonalarterienembolie tritt typischerweise als Folge einer Phlebothrombose der unteren Extremitäten auf.

F01
Frage 19.28: Lösung B

Zu **(A)** und **(E):** Rezidivierende Lungenarterienembolien (E) führen ebenso wie Lungenfibrosen (A) zur **Rechtsherz**belastung mit erhöhter Druckarbeit für den rechten Ventrikel. Resultat: Hypertrophie des rechten Ventrikels.

Zu **(C):** Die Mitralklappenstenose führt zur Hypertrophie der Wand des linken Vorhofs.
Zu **(D):** Eine Mitralklappeninsuffizienz führt über eine Volumenbelastung des linken Herzens letztlich auch zu einer Hypertrophie des Myokards.
Zu **(B):** Eine Fettembolie als akutes Ereignis kann eine kurzfristige Rechtsherzbelastung bewirken, die jedoch in der zeitlichen Kürze ihrer Einwirkung keinen hypertrophiewirksamen Effekt auf das Myokard des rechten Ventrikels ausübt. Ausschließlich chronisch einwirkende Faktoren können eine Herzhypertrophie induzieren.

F01 **!**
Frage 19.29: Lösung E

Zu **(E):** Schon *sehr früh* nach der Manifestation des Myokardinfarktes beginnt die Organisation des nekrotischen Gewebsareals durch ein Granulationsgewebe: 4. bis 5. Tag nach dem Infarktereignis. In diese „frühe Organisationsphase" fällt der Zeitraum (etwa 3. bis 10. Manifestationstag), in dem die mechanische Stabilität des Infarktareals am geringsten ist. Die Gefahr einer Herzwandruptur oder eines Papillarmuskelabrisses ist aus diesem Grunde nicht erst frühestens nach sechs bis acht Wochen zu erwarten.
Zu **(A):** Ein embolischer Verschluss einer Koronararterie – beispielsweise als Folge einer Endokarditis der Aortenklappe – stellt eine absolute Seltenheit dar. Die häufigste Ursache für einen Myokardinfarkt ist der thrombotische Verschluss eines Herzkranzgefäßes (prädisponierender Faktor: Koronarsklerose).
Zu **(B):** In 95% der Fälle sind Myokardinfarkte in der Wand des linken Ventrikels lokalisiert. Dabei ist der Vorderwandbereich mit einem Anteil von 50% am häufigsten betroffen.
Zu **(C)** und **(D):** Die Stadien des Herzinfarktes:

Zeitpunkt nach Ausbildung des Infarkts	Morphologie
6 bis 24 Stunden	Makroskopisch: lehmgelbe Farbe (C) des Nekroseareals, Bildung einer leukozytären Randzone umgeben von einem hämorrhagischen Saum. Diese makroskopischen Symptome können nur nachgewiesen werden, wenn der Patient das Infarktereignis für mehr als 6 Stunden überlebt.
4 Tage	Beginn der Organisation mit der Einsprossung eines Granulationsgewebes
1 bis 2 Wochen	Die Infarktzone wird von einem Granulationsgewebe umgeben (D)
6 bis 8 Wochen	Die Organisation wird mit der Bildung eines Narbengewebes (Schwiele) abgeschlossen

[F01]

Frage 19.30: Lösung B

Zu **(A):** Eine viele Jahre bestehende arterielle Hypertonie kann über die Entstehung einer Athero- und Arteriolosklerose zum Bild der vaskulären Schrumpfniere führen. Hierbei ist die Niere von Subinfarkten übersät. Der fortschreitende Untergang des Nierenparenchyms kann im Verlauf einen definitiven Funktionsverlust (Niereninsuffizienz) zur Folge haben.

Zu **(B):** Definitionsgemäß ist ein Cor pulmonale als Folgeveränderung einer chronischen Lungenerkrankung anzusehen. Der zentrale Mechanismus zur fortdauernden Rechtsherzbelastung ist die Rarefizierung des Gesamtgefäßquerschnittes im *kleinen* Kreislauf. Es resultiert eine pulmonale Hypertonie mit einer chronischen Rechtsherzbelastung.

Zu **(C):** Die vermehrte Druckarbeit des Myokards bei der arteriellen Hypertonie verursacht über die funktionelle Belastung des Herzmuskels eine Ventrikelhypertrophie.

Zu **(D):** Die arterielle Hypertonie ist ein klassischer Risikofaktor für die Entstehung eines Herzinfarktes.

Zu **(E):** Die arterielle Hypertonie stellt in der Altersgruppe um 60 Jahre die häufigste Ursache einer intrazerebralen Blutung dar. Diese Hirnmassenblutungen sind in mehr als 40 % der Fälle im Bereich der Stammganglien lokalisiert, insbesondere in Kombination mit einem Bluthochdruck.

[F01]

Frage 19.31: Lösung B

Grundsätzlich ist allen Formen des Schocks eine Verminderung des Herzzeitvolumens gemeinsam. Diese führt über eine Reizung der Barorezeptoren zu einer sympathiko-adrenergen Reaktion und damit zu einer Vasokonstriktion der peripheren Arteriolen und Metarteriolen. Durch die hieraus folgende verminderte Sauerstoffzufuhr kommt es zu einer ischämischen Hypoxidose im Gewebe mit dem Resultat einer Azidose durch Anhäufung von Milchsäure und CO_2. Hierdurch verlieren die glatten Muskelzellen der Arteriolen und Metarteriolen die Fähigkeit zur Kontraktion. Die muskuläre Erschlaffung führt zu einer völligen Vasodilatation. Das normalerweise nur zu 20 % perfundierte Kapillarbett wird nun zu 100 % durchblutet.

Folge der Gefäßweitstellung ist eine Verlangsamung der Strömungsgeschwindigkeit, einhergehend mit einem Anstieg der Viskosität, wodurch eine zunächst reversible Aggregation der Erythrozyten (Sludging-Phänomen) und der Thrombozyten hervorgerufen wird. Dauert dieser Zustand längere Zeit an, so wird die Aggregation der Thrombozyten durch viskose Metamorphose, bei welcher u.a. Serotonin, ADP und Plättchenfaktor 3 freigesetzt werden, irreversibel. Hieraus resultiert eine weitere Dilatation der Gefäße (Serotonin), eine verstärkte Thrombozytenadhäsion (ADP) und eine Aktivierung der intravasalen Gerinnung (PF 3), an deren Ende die Umwandlung von Fibrinogen in Fibrin steht. Durch Polymerisation der Fibrinmonomere erfolgt die Bildung von hyalinen Mikrothromben. Insgesamt entsteht das Bild einer disseminierten intravasalen Gerinnung (Disseminated intravascular coagulation = DIC), welche in einem Circulus vitiosus die Mikrozirkulationsstörung verstärkt und somit auch die Gerinnungsneigung weiter fördert. Eine Kompensation der massiven Gerinnung durch die in ihrer Kapazität begrenzte Fibrinolyse ist nicht möglich.

Nicht nur durch die aus Thrombozyten freigesetzten Substanzen, sondern auch durch anderes thromboplastisches Material (z.B. Fruchtwasser) sowie **Endotoxine** (B), zirkulierende Immunkomplexe und anderes mehr kann eine solche plasmatische Gerinnungsaktivierung (Hyperkoagulabilität) hervorgerufen werden. Diese führt zu einem massiven Verbrauch des Fibrinogens und der Gerinnungsfaktoren, in deren Folge sich eine hämorrhagische Diathese (erhöhte Blutungsbereitschaft durch Hypokoagulabilität) entwickelt, die sich in Organ- und Hautblutungen (Petechien) äußert. Man spricht von einer Verbrauchskoagulopathie.

Zu **(A):** Die im Rahmen eines Schockzustandes einsetzende Fibrinolyse ist eine sekundäre Antwort und führt letztlich zur Verbrauchskoagulopathie.

Zu **(C):** Im Rahmen der Überempfindlichkeitsreaktion vom Typ II kommt es zur zytotoxischen Zell- und Gewebsschädigung.

Zu **(D):** Die Überempfindlichkeitsreaktion vom Typ I kann zum anaphylaktischen Schock führen.

Zu **(E):** Eine primäre intravasale Hämolyse kommt schockunabhängig vor (z.B. nach Schlangenbiss).

[F01]

Frage 19.32: Lösung C

Bei Aneurysmen der Hirnbasisarterien handelt es sich um die Folgen einer angeborenen Gefäßwandschwäche (A). In der Mehrzahl der Fälle bilden sich solche **kongenitalen** Aneurysmen, die multipel auftreten können (B), im Bereich des **Circulus arteriosus Willisi** mit bevorzugter Lokalisation an der A. communicans anterior.

Zu **(C):** Hirnbasisarterienaneurysmen liegen gemäß ihrem Entstehungsort im Subarachnoidalraum. Intrazerebral gelegene Aneurysmen sind wesentlich seltener. Sie gehen definitionsgemäß nicht aus den Hirnbasisarterien, sondern aus deren zerebralen Ästen hervor.

Zu **(D)** und **(E):** Hirnbasisarterienaneurysmen sind insbesondere ab der fünften Lebensdekade rupturgefährdet. Zumeist kommt es hierbei zu spontanen Rhexisblutungen, die akut, aber auch rezidivierend ablaufen können.

Kapitel 10

F01

Frage 19.33: Lösung B

Bei der Hämophilie A handelt es sich um die häufigste angeborene plasmatische (E) Gerinnungsstörung, die x-chromosomal-rezessiv vererbt wird (A). Es resultiert ein Faktor-VIII-Mangel (C). Klinisch äußert sich die Erkrankung mit rezidivierenden Blutungen. In 95% der Fälle sind Gelenkeinblutungen zu beobachten, die als Folge der Resorption des Hämarthros zu Hämosiderinablagerungen in der Synovialmembran führen (D).
Zu **(B):** Aufgrund des Erbganges tritt die Hämophilie A nur bei Männern auf. Frauen fungieren als Konduktorinnen.

Kapitel 11

F01

Frage 19.34: Lösung B

Beim M. Basedow findet sich als Folge einer Stimulation des Parenchyms durch Autoantikörper gegen TSH-Rezeptoren (B) (TRAK = **T**SH-**R**ezeptor-**A**utoanti**k**örper) eine diffuse Vergrößerung der Schilddrüse. Funktionell resultiert eine Hyperthyreose.
Zu **(A)**, **(C)**, **(D)** und **(E):** Die Zuordnung ist eindeutig.

Kapitel 12

F01

Frage 19.35: Lösung E

Die primäre Hämochromatose (Siderophilie) ist eine erbliche Störung des Eisenstoffwechsels, welcher ein Defekt des Mukosablocks in der Dünndarmschleimhaut zugrunde liegt. Physiologisch erfolgt durch diesen Block eine Begrenzung der Eisenresorption auf 1 mg täglich. Die Störung des Mechanismus führt zu einer vermehrten Aufnahme von Eisen. Da dieser Eisenüberschuss vom Körper nicht genutzt werden kann, kommt es zu einer multiplen Organeinlagerung von Siderin. Hiervon sind vor allem betroffen: Leber (Hepatozyten (C) wie Gallengangsepithelien (D)), Pankreas, Haut, Milz und Myokard (A). Die Eiseneinlagerung erfolgt zunächst in die Parenchymzellen der betreffenden Organe und erst sekundär in die Zellen des RHS (z.B. Kupffer-Sternzellen der Leber (B)).

Zu **(D):** Im ZNS kann Eisen nicht abgelagert werden, weil es im Gegensatz zu Kupfer (M. Wilson) nicht in der Lage ist, die Blut-Hirn-Schranke zu passieren.

F01

Frage 19.36: Lösung E

Unter den Glykogenosen ist eine Gruppe von sieben unterschiedlichen Erkrankungsmustern zusammengefasst, denen eine Störung des Glykogenstoffwechsels mit einer gesteigerten Glykogenspeicherung gemeinsam ist. Dabei kann entweder ein gestörter Abbau oder eine gesteigerte Synthese des Glykogens verantwortlich sein. Der **Glykogenabbau** läuft **organellengebunden** (Lysosomen) und **zytoplasmatisch** ab. Je nach der Ebene der Glykogenabbaustörung kommt es dementsprechend zur lysosomalen oder zytoplasmatischen Glykogeneinlagerung. Im Falle der Glykogenose Typ II (M. Pompe) (E) liegt ein solcher **lysosomaler Enzymdefekt** vor. Dementsprechend können die pathologisch veränderten Lysosomen von Blutmonozyten zur Diagnosesicherung herangezogen werden.
Zu **(A)** bis **(D):** Die Lösungszuordnung ergibt sich eindeutig.

Kapitel 15

F01

Frage 19.37: Lösung E

Chronische Obstipationszustände und die damit verbundene Einnahme von pflanzlichen Abführmitteln (Laxantien) (E) werden für die Entstehung der Melanosis coli, bei der keine Entartungstendenz besteht, verantwortlich gemacht. Es kommt dabei zur Ablagerung von Pigmenten in der Dickdarmschleimhaut.
Zu **(A):** Hämochromatose – Pigmentierung der Haut (MSH-Effekt)
Zu **(B):** Bei Vitamin-E-Mangel wird ein grünlichblaues Pigment gebildet, das biochemisch dem Zeroid entspricht.
Zu **(C):** Beim M. Addison (Nebenniereninsuffizienz) finden sich als typische klinische Zeichen eine Hyperpigmentation der Haut und Schleimhäute, sowie eine erhebliche Schwäche und rasche Ermüdbarkeit.
Zu **(D):** Die Ochronose ist ein Symptom. Man versteht darunter die braun-schwarze Verfärbung von Bindegewebe und Knorpel sowie anderer bradytropher Gewebe. Die Ochronose tritt im Zuge der Alkaptonurie auf. Es handelt sich dabei um eine autosomal-rezessiv vererbte Abbaustörung der Homogentisinsäure, die über die Nieren ausgeschieden wird und an der Luft zu einem braun-schwarzen Stoff oxydiert („Schwarzwasserkrankheit").

F01

Frage 19.38: Lösung C

Die Colitis ulcerosa ist eine chronisch entzündliche Erkrankung der Dickdarmschleimhaut. Histologisch findet sich in der hyperämischen und ödematös aufgelockerten Mukosa (D) eine ausgedehnte zelluläre Infiltration (Plasmazellen, eosinophile Granulozyten, Lymphozyten u. a.). Durch die zelluläre Infiltration kann die Wand der Schleimhautkrypten zerstört werden, wodurch sich das leukozytär durchsetzte Exsudat in den erweiterten Krypten ansammelt. Daraus resultiert das charakteristische mikroskopische Bild von „Kryptenabszessen". Bei Übergreifen der Entzündung auf die tieferen Schichten der Tunica mucosa entstehen längsgerichtete Ulzerationen, zwischen denen Schleimhautreste polypös gewuchert erscheinen. Charakteristisch für die Colitis ulcerosa ist der Beginn der Erkrankung im rektosigmoidalen Übergangsbereich (A) mit einer kontinuierlichen Ausbreitung nach oral.

Zu **(C):** Nicht bei der Colitis ulcerosa, sondern beim *M. Crohn* sind Fistelbildungen typisch.

Zu **(B):** Die Colitis ulcerosa ist eine Präkanzerose. Nach einer Verlaufszeit von 10 Jahren und mehr treten häufig Adenokarzinome des Dickdarms auf.

Zu **(E):** Die primär-sklerosierende Cholangitis tritt gehäuft in Kombination mit einer Colitis ulcerosa auf. Bei dieser extrem seltenen Erkrankung sind Männer doppelt so häufig betroffen wie Frauen. Durch Autoantikörper werden intra- und extrahepatisches Gallenwegssystem zerstört.

F01

Frage 19.40: Lösung B

Das **Glioblastom** ist ein hochmaligner Tumor (Grad IV) mit einem Prädilektionsalter zwischen 45 und 65 Jahren (D). Die Prognose ist schlecht (E). Meistens erfolgt eine schmetterlingsförmige Ausbreitung über beide **Großhirnhemisphären** (C). Typisch ist das *bunte Bild* auf der frischen Schnittfläche, welches durch die graurosa Farbe, die gelbgrünen Nekrosen, die grünen Gallertzysten und die Blutungen aus den zahlreichen pathologischen Gefäßen hervorgerufen wird. Die Tumorzellen sind bei mikroskopischer Betrachtung oval und spindelig (fusiformes Glioblastom) oder polymorph.

Zu **(A):** Die primäre Dignität eines Hirntumors wird je nach dem Ausmaß der Entdifferenzierung nach einem WHO-Vorschlag in die Grade I (benigne) bis IV (hochmaligne) eingeteilt. Als **Malignitätskriterien** gelten u. a.:
- Nekrosen
- pathologischer Gefäßreichtum
- Infiltration von Gefäßwänden
- Verbreitung im Subarachnoidalraum (Liquor)
- Zellpolymorphie

Zu **(B):** Das Auftreten von Metastasen eines Glioblastoms ist möglich aber sehr selten, da die Primärtumorprogredienz mit häufig sehr raschem Eintritt eines finalen Stadiums der Erkrankung die Metastasenmanifestierung nicht mehr zulässt. Lungenmetastasen sind – im Gegensatz zur Leberfilialisierung – grundsätzlich denkbar.

Kapitel 17

F01

Frage 19.39: Lösung D

Beim generalisierten Hirnödem kommt es zur Flüssigkeitseinlagerung in den Astrozyten und in den die Markscheiden bildenden Oligodendrozyten. Dementsprechend erscheinen mikroskopisch sowohl Astrozytenfortsätze (A), als auch Markscheiden und Achsenzylinder geschwollen. Als Folgeerscheinung rezidivierend aufgetretener Hirnödeme können irreversible Markscheidenuntergänge (Entmarkungen) (B) durch Gliazellnekrosen (C) resultieren.

Zu **(D):** Amyloidablagerungen kommen in Form seniler Plaques in der Großhirnrinde charakteristischerweise beim M. Alzheimer vor.

Zu **(E):** Als Reaktion auf die bei einem Hirnödem möglichen Gliazellnekrosen bildet sich ein narbiger Defekt, der im ZNS als Gliafaservermehrung imponiert, aus.

Kapitel 18

F01

Frage 19.41: Lösung A

Die Abbildung Nr. 100 zeigt die epikardiale Aufsicht auf ein in toto dem Brustsitus entnommenes Herz. Der am linken Bildrand aufgetragene Zentimetermaßstab legt nahe, dass es sich um eine 1:1-Darstellung des Organs auf dem Foto handelt. Damit kann eine Gesamtlängenausdehnung des vorliegenden Herzens von nur 9–10 cm abgeschätzt werden. Dementsprechend handelt es sich um ein ausgesprochen kleines Herz. Vorausgesetzt, dass es sich bei dem in der Texteinleitung der Aufgabe Erwähnten um einen Erwachsenen handelt, muss damit eine Herzatrophie vorliegen (A), die sich auch in dieser ausgeprägten Form als Folge des Alterungsprozesses des Organismus ausbilden kann.

Zu **(B):** Offensichtlich sind die äußeren Herzausmaße verkleinert. Damit kann eine Herzmuskelhypertrophie ausgeschlossen werden.

Zu **(C):** Am abgebildeten Präparat sind Truncus pulmonalis und Aortenwurzel zu erkennen. Hinweise für ein Aneurysma dissecans der Aorta lassen sich nicht ausmachen.

Zu **(D):** Eine Tumordurchsetzung des Epikards ist nicht erkennbar. Das subepikardial gelblich durchschimmernde Fett ist physiologisch und sollte nicht mit einer Epikardkarzinose verwechselt werden.

Zu **(E):** Eine fibrinöse Perikarditis kann in Form des makroskopischen Aspektes des „Zottenherzes" nur bei eröffnetem Herzbeutel diagnostiziert werden. Bei dem Präparat der Abbildung Nr. 100 ist jedoch das Perikard nicht aufgeklappt.

F01

Frage 19.42: Lösung C

Das mikroskopische Präparat der Abbildung Nr. 101 zeigt Myokard, in das herdförmig (im Bild zentral) eine interstitielle Zellansammlung eingelagert ist. Eine Gruppierungstendenz ist erkennbar. Es finden sich Zellen mit rundlichen und länglichen Zellkernen, die um mehrkernige Zellen herum angeordnet sind. Diese Befundkonstellation spricht allgemein für das Vorliegen eines Granuloms im Myokard. Damit lässt sich die Diagnose einer granulomatösen Myokarditis (C) ableiten (z. B. als Myocarditis rheumatica).

Zu **(A):** Bei einer abszedierenden Myokarditis müsste eine herdförmige Durchsetzung des Myokards mit gelapptkernigen Granulozyten vorliegen.

Zu **(B):** Karzinommetastasen des Myokards sind sehr selten. Histologisch könnten ungleichmäßig ausgebildete Zellen ohne Gruppierungstendenz nachgewiesen werden.

Zu **(D):** Infarktnarben imponieren als zellarme, faserreiche Areale.

Zu **(E):** „Tigerung des Herzmuskels" ist ein beschreibender, bildlicher Begriff der Pathologie. Er umschreibt den *makroskopischen Aspekt* der vom Endothel her betrachteten Herzmuskelinnenwand: Es finden sich feinfleckige, teilweise konfluierende, gelbliche Felder, die der Wandung ein tigerfellähnliches Muster verleihen. Es handelt sich *feingeweblich* um intrazelluläre Verfettungen der Herzmuskelzellen, die als Ausdruck einer ischämischen Degeneration aufzufassen sind.

F01

Frage 19.43: Lösung C

Die kurze Fallvorstellung des einleitenden Aufgabentextes beschreibt die typischen Komplikationen der Atherosklerose. Die Abbildungen Nr. 102 und 103 untermauern diese Aussage.

Die Abbildung Nr. 102 zeigt die Ansicht der aufgeschnittenen Aorta abdominalis mitsamt Bifurkation und den Iliakalarterienaufzweigungen. Die Abbildung Nr. 103 demonstriert im Detail den Verlauf der Aorta abdominalis. Am oberen Bildrand sind hier die Ostien des Truncus coeliacus und – darunter – der A. mesenterica superior erkennbar. Die Nierenarterienabgänge sind nicht oder nur sehr unsicher auszumachen. Die Intima imponiert regelrecht zerklüftet, wobei sich weißliche (verkalkte) (A) mit rötlichen Arealen abwechseln. Letztere entsprechen teilweise parietalen (wandständigen) Thromben (B) und ulzerierten intimalen Bezirken (A). Dargestellt ist ein fortgeschrittenes Stadium der aortalen und iliakalen Atherosklerose.

Zu **(C):** Kennzeichnend für das Aneurysma dissecans ist nicht die Aussackung aller Gefäßwandschichten, sondern die „Spaltung" der Gefäßwand mit darauffolgender Abhebung im Bereich der mittleren bis äußeren Mediaanteile. Dabei ist eine Umfangsvermehrung des betroffenen Gefäßes in der Regel nicht zu verzeichnen. Der mit Blut gefüllte Spaltraum kann an anderer Stelle erneut Anschluss an das originäre Gefäßlumen gewinnen, wobei dann als Ergebnis zwei voneinander getrennte Blutströme innerhalb eines Gefäßes vorliegen. In den gegebenen Abbildungen ist eine derartige Veränderung der aortalen und/oder iliakalen Wand nicht erkennbar.

Zu **(D):** Neben der Hypercholesterinämie stellt die arterielle Hypertonie einen der vordringlichen Risikofaktoren für die Entstehung der Atherosklerose dar.

Zu **(E):** Die Atherosklerose der Extremitätenarterien (periphere arterielle Verschlusskrankheit, pAVK) kann zu schwerwiegenden Durchblutungsstörungen führen. Eine mögliche Folge ist die Entstehung einer Vorfußgangrän.

F01

Frage 19.44: Lösung C

Die Abbildung Nr. 104 zeigt ein Leberpräparat mit zwei benachbart liegenden Leberläppchen, die sich in ihrer Morphologie deutlich unterscheiden. Im rechten oberen Bildquadranten ist der nahezu normale histologische Aufbau des Leberparenchyms dargestellt. Die Zentralvene ist hier als optisch leeres Gebilde dargestellt. Die Leberzellbälkchen sind bei relativ schmalen Sinusoiden regelrecht ausgebildet. Als Gegensatz hierzu findet sich das direkt angrenzende Leberläppchen, das etwa zwei Drittel des Präparateausschnittes einnimmt. Hier erscheint die Zentralvene deutlich erweitert, ebenso wie die Sinusoide. Beide Strukturen sind dicht angefüllt mit scholligem Material, das den durch die Fixation artifiziell veränderten Erythrozyten entspricht (Goldgelbfärbung in der Elastica-van-Gieson-Färbung). Es ist also von einem Blutreichtum der Zentralvene und der Sinusoide auszugehen. Darüber hinaus sind die Leberzellbälkchen im Vergleich deutlich schmaler als im rechten oberen Quadranten des Bildausschnittes. Diese Befundlage spricht für das Vorliegen einer chronischen Leberstauung (C), bei der bereits durch Druckatrophie die Leberzellbälkchen deutlich verschmälert sind.

Zu **(A):** Bei einem Proteinmangel kann mikroskopisch eine diffuse Leberzellverfettung beobachtet werden.

Zu **(B):** Bei der alkoholtoxischen Leberzellschädigung können morphologisch verschiedene Veränderungen nachgewiesen werden. Typische *lichtmikroskopische* Zeichen des Alkoholeinflusses sind die Fettleberhepatitis (granulozytäre Infiltrate) und das Auftreten von hyalinen Zelleinschlüssen, den Mallory-Bodies.

Zu **(D)** und **(E):** Ein Verschluss des Ductus hepaticus (communis ?) oder des Ductus choledochus führt zu einer intrahepatischen Cholestase, die hier nicht erkennbar ist.

F01 *!*

Frage 19.45: Lösung E

Die Abbildung Nr. 105 zeigt den Blick auf die Basis des Großhirns. *Das Kleinhirn ist zusammen mit dem anhängenden Hirnstamm in Höhe der Crura cerebri abgetrennt.* Der Arachnoidealüberzug des Großhirns ist erhalten. Zur Orientierung: Bildoberrand = frontal, Bildunterrand = okzipital, rechter Bildrand = linke Präparateseite und umgekehrt.

Zu **(A):** Für die Diagnose des Morbus Alzheimer sind neben der Atrophie des Gehirns histologische Veränderungen der Großhirnrinde Grundlage für die Diagnosestellung.

Zu **(B):** Beim Morbus Parkinson kommt es zur Depigmentierung der Substantia nigra, die Teil einer hier nicht dargestellten Region des Hirnstammes ist.

Zu **(C):** Die Encephalitis herpetica ist typischerweise fronto-basal im Bereich der Temporallappen lokalisiert und läuft als nekrotisierende Polioenzephalitis ab. Im abgebildeten Präparat finden sich die basalen Temporallappenanteile unauffällig.

Zu **(D)** und **(E):** Als inspektorische Auffälligkeit ergibt sich eine braun-schwarze Verfärbung auf der Schnittfläche des linken Hirnschenkels. Dieser Befund ist am ehesten auf eine Einblutung zurückzuführen, die als Folge einer lokalen Druckwirkung am Tentoriumschlitz zustande gekommen sein kann. Ein **rechts**seitiger supratentorieller Tumor kann durch sein Wachstum selbst oder vermittels eines perifokalen Ödems den Druckeffekt auf die weiße Substanz des Hirnstammes provoziert haben. Raumforderungen einer Großhirnhemisphäre führen kontralateral zu den beschriebenen Veränderungen, weil die einsetzende Massenverschiebung des Großhirns eine Verlagerung des Hirnstammes unter Überschreiten der Mittellinie verursacht.

Examen
Herbst 2001

20 Fragen Examen Herbst 2001

Kapitel 1

20.1 Welche der folgenden Substanzen ist das für konventionelle histologische Untersuchungstechniken bestgeeignete Fixationsmittel?

(A) 42%ige Äthylalkohollösung
(B) Aceton
(C) 2%ige Glutaraldehydlösung
(D) 4%ige Formaldehydlösung
(E) 6%ige Essigsäurelösung

Kapitel 2

20.2 Welches der nachfolgend genannten Gewebe oder Organe reagiert infolge funktioneller Mehrbelastung **am wenigsten** mit Gewichtszunahme durch Hypertrophie?

(A) Myokard
(B) Skelettmuskel
(C) Gehirn
(D) Leber
(E) Niere

Kapitel 3

20.3 Welches Pigment ist polarisationsoptisch doppelbrechend?

(A) Lipofuszin
(B) Zeroid
(C) Pigment der Melanosis coli
(D) Hämosiderin
(E) Malariamelanin (Hämozoin)

20.4 Welche Aussage trifft für die Apoptose **am wenigsten** zu?

(A) Sie tritt bei der zytostatischen Therapie von Tumoren auf.
(B) Sie kann durch p53 induziert werden.
(C) Sie hat grundsätzlich eine lymphozytäre Entzündungsreaktion zur Folge.
(D) Sie kann über TNF-Rezeptoren vermittelt werden.
(E) Sie betrifft in der Regel Einzelzellen (oder Zellgruppen).

20.5 Wodurch ist eine Lipomatosis cordis in erster Linie bedingt?

(A) massive Hypoxydose (z. B. Anämie oder CO-Vergiftung)
(B) allgemeine Adipositas
(C) Sphingomyelinlipidose
(D) Lipombildung im Herzen
(E) familiäre Hypercholesterinämie

20.6 Welche Aussage über die Amyloidose trifft **am wenigsten** zu?

(A) Sie führt über eine vornehmlich intrazelluläre Ablagerung zu einer progressiven Organinsuffizienz.
(B) Sie kann beim Diabetes mellitus als Inselamyloidose auftreten.
(C) Sie kann häufig durch eine tiefe Rektumbiopsie diagnostiziert werden.
(D) Sie zeigt nach Kongorotfärbung im polarisierten Licht eine typische grünliche Doppelbrechung.
(E) Sie kann Folge chronischer infektiöser Prozesse sein.

20.7 Der plötzliche Verschluss einer Arteria radiata der Niere führt typischerweise zu einer

(A) Kolliquationsnekrose
(B) fibrinoiden Nekrose
(C) Koagulationsnekrose
(D) hämorrhagischen Nekrose
(E) enzymatischen Fettgewebsnekrose

20.1 (D)   20.2 (C)   20.3 (E)   20.4 (C)   20.5 (B)   20.6 (A)   20.7 (C)

H01
20.8 Welche Aussage trifft für das Marfan-Syndrom **am wenigsten** zu?

(A) Es entsteht meist durch autosomal-dominante Vererbung.
(B) Es beruht auf der Mutation eines Fibrillingens.
(C) Arachnodaktylie ist ein Hauptmerkmal.
(D) In über 90% der Fälle kommt es zur Ausbildung eines dissezierenden Pulmonalarterienaneurysmas.
(E) Ein wesentliches Kennzeichen ist eine Augenlinsen(sub)-luxation.

Kapitel 4

H01
20.9 Bei welcher Veränderung kommt eine Verursachung durch Viren **am wenigsten** in Betracht?

(A) Molluscum contagiosum
(B) infektiöse Mononukleose
(C) Burkitt-Lymphom
(D) Verruca vulgaris
(E) Botulismus

Kapitel 5

H01
20.10 Ein positiver Tuberkulintest ist definiert als eine

(A) Autoimmunreaktion
(B) zytotoxische Immunreaktion
(C) Immunkomplexreaktion
(D) anaphylaktische Reaktion
(E) verzögerte Immunreaktion

H01
20.11 Die Poststreptokokken-Glomerulonephritis ist definiert als eine

(A) Autoimmunreaktion
(B) zytotoxische Immunreaktion
(C) Immunkomplexreaktion
(D) anaphylaktische Reaktion
(E) verzögerte Immunreaktion

H01 **!**
20.12 Welcher der genannten Faktoren ist an der akuten Transplantatabstoßung wesentlich beteiligt?

(A) präformierte humorale Antikörper
(B) zirkulierende Immunkomplexe
(C) eosinophile Granulozyten
(D) zytotoxische T-Lymphozyten
(E) Endothelschädigung mit disseminierter intravasaler Gerinnung

Kapitel 6

H01 **!**
20.13 Als Kennzeichen der akuten exsudativen Entzündungsreaktion ist **am wenigsten** zu erwarten:

(A) Permeabilitätssteigerung der Blutgefäße
(B) Austritt von Blutplasma
(C) Proliferation ortsständiger Bindegewebszellen
(D) Emigration von Blutzellen
(E) Hyperämie

H01
20.14 Welche der folgenden Erkrankungen wird als typische fibrinös-eitrige Entzündungsform eingeordnet?

(A) Poststreptokokken-Glomerulonephritis
(B) Hashimoto-Thyreoiditis
(C) Lungentuberkulose
(D) Pneumokokken-Pneumonie
(E) zerebrale Malaria

H01
20.15 Ein unspezifisches Granulationsgewebe enthält obligat

(A) Kapillarsprossen
(B) eosinophile Granulozyten
(C) Epitheloidzellgranulome
(D) Granularzellen
(E) basophile Granulozyten

20.8 (D)   20.9 (E)   20.10 (E)   20.11 (C)   20.12 (D)   20.13 (C)   20.14 (D)   20.15 (A)

20.16 Welches der folgenden Phänomene bzw. Krankheitszeichen ist bei einer Gram-negativen Sepsis **am wenigsten** zu erwarten?

(A) eine Aktivierung der intravasalen Gerinnung
(B) eine Endotoxinämie
(C) eine gesteigerte Fibrinolyse
(D) zirkulierende Immunkomplexe
(E) Blutungen in Haut, Schleimhäuten und inneren Organen

20.17 Welche Erscheinungsform der Tuberkulose gehört zu ihrem Primärstadium?

(A) kavernöse Tuberkulose
(B) azinös-nodöse Lungentuberkulose
(C) Tuberkulom
(D) tuberkulöser Primärkomplex
(E) infraklavikuläres Frühinfiltrat (Aßmann-Infiltrat)

Kapitel 7

20.18 Zu den obligaten Präkanzerosen gehört:

(A) Colitis ulcerosa
(B) chronische atrophische Gastritis Typ A
(C) familiäre Adenomatosis coli
(D) glandulär-zystische Hyperplasie des Endometriums
(E) hyperplastischer Polyp des Dickdarms

Kapitel 8

20.19 Inhalative Noxen, die als Kausalfaktor bei der Entstehung von Bronchialkarzinomen anerkannt sind, enthalten als typischen Bestandteil **nicht**:

(A) Arsen
(B) Asbest
(C) Argon
(D) Chrom
(E) Nickel

20.20 Die TNM-Klassifikation maligner Tumoren gibt Auskunft über

(A) den histologischen Tumortyp
(B) die Dignität des Tumors
(C) den Malignitätsgrad des Tumors
(D) die anatomische Ausbreitung des Tumors
(E) die Histogenese des Tumors

20.21 Welche der folgenden Aussagen über Onkozyten trifft **am wenigsten** zu?

(A) Sie sind lichtmikroskopisch durch eosinophil-granuläres Zytoplasma charakterisiert.
(B) Sie sind feinstrukturell durch ihren Reichtum an Mitochondrien gekennzeichnet.
(C) Es handelt sich um ein Synonym für Tumorzellen.
(D) Sie kommen in drüsigen Organen vor.
(E) Sie können benigne und maligne Tumoren bilden.

20.22 Zu den gutartigen mesenchymalen Tumoren gehören definitionsgemäß **nicht**:

(A) Lipome
(B) Osteome
(C) Basaliome
(D) Leiomyome
(E) Chondrome

20.23 Welcher Typ einer Hämoblastose geht häufig mit einer Verbrauchskoagulopathie einher?

(A) akute Lymphoblastenleukämie
(B) chronische myeloische Leukämie
(C) akute Promyelozytenleukämie (M3)
(D) akute Megakaryoblastenleukämie (M7)
(E) idiopathische Thrombozythämie

20.16 (D)   20.17 (D)   20.18 (C)   20.19 (C)   20.20 (D)   20.21 (C)   20.22 (C)   20.23 (C)

Ordnen Sie den Tumoren der Liste 1 die jeweils typische Primärlokalisation aus Liste 2 zu!

Liste 1

20.24 Oligodendrogliom

20.25 Medulloblastom

Liste 2

(A) Großhirn
(B) Ventrikelwand
(C) Kleinhirn
(D) N. vestibulocochlearis
(E) Vorderwurzeln

Kapitel 9

20.26 Welches der nachfolgend genannten Aneurysmen wird typischerweise an Aufzweigungsstellen von Hirnbasisarterien im Bereich des Circulus arteriosus cerebri gefunden?

(A) Aneurysma dissecans
(B) Aneurysma spurium
(C) spindelförmiges atherosklerotisches Aneurysma
(D) hypertonisches Hirnarterienaneurysma
(E) kongenitales (beerenförmiges) Aneurysma

20.27 Für atherosklerotische Aortenaneurysmen trifft **am wenigsten** zu:

(A) Sie sind bei Männern häufiger als bei Frauen.
(B) Sie liegen öfter im Aortenbogen als in der Aorta descendens.
(C) Sie enthalten häufig parietale Thromben.
(D) Sie können zu Verschlüssen der Nierenarterien führen.
(E) Es besteht eine Korrelation zwischen der Größe des Aneurysmas und der Rupturhäufigkeit.

20.28 Wo treten Gerinnungsthromben **am wenigsten** wahrscheinlich auf?

(A) Varizen
(B) Venen
(C) Arterien des muskulären Typs
(D) Arterien des elastischen Typs
(E) Herzventrikel

20.29 Bei welcher Krankheit ist eine (Extremitäten-)Gangrän **am wenigsten** zu erwarten?

(A) Diabetes mellitus
(B) Hypertonus
(C) Nikotinsucht (Tabakrauchen)
(D) Zytomegalie-Virus-Infektion
(E) Sklerodermie

Kapitel 10

20.30 In welchem der genannten Hirngebiete ist eine als Folge einer hypertonen Gefäßwanderkrankung spontan aufgetretene Hirnmassenblutung am wahrscheinlichsten lokalisiert?

(A) im frontalen Marklager
(B) im Balkenknie
(C) in der Capsula externa
(D) im Temporallappen
(E) im Hypothalamus

Kapitel 11

20.31 Als Ursache eines Cushing-Syndroms kommt **am wenigsten** in Betracht:

(A) bilaterale Nebennierenrindenhyperplasie
(B) Glukokortikoid-Therapie
(C) Bronchialkarzinom
(D) Hypothyreose
(E) Hypophysenvorderlappenadenom

20.24 (A)   20.25 (C)   20.26 (E)   20.27 (B)   20.28 (E)   20.29 (D)   20.30 (C)   20.31 (D)

Kapitel 12

20.32 Welche Veränderung kommt **am wenigsten** als Folge des Diabetes mellitus in Betracht?

(A) Neuropathie
(B) Necrobiosis lipoidica
(C) Nierenamyloidose
(D) Glykogenlochkerne der Hepatozyten
(E) Katarakt

20.33 Welche Stoffwechselerkrankung beruht am ehesten auf einer genetisch bedingten Anomalie eines Rezeptors?

(A) M. Wilson
(B) Gicht
(C) familiäre Hypercholesterinämie
(D) M. Gaucher (Glukozerebrosidose)
(E) M. von Gierke (Glykogenose Typ I)

Kapitel 13

20.34 Als Ursache von Atelektasen ist **am wenigsten** wahrscheinlich:

(A) akute katarrhalische Bronchitis
(B) Bronchialkarzinom
(C) Pleuraerguss
(D) Pneumothorax
(E) eitrige Bronchiolitis

20.35 Welche der angegebenen Erkrankungen kommt **am wenigsten** als Folge der chronischen Bronchitis in Frage?

(A) Bronchiektasen
(B) Lungenemphysem
(C) Bronchopneumonie
(D) Cor pulmonale
(E) Bronchuskarzinoid

20.36 Bei welcher der folgenden Erkrankungen ist eine chronische pulmonale Hypertonie **am wenigsten** zu erwarten?

(A) chronische myogene Linksherzinsuffizienz
(B) chronische Staublungenerkrankung
(C) fulminante Lungenembolie mit totaler Verlegung der zentralen Pulmonalarterienäste
(D) idiopathische Lungenfibrose
(E) rezidivierte periphere pulmonale Thrombembolien

Kapitel 14

20.37 Klinische Mitteilung: 33-jährige Frau, seit mehreren Wochen Schwächegefühl, Übelkeit, unklare Oberbauchschmerzen. Leberenzyme erhöht (ALAT = GPT 450 U/L; γ-GT 45 U/L).

Übersandtes Untersuchungsgut: 12 mm langer Biopsiezylinder von 1 mm Durchmesser aus dem rechten Leberlappen.

Mikroskopisches Bild: erhaltene Läppchenarchitektur. Portalfelder deutlich verbreitert, aufgelockert, Bindegewebsgehalt nicht vermehrt. Dichte lympho-/histiozytäre entzündliche Infiltration, betont im Grenzlamellenbereich; keine Durchbrechung der Grenzlamellen. Hepatozyten teils hydropisch geschwollen, teils azidophil verdichtet mit Kernpyknosen. Einzelne Councilman-Körper. Einige kleine Leberzellgruppennekrosen mit Sternzellproliferation. Geringe Sternzellsiderose. Keine Cholestase. Keine Verfettung.

Welche Diagnose ist am wahrscheinlichsten?

(A) chronische aktive Hepatitis
(B) posthepatitische Leberzirrhose
(C) Alkoholhepatitis
(D) akute Virushepatitis
(E) chronische Cholangitis

20.32 (C)   20.33 (C)   20.34 (A)   20.35 (E)   20.36 (C)   20.37 (D)

Kapitel 15

20.38 Welche Aussage über die Typ-A-Gastritis trifft **am wenigsten** zu?

(A) Sie führt zu einer intestinalen Metaplasie.
(B) Sie geht mit einem erhöhten Karzinomrisiko einher.
(C) Sie kann zu einer megaloblastären Anämie führen.
(D) Sie kann eine erniedrigte Resorption von Vitamin B_{12} im Ileum zur Folge haben.
(E) Sie wird üblicherweise über eine Magenschleimhautbiopsie aus dem Antrum ventriculi gesichert.

Kapitel 16

20.39 Für die benigne noduläre Prostatahyperplasie gilt **am wenigsten**:

(A) Sie betrifft histopathologisch fast alle Männer ab dem 70. Lebensjahr.
(B) Sie entsteht durch Vergrößerung des periurethralen Drüsengewebes.
(C) Sie prädisponiert zur Entwicklung eines Prostatakarzinoms.
(D) Es kann eine Balkenharnblase entstehen.
(E) Sie kann zu einer Niereninsuffizienz führen.

Kapitel 17

20.40 Welche der nachfolgend genannten Gehirnveränderungen ist am ehesten Folge eines chronischen Alkoholabusus?

(A) Atrophie der Tonsillae cerebelli
(B) Atrophie der Nuclei pontis
(C) Atrophie der Substantia nigra
(D) Gliose und Siderose der Corpora mamillaria
(E) Fibrose und Siderose der basalen Leptomeningen

Kapitel 18

20.41 Einer 35-jährigen Frau fiel eine „knotige Verhärtung" in der Haut auf. Eine daraus entnommene Gewebsprobe wurde histologisch untersucht. In den Abbildungen Nr. 106 und Nr. 107 des Bildanhangs sind die entscheidenden Veränderungen bei HE-Färbung dargestellt.

Welche Diagnose trifft am ehesten zu?

(A) epitheloidzellige Granulombildung
(B) Infiltrate eines malignen Lymphoms
(C) Metastasen eines Plattenepithelkarzinoms
(D) Lymphadenitis mit follikulärer Hyperplasie
(E) malignes Melanom

20.42 Welche der genannten Diagnosen lässt sich am ehesten aus dem in Abbildung Nr. 108 des Bildanhangs dargestellten Präparat einer mazerierten Wirbelsäule ableiten?

(A) Ochronose
(B) Hämochromatose
(C) rheumatoide Arthritis
(D) chronischer Analgetika-Abusus
(E) chronischer Vitamin-E-Mangel

20.43 Welche der genannten Diagnosen lässt sich am ehesten aus der in Abbildung Nr. 109 des Bildanhangs dargestellten Schnittfläche einer Leber ableiten?

(A) alkoholtoxische Leberzirrhose
(B) Hämochromatose
(C) akute Virushepatitis
(D) Amyloidose der Leber
(E) chronische Blutstauung der Leber

20.38 (E)   20.39 (C)   20.40 (D)   20.41 (A)   20.42 (A)   20.43 (E)

20.44 Welche Erkrankung lässt sich aus dem in der Abbildung Nr. 110 des Bildanhangs mikroskopisch mit HE-Färbung dargestellten Lungengewebe am ehesten diagnostizieren?

(A) Lobärpneumonie im Stadium der grauroten Hepatisation
(B) Lobärpneumonie im Stadium der gelben Hepatisation
(C) chronische Blutstauung der Lunge
(D) Schocklunge
(E) Pneumokoniose

20.45 Welche der genannten Diagnosen lässt sich am ehesten aus der in Abbildung Nr. 111 des Bildanhangs dargestellten Lungenveränderung ableiten?

(A) Anthrakose
(B) Lungenemphysem
(C) hämorrhagischer Lungeninfarkt
(D) Lobärpneumonie
(E) Lungenkarzinom

20.44 (C)   20.45 (C)

20 Kommentare Examen Herbst 2001

Kapitel 1

H01

Frage 20.1: Lösung D

Die **Fixierung** konserviert und härtet das Gewebe, was letztlich eine verbesserte Schneidfähigkeit ergibt. Für konventionelle Untersuchungstechniken ist nach wie vor **Formaldehyd** (D) in wässriger Lösung das Fixierungsmittel der Wahl.
Hinweis: Formalin = 35–37%ige Lösung von Formaldehyd.

Kapitel 2

H01

Frage 20.2: Lösung C

Unter **Hypertrophie** versteht man die Zunahme der Organmasse durch Vergrößerung der Parenchymzellen (einfache Hypertrophie). Hypertrophie ist die kompensatorische Antwort eines Organs auf eine funktionelle Mehrbelastung. Beispiele sind:
- Hypertrophie des Myokards, z.B. bei arterieller Hypertonie (A)
- Hypertrophie der Skelettmuskulatur bei Krafttraining (B)
- Hypertrophie der Leber bei Enzyminduktion durch Pharmaka (z.B. Barbiturate) (D)
- Hypertrophie der verbliebenen Niere nach gegenseitiger Nephrektomie (E)

Zu **(C):** Das Gehirn reagiert auf eine funktionelle Mehrbelastung nicht mit einer Massenzunahme.

Kapitel 3

H01

Frage 20.3: Lösung E

Zu **(A)** und **(B): Zeroid** gehört ebenso wie **Lipofuszin** zur Gruppe der *lysosomalen Lipopigmente*. Beiden ist eine gelb-braune Eigenfarbe gemeinsam, die durch den jeweiligen hohen Fettsäuregehalt hervorgerufen wird. Zeroid sammelt sich in Makrophagen bei gesteigertem Lipidumsatz an. Die lysosomalen Lipopigmente lassen sich durch die *Fettfärbung mit dem Farbstoff Sudan III* selektiv darstellen. Sie weisen darüber hinaus eine *charakteristische Eigenfluoreszenz im UV-Licht* auf.

Zu **(C):** Chronische Obstipationszustände und die damit verbundene Einnahme von pflanzlichen Abführmitteln werden für die Entstehung der **Melanosis coli** verantwortlich gemacht. Es kommt dabei zur Ablagerung von Pigmenten in der Dickdarmschleimhaut mit intensiver Braunfärbung. Spezifische polarisationsoptische Eigenschaften bestehen nicht.

Zu **(D):** Mit der *Berliner-Blau-Reaktion* können **Hämosiderinablagerungen** nachgewiesen werden. Diese intrazellulären Eisen-III-Protein-Komplexe stellen sich im histologischen Schnittpräparat nach der entsprechenden Behandlung blau dar.

Zu **(E): Malariapigment** (syn. Malariamelanin, Hämatozoidin, Hämozoin) entsteht nach Plasmodienbefall zuerst in den Erythrozyten als Abbauprodukt des Hämoglobins. Die braungrauen Ablagerungen finden sich erst *sekundär*, nach Abbau der Erythrozyten, im RHS der Milz, in den Kupffer-Zellen der Leber und in Blutmonozyten. Malariapigment zählt zu den Pigmenten, die sich bei der Betrachtung durch das **Polarisationsmikroskop doppelbrechend** hervorheben.

H01 !

Frage 20.4: Lösung C

Unter **Apoptose** versteht man den programmierten Zelltod, der am Ende der Lebensspanne einer Zelle durch ein „Selbstzerstörungsprogramm" eingeleitet wird. Die Apoptose ist typischer Bestandteil der Gewebsmauserung, die besonders intensiv in Wechselgeweben mit einer hohen Zellersatzrate abläuft. In noch höherem Maße ist sie hier unter dem Einfluss einer Bestrahlung oder einer zytostatischen Therapie (A) anzutreffen. Der Vorgang der Apoptose betrifft in der Regel Einzelzellen (E), die wie vertrocknete Blätter von einem Baum herabfallen, und geht *nicht* mit einer Entzündungsreaktion einher (C). Die Apoptose wird durch Zellkernveränderungen initiiert. Es kommt zur Verklumpung des Kernchromatins unter dem DNA-spaltenden Einfluss von Endonukleasen. Im weiteren Verlauf verlieren sich die Zellkontakte. Es stülpen sich Zytoplasmabläschen aus, die durch Abschnürung als Apoptosekörper isoliert werden.

Zu **(B):** Das **p53**-Gen zählt zu den *Tumorsuppressorgenen*, die der Wachstumskontrolle dienen. p53 fungiert quasi als „Wächter" des Genoms. Liegt ein DNA-Schaden vor, sorgt es dafür, dass bei nicht erfolgreicher Reparatur das „Selbsttötungsprogramm" der Zelle mit dem Ergebnis der Apoptose eingeleitet wird.

Zu **(D):** Der **Tumornekrosefaktor** (**TNF**) gehört zu den *Zytokinen* und fungiert als *Entzündungsmedia-*

tor. Die Namensgebung rührt daher, dass TNF in bestimmten Tumoren starke hämorrhagische Nekrosen hervorruft, ohne dass für normale Gewebe Schädigungen beobachtet werden konnten. TNF wirkt rezeptorvermittelt. Je nach „Sensibilität" der Zielzellen kann eine zytotoxische Reaktion mit Nekrotisierung erfolgen oder ein zytostatischer Effekt einsetzen, der letztlich in eine Apoptose einmünden kann.

Frage 20.5: Lösung B

Die **Lipomatosis cordis** (Herzverfettung) stellt eine **interstitielle** Verfettung dar. Bei *Überernährung* (allgemeiner Adipositas) (B) kommt es zur Fettgewebseinlagerung zwischen die Herzmuskelzellen durch *Metaplasie ortsständiger Bindegewebszellen*. Typischerweise tritt die Fettgewebseinlagerung überwiegend subepikardial und mit Betonung des rechten Ventrikels auf.
Zu **(A):** Eine massive Hypoxidose (Störung des Energiestoffwechsels) führt zur dystrophischen Verfettung der Herzmuskelzellen (*intrazelluläre* Verfettung).
Zu **(C):** Der Morbus Niemann-Pick (Sphingomyelinlipidose) zählt zu den Lipidspeicherkrankheiten. Auf dem Boden eines Enzymdefektes kommt es zur Ablagerung von Sphingomyelin vornehmlich in den Zellen des RHS sowie in Glia- und Ganglienzellen. Eine Herzbeteiligung ist dabei nicht zu beobachten.
Zu **(E):** Die familiäre Hypercholesterinämie führt nicht direkt zur intrazellulären Verfettung der Herzmuskelzellen. Vielmehr ist zu erwarten, dass erst nach Entwicklung einer Koronararteriensklerose degenerative Verfettungen auftreten (ischämische Hypoxidose).

Frage 20.6: Lösung A

Zu **(A): Amyloid** ist eine hyaline Ablagerung von Glykoproteinen im **Extrazellulärraum**, die systemisch, organbegrenzt oder lokal auftreten kann. Dieser Zusammenhang gilt für sämtliche Amyloidformen.
Zu **(B)** und **(D):** Amyloidablagerungen, die unter anderem in *lokaler* Form beim C-Zell-Karzinom der Schilddrüse oder in den Langerhans'schen Inseln beim Altersdiabetes (B) auftreten können, sind spezifisch durch Kongorot anfärbbar (*Kongophilie*). Weiterhin zeichnen sie sich durch ein charakteristisches polarisationsoptisches Verhalten aus: Es kommt zu einer grünen Doppelbrechung nach Anfärbung mit Kongorot (D).

Zu **(C)** und **(E):** Im Rahmen eines chronischen Entzündungsprozesses kann es zu einer sekundären Amyloidose kommen. Der Nachweis zur Diagnose einer solchen generalisierten Amyloidose erfolgt am besten durch eine tiefe Rektumbiopsie. Eine Nierenbiopsie ist ebenfalls möglich, aber für den Patienten risikoreicher.

Frage 20.7: Lösung C

Der akute Verschluss eines Nierenarterienastes führt makroskopisch zum Bild eines anämischen Infarktes. Histologisch findet sich dabei eine Koagulationsnekrose (C).
Zu **(A):** Kolliquationsnekrosen treten typischerweise im *ZNS* auf.
Zu **(B):** Die fibrinoide Nekrose ist eine typische Nekroseform von *Blutgefäßwänden* und *Bindegewebe*. Insbesondere bei immunpathologischen Vorgängen kommt es zur Ausbildung dieser Gewebsveränderung. Die Namensgebung rührt vom ähnlichen färberischen Verhalten wie Fibrin her. Fibrinoide Nekrosen finden sich z.B. bei der Panarteriitis nodosa oder am Grund eines Magen- oder Duodenalulkus. Darüber hinaus ist das Vorkommen dieser Nekroseform sowohl in Granulomen vom Typ des rheumatischen Fiebers als auch in Granulomen vom Typ der rheumatoiden Arthritis charakteristisch.
Zu **(D):** Hämorrhagische Nekrosen entstehen durch sekundäres Einbluten in das Infarktgebiet eines Organs. Beispiele: *hämorrhagischer Lungeninfarkt, Mesenterialinfarkt*.
Zu **(E):** Die enzymatische Fettgewebsnekrose ist Folge einer *Pankreatitis*.

Frage 20.8: Lösung D

Beim **Marfan-Syndrom** liegt eine erblich bedingte Störung der Kollagenvernetzung (Kollagenopathie) mit einem Defekt des Fibrillin-Gens vor (B). Dabei geht die Zugfestigkeit betroffener Organe verloren. Der Erbgang ist autosomal-dominant (A). Typisch für das Marfan-Syndrom ist die Trias Linsenektopie (E), dissezierendes Aortenaneurysma und Spinnenfingrigkeit (Arachnodaktolie) (C).
Zu **(D):** Beim Marfan-Syndrom tritt typischerweise ein dissezierendes *Aorten*aneurysma auf.

Kapitel 4

H01

Frage 20.9: Lösung E

Zu **(A)**: Das *Molluscum-Virus* ruft tumorartige Hautknötchen hervor, die zentral eine Eindellung aufweisen. Auf Druck entleeren sich virushaltige Epithelien, die durch Kontaktinfektion für die hohe Kontagiosität der Erkrankung verantwortlich sind: **Molluscum contagiosum**.
Zu **(B)** und **(C)**: Das *Epstein-Barr-Virus* (EBV) infiziert B-Lymphozyten und integriert sein Genom in deren genetischen Apparat. Die nachfolgende Stimulation der T-Lymphozyten löst das Krankheitsbild der **infektiösen Mononukleose** (Pfeiffer-Drüsenfieber) aus: generalisierte Lymphadenitis, Hepatomegalie, Splenomegalie (Komplikation Milzruptur) und monozytenähnliche T-Lymphozyten im peripheren Blut. Die Übertragung erfolgt über Speichel und Rachensekret (sog. „kissing disease"). EBV kann darüber hinaus auch ein malignes B-Zell-Lymphom (Burkitt-Lymphom) und das nasopharyngeale Karzinom induzieren.
Zu **(D)**: *Verrucae vulgares* werden durch virale Infektion der Haut hervorgerufen (*humane Papilloma-Viren* Typen 2 und 4).
Zu **(E)**: Botulinustoxin wird von dem anaeroben *Bakterium* Clostridium botulinum besonders in nicht sachgerecht sterilisierten Konserven gebildet. Das Toxin, nicht die Infektion mit Clostridium botulinum, wirkt als starkes Neurotoxin, da es die Ausschüttung von Azetylcholin an den präsynaptischen Terminalen blockiert. Das Krankheitsbild des Botulismus ist daher gekennzeichnet durch Ausfälle der Hirnnerven (Doppelbilder, Schluck- und Sprachstörungen). Die Letalität der seltenen Erkrankung liegt bei 25–70%, die Therapie besteht in einer frühzeitigen Gabe von Antitoxin (neutralisierende Antikörper enthaltendes Gegengift).

Kapitel 5

H01

Frage 20.10: Lösung E

Zu **(A)**: Autoimmunreaktionen werden durch gegen körpereigenes Gewebe gerichtete Antikörper ausgelöst.
Zu **(B)**: Bei der **zytotoxischen Immunreaktion** (Typ II der Überempfindlichkeitsreaktionen) handelt es sich um eine Reaktion zwischen *Antikörpern* und auf einer Zellmembran *fixierten Antigenen*. Durch Aktivierung von Komplement resultiert eine Membranschädigung mit der Folge der Zytolyse.

Zu **(C)**: Bei der **Immunkomplexreaktion** (Typ III der Überempfindlichkeitsreaktionen) kommt es zur Reaktion von *freiem Antigen* und *Antikörper*. Die so gebildeten Immunkomplexe können sich an Gefäßwänden niederschlagen und auf diese Weise zu schweren Organschäden führen.
Zu **(D)**: Der Pathomechanismus der **anaphylaktischen Reaktion** (Überempfindlichkeitsreaktion vom Typ I) beruht auf der Wirkung sog. *Reagine*. Darunter versteht man Antikörper der IgE-Klasse, die nach Erstkontakt (Sensibilisierung) mit bestimmten Antigenen (Allergenen) entstehen und bei erneuter Antigen-Exposition zur Freisetzung von Histamin und anderen Substanzen (sog. Mediatoren) führen. Es kommt dann zur Dilatation und Permeabilitätssteigerung kleinerer Gefäße, zur Kontraktion der glatten Muskulatur, bes. der Bronchien, und zur Sekretionssteigerung exokriner Drüsen. Die so ausgelösten Krankheitsbilder (Rhinitis vasomotorica, Asthma bronchiale und Neurodermitis) werden als *atopische Erkrankungen* bezeichnet. Darüber hinaus kann nach Antigenexposition ein anaphylaktischer Schock ausgelöst werden.
Zu **(E)**: Der Typ IV der Immunreaktion (**verzögerte Immunreaktion**) ist durch die Reaktion von *spezifischen Oberflächenrezeptoren* der T-Lymphozyten mit dem Antigen charakterisiert. Man spricht auch von zellgebundener Immunreaktion. Als Antwort kommt es zur Ausschüttung von Mediatoren (*Lymphokinen*), die die Umwandlung in *zytotoxische Killerzellen* bewirken. Ein Beispiel hierfür ist der Tuberkulintest (Tine-Test) zum Nachweis der Tuberkuloseallergie (lokale Rötung der Haut nach 48 Stunden).

H01

Frage 20.11: Lösung C

Zu **(C)**: Die akute Poststreptokokken-Glomerulonephritis (auch: Scharlach-Nephritis) ist Ausdruck einer **Immunkomplexreaktion**. Hier kommt es nicht durch die Bindung von Zellantigen und dagegen gerichtetem Antikörper zur direkten Schädigung, sondern die Läsion tritt indirekt und mediatorvermittelt nach Präzipitation der zunächst im Blut zirkulierenden, später sich an die glomeruläre Basalmembran anlagernden Immunkomplexen ein (Typ III der Überempfindlichkeitsreaktionen).
Zu **(A)**, **(B)**, **(D)** und **(E)**: Siehe Kommentar zu Frage 20.10.

H01 !

Frage 20.12: Lösung D

In der Frühphase der akuten Transplantat-Abstoßung werden durch die Sensibilisierung von T-Lymphozyten **zytotoxische Killerzellen** gebildet, die eine Schädigung des Parenchyms bewirken (Typ

IV) (D). Erst in einer späteren Phase der akuten Transplantat-Abstoßung setzt durch Stimulation des B-Zell-Systems die Gewebsschädigung durch **zytotoxische humorale Antikörper** ein (Typ II) (A). Davon zu trennen ist die *hyperakute* Form der Transplantatabstoßung, bei der zytotoxische Antikörper als Folge einer früheren Sensibilisierung, z. B. gegenüber analogen HLA-Antigenen von Leukozyten nach einer Bluttransfusion, zur raschen und schweren Parenchymschädigung führen.

Kapitel 6

H01 !

Frage 20.13: Lösung C

Die akute Phase der exsudativen Entzündungsreaktion ist als mediatorgesteuerter Ablauf zur Eindämmung einer entzündungswirksamen Noxe anzusehen. In diesem Zusammenhang nehmen insbesondere die Permeabilitätssteigerung der Blutgefäße (A) und der darauffolgende Austritt von Blutplasma mit Ödembildung (B) eine zentrale Starterrolle ein. Die durch Vasodilatation und Blutströmungsverlangsamung erzeugte Hyperämie (E) ist dabei in der Akutphase der exsudativen Entzündungsreaktion ebenso wesentlicher Bestandteil wie die Emigration von Blutzellen in das Interstitium (D).
Zu **(C):** Nicht die akute, sondern die **chronische** Entzündungsreaktion führt durch Proliferation ortsständiger Bindegewebszellen zur narbigen Demarkation als Spätantwort des Organismus auf die entzündungswirksame Noxe.

H01

Frage 20.14: Lösung D

In einem frühen Stadium der Lobärpneumonie (sog. Pneumokokken-Pneumonie) (D) kommt es zur intraalveolären Fibrinexsudation. Im weiteren Verlauf kommt es zu einer zunehmenden Durchsetzung dieses Exsudates durch Granulozyten. Es resultiert dann eine Mischform aus fibrinöser und eitriger Entzündung, die für die Lobärpneumonie typisch ist.
Übersicht über die Stadien der Lobärpneumonie:
1. **Anschoppungsphase** (seröses intraalveoläres Exsudat mit zellulären Elementen)
2. Stadium der **roten Hepatisation** (Fibrinexsudation intraalveolär)
3. Stadium der **grauen Hepatisation** (überwiegend intraalveoläre Leukozytenimmigration)
4. **Lyse** (Verflüssigung des Fibrins durch lysosomale leukozytäre Enzyme)

Zu **(A):** Bei der Poststreptokokken-Glomerulonephritis finden sich Granulozyteninfiltrate in den Mesangien.
Zu **(B):** Die Hashimoto-Thyreoiditis ist eine durch Autoantikörper gegen Mikrosomen und Thyreoglobulin ausgelöste Schilddrüsenentzündung, die histologisch als charakteristisches Merkmal eine diffuse lymphozytäre Infiltration aufweist. Der manifeste Entzündungsprozess führt zur Schilddrüsenvergrößerung (Struma).
Zu **(C):** Bei der Lungentuberkulose findet sich histologisch eine granulomatöse Entzündung (Granulome vom Tuberkulosetyp).
Zu **(E):** Bei einem Malaria-tropica-Befall kann es zur Infektion des ZNS kommen. Bei akuten Verläufen fehlen meistens mikroskopische Entzündungszeichen. Bei chronischen Verläufen finden sich lokale Granulombildungen.

H01

Frage 20.15: Lösung A

Granulationsgewebe bildet sich überall dort, wo durch Nekrose eine Gewebsschädigung mit der Folge einer Entzündung stattgefunden hat. Im Rahmen dieser sog. granulierenden Entzündung, die als reparativer Gewebsprozess einsetzt, kommt es in der ersten Phase zum Einwandern neutrophiler Granulozyten, Lymphozyten und Monozyten, die sich im interstitiellen Gewebe zu Makrophagen umwandeln. In einer zweiten Phase erfolgt die Einsprossung von Kapillaren (A) und eine von deren Adventitialzellen ausgehende Bindegewebsvermehrung durch Fibroblasten.
Zu **(B):** Infiltrate eosinophiler Granulozyten finden sich typischerweise bei parasitären und atopischen Erkrankungen.
Zu **(C):** Epitheloidzellgranulome treten u.a. bei der Sarkoidose und der Tuberkulose auf. Die Granulombildungen dürfen nicht mit einer granulierenden Entzündung verwechselt werden.
Zu **(D):** Granularzellen zeichnen sich durch eine körnige Zeichnung des Zytoplasmas aus. Es handelt sich dabei um Zellen neuronaler Abstammung, die im ganzen Körper auftreten können.
Zu **(E):** Basophile Granulozyten (Gewebsmastzellen) sind die Vermittler der Überempfindlichkeitsreaktion vom Typ I. Ein regelhaftes Auftreten in einem Granulationsgewebe ist nicht zu erwarten.

H01

Frage 20.16: Lösung D

Unter einer Sepsis versteht man eine konstant oder periodisch erfolgende hämatogene Ausschwemmung von Bakterien einhergehend mit einer *allgemeinen Reaktion* des Organismus (Fieber, Schüttelfrost, beschleunigter Puls). Insbesondere bei septischer Streuung von gramnegativen Bakterien kann es zur massiven Freisetzung von zellwandgebundenen Endotoxinen (B) kommen, die eine disseminierte intravasale Gerinnung induzieren (A) und damit ein wichtiger auslösender Faktor für einen akut einsetzenden Schockzustand sind. Es resultiert eine Verbrauchskoagulopathie, die letztlich eine Entgleisung der Blutgerinnung zur Folge hat. Die eintretende hämorrhagische Diathese führt zu diffusen Blutungen (E).

Zu **(C):** Die im Rahmen eines Schockzustandes einsetzende Fibrinolyse ist eine sekundäre Antwort auf die endotoxinbedingte Hyperkoagulabilität und führt letztlich mit zur Verbrauchskoagulopathie.

Zu **(D):** Auch zirkulierende Immunkomplexe können eine plasmatische Gerinnungsaktivierung (Hyperkoagulabilität) hervorrufen. Bei der Auslösung eines Endotoxin-Schocks sind sie jedoch nicht von Bedeutung.

H01 **!**

Frage 20.17: Lösung D

Die Tuberkulose läuft in folgenden Schritten ab:

- **Primärstadium:** Beim ersten Kontakt mit Mykobakterien kommt es zu einer unspezifischen exsudativen Entzündung am Ort der Erregerinvasion. In der Lunge wird dieser primäre Herd als *Ghon-Herd* bezeichnet. Der Ghon-Herd und der zugehörige, ebenfalls erkrankte *Lymphknoten* bilden den **tuberkulösen Primärkomplex** (D). Die Anwesenheit der Bakterien führt nach einigen Wochen zu einer hyperergischen Reaktionslage. An der Stelle der rein *exsudativen Entzündung* entsteht eine sog. *Verkäsungsnekrose*. Als Folge der stimulierten Abwehr kommt es um die Verkäsungsnekrose zu einer *proliferativ produktiven Reaktion* mit dem Ziel einer Eindämmung des Herdes. Es werden dabei die für die Tuberkulose typischen *Granulome* (Tuberkel), bestehend aus Epitheloidzellen (Histiozyten und Monozyten), Lymphozyten und *Langhans-Riesenzellen* gebildet.

- **Sekundärstadium:** Vom Primärkomplex ausgehend können die Bakterien *hämatogen* streuen, was zur Bildung kleiner Herde in den Lungenspitzen *(Simon-Spitzenmetastasen)*, den *Nieren* und dem *Skelett* führt. Diese sind zunächst ohne Bedeutung, können aber später im Rahmen einer Resistenzschwächung exazerbieren. Bei schlechter Abwehrlage kann durch Ausbreitung eines verkäsenden Primärkomplexes, z.B. durch missglückte granulomatöse Abgrenzung, ein größerer Bronchus miteinbezogen werden, in welchen die verflüssigten Nekrosemassen entleert werden. Den zurückbleibenden Gewebsdefekt bezeichnet man als *Frühkaverne*. Ferner kann es auch zu einem Einbrechen in die Lymphknoten mit der Folge einer *Hiluslymphknotentuberkulose* kommen. Gelangen Bakterien in massiver Form über die Lungenvene oder lymphogen über den Ductus thoracicus in die Blutbahn, so resultiert hieraus eine sog. *Frühgeneralisation* mit der möglichen Komplikation einer *Miliartuberkulose*. Die auf diesem Weg entstehenden Herde in Lunge, Leber, Niere, Milz und anderen Organen sind nur hirsekorngroß (milium = Hirsekorn). Bei völligem Ausbleiben einer granulomatösen Abgrenzung infolge eines Versagens der Immunabwehr kann es zu einer meist tödlich verlaufenden *Sepsis tuberculosa gravissima* kommen. Auch die *tuberkulöse Leptomeningitis* kann eine Komplikation des tuberkulösen Sekundärstadiums sein.

- **Tertiärstadium (Postprimärstadium):** Hierbei handelt es sich um das Stadium der **chronischen Organtuberkulose**, die sich in Lunge, Niere, Knochen und Haut als Folge der Exazerbation von alten, durch hämatogene Streuung entstandenen Herden entwickeln kann. In der **Lunge** entsteht die **chronische Lungentuberkulose**, ausgehend von in die Bronchien einbrechenden Spitzenherden, die röntgenologisch als **infraklavikuläres Frühinfiltrat (Aßmann-Infiltrat)** (E) nachweisbar sind. Durch *bronchogene Streuung* vermag der Prozess sich weiter auszubreiten. Die Folgen sind eine *käsige Herdpneumonie* und eine weitere **Kavernisierung** (kavernöse Tuberkulose) (A). Durch den Anschluss an die Bronchien können die Mykobakterien abgehustet werden. Es kommt zur infektiösen *offenen TBC*. Je nach Resistenzlage und therapeutischen Maßnahmen erfolgt eine fortschreitende Destruktion des Lungengewebes bei exsudativ verkäsenden Herden oder ein Stoppen des Prozesses bei produktiven Herden. Alte, durch produktive Proliferation entstandene Herde mit zentraler Vernarbung haben bei der Sektion ein *azinös-nodöses* (kleeblattartiges) Aussehen (**azinös-nodöse Lungentuberkulose**) (B). Als eine weitere Variante des chronischen tuberkulösen Organbefalls ist das **Tuberkulom** (C) zu nennen. Dabei handelt es sich um einen Rundherd, in dessen Kapsel die Tuberkelbakterien persistieren. Völlig bakterienfreie Narben bezeichnet man als *zirrhotischen Herd*.

Kapitel 7

H01
Frage 20.18: Lösung C

Unter einer obligaten Präkanzerose versteht man eine mit Sicherheit in eine maligne Neoplasie übergehende Organveränderung, im Gegensatz zu fakultativen Präkanzerosen, die als Risikofaktor für eine maligne Entartung einzustufen sind.
Zu **(A):** Die Colitis ulcerosa ist eine fakultative Präkanzerose. Nach einer Verlaufszeit von 10 Jahren und mehr treten häufig Adenokarzinome des Dickdarms auf.
Zu **(B):** Die chronische atrophische Gastritis kann als fakultative Präkanzerose für das Magenkarzinom angesehen werden.
Zu **(C):** Die familiäre **Adenomatosis coli** ist eine **obligate Präkanzerose** für das Kolonkarzinom. Sie wird autosomal-dominant vererbt.
Zu **(D):** Die glandulär-zystische Hyperplasie des Endometriums stellt eine fakultative Präkanzerose für die Entstehung des Endometriumkarzinoms dar.
Zu **(E):** *Hyperplastische Polypen* sind keine echten Geschwülste. Ein Entartungsrisiko besteht daher bei ihnen nicht. Die Ursache hyperplastischer Polypen ist unbekannt.

Kapitel 8

H01 *!*
Frage 20.19: Lösung C

Zu **(C):** Argon ist ein Edelgas ohne karzinogene Eigenschaften. – Es sollte keine Verwechslung mit dem durch Radium-Einwirkung entstehenden Bronchialkarzinom vorkommen. Unter dem sogenannten *Schneeberger-Lungenkarzinom* versteht man die Kombination aus einer Silikose und einem silikoseunabhängigen Bronchialkarzinom, das durch die Dauereinwirkung von Radium verursacht ist. Diese Form des Lungenkarzinoms wurde bei Bergleuten des Uranbergbaus in Schneeberg beobachtet.
Zu **(A):** Inhalierte Asbestnadeln können zu chronischen Entzündungen des Bronchial- und Alveolarepithels sowie des Pleuramesothels führen. Der chronisch entzündliche Reiz kann dabei zum einen zu einer diffusen interstitiellen Lungenfibrose und zum anderen zu Vernarbungen der Pleura (Pleuraplaques) führen. Darüber hinaus sind Asbestnadeln karzinogen. Insbesondere können sowohl maligne Mesotheliome der Pleura und des Peritoneums als auch Adenokarzinome der Lunge entstehen.
Zu **(B)**, **(D)** und **(E):** Bestimmte industrielle Karzinogene wie z.B. Arsen, Chrom oder Nickel können bei langfristiger Inhalation belasteter Stäube ein Bronchialkarzinom induzieren.

H01
Frage 20.20: Lösung D

Die TNM-Klassifikation eines malignen Tumorleidens gibt in verschlüsselter Kurzform wesentliche Informationen sowohl über die Infiltrationstiefe (T – **T**umorausbreitung (D)) und den regionären Lymphknotenbefall (N – **n**odale Beteiligung) als auch über eine Fernmetastasierung, die in der Regel hämatogen zustande kommt (M – **M**etastasierung). Entsprechend stellt die TNM-Eingruppierung eine zentrale Information für die Prognose des Tumorleidens dar.
Zu **(A):** Der histologische Tumortyp geht nicht in die TNM-Klassifikation ein. Er wird über die ICD-Klassifizierung codiert. ICD steht für „International Classification of Diseases".
Zu **(B):** Die TNM-Klassifikation kann ausschließlich bei malignen Tumoren angewendet werden.
Zu **(C):** Mit Hilfe des *Grading* (G1, G2, G3) kann der Pathologe in Kurzform verschlüsseln, welcher Grad der *Differenzierung* (und damit der Malignität) vorliegt. G1 bedeutet dabei niedriger Malignitätsgrad (A), G3 bedeutet hoher Malignitätsgrad. Eine Mittelstellung nimmt G2 ein.
Zu **(E):** Die Histogenese eines Tumors (Ausgangsgewebe einer Geschwulst) kann mit Hilfe spezifischer zytochemischer Untersuchungen untersucht werden.

H01 *!*
Frage 20.21: Lösung C

Onkozyten (wörtlich übersetzt: „geschwollene Zellen") sind durch besondere morphologische Kennzeichen charakterisierte Zellen, die in unterschiedlichen **Drüsenepithelien** (z.B. Schilddrüse, Speicheldrüse, Leber) (D) auch ohne Tumorwachstum auftreten können. Lichtmikroskopisch zeichnen sich Onkozyten durch ein balloniertes eosinophiles Zytoplasma aus, das durch eine hohe Mitochondriendichte (B) eine körnige (granuläre) Struktur (A) erhält. Tumoren, die überwiegend aus Onkozyten aufgebaut sind, werden als Onkozytome bezeichnet. Diese können sowohl benignes als auch malignes Verhalten zeigen (E). Ein Beispiel stellt das Onkozytom der Schilddrüse dar, das sowohl als Adenom als auch als Karzinom vorkommen kann.
Zu **(C):** Der Begriff Onkozyt stellt eine durch lichtmikroskopische Beobachtung geprägte Bezeichnung einer besonderen morphologischen Erscheinungsform von Drüsenepithelzellen dar. Nur vermeintlich wird durch die Nomenklatur ein zwingender Zusammenhang mit tumorösem Wachstum oder einer Präkanzerose hergestellt.

H01

Frage 20.22: Lösung C

Zu **(C):** Basaliome (syn. Basalzellkarzinome) sind semimaligne *epitheliale* Tumoren, welche vor allem an lichtexponierten Stellen der Haut (Gesichtsbereich) mit zunehmendem Alter auftreten. Das Wachstum ist lokal infiltrierend und destruierend. Eine Metastasierung tritt extrem selten auf.
Zu **(A):** Lipome sind benigne Geschwülste des Fettgewebes. Maligne Variante = Liposarkom.
Zu **(B):** Osteome sind benigne Tumoren ausgereiften Knochengewebes. Maligne Variante = Osteosarkom.
Zu **(D):** Leiomyome sind gutartige Tumoren der glatten Muskulatur. Maligne Variante = Leiomyosarkom.
Zu **(E):** Chondrome sind gutartige Tumoren ausdifferenzierten Knorpelgewebes. Maligne Variante = Chondrosarkom.

H01

Frage 20.23: Lösung C

Unter den angegebenen Lösungsmöglichkeiten führt eine Variante einer akuten myeloischen Leukämie typischerweise zu einer Verbrauchskoagulopathie. Es handelt sich dabei um die **akute Promyelozytenleukämie** (C). Die Tumorzellen sind äußerst labil und neigen zum Zerfall. Dadurch wird eine disseminierte intravasale Gerinnung induziert, die letztlich in eine Verbrauchskoagulopathie einmündet.

H01 *!*

Frage 20.24: Lösung A

Zu **(A): Oligodendrogliome** entstehen bevorzugt in der Rinde des Schläfenlappens.
Zu **(B):** Vom **Ependym** ausgehende Tumoren (Ependymome) sind umstandsentsprechend primär an der Ventrikelwand lokalisiert.
Zu **(D):** Das **Akustikusneurinom** geht mit typischer Lokalisation im Kleinhirn-Brücken-Winkel vom N. vestibulocochlearis aus.
Zu **(E):** Die Vorderwurzeln der peripheren Nerven können Ausgangspunkt für die Entstehung von **Neurinomen** sein, die durch die enge Nachbarschaft zum Foramen intervertebrale sanduhrartig eingeengt sein können (sog. Sanduhrneurinome).

H01 *!*

Frage 20.25: Lösung C

Zu **(C):** Das **Medulloblastom** ist der häufigste solide Hirntumor des Kindes- und Jugendalters. Der Tumor ist fast ausschließlich im Kleinhirn lokalisiert.
Siehe auch Kommentar zu Frage 20.24.

Kapitel 9

H01

Frage 20.26: Lösung E

Angeborene Aneurysmen findet man in den Hirnbasisarterien (Forbus-Aneurysmen). Sie beruhen auf einer angeborenen Fehlbildung der Wand. Diese Aneurysmen sind zumeist *sack-* oder *beerenförmig* (E) und befinden sich vorzugsweise in der A. cerebri ant. und A. communicans anterior des Circulus Willisii sowie der A. cerebri media. Rupturen, zumeist zwischen dem 30. und 50. Lebensjahr, führen zu Subarachnoidalblutungen.
Zu **(A):** Kennzeichnend für das Aneurysma dissecans ist nicht die Aussackung aller Gefäßwandschichten, sondern die „Spaltung" der Gefäßwand mit darauffolgender Abhebung im Bereich der mittleren bis äußeren Mediaanteile. Dabei ist wichtig festzuhalten, dass eine Umfangsvermehrung des betroffenen Gefäßes in der Regel nicht zu verzeichnen ist. Der mit Blut gefüllte Spaltraum kann an anderer Stelle erneut Anschluss an das originäre Gefäßlumen gewinnen, wobei dann als Ergebnis zwei voneinander getrennte Blutströme innerhalb eines Gefäßes vorliegen. Ein Aneurysma dissecans entsteht hauptsächlich in der *Aorta ascendens*, nachdem hier eine schwere Schädigung der Media eingetreten ist. Die *idiopathische Medianekrose Erdheim-Gsell* (auch: zystische Mediadegeneration) oder die *Mesaortitis luica* (Tertiärstadium der Syphilis, Lues III) sind als mögliche ursächliche Faktoren zu nennen.
Zu **(B):** Wenn ein extravasales Hämatom eine Verbindung zum Gefäßlumen besitzt, spricht man von einem „falschen" Aneurysma (Aneurysma spurium).
Zu **(C):** Atherosklerotische Aneurysmen entstehen am häufigsten im Bereich der Aorta abdominalis.
Zu **(D):** Eine langjährige arterielle Hypertonie kann zu ausgeprägten degenerativen Veränderungen der intrazerebralen Arterienäste führen. Als morphologisches Korrelat resultiert eine hypertensive Angiopathie, die mit einer Arteriolosklerose gleichzusetzen ist. Die so veränderten Gefäße können aneurysmatische Gefäßaussackungen entwickeln, die als hypertonische Hirnarterienaneurysmen bezeichnet werden können.

H01

Frage 20.27: Lösung B

Zu **(A):** Die Atherosklerose und damit auch ihre Folgeerscheinungen treten bei Männern häufiger als bei Frauen auf.
Zu **(B):** Atherosklerotische Aneurysmen entstehen zumeist im Bereich der Aorta abdominalis.

Zu **(C):** Häufig bilden sich in einem Aneurysmasack parietale Thromben aus.

Zu **(D):** Atherosklerotische Aneurysmen enstehen bevorzugt im Bereich der infrarenalen Aorta (distal der Nierenarterienabgänge). Nicht ungewöhnlich sind jedoch Fälle, bei denen die Nierenarterienostien im Aneurysmaverlauf liegen (juxta- oder suprarenales Aortenaneurysma). In dieser Konstellation bewirken die ausgeprägten Wandveränderungen der Aorta häufig eine abgangsnahe Nierenarterienstenose, die je nach hämodynamischem Effekt durch Thrombosierung zum Komplettverschluss führen kann.

Zu **(E):** Es besteht ein direkter Zusammenhang zwischen dem Durchmesser eines atherosklerotischen Aneurysmas und seiner Rupturgefährdung: je größer das Aneurysma, desto höher das Risiko des Wandaufbruchs.

| H01 |

Frage 20.28: Lösung E

Gerinnungsthromben entstehen bei einer bis zur **Stase** fortschreitenden Verlangsamung der Blutströmung und sind aus diesem Grund vor allem in *Venen*, z.B. bei einer Abflussstauung der unteren Extremitäten, zu finden. Folgerichtig bestehen sie überwiegend aus durch Fibrin vernetzten Erythrozyten. **Abscheidungsthromben** dagegen entstehen bei **erhaltenem Blutstrom** typischerweise im arteriellen Gefäßsystem (z.B. Herzventrikel (E), Herzvorhof oder Aorta abdominalis). Auch im Bereich der Vena cava, in der u.a. atemabhängig starke Druck- und damit Blutströmungsgeschwindigkeitsschwankungen auftreten, können Abscheidungsthromben entstehen.

Zu **(E):** Im Herzventrikel ist der Blutstrom erhalten und zudem ausgeprägten Druckschwankungen unterzogen. Aus diesem Grunde kann hier ein Gerinnungsthrombus wohl nur in absoluten Ausnahmefällen und hämodynamischen Sondersituationen (z.B. vorübergehender Herzstillstand) entstehen.

| H01 |

Frage 20.29: Lösung D

Als Gangrän (Brand) bezeichnet man Nekrosen, die durch ihre Schwarzfärbung wie verbrannt aussehen. Die **trockene Gangrän** stellt eine durch einen arteriellen Verschluss bedingte Koagulationsnekrose dar, bei der es durch erheblichen Wasserentzug zur **Mumifikation** kommt. Eine trockene Gangrän entsteht bei Nekrosen von Extremitätenanteilen vornehmlich als Folge einer Atherosklerose. Als Beispiele sind folgende Risikofaktoren dafür aufzulisten: arterielle Hypertonie (B), Diabetes mellitus (A) oder Tabakrauchen (C). Die **feuchte Gangrän** entsteht durch Besiedlung einer Nekrose durch **Fäulniskeime**. Diese Nekroseform ist durch eine rasant verlaufende Gewebseinschmelzung gekennzeichnet. Außerdem kommt es zur Gasbildung im Gewebe und zur Absonderung von übelriechendem Sekret.

Zu **(D):** Das Zytomegalie-Virus verursacht primär eine oft ausschließlich inapparent oder als uncharakteristisches Krankheitsbild verlaufende Infektionserkrankung. Das Virus persistiert in lymphoiden Zellen und führt im Falle der Reaktivierung zu einem schweren Krankheitsbild (interstitielle Pneumonie, Hepatitis, Enzephalitis). In erkrankten Organen können histologisch typischerweise einkernige Riesenzellen mit intranukleären Einschlusskörperchen (Eulenaugenzellen) nachgewiesen werden.

Zu **(E):** Bei der progressiven systemischen Sklerose (syn. Sklerodermie) handelt es sich um eine entzündliche Systemerkrankung des Bindegewebes (Kollagenose). Zu Beginn der Erkrankung kommt es zu einer fibrinoiden Nekrose der kleinen Hautgefäße. Die nachfolgende Fibrosierung der Haut geht mit Gangränbildung der Akren einher.

Kapitel 10

| H01 | **!**

Frage 20.30: Lösung C

Zentrale Massenblutungen sind am häufigsten im **Stammganglienbereich** lokalisiert, insbesondere wenn eine arterielle Hypertonie besteht. Die Häufigkeitsverteilung von Blutungen im Stammhirn gliedert sich folgendermaßen:
- Stammganglien (Putamen-Claustrum-Gebiet)
- Pons
- Thalamus
- Kleinhirn

Zu **(C):** Zu den Stammganglien zählt in den Großhirnhemisphären das Corpus striatum, das aus Nucleus caudatus und Putamen besteht. Zwischen beiden liegt die Capsula interna.

Putamen und das Claustrum werden durch die Capsula externa getrennt.

Kapitel 11

H01

Frage 20.31: Lösung D

Ein **Cushing-Syndrom** ist Folge einer *Überproduktion an Kortisol*. Ursache kann eine erhöhte Stimulation der Nebennierenrinde mit anschließender bilateraler Anpassungshyperplasie (A) (Zona fasciculata) sein, hervorgerufen durch eine vermehrte ACTH-Sekretion mit unterschiedlichen Ursachen:
- *Autonomes Hypophysenvorderlappenadenom* (E) (basophile HVL-Zellen) – Bezeichnung als M. Cushing.
- *Störung des Regelkreises zwischen Nebennierenrinde und Hypothalamus*, bei der die Cortisol-Releasing-Factor (CRF)-Produktion des Hypothalamus durch das ausgeschüttete Kortisol nicht mehr gehemmt wird, was zu einer verstärkten hypophysären ACTH-Ausschüttung führt.

Daneben kommen noch weitere Ursachen für eine Kortisolüberproduktion in Frage:
- *Primärer Nebennierenrindentumor* (Adenom, Karzinom)
- *Paraneoplastisch* beim Bronchialkarzinom (Bildung einer ACTH-ähnlichen Substanz) (C)
- *Iatrogen* durch Kortisolmedikation (B)

Zu **(D):** Ein Zusammenhang zwischen einer Hypothyreose und einem Cushing-Syndrom besteht nicht.

Kapitel 12

H01

Frage 20.32: Lösung C

Zu **(A):** Die Polyneuropathie ist eine typische Folgeerscheinung des Diabetes mellitus. Es kommt dabei zur progredienten Demyelinisierung durch eine metabolische Schädigung der Schwann-Zellen.

Zu **(B):** Die Necrobiosis lipoidica stellt eine Hautveränderung beim Diabetes mellitus dar. Es handelt sich um eine rötliche Hautatrophie, die histologisch u. a. durch Kollagennekrosen gekennzeichnet ist.

Zu **(C):** Beim Diabetes mellitus manifestiert sich in den Vasa afferentia und efferentia der Niere eine Arteriolosklerose, in den Mesangien der Glomerula bilden sich knotige PAS-positive Veränderungen aus **(noduläre Glomerulosklerose Kimmelstiel-Wilson)**. Mit fortschreitender Krankheitsdauer veröden schließlich die Glomerula durch eine zunehmende mesangiale Sklerosierung. Eine Einschränkung der Nierenfunktion ist die Folge (diabetische Nephropathie). – Eine Nierenamyloidose bildet sich beim Diabetes mellitus nicht aus.

Zu **(D):** Beim Diabetes mellitus sind neben einer *Leberverfettung*, die sich histologisch in Form zahlreicher Fettvakuolen im Zytoplasma manifestiert, auch *Glykogenablagerungen* in den Leberzellkernen typisch. Diese entstehen als Folge eines, in den Hepatozyten *insulinunabhängig* ablaufenden Glukosestoffwechsels. Die Glykogenablagerungen imponieren nach der Fixierung des histologischen Präparates mikroskopisch als „optisch leer" *(Lochkerne)*.

Zu **(E):** Die diabetische Katarakt („grauer Star") zählt zu den erworbenen (sekundären) Kataraktformen. Vollständig ist die Pathogenese nicht geklärt. Man diskutiert als Ursache die Glykosidierung der in einem definierten Quellungszustand befindlichen Bindegewebsfasern der Augenlinse und eine dadurch hervorgerufene Konfigurationsänderung, die zur Linsentrübung führt *(Quellungskatarakt)*.

H01

Frage 20.33: Lösung C

Zu **(A):** Beim **M. Wilson** handelt es sich um eine autosomal-rezessiv vererbte Erkrankung, bei der das Kupfertransportprotein im Serum (Coeruloplasmin) in ungenügender Menge gebildet wird (Synthesedefekt). Damit ist die biliäre Kupferausscheidung entscheidend gestört. Somit entstehen primär in der Leber und sekundär in den Stammganglien durch Kupferüberladung erhebliche Schäden. Klinisch resultiert das Syndrom der sog. *hepato-lentikulären Degeneration*. Dabei stehen klinisch die Folgen einer postnekrotischen Leberzirrhose und schwere extrapyramidal-motorische Symptome im Vordergrund. Als äußerlich erkennbares Pigment treten Kupfereinlagerungen als *Kayser-Fleischer-Cornealring* beim M. Wilson auf.

Zu **(B):** Der **Gicht** oder Arthritis urica liegt eine Störung des Purinstoffwechsels zu Grunde, welche über eine Hyperurikämie zu einer in Schüben erfolgenden Ablagerung von **Uraten** (= Salze der Harnsäure) im Binde- und Stützgewebe führt (Synthesedefekt).

Zu **(C):** Bei der **familiären Hypercholesterinämie**, bei der ein **genetischer Defekt der LDL-Rezeptoren** vorliegt (Gendefekt des Chromosom 19), kommt es in Abhängigkeit von hetero- und homozygoter Form schon im jungen bis mittleren Lebensalter zum gehäuften Auftreten von Myokardinfarkten.

Zu **(D):** Beim **M. Gaucher** handelt es sich um eine Lipidspeicherkrankheit, bei der auf dem Boden eines β-Zerebrosid-Glukosidase-Mangels eine Abbaustörung zellulärer Membranlipidbestandteile des retikulo-histiozytären Systems (RHS, Monozyten-Makrophagen-System) vorliegt (Enzymdefekt). Dementsprechend werden Glukozerebroside im RHS intrazellulär gespeichert. Insbesondere sind hierbei Milz und Leber betroffen mit einer für den

M. Gaucher charakteristischen Hepato-Splenomegalie. Mikroskopisch imponieren die Zellen balloniert mit einer an zerknittertes Zeitungspapier erinnernden Zytoplasmastruktur (sog. Gaucher-Zellen).
Zu (E): Bei der autosomal-rezessiv vererbten **Glykogenose Typ I (v. Gierke)** fehlt das Enzym Glukose-6-Phosphatase (Enzymdefekt). Folge des gestörten Glykogen*abbaus* ist dessen Speicherung in Leber, Niere und Dünndarmschleimhaut (man spricht auch von der sog. *hepatorenalen* Glykogenspeicherkrankheit). Bei den betroffenen Kindern findet man eine ausgeprägte Hepatomegalie und Hypoglykämie, die insbesondere schon nach kurzen Hungerperioden auftritt. Betroffene Kinder zeigen eine verzögerte körperliche Reifung.

Kapitel 13

H01 *!*

Frage 20.34: Lösung A

Zu (A): Eine katarrhalische Bronchitis ist *nicht* gehäuft mit Atelektasenbildung verknüpft. Das im Rahmen der Entzündung entstehende, leicht abhustbare seröse Exsudat fungiert durch seine geringe Viskosität nicht komplett Bronchus-okkludierend. Vielmehr kommt es im Rahmen dieser Bronchitisform eher zur leichten Erhöhung der Atemwegswiderstände mit leichter Überblähung des Lungengewebes.
Zu (B): Bronchialkarzinom – Resorptionsatelektase.
Zu (C) und (D): Pleurempyem, Pneumothorax – Kompressionsatelektase.
Zu (E): Bronchiolitiden führen häufig zu *lobulären* Resorptionsatelektasen.

H01 *!*

Frage 20.35: Lösung E

Eine chronische Bronchitis geht mit einer obstruktiven Ventilationsstörung einher. Der damit verknüpfte erhöhte Atemwegswiderstand macht sich insbesondere während der Exspiration bemerkbar. Es resultiert eine chronische Druckerhöhung in den Alveolen. Schrittweise kommt es zum Untergang der Alveolarsepten. Es entsteht ein bronchostenotisches Lungenemphysem (B). Außerdem tritt eine Rarefizierung des Kapillarbettes mit Abnahme des Gesamtgefäßquerschnittes im kleinen Kreislauf ein. Pulmonale Hypertonie, chronische Rechtsherzbelastung und Cor pulmonale (D) sind die typischen Folgeerscheinungen.
Zu (A): Die fortdauernde Erhöhung des Atemwegswiderstands im Rahmen einer chronischen Bronchitis kann verantwortlich sein für eine Bronchiektasenbildung. Darunter versteht man die kavernenartige Erweiterung vom Abschnitten des Bronchialsystems.
Zu (C): Die chronische Bronchitis kann das Entstehen einer Bronchopneumonie begünstigen. Hauptverantwortlich ist eine Superinfektion mit virulenten Bakterien.
Zu (E): Bronchuskarzinoide gehen von den enterochromaffinen Zellen des Bronchialsystems aus. Ein gehäuftes Auftreten im Zusammenhang mit einer chronischen Bronchitis ist nicht beschrieben.

H01

Frage 20.36: Lösung C

Eine chronische pulmonale Hypertonie ist immer dann zu erwarten, wenn eine Widerstandserhöhung im kleinen Kreislauf auftritt. Beispiele dafür sind:
- rezidivierende periphere Lungenembolien (E) – Die partielle Verlegung der Lungenstrombahn führt zur pulmonalen Hypertonie.
- verschiedene Formen der Lungenfibrose ((B) und (D)) – Die fortschreitende Fibrosierung des Lungenparenchyms führt zur Einengung der Strombahn des kleinen Kreislaufs.
- chronisch-obstruktive Lungenerkrankungen – Die Zerstörung der Interalveolarsepten lässt über die Reduktion des Gesamtgefäßquerschnittes im kleinen Kreislauf eine pulmonale Hypertonie entstehen.
- chronische Linksherzinsuffizienz (A) – Die chronische Lungenstauung kann sekundär zu einer interstitiellen Fibrose der Lunge führen und über diesen Weg eine pulmonale Hypertonie zumindest mitbewirken.

Zu (C): Eine fulminante Lungenembolie führt zum akuten Rechtsherzversagen mit Eintritt des Todes.

Kapitel 14

H01

Frage 20.37: Lösung D

Aus der gegebenen Fallbeschreibung lassen sich folgende wichtige Mitteilungen herausfiltern:
- erhaltene Läppchenstruktur des Organs
- lympho-/histiozytäre Infiltration der Periportalfelder *ohne* Durchbrechung der Grenzlamelle
- Councilman-Bodies

Councilman-Körper findet man ausschließlich in der Leber bei einer **akuten Virushepatitis** (D). Es handelt sich hierbei um das morphologische Korrelat von Leberzellnekrosen, die als hyaline Körperchen nachweisbar sind.
Zu (A): Die chronisch aktiven Virushepatitiden sind dadurch gekennzeichnet, dass es zu mottenfraßähnlichen Nekrosen des Leberparenchyms kommt.

Außerdem liegen entzündliche Infiltrate der Periportalfelder mit Grenzlamellenüberschreitung vor.
Zu (B): Bei einer Leberzirrhose wäre die Läppchenstruktur nicht erhalten.
Zu (C): Bei der *alkoholtoxischen Leberzellschädigung* können morphologisch verschiedene Veränderungen nachgewiesen werden. Typische lichtmikroskopische Zeichen des Alkoholeinflusses sind die Fettleberhepatitis und das Auftreten von hyalinen Zelleinschlüssen, den *Mallory-Bodies*. In der Fallbeschreibung wird ausdrücklich darauf hingewiesen, dass keine Verfettung vorliegt.
Zu (E): Eine chronische Cholangitis ist durch Vernarbungsprozesse der Periportalfelder gekennzeichnet.

Kapitel 15

H01

Frage 20.38: Lösung E

Bei der Gastritis Typ A handelt es sich um eine autoaggressive Entzündung gegen die vornehmlich in der *Korpusschleimhaut* lokalisierten Belegzellen und den von diesen gebildeteten Intrinsic-Faktor. Als Krankheitsbild resultiert die perniziöse Anämie (M. Biermer) auf dem Boden eines Vitamin-B_{12}-Mangels (mangelnde Resorption im terminalen Ileum bei Fehlen des Intrinsic-Faktors) (D). Folgen dieses Mangels an Vitamin B_{12} sind eine verzögerte und gestörte Reifung der Erythrozyten, welche bei einem hohen Gehalt an Hämoglobin ungewöhnlich groß sind (megalozytäre Anämie (C)) und durch vermehrte Hämolyse nur eine kurze Lebenszeit besitzen.
Zu (A): Die intestinale Metaplasie der Magenschleimhaut entsteht im Rahmen einer *chronischen atrophischen Gastritis* (hier v.a Gastritis Typ A) mit Umwandlung der sekretorischen Magenschleimhaut in ein absorptives Dünndarmepithel. Es treten Becherzellen, Paneth-Körnerzellen und Enterozyten im Verbund der Magenschleimhaut auf.
Zu (B): Die Typ-A-Gastritis stellt, insbesondere in Verbindung mit einer intestinalen Metaplasie, einen Risikofaktor für die Entstehung des Magenkarzinoms dar.
Zu (E): Die Typ-A-Gastritis manifestiert sich am ausgeprägtesten in dem Bereich des Magens mit der höchsten Belegzellmasse, dem *Corpus ventriculi*. Dementsprechend kann die Diagnose am ehesten durch eine Biopsie aus dieser Region gestellt werden.

Kapitel 16

H01

Frage 20.39: Lösung C

Unter Prostatahyperplasie versteht man einen knotigen Umbau der Prostata, der sowohl vom fibromuskulären als auch vom glandulären Gewebe ausgeht und zu einer starken Vergrößerung des Organes führt. Histologisch findet sich eine Prostatahyperplasie bei fast allen Männern über 70 Jahre (A). Ihre Ursache liegt in einem gestörten Androgen-Östrogen-Gleichgewicht. Die Knoten entwickeln sich in den inneren Teilen der Prostata (periurethrale Drüsen (B)) und führen daher rasch zu einer Kompression der Urethra. Es kann zu folgenden Komplikationen kommen:
- durch erschwerten Harnabfluss stärkere Belastung der Blasenmuskulatur und Entwicklung einer *Balkenblase* (als Balken werden einzelne, wie Balken in das Blasenlumen vorspringende hypertrophierte Muskelbündel bezeichnet) (D)
- Entwicklung der für eine Balkenblase typischen *Pseudodivertikel* (Aussackungen der Blasenschleimhaut zwischen den hypertrophierten Muskelbündeln)
- durch Bildung von Restharn Harnrückstau und Entwicklung von *Entzündungen* in Harnwegen, Blase und Niere
- Entstehung von Erweiterungen von Blase, beiden Ureteren und Nierenbecken mit Entwicklung einer *Hydronephrose*
- abnehmende Nierenfunktion (*Niereninsuffizienz*) und Urämie (E)

Zu (C): Eine Prostatahyperplasie entwickelt sich *nicht* zu einem Prostatakarzinom, das in den dorsalen, subkapsulären Anteilen des Organes entsteht. Man unterscheidet histologisch Adeno-, Urothel-, Pflasterzell- und undifferenziertes Karzinom, wobei sich häufig eine Kombination dieser Typen findet.

Kapitel 17

H01

Frage 20.40: Lösung D

Die alkoholische Enzephalopathie (Wernicke-Enzephalopathie) ist durch Proliferation von kleinen Blutgefäßen und Astrozyten, verbunden mit Einblutungen vor allem in den Corpora mamillaria (D) charakterisiert.

Zu (A): Am Kleinhirn manifestiert sich die alkoholtoxische Schädigung insbesondere durch eine Rindenatrophie des Oberwurms.

Zu (B): Chronische Durchblutungsstörungen des Hirnstammes können zur Atrophie der Brückenkerngebiete führen.

Zu (C): Die Degeneration der Substantia nigra ist das morphologische Substrat des Parkinson-Syndroms.

Zu (E): Eine Fibrose und Siderose (Hämosidereinlagerung) der basalen Leptomeningen kann als Folgezustand einer Meningitis resultieren.

Kapitel 18

H01 *!*

Frage 20.41: Lösung A

Im einleitenden Text wird erwähnt, dass die „knotige Verhärtung" in der Haut gelegen ist. Es finden sich mehrere gegen die Umgebung abgegrenzte, fast kreisrunde Zellansammlungen in der Übersichtsabbildung, wobei die Randbezirke eine höhere Zelldichte aufweisen als die zentralen Anteile. Die Ausschnittsvergrößerung lässt lymphozytäre Zellen und Epitheloidzellen erkennen, wobei die Gesamtkonstellation charakteristisch für *epitheloidzellige Granulome* ist (A).

Zu (B): Hautinfiltrate eines malignen Lymphoms sind prinzipiell möglich. In der dargestellten knötchenartigen Form kommen diese jedoch nicht vor. Sie zeigen vielmehr eine *diffuse Infiltration* mit neoplastischen Zellen.

Zu (C): Metastasen eines Plattenepithelkarzinoms zeigen keine Abgrenzung gegen umgebendes Gewebe.

Zu (D): Lymphfollikel sind in keiner der beiden Abbildungen nachzuweisen. Zudem ist in Abbildung Nr. 107 zu erkennen, dass die gezeigten Veränderungen partiell auch intrakutan liegen. In der Haut kommen keine Lymphknoten vor.

Zu (E): Beim malignen Melanom finden sich gegen die Umgebung nicht abgegrenzte, solide Zellhaufen mit multiplen Atypien und Mitosen.

H01

Frage 20.42: Lösung A

Das dargestellte Wirbelsäulenpräparat der Abbildung zeigt als Auffälligkeit eine Schwarzfärbung der Disci intervertebrales. Eine solche Knorpelverfärbung bezeichnet man als **Ochronose** (A). Allgemein versteht man darunter die braun-schwarze Verfärbung von Bindegewebe und Knorpel sowie anderen bradytrophen Geweben. Die Ochronose tritt im Zuge der **Alkaptonurie** auf. Es handelt sich dabei um eine autosomal-rezessiv vererbte Abbaustörung der *Homogentisinsäure*, die über die Nieren ausgeschieden wird und an der Luft zu einem braun-schwarzen Stoff oxydiert („Schwarzwasserkrankheit").

Zu (B): Die primäre Hämochromatose (Siderophilie) ist eine erbliche Störung des Eisenstoffwechsels, welcher ein Defekt des Mukosablocks in der Dünndarmschleimhaut zugrundeliegt. Physiologisch erfolgt durch diesen Block eine Begrenzung der Eisenresorption auf 1 mg täglich. Die Störung des Mechanismus führt zu einer vermehrten Aufnahme von Eisen. Da dieser Eisenüberschuss vom Körper nicht genutzt werden kann, kommt es zu einer multiplen Organeinlagerung von Siderin. Hiervon sind vor allem betroffen: *Leber, Pankreas, Haut, Milz* und *Myokard*. Folge ist eine Schädigung der Parenchymstrukturen, welche erst nach Jahren zum Ausdruck kommen kann.

Zu (C): Die rheumatoide Arthritis stellt eine autoimmunogen induzierte Erkrankung der Gelenke und gelenknahen Strukturen mit einer chronischen Synovitis dar. Als deren Folge entsteht eine fortschreitende Destruktion der Gelenke. Man vermutet, dass die Schädigung durch die Überempfindlichkeitsreaktion vom Typ III verursacht wird, nachdem Immunkomplexe aus körpereigenem IgG und dagegen gerichtetem IgM (sog. *Rheumafaktor*) gebildet worden sind. Die Veränderungen des Binde- und Stützgewebes im Rahmen der rheumatoiden Arthritis sind demnach *sekundär* induziert. Knorpelverfärbungen treten nicht auf.

Zu (D): Nach regelmäßiger und hochdosierter Einnahme phenacetinhaltiger Analgetika tritt eine Nephropathie ein (Gesamtdosis zur Induktion der Analgetika-Nephropathie: 2–3 kg Phenacetin in 3 Jahren).

Zu (E): Bei Vitamin-E-Mangel kommt es zur Bildung eines zeroidähnlichen Pigmentes, das vornehmlich in Muskelzellen auftritt.

H01

Frage 20.43: Lösung E

Die gesamte in der Abbildung dargestellte Leberschnittfläche zeigt eine zum Teil konfluierende fleckig-gelbe Zeichnung mit einem Netz dunkelroter und gelblicher Straßen. Dieser typische makroskopische Aspekt lässt auf die Diagnose einer **chronische Blutstauung der Leber** schließen (E). Allgemein kann die Blutstauung der Leber in ein akutes und ein chronisches Stadium unterteilt werden, wobei in einer Zwischenstufe ein fließender Übergang besteht (sog. subchronische oder subakute Blutstauung). Makroskopisch imponiert bei der akuten Leberstauung das gesamte Organ düsterrot. Die chronische Leberstauung dagegen ist durch eine herbstlaubartige Verfärbung gekennzeichnet. Konfluierend heben sich dabei durch fettige Degeneration makroskopisch gelb erscheinende Parenchymbezirke hervor.

Zu **(A):** Bei einer Leberzirrhose müsste eine knotige Oberflächenveränderung des Organs vorliegen. Dies ist hier nicht gegeben.

Zu **(B):** Bei der Hämochromatose ist die Schnittfläche der Leber homogen dunkelbraun durch die Hämosidereineinlagerungen verfärbt.

Zu **(C)** und **(D):** Die Diagnosen akute Virushepatitis und Amyloidose der Leber lassen sich nur histologisch sichern.

H01

Frage 20.44: Lösung C

Der histologische Lungenanschnitt der Abbildung zeigt vorrangig einen auffälligen Befund: die Alveolen sind überwiegend von bräunlich angefärbten kernhaltigen Zellen angefüllt. Zusätzlich erscheinen die Alveolarwände verdickt. Dieser Befund spricht für das Vorliegen einer **chronischen Lungenstauung** (C). Bei den in der Alveolarlichtung liegenden Zellen handelt es sich um Makrophagen, die aufgrund ihrer Siderinbeladung braun gefärbt sind (sog. Herzfehlerzellen). Im Rahmen der chronischen Linksherzinsuffizienz kommt es nicht nur zum Übertritt von Transsudat, sondern auch von Erythrozyten in die Alveolen. Die Erythrozyten werden phagozytiert. Das durch Abbau der Erythrozyten freiwerdende Eisen wird als Hämosiderin in den Makrophagen gespeichert. Werden diese Zellen abgehustet, färben sie das Sputum rostbraun.

Zu **(A)** und **(B):** Die Lobärpneumonie läuft in charakteristischen Stadien ab:

1. Anschoppungsphase (seröses intraalveoläres Exsudat mit zellulären Elementen)
2. Stadium der roten Hepatisation (Fibrinexsudation intraalveolär)
3. Stadium der grauen Hepatisation (überwiegend intraalveoläre Leukozytenimmigration)
4. Lyse (Verflüssigung des Fibrins durch lysosomale leukozytäre Enzyme)

Zu **(D):** Die Bildung hyaliner Membranen in den Alveolen ist das typische mikroskopische Korrelat der *Schocklunge:* Es kommt zu einer verminderten Perfusion der Lungenstrombahn, was zur Synthesestörung des Surfactant und zu einer Permeabilitätsstörung der Kapillaren führt. Folgen sind Atelektasen, die Ausbildung eines interstitiellen und intraalveolären Ödems, von alveolären Lungenblutungen und von *pulmonalen hyalinen Membranen*. Pulmonale hyaline Membranen bestehen aus Fibrin und sind erst 36 bis 48 Stunden nach dem Schockereignis in den Alveolen nachzuweisen. Klinisch liegt das Bild eines Lungenversagens vor (ARDS – adult respiratory distress syndrome).

Zu **(E):** Bei einer Pneumokoniose (Staublunge) handelt es sich um eine Lungenerkrankung, die durch inhalierte anorganische Stäube verursacht wird. Es resultiert eine diffuse Lungenfibrose mit Induktion einer pulmonalen Hypertonie.

H01

Frage 20.45: Lösung C

In der Abbildung ist ein Lungenlappen eingeschnitten. Das Parenchym ist aufgeklappt dargestellt. Es zeigt sich randständig eine dunkel-schwarze Zone der Lungenperipherie, die keilförmig ist und scharf begrenzt imponiert. Es handelt sich dabei um den typischen makroskopischen Befund eines **hämorrhagischen Lungeninfarktes**, wie er nach einer peripheren Lungenarterienembolie auftreten kann.

Zu **(A):** Eine Anthrakose (Kohlestaublunge) ist makroskopisch durch eine diffuse Dunkelfärbung der gesamten Lunge gekennzeichnet.

Zu **(B):** Das Lungenemphysem ist makroskopisch vornehmlich durch das Auftreten subpleuraler Bullae charakterisiert. Dabei handelt es sich um größere luftgefüllte Hohlräume.

Zu **(D):** Eine Lobärpneumonie bezieht den gesamten Lungenlappen mit in den Entzündungsprozess ein. In der Abbildung Nr. 111 ist aber eine *herdförmig* begrenzte pathologische Veränderung dargestellt.

Examen
Frühjahr 2002

21 Fragen Examen Frühjahr 2002

Kapitel 2

21.1 Eine Vakatfettwucherung (Fettgewebshyperplasie e vacuo) ist **am wenigsten** zu erwarten bei

(A) physiologischer Thymusinvolution
(B) pyelonephritischer Schrumpfniere
(C) progressiver Muskeldystrophie
(D) Leberzirrhose
(E) Hypoplasie des blutbildenden Knochenmarks

Kapitel 3

21.2 Bei der Obduktion eines 83 Jahre alt gewordenen, 174 cm großen und 59 kg schweren Mannes wird eine ca. 1000 g schwere Leber mit glatter Oberfläche, normaler Konsistenz und kräftig brauner Schnittfläche vorgefunden.

Welche Diagnose ist am wahrscheinlichsten?

(A) Fettleber
(B) Lipofuszinose der Leber
(C) Melaninablagerungen bei malignem Melanom der Haut
(D) Hämosiderinspeicherung bei Hämochromatose
(E) Anthrakose der Leber

21.3 Welche Aussage über den Zelltod durch Apoptose trifft am ehesten zu?

(A) Er führt über eine rasche Desintegration der Zellmembranen zum rapiden Untergang ausgedehnter Zellverbände.
(B) Er wird im zentroblastisch-zentrozytischen Lymphom (CB-CCL) durch eine Überexpression des bcl-2-Gens begünstigt.
(C) Er ist in Tumorzellen durch eine Strahlen- oder Chemotherapie induzierbar.
(D) Er führt während der Embryonalentwicklung zu Missbildungen wie Syndaktylie.
(E) Er führt morphologisch zu einer massiven Kern- und Zellschwellung mit nachfolgender Ruptur der Zellmembran.

21.4 Welches der folgenden Körperchen ist charakteristisch – aber nicht beweisend – für chronischen Alkoholabusus?

(A) Councilman-Körperchen
(B) Hassall-Körperchen
(C) Malpighi-Körperchen
(D) Asteroid-Körperchen
(E) Mallory-Körperchen

21.5 Für welchen Krankheitsprozess ist eine Amyloidbildung **untypisch**?

(A) chronische Osteomyelitis
(B) medulläres Schilddrüsenkarzinom
(C) follikuläres Schilddrüsenkarzinom
(D) Plasmozytom (multiples Myelom)
(E) monoklonale Gammopathie unbestimmter Ursache

21.1 (D)   21.2 (B)   21.3 (C)   21.4 (E)   21.5 (C)

F02
21.6 Welche Aussage trifft für die dystrophische Gewebsverkalkung **nicht** zu?

(A) Sie ist eine Folge einer primären Calcium-Phosphat-Stoffwechselstörung.
(B) Sie kann sich in atherosklerotischen Gefäßveränderungen entwickeln.
(C) Sie kann in vorgeschädigten Herzklappen vorkommen.
(D) Sie kann in käsigen Nekrosen bei Tuberkulose auftreten.
(E) Sie kann in bestimmten Tumoren gefunden werden.

Kapitel 5

F02
21.7 In welchen der nachstehend aufgeführten Zellen führt ein Antigenkontakt mit zellständigem IgE am wahrscheinlichsten zur Freisetzung von Entzündungsmediatoren?

(A) Makrophagen
(B) CD8$^+$-Lymphozyten
(C) Mastzellen
(D) neutrophile Granulozyten
(E) B-Lymphozyten

F02
21.8 Der M. haemolyticus neonatorum beruht am ehesten auf einer

(A) Autoimmunreaktion
(B) zytotoxischen Immunreaktion (Typ II)
(C) Immunkomplexreaktion (Typ III)
(D) anaphylaktischen Reaktion (Typ I)
(E) verzögerten Immunreaktion (Typ IV)

F02
21.9 Welche Zellen entwickeln bei der GvHD (Graft versus Host Disease) bevorzugt apoptotische Zelluntergänge?

(A) Epithelzellen
(B) T-Helfer-Lymphozyten
(C) T-Suppressor-Lymphozyten
(D) Fibroblasten
(E) B-Lymphozyten

Kapitel 6

F02
21.10 In welcher Lokalisation wird eine rein fibrinöse Entzündung bevorzugt beobachtet?

(A) Leptomeninx
(B) Hirnventrikel
(C) Perikard
(D) Knochen
(E) Haut

F02
21.11 Welche der folgenden entzündlichen Erkrankungen stellt **keine** eitrige Entzündungsform dar?

(A) Muskelphlegmone
(B) Typhus abdominalis
(C) Lungenabszess
(D) Pleuraempyem
(E) Pyodermie

F02 *!*
21.12 Welche der folgenden Veränderungen ist **am wenigsten** vereinbar mit einer rheumatoiden Arthritis?

(A) zystische Knochendestruktion
(B) Granulome in inneren Organen
(C) sog. Rheumaknoten im subkutanen Bindegewebe
(D) Aschoff-Knötchen in den Herzklappen
(E) bevorzugter Befall peripherer kleiner Gelenke

F02
21.13 Welcher zytologische oder histologische Befund ist für Sarkoidosegranulome **nicht** typisch?

(A) T-Lymphozyten
(B) Konchoidkörper (Schaumann-Körper)
(C) Kollagenfasern in der Randzone
(D) Verkäsung
(E) Langhans-Riesenzellen

21.6 (A)   21.7 (C)   21.8 (B)   21.9 (A)   21.10 (C)   21.11 (B)   21.12 (D)   21.13 (D)

21.14 Für die Colitis ulcerosa gilt am ehesten:

(A) Sie geht im floriden Stadium mit Kryptenabszessen einher.
(B) In der Mukosa des Dickdarms finden sich regelmäßig epitheloidzellige Granulome.
(C) In den meisten Fällen kommt es zu Darmfisteln.
(D) Der Krankheitsprozess beginnt in der Regel im terminalen Ileum.
(E) Erreger der Krankheit ist das Clostridium difficile.

Kapitel 7

21.15 Welche Zellen des Granulationsgewebes produzieren im Wesentlichen das Kollagen der späteren Narbe?

(A) Granulozyten
(B) Lymphozyten
(C) Endothelzellen
(D) Fibroblasten
(E) Histiozyten

21.16 Welche Aussage über die Metaplasie trifft **nicht** zu?

(A) Sie kann im Magen als intestinale Metaplasie auftreten.
(B) Sie geht beim Barrett-Ösophagus mit einem erhöhten Karzinomrisiko einher.
(C) Sie ist als Plattenepithelmetaplasie im Bronchialsystem meist Folge einer chronischen Bronchitis bzw. eines Nikotinabusus.
(D) Sie kann in mesenchymalen Geweben vorkommen.
(E) Sie gehört zu den obligaten Präkanzerosen.

Kapitel 8

21.17 Welche der folgenden Erkrankungen gilt **nicht** als Präkanzerose im weitesten Sinne (WHO: precancerous condition)?

(A) Colitis ulcerosa
(B) aktinische Keratose
(C) Xeroderma pigmentosum
(D) Ulcus duodeni
(E) familiäre Adenomatosis coli

21.18 Eine virale Ätiologie ist **am wenigsten** wahrscheinlich beim

(A) hepatozellulären Karzinom
(B) malignen Melanom
(C) Zervixkarzinom
(D) Burkitt-Lymphom
(E) nasopharyngealen Karzinom

!!
21.19 Was ist im Rahmen eines paraneoplastischen Syndroms **am wenigsten** zu erwarten?

(A) Thrombosen
(B) Myasthenia gravis
(C) Cushing-Syndrom
(D) Acanthosis nigricans maligna
(E) Addison-Syndrom

21.20 Welcher Tumor gehört **nicht** zur Gruppe der Keimzelltumoren (WHO)?

(A) Seminom
(B) Teratom
(C) Chorionkarzinom
(D) Medulloblastom
(E) embryonales Karzinom

21.14 (A)   21.15 (D)   21.16 (E)   21.17 (D)   21.18 (B)   21.19 (E)   21.20 (D)

21.21 Die Kriterien pT1, N1 und M0 bedeuten beim Kolonkarzinom am ehesten

(A) einen niedrigen Malignitätsgrad
(B) einen mittleren Malignitätsgrad
(C) einen hohen Malignitätsgrad
(D) eine Infiltration der Muscularis propria mit regionären Lymphknotenmetastasen
(E) eine Infiltration der Submukosa mit Metastasen in 1–3 regionären Lymphknoten

21.22 Das Plasmozytom

(A) entsteht am häufigsten primär im Lymphknoten und metastasiert erst sekundär im Stadium IV in das Knochenmark
(B) führt charakteristischerweise zu einer Amyloidose vom Typ AA
(C) führt häufig zum Nierenversagen
(D) ist definiert als eine neoplastische multiklonale Plasmazellproliferation mit bevorzugt IgE und IgM produzierenden Plasmazellen
(E) wird synonym als T-Zonen-Lymphom bezeichnet

Kapitel 9

21.23 Im Rahmen eines Schocksyndroms ist **am wenigsten** zu erwarten:

(A) generalisierte Schleimhautblutung
(B) akute Pankreasnekrose
(C) Alkalose
(D) Anurie
(E) respiratorische Insuffizienz

21.24 Welche Aussage zur Fettembolie trifft **am wenigsten** zu?

(A) Sie kann nach Frakturen von Röhrenknochen auftreten.
(B) Sie kann mit Atemnot einhergehen.
(C) Sie kann im Rahmen von Verbrennungen auftreten.
(D) Durch Verlegung der kapillären Lungenstrombahnen kann es zu einem akuten Linksherzversagen kommen.
(E) Sie kann eine Purpura cerebri zur Folge haben.

21.25 Typische Komplikation der Arteriosklerose ist **nicht**:

(A) Gefäßstenose
(B) Gefäßruptur
(C) Pulmonalarterienembolie
(D) Aneurysma
(E) Thrombusbildung

21.26 Die stenosierende Koronararteriensklerose entwickelt sich bevorzugt

(A) an den größten intramuralen Koronararterien
(B) am Anfangsteil der drei Hauptstämme der Koronararterien
(C) an der Außenseite von gekrümmten Abschnitten terminaler subepikardialer Aufzweigungen
(D) an den aortalen Koronararterienostien
(E) Alle Koronararterienabschnitte sind etwa gleich häufig betroffen.

21.27 Welche Aussage trifft für das chronische Herzwandaneurysma **nicht** zu?

(A) Es ist meist eine irreversible Komplikation schwerer Virusmyokarditiden.
(B) Im Wesentlichen besteht es aus Narbengewebe.
(C) Es ist eine mögliche Emboliequelle.
(D) Meist ist es in der Wand des linken Herzventrikels lokalisiert.
(E) Es kann operativ behandelt werden.

21.21 (E)   21.22 (C)   21.23 (C)   21.24 (D)   21.25 (C)   21.26 (B)   21.27 (A)

21.28 Die Panarteriitis nodosa zeigt als typischen pathologischen Befund des 1. Krankheitsstadiums:

(A) Aneurysmen der großen Arterien
(B) fibrinoide Arterienwandnekrosen
(C) noduläre hyaline Sklerosen der Arterienwand
(D) subintimale Lipoidplaques
(E) Mikrokalzifikationen

21.29 Welche Aussage über die Lobärpneumonie trifft **am wenigsten** zu?

(A) Sie ist in der Regel bakteriell bedingt.
(B) Typisch ist die plötzliche Entwicklung eines hochfieberhaften Krankheitsbildes.
(C) Das entzündliche Exsudat ist gleichmäßig panlobulär ohne Bevorzugung der peribronchialen Abschnitte verteilt.
(D) Am Anfang des Prozesses steht als wesentlichstes Merkmal ein von Leukozyten dominiertes intraalveoläres Exsudat.
(E) Der spätere Übergang in eine karnifizierende Pneumonie ist möglich.

21.30 Keine Voraussetzung für die Entstehung eines hämorrhagischen Infarkts der Lunge ist:

(A) das duale pulmonale Blutgefäßsystem
(B) akuter Verschluss eines Pulmonalarterienastes
(C) Druckerhöhung im Pulmonalvenensystem
(D) hämorrhagische Diathese
(E) Linksherzinsuffizienz

Kapitel 10

21.31 Als Auslöser von Lungenblutungen kommt **am wenigsten** wahrscheinlich infrage:

(A) akute Stauungslunge
(B) Lungenembolie
(C) Narbenemphysem
(D) Goodpasture-Syndrom
(E) Verbrauchskoagulopathie

Kapitel 11

21.32 Die Fibroosteoklasie ist eine typische Folgeerscheinung

(A) eines primären Hypoparathyreoidismus
(B) eines sekundären Hyperparathyreoidismus
(C) eines Fibroms
(D) einer Vitamin-D-Überdosierung
(E) einer Rachitis

Kapitel 12

21.33 Welche Aussage trifft für die familiäre Hämochromatose **am wenigsten** zu?

(A) Sie manifestiert sich bei Männern früher als bei Frauen.
(B) Die Hepatozyten und die Gallengangsepithelien zeigen eine Siderose.
(C) Es kommt zur Leberzirrhose.
(D) Es kommt eine Kardiomyopathie vor.
(E) Es findet sich regelmäßig eine grobschollige Siderose der Lymphozyten.

21.34 Ein juveniler Diabetes mellitus kommt als Ursache folgender der genannten Störungen **nicht** in Betracht:

(A) Fetopathie
(B) Inselamyloidose
(C) Polyneuropathie
(D) Proteinurie
(E) Retinopathie

21.28 (B)   21.29 (D)   21.30 (D)   21.31 (C)   21.32 (B)   21.33 (E)   21.34 (B)

Kapitel 15

F02

21.35 Welcher Dünndarm-bioptische Befund ist bei der Zöliakie **am wenigsten** zu erwarten?

(A) Infiltration des Zottenstromas durch Lymphozyten und Plasmazellen
(B) Epitheloidzellgranulome
(C) Infiltration des Epithels der Dünndarmschleimhaut durch T-Lymphozyten
(D) Atrophie der Dünndarmzotten
(E) Verlängerung der Krypten

Kapitel 17

F02

21.36 In welchem der nachfolgend genannten Organe ist die phagozytäre Schaumzellbildung („Fettkörnchenzellen") eine typische Folgeerscheinung eines ischämischen Infarkts?

(A) Gehirn
(B) Herz
(C) Lunge
(D) Leber
(E) Milz

F02

21.37 Entmarkung und Degeneration der Hinterstränge des Rückenmarks passen am besten zu

(A) einer Spätmanifestation der Neurosyphilis
(B) einer Infektion mit Polioviren
(C) einer Infektion mit Varizella-Zoster-Virus
(D) einem thrombotischen Verschluss der A. spinalis anterior
(E) einer Infektion des Zentralnervensystems mit Trichinella spiralis

F02

21.38 Immunhistologisch nachweisbare Ablagerungen von β-A4-Amyloid-Peptid in senilen Plaques und in kleinen leptomeningealen und kortikalen Blutgefäßen werden typischerweise gefunden bei

(A) M. Alzheimer
(B) amyotrophischer Lateralsklerose
(C) Amyloidneuropathie
(D) Guillain-Barré-Syndrom
(E) Syphilis des Zentralnervensystems

F02

21.39 Hirnrindenkontusionsherde sind bevorzugt lokalisiert

(A) in der interhemisphärischen Großhirnrinde
(B) in basalen Stirn- und Schläfenlappenanteilen
(C) in mediobasalen Hinterhauptslappenanteilen
(D) im Uncus hippocampi
(E) in den Kleinhirntonsillen

F02

21.40 Bei der Obduktion einer 28 Jahre alt gewordenen Frau, die wenige Tage nach Beginn einer hochfieberhaften Erkrankung mit Kopfschmerzen und einem psychoorganischen Syndrom im zentralen Herz- und Kreislaufversagen ad exitum kam, fand man bei der Gehirnsektion eine schwerpunktmäßig in den Temporallappen und im Gyrus cinguli lokalisierte nekrotisierende Entzündung.

Welcher Erreger kommt in erster Linie infrage?

(A) Epstein-Barr-Virus
(B) Zytomegalie-Virus
(C) Influenza-Virus
(D) Masern-Virus
(E) Herpes-simplex-Virus

F02 **!**

21.41 Am ehesten Folge eines chronischen Alkoholabusus ist eine Atrophie

(A) in den oberen Abschnitten des Vermis cerebelli
(B) der Nuclei pontis
(C) der Substantia nigra
(D) der Crura cerebri
(E) des Pulvinar thalami beidseits

Kapitel 18

F02

21.42 Welche Veränderung ist anhand des HE-gefärbten histologischen Kolonpräparates auf Abbildung Nr. 112 des Bildanhangs am ehesten erkennbar?

(A) normale Mukosa
(B) (Pseudo-)Melanosis coli
(C) Colitis ulcerosa
(D) Amöbenkolitis
(E) Epitheloidzellgranulome

21.35 (B) 21.36 (A) 21.37 (A) 21.38 (A) 21.39 (B) 21.40 (E) 21.41 (A) 21.42 (B)

[F02]

21.43 Welche Diagnose lässt sich anhand der HE-gefärbten und auf den Abbildungen Nr. 113 und Nr. 114 des Bildanhangs dargestellten histologischen Ausschnitte aus einer Appendix vermiformis am ehesten ableiten?

(A) normale Appendix vermiformis
(B) Darmbilharziose
(C) Mukozele
(D) Appendixkarzinoid
(E) vernarbte Appendix

[F02]

21.44 Bei einem 54-jährigen Patienten mit chronischen, zunehmenden Gelenkbeschwerden im Knie wird eine operative Entfernung des Meniskus vorgenommen. Der Operateur bemerkt eine ausgeprägte schwärzliche Verfärbung des Gelenkknorpels und des Faserknorpels im Meniskus (siehe Abbildung Nr. 115 des Bildanhangs).

Welche der folgenden Verdachtsdiagnosen ist die wahrscheinlichste?

(A) Arthritis urica
(B) mukoid-zystische Meniskusdegeneration
(C) Pseudogicht
(D) Meniskusganglion
(E) Alkaptonurie (Ochronose)

[F02]

21.45 Welcher Krankheitsprozess lässt sich aus den in den Abbildungen Nr. 116 und Nr. 117 des Bildanhangs mit Van-Gieson-Färbung dargestellten histologischen Leberpräparaten diagnostizieren?

(A) normale Leber
(B) Schockleber
(C) Altersatrophie der Leber
(D) chronische Blutstauung der Leber
(E) Amyloidose der Leber

21.43 (B)   21.44 (E)   21.45 (D)

21 Kommentare Examen Frühjahr 2002

Kapitel 2

F02

Frage 21.1: Lösung D

Unter einer **Fettgewebshyperplasie e vacuo** versteht man den Ersatz atrophischer Parenchymzellen durch Fettgewebe (vikariierende = stellvertretende Hyperplasie, syn. Vakatfettwucherungen). Die Kompensation des Organschwundes durch Fettgewebe tritt überwiegend in *Wechselgeweben* mit hoher Mauserungsrate auf, z. B. bei der physiologischen **Thymusinvolution** (A), bei einer Lymphknotenatrophie oder im Rahmen der **Knochenmarkshypoplasie** (E). Daneben sind Vakatfettwucherungen typisch bei den verschiedenen Formen der **progressiven Muskeldytrophie** (C): zerfallene Muskelfasern werden durch Fettgewebe ersetzt. Dabei kann trotz abnehmender Muskelmasse das Bild einer sog. Pseudohypertrophie entstehen.
Zu **(B):** Bei der **pyelonephritischen Schrumpfniere** findet sich eine Vermehrung des Hilusfettgewebes im Sinne einer Vakatfettwucherung. Das Nierenparenchym selbst weist keine derartigen Veränderungen auf.
Zu **(D):** Bei der **Leberzirrhose** geht der fortschreitende Untergang des Leberparenchyms mit einem parallel ablaufendem Ersatz nekrotischer Leberzellen durch *Bindegewebe* einher. **Vakatfettwucherungen** kommen dabei **nicht** vor.

Kapitel 3

F02

Frage 21.2: Lösung B

Die einleitende Epikrise stellt Normalbefunde für die Leber dar. Das Organ des betagten Patienten ist mit 1000 g in seinem Gewicht im Sinne der Altersatrophie leicht reduziert. Die normale Konsistenz spricht gegen das Vorliegen einer Fettleber. Die Tatsache, dass die Schnittfläche der Leber kräftig braun ist, spricht dafür, dass eine **Pigmenteinlagerung** vorliegt. Bei dem Alter des Patienten liegt die Diagnose einer **Lipofuszinose** der Leber nahe.
Zu **(A):** Eine Fettleber ist Folge einer reversiblen Einlagerung von Fetten in das Parenchym, wobei mehr als 50% der Leberepithelien betroffen sind. Sind es weniger als 50%, so spricht man lediglich von einer *Leberverfettung*. Je nach Größe der Fettvakuolen in den Zellen unterscheidet man eine fein-, mittel- oder grobtropfige Verfettung.

Es bestehen folgende Möglichkeiten der **Pathogenese:**
- Vermehrte Fettsynthese
- Verminderter Fettabbau in der Leber
- Vermehrter Transport von Fetten in die Leber
- Verminderter Abtransport von Fetten aus der Leber

Makroskopisch erscheint die Fettleber erheblich vergrößert. Die Schnittfläche ist glänzend, das Organ hat eine teigige Konsistenz.
Zu **(B):** Lipofuszin (sog. Alterungs- oder Abnützungspigment) entsteht intrazellulär im Rahmen der Altersatrophie verschiedener Organe und stellt sich gelb-braun dar. Es besitzt eine charakteristische Eigenfluoreszenz mit ultraviolettem Licht. Der makroskopische Aspekt der Schnittfläche der betroffenen Organe ist von einer kräftig braunen Farbe gekennzeichnet.
Zu **(C):** Ein **malignes Melanom** der Haut kann zu Lebermetastasen führen. Eine gesteigerte Melaninproduktion existiert bei einem malignen Melanom nicht.
Zu **(D):** Die **Hämochromatose** führt zu einer Hämosidereineinlagerung in Hepatozyten und Gallengangsepithelien. Im Verlaufe der Erkrankung entwickelt sich das Vollbild einer Leberzirrhose mit höckriger Oberfläche und einer erheblichen Konsistenzvermehrung des Organs. Daneben ist unwahrscheinlich, dass ein Mann mit einer Hämochromatose 83 Jahre alt werden kann, da die Folgeerscheinungen dieser Eisenspeichererkrankung schon wesentlich früher zum Tode führen.
Zu **(E):** Als **Anthrakose** wird eine diffuse Dunkelfärbung der gesamten **Lunge** nach jahrelanger Kohlestaubexposition bezeichnet: Kohlestaublunge. Eine Anthrakose der Leber gibt es **nicht**.

F02

Frage 21.3: Lösung C

Der **programmierte Zelltod** (= genetisch determinierter Zelluntergang) wird als **Apoptose** bezeichnet, während jede Form des *provozierten* Zelltodes mit dem Begriff *Nekrose* belegt ist. Der Vorgang der Apoptose betrifft stets Einzelzellen, die wie vertrocknete Blätter von einem Baum herabfallen, und geht *nicht* mit einer Entzündungsreaktion einher. Die Apoptose wird durch Zellkernveränderungen initiiert. Es kommt zur Verklumpung des Kernchromatins unter dem DNA-spaltenden Einfluss von Endonukleasen. Im weiteren Verlauf verlieren sich die Zellkontakte. Es stülpen sich Zytoplasmabläschen aus, die durch Abschnürung als Apoptosekörper isoliert werden. Dieser Prozess führt insgesamt zur Zellschrumpfung.
Zu **(A):** Der Prozess der Apoptose läuft schrittweise **langsam** ab.
Zu **(B):** Am Ende des Lebenszyklus einer Zelle wird der Prozess der Apoptose quasi als „Selbsttötungs-

programm" in Gang gesetzt. Onkogene (speziell: **bcl-2-Protonkogen**) können in der Lage sein, die Apoptose *hinauszuzögern* oder aufzuheben. Onkogene unterliegen übergeordneten Einflüssen und werden durch Suppressorgene in ihrer Funktion gehemmt.

Zu (C): **Strahlen- oder Chemotherapie** von Tumoren kann den Prozess der Apoptose beschleunigen, ohne dass im engen Sinne vom provozierten Zelltod gesprochen werden muss.

Zu (D): Die Apotose ist typischer Bestandteil der Gewebsmauserung, die besonders intensiv in Wechselgeweben mit einer hohen Zellersatzrate abläuft. Dementsprechend ist die Apoptose in schnell proliferierenden Geweben Teil des geordneten Wachstums. Die Organogenese als Phase der Differenzierung der einzelnen Organsysteme in der **Embryonalentwicklung** ist in diesem Zusammenhang als Beispiel zu nennen.

Zu (E): Morphologisch resultieren eher dezente Zellkernveränderungen bei der Apoptose wie z.B. die Verklumpung des Kernchromatins und letztlich die Zellkernschrumpfung.

F02

Frage 21.4: Lösung E

Zu (A): **Councilman-Körper** findet man ausschließlich in der Leber bei einer akuten Virushepatitis. Es handelt sich hierbei um das morphologische Korrelat von Leberzellnekrosen, die als hyaline Körperchen nachweisbar sind.

Zu (B): Der Thymus ist ein paarig angelegtes Organ des vorderen oberen Mediastinums. Es ist in der Kindheit besonders stark ausgebildet. Von der Pubertät an fällt das Organ einer physiologischen Involutionsatrophie anheim. Im Erwachsenenalter verbleibt häufig ausschließlich das retikuläre Bindegewebe des Organs mit Fettgewebseinlagerungen, die als Platzhalter für das originäre Thymusgewebe fungieren. Auch im Erwachsenenalter können jedoch Anteile voll ausgebildeten Thymusgewebes persistieren, die dann die typischen histologischen Merkmale dieses Organs aufweisen. Es lassen sich dann neben den dicht gepackten T-Lymphozyten, die hier typischerweise das Antigen CD1a exprimieren, glattmuskuläre (myoide) Zellen und **Hassell-Körperchen** nachweisen, die aus zwiebelschalenartig zusammengelagerten Zellen des Thymusstromas bestehen und deren Funktion nicht bekannt ist.

Zu (C): Als **Malpighi-Körperchen** werden a) Milzfollikel und b) die Glomerula der Niere angesprochen.

Zu (D): Im Zytoplasma der Langhans-Riesenzellen finden sich sowohl bei der Sarkoidose als auch bei der Tuberkulose Zellsequester in Form von **Konchoid-Körperchen** (Schaumann-Körperchen) und **Asteroid-Körperchen**. *Schaumann*-Körperchen stellen muschelartige Einschlüsse dar, die mit Kalksalzen inkrustiert sind. Bei *Asteroid-Körperchen* handelt es sich um degenerativ veränderte Spindelapparate. Bei der Sarkoidose finden sich zwar in den Langhans-Riesenzellen häufiger asteroide und konchoide Einschlusskörperchen. Dieses zytomorphologische Kennzeichen liefert jedoch nur einen Hinweis und keinen Beweis für das Vorliegen einer Sarkoidose.

Zu (E): Bei der **alkoholtoxischen Leberzellschädigung** können morphologisch verschiedene Veränderungen nachgewiesen werden. Typische lichtmikroskopische Zeichen des Alkoholeinflusses sind die Fettleberhepatitis und das Auftreten von hyalinen Zelleinschlüssen, den **Mallory-Bodies**.

F02

Frage 21.5: Lösung C

Eine **Amyloidose** kann primär (idiopathisch) ohne erkennbare Ursache oder auf dem Boden einer Grunderkrankung (sekundär) entstehen. Chronische Entzündungen (z.B. **chronische Osteomyelitis** (A)) können ebenso zu einer generalisierten Amyloidoseentstehung beitragen wie Tumoren, bei denen es durch maligne Transformation von Plasmazellen zur „Überschwemmung" des Organismus mit Immunglobulin(-fragmenten) kommt. Man spricht in diesem Zusammenhang von einer *monoklonalen* Gammopathie, weil die entarteten Plasmazellen *einer* Mutterzelle entstammen und damit identisches Erbgut aufweisen. Beispiele: **Plasmozytom** (D), **monoklonale Gammopathie** anderer Ursache (E). Neben diesen generalisierten unterscheidet man lokale Amyloidformen:
Altersamyloid (Herz, Gehirn, Haut)
endokrines Amyloid bei endokrinen Tumoren (z.B. C-Zell-Karzinom (synonmym **medulläres Schilddrüsenkarzinom**) (B), Hypophysenvorderlappenadenom).

Zu (C): Beim **follikulären Schilddrüsenkarzinom** werden weder lokale noch generalisierte Amyloidablagerungen beobachtet.

F02

Frage 21.6: Lösung A

Unter einer **dystrophischen Verkalkung** versteht man die lokalisierte Kalziumsalzablagerung in nekrotischem oder anderweitig geschädigtem Gewebe unter den Bedingungen eines **normalen Kalzium-Phosphat-Stoffwechsels** (A).
Beispiele sind
- die Mediaverkalkung bei der Arteriosklerose vom Typ Mönckeberg (B),
- die Verkalkung eines alten Thrombus (Phlebolith),

- die Verkalkung vorgeschädigter Herzklappen (C) oder
- die Verkalkung in käsigen Nekrosen bei der Tuberkulose (D).

Kommt es auf dem Boden von degenerativen Veränderungen oder einer Nekrose zum Sekretanstau in der geschädigten Zelle, so führt die dann häufig eintretende dystrophische Verkalkung zur Entstehung von **Psammomkörperchen** (Vorkommen in malignen Ovarial-, Schilddrüsen- und Mammatumoren, sowie typischerweise in zentralen Anteilen von Meningeomen (E)).

Kapitel 5

F02

Frage 21.7: Lösung C

IgE wird von Plasmazellen (B-Lymphozyten-Abkömmlinge) synthetisiert. Sekundär werden die IgE-Moleküle an der Oberfläche der Zellmembran von basophilen Granulozyten und deren Gewebsform, den **Mastzellen**, gebunden. Die von ihnen nach Antigen-IgE-Kontakt freigesetzten Entzündungsmediatoren sind Histamin und Serotonin.

F02

Frage 21.8: Lösung B

Beim Typ II der Überempfindlichkeitsreaktion (zytotoxische Immunreaktion) handelt es sich um eine Reaktion zwischen Antikörpern und auf einer Zellmembran fixierten Antigenen (z.B. Erythrozytenantigenen). Durch Aktivierung von Komplement kommt es zur Membranschädigung mit der Folge einer Zellyse oder zur Phagozytose.
Klassische Beispiele sind:
- Blutgruppeninkompatibilität (Transfusionszwischenfall),
- Rh-Inkompatibilität (**M. haemolyticus neonatorum** (B)),
- Agranulozytose nach Einnahme bestimmter Pharmaka, die eine Zerstörung der Granulozyten induzieren, und
- bestimmte Formen der Transplantatabstoßung.

Zu **(A)**: Auch gegen körpereigene Bestandteile (Autoimmunerkrankungen) wie z.B. die Basalmembranen in Lunge und Niere (**Goodpasture-Syndrom** (E)) oder das Schilddrüsengewebe (Struma lymphomatosa Hashimoto) können die Antikörper gerichtet sein. Beim Goodpasture-Syndrom treten parallel durch kreuzreagierende Autoantikörper, die gegen die Basalmembran der Glomerula *und* der Alveolen gerichtet sind, Lungenblutungen *und* eine rasch progressive Glomerulonephritis auf.

F02

Frage 21.9: Lösung A

Als **Graft-versus-Host-Reaktion** bezeichnet man eine vom Transplantat gegen den Empfängerorganismus ausgehende Immunreaktion. Dies ist insbesondere der Fall, wenn immunkompetentes Gewebe transplantiert wird, wie dies bei der **Übertragung von Knochenmark** der Fall ist. *Voraussetzung* ist eine **Immunschwäche** des Wirtsorganismus. Es kommt zur Schädigung des Empfängerorganismus durch von T-Lymphozyten gebildeten zytotoxischen Killerzellen. Die Wirtszellen fallen dabei der Apoptose anheim. Vornehmlich sind **Epithelzellen** betroffen (A).

Kapitel 6

F02

Frage 21.10: Lösung C

Die **fibrinösen Entzündungen** der serösen Häute (**Perikard**, Pleura, Peritoneum) werden überwiegend durch Bakterien oder rheumatische Erkrankungen hervorgerufen. Man unterscheidet trockene oder feuchte Formen in Abhängigkeit von der Konzentration des Fibrins im Verhältnis zur serösen Flüssigkeit des Exsudates. Die durch ein Überwiegen des Fibrins trockenen Formen führen bei Pericarditis oder Pleuritis sicca zu auskultatorisch typischen Reibegeräuschen. Die Pericarditis (C) läuft typischerweise als rein fibrinöse Entzündung ab. Eine Superinfektion bzw. eine infektiöse Genese ist hier selten.

F02

Frage 21.11: Lösung B

Zu **(B)**: Bei den **Salmonellen** (gramnegative Stäbchen) unterscheidet man unter vielen Spezies insbesondere Enteritis-Salmonellen und Typhus abdominalis und Paratyphus verursachende Salmonellen. Typhus wird fäkal-oral übertragen und führt zu einer schweren Erkrankung mit uncharakteristischen Allgemeinsymptomen (Stadium I), Bakteriämie mit starker Streuung in die Organe, Fieberstieg und dann Fieberkontinua (Stadium II). Im Stadium III kommt es zur Konsolidierung der Organabsiedlungen mit Entstehung von Geschwüren und starker Perforations- und Blutungsgefahr. Im Stadium IV erfolgen dann Vernarbung und Reepithelialisierung der Geschwüre. Morphologisch ist vornehmlich das lymphatische Gewebe des Darmtraktes beteiligt, wobei kein eitriges Exsudat entsteht, sondern vielmehr eine markige Gewebsverfestigung eintritt.

Zu **(A)**, **(C)** und **(D)**: **Phlegmone**, **Abszess** und **Empyem** sind typische Formen der **eitrigen** Entzündung.

Zu **(E)**: Eine Pyodermie ist eine eitrig-pustulöse Hauterkrankung, die durch typische „Eiterreger" ausgelöst wird.

F02 **!**

Frage 21.12: Lösung D

Bei der **rheumatoiden Arthritis** handelt es sich um eine chronisch entzündliche Erkrankung der Gelenke. Ausschlaggebend für den letztlich zur Destruktion der vornehmlich befallenen kleinen, **peripheren Gelenke** (E) führenden Prozess ist ein entzündliches, aggressives Granulationsgewebe (Pannus). Es kommt zur fortschreitenden Zerstörung des Gelenkknorpels und der periartikulären knöchernen Strukturen in Form einer **zystischen Knochendestruktion** (A). Im Verlauf der Erkrankung kann es sowohl periartikulär im subkutanen Fettgewebe (**Rheumaknoten** (C)) als auch in **inneren Organen** (B) zu Granulombildungen kommen (Rheumatismus nodosus).

Zu **(D)**: **Aschoff-Knötchen** sind das typische morphologische Korrelat einer **Myocarditis rheumatica**, die als Folge eines **rheumatischen Fiebers** auftreten kann. Dabei handelt es sich um **riesenzellhaltige Granulome**, die eine fibrinoide Nekrose umgeben.

F02

Frage 21.13: Lösung D

Die **Sarkoidose** (syn. M. Boeck) stellt eine **granulomatöse Systemerkrankung** dar, die prinzipiell jedes Organ befallen kann. Die chronische Form der Sarkoidose fällt häufig als reiner Zufallsbefund bei zunächst subjektiver Beschwerdefreiheit des Betroffenen z.B. im Rahmen einer Röntgen-Thorax-Routineuntersuchung durch Vergrößerung der mediastinalen (hilären) Lymphknoten auf. Im Spätstadium der chronischen Verlaufsform kommt es zur irreversiblen interstitiellen Lungenfibrose.

Zu **(A)**: In Granulomen vom Sarkoidose-Typ treten lympho-plasmazelluläre Infiltrate ebenso wie Epitheloidzellen und Langhans-Riesenzellen auf.

Zu **(B)** und **(E)**: Im Zytoplasma der **Langhans-Riesenzellen** finden sich sowohl bei der Sarkoidose als auch bei der Tuberkulose Zellsequester in Form von **Konchoid-Körperchen** (Schaumann-Körperchen) und Asteroid-Körperchen. Schaumann-Körperchen stellen muschelartige Einschlüsse dar, die mit Kalksalzen inkrustiert sind. Bei Asteroid-Körperchen handelt es sich um degenerativ veränderte Spindelapparate. Bei der Sarkoidose finden sich zwar in den Langhans-Riesenzellen häufiger asteroide und konchoide Einschlusskörperchen, dieses zytomorphologische Kennzeichen liefert jedoch nur einen Hinweis und keinen Beweis für das Vorliegen einer Sarkoidose.

Zu **(C)**: Sarkoidosegranulome sind in ihrer Peripherie kollagenreich. Damit geht eine deutliche Schrumpfungstendenz des betroffenen Gewebes einher. Beispiel: Lungenfibrose bei langjährigem Sarkoidoseverlauf.

Zu **(D)**: Die Granulome vom Sarkoidosetyp imponieren wie diejenigen bei der **produktiven Form der Lungentuberkulose**, nämlich **ohne** zentrale **Nekrosezone**.

F02

Frage 21.14: Lösung A

Charakteristisch für die **Colitis ulcerosa** ist der Beginn der Erkrankung im rektosigmoidalen Übergangsbereich mit einer **kontinuierlichen** Ausbreitung nach oral. Dabei kommt es zur Hyperämie der Mukosa und zur Ansammlung granulozytärer Zellen in den Krypten (sog. „**Kryptenabszesse**" (A)). Im weiteren Verlauf entstehen **großflächige Ulzerationen** der Dickdarmschleimhaut, die den Grundstein für Komplikationen (z.B. Blutungen) darstellen.

Zu **(B)**: **Epitheloidzellige Granulome** sind typisch für den M. Crohn.

Zu **(C)**: **Fistelbildungen** sind typisch für den M. Crohn.

Zu **(D)**: Beim M. Crohn wird die Erstmanifestation in den meisten Fällen am **terminalen Ileum** beobachtet.

Zu **(E)**: Eine **Clostridium-difficile-Infektion** führt zu einer pseudomembranösen Kolitis.

Kapitel 7

F02

Frage 21.15: Lösung D

Im Rahmen der Wundheilung wird zunächst die Wundhöhle mit Blut ausgefüllt. Anschließend entwickelt sich eine lokale abakterielle Entzündungsreaktion, in deren Rahmen Makrophagen (Monozyten) und **Granulozyten** (A) (**Histiozyten** (E)) nekrotische Gewebsanteile und Blutbestandteile abräumen. Im weiteren kommt es vom Wundrand her zum Einsprossen von Kapillaren. Dieser Vorgang geht mit Gefäßneubildungen mit Ausdifferenzierung von **Endothelien** (C) und Perizyten einher (Angioneogenese). Durch die Gefäßwand wandern u.a. **Fibroblasten** (D) in das Wundgebiet aus. Sie sind entscheidend für die Gewebsstabilisierung durch **Kollagenfasersynthese** als Grundlage für die Bildung einer interstitiellen Grundsubstanz verantwortlich.

Zu **(B): Lymphozyten** übernehmen im Rahmen der Wundheilung keine spezielle Aufgabe.

F02

Frage 21.16: Lösung E

Eine **Metaplasie** ist die Umwandlung der Differenzierung eines Gewebes, z. B. eines respiratorischen Zylinderepithels in ein Plattenepithel. Hervorgerufen wird eine Metaplasie durch chronische Reizung zur Regeneration.
Zu **(A):** Die intestinale Metaplasie der **Magenschleimhaut** entsteht im Rahmen einer chronischen atrophischen Gastritis (hier v. a. Gastritis Typ A) mit Umwandlung der sekretorischen Magenschleimhaut in ein absorptives Dünndarmepithel. Es treten Becherzellen, Paneth-Körnerzellen und Enterozyten im Verbund der Magenschleimhaut auf.
Zu **(B):** Die Zylinderepithelmetaplasie des distalen Ösophagus wird als **Barrett-Syndrom** bezeichnet (man spricht in diesem Zusammenhang auch von einer sog. Barrettmukosa). Es ist erwiesen, dass die Refluxösophagitis die Ursache für die metaplastische Umwandlung des originären Plattenepithels des Ösophagus darstellt, wobei nicht nur Zylinderepithel, sondern auch Epithel vom Typ der Magenschleimhaut histologisch vorgefunden werden kann. Der Barrett-Ösophagus geht mit einem erhöhten Karzinomrisiko einher.
Zu **(C):** Eine Plattenepithelmetaplasie der Bronchialschleimhaut kann durch einen chronisch **entzündlichen Reiz**, z. B. in Form einer chronischen Bronchitis durch Tabakrauch, entstehen.
Zu **(D):** Metaplasien können in **mesenchymalen Organen** vorkommen. Beispiel: Fettgewebsmetaplasie ortsständigen Bindegewebes bei der Lipomatosis cordis.
Zu **(E):** Obligate **Präkanzerosen** können sich aus einer Metaplasie entwickeln. Dabei kommt es zur fortschreitenden dysplastischen Veränderung des metaplastisch veränderten Gewebes. Beispiel: Beim Portiokarzinom, das in der Regel aus einer Plattenepithelmetaplasie des originären Portioepithels hervorgeht, sind die *schwere Dysplasie* bzw. das *Carcinoma in situ* obligate Präkanzerosen.

Kapitel 8

F02

Frage 21.17: Lösung D

Zu **(A):** Die **Colitis ulcerosa** ist eine fakultative Präkanzerose. Nach einer Verlaufszeit von 10 Jahren und mehr treten häufig Adenokarzinome des Dickdarms auf.

Zu **(B):** Unter einer **solaren Keratose** ist eine UV-strahlenbedingte Hautveränderung, die klinisch sehr variabel imponieren kann, zu verstehen. Die **aktinische Keratose** zeigt ein gesteigertes Risiko zur malignen Entartung und wird deshalb als Präkanzerose eingestuft.
Zu **(C):** Beim **Xeroderma pigmentosum** handelt es sich um eine autosomal-rezessiv vererbte Lichtüberempfindlichkeit der Haut (Defekt des DNA-Reparatursystems). Es besteht eine anlagebedingte Disposition der Haut zur malignen Entartung unter dem Einfluss von UV-Strahlen.
Zu **(D):** Das **Ulcus duodeni** stellt keine Präkanzerose dar.
Zu **(E):** Die familiäre **Adenomatosis coli** ist eine obligate Präkanzerose und wird autosomal dominant vererbt. Es liegen zahlreiche, meist tubuläre Adenome im Kolon vor.

F02

Frage 21.18: Lösung B

Zu **(A):** Das Leberkarzinom (**hepatozelluläres Karzinom**) entsteht zu 95% auf dem Boden einer Leberzirrhose, für die zum Teil eine virale Ätiologie verantwortlich ist (Hepatitis B und C).
Zu **(B):** **Maligne Melanome** werden durch UV-strahlungsbedingte DNA-Schäden der Haut hervorgerufen. Virale Infektionen spielen für diese Tumorentität keine Rolle.
Zu **(C):** Virale Infektionen nehmen ätiologisch beim **Zervixkarzinom** eine zentrale Stellung ein. Dabei sind insbesondere das humane Papilloma-Virus (HPV Typen 16, 18 und 31) und das Herpes-simplex-Virus (HSV Typ 2) von Bedeutung.
Zu **(D)** und **(E):** Das Ebstein-Barr-Virus kann ein malignes B-Zell-Lymphom (**Burkitt-Lymphom**) und das **nasopharyngeale Karzinom** induzieren.

F02 **!!**

Frage 21.19: Lösung E

Zu **(A):** Beim Pankreaskarzinom treten als paraneoplastische Erscheinungen besonders häufig **Thrombophlebitiden** und Phlebothrombosen auf. Der ursächliche Zusammenhang zwischen Pankreasneoplasma und dem Auftreten der genannten Gefäßkomplikationen konnte noch nicht aufgedeckt werden.
Zu **(B):** Die **Myasthenia gravis pseudoparalytica** kann paraneoplastisch bei Thymomen auftreten. Beim kleinzelligen Bronchialkarzinom kann sich zudem paraneoplastisch ein myasthenisches Syndrom (Lambert-Eaton-Syndrom) entwickeln. Eine gestörte präsynaptische Freisetzung von Azetylcholin ist die Ursache für diese symptomatische Myasthenieform.

Zu (C): Kleinzellige Bronchialkarzinome haben eine Neigung zur ektopen Hormonbildung. Am häufigsten kommt es dabei auf dem Boden einer ACTH-Produktion zur Entwicklung eines **Cushing-Syndroms**. Daneben kann es zur Ausschüttung von Parathormon, Serotonin, MSH, Kalzitonin oder ADH kommen.
Zu (D): Die **Acanthosis nigricans maligna** kann als paraneoplastische Erscheinung bei Adenokarzinomen auftreten. Es kommt zur starken Pigmentierung des Körperstammes, der Gliedmaßen und Schleimhäute.
Zu (E): Beim **Addison-Syndrom** liegt eine Nebennierenrindeninsuffizienz vor. Als paraneoplastische Syndrome kommen allerdings ausschließlich Überfunktionserscheinungen der Nebennierenrinde vor.

F02
Frage 21.20: Lösung D

Keimzelltumoren zählen zur Gruppe der dysontogenetischen Tumoren. Unter diesem Oberbegriff werden Geschwülste zusammengefasst, die aufgrund einer gestörten Embryogenese entstehen. Man unterscheidet Hamartome (gutartige geschwulstartige Neubildungen), Teratome (gut- und bösartig) und embryonale Tumoren (immer maligne).
Zu (A): Das **Seminom** ist der häufigste Hodentumor. Es wird zur Gruppe der Keimzelltumoren gezählt. Der Tumor metastasiert primär bevorzugt lymphogen paraaortal und paracaval. Er zeichnet sich durch eine intensive Strahlensensibilität aus. Das Seminom kann als Kombinationstumor entdifferenzierte Anteile (z.B. embryonales Karzinom) enthalten.
Zu (C): Das **Chorionkarzinom** zählt zu den schwangerschaftstrophoblastären Läsionen und wird in die Gruppe der Keimzelltumoren eingereiht. Es leitet sich vom chorialen Zottenepithel ab und zeigt eine ausgesprochene histolytische Aktivität als Grundlage für eine frühzeitig eintretende Gewebsinfiltration und damit einhergehende Metastasierung. Das histologische Bild wird durch polymorphe Riesenzellen beherrscht.
Zu (B) und (E): Teratome werden als Keimzelltumoren bezeichnet, da sie sich von primitiven, omnipotenten Keimzellen ableiten. Es werden reife und unreife (entdifferenzierte) Teratome unterschieden. Für die unreifen Teratomformen existieren unterschiedliche Nomenklaturen: **Embryonales Karzinom** (WHO-Klassifikation) oder undifferenziertes malignes Teratom (Klassifizierung nach Pugh und Cameron). Auch wird der Begriff des Teratokarzinoms zur Bezeichnung eines unreifen Teratoms verwendet.
Zu (D): Das **Medulloblastom** ist der häufigste solide **Hirntumor** des Kindes- und Jugendalters. Der Tumor ist fast ausschließlich im Kleinhirn lokalisiert.

F02
Frage 21.21: Lösung E

Die **TNM-Klassifikation** eines malignen Tumorleidens (so auch des Kolonkarzinoms) gibt in verschlüsselter Kurzform wesentliche Informationen sowohl über die Infiltrationstiefe (T – **T**umorausbreitung (C)) und den regionären Lymphknotenbefall (N – **n**odale Beteiligung (E)), als auch über eine Fernmetastasierung, die in der Regel hämatogen zustande kommt (M – **M**etastasierung (D)). Entsprechend stellt die TNM-Eingruppierung die zentrale Information für die Prognose des Tumorleidens dar.
Zu (A), (B) und (C): Mit Hilfe des Grading (G1, G2, G3) kann der Pathologe in Kurzform verschlüsseln, welcher Grad der Differenzierung (und damit der Malignität) vorliegt. G1 = niedriger Malignitätsgrad, G3 = hoher Malignitätsgrad.
Zu (D): Die Tumorinfiltration in die Muscularis propria entspricht einem T2-Stadium.
Zu (E): Die Klassifikation T1, N1, M0 bedeutet, dass der Tumor die Submukosa infiltriert hat, höchsten drei regionäre Lymphknoten und keine Fernmetastasen gesetzt hat.

F02
Frage 21.22: Lösung C

Zu (A): In **seltenen Fällen** entsteht das **Plasmozytom primär extramedullär**, wobei bevorzugt eine Manifestation in Lymphknoten oder in den Schleimhäuten der Nase, des Pharynx und der Bronchien anzutreffen ist.
Zu (B): Relativ häufig kommt es zur überwiegenden Vermehrung von Leichtketten (L-Ketten), die qualitativ als Bence-Jones-Proteine im Urin nachgewiesen werden können. Durch **L**-Ketten-Aggregation entsteht **AL**-Amyloid.
Zu (C): Plasmozytome, die in ausgeprägter Form mit einer Paraproteinämie einhergehen, können zu Nierenveränderungen führen, die unter dem Begriff der Plasmozytomniere zusammengefasst werden. Die Paraproteine (= Leichtketten(-fragmente)) fallen in den distalen Tubulusabschnitten aus. Der Abräumversuch des Organismus wird durch Riesenzellen vorgenommen. Histologisch ergibt sich dabei das Bild einer Fremdkörperreaktion. Klinisch kann eine **Niereninsuffizienz** resultieren.
Zu (D): Beim Plasmozytom findet man eine neoplastische Vermehrung eines Plasmazelltyps (Plasmazellklon) mit übermäßiger Synthese eines einzigen Immunglobulins (**monoklonale Gammopathie**).
Zu (E): Synonyme Bezeichnungen für das Plasmozytom sind „**multiples Myelom**" oder „**M. Kahler**".

Kapitel 9

F02

Frage 21.23: Lösung C

Der **Schock** ist definiert als eine vital bedrohliche, akute **Störung der Mikrozirkulation** mit der Folge einer ischämischen Hypoxidose und einer **metabolischen Azidose**.
Zu **(A):** Der gesamte Magen-Darm-Trakt kann als sog. Schockorgan angesehen werden. Die schockbedingte viszerale Minderperfusion schädigt schwerpunktmäßig und früh die Mukosa. Die Schleimhautschädigung kann von der Erosion bis zur Nekrose unterschiedlich stark ausgeprägt sein. Als führendes Symptom treten dabei **Blutungen** auf.
Zu **(B):** Störungen der Mikrozirkulation im Rahmen eines Schockgeschehens können grundsätzlich in jedem parenchymatösen Organ zu schweren Folgeveränderungen führen. Auf diesem Wege kann es auch zur akuten **Pankreasnekrose** kommen.
Zu **(C):** Ein Schock geht nicht mit einer Alkalose, sondern mit einer **Azidose** einher.
Zu **(D):** Eine Schockfolge kann das akute Nierenversagen mit **Anurie** sein.
Zu **(E):** Die Lungengefäße reagieren im Schock auf periphere Hypoxie und Azidose mit einer Vasokonstriktion. Außerdem entstehen in der Lungenstrombahn Mikrothromben. Hierdurch kommt es zu einer verminderten Perfusion, was zur Synthesestörung des Surfactant und zu einer Permeabilitätsstörung der Kapillaren führt. Folgen sind Atelektasen, die Ausbildung eines interstitiellen und intraalveolären Ödems *(fluid lung* – Komplikation: Lungenfibrose!), alveoläre Lungenblutungen und *pulmonale hyaline Membranen*. Pulmonale hyaline Membranen bestehen aus Fibrin und sind erst 36 bis 48 Stunden nach dem Schockereignis in den Alveolen nachzuweisen. Klinisch liegt das Bild eines Lungenversagens vor (ARDS – **a**dult **r**espiratory **d**istress **s**yndrome). Funktionell ergibt sich eine **respiratorische Insuffizienz**.

F02

Frage 21.24: Lösung D

Zu **(A):** Nach **Frakturen** kann aus dem Fettmark der betroffenen Knochen eine hämatogene Verschleppung von Fettgewebe zur Fettembolie führen.
Zu **(B)** und **(D):** Eine **Fettembolie** als akutes Ereignis kann eine **Rechtsherzbelastung** durch partielle **Verlegung der Lungenarterienstrombahn** bewirken. Klinisch kann dieses Phänomen von einer oberen Einflussstauung und Atemnot begleitet werden. Ein akutes **Linksherzversagen** als primäre Folge einer Embolie im kleinen Kreislauf ist **nicht** möglich.

Zu **(C):** Sekundär kann es nach abgelaufenem Schockgeschehen (z.B. nach **Verbrennungen**) zu Fettembolien kommen. Durch massive Katecholaminausschüttung resultiert dabei bei gleichzeitiger Glukoseverwertungsstörung des Organismus eine massive Mobilisation von Fettsäuren, um den Energiestoffwechsel aufrechtzuerhalten (sog. „Postaggressionsstoffwechsel"). Im Rahmen dieses schockbedingten **Fettmobilisationssyndroms** können Fettembolien entstehen.
Zu **(E):** Eine zerebrale Fettembolie führt zu einer so weitgehenden Störung der Permeabilität der Zerebralgefäße, dass es zu Diapedeseblutungen kommt. Auf Schnittpräparaten des Gehirns sind v.a. im Marklager flohstichartige Einblutungen zu erkennen. Daraus hat sich die Bezeichnung **Purpura cerebri** abgeleitet.

F02

Frage 21.25: Lösung C

Die **Arteriosklerose** führt zu einer zunehmenden Einengung des Gefäßlumens (= **Gefäßstenose** (A)). Funktionell kommt es zu einer chronischen ischämischen Hypoxidose. Ein typisches Beispiel für diesen Mechanismus stellt die Claudicatio intermittens dar, bei der eine bedarfsgerechte Perfusion nicht gewährleistet ist. Die weiterhin resultierende Gefäßwandstarre erhöht das Risiko der **Ruptur** (B) und der **Aneurysmabildung** (D). Außerdem können wandständige arterielle **Thromben** auf den arteriosklerotisch geschädigten Intimabereichen entstehen (E).
Zu **(C):** Die Arteriosklerose manifestiert sich im großen Kreislauf. Nach parietaler Thrombenbildung können hier und **nicht** in der **Pulmonalarterie** (kleiner Kreislauf) periphere arterielle Embolien ausgelöst werden.

F02

Frage 21.26: Lösung B

Zu **(A), (B), (C)** und **(E):** Es ist erwiesen, dass die **Koronarsklerose** bevorzugt in den **Stämmen der Koronararterien** entsteht (1 bis 3 cm distal der Ostien).
Zu **(D):** Bei der **Mesaortitis luica** kommt es durch die sich in der Media entwickelnden Narben zur Stenosierung der Koronarostien.

F02

Frage 21.27: Lösung A

Ein **chronisches Herzwandaneurysma** stellt eine *über einen längeren Zeitraum sich entwickelnde umschriebene Aussackung der Herzwand* dar, wobei als häufigste Ursache ein vorangegangener transmuraler Herzinfarkt anzugeben ist.

Zu **(A):** Eine schwere **Virusmyokarditis** kann eine Kardiomyopathie oder Herzrhythmusstörungen zur Folge haben.
Zu **(B):** Das chronische Herzwandaneurysma entsteht im Bereich einer **Infarktnarbe**, deren geringe Elastizität dafür verantwortlich ist, dass die Herzwand umschrieben ausdünnt und in zunehmendem Maße ausweicht.
Zu **(C):** Innerhalb des Herzwandaneurysma entstehen Strömungsturbulenzen, die dafür verantwortlich sind, dass parietale Thrombenbildung zustande kommt. Diese kardiale Thrombose kann als **Emboliequelle** fungieren.
Zu **(D):** Die Pathogenese des chronischen Herzwandaneurysmas hängt zentral von der Ausbildung eines transmuralen Herzinfarktes ab. Die häufigste Infarktlokalisation ist der **linke Ventrikel**, womit gleichzeitig auch die Aussage für das Herzwandaneurysma getroffen ist.
Zu **(E):** Ein Herzwandaneurysma kann **operativ** behandelt werden (z.B. Resektion, Hertransplantation etc.)

F02 **!!**
Frage 21.28: Lösung B

Zu **(A)** und **(B):** Bei der **Panarteriitis nodosa** liegt eine Schädigung aller drei Wandschichten vorzugsweise der **kleinen bis mittelgroßen** Arterien vor. Im Bereich der Media findet sich dabei eine sektorförmige fibrinoide Nekrose.
Zu **(C):** Eine Hyalinisierung der Gefäßwand (vaskuläres Hyalin bei der Arteriolosklerose) ist zu unterscheiden von der bei der Panarteriitis nodosa auftretenden **fibrinoiden Nekrose** der Media.
Zu **(D)** und **(E): Subintimale Lipoidplaques** und **Mikrokalzifikationen** sind Kennzeichen der Atherosklerose.

F02
Frage 21.29: Lösung D

Die **Lobärpneumonie** ist als **bakterielle** (A), überwiegend durch Pneumokokken hervorgerufene, streng lobär (synonym **panlobulär** (C)) begrenzte fibrinöse Lungenentzündung definiert. Der klinische Verlauf ist gekennzeichnet durch eine akute Entwicklung mit **hohem Fieber** (B). In der überwiegenden Zahl der Fälle werden die Keime per inhalationem akquiriert, wobei auch Verläufe vorkommen, in denen eine Lobärpneumonie nach hämatogener Streuung auf dem Boden einer Sepsis entstehen kann. Charakteristischerweise spielt sich das stadienhaft ablaufende Entzündungsgeschehen ab: Anschoppung, rote und gelbe Hepatisation, Lyse.
Zu **(D):** Die Lobärpneumonie ist eine typische fibrinöse Entzündung. In der Frühphase (Anschoppung) kommt es zur Ansammlung eines zellarmen, fibrinreichen Exsudates intraalveolär. Erst in den späteren Stadien der Erkrankung kommt es zur zunehmenden leukozytären Durchsetzung des Exsudates.
Zu **(E):** Man spricht von einer **Karnifikation** des Lungenparenchyms, wenn das Lysestadium der Lobärpneumonie nicht regelhaft durchlaufen wird und damit die Abräumung des intraalveolären Exsudates ausbleibt. Das verbliebene intraalveoläre Exsudat wird dann unter Hinterlassen einer Narbe organisiert. Die resultierende feste (fleischartige) Konsistenz des betroffenen Lungenanteils hat zur Namensgebung „Karnifikation" geführt.

F02
Frage 21.30: Lösung D

Die **Lunge** besitzt einen doppelten Blutkreislauf (= **duales pulmonales Blutgefäßsystem** (A)), der entscheidenden Einfluss auf eine Infarktentstehung hat. Ein Lungeninfarkt entsteht auf dem Boden einer *peripheren* Lungenarterienembolie (B) bei gleichzeitig bestehender **Linksherzinsuffizienz** (E) mit Blutrückstau in die Lungenvenen. Das von der Pulmonalisdurchblutung ausgeschaltete Lungengewebsareal wird von den Bronchialarterien weiter perfundiert. Steht dem hydrostatischen Druck in den Bronchialarterien jedoch ein erhöhter **Pulmonalvenendruck** (C) durch eine bestehende Linksherzinsuffizienz gegenüber, so ist die Sauerstoffversorgung des betroffenen Lungenparenchyms unzureichend. Es kommt dann bei bestehender Hämorrhagie des Gewebes zur Nekrose. Das Resultat entspricht einem hämorrhagischen Lungeninfarkt.
Zu **(D):** Eine **hämorrhagische Diathese** (Blutungsübel) kann zu Lungenblutungen führen, spielt jedoch in der Pathogenese des hämorrhagischen Lungeninfarktes keine Rolle.

Kapitel 10

F02
Frage 21.31: Lösung C

Bei **Hämoptysen** handelt es sich um Blutbeimengungen im Sputum. Unter **Hämoptoe** versteht man das Aushusten von Blut, das nach der Durchmischung mit der Luft der Atemwege schaumig wird. Grundsätzlich stellt die Hämoptoe immer ein ernstes Symptom dar und sollte zunächst stets an ein *Bronchialkarzinom* denken lassen. Andere mögliche Ursachen sind z.B. chronische Bronchitis/Pneumonie, Bronchiektasen und Tuberkulose.
Zu **(A):** Bei einem *reinen* Linksherzversagen kommt es zum Rückstau des Blutes in den *kleinen* Kreislauf. Folgen sind entweder die akute oder chronische **Lungenstauung** oder das Lungenödem. Im Rahmen

einer akuten Lungenstauung kann es auch in größerem Maße zum Übertritt von Erythroyzten in das intraalveoläre Transsudat kommen. Folge: Hämoptyse.
Zu **(B)**: Bei der **Lungenembolie** entsteht ein hämorrhagischer Lungeninfarkt. Die Hyperämie im Infarktareal *kann* zum Erythrozytenaustritt in die Atemwege führen. Klinisch tritt dann eine Hämoptoe auf.
Zu **(C)**: Auch beim **Narbenemphysem** kann grundsätzlich das Auftreten einer Hämoptoe nicht ausgeschlossen werden. Als direkte Ursache ist jedoch die Lungenüberblähung unter den genannten Lösungsvorschlägen am wenigsten wahrscheinlich für das Auftreten einer Lungenblutung.
Zu **(D)**: Beim **Goodpasture-Syndrom** treten parallel durch kreuzreagierende Autoantikörper, die gegen die Basalmembran der Glomerula *und* der Alveolen gerichtet sind, Lungenblutungen *und* eine rasch progessive Glomerulonephritis auf. Der klinische Verlauf wird durch das rasche Auftreten einer Niereninsuffizienz bestimmt (rapid progressiver Verlauf).
Zu **(E)**: Die disseminierte intravasale Gerinnung mit **Verbauchskoagulopathie** und die Entstehung multipler peripherer Mikrothromben sind typische fortgeschrittene Schockäquivalente. Die resultierende hämorrhagische Diathese kann Ursache einer Hämoptoe sein.

Kapitel 11

F02 **!**

Frage 21.32: Lösung B

Die **chronische Niereninsuffizienz** führt zum klinischen Bild des **sekundären Hyperparathyreoidismus** (B). Dabei kommt es – bedingt durch die eingeschränkte oder aufgehobene endokrin-metabolische Funktion des Nierenparenchyms – zur Verminderung der Vitamin-D-3-Synthese mit dadurch hervorgerufener Reduktion der intestinalen Kalziumaufnahme. Daneben wird als Folge der gestörten Nierenausscheidung Phosphat vermehrt im Serum retiniert, das an Kalzium gebunden wird. Insgesamt resultiert ein Absinken der Konzentration des *ionisierten Kalziums* im Serum. Dies führt via Feedback-Mechanismus zur vermehrten Parathormonausschüttung durch die Nebenschilddrüsen. Als direkte Folge dieser Entwicklung wird Kalzium aus dem Knochen mobilisiert. Die eintretende Entmineralisierung des Knochens manifestiert sich unter dem Bilde der *renalen Osteopathie*. Bei weiterem Fortschreiten wird abgebauter Knochen zunehmend durch fibröses Gewebe ersetzt. Histologisch imponiert dieser frustrane Versuch des Stabilitäts- und Substanzgewinnes als **Fibroosteoklasie** (Osteoklasie = vermehrte Tätigkeit der Osteoklasten).
Zu **(A)**: Der **Morbus von Recklinghausen** umschreibt ein Syndrom, das mit typischen generalisierten Strukturveränderungen des Knochens auf dem Boden eines **primären Hyperparathyreoidismus (pHPT)** einhergeht. Der pHPT wird in der weit überwiegenden Mehrzahl der Fälle (ca. 90%) durch ein **solitäres Nebenschilddrüsenadenom** verursacht, wobei es zur kontinuierlich erhöhten Parathormonausschüttung mit vermehrter Kalziummobilisierung aus dem Knochen kommt. Mit der Hyperkalzämie kommt es zur stimulierten renalen Kalziumausscheidung, die das Risiko der Bildung von Nierensteinen erhöht. Als Effekt der Parathormonwirkung werden die Osteoklasten stimuliert (= Osteoklasie). Zunächst resultiert dabei ein Ersatz resorbierten Knochengewebes durch Bindegewebe. Der dauerhafte Stimulus durch hohe Parathormonkonzentrationen im Serum führt dann zu viel weitreichenderen strukturellen Knochenveränderungen, die unter der Bezeichnung **Osteodystrophia fibrosa cystica generalisata** zusammengefasst werden.
Zu **(C)**: Ein **Fibrom** ist eine benigne, langsam expansiv wachsende Geschwulst des Bindegewebes. Als lokale Folge des Wachstums in Nachbarschaft eines Skelettanteiles kann es dabei zur *Druckatrophie* des Knochens kommen.
Zu **(D)**: Eine **Vitamin-D-Überdosierung** führt zur *Hyperkalziämie* mit schwerwiegenden Folgen für das Herz-Kreislaufsystem.
Zu **(E)**: Die zentrale Folge eines **Vitamin-D-Mangels im Säuglingsalter** stellt eine schwere Mineralisationsstörung des Knochens dar: *Osteomalazie*. Dabei wird die Knochengrundsubstanz, das Osteoid, nicht ausreichend mit Kalziumsalzen angereichert. Es resultiert Knochengewebe mit verminderter Stabilität. Die betroffenen Kinder entwickeln entsprechend ausgeprägte Skelettdeformitäten (z.B. Kyphoskoliose der Wirbelsäule). Das Krankheitsbild wird unter dem Begriff **Rachitis** (englische Krankheit) zusammengefasst.

Kapitel 12

F02 **!**

Frage 21.33: Lösung E

Die **primäre Hämochromatose (Siderophilie)** entsteht auf dem Boden einer autosomal-rezessiv vererbten Störung des Eisenstoffwechsels (Defekt des Mukosablocks der Dünndarmschleimhaut). Bei Betroffenen kommt es zu Siderineinlagerungen in die **Parenchymzellen** multipler Organe wie Leber, Pankreas, Haut, Milz und Myokard. Folge ist eine Schädigung der Parenchymstrukturen, die erst nach Jahren zum Ausdruck kommen kann. In der Leber äußert sich dies in der Manifestation einer hämochromatotischen **Leberzirrhose** (C) bei gesteigertem Risiko für die Entstehung eines primären Leberzellkarzinoms. **Hepatozyten** und **Gallengangsepithelien** weisen dabei histologisch eine Siderose auf (B). Die Beteiligung des Myokards führt zur **Kardiomyopathie** (D).

Zu **(A):** Es ist gesichert, dass Männer früher als Frauen eine manifeste Hämochromatose entwickeln. Dieser Umstand ist darauf zurückzuführen, dass der physiologisch erhöhte prämenopausale Eisenverlust des weiblichen Organismus die Manifestation des klinischen Vollbildes der Erkrankung verzögert: die positive Bilanzstörung des Eisenstoffwechsels wird durch den menstruationsbedingten Eisenverlust kaschiert und bleibt damit häufig ohne Krankheitswert. Erst nach der Menopause überwiegt die durch die Hämochromatose ungebremst ablaufende Eisenresorption bei weitem. In diesem Zusammenhang ist erwähnenswert, dass eine Therapiemöglichkeit Blutverluste zur Korrektur der Eisenbilanz ausnutzt: der Aderlass.

Zu **(E):** Es kommt **primär** zu Eisenablagerungen in den **Parenchymzellen** verschiedener Organe. Erst wenn diese Speicher „vollgelaufen" sind, ist auch das retikulo-endotheliale System (Makrophagen) betroffen. Eine Eisenbeladung von **Lymphozyten** kommt **nicht** zustande.

F02

Frage 21.34: Lösung B

Die Folgeerkrankungen des **Diabetes mellitus** werden im wesentlichen von den Gefäßveränderungen bestimmt:
- Diabetische Makroangiopathie: Es entwickelt sich eine Atherosklerose – Komplikationen: Herzinfarkt, Extremitätengangrän
- Diabetische Mikroangiopathie: Es entsteht eine Arteriolosklerose – Komplikationen: **Retinitis proliferans** (E) (mögliche Folge: Blindheit), noduläre Glomerulosklerose (Kimmelstiel-Wilson). Bei der Glomerulosklerose kommt es zur hyalinen Verdickung der kapillaren Basalmembranen der Glomerula sowie zur Bildung von hyalinen Knötchen (Noduli) im Mesangium. Die Folge kann eine **Proteinurie** (D) mit der Manifestation eines nephrotischen Syndroms sein. Außerdem führt eine fortschreitende Glomerulosklerose zur Niereninsuffizienz.

Weitere Komplikationen eines Diabetes sind:
- Erhöhte Neigung zu bakteriellen Infektionen, insbesondere der Harnwege (z.B. Pyelonephritis)
- **Polyneuropathie** (C)
- Quellungskatarakt – Die diabetische Katarakt („grauer Star") zählt zu den erworbenen (sekundären) Kataraktformen. Vollständig ist die Pathogenese nicht geklärt. Man diskutiert als Ursache die Glykosidierung der in einem definierten Quellungszustand befindlichen Bindegewebsfasern der Augenlinse und eine dadurch hervorgerufene Konfigurationsänderung, die zur Linsentrübung führt.
- diabetische **Embryo- und Fetopathie** (A) – Die *diabetische Embryopathie* basiert auf einer Reifungsstörung der Plazenta und einer hieraus resultierenden Mangelversorgung der Frucht mit Sauerstoff und Substrat. Nach Abschluss der Organogenese (*Fetopathie*) kommt es als Folge der von der Mutter ausgehenden Hyperglykämie und Hyperlipidämie zu einer Speicherung von Fett und Glykogen vor allem in der Leber des Fetus. Kompensatorisch bildet das fetale Pankreas vermehrt Insulin, was zu einer Hyperplasie der B-Zellen der Langerhans-Inseln führt. Die Neugeborenen haben meist eine vergrößerte Leber, sind übergewichtig und zu lang („Riesenkinder"). Sie reagieren aber wie unreife Frühgeborene, so dass es zur Ausbildung eines Atemnotsyndroms kommen kann.

Zu **(B):** Beim juvenilen Diabetes mellitus (**Typ I**) findet sich histologisch eine **lymphozytäre Insulitis**. Die **Inselamyloidose** ist typisch für den Altersdiabetes (Typ II).

Kapitel 15

F02

Frage 21.35: Lösung B

Die **Zöliakie** (syn. glutensensitive Enteropathie, einheimische Sprue) entsteht auf dem Boden einer Unverträglichkeit gegenüber der *Gliadin*fraktion des Glutens, einem Getreideprotein. Zielorgan ist der Dünndarmtrakt. Es sind genetisch disponierte Personen betroffen. Glutenfreie Ernährung führt entsprechend zur Regredienz der Symptomatik. Histologisch zeichnet sich die Zöliakie durch tiefgreifende Veränderungen der Dünndarmschleimhaut aus. Neben **lympho-plasmazellulären Entzündungsinfiltraten** der Mucosa (A) findet sich eine sog. „kryptenhyperplastische Zottenatrophie". Dabei kommt es zur starken **Verkürzung** der **Zotten** (D). Die **Krypten** weisen bei gesteigerter mitotischer Aktivität eine **Verlängerung** (E) auf.

Zu **(C):** Als Spätkomplikation kann eine Neoplasie des **m**ukosa-**a**ssoziierten **l**ymphatischen Gewebes des Dünndarms (MALT – T für tissue) in Form eines T-Zell-Lymphoms entstehen (MALT-Lymphom). – In diesem Sinne ist die Formulierung der Lösungsmöglichkeit mit „Infiltration durch T-Lymphozyten" zu verstehen.

Kapitel 17

F02

Frage 21.36: Lösung A

Die **Mikrogliazellen** speichern im Rahmen der Abräumfunktion nekrotischen Gewebes im **Nervensystem** Lipide, die in Form von Fettvakuolen intrazellulär abgelagert werden: **Fettkörnchenzellen** (A).
Zu **(B), (C), (D)** und **(E):** Der beschriebene Mechanismus der Organisation einer Nekrose des Nervensystems ist so charakteristisch, dass sich mit Mikrogliazelle/Fettkörnchenzelle nicht nur ein festes Begriffspaar entwickelt hat, sondern auch eine eindeutige Organzuordnung möglich ist, die die sonstigen Lösungsmöglichkeiten eindeutig ausschließen lässt.

F02

Frage 21.37: Lösung A

Zu **(A): Lues (Syphilis)** wird durch *Treponema pallidum* verursacht. Die Spirochäten dringen über feine Haut und Schleimhautverletzungen ein. Im Primärstadium entwickelt sich zunächst ein derbes Infiltrat, dann ein Geschwür (Schanker) an der Eintrittsstelle der Bakterien. Unter Primärkomplex versteht man das Geschwür und die regional verhärteten und geschwollenen Lymphknoten. 4–8 Wochen später, häufig nach Verschwinden der Primärinfektion, entwickelt sich das Sekundärstadium mit Exanthemen, Enanthemen und Kondylomen. Das Tertiärstadium kann nach einem jahrelangen Intervall ohne Symptomatik auftreten und ist charakterisiert durch die Bildung sog. Gummen. Dies sind kutan, subkutan und in inneren Organen gelegene Granulome von gummiartiger Konsistenz mit zentraler Nekrose. In diesem Stadium kann sich eine kardiovaskuläre Syphilis entwickeln, bei der eine Endarteriitis obliterans und eine Entzündung der Aorta (Mesaortitis luica), die zum Aneurysma führen kann, besteht. Desweiteren kann es zu einer Endarteriitis und granulomatösen Arteriitis der intrazerebralen Gefäße kommen (Lues cerebrospinalis). Im **Quartärstadium** besteht eine **Entmarkung der Hinterstränge** des Rückenmarkes und eine lymphoplasmazelluläre Entzündung der Großhirnrinde, die zu einer progressiven Paralyse führt (Tabes dorsalis).
Zu **(B):** Die **Poliomyelitis acuta anterior** stellt eine virale Entzündung der motorischen Vorderhornzellen des Rückenmarks dar. Es resultiert eine neurogene Muskelatrophie mit Paresen.
Zu **(C):** Das Herpes-zoster-Virus (syn. **Varizella-zoster-Virus**) (E) verursacht bei primärer Akquirierung durch direkten Kontakt oder Tröpfcheninfektion **Windpocken** (Varizellen). Der Erreger weist als Charakteristikum auf, dass er in den Spinalganglien persistieren und bei Resistenzminderung des Organismus virulent werden kann. Er führt in solchen Fällen zu einer mit neuralgiformen Schmerzen einhergehenden **Ganglioneuritis** (Gürtelrose, „Zoster"). Außerdem bilden sich gruppenförmig angeordnete (herpetiforme) Hautbläschen auf den zugehörigen, segmental angeordneten sensorischen Dermatomen aus (syn. Vesikuläre nekrotisierende Dermatitis).
Zu **(D):** Der **thrombotische Verschluss** der A. spinalis anterior führt zum anämischen Infarkt des Rückenmarkes, der Myelomalazie.
Zu **(E): Trichinose** (auch Trichinellose) ist eine durch *Trichinella spiralis* und seine Unterarten verursachte Wurmerkrankung. Die Infektion erfolgt über den Verzehr unzureichend gekochten, larvenhaltigen Fleisches (bes. Schweinefleisch). Nach Freisetzung der Larven im Magen reifen diese im Dünndarm zu adulten Formen. Die Weibchen penetrieren in die Darmwand und setzen Larven in die Chylusgefäße ab, womit sie in die Blutbahn gelangen und sich vorzugsweise in der *Skelettmuskulatur*, aber auch in ZNS, Lunge und Herz weiterentwickeln und sich so einkapseln, dass sie jahrelang lebensfähig bleiben. Die Krankheitserscheinungen sind durch direkte Einwirkung der Parasiten und durch allergische Reaktionen (ausgeprägte Eosinophilie!) zu erklären. In der enteralen Phase kommt es zu Hämorrhagien, Ödemen und entzündlichen Infiltrationen. Myalgien, Schädigung der Augenmuskeln, Fieber, Lid- und Gesichtsödeme und als Komplikationen Myokarditis und Meningoenzephalitis treten in der extraintestinalen Phase auf. In dieser Phase lassen sich die Trichinellen durch Muskelbiopsie histologisch nachweisen.

F02

Frage 21.38: Lösung A

Zu **(A): Amyloidablagerungen** kommen in Form **seniler Plaques** in der Großhirnrinde, charakteristischerweise beim **M. Alzheimer**, vor.
Zu **(B):** Da es sich bei der **amyotrophischen Lateralsklerose** um eine **Degeneration des pyramidalen Systems** handelt, ist die vordere Zentralwindung (Gyrus praecentralis) als Sitz der motorischen Rindenzentren betroffen. Darüber hinaus kommt es zur Degeneration motorischer Hirnnervenkerngebiete. Desweiteren sind die Pyramidenbahnen selbst in Form einer Entmarkung betroffen. Dies führt zum Untergang des zweiten motorischen Neurons in den Rückenmarksvorderhörnern. Amyloidablagerungen sind nicht charakteristisch.
Zu **(D):** Das **Guillain-Barré-Syndrom** stellt eine Form einer neurogenen Muskelatrophie dar. Es kommt dabei auf dem Boden einer Infektion zu

einer Schädigung der spinalen Nervenwurzeln (Polyradikulitis mit aufsteigender Lähmung).
Zu (E): Die **Neurosyphilis** stellt das Spätstadium der Erkrankung nach oft jahrelangem Verlauf dar. Das Rückenmark ist mit einer fortschreitenden Hinterstrangdegeneration, das Gehirn mit einer Polioenzephalitis beteiligt.

F02

Frage 21.39: Lösung B

Bei einem **Schädel-Hirn-Trauma** kann es zur mechanischen Schädigung des Hirngewebes kommen. Im Rahmen einer so entstandenen **Contusio cerebri** werden graue und benachbarte weiße Substanz traumatisiert. Die eintretende Gewebszerstörung lässt sich nach Ablauf einer *Defektheilung* in Form von *Schizogyrien* makroskopisch nachweisen. Dabei handelt es sich um schmale Einziehungen der Windungskuppen. Kontusionsherde entstehen bevorzugt in den **basalen Anteilen des Stirn- und Schläfenlappens** (B).

F02

Frage 21.40: Lösung E

Zu (A): Das in Afrika endemische, mit dem **Epstein-Barr-Virus** (EBV) assoziierte Burkitt-Lymphom manifestiert sich häufig im Kieferbereich und anderen extranodalen Lokalisationen. Das sporadisch auftretende, nicht EBV-assoziierte Burkitt-Lymphom tritt häufiger in Lymphknoten, Gastrointestinaltrakt und Knochenmark auf.
Zu (B): Das **Zytomegalie-Virus** verursacht primär eine oft ausschließlich inapparent oder als uncharakteristisches Krankheitsbild verlaufende Infektionserkrankung. Das Virus persistiert in lymphoiden Zellen und führt im Falle der Reaktivierung zu einem schweren Krankheitsbild (interstitielle Pneumonie, Hepatitis, Enzephalitis). In erkrankten Organen können histologisch typischerweise einkernige Riesenzellen mit intranukleären Einschlusskörperchen (Eulenaugenzellen) nachgewiesen werden.
Zu (C): Der wichtigste Vertreter der human-pathogenen (Ortho-)Myxoviren ist das **Influenza-Virus**. Die von ihm hervorgerufene Grippe kann im komplizierten Verlauf von einer hämorrhagischen Leukenzephalitis, die nicht auf infektiöser, sondern auf allergischer Grundlage entsteht, begleitet sein.
Zu (D): Das **Morbillivirus** führt nach Tröpfchenübertragung zu Masern. Im Prodromalstadium (Enanthem, Konjunktivitis, Bronchitis, „Koplik-Flecken" (lokalisierte Nekrosen) an Wangenschleimhaut) Virusausbreitung im lymphatischen Gewebe, dabei Ausbildung von Riesenzellen (Warthin-Finkeldey), dann Auftreten des typischen makulopapulösen Exanthems. Komplikationen: Pneumonie mit Auftreten charakteristischer mehrkerniger Riesenzellen, Bronchiolitis, Enzephalomeningitis und subakute sklerosierende Panenzephalitis (chronische Entzündung der grauen und weißen Hirnsubstanz mit sehr schlechter Prognose).
Zu (E): Die **Encephalitis herpetica** ist typischerweise im Bereich der fronto-basalen Anteile des Großhirns (Temporallappen) lokalisiert und läuft als **nekrotisierende Polioenzephalitis** ab: der Entzündungsprozess bleibt auf die graue Substanz beschränkt. Erreger ist in erster Linie das **Herpes-simplex-Virus** Typ 1. Als morphologisches Zeichen der viralen Nervenzellinfektion sind intranukleäre Einschlusskörper nachzuweisen (Cowdry-Körper).

F02 *!*

Frage 21.41: Lösung A

Zu (A): Der **chronischer Alkoholismus** führt zu einer ganzen Reihe von morphologisch fassbaren Veränderungen des ZNS. Alkohol führt über eine Nervenzelldegeneration zur Ganglienzellatrophie. Vornehmlich ist hiervon das Großhirn betroffen. Am Kleinhirn manifestiert sich die alkoholtoxische Schädigung insbesondere durch eine **Rindenatrophie des Oberwurms** (Vermis cerebelli).

Kapitel 18

F02

Frage 21.42: Lösung B

Das mikroskopische Präparat der Abbildung zeigt einen Anschnitt der **Kolonmukosa**. Unten rechts ist ein kleiner Bereich der Tunica submucosa getroffen. Das Epithel der Mukosa stellt sich regelrecht dar. In der Lamina propria (Schleimhautbindegewebe) finden sich körnige Abglagerungen, die bräunlich imponieren. Eine Entzündungsreaktion geht damit nicht einher. Es handelt sich um eine **Pigmentablagerung in der Kolonmukosa**, die nicht einem Normalbefund entspricht (A). Die Konstellation spricht am ehesten für das Vorliegen einer Melanosis coli (B), wobei vom makroskopischen Aspekt her eine tiefbraune Verfärbung der Kolonschleimhaut imponiert. Die Melanosis coli hat keinen gesonderten Krankheitswert. Sie entsteht bei chronischen Obstipationszuständen als Folge der damit häufig verbundenen jahrelangen Einnahme von pflanzlichen Abführmitteln, deren Pigmente sich in der Dickdarmschleimhaut ablagern und zu einer intensiven Braunfärbung führen.
Zu (C): Die **Colitis ulcerosa** ist eine chronisch entzündliche Erkrankung der Dickdarmschleimhaut. Histologisch findet sich in der hyperämischen und ödematös aufgelockerten Mukosa eine ausgedehnte zelluläre Infiltration (z. B. Plasmazellen, eosinophile Granulozyten, Lymphozyten). Beim akuten Schub

kann durch die zelluläre Infiltration die Wand der Schleimhautkrypten zerstört werden, wodurch sich das leukozytär durchsetzte Exsudat in den erweiterten Krypten ansammelt. Daraus resultiert das charakteristische mikroskopische Bild von „Kryptenabszessen". Bei Übergreifen der Entzündung auf die tieferen Schichten der Tunica mucosa entstehen längsgerichtete Ulzerationen, zwischen denen erhaltene Schleimhautreste durch reaktive Ödementwicklung polypös gewuchert erscheinen.
Zu **(D)**: Weder **Entzündungszeichen** noch **Amöben** sind im dargestellten Präparat nachweisbar.
Zu **(E)**: **Granulomatöse Veränderungen** der Kolonmukosa lassen sich nicht ausmachen.

F02

Frage 21.43: Lösung B

Die Übersichtsvergrößerung der Abbildung zeigt einen Ausschnitt aus der **Appendixwand** mit einem breiten Anschnitt sowohl der Mucosa als auch der Submukosa. Man erkennt in der Submukosa mehrere rundliche Strukturen, die von einem zellulären Infiltrat umgeben sind. Die Schleimhaut des Wurmfortsatzes imponiert zwar regelrecht, der Appendixwandbefund ist jedoch sicher pathologisch (A). Ein **Appendixkarzinoid** als Tumor des Epithels kommt bei regulärem Schleimhautaufbau ebenso als Differentialdiagnose nicht in Frage (D) wie eine **Mucozele appendicis**, bei der ein eher ausgedünntes Epithel am Rande eines breit dilatierten Appendixlumens auszumachen sein müsste (C). Eine reine **Appendixnarbe** mit reiner Kollagenfaserdurchsetzung der Wand liegt ebenfalls nicht vor (E), so dass als reine Ausschlussdiagnose nur die **Darmbilharziose** verbleibt (B).
Die Bilharziose (Schistosomiasis) ist die häufigste Wurmerkrankung in den Tropen und Subtropen. Schistosoma haematobium befällt die Harnblase (Vorkommen Afrika und Südwestasien), Schistosoma mansoni (Vorkommen Afrika, Südwestasien, Zentral- und Südamerika) und Schistosoma japonicum (Vorkommen Ostasien) befallen Rektum und Leber. Über Urin und Stuhl ausgeschiedene Wurmeier gelangen in Süßwasser und infizieren Süßwasserschnecken, in denen asexuell Larven (Zerkarien) entstehen. Nach Eindringen der Zerkarien über Haut, Blut- und Lymphgefäße in den Menschen entwickeln sie sich in Lunge und Leber zu eierproduzierenden Würmern (Trematoden). Retrograd erreichen die Trematoden die V. portae, in der sie durch Eiablage und entzündliche Folgeerscheinungen eine portale Hypertension verursachen können. Über rupturierte Gefäße gelangen Eier in Wand und Lumen von Blase und Rektum, gleichzeitig werden Eier hämatogen gestreut. Um die Eier sammeln sich Epitheloidzellen, neutro- und eosinophile Granulozyten sowie Plasmazellen und Fibroblasten, wobei diese Herde zu granulomatösen Wucherungen konfluieren können. In Darm und Harnblase entstehen nach Auflösung der Granulome Ulzerationen und Karzinome, in der Leber kommt es zu zirrhotischen Veränderungen, die den Pfortaderhochdruck noch unterstützen. In der Ausschnittsvergrößerung sind Schistosomen-Eier in der Submukosa des Wurmfortsatzes abgebildet. Insgesamt ergibt sich eine granulomatöse Reaktion.

F02

Frage 21.44: Lösung E

Das dargestellte Meniskuspräparat der Abbildung zeigt als Auffälligkeit eine ausgedehnte Schwarzfärbung. Eine solche Knorpelverfärbung bezeichnet man als **Ochronose** (E). Allgemein versteht man darunter die braun-schwarze Verfärbung von Bindegewebe und Knorpel sowie anderen bradytrophen Geweben. Die Ochronose tritt im Zuge der **Alkaptonurie** (E) auf. Es handelt sich dabei um eine autosomal-rezessiv vererbte Abbaustörung der *Homogentisinsäure*, die über die Nieren ausgeschieden wird und an der Luft zu einem braunschwarzen Stoff oxydiert („Schwarzwasserkrankheit").
Zu **(A)**: Der **Gicht** oder **Arthritis urica** liegt eine Störung des Purinstoffwechsels zu Grunde, welche über eine Hyperurikämie zu einer in Schüben erfolgenden Ablagerung von **Uraten** (= Salze der Harnsäure) im Binde- und Stützgewebe führt (Synthesedefekt). Die fortschreitende Zerstörung der gelenkbildenden Strukturen führt zu schweren degenerativen Veränderungen als Arthrosis deformans.
Zu **(B)**: Eine mukoid-zystische **Meniskusdegeneration** lässt sich nur mikroskopisch diagnostizieren.
Zu **(C)**: Die Einlagerung von organischen oder anorganischen Metaboliten kann zu einem ähnlichen klinischen Bild wie die Gicht führen, auch wenn Urate für die Induktion der Entzündungsmeachanismen keine Rollen spielen. Für solche Konstellationen ist der Begriff der **Pseudogicht** geprägt worden.
Zu **(D)**: Als **Ganglion** (synonym: Hygrom, Überbein) bezeichnet man ein mit Synovialflüssigkeit gefülltes Anhangsgebilde eines Gelenkes oder des Sehnengewebes. Makroskopisch imponiert ein Ganglion als flüssigkeitsgefülltes, zystisches Gebilde.

F02

Frage 21.45: Lösung D

Die Übersichtsvergrößerung der Abbildung zeigt ein Leberschnittbild, in dem die Leberzellbälkchen distanziert erscheinen. Die Van-Gieson-Färbung führt dazu, dass das Zytoplasma gelb, die Zellkerne schwarz und Bindegewebe rötlich dargestellt werden. Die Detailansicht der Abbildung zeigt im Zentrum des Bildes einen stark dilatierten Sinusoid mit verschmälerten Leberzellbälkchen. Zellkernlos und homogen gelb angefärbt sind die Erythrozyten, die die angeschnittenen Sinusoide prall ausfüllen. Insbesondere dieser Befund spricht für das Vorliegen einer **Leberstauung**. Dieser Befund ist **pathologisch** (A). Er entspricht dem histologischen Bild einer chronischen **Leberstauung** (D). Allgemein kann die Blutstauung der Leber in ein *akutes* und ein *chronisches* Stadium unterteilt werden, wobei in einer Zwischenstufe ein fließender Übergang besteht (sog. subchronische oder subakute Blutstauung). Makroskopisch imponiert bei der *akuten* Leberstauung das gesamte Organ düsterrot. Die *chronische* Leberstauung (als Folge einer Rechtsherzinsuffizienz) dagegen ist durch eine herbstlaubartige Verfärbung gekennzeichnet. Konfluierend heben sich dabei durch fettige Degeneration makroskopisch gelb erscheinende Parenchymbezirke hervor.

Zu **(B):** Bei der **Schockleber** bilden sich läppchenzentrale (zentrolobuläre) Parenchymnekrosen aus, die im mikroskopischen Präparat der Abbildung nicht auszumachen sind.

Zu **(C):** Die **Altersatrophie** von parenchymatösen Organen geht mit der intrazellulären Ablagerung des braunen „Abnutzungspigmentes" Lipofuszin einher (syn. braune Atrophie). Das Lipofuszin der Leber entsteht in den Hepatozyten im Rahmen der Altersatrophie. Es stellt sich auch ohne Färbung gelb-braun dar und besitzt eine charakteristische Eigenfluoreszenz mit ultraviolettem Licht.

Zu **(E): Amyloid** ist eine hyaline Ablagerung von Glykoproteinen im *Extra*zellularraum, die systemisch, organbegrenzt oder lokal auftreten kann. Amyloid ist spezifisch mit Kongorot anfärbbar (Kongophilie).

Abbildungsverzeichnis für die Examina

Frühjahr 2001
Herbst 2001
Frühjahr 2002

Abbildungsverzeichnis

Abb.-Nummer	Diagnose
100	Herzatrophie
101	granulomatöse Myokarditis
102, 103	aortale und iliakale Atherosklerose
104	chronische Leberstauung
105	basale Großhirnansicht mit den Folgen einer Großhirn-Massenverschiebung
106, 107	epitheloidzellige Granulome
108	Ochronose (Wirbelsäulenpräparat)
109	chronische Leberstauung, makroskopisch
110	chronische Lungenstauung, mikroskopisch
111	hämorrhagischer Lungeninfarkt
112	(Pseudo-)Melanosis coli
113, 114	Darmbilharziose (Appendix)
115	Ochronose (Knie)
116, 117	chronische Leberstauung

Bildanhang für die Examina

Frühjahr 2001
Herbst 2001
Frühjahr 2002

448 Bildanhang

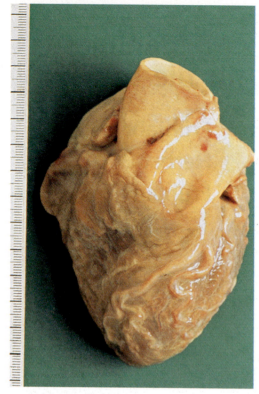

Abb. 100 zu Frage 19.41

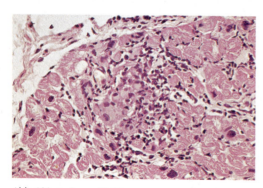

Abb. 101 zu Frage 19.42

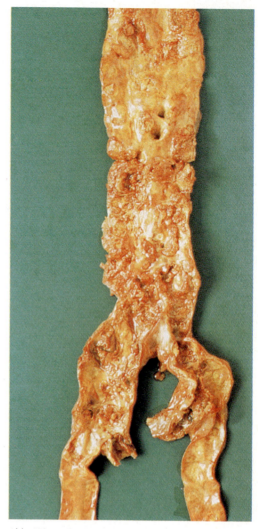

Abb. 102 zu Frage 19.43

Bildanhang

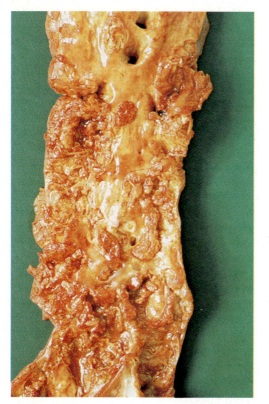

Abb. 103 zu Frage 19.43

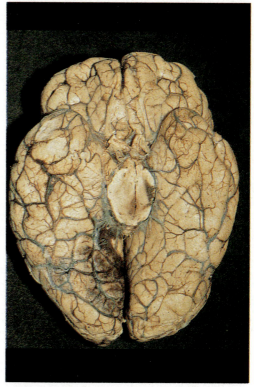

Abb. 105 zu Frage 19.45

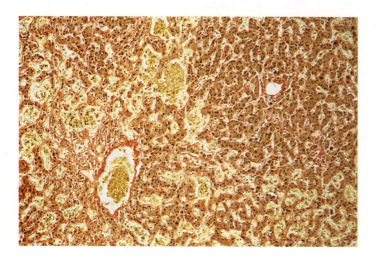

Abb. 104 zu Frage 19.44

450　Bildanhang

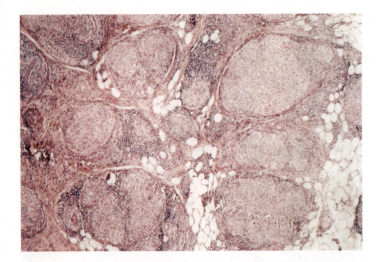

Abb. 106 zu Frage 20.41

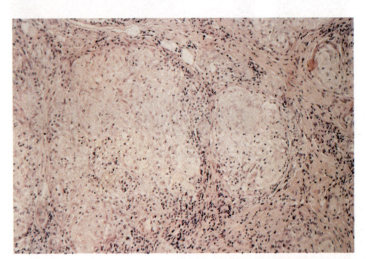

Abb. 107 zu Frage 20.41

Bildanhang **451**

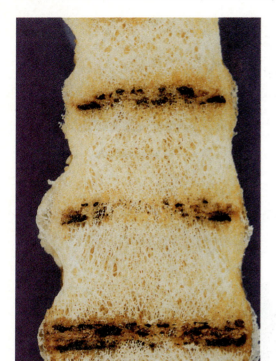

Abb. 108 zu Frage 20.42

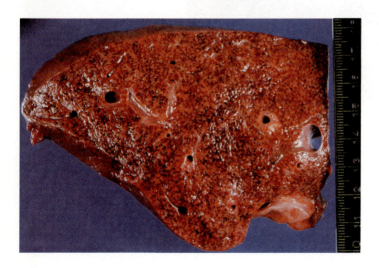

Abb. 109 zu Frage 20.43

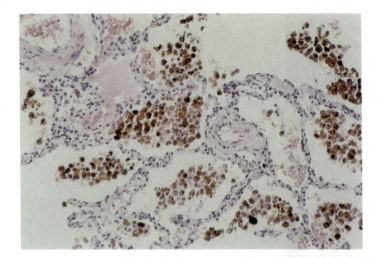

Abb. 110 zu Frage 20.44

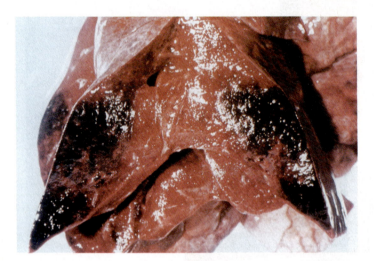

Abb. 111 zu Frage 20.45

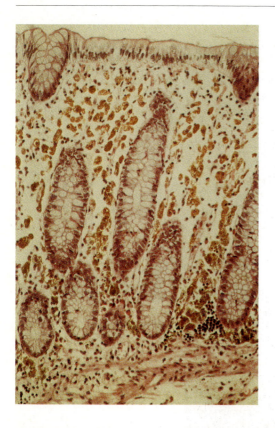

Abb. 112 zu Frage 21.42

Abb. 113 zu Frage 21.43

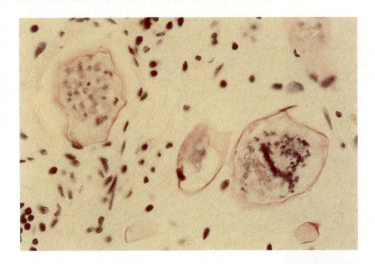

Abb. 114 zu Frage 21.43

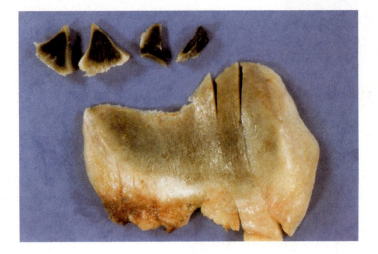

Abb. 115 zu Frage 21.44

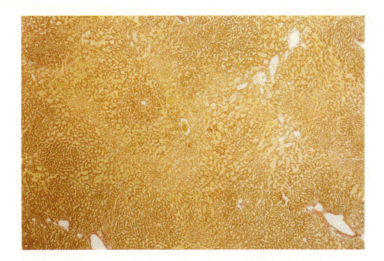

Abb. 116 zu Frage 21.45

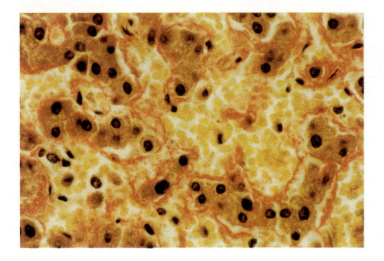

Abb. 117 zu Frage 21.45